Standard Textbook

標準救急医学

監修
日本救急医学会
（編集代表者　有賀　徹）

編集（五十音順）
有賀　　徹　昭和大学教授
坂本　哲也　帝京大学教授
嶋津　岳士　大阪大学大学院教授
山口　芳裕　杏林大学教授
横田　裕行　日本医科大学大学院教授

医学書院

標準救急医学

発　行	1991 年 8 月 15 日	第 1 版第 1 刷
	1994 年 4 月 1 日	第 1 版第 2 刷
	1995 年 9 月 15 日	第 2 版第 1 刷
	1999 年 5 月 1 日	第 2 版第 5 刷
	2001 年 8 月 15 日	第 3 版第 1 刷
	2006 年 10 月 15 日	第 3 版第 8 刷
	2009 年 3 月 25 日	第 4 版第 1 刷
	2013 年 1 月 6 日	第 4 版第 4 刷
	2014 年 1 月 1 日	第 5 版第 1 刷©
	2021 年 10 月 1 日	第 5 版第 5 刷

監　修　日本救急医学会 (にほんきゅうきゅういがくかい)

発行者　株式会社　医学書院
　　　　代表取締役　金原　俊
　　　　〒113-8719　東京都文京区本郷 1-28-23
　　　　電話　03-3817-5600(社内案内)

印刷・製本　真興社

本書の複製権・翻訳権・上映権・譲渡権・貸与権・公衆送信権(送信可能化権を含む)は株式会社医学書院が保有します.

ISBN978-4-260-01755-8

本書を無断で複製する行為(複写,スキャン,デジタルデータ化など)は,「私的使用のための複製」など著作権法上の限られた例外を除き禁じられています.大学,病院,診療所,企業などにおいて,業務上使用する目的(診療,研究活動を含む)で上記の行為を行うことは,その使用範囲が内部的であっても,私的使用には該当せず,違法です.また私的使用に該当する場合であっても,代行業者等の第三者に依頼して上記の行為を行うことは違法となります.

JCOPY〈出版者著作権管理機構　委託出版物〉
本書の無断複製は著作権法上での例外を除き禁じられています.複製される場合は,そのつど事前に,出版者著作権管理機構(電話 03-5244-5088,FAX 03-5244-5089,info@jcopy.or.jp)の許諾を得てください.

執筆 (執筆順)

嶋津　岳士	大阪大学大学院教授
有賀　徹	昭和大学教授
三宅　康史	昭和大学教授
横田順一朗	市立堺病院副院長
堤　晴彦	埼玉医科大学教授
平出　敦	近畿大学主任教授
坂本　哲也	帝京大学教授
太田　祥一	東京医科大学兼任教授
藤見　聡	大阪府立急性期・総合医療センター部長
大友　康裕	東京医科歯科大学大学院教授
川井　真	日本医科大学教授
鍬方　安行	関西医科大学主任教授
箕輪　良行	聖マリアンナ医科大学教授
船曳　知弘	済生会横浜市東部病院医長
谷川　攻一	広島大学大学院教授
小倉　裕司	大阪大学大学院准教授
横田　裕行	日本医科大学大学院教授
佐々木　勝	都立広尾病院院長
堀　進悟	慶應義塾大学教授
永山　正雄	国際医療福祉大学熱海病院教授
真弓　俊彦	産業医科大学教授
林　寛之	福井大学医学部附属病院教授
樽井　武彦	杏林大学准教授
花田　裕之	弘前大学大学院准教授
浅利　靖	弘前大学大学院教授
木下　順弘	国立病院機構大阪医療センター集中治療部部長
松田　直之	名古屋大学大学院教授
荒木　尚	日本医科大学附属病院高度救命救急センター
織田　成人	千葉大学大学院教授
丸藤　哲	北海道大学大学院教授
松田　兼一	山梨大学教授
小池　薫	京都大学大学院教授
加藤　正哉	和歌山県立医科大学教授
田中　祐司	防衛医科大学校総合臨床部教授
竹村　友秀	前 防衛医科大学校総合臨床部
木村　昭夫	国立国際医療研究センター病院副院長・救命救急センター長
溝端　康光	大阪市立大学大学院教授
久志本成樹	東北大学大学院教授
金子　直之	埼玉医科大学准教授
加藤　宏	独立行政法人国立病院機構災害医療センター部長
佐々木淳一	慶應義塾大学専任講師
上條　吉人	北里大学特任教授
奥寺　敬	富山大学大学院教授
和藤　幸弘	金沢医科大学教授
森村　尚登	横浜市立大学大学院主任教授
山口　芳裕	杏林大学教授

(2014年1月1日現在)

第5版の刊行にあたって

　救急医学は実学です．実学とは，現場活動に役立つ学問のことです．本書は，救急診療のいろいろな場面で必須である意思決定を支え，役立つ知識を体系化し記述した成書です．日本救急医学会が総力をあげて刊行したものであり，我が国の救急医学の標準書籍と呼ぶにふさわしいものです．

　本書は初版よりすでに20年以上がたち，今回第5版が刊行されることになりました．初版からの内容の変遷をみると，20世紀から21世紀に向かう救急医学の歴史を知ることができます．しかし，第5版を読む人の多くは2010年代の救急医学を学ぶことが主な目的でしょう．そこで読者にぜひともお願いしたいことが2つあります．

　まず，本書は通読を願いたい．読む章の順番は相前後することはあっても，最初から最後までひと通り読み通すことをお願いしたい．救急医学は守備範囲が広く，また個々の知識はネットワークのように互いに繋がっています．ある部分だけ読むことは理解の偏りや，ネットワーク的な繋がりが失われ知識の断片化が起こります．偏りのある理解や断片化した知識は，救急診療では役立ちません．

　2つ目の願いは自分で考えることです．何を，どのように考えるのでしょうか．本書の個々の知識は，やがて書き換えられます．すなわち，救急医学の進歩は，本書の改訂に反映されてきましたし，これは今後も変わりません．本書に書かれていることは未来永劫不変の真理ではなく，現代の救急医の間で「これが妥当だ」という共通了解が成立したことです．われわれの間で強固で広範な共通了解が成立しているところもあれば，やっと皆の了解を得られた事柄もあります．通読をされたら，どこが強固でどの部分が未だ脆弱か，その理由を自分で考えてみてください．これが2つ目の願いです．自分で考えることこそが医学をより深く学ぶことに繋がります．この姿勢は，読者自身による新たな発見やその知識の普遍化へと繋がり，さらに将来の本書改訂に関わるきっかけにもなりえます．

　読者へのこの2つの願いは，およそ医療に関わるものなら何らかの形で必ず救急医療と接点をもつという事実を背景にしています．この救急医療を支えるのが救急医学であり，本書の読者はこの実学への関与者（ステークホルダー）であることを避けえません．その具体的な関わり方の手始めを2つの願いとして記しました．

　本書が，読者の医療者としてのより善き活動と人生に資することを心より願います．

2013年11月

一般社団法人 日本救急医学会代表理事　行岡哲男

第5版 序

　我が国は先の大戦の終焉をもって，名実ともに民主的な立憲君主国となり，その後も発展の途を辿り，今や健康・長寿という側面で世界の冠たる水準に達することができた．そして，このことから，我が国は世界に先駆けて，高齢化に伴うさまざまな課題を負うことにもなった．そこでは社会的な諸策を通じて，高齢者も豊かに暮らせる社会を構築することなどが求められている．

　さて，このような社会情勢の下，医師を志す者の将来，ないし若手医師のキャリアパスを考察するにあたり，我が国の専門医制度の現状について知る必要がある．日本専門医制評価・認定機構は，計18の基本領域を定め，それぞれの専門医を基本領域の専門医として認定している．救急医学は，内科学，外科学などと同様に，日本専門医制評価・認定機構によって基本領域の1つとされ，その専門医（救急科専門医）が基本領域専門医として認められている．現在19番目の基本領域専門医として，総合診療に関するものが俎上に載せられている．これは上述の社会構造の変化と大いに関係している．高齢者がいかなる主訴をもって来院しようと，その背景には複数の医学的な課題がありそうなことは容易に想像でき，また高齢者が社会的・経済的な課題などを抱えている場合も少なくなかろう．

　しかし，救急医学は急性期医療において，すでにこのような課題を克服する方法論をもって発展してきた歴史がある．患者の主訴が意識障害であれ，ショック状態であれ，またはどのようであれ，目前の病態への治療と鑑別診断とを同時に進めつつ，具体的には当初の対症療法から，漸次根治療法へと展開するものである．このような急性期医療の実践は，患者の示す病態がどのようなものであれ，基本的に同じである．すなわち，救急医学の方法論は急性期における総合診療ということができる．これは，救急外来における救急プライマリケアと称してもよかろう．また，いわゆる三次救急医療施設（救命救急センターなど）における方法論は，急性期における集中治療を要する総合診療でもある．

　また，救急医学の守備範囲は病院に患者が搬送されるより前方へも展開している．ドクターカーやドクターヘリに搭乗して医師が救急現場に赴くこともあるが，そのほかに，地域の自治体消防に属する救急隊員も患者の搬送時に行う病院前救護や医行為の質を維持・向上させる責務を担っているのである．あらかじめ決められた通信手段を用いて，救急隊員の行う医行為を直接的に指示することや，普段から彼らへの教育と行った医行為の検証などに協力することが，いわゆるメディカルコントロール体制の下で行われている．災害医療においても救急科専門医は，災害現場に急行するdisaster medical assistance team（DMAT）の中心的な役割を演じている．

　このように，救急医学は時代の要請を受けるなどしながら，急性期医療について多大の社会貢献をなしていて，今後にそのような期待は益々高まるに違いない．このような現状と将来性を踏まえて，『標準救急医学』第5版が発刊されること

となった．今版は，救急医学・救急医療に精通した執筆者によって，従来にも増して充実した内容を誇っている．本書が医学部学生や，臨床研修医を含めた多くの医師によって活用され，我が国における急性期医療の一層の充実・発展に役立つことを切に希望する．

2013年11月

昭和大学教授　有賀　徹

初版 序

　日本の大学の医学部において，救急医学教育が，極めて不備な状態にあることは，だれしも認めるところである．救急医学講座が設置されている大学は，まだ，10％に過ぎない．したがって，大学においてどのようなカリキュラムに従って，救急医学教育を行うべきかは，まだ定まっておらず，ほとんどゼロに近い大学が半数近くで，残りの多くの大学も，各科でそれぞれの領域の救急疾患の講義を行っているのが現状である．

　では，そもそも救急医学というのはどのような医学であり，何を教育すべきなのであろうか．常識的にいえば，救急医学は救急医療に対応するための医学といえるが，その救急医療という領域が，あまりにも雑多なために，理解が困難になっている．

　救急患者は大別すれば，2種類に分けることができる．一つは，休日や夜間などの診療時間外に急病として受診する患者で，普段は，各科の外来で，特別の問題なく診察されている患者である．休日や夜間だという理由で，救急室に来ている患者であるから，このような患者に対しては，原則的には各科の急病教育を充実させることで，対応すべきものであろう．もう一つは，生命に重大な脅威を受け，最近のハイテク医療を速やかに駆使しなければ，救命できないか，または大きな後遺障害を残す種類の患者である．この患者に対しては，日常の診療対象である慢性病とは，全く違った考え方で対応しなければならない．

　慢性病の時には，診断や治療方針の決定に十分な時間があり，ルーチンの計画に従うことができる．しかし，生命が急激に脅かされているような事態の場合には，そのような機械的な対応はできない．まず必要なのは，与えられた短い時間の間に，どのような検査と治療を開始するかの判断である．慢性病で行われるルーチンの検査を急いで行っても，大抵は役に立たない．目につくところから，治療を開始するのは，貴重な時間の浪費に過ぎない．

　人間を一個の総合的な生命体としてとらえ，生命への脅威を的確に判断して，これを冷静に対応していくためには，当然学問的な裏付けが必要である．これが救急医学である．

　最近は，超音波エコーやCTなどの画像診断や各種の生理学的検査が飛躍的に進歩し，短い間に患者の病態を適切に把握することが可能になった．昔のように，"かん"に頼った治療ではなく，このような新しい方法を駆使して診断し，最近の進歩した手術や集中治療を組み合わせることにより，全く新しい医療ができるようになった．その基礎となるのが救急医学である．本書はそのような観点から日本救急医学会が総力をあげて著述・編集した救急医学の成書である．記載する項目は，委員会において慎重な審議の結果決定し，日本救急医学会の指導的な専門医達に執筆を依頼した．これらの著述の内容と学問的水準を統一調整するため，編集委員会では，そのすべての論文を詳細に検討し，必要な加筆改訂を二度にわ

たって行った．したがって，本書は，現在まで一般に市販されている各科救急の寄せ集めとは，全く異なるものである．

　救急医学は，大学の医学部の卒前・卒後の教育に必須であるが，新しい学問体系であるため，何をどのように教育してよいのか，関係者は困惑しているのが実状である．本書の出版により，すべての大学の医学部において，本格的な救急医学教育が取り入れられ，そのために必要な診療・研究体制が整備される端緒になることを切望したい．

　1991年7月

大阪大学教授・日本救急医学会理事長　杉本　侃

目次

■ カラーグラフ ─────── 嶋津岳士　xvi

第1章 救急医学総論　1

- ■ 本章の構成マップ ───── 2
- Ⓐ 救急医学について ──── 有賀　徹・三宅康史　3
  - ❶ 救急医学と救急医療の歩み ─── 3
  - ❷ 救急医学/救急医療と救急医のあるべき姿 ─── 6
  - ❸ 明日の救急医学を担う医師像 ─── 7
- Ⓑ 救急医療体制 ──── 横田順一朗　8
  - ❶ 体制の構築 ─── 8
  - ❷ 病院前救護体制 ─── 9
  - ❸ 救急診療体制 ─── 15
  - ❹ 救急医療情報システム ─── 16
- Ⓒ 法的諸問題 ──── 堤　晴彦　18
  - ❶ 法の構造 ─── 19
  - ❷ 基本的な法律の概略 ─── 19
  - ❸ 救急医療に関する法律 ─── 20
  - ❹ 精神科救急関連 ─── 25
  - ❺ 病院前救護 (prehospital care) に関する法律 ─── 26

第2章 救急初療に必要な処置　27

- ■ 本章の構成マップ ───── 28
- Ⓐ 一次救命処置 ──── 平出　敦　29
  - ❶ 救命の連鎖 ─── 29
  - ❷ 一次救命処置 (BLS) の概略 ─── 30
  - ❸ 一般市民によるBLSと医療従事者によるBLS ─── 30
  - ❹ 心停止の判断と死戦期呼吸 ─── 30
  - ❺ 胸骨圧迫 ─── 32
  - ❻ 気道確保 ─── 33
  - ❼ 人工呼吸 ─── 34
  - ❽ 除細動 (AED) ─── 35
  - ❾ 気道異物 ─── 36
  - ❿ 小児のBLS ─── 37
- Ⓑ 二次救命処置 ──── 坂本哲也　37
  - ❶ 心停止への対応 ─── 37
  - ❷ 心拍再開後の集中治療 ─── 41
  - ❸ 不整脈 ─── 43
  - ❹ 小児の二次救命処置 ─── 45
  - ❺ 院内心停止 ─── 46
- Ⓒ 高度な気道確保 ──── 坂本哲也　47
  - ❶ 気管挿管 ─── 47
  - ❷ 声門上気道デバイス ─── 48
- Ⓓ 静脈路の確保 ──── 太田祥一　48
- Ⓔ 中心静脈カテーテルの挿入 ──── 太田祥一　49
- Ⓕ 動脈カニュレーション ──── 太田祥一　53
- Ⓖ 胃チューブ・胃洗浄 ──── 藤見　聡　55
- Ⓗ Sengstaken-Blakemore (S-B) チューブ ──── 藤見　聡　56
- Ⓘ イレウス管 ──── 藤見　聡　57
- Ⓙ 尿道留置カテーテル ──── 藤見　聡　59
- Ⓚ 心囊穿刺 ──── 大友康裕　60
- Ⓛ 胸腔穿刺・胸腔ドレナージ ──── 大友康裕　61
- Ⓜ 腰椎穿刺 (髄液検査) ──── 大友康裕　63
- Ⓝ 腹腔穿刺・腹腔洗浄 ──── 大友康裕　66
- Ⓞ 膀胱穿刺・膀胱瘻造設 ──── 大友康裕　68
- Ⓟ 止血 ──── 川井　真　70
  - ❶ 一時止血法 ─── 70
  - ❷ 永久止血法 ─── 72
- Ⓠ 小切開 ──── 川井　真　74
- Ⓡ 排膿 ──── 川井　真　74
- Ⓢ 縫合 ──── 川井　真　75
- Ⓣ 輸液・輸血 ──── 鍬方安行　77
- ◆ 輸液 ─── 77
  - ❶ 目的 ─── 77
  - ❷ 種類と用途 ─── 77
  - ❸ 輸液の実際 ─── 79
- ◆ 輸血 ─── 79
  - ❶ わが国の血液行政 ─── 79
  - ❷ 成分輸血 ─── 80
  - ❸ 目的と適正使用 ─── 80
  - ❹ 血液型と交差適合試験 (クロスマッチ) ─── 83

- ⑤ ABO型不適合輸血 ─── 83
- ⑥ その他の輸血にともなう副作用 ─── 83
- ⑦ 輸血による感染症 ─── 84
- Ⓤ 救急医薬品 ─── 鍬方安行 84
  - ❶ 心血管作動薬 ─── 84
  - ❷ 利尿薬 ─── 86
  - ❸ 気管支拡張薬 ─── 86
  - ❹ 鎮静薬・睡眠薬・抗けいれん薬 ─── 87
  - ❺ 鎮痛薬 ─── 87
  - ❻ 筋弛緩薬 ─── 87
  - ❼ 抗凝固薬・血栓溶解薬 ─── 87
  - ❽ インスリン ─── 88
  - ❾ 高カリウム血症治療薬 ─── 88

第3章 症状・徴候からみた救急疾患 ─── 89

- ■ 本章の構成マップ ─── 90
- Ⓐ 救急診断 ─── 91
- ◆ ER診療総論 ─── 箕輪良行 91
  - ❶ 救急患者の特殊性 ─── 91
  - ❷ 救急外来の特殊性 ─── 91
  - ❸ バイタルサインの観察と評価 ─── 92
  - ❹ 緊急度・重症度の評価 ─── 95
  - ❺ トリアージ ─── 96
  - ❻ キラーディジーズ ─── 99
  - ❼ 診断の順位性 ─── 100
  - ❽ 救急診断の手順 ─── 101
  - ❾ 正統な診断推論による救急診断 ─── 101
  - ❿ 正確な診断推論による救急診断：レッドフラッグ，クリニカルパール ─── 103
  - ⓫ 分析的なアプローチ（仮説演繹法）VINDICATE–P ─── 103
  - ⓬ 確率論的推論 ─── 105
  - ⓭ 臨床予測ルール ─── 107
  - ⓮ ERにおける治療総論 ─── 109
- ◆ 緊急検査 ─── 太田祥一 109
  - ❶ 血液型判定，交差適合試験 ─── 110
  - ❷ 動脈血液ガス分析 ─── 113
  - ❸ 血液検査 ─── 115
  - ❹ 尿検査 ─── 117
  - ❺ POCT（point of care testing）─── 118
  - ❻ 穿刺液検査 ─── 118
  - ❼ 血中薬物濃度 ─── 119
  - ❽ 緊急内視鏡検査 ─── 120
  - ❾ 生理機能検査 ─── 121
- ◆ 感染症検査 ─── 太田祥一 123
  - ❶ 血液培養 ─── 125
  - ❷ 抗酸菌検査 ─── 126
- ◆ 緊急画像検査 ─── 船曳知弘 126
  - ❶ 総論 ─── 126
  - ❷ 各論 ─── 132
- Ⓑ ショック ─── 谷川攻一 145
- Ⓒ 呼吸困難 ─── 小倉裕司 152
- Ⓓ 意識障害 ─── 横田裕行 157
- Ⓔ 痙攣 ─── 佐々木 勝 162
- Ⓕ 運動麻痺 ─── 佐々木 勝 164
- Ⓖ 感覚障害 ─── 佐々木 勝 167
- Ⓗ 失神 ─── 堀 進悟 172
- Ⓘ 頭痛 ─── 永山正雄 174
- Ⓙ 胸痛 ─── 堀 進悟 178
- Ⓚ 腹痛 ─── 真弓俊彦 182
- Ⓛ 腰背部痛 ─── 林 寛之 185
- Ⓜ 発熱・発疹 ─── 樽井武彦 189
- Ⓝ 脱水 ─── 樽井武彦 192
- Ⓞ めまい ─── 佐々木 勝 194
- Ⓟ 動悸 ─── 堀 進悟 197
- Ⓠ 喀血 ─── 花田裕之 201
- Ⓡ 嘔吐 ─── 真弓俊彦 205
- Ⓢ 下痢 ─── 真弓俊彦 206
- Ⓣ 吐血・下血 ─── 真弓俊彦 208
- Ⓤ 鼻出血 ─── 浅利 靖 211
- Ⓥ 尿の異常 ─── 木下順弘 214

第4章 重症救急患者の管理 ─── 219

- ■ 本章の構成マップ ─── 220
- Ⓐ 生体侵襲と生体反応 ─── 松田直之 221
  - ❶ 生体侵襲の種類 ─── 221
  - ❷ 生体侵襲による生体反応 ─── 223
  - ❸ 生体侵襲制御 ─── 225
- Ⓑ 循環管理 ─── 谷川攻一 225
  - ❶ クリティカルケアにおける循環管理に必要な生理学 ─── 226
  - ❷ 循環の評価法 ─── 228
  - ❸ 循環管理に用いられる薬剤 ─── 231
  - ❹ 循環補助装置 ─── 234
  - ❺ クリティカルケアにおける一般的な循環管理 ─── 235
  - ❻ 代表的な病態別循環管理 ─── 236
- Ⓒ 呼吸管理 ─── 嶋津岳士 237
  - ❶ 呼吸管理の基本 ─── 237

- ❷ 酸素療法 —————————————————— 239
- ❸ 加湿・吸入療法と気道の清浄化 ————— 241
- ❹ 人工呼吸療法 ————————————— 242
- ❺ 体外式肺補助 ————————————— 248
- Ⓓ 意識障害患者の管理 —————— 荒木 尚 248
  - ❶ 初期管理の手順 ———————————— 248
  - ❷ 画像診断 ——————————————— 251
  - ❸ 入院後の管理 ————————————— 252
  - ❹ 患者への配慮 ————————————— 252
  - ❺ 脳死について ————————————— 253
- Ⓔ 体液管理 ————————————— 織田成人 253
  - ❶ 体液の構成 —————————————— 253
  - ❷ 体液量の調整 ————————————— 255
  - ❸ 体液量の評価 ————————————— 255
  - ❹ 体液量の異常 ————————————— 255
  - ❺ 電解質異常の評価と治療 ———————— 257
  - ❻ 酸塩基平衡異常の評価と治療 ————— 260
  - ❼ 腎機能の評価と急性腎不全対策 ———— 264
- Ⓕ 血液浄化 ————————————— 織田成人 265
  - ❶ 血液浄化とは ————————————— 265
  - ❷ 血液浄化の原理 ———————————— 265
  - ❸ 血液浄化の種類 ———————————— 266
  - ❹ 急性血液浄化の種類と適応 —————— 268
  - ❺ 主な血液浄化法の施行の実際 ————— 269
  - ❻ 血液浄化施行中の観察 ———————— 272
- Ⓖ 血液凝固・線溶系の管理 ————— 丸藤 哲 272
  - ❶ 出血傾向と血栓傾向 ————————— 273
  - ❷ 血小板・凝固線溶系管理が必要な病態，治療法と医療機器 ——————————— 273
  - ❸ 血小板および凝固線溶系のモニタリング —— 275
  - ❹ 血小板・凝固線溶系異常をきたす代表的病態 ——————————————— 277
- Ⓗ 栄養管理 ————————————— 松田兼一 280
  - ❶ 重症救急患者における栄養管理の開始時期 ——————————————— 280
  - ❷ 重症救急患者に対する栄養投与カロリー量と投与経路 —————————— 281
  - ❸ 重症救急患者に対するタンパク質と脂肪投与量 ———————————————— 282
  - ❹ 免疫栄養 ——————————————— 283
  - ❺ 血糖コントロール ——————————— 284
  - ❻ 栄養管理ガイドラインの信頼性 ———— 285
- Ⓘ 感染症 —————————————— 小池 薫 286
  - ❶ 重症救急患者における感染症診療 ——— 286
  - ❷ 薬剤耐性菌感染症 ——————————— 288
  - ❸ 真菌症 ———————————————— 288
  - ❹ 特殊感染症 —————————————— 290
  - ❺ infection control ————————————— 291
- Ⓙ 敗血症 —————————————— 松田直之 292
  - ❶ 敗血症の定義と診断 ————————— 293
  - ❷ 敗血症の病態生理 ——————————— 294
  - ❸ 治療 ————————————————— 295
- Ⓚ 脳死 ——————————————— 加藤正哉 299
  - ❶ 定義 ————————————————— 299
  - ❷ 法的脳死の歴史 ———————————— 300
  - ❸ "脳死とされうる状態"の判断 —————— 300
  - ❹ 法的脳死判定 ————————————— 301
  - ❺ 脳死状態を判断する補助検査 ————— 303
  - ❻ 脳死と移植医療 ———————————— 304

第5章 内因性の救急疾患

307

- ■本章の構成マップ ———————————— 308
- Ⓐ 中枢神経系 ———————————— 永山正雄 309
  - ❶ 脳血管障害 —————————————— 309
  - ❷ てんかん ——————————————— 317
  - ❸ 中枢神経系感染症 ——————————— 318
  - ❹ 急性脳症 ——————————————— 320
  - ❺ Guillain-Barré 症候群（GBS） ——————— 321
  - ❻ 重症筋無力症（MG） —————————— 321
- Ⓑ 呼吸器系 ————————————— 小倉裕司 322
  - ❶ 肺炎 ————————————————— 322
  - ❷ 気管支喘息（喘息発作） ———————— 323
  - ❸ 慢性閉塞性肺疾患（COPD）の急性増悪 — 324
  - ❹ 肺血栓塞栓症 ————————————— 326
  - ❺ 気胸 ————————————————— 327
  - ❻ 過換気症候群 ————————————— 328
- Ⓒ 循環器系 ————————————— 堀 進悟 328
  - ❶ 急性冠症候群 ————————————— 328
  - ❷ 心不全 ———————————————— 331
  - ❸ 致死的不整脈 ————————————— 333
  - ❹ 急性大動脈解離 ———————————— 336
  - ❺ 大動脈瘤 ——————————————— 337
  - ❻ 高血圧性緊急症 ———————————— 337
- Ⓓ 消化器系 ————————————— 真弓俊彦 338
  - ❶ 消化管出血 —————————————— 338
  - ❷ 消化管穿孔 —————————————— 338
  - ❸ 急性虫垂炎 —————————————— 340
  - ❹ 急性膵炎 ——————————————— 340
  - ❺ 急性胆管炎・急性胆囊炎 ———————— 341
  - ❻ 腸閉塞（イレウス） —————————— 342

- ❼ その他の急性腹症 —— 342
- Ⓔ 内分泌代謝系 —— 田中祐司・竹村友秀 342
  - ❶ 甲状腺クリーゼ（バセドウ病クリーゼ） —— 342
  - ❷ 粘液水腫性昏睡 —— 344
  - ❸ 急性副腎不全 —— 345
  - ❹ 糖尿病性ケトアシドーシス —— 345
  - ❺ 高浸透圧高血糖症候群 —— 346
  - ❻ 低血糖症 —— 347
- Ⓕ 腎泌尿器系，産婦人科，小児科，精神科
  —— 林　寛之 348
- ◆ 腎泌尿器系 —— 348
  - ❶ 尿管結石 —— 348
  - ❷ 精巣捻転 —— 349
  - ❸ 精巣上体炎 —— 349
  - ❹ 精巣垂捻転 —— 351
- ◆ 産婦人科 —— 351
  - ❶ 異所性妊娠 —— 351
  - ❷ 骨盤腹膜炎 —— 352
  - ❸ 卵巣茎捻転，卵巣出血，黄体出血 —— 352
- ◆ 小児科 —— 353
  - ❶ 腸重積 —— 353
  - ❷ 髄膜炎 —— 353
  - ❸ 小児虫垂炎 —— 354
  - ❹ ウイルス性胃腸炎 —— 354
  - ❺ 細菌性腸炎 —— 355
  - ❻ 熱性痙攣 —— 356
- ◆ 精神科 —— 356
  - ❶ せん妄 —— 356
  - ❷ 悪性症候群 —— 356
  - ❸ セロトニン症候群 —— 357

第6章 外因性の救急疾患
359

- ■ 本章の構成マップ —— 360
- Ⓐ 外傷総論 —— 木村昭夫 361
- Ⓑ 多発外傷 —— 溝端康光 368
- Ⓒ 頭部外傷 —— 横田裕行 376
- Ⓓ 顔面・頸部外傷 —— 久志本成樹 386
- Ⓔ 胸部外傷 —— 金子直之 391
- Ⓕ 腹部外傷 —— 金子直之 401
- Ⓖ 骨盤外傷 —— 加藤　宏 410
- Ⓗ 四肢・脊椎外傷 —— 加藤　宏 415
- Ⓘ 皮膚・軟部組織損傷 —— 久志本成樹 419
  - ❶ 損傷と創傷の定義 —— 419
  - ❷ 皮膚・軟部組織損傷の分類 —— 420
  - ❸ 創傷治癒形式と創閉鎖法 —— 420
  - ❹ 特殊な皮膚・軟部組織損傷 —— 423
- Ⓙ 熱傷 —— 佐々木淳一 425
  - ❶ 熱が生体に与える影響 —— 425
  - ❷ 受傷後24時間までの病態と救急診療 —— 426
  - ❸ 局所管理 —— 433
  - ❸ 全身療法としての手術 —— 434
  - ❹ 全身管理 —— 434
- Ⓚ 化学損傷 —— 佐々木淳一 436
- Ⓛ 電撃傷 —— 佐々木淳一 437
- Ⓜ 急性中毒 —— 上條吉人 439
- ◆ 標準治療 —— 439
  - ❶ 吸収の阻害 —— 439
  - ❷ 排泄の促進 —— 441
  - ❸ 解毒薬・拮抗薬 —— 443
- ◆ 各論 —— 446
  - ❶ 農薬 —— 446
  - ❷ 化学用品・工業用品 —— 448
  - ❸ ガス —— 449
  - ❹ 市販薬 —— 451
- Ⓝ 熱中症・低体温症 —— 三宅康史 452

第7章 災害医療
459

- ■ 本章の構成マップ —— 460
- Ⓐ 災害医学の概念 —— 奥寺　敬 461
  - ❶ 災害医学の基礎的概念 —— 461
  - ❷ 災害の規模の評価 —— 463
  - ❸ 災害医療体制 —— 463
  - ❹ 災害医学と訓練 —— 465
- Ⓑ 自然災害 —— 和藤幸弘 465
  - ❶ 地震，津波 —— 466
  - ❷ 風水害 —— 467
  - ❸ 火山活動による災害 —— 467
- Ⓒ 人為災害 —— 森村尚登 468
  - ❶ 分類 —— 468
  - ❷ 火災 —— 468
  - ❸ 交通災害 —— 469
  - ❹ 産業災害 —— 470
  - ❺ マスギャザリング（群衆）関連事故災害 —— 470
  - ❻ テロ災害 —— 471
  - ❼ 銃器乱射・刃物乱用による
    多数傷病者発生事故 —— 471
- Ⓓ 緊急被ばく医療 —— 山口芳裕 472
  - ❶ 被ばく医療の概念 —— 472

❷ 基本事項―――――472
❸ 急性放射線症候群―――――474
❹ 災害医療としての緊急被ばく医療―――――476
❺ 緊急被ばく医療体制―――――478

■付録：略語一覧―――――481
■和文索引―――――485
■欧文索引―――――493

カラーグラフ

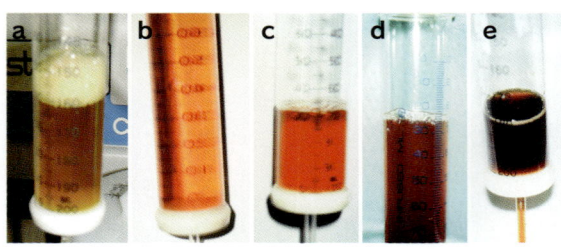

図1　着色尿の種類
a：ビリルビン尿
b：ミオグロビン尿（クラッシュ症候群）
c～e：ヘモグロビン尿（溶血性尿毒症症候群）

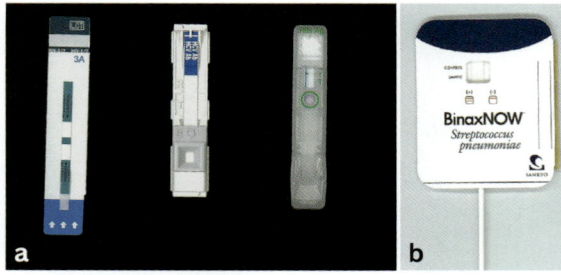

図2　感染症の迅速診断キット
a：左からHIV-1/2検査，HCV抗体検査，HBV抗原検査用のキット：血清をそれぞれ25～100μL指定された箇所に滴下する．添付文書の指示に従い，規定の時間後に判定を行う．
b：肺炎球菌抗原検査キット：尿を用いて肺炎球菌莢膜抗原を検出する．

図3　喀痰のグラム染色
白血球内に貪食された多数のグラム陽性球菌を認める．

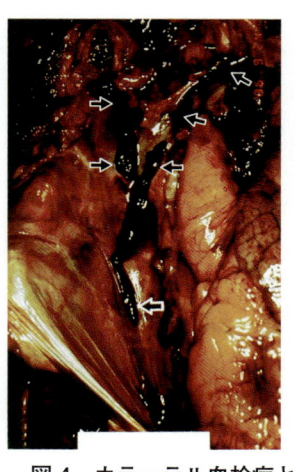
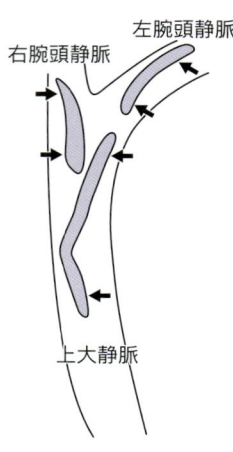
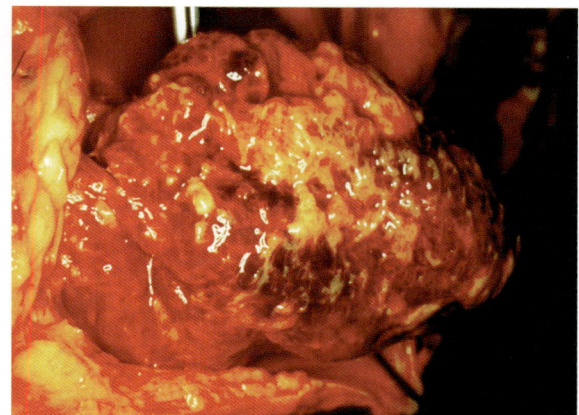

図4　カテーテル血栓症と心囊炎
敗血症例の剖検所見．

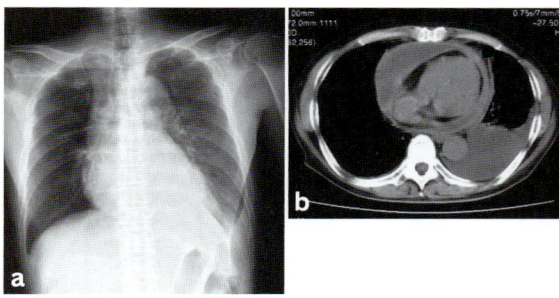

図5 心タンポナーデ
胸部単純 X 線写真 (a) では中心陰影の軽度拡大と左横隔膜の不鮮明化を認める．CT (b) では心タンポナーデと左胸水貯留を認める．心タンポナーデの診断の第1選択は心エコー検査である．

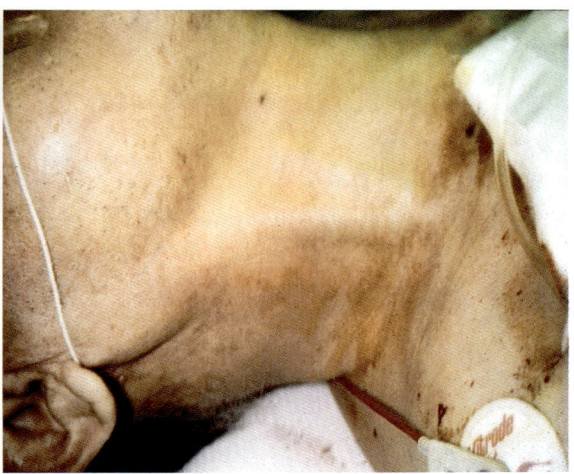

図6 頸静脈の怒張

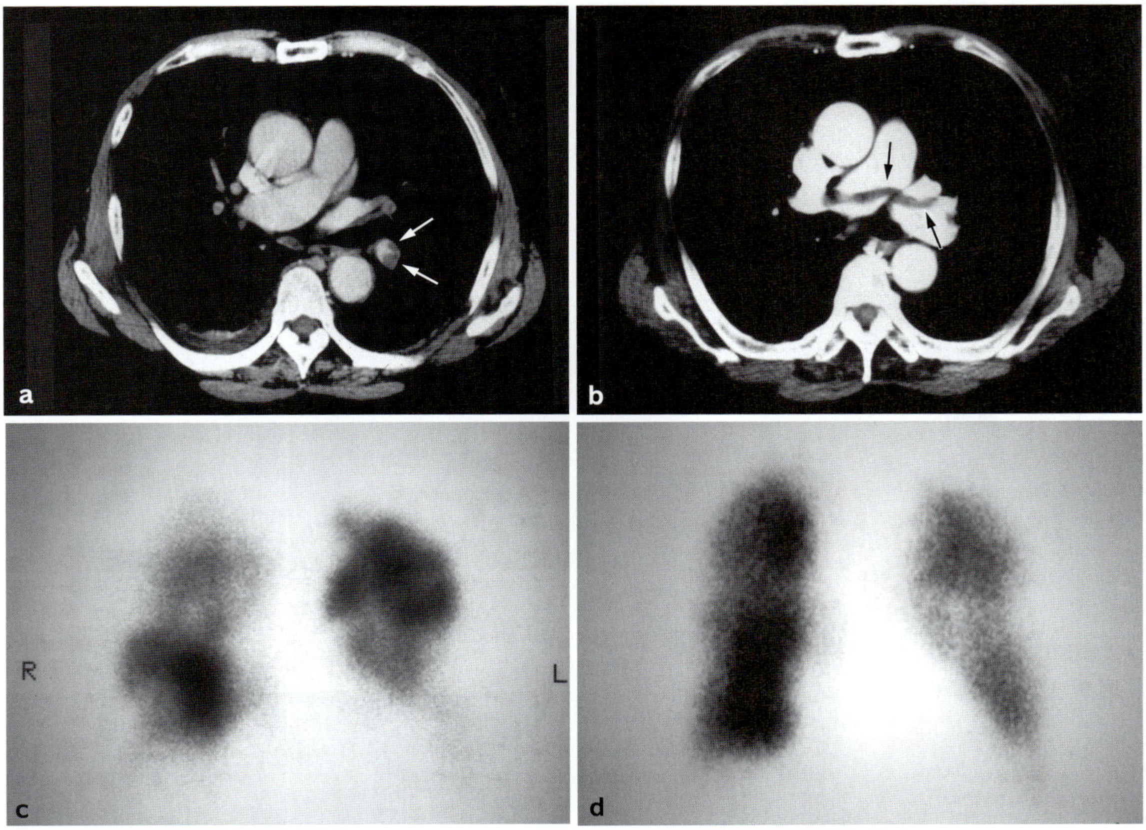

図7 肺血栓塞栓症
a：治療後の造影CT．血栓（透亮像，矢印）を末梢の肺動脈に認める
b：治療前の造影CT．肺動脈分岐部に大きな血栓（透亮像，矢印）を認める．
c：肺血流シンチ（治療前）．左右の肺に血流の低下部分を認める．
d：肺血流シンチ（治療後）．血流の低下を左肺の一部に認める．

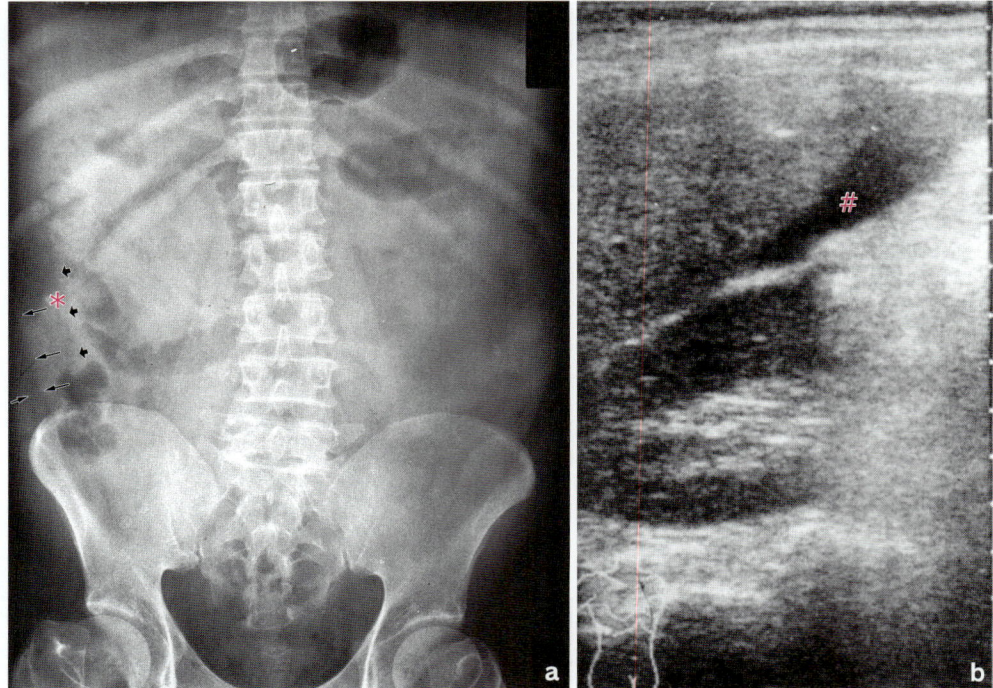

図8 腹腔内出血
a：単純X線写真における傍結腸溝（＊）の開大．細い矢印は腹膜前脂肪層，太い矢印は上行結腸の外側壁．
b：腹部エコー検査でのモリソン窩（#）の液体貯留．

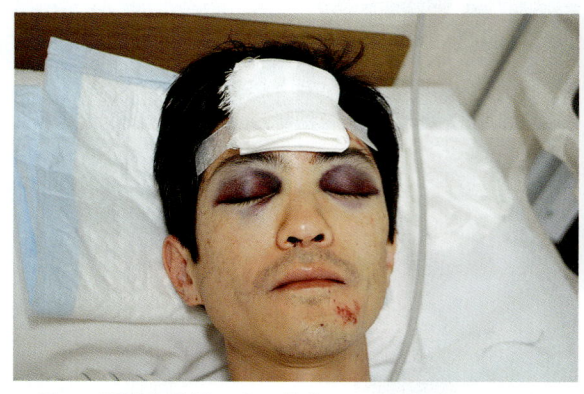

図9 頭蓋底骨折による「ブラックアイ」サイン

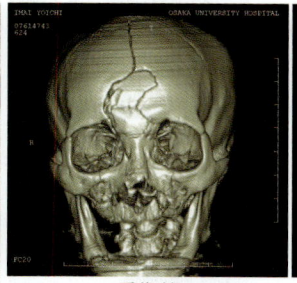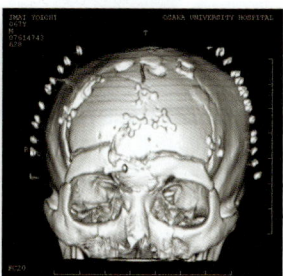

図10 頭蓋骨陥没骨折（3D-CT画像）

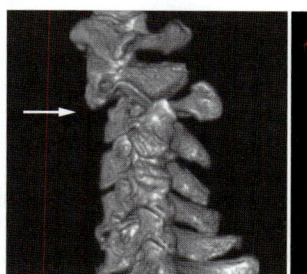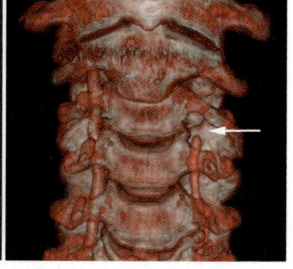

図11 頸椎損傷（脱臼）とそれにともなう椎骨動脈損傷（3D-CT像）

カラーグラフ xix

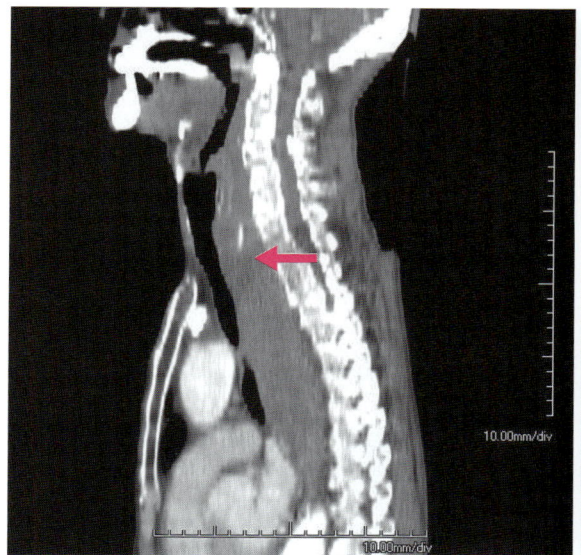

図12 後縦隔血腫
交通事故後に頸部から後縦隔に発生した血腫（矢印）．スクリーニングで偶然発見されたが，気道狭窄が予測されたので，予防的気管挿管を行った．

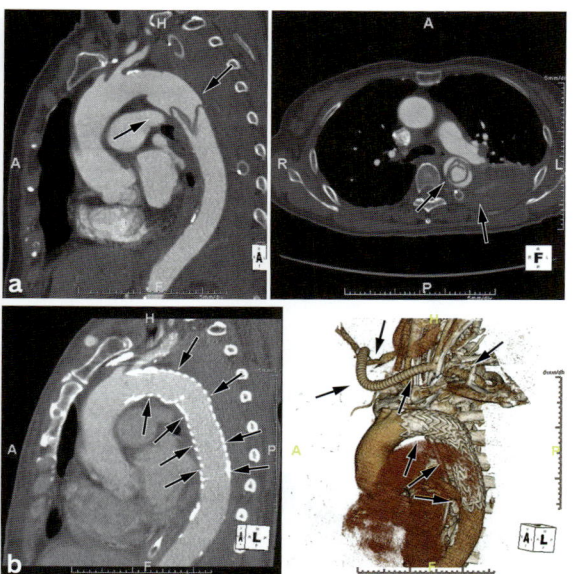

図13 大動脈損傷
a：CT画像．大動脈損傷Ⅱc（Is）型（峡部引き抜き損傷）．
b：ステントグラフト治療後．TAG®を用いてステントグラフト内挿術およびaxillo‒axillaryバイパスを実施．

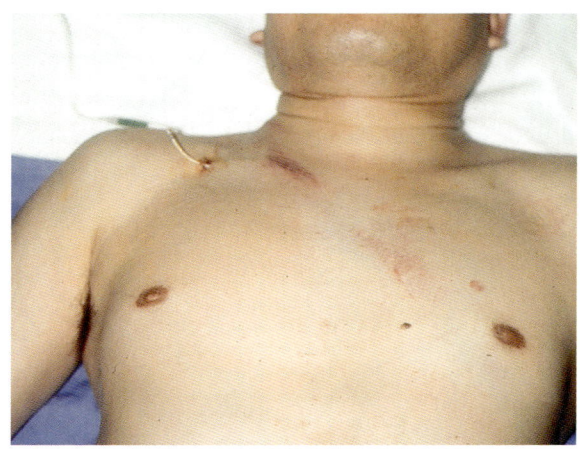

図14 シートベルト損傷（体表痕）
右肩から左斜め下方に向かうシートベルト痕を認める．

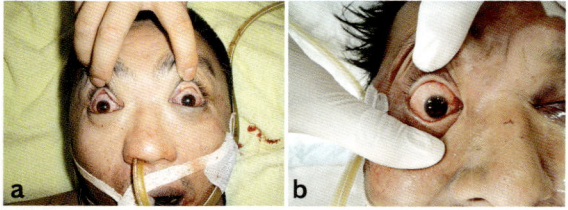

図15 外傷性窒息
顔面所見（a）および眼球所見（b）．顔面，頸部の点状出血と浮腫，眼瞼結膜の点状出血，眼球結膜の充血を認める．

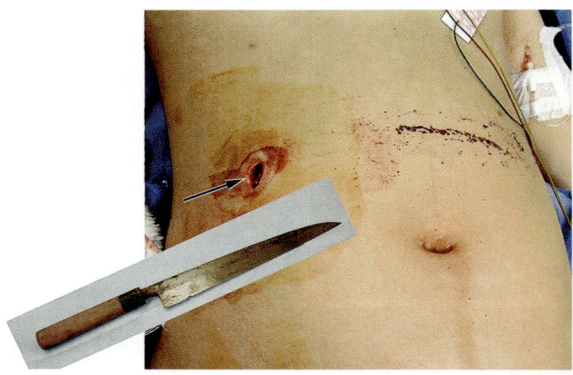

図16　腹部刺創とその凶器

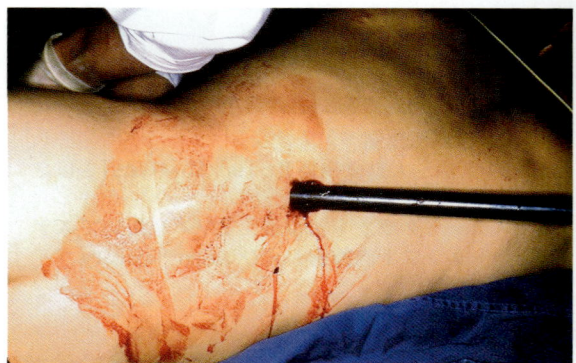

図17　杙創

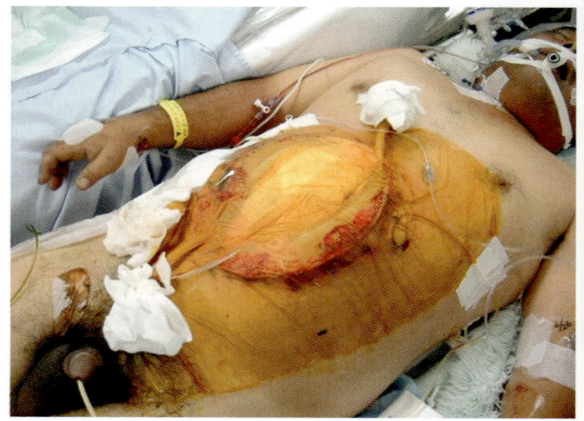

図18　一時的な腹腔閉鎖（temporary abdominal closure）

重症腹膜炎によるabdominal compartment syndromeに対して，手術創を一次閉腹せずに，創傷被覆材を用いて開放創として管理．

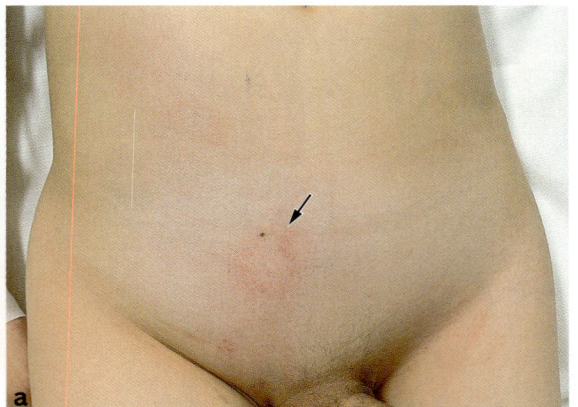

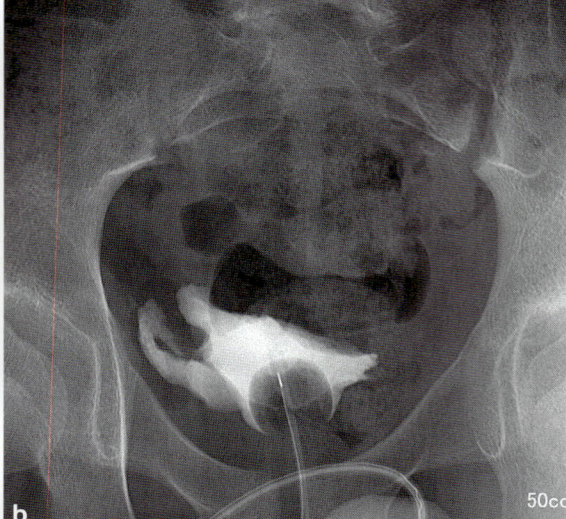

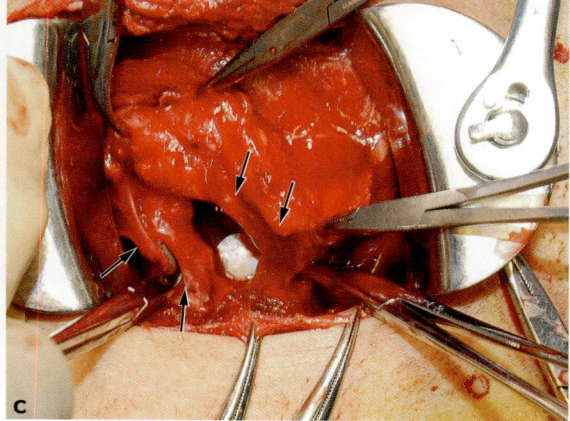

図19　膀胱損傷
a：体表部所見，自転車のハンドルで下腹部を打撲（矢印）．
b：膀胱造影により造影剤の膀胱外への漏出を認める．
c：術中所見，膀胱壁に損傷（穴）を認める（矢印）．

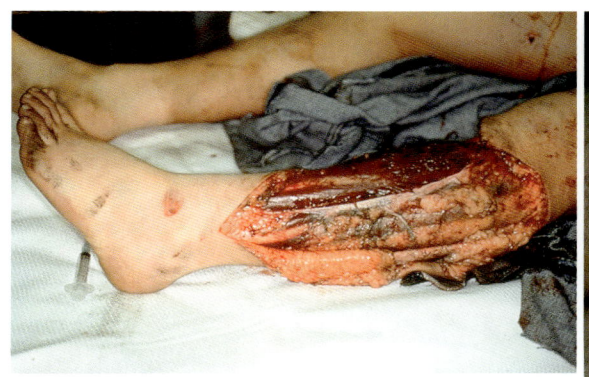

図20 デグロービング損傷
交通外傷により生じた広範囲の皮膚剝脱創.

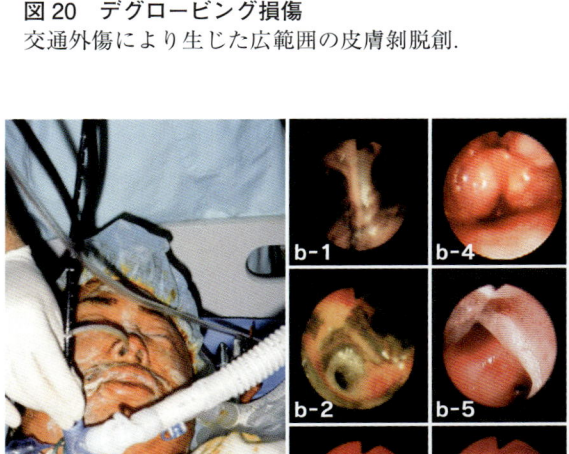

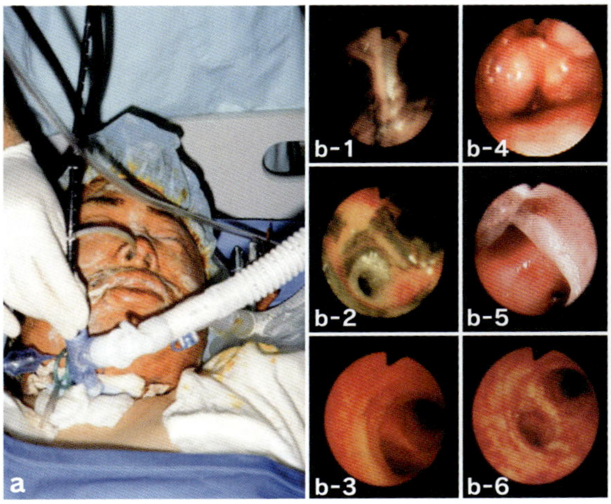

図22 気道熱傷
a：気道熱傷患者の気管支ファイバースコープ検査（気管切開後）.
b：気道熱傷患者における代表的な所見．煤の付着（b-1），煤の付着と気管支分泌物（b-2），気管支粘膜の発赤（b-3），喉頭蓋の腫脹（b-4），偽膜の形成（b-5），粘膜剝脱後の粘膜びらん（b-6）.

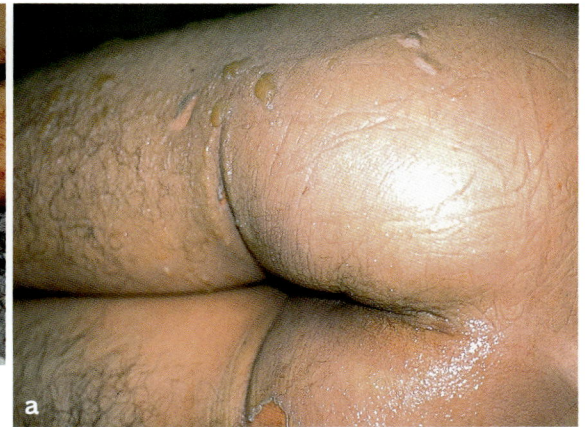

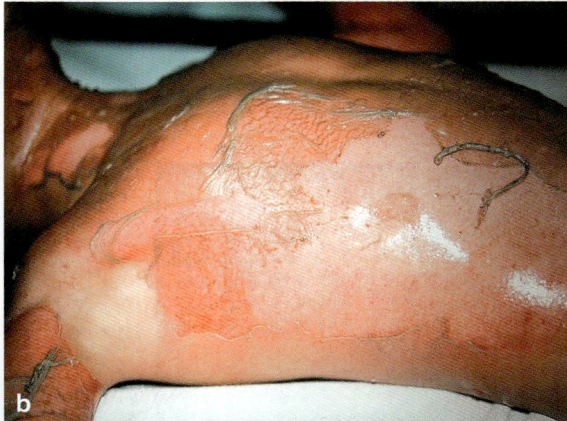

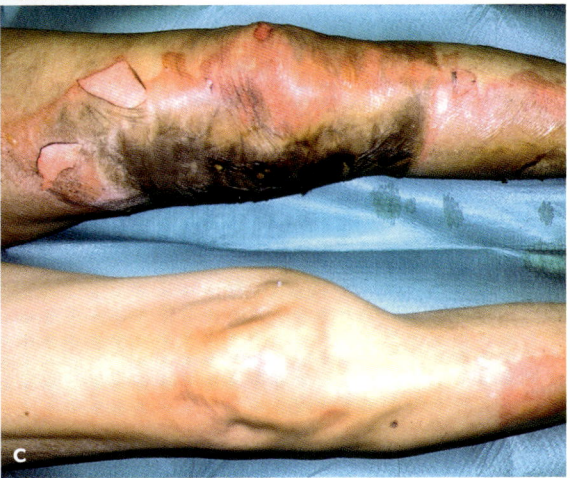

図21 熱傷
a：熱性液体熱傷による熱傷（浴槽に転落して受傷），浅達性Ⅱ度.
b：熱性液体熱傷．深達性Ⅱ度とⅢ度.
c：火炎による熱傷．Ⅲ度.

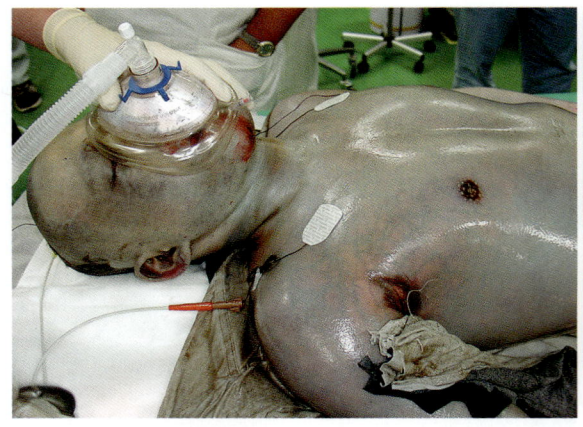

図23 化学熱傷（損傷）
水酸化ナトリウムの槽に転落して受傷．受傷直後の体表所見．

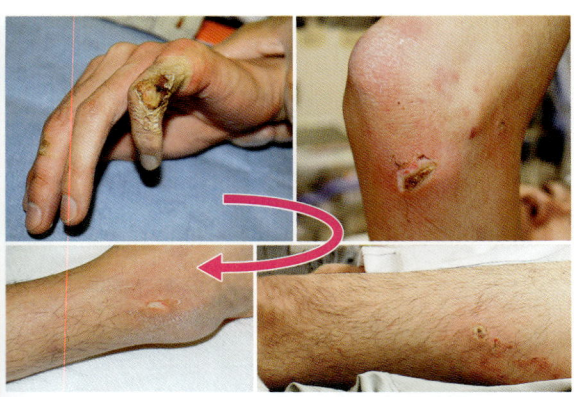

図24 電撃症：電紋

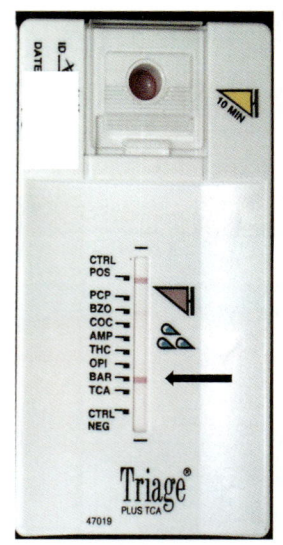

図25 トライエージ検査（中毒）
乱用薬物迅速スクリーニングキット（トライエージ®）．尿を用いてのスクリーニングを行う．図の例ではBAR（バルビツール酸類）の部分に陽性を示す赤い線（矢印）を認める．

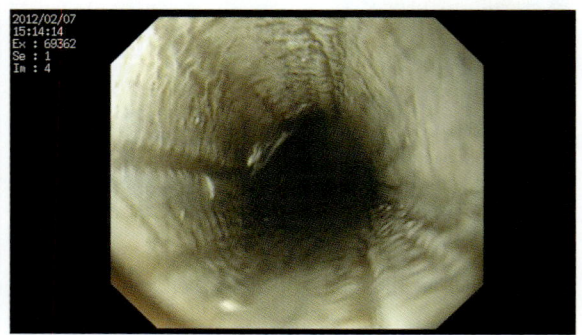

図26 腐食性食道炎
酸性洗剤（サンポール®）の飲用後，来院時内視鏡所見．粘膜が灰白色に変色している．

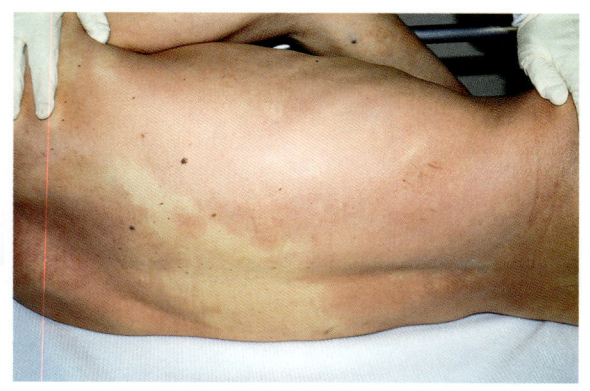

図27 一酸化炭素中毒
一酸化炭素ヘモグロビンにより鮮紅色を呈した皮膚．CO中毒の体表所見．

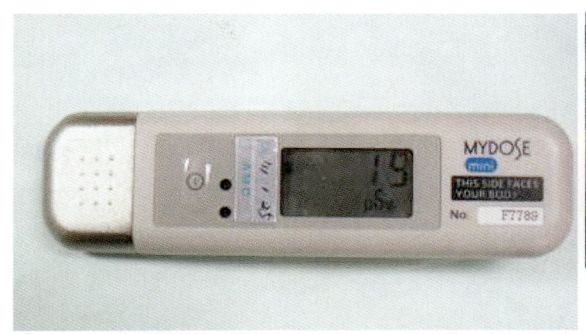

図28　個人線量計
写真は 19μSv を示している．

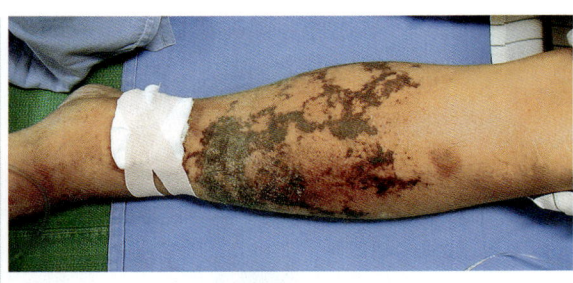

図29　劇症型溶連菌感染症の体表所見
左下腿の全面を中心に境界明瞭な暗紫色の皮下出血が見られる．同部に強い自発痛と圧痛を伴うことが特徴的である．皮膚の変色域は徐々に拡大し，一部に水疱を生じた．

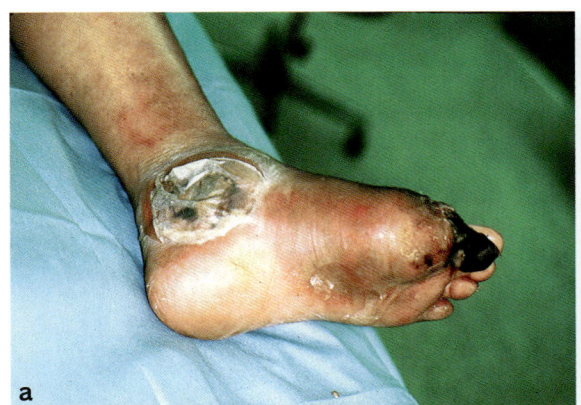

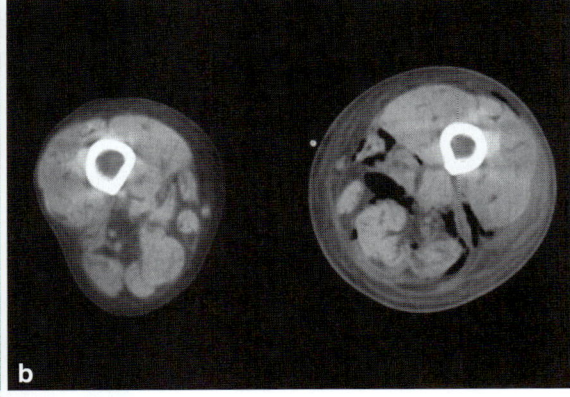

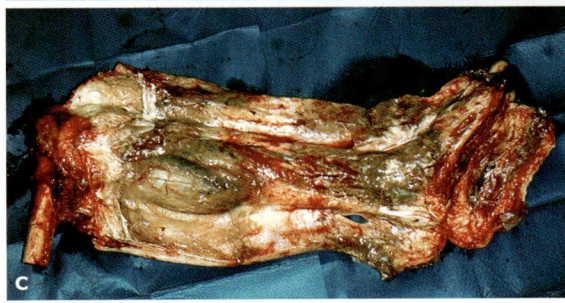

図30　非クロストリジウム性ガス壊疽（壊死性筋膜炎）
a：体表所見．左足から下腿にかけて発赤と腫脹があり，足母趾の壊死，内果部の水疱を形成した感染層を認める．
b：CT所見．左大腿の皮下組織の浮腫と筋の腫脹が著明で，大腿後面を中心に筋膜に沿ってガス像を認める．
c：切断肢．足から下腿全体に皮下，筋膜に沿って感染が広がっている．

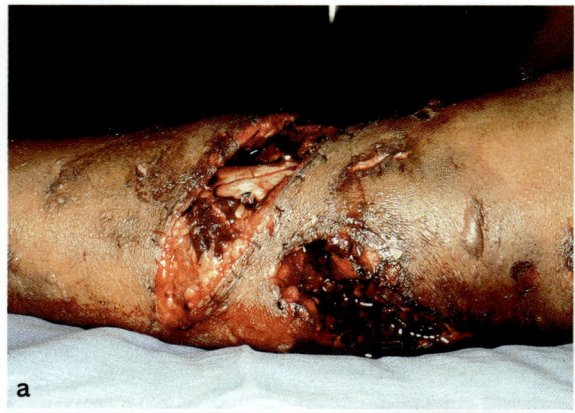
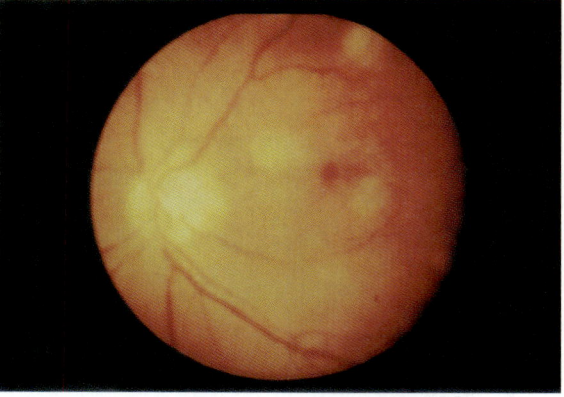
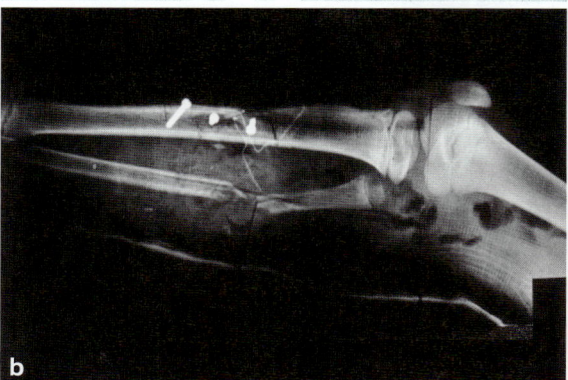
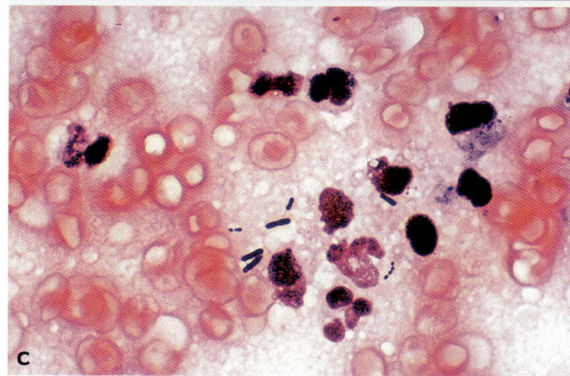
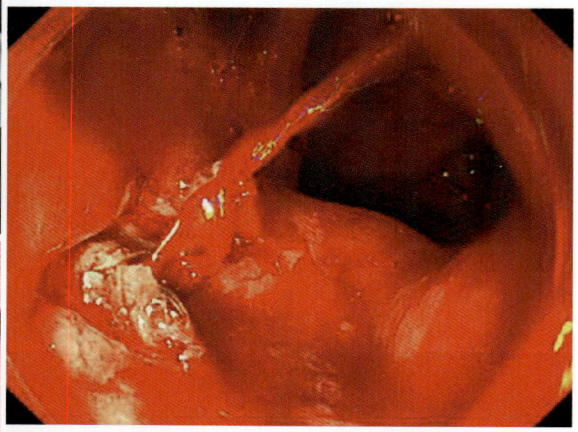

図32 真菌性眼内炎
眼底所見：眼底に特徴的な黄白色の円形滲出斑を認める．

図33 胃潰瘍
潰瘍からの動脈性出血．

図31 ガス壊疽（クロストリジウム性ガス壊疽）
a：体表所見．外傷による開放性骨折の術後に発生した．
b：単純X線写真．大腿から下腿部の筋肉内にガス像を認める．
c：膿汁の塗抹検鏡（グラム染色）．グラム陽性桿菌（クロストリジウム属）を認める．

救急医学総論

本章の構成マップ

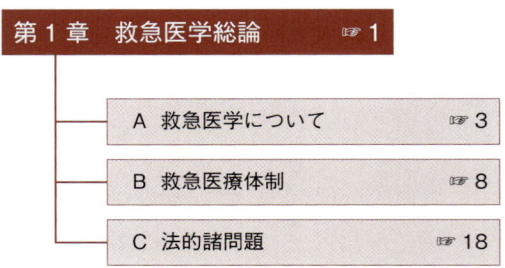

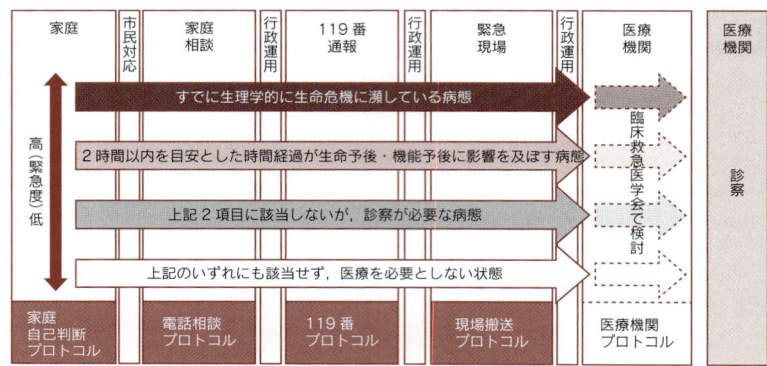

緊急度判定(トリアージ)プロトコル策定の考え方

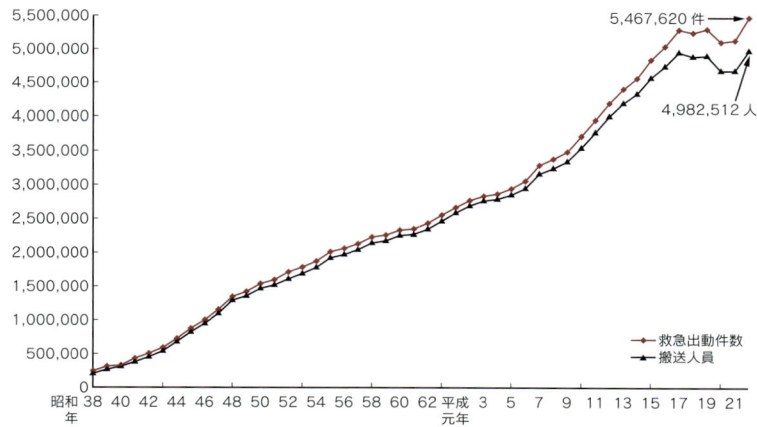

救急出動件数および搬送人員の推移

A 救急医学について

1 救急医学と救急医療の歩み

　救急医学の少なからぬ分野は戦争や大規模災害における傷病者へ提供される医療の中で発達してきたといえる．刺創，切創に始まり，銃創，爆創，熱傷などの傷病者へ提供される救命救急医療は，止血と蘇生，急性期の外科的処置，麻酔，疼痛管理にとどまらず，その後の感染制御，機能の回復，審美的な問題や受傷後の精神医学的な対応があり，そして蘇生限界の見極めなど，そのたびに膨大な症例を経験し，その蓄積と分析によって飛躍的に医療を進歩させてきた．19世紀初頭のナポレオン戦争においてフランス軍外科医Dominique Jean Larreyがトリアージの考え方を導入して以来，衛生兵，戦地看護，野戦病院，後方搬送など，多職種，多部署が関わりながら，現場の応急処置に始まり，緊急搬送，医療機関での診療など，学問としての救急医学そして救急医療システムが構築されてきた．それらは進化しつつ現在に至り，現場から救命救急医療を開始するための災害現場へ出動する医療チームDMAT(disaster medical assistance team)，的確な病院前医療の提供と正確な重症度判断によって効率よく搬送先を選定する救急救命士，医療機関への搬送時間の短縮とその間の安定化を目的にしたドクターヘリやドクターカー，さらには広域搬送におけるSCU(staging care unit)や災害基幹病院などへと結実している．

A 医学の専門化・細分化と患者の意識

　わが国においても，出産は産科医，子どもの急病は小児科医によって，救急医療として一定の役割を果たしてきた．また現実的にどの科においても救急疾患のカテゴリーがあり，医学部教育の中でも取り上げられ，各専門診療科の中で救急医療の対象となる患者，いわゆる急患への対処の仕方が受け継がれてきた．時代は流れ，医学の急速な発展によってそれぞれのclinical entityへの解明が進み，診断法・治療法が細分化し高度化してきた．それらを駆使して専門的治療に当たる医師のあり方は，彼らが確固たるidentityをもつことから医学生達の目指す対象となり，医師側の専門医志向が強まった．ある疾患について専門的診断や治療を施すエキスパートは増える一方で，それは同時に1人の医師が自信をもって診察することのできる疾患が制限されることとなった．

　その結果，初期から二次救急を受け持つ医療機関において，外科系当直医，内科系当直医の2名だけでは，多種多様な訴えの患者に応えることが叶わなくなってきた．また，医療を受ける患者やその家族にとっては，たとえ夜間・休日であろうとも，専門ではない当直医にとりあえずの処置を受けて，翌日まで我慢するのでは満足せず，最初から専門の医師にしっかり診てもらい，常に高い水準の医療を享受したいという意識が高まってきた．無理難題を押し付ける「モンスターペイシェント」の出現，総医療費の抑制政策などもあって，地方における医療の崩壊，「立ち去り型サボタージュ」などと，国民の基本的な権利ともいうべき救急医療の享受そのものが崩壊の危機に陥った．

　その解決策として，軽症から中等症の救急医療全般の初療にあたる救急医(ER physician)や，総合診療医の考え方が導入された．わが国では，まだ指導医，研修施設の不足を否めないが，米国では，このスタイルはすでに確立しており，医療保険会社にとっても救急医(ER physician)が初療することで，適切な診療が早期に提供され，結果として保険料の支払いが減額できるというエビデンスを受け，積極的に彼らの育成が進められた．シフト制が確立しonとoffがはっきりしているライフスタイルは，働く医師にとっても魅力的であった．システムとしては，初療にあたるER physician(内科系)または彼らからコンサルテーションを受け専門的な医療(手術)を提供するtrauma surgeon(外科系，最近ではacute care surgeon)，放射線科医，脳外科医，麻酔科医，整形外科医などの専門医，そして術後や初療後の集中治療を担当するintensivistなどとそれぞれの立場を明確にすることによって，救急医療全体が成り立っている．搬送先として，病態がある程度確定していれば，大都市圏では外傷センター，熱傷センター，脊損センター，小児救急医療センターなどが救急医療機関として24時間体制で整備されている．患者搬送用ヘリコプターには医師は同

乗しておらず，看護師が同乗し夜間も運行されている．医療機関の屋上にヘリポートを備え，専用エレベーターで一気に救急室(ER)，手術室，ICUへ搬入される．ただし，そのような米国の方法においても最近ではERに膨大な数の患者が押し寄せ，待ち時間が数時間に及ぶ弊害や，専門医でないための誤診のリスクも指摘されている．

B 多様な患者に対応できる受け入れ体制の必要性

　救急疾患の場合は，診察してはじめて緊急度・重症度が高かったことが判明する症例や，来院直前に状態が急変する症例など，患者の状況が不安定である可能性が高い．そのため中等症以上の救急患者の受け入れ医療機関では，それに対応できるように医療スタッフと蘇生などのための装備を備え，鑑別診断と蘇生処置を同時に開始できること，加えて初療室で一定レベルの救命・救急処置が完遂できることなどが必要になってくる．そのためには，物的な相応の準備に加え，医療スタッフには幅広い知識・技術と経験を有することが要求される．

　未知の患者を受け入れるにあたり，患者自身の医療安全，そして医療機関のリスクマネジメントの観点から，患者と社会にとって満足のいく救急診療を提供するには，救急医療そのものに特化した専門医(救急医)が必要ということになる．そのための教育・研修機関としては，院外からの重症患者の受け入れとその治療とに当たる救命救急センターが，現状において最も適切と考えられる．

　1990年代までは各科の専門医(それらは脳神経外科医であったり，麻酔科医であったり，循環器内科や一般外科医であったりした)の中から特に重症度・緊急度の高い症例に興味のある医師が救命救急センターのスタッフとなって，地域の救急医療を支え，消防機関を含む行政との調整，後進の指導に当たっていた．2000年代からは初期研修から救命救急や集中治療を専門として研修してきた医師が，救命救急センターのスタッフとなって働くに至り，自らのキャリアパスそのものが救命救急医療や集中治療であるスタッフが増加しつつある．

　米国と違い，わが国の救命救急センターは都市部を除いて，基本的に初期〜二次救急医療，三次救命救急医療，そして重症入院患者の集中治療の3つを，少ないスタッフとローテートしてくる研修医とでこなす必要がある．したがって，その身体的，精神的負担は決して少なくない．救命救急センターのスタッフには院内における救急医療への理解と救急体制の構築，救急医の育成，地域の救急隊員への教育，行政とのやり取りなどを推進することも求められる．実診療や当直業務とも合わさって相当な時間と労力が必要になるのも事実である．さらに日々の診療業務などに埋没することなく，臨床医として，また救急医としてのキャリアアップを図り，より具体的なキャリアパスとして後を追う者に見せていく必要もある．

C 現場から始まる緊急度判断と医療行為，搬送システム

　前述してきたように，救急医療は病院内だけで展開しているわけではない．自宅や職場など傷病者が発生した場所，その時点から救急医療は開始されている．本人や周囲が重症度や緊急度を認識し，自分で受診すべきか救急車を呼ぶべきかの判断がまず求められる．家庭や職場で心肺蘇生(BLS)が必要な場合も，市民による認識，第一報(通報)，胸骨圧迫の開始が重要であることはいうまでもない．その助けとなるのが，公的に整備されつつある救急電話相談の窓口である．さらに119番通報での短時間のやり取りからその緊急度を推測する消防司令センター職員，そして傷病者に接触する救急隊員(救急救命士)，最後に来院時にその緊急度を推し測るトリアージナースまで，各段階で緊急度判断が行われ，必要な応急処置や適切な搬送先，診療の優先順位が決定される．これらはそれぞれの症例の重症度を追跡し，それぞれの結果の分析を通してフィードバックされる必要があり，アンダートリアージとなった症例では事後検証を行い，ピットフォールを確認し，より正確な緊急度判定に適時改訂されていく必要がある．現在進められている消防庁の緊急度判定システムの概要を図示する(図1-1)．

　病院前救護(prehospital care)に当たる救急隊員・救急救命士の重要性はすでに十分理解が得られているが，現在の業務に加えて，安全に治療(医行為)を実施できれば，現場から病院到着までに致命的な状態に至る危機を回避できる可能性があ

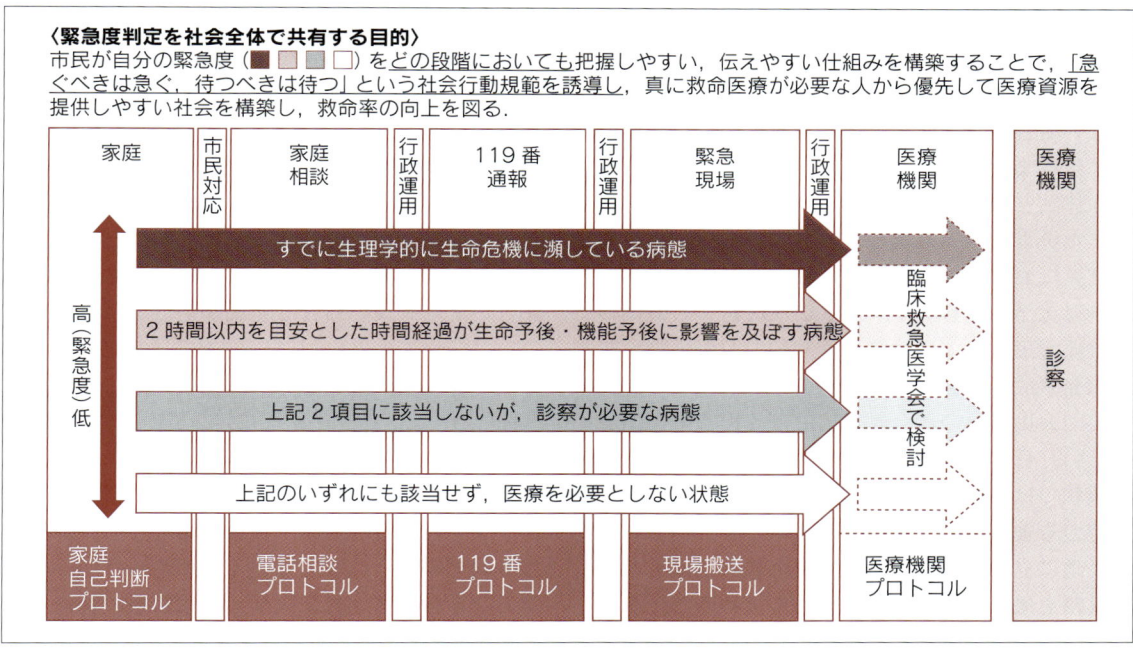

図 1-1 緊急度判定（トリアージ）プロトコル策定の考え方

る．医療者として最初に傷病者に接する救急隊員に，定められた教育を施し，病院前に応急処置を提供できる資格を付与することが，傷病者の病態悪化を予防するにあたって有利であることは間違いない．そのために生まれたのが国家資格としての救急救命士制度である．医師以外が医行為を行うことに関しては，すでに，心肺停止患者への除細動，気管挿管，静脈路確保とアドレナリン静脈内投与が，オンラインメディカルコントロールの下で認められており，蘇生率，社会復帰率の向上に寄与している．さらにショック患者への細胞外液の点滴静注，低血糖に対するブドウ糖注射の実施が検討されている．

オンラインメディカルコントロールとは，現場にいる救急救命士と電話回線でつながれた先に医師が待機していて，常に医学的助言と指示を与えられる状況にあるということで，救急救命士への医行為の付与と表裏一体をなしている．これによって病院前の医療が広がりつつある．これ以外にも，工夫を凝らした病院前救急搬送システムが実践されている．横浜市においては，心(肺)停止が明らかな症例の119番通報時には救急車と同時に消防隊を出動させている．このような消防隊と救急隊との連携があればAEDを含む心肺蘇生術を早期に開始できるだけでなく，作業にあたる消防人員が増えることにより例えば高層階からの，または狭く長い通路を通っての救急車までの傷病者を移送することにも効果を発揮している．横浜市ではまた，2人乗りの救急車(消急車)を導入し，軽症者と重症者の救急車対応を分けて運用することで，増え続ける119番通報に効率的に対応している．東京消防庁では救急現場に到着した救急隊によって傷病者の緊急度が低いと判断されれば，救急車による搬送対象としない試みも行われている．

D 特殊かつ想定外の病態への対応

どの診療科にも当てはまらない多診療科にわたる複数疾患をもつ症例や多発外傷症例，薬物・毒物などの中毒症例，自殺を企図した症例，特殊な病態や環境障害による症例などは，かつてその受け皿となる診療科が明確でなく，たまたま当直に当たった診療科が主治医となる場合があったが，近年では，救急外来の効率化，医療の質向上という点から，救急科(部)がそれらを専門的に診療する体制となりつつある．また，最初から主たる診療科が明瞭でない場合も含め，そのような症例では，重症度や緊急度にかかわらず救命救急セン

ターへの搬送を決めておけば，現場での病院選定に時間を費やさずに済む．救命救急センターは，来院後の診断が初療に当たった診療科医師の専門でない場合や，初療後に確定診断に至らない場合などにもまずは対応するというルールにて診療を行う体制となりつつある．

また災害医療への関与として，例えば，東日本大震災における対応の中で，救急医学の果たした役割は大きい．DMATとしての初動，その後の医療救護班として現地での継続的な医療活動，福島原発事故への傷病者搬送システムの構築や，震災後の大災害への総合対策における関与は記憶に新しい．日本のみならず世界的に大災害が頻発する現状では，災害医療に精通していること，いつ何時でも被災地の支援に向かえること，あるいは被災地に立つ医療機関として災害基幹病院としての役割を果たすべく院内の準備を進めることも，救急医の重要な役割となった．

E チーム医療としての救急医学

チーム医療とは，多くの職種が目的を共有し，有機的に連携しながら協働して診療に当たる方法である．したがって，病院医療はそのままチーム医療であるし，院外においても多くの社会資源を患者に投入すべく地域の多職種が連携する必要がある．院内外を問わず，多職種による連携においては，各職種がその専門性を活かすことと，相互の連携が円滑であることとが必要である．これはまさに救急医療そのものであり，チーム医療が救急医療において最も進んでいることと無関係ではない．

多職種にとって，医学を含めた，さまざまな分野の進歩があり，今やそれらは医療者個々人の容量をはるかに超えている．加えて，複数の疾病を抱えながら，元の生活に容易には戻れない高齢患者が増加していることも，チーム医療が求められている社会的，歴史的な理由となる．このように連携が密で有機的なものとなれば，各職種はお互いに高い専門性を求め，求められることとなる．救急医療においても，前述の救急救命士の処置拡大のみならず，医師，看護師には，救急科専門医，救急看護認定看護師などがすでにあり，最近になって日本臨床救急医学会などの関係団体による救急認定薬剤師や，日本救急撮影技師認定機構による認定技師が誕生している．医師の包括的な指示のもとで看護師が救急分野などで高度の医療行為（特定行為）を診療の補助として行う試行事業も進行中である．

このようにして高い専門性をもって有機的な連携の実践がなされるなら，より一層良質な医療を提供することができる．これは，医療安全を人的な側面から支えるシステムとして，最も優れた方法といえ，今後さらなる発展が期待される．

❷ 救急医学／救急医療と救急医のあるべき姿

救急患者の治療にあたる救急医，そのバックボーンとなる救急医学，実践の場となる救急医療は今後どのようになっていくのであろうか．その鍵となる救急医／救急医学／救急医療の特性を以下に掲げる．

1 ● 対象患者と地域性

大都会から過疎地域，離島までを俯瞰すると，それぞれ需要と供給のバランスが大きく異なり，社会的弱者を中心に多種多様な要請が考えられる．その中で救急医は，地域医療の一環としてさまざまな救急医療の形態を考案し，また受け入れる必要がある．行政や地域医師会など，各方面との協力体制に加えて，院内でも救急医療を実現すべくチーム医療の構築に邁進せねばならない．安全管理やリスクマネジメントの要としての役割をもつこともある．そして，医学知識，技量のみならず，強い責任感，自律の精神，熱心な教育意欲，豊かな人間性などを併せ持つ必要がある．集中治療と専門治療の一方で，回復期から社会復帰などを含めた，包括的な医療に関する価値観を涵養する必要もあろう．

2 ● 初期／二次救急と三次救急／集中治療との関係

医学の広い専門分野の初療に当たる初療医として，多岐にわたる救急医療の展開に対応できる救急医を育てることが重要である．救急医はまた，実際の臨床実践においては，ある施設の救急医療部門がER型か，救命救急型か，各科協力型かについて選択したり，それに合わせた院内体制の構築や行政との交渉に努力したりすることが求められる．最新の救急医療を可能とする生涯教育ない

しキャリアパスを達成するシステムや，自らのモチベーションを維持し，年齢にかかわらず一生にわたって救急医療に関与できるシステムを構築することも今後の重要な課題として挙げられる．これには学会レベルでの議論などが必須であり，日本救急医学会では，認定医／指導医制度，施設認定，後期研修プログラム（http://www.jaam.jp/er/eduandtraining/training/training_081014.pdf）の設定など，各種専門委員会を設けて対応している．

3● 脳死と移植医療への関与

救命救急センターでは，脳卒中センター（stroke care unit）と同様に，脳死患者が発生する．つまり，脳死下での臓器移植に主治医として直接関わることになる．それまで全力で救命治療を行ってきた主治医として，脳死診断後に手のひらを返すように移植医療について患者の家族らに説明することは難しい．移植コーディネーター，他のさまざまなスタッフとともに，尊厳をもって患者の死を迎え，家族に寄り添い，次のステップに進むことが求められる．今まで蓄積された症例から学び，院内でシミュレーションを行うなどして，そのときに備える必要がある．

4● 救急医療システム改善への関与

病院前救護にはメディカルコントロールが欠かせない．救急医療の地域差をなくすためには，救急隊員への教育，救急救命士の再教育がポイントとなろう．また地元の消防本部や行政との「顔の見える」関係の構築はその基本でもある．

5● 救急医学教育と研修体制

救急医療分野ではBLS，ACLS，ICLS，JATEC，JNTEC，JPTEC，ISLS，ACECなど，すでに多くの初期教育コースが開催されて，多くの医療従事者が参加している．すなわち，救急医療の現場にいるものはだれでも救急医学の必要性を認識している．そのため学生時代からの医学教育，その後の初期研修の充実，女性医師にとって不利にならないような後期研修制度などを確立し，「救急医学」のスペシャリストを養成していく必要がある．このことは同時に，結果的に何科の専門医になろうと，基本となる救急患者への対応が可能な救急医学の，いわばジェネラリストを増やすことにもつながるであろう．また，学びたいときにいつでも教育コースが準備されていれば，必要なときに最新の知見を学ぶことができる．すなわち，次の日から自信をもって救急医療を行うことが可能である．

❸ 明日の救急医学を担う医師像

数年前の日本救急医学会総会・学術集会では，『救急医のidentityとは何か』について多々言及された．その意味で，東日本大震災という未曾有の災害はかなり明確な答えを与えたように思われる．大地震の発生後，翌朝までには被災地に多くのDMATが自衛隊，各消防機関などとともに参集し，厳しい環境下で医療にあたった．福島第一原発事故の後には，放射線医学専門医らとともに，多くの救急医が，高放射線環境で働く作業員の被曝，外傷，急病発生などに際しての搬送体制の構築に当たった．その後も，救急医は被災者にとって必要とされる医療を提供することができた．それは当然のことながら，救急医が総合診療を行うことができる医療者であることを示すこととなった．

緊急を要さない病態では，医療機関に予約を入れ，自ら病院へ行き，病院で診療を受け，院外薬局で処方薬を受け取れば医療は完結し，救急医療の必要はない．しかし，夜間または週末に何らかの症状が突然出現し，かかりつけ医との連絡がつかなければ，状況は違ってくる．現在，行政による広報，インターネットや携帯端末を用いて地域の救急夜間診療所を検索すれば，地域における輪番制による救急医療施設などが整備されていることがわかる．また，24時間体制で看護師による救急医療相談業務が実施されている地域もある．その時間すらない緊急時には，119番通報をすれば救急車が来る．その救急車の多くには救急救命士が同乗し初期対応にあたる．救急車は指令センターとつながり，必要によって医師との直接連絡によるメディカルコントロールの下に医療の安全性が担保されている．緊急度，重症度，疑われる疾患のカテゴリーによって，傷病者と家族の希望を受け入れつつ，かかりつけ医療機関や，高次の医療機関への搬送が的確に選択されるルールが各自治体ごとに策定されつつある．少なからぬ医療機関には，救急医学そのものを専門とする医師がいる．

日本の救急医療はようやくこの段階まで発展してきた．そして，各診療科の専門性も発展しつつある．一般の医師が研修すべき救急医学の水準も変化している．これら全体の体系と，わが国が世界に先駆けて迎える高齢社会で展開すべき医療体系などを理解したうえで，より良い救急医療の構築のために，関与し続ける姿勢が救急医にとって大いに求められる．

●参考文献
1) 中谷壽男：救急医療と救急医学．日本救急医学会（編）：救急診療指針 改訂第4版．pp2-7，へるす出版，2011
2) 有賀 徹：救急医学，救急医療と社会のあり方．第38回日本救急医学会総会・学術集会会長講演，2010

B 救急医療体制

1 体制の構築

A 救急医療の歴史

医療の概念がない時代に，人を悩ませた健康障害に対しては，祈祷，呪術など原始的な対処法しかなかったが，風水害，地震などの自然災害，格闘や戦争を経験する過程で外因性疾患に関しては多くの知恵をつけてきた．例えば，胸部に刺さった矢を抜くと再出血や気胸の増悪などのため目前で急死することがある反面，変化のないこともある．このため，ギリシア文明時代には矢を抜く者は"Iatros"（施術者）と呼ばれ，今日の医師の役割を担っていたと推察される．16世紀に，アンブロワーズ・パレは軍医として戦傷者を診る経験から血管を直接糸で縛って止血する方法を編み出し，今日の手術や救急処置の基礎を作った．

19世紀初頭，ナポレオン戦争時の軍医Dominique Jean Larreyは，ナポレオン軍の戦力維持のためには戦傷者をいち早く治療するのが良いと考え，前線から戦傷者を搬送する手段と限られた医療資源とを有効活用する傷病者の選別を行った．前者は今日の救急車の始まりであり，後者は災害時の「トリアージ」の概念である．また，ク

表1-1 戦争・災害と救急医療の進歩

- ナポレオン戦争（1803〜1815）：Dominique Jean Larrey…戦傷者の搬送と選別による早期治療
- クリミア戦争（1853〜1856）：ナイチンゲール…衛生改革と看護の向上
- 南北戦争（1861〜1865）：医師同乗の救急馬車（ドクターカーの始まり）
- 普仏戦争（1870〜1871）：創傷処置としてデブリドマンの登場
- リング劇場の大火災（1881）：公的救急車（馬車）の誕生
- 第1次世界大戦（1914〜1918）：ガス壊疽の経験などから開放療法と二期閉鎖
- 第2次世界大戦（1939〜1945）：供血体制（米国），腹部外傷治療の発達（人工肛門），抗菌薬の登場
- 朝鮮戦争（1950〜1953）：血管損傷修復の発達，急性腎不全と透析療法，ヘリ搬送
- ベトナム戦争（1960〜1975）：ショックと輸液療法，ARDSと人工呼吸，熱傷治療
- 交通事故の急増：外傷医学（外傷初期診療と外傷集中治療）
- テロ・局地紛争：ダメージコントロール，血管内シャント，大量輸血プロトコル
- 阪神・淡路大震災（1995）：圧挫症候群，DMAT

リミア戦争でナイチンゲールが病舎病院の衛生管理を改革したことは有名な話である．その後も戦争や災害のあるたびに診療の内容や救急医療体制が進歩したことは人類にとって皮肉なことである[1]（表1-1）．以下に述べる病院前救護や救急医療体制が外傷診療の発達を軸にして論じられることが多いのは，このような歴史的背景があるからである．

B 救急診療と救急医療

健康状態が急変し，何らかの医学的介入なくしては病態の悪化を阻止できない状態にある者を救急患者という．救急患者を診察し，医学的な介入や施術をもって病態の悪化を阻止し，治療を行うことを救急診療という．この診療を支援する人的，財政的資源を含めた仕組みを救急医療と呼び，そのシステム化が救急医療体制である．救急診療は医学の進歩とエビデンスによって支えられ，ある程度，普遍的なものである．しかし，救急医療およびその体制は経済，文化，伝統や医療制度によって大きく左右され，国際的にはかなりの格差がある．なお，救急に関する診療および体制を研究するのが救急医学であり，基礎から臨床医学に及ぶ

だけでなく，診療科を横断する広さと地域社会との関連性が強いことに特徴がある．

C 救急医療の質

救急診療が一般診療との相違を明確にさせる要素は時間である．救急医学では，状態の悪化する速度が速ければ緊急度が高いと呼び，適切な医療介入を行っても死亡したり，重篤な後遺症を残したりする傷病を重症度が高いという．病態の悪化は迅速な医学的介入により阻止できる可能性が高いため，救急診療では緊急度を重視する．したがって，救急の傷病者を救うには診療の質の向上とともに時間軸に焦点を当てたシステム化が不可欠である（図1-2）．時間を短くする工夫としては，ドクターカーやドクターヘリなどによる一刻も早い診療行為開始の例がある．さらに，救急搬送と医療機関の受け入れにおけるミスマッチを回避することも大切である．一方，診療の質については，エビデンスなどを基本にした標準診療の実施，診療スタッフの修練，安全医療への取り組みなど一般診療における取り組みと同様の努力が必要である．救急ではこれに一時に費やせる医療設備やマンパワーといった医療資源の豊富さが診療展開を左右する．

D システム化の基本要素

救急患者が診療を受けるには診療可能な医療機関の存在と移動手段の獲得が不可欠である．自力で受診する場合でも救急車を利用する場合でも，病態や傷病に応じた応需可能な医療機関の情報が必要である．このようなことから，救急医療には，①搬送（移動），②救急医療機関，③救急医療情報の3つの要素が柱となる．搬送（①）は主として消防機関が担っているが，病院に至るまで救命救急処置や応急手当を合わせて行うことから「救急業務」さらには「病院前救護」として体制整備が論じられる．また，救急医療機関（②）は診療を提供する側の制度として整備される．

2 病院前救護体制

A 救急搬送の始まり

ナポレオン軍や南北戦争で戦傷者を治療の目的

$$救命率向上，良好な転帰 = \frac{診療の質 \times 医療資質の量}{時間}$$

救急診療の成績向上は，診療の質や対応可能なスタッフや検査の量に比例し，介入開始までの時間に反比例する．

図1-2 救命率の向上や良好な転帰を求める救急医療の方程式

で移動させたことが救急搬送業務，すなわち救急車（当時は馬車である）運用の始まりである．ウィーンのリング劇場の大火災（1881年）後，篤志家の寄付により公的救急車が誕生したとされる．1920年代には自動車による救急車が登場し，わが国でも昭和初期，日本赤十字大阪支部や神奈川県警察部に救急車が設置された．

B 消防の任務と救急業務

1 消防とは

第2次大戦後の昭和23年に消防組織法（昭和22年12月23日公布）が施行され，警察と切り離されて消防業務が開始された．当時，「消防はその施設及び人員を活用して，国民の生命，身体及び財産を火災から保護するとともに，水火災又は地震等の災害に因る被害を軽減することを以て，その任務とする」（当時の消防組織法第1条総則）とされ，搬送業務は規定されていなかった（表1-2）．

2 救急車による搬送の義務化

わが国において救急業務，救急医療制度が誕生するきっかけは，昭和30〜40年代にかけての交通事故件数の増加である（図1-3）．急増する交通事故傷病者に対応できる搬送手段と診療可能な医療機関が相当数不足していた．このようなことを背景に昭和38年，消防法を一部改正して，交通事故など屋外の傷病者を医療機関に搬送する業務を「救急業務」と定義して法制化した．救急車で傷病者を医療機関に搬送することが明文化されたが，この当時，対象は災害による外傷患者であった（表1-3）．一方，受け皿となる医療機関を確保しなければならず，厚生省は翌39年「救急病院等を定める省令」を定め，いわゆる救急告示病院制度が始まった（詳細は後述）．

その後，外傷患者の搬送だけでなく，急病依頼も増加し，現実には救急傷病者全般に対応することが日常化し，昭和61年に消防法が一部改正（昭

表1-2 消防機関の使命

消防組織法第1条（総則）
消防は，その施設及び人員を活用して，国民の生命，身体及び財産を火災から保護するとともに，水火災又は地震等の災害を防除し，及びこれらの災害による被害を軽減するほか，災害等による傷病者の搬送を適切に行うことを任務とする．

※昭和22年12月23日公布後，昭和38年4月15日の下線部，平成21年5月1日に二重下線の文章が追加された．

消防法第1条（総則）
この法律は，火災を予防し，警戒し及び鎮圧し，国民の生命，身体及び財産を火災から保護するとともに，（水）火災又は地震等の災害に（因る被害を軽減し）よる被害を軽減するほか，災害等による傷病者の搬送を適切に行い，もつて安寧秩序を保持し，社会公共の福祉の増進に資することを目的とする．

※昭和23年7月24日公布後，平成21年5月1日改正により，（　）が削除され下線部が追加された．

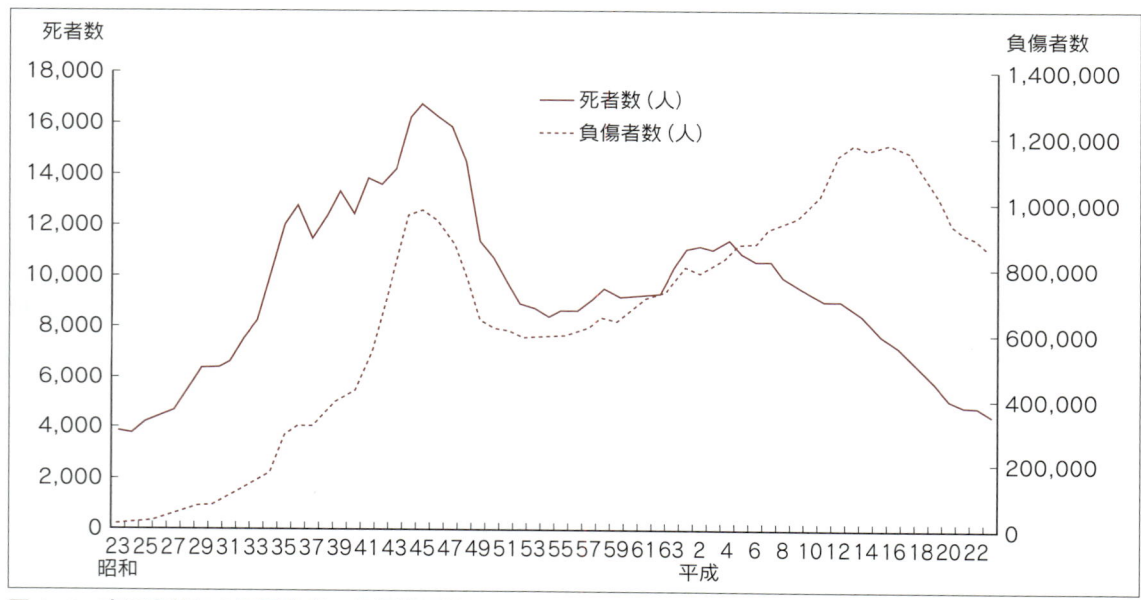

図1-3　交通事故による死亡者・負傷数の推移
昭和23年〜平成23年までの年次推移を示した．死亡者数は24時間以内死亡の数である．
〔政府統計の窓口（e-STAT）交通事故の発生状況（2012年2月23日公表）「平成23年中の交通事故の発生状況」より作成〕

表1-3 消防機関が行う救急業務

消防法第2条9項
救急業務とは，災害により生じた事故若しくは屋外若しくは公衆の出入する場所において生じた事故（以下この項において「災害による事故等」という．）又は政令で定める場合における災害による事故等に準ずる事故その他の事由で政令で定めるものによる傷病者のうち，医療機関その他の場所へ緊急に搬送する必要があるものを，救急隊によって，医療機関（厚生労働省令で定める医療機関をいう．第七章の二において同じ．）その他の場所に搬送すること（傷病者が医師の管理下に置かれるまでの間において，緊急やむを得ないものとして，応急の手当を行うことを含む．）をいう．

昭和38年の消防法一部改正で第2条に9項が追加された．その後，昭和61年の改正で下線部分が追加，修正された．

和62年4月施行）され，疾病傷病者の搬送が法的に追加された（表1-3の下線部分）．

3 ● 医療機関への適切な引き渡し

平成10年代には，救急搬送件数（人員）が増加の一途をたどり，医療機関の受け入れが困難となる事態が多々生じるようになった（図1-4）．背景には，診療科の専門分化，初期臨床研修制度発足による現場医師の不足，安易な救急車利用などがあった．このような中でも，外傷患者の手術，脳梗塞に対する血栓溶解療法，急性冠症候群に対

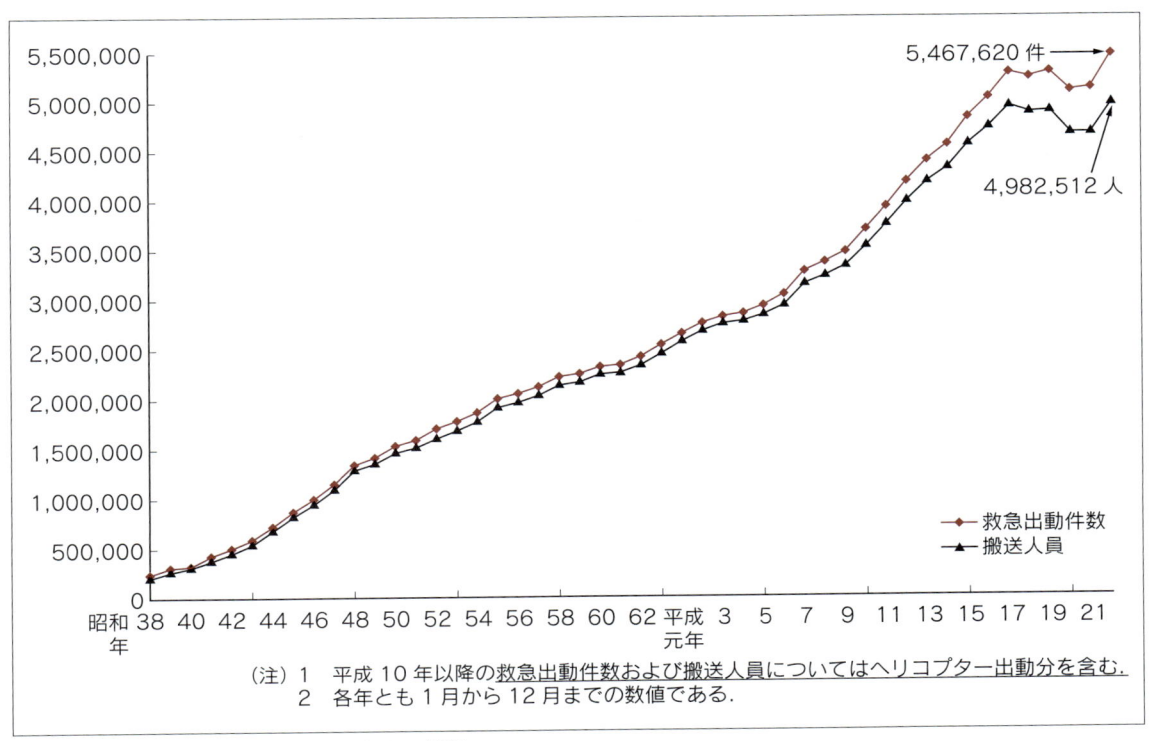

図 1-4　救急出動件数および搬送人員の推移
(総務省消防庁：平成 23 年版「救急・救助の現況」救急編，p15 より転載)

表 1-4　消防機関による救急業務実施体制

● 消防本部数	798 本部
	(単独：495 本部，組合：303 本部)
● 救急業務実施市町村数	1,689 市町村
	(787 市，743 町，159 村)
救急隊数	4,927 隊
救急隊員数	5 万 9,650 人
緊急自動車	6,003 台
● 救急出動件数（ヘリコプターによる出動を含む）	546 万 7,620 件
● 搬送人員（ヘリコプターによる出動を含む）	498 万 2,512 人

(総務省消防庁：平成 23 年版「救急・救助の現況」より)

する PCI など迅速な医療機関の選定と受入搬送こそが生死や予後を左右するため，消防機関と医療機関の機能的な連携が見直されるようになった．平成 21 年，消防の使命として「適切な搬送」を消防組織法の総則に追加，改正し（表 1-2 の下線部分），消防法に搬送と受け入れに関する項目を明記した．すなわち，救急隊員（救急車の運用）は傷病者の安定化を図る一方，病態や傷病に応じた医療機関の選定と搬送を行い，医療機関に引き渡すところまでを法的に明確にしたものである．

4● 救急業務の現状

救急業務の担い手である消防機関の体制は**表 1-4** のとおりであり，平成 22 年中の救急出動件数はヘリコプターによる件数も含め 546 万 7,620 件である．これは全国で 1 日平均 1 万 4,969 件であり，5.8 秒に 1 回の割合で救急隊が出動し，国民の 26 人に 1 人が救急隊によって搬送されたことになる．

搬送される人員の特徴として高齢者や軽症者が多い．平成 22 年国勢調査における高齢者（満 65

一般人でも可能	医師の包括的な指示(救急救命士) 医師による指導・助言(救急隊員)		医師の具体的指示 (特定行為)
・必要な体位の維持，安静の維持，保温 ・体温・脈拍・呼吸数・意識状態・顔色の観察 ・ハイムリック法および背部叩打法による異物の除去 ・骨折の固定 ・圧迫止血 ・胸骨圧迫心マッサージ ・呼気吹き込み法による人工呼吸 ・用手法による気道確保 (1) 自動体外式除細動器による除細動	(21) 酸素吸入器による酸素投与 (20) バッグマスクによる人工呼吸 (19) 経口エアウェイによる気道確保 (18) 口腔内の吸引 (17) 特定在宅療法継続中の傷病者の処置の維持 (16) 自動式心マッサージ器の使用による体外式胸骨圧迫マッサージの施行 (15) ショックパンツの使用による血圧の保持および下肢の固定 (14) パルスオキシメーターによる血中酸素飽和度の測定 (13) 経鼻エアウェイによる気道確保 (12) 鉗子・吸引器による咽頭・声門上部の異物の除去 (11) 心電計の使用による心拍音の観察および心電図伝送 (10) 血圧計の使用による血圧の測定 (9) 聴診器の使用による心音・呼吸音の聴取 (1) 自動体外式除細動器による除細動	(22) 気管内チューブを通じた気管吸引	(5) 精神科領域の処置 (6) 小児科領域の処置 (7) 産婦人科領域の処置 (8) 自己注射可能なエピネフリン製剤によるエピネフリンの投与	(2) 乳酸リンゲル液を用いた静脈路確保のための輸液 (3) 食道閉鎖式エアウェイ，ラリンゲアルマスクおよび気管内チューブによる気道確保 (4) エピネフリンを用いた薬剤の投与 ((8)は除く)

救急救命士が実施可能な処置 →
救急隊員が実施可能な処置 →

図 1-5 救急隊員による応急処置と救急救命士による救急救命処置
救急隊員が行う処置は応急手当と呼ばれ，「消防法第2条第9項」の条文と「救急隊員の行う応急処置等の基準」の通知が根拠となっている．一方，救急救命処置は救急救命士法のもと厚生労働省からの通知文「救急救命処置の範囲等について」で定められている．( )内の番号は「救急救命処置の範囲等について」(平成21年)発出時の「救命救急処置の範囲」で示された番号である．

歳以上の者)の人口割合は23.0%であるが，搬送人員における高齢者の割合は51.0%であり，高齢者12人に1人が搬送されていることとなる．軽症(入院加療を必要としないもの)が50.4%を占める．

C 応急手当から救急救命処置へ

1 ● 救急隊員と応急手当

搬送の途上で傷病者の状態を悪化させず，安定化を図るためには手当や処置が必要である．救急車に搭乗する救急隊員には必要な手当が行えるものと期待されているが，医療関係職種としての資格制度はない．救急隊員の行う応急手当については，消防法の救急業務の規定を拠り所にしている(**表1-3**のカッコ内下線部)．具体的には「救急隊員の行う応急処置等の基準」として応急処置の範囲が定められている．隊員の処置範囲は**図1-5**に示すとおりであり，その教育は標準課程と称せられ，250時間の学習が義務づけられている．

平成23年4月1日現在，救急隊員としての資格を有している職員は全国で116,719人であるが，現役で活動している隊員数は59,650人である(**表1-4**)(平成23年救急・救助の現況)．

2 ● 救急救命士制度

病院前救護を専門的に行う医療職として平成3年「救急救命士法」が公布され，平成4年より救急救命士が誕生した．特に，心肺機能停止状態の傷病者に対して，病院または診療所に搬送されるまでの間に高度応急処置を行えるように医療関係職種の1つとして生まれた国家資格である(**表

表1-5 救急救命処置と救急救命士の定義

第2条　この法律で「救急救命処置」とは，その症状が著しく悪化するおそれがあり，又はその生命が危険な状態にある傷病者(以下この項及び第44条第2項において「重度傷病者」という.)が病院又は診療所に搬送されるまでの間に，当該重度傷病者に対して行われる気道の確保，心拍の回復その他の処置であって，当該重度傷病者の症状の著しい悪化を防止し，又はその生命の危険を回避するために緊急に必要なものをいう*.
2　この法律で「救急救命士」とは，厚生労働大臣の免許を受けて，救急救命士の名称を用いて，医師の指示の下に，救急救命処置を行うことを業とする者をいう.
(略)
第43条　救急救命士は，保健師助産師看護師法(昭和23年法律第203号)第31条第1項及び第32条の規定にかかわらず，診療の補助として救急救命処置を行うことを業とすることができる.
(略)
第44条　救急救命士は，医師の具体的な指示を受けなければ，厚生労働省令で定める救急救命処置を行ってはならない.

*具体的な処置の範囲は，厚生労働省から「救急救命処置の範囲等について」として示される(図1-5).
(救急救命士法　平成3年4月23日交付，最終改正：平成23年6月24日より)

表1-6 メディカルコントロールの定義

「メディカルコントロール」とは，救急現場から医療機関へ搬送されるまでの間において，救急救命士等に医行為の実施が委ねられる場合，医行為を医師が指示または指導・助言並びに検証してそれらの医行為の質を保障することを意味するものである.

(旧厚生省：病院前救護体制のあり方に関する検討会報告書. 平成12年5月より)

1-5).医師法による医行為に抵触しないように「救急救命処置」が定義され，その行為には医師の指示が必要であると定めた.また，この処置は診療の補助に相当するが，保健師助産師看護師法の規定から除外した.

資格取得者は大半が消防機関所属の救急隊員であるが，看護師，自衛隊の衛生隊員，海上保安庁職員も受験し，平成23年4月1日で登録人数は39,735人となっている(日本救急医療財団平成22年度事業報告書).このうち，消防職員が26,533人で，消防機関では21,268人が実働し，救急隊員の約37%を占める(平成23年救急・救助の現況).

3● メディカルコントロール体制

救急救命士の特定行為は当初，心肺停止状態を対象に器具(気管内チューブを除く)を用いた気道確保，除細動，輸液の3点で開始されたが，平成7～9年頃より，気管挿管の実施，自己判断による除細動の実施など特定行為の範囲拡大が論じられるようになった.これを実現させるには，医師の積極的な関与が不可欠であり，その制度を米国の救急医療サービスを参考にメディカルコントロール(以下MC)体制として位置づけることになった(表1-6).平成13年，MC体制の構築には，①常時かつ迅速・適切な指示，指導・助言体制の構築(オンライン)，②救急活動の事後検証体制の充実(オフライン)，③救急救命士の再教育体制の充実(オフライン)が3本柱であるとして報告書が出された(平成13年4月消防庁「救急業務高度化推進委員会報告書」).これに先立ち重要なのは，事前に行為を指示しておく医師の指示書すなわちプロトコル(包括的指示といわれる)であるため，現在では，図1-6に示すように，①プロトコルの策定と周知，②オンラインMC，③事後検証とフィードバック，④再教育がMCの中核的な業務となっている[2].今日，このようなPDCAサイクルを回転させ，救急隊員の技能，質向上が図られている.

D 病院前診療

病院前，すなわち現場に近いところから一刻も早く治療を開始するには，医師が病院から出ていく必要がある.これが病院前診療であり，ドクターカーやドクターヘリの活動がこれにあたる.

1● ドクターカー

救命救急センターの要件に「ドクターカーを有すること」(救急医療対策事業実施要綱)として，三次救急医療施設やこれに準じる医療機関が運用している.ドクターカーには救急車と同様に傷病者を搬送できるタイプ(救急車型ドクターカー)と医師や看護師を現場に搬送する目的のタイプ(乗

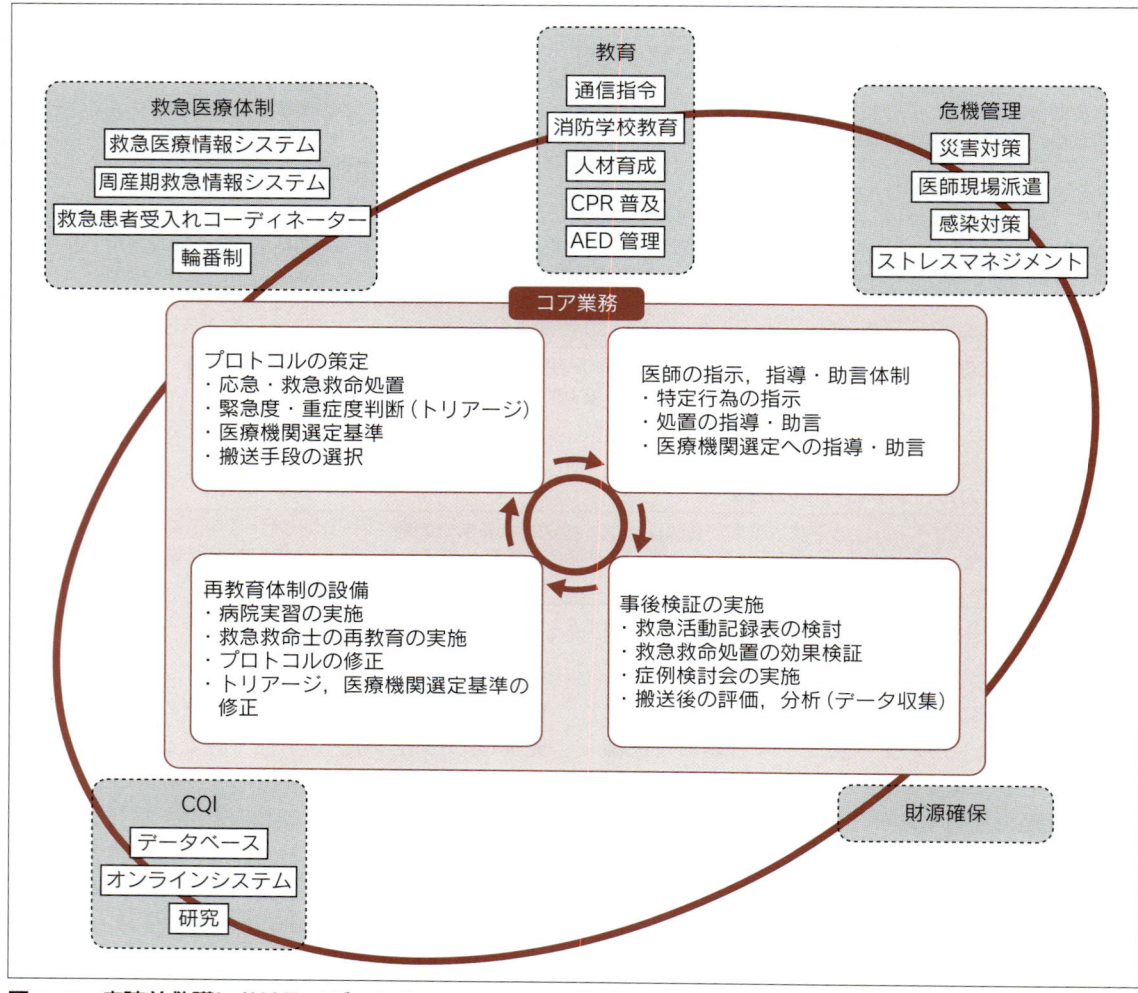

図1-6 病院前救護におけるメディカルコントロールの業務

救急医療体制
- 救急医療情報システム
- 周産期救急情報システム
- 救急患者受入れコーディネーター
- 輪番制

教育
- 通信指令
- 消防学校教育
- 人材育成
- CPR普及
- AED管理

危機管理
- 災害対策
- 医師現場派遣
- 感染対策
- ストレスマネジメント

コア業務

プロトコルの策定
- 応急・救急救命処置
- 緊急度・重症度判断（トリアージ）
- 医療機関選定基準
- 搬送手段の選択

医師の指示，指導・助言体制
- 特定行為の指示
- 処置の指導・助言
- 医療機関選定への指導・助言

再教育体制の設備
- 病院実習の実施
- 救急救命士の再教育の実施
- プロトコルの修正
- トリアージ，医療機関選定基準の修正

事後検証の実施
- 救急活動記録表の検討
- 救急救命処置の効果検証
- 症例検討会の実施
- 搬送後の評価，分析（データ収集）

CQI
- データベース
- オンラインシステム
- 研究

財源確保

CQI：continuous quality improvement
〔日本救急医学会（監），日本救急医学会メディカルコントロール体制検討委員会（編）：病院前救護におけるメディカルコントロール．p57，へるす出版，2010より転載〕

用車型ドクターカーまたはラピッド・レスポンス・カー）とがある．自施設で救急車型ドクターカーを運用している医療機関もあるが，消防機関と連携して救急車に医療スタッフを乗せる場合，乗用車型ドクターカーとドッキングする場合などがある．特に，道路交通法施行令改正（平成20年）によって，「（道路交通法施行令第13条1の5）医療機関が，傷病者の緊急搬送をしようとする都道府県又は市町村の要請を受けて，当該傷病者が医療機関に緊急搬送をされるまでの間における応急の治療を行う医師を当該傷病者の所在する場所にまで運搬するために使用する自動車」が緊急自動車として認められるようになったため，乗用車型ドクターカーの運用が可能となった．

通常，交通事故などによる重度外傷例，複数傷病者，救出困難例の場合や心肺停止（cardiopulmonary arrest；CPA）のような重症例に出動することが多いが，ドクターヘリの運行を補完する形で運用されている．救命率を向上させる効果が高いシステムであるが，運営経費が多大で，補助額を大幅に上回る欠点がある．例えば，初期投資に約7,000万円，24時間運用には年間約5,000万円かかるが，診療報酬では1人の搬送，診療に対して往診料650点，救急搬送診療料1,300点しか

表1-7　救急病院等を定める省令 第1条（昭和39年2月20日厚生省令第8号）

消防法（昭和23年法律第186号）第2条第9項の規定に基づき，救急病院等を定める省令を次のように定める．
（医療機関）
第1条　消防法（昭和23年法律第186号）第2条第9項に規定する救急隊により搬送される傷病者に関する医療を担当する医療機関は，次の基準に該当する病院又は診療所であつて，その開設者から都道府県知事に対して救急業務に関し協力する旨の申出のあつたもののうち，都道府県知事が，医療法（昭和23年法律第205号）第30条の4第1項に規定する医療計画の内容（以下『医療計画の内容』という．），当該病院又は診療所の所在する地域における救急業務の対象となる傷病者の発生状況等を勘案して必要と認定したもの（以下『救急病院』又は『救急診療所』という．）とする．ただし，疾病又は負傷の程度が軽易であると診断された傷病者及び直ちに応急的な診療を受ける必要があると認められた傷病者に関する医療を担当する医療機関は，病院又は診療所とする．
(1) 救急医療について相当の知識及び経験を有する医師が常時診療に従事していること．
(2) エツクス線装置，心電計，輸血及び輸液のための設備その他救急医療を行うために必要な施設及び設備を有すること．
(3) 救急隊による傷病者の搬送に容易な場所に所在し，かつ，傷病者の搬入に適した構造設備を有すること．
(4) 救急医療を要する傷病者のための専用病床又は当該傷病者のために優先的に使用される病床を有すること．

（最終改正：平成19年3月30日厚生労働省令第39号）

カバーされない．

2 ● ドクターヘリ

　ドクターヘリとは，救急医療用の医療機器などを装備したヘリコプターであって，救急医療の専門医および看護師が同乗し救急現場などに向かい，現場などから医療機関に搬送するまでの間，患者に救命医療を行うことができる専用ヘリコプターをいう．救急医療用ヘリコプターともいう．わが国では阪神・淡路大震災がドクターヘリ誕生のきっかけとなり，2001年，厚生労働省の事業として川崎医大高度救命救急センターと東海大救命救急センターの2か所で「ドクターヘリ試行的事業」が始まった．2007年「救急医療用ヘリコプターを用いた救急医療の確保に関する特別措置法」（以下，ドクターヘリ法と略す）が制定されたことを契機に急増し，平成23年度には全国27道府県32機のドクターヘリ（基地病院は34か所）が運行され，その1年で12,923件の搬送があった（認定NPO法人救急ヘリ病院ネットワーク　ドクターヘリ事業2011年度集計結果）．

　出動基準は，平成21年度厚生労働科研「ドクターヘリ，ドクターカーの実態を踏まえた搬送受け入れ基準ガイドラインに関する研究」で示された基準；①生命の危険が切迫しているか，その可能性が疑われるとき，②重症患者であって搬送に長時間を要することが予想されるとき，③特殊救急疾患の患者（重症熱傷，多発外傷，指肢切断など）で搬送時間の短縮を特に図るとき，④救急現場で緊急診断処置に医師を必要とするとき，を骨子に，事業ごとに決められている．

　なお，夜間や悪天候時には運行できないため，ドクターカーと併用しているところが多い．ドクターカー以上に運用に経費がかさむため，通常，都道府県や広域連合が事業主体となっている．

3　救急診療体制

A　救急業務の受け皿として：救急告示病院

　昭和38年の消防法一部改正を受け，救急病院などを定める省令（昭和39年2月20日厚生省令第8号）により，受け手となる救急医療機関の要件が定められた（表1-7）．当時は外傷患者を想定した傷病者の治療が対象であったため，外科系医療機関の整備要件（X線装置など）であった．その後，昭和61年の消防法一部改正を受け，急病患者を対象とする医療機関要件が追加，変更された．この「救急病院等を定める省令」自体は，救急医療体制を体系化する仕組みから生まれたものではなく，消防法の第2条第9項によって救急車を受け入れる病院を確保するために出されたものであった．このため，この省令が長く救急告示制度の拠り所となっている．

B　医療機関の階層化：初期，二次，三次救急医療施設

　救急医療を体系的に整備するために，（旧）厚生省は昭和52年に救急医療対策事業として救急医療機関を機能別に階層化した．これが今日の初期，

表 1-8 「救急医療対策事業実施要綱」の項目

第1	小児救急電話相談事業
第2	初期救急医療体制（休日夜間急患センター，小児初期救急センター）
第3	小児救急地域医師研修事業
第4	入院を要する（第二次）救急医療体制（病院群輪番制病院，共同利用型病院，小児救急医療支援事業，小児救急医療拠点病院運営事業，管制塔機能を担う救急医療機関等運営事業，ヘリコプター等添乗医師等確保事業）
第5	受入困難事案患者受入医療機関支援事業
第6	救急医療専門領域医師研修事業
第7	救命救急センター
第8	高度救命救急センター
第9	小児救命救急センター
第10	ドクターヘリ導入促進事業
第11	救急救命士病院実習受入促進事業
第12	小児集中治療室整備事業
第13	小児集中治療室医療従事者研修事業
第14	救急勤務医支援事業
第15	非医療従事者に対する自動体外式除細動器（AED）普及啓発事業
第16	救急医療情報センター（広域災害・救急医療情報センター）

〔平成23年3月29日一部改正分（医政発0329第26号）より〕

二次，三次救急医療機関の体制整備の始まりであり，以来，ほぼ毎年救急医療の整備に関する事業や助成について「救急医療対策事業実施要綱」として厚生労働省医政局から発出されている[3]（表1-8）．第二次救急医療体制については，救急車の受け入れを契機に始まった「救急告示病院制度」との併存は複雑であり，平成10年の「救急病院等を定める省令」の一部改正では，両制度の一元化の必要性が指摘された．これは平成9年12月の医療法改正で救急医療の確保に関する事項が医療計画の必要的記載事項となったことや，有識者による「救急医療体制基本問題検討会」で指摘されたことが背景にある．しかし，二次救急医療施設については現在もなお，救急車の受け入れとしての救急告示病院制度と初期救急医療機関の受け皿として救急医療対策事業とが混在している．図1-7は現在の救急医療機関の実態である．

1● 初期救急医療機関

一般の外来診療が閉鎖される時間外の救急診療を担う医療機関で，初期診療を目的とするため入院設備はない．入院が必要となった場合は，二次救急医療機関に紹介する．自治体の長の要請で整備され，休日夜間急患センターなどと呼ばれる．特に，小児のニーズが多いため，小児初期救急センターが別に整備されている地域もある．

2● 第二次救急医療機関

入院治療を必要とする救急患者の診療を24時間行えるよう，通常，二次医療圏単位で整備された医療機関をいう．救急車を受け入れる救急病院に加え，初期救急医療施設からの後送先として病院群輪番制病院（当番日に24時間体制で救急診療を行う）や共同利用型病院などがある．

3● 第三次救急医療機関

重症および複数の診療科領域にわたるすべての重篤な救急患者を24時間体制で受け入れられるよう設備，人員を確保した医療機関で，救命救急センターと呼ばれる．さらに，広範囲熱傷，指肢切断，急性中毒などの特殊疾病患者の確実な受け入れを保証するために高度救命救急センターが位置づけられている．救命救急センターは重症救急患者の診療に加え，救急医療に携わるスタッフの育成，病院前救護におけるメディカルコントロール業務，災害拠点病院としての役割，DMATチームの編成，ドクターヘリやドクターカーの運行，救急患者受入コーディネーター事業など救急医療分野の多彩な機能を担っている．

4 救急医療情報システム

A 受診のための情報

1● ホームページなどによる救急医療施設の情報提供

地方自治体が地域の救急医療情報をホームペー

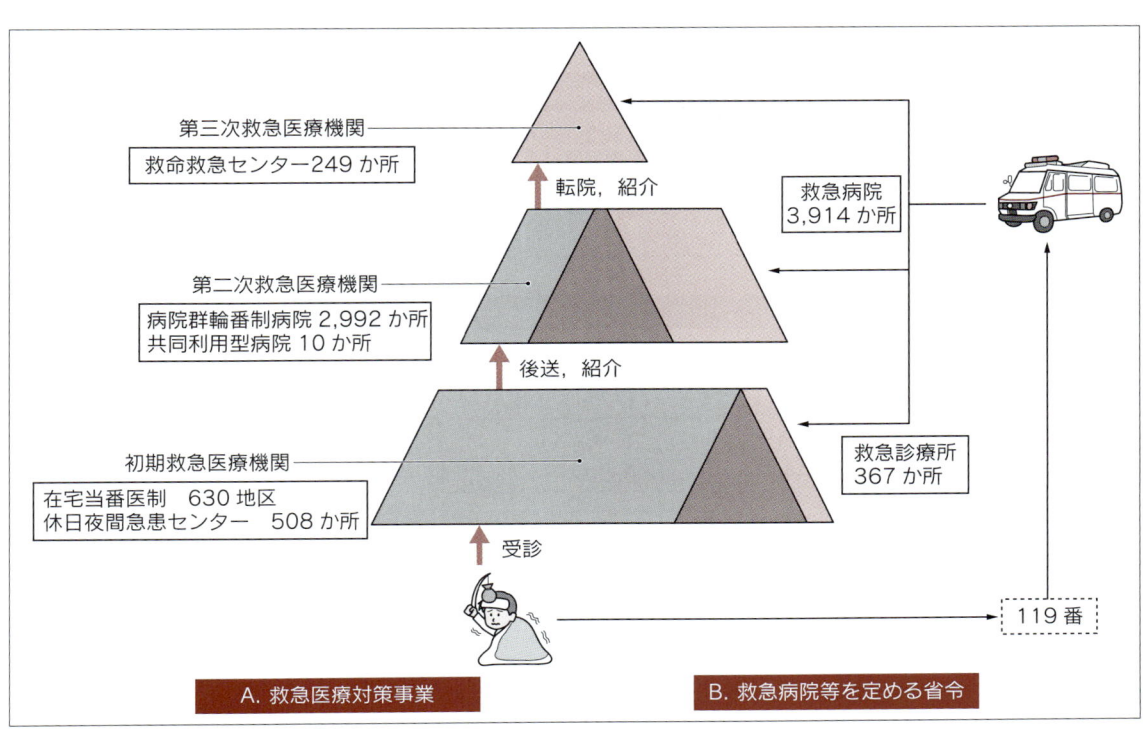

図1-7 救急医療機関の階層化

救急医療対策事業(A)では救急医療機関を機能別に階層化し、初期、二次、三次の患者の流れを期待している。一方、救急病院を定める省令(B)では、救急車の受け入れ医療機関としての救急(告示)病院(診療所)が整備され、救急隊員の判断で医療機関を選定している。制度の一元化が求められているが、地域によっては二重の構造となっている。
施設数のデータについては、Aは平成24年3月31日時点(厚生労働省)、Bは平成23年4月1日時点(消防庁:平成23年版救急救助の現況)である。

(階層図内の記載)
- 第三次救急医療機関：救命救急センター249か所
- 第二次救急医療機関：病院群輪番制病院 2,992か所、共同利用型病院 10か所
- 初期救急医療機関：在宅当番医制 630地区、休日夜間急患センター 508か所
- 救急病院 3,914か所
- 救急診療所 367か所
- 転院、紹介／後送、紹介／受診／119番
- A. 救急医療対策事業
- B. 救急病院等を定める省令

ジなどで一般に公開している。日常の医療情報提供の一部として広報事業を行っていることが多い。内容は、休日夜間診療所(初期救急医療機関)、救急告示病院などが一般的であり、後述する電話相談などの案内も載せている。新聞の地域版に掲載したり、最近では携帯電話でも情報を得られるように工夫されている。また、医師会でも同様の情報提供を行っている。

2● 電話による情報提供

医療情報を電話で提供するサービスであり、都道府県や政令指定都市が事業主体となって24時間体制で案内していることが多い。他に、救急安心センター(電話番号:#7119)、小児救急医療電話相談事業(電話番号:#8000)など特別な事業もある。救急安心センターは救急車を呼ぶほどではないが、受診すべきかどうかの相談を24時間で受け付け、緊急性が高い状況である判断した場合には直ちに救急車を出動させる。東京都(救急相談センターという)での事業をきっかけに、消防庁が提案した「救急安心センターモデル事業」として大阪府、奈良県でも行われている。また、#8000は休日・夜間の急病に関して医師や看護師が小児の保護者から相談を受け、受診の要否を判断している。また、119番通報で緊急度を評価し(消防機関におけるコールトリアージという)、軽症と判断された場合は医療機関を紹介している。

また、公益財団法人日本中毒情報センターは「中毒110番」を開設し、タバコや家庭用品などの化学物質、医薬品、動植物の中毒などについて電話で情報提供している。

B 消防機関および医療機関のための情報

1● 救急医療情報システム

救急隊が搬送先を選定したり、医師が紹介したりするのにインターネットを活用して情報共有が図られている。都道府県単位で整備されている。

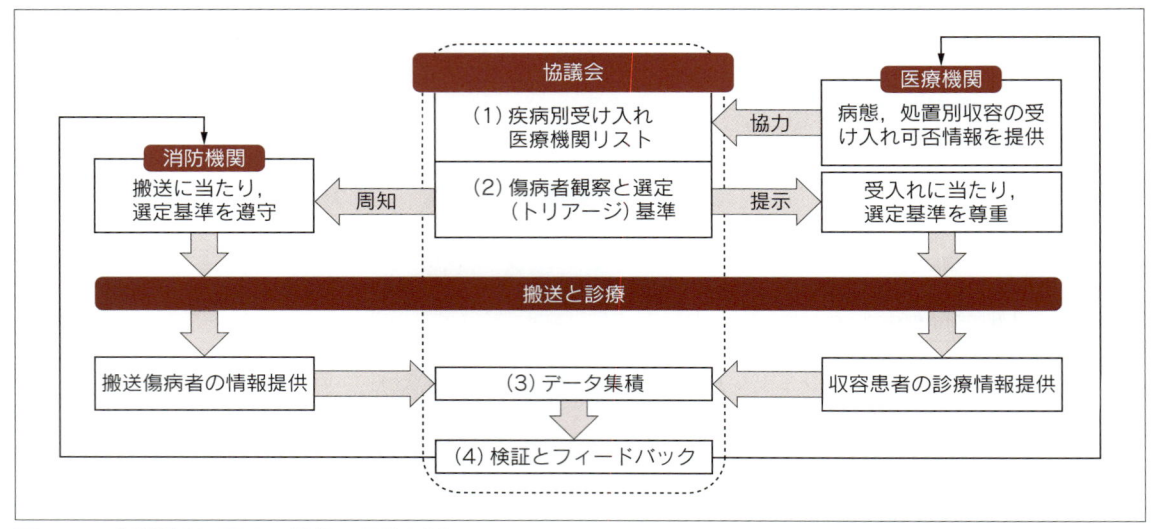

図 1-8 病院選定に関する情報の収集と活用
救急隊員は医療機関の受け入れ可否情報をもとに病院選定，搬送を行う．搬送後，病院前救護と診療情報のデータを収集，検証し，救急患者と医療機関のマッチングをより良いものにしていく（平成 21 年消防法一部改正の骨子）．

情報項目としてかつては診療科，設備および空床情報程度であったが，緊急度の高い傷病に対する処置・手術の可否など救急診療の実情に応じた情報が提供されるようになった．特に，平成 21 年の消防法一部改正（第 35 条の 5 第 2 項各号）により義務づけられた「傷病者の搬送及び受入れの実施基準に基づく救急患者の受入体制」に規定する医療機関の応需情報（症候別，処置機能別，診療科別，緊急度など）の入力支援および表示・閲覧機能の充実が図られている．さらに，病院前救護における救急活動記録と救急医療機関での診療情報を突合させ，医療機関リストの作成や搬送先選定の是非を検証する業務が開始されている（図 1-8）．この業務の利便性を高めるため，携帯端末やパソコンを活用したソフトウエアの開発が進んでいる．

なお，災害時における医療機関の患者受入可否情報の集約，情報共有を行う「広域災害医療情報システム」が災害拠点病院をはじめとした医療機関と行政間で構築されているが，救急医療情報システムと連動している．

2● 日本中毒情報センター

医師および医療機関に対し，急性中毒の原因となる物質の情報，急性中毒の症状および治療方法などに関する情報を提供している．

● 参考文献
1) Pruitt BA Jr, Pruitt BA：History of Trauma Care. In Feliciano DV, Mattox KL, Moore EE：Trauma 6 th ed. pp3-23, McGraw-Hill, New York, 2008
2) 日本救急医学会（監），日本救急医学会メディカルコントロール体制検討委員会（編）：病院前救護におけるメディカルコントロール．へるす出版，2010
3) 厚生労働省医政局：救急医療対策事業実施要綱．一部改正医政発 0329 第 26 号，平成 23 年 3 月 29 日

C 法的諸問題

救急医療を行ううえで，診断や治療など純粋に医学的な判断以外においても，判断に迷う局面・事例は少なくない（表 1-9）．近年，これらの問題に関しては，法的にかなり整備されてきているが，このことは逆に，医療に関係した法律やガイドラインなどが増えていることを示している．そのため，医師がこれらの法律やガイドラインなどを熟知することは不可能といってもよいほどの状況になりつつある．それにもかかわらず，法律を知らなかったといって，社会的に許されるわけではない．

さらに，救急医療は，通常の日常診療とその診療プロセスが大きく異なるにもかかわらず，法的

には一般診療と必ずしも区別されているわけではない．

本項において，これらの救急医療に関係した法律を体系的かつ網羅的に記載することは不可能であり，いくつかのテーマに絞ってその概略を記載することにする．

1 法の構造

法律の構造は，重要な順に，法，施行規則・施行細則，施行令・政令・省令，告示，通知・通達となっている．法，施行規則・施行細則，施行令・政令・省令・告示については，法で拘束されるが，通知・通達には，必ずしも拘束されない．さらには，通知・通達に違反しても罰則はないとされる．後述するように，医療に関する通知・通達は非常に多く，その法的な解釈については判断が難しい局面も散見されるので，素人判断はせずに，必要に応じて法律の専門家にコンサルトすることを考慮する．

2 基本的な法律の概略

A 医療法

医療施設に関する事項を定めた法律で，医療提供の理念，医療施設の種類・区分，施設基準，開設の許可・届け出，報告書の提出義務，管理者の義務，立ち入り検査の実施，広告制限の他，医療計画による医療体制の確保などについて定めている．また，インフォームド・コンセントについても新たに規定されている．さらに，細部を規定した医療法施行規則がある．

救急医療体制については，平成19年，以下のように改正されている点が注目される．「第30条の12　都道府県は，次に掲げる者の管理者その他の関係者との協議の場を設け，これらの者の協力を得て，救急医療等確保事業に係る医療従事者の確保その他該当都道府県において必要とされる医療の確保に関する事項に関し必要な施策を定め，これを公表しなければならない」

すなわち，救命救急センターの設置・運営に関しては国に責任と権限があるが，初期・二次救急医療体制ならびに救急医療に従事する医師の確保に関する責任は，各都道府県にあることが明記されたのである．

B 医師法

医師について定めた法律で，応招義務（第19条），無診察治療等の禁止（第20条），診療録の記

表1-9　救急医療で法的知識や判断が必要となる局面

1. **病院前救護（prehospital care）：消防機関（救急隊）との関係**
    a. メディカルコントロール体制の構築とその理解
    b. 救急救命士に対する特定行為の指示など
2. **救急医療体制**
    a. 患者収容時（受入れ時）の問題：受入れるか断るか
3. **説明と同意（インフォームド・コンセント）時の問題**
    a. 患者本人への説明が困難な場合
        1) 意識障害（頭部外傷，脳血管障害など）
        2) 判断力の低下（認知症，精神障害，知的障害，小児，興奮状態など）
        3) 意思表示の手段の制限（気管挿管，鎮静剤の使用など）
        4) 日本語を理解しない外国人
        5) 自殺企図患者
    b. 家族への説明が困難な場合
        1) 複雑な家族背景（内縁関係など）
        2) 身元不明
        3) 不法滞在の外国人
        4) 犯罪がらみの患者
4. **届け出に関する問題**
    a. 交通事故，労災事故
    b. 傷害事件・暴力行為など
        幼児虐待，ドメスティック・バイオレンス（DV），高齢者虐待など
    c. 麻薬中毒，覚せい剤中毒
    d. 精神科救急入院
    e. 食中毒
    f. 感染症
5. **治療上の問題**
    a. 宗教上の理由による輸血拒否
    b. 感染症（HIV，梅毒，MRSA・VREなど院内感染など）
    c. 新しい治療法や新薬の治験など
6. **病状説明などの局面**
    a. 患者の予期せぬ急変・重篤化，死亡時の対応
    b. 脳死の診断（脳死下臓器提供など）
    c. DNAR指示（蘇生しない指示）
7. **死亡時の対応**
    a. 警察への届け出
    b. 死亡診断書，死体検案書の発行
8. **患者情報の管理**
    a. 個人情報保護
9. **医療費などに関する問題**
    a. 医療費：生活保護の申請，介護保険の申請
    b. 治療費未払いに対する対応

載及び保存等の義務(第24条)，保健指導の義務(第23条)，異状死体の届け出義務(第21条)など，医師業務におけるさまざまな義務，禁止事項等が規定されている．医療法と同様に，医師法施行規則がある．

C 消防法

病院前救護を担う救急隊員は消防機関に所属し，その活動の法的根拠は消防法にある．消防法は，「火災を予防し，警戒し及び鎮圧し，国民の生命，身体及び財産を火災から保護するとともに，火災又は地震等の災害に因る被害を軽減するほか，災害等による傷病者の搬送を適切に行い，もつて安寧秩序を保持し，社会公共の福祉の増進に資すること」(同第1条)を目的とする法律であり，これに基づいて消防職員の行う救急業務についても定められている．

消防法で特記すべきことは，平成21年に消防法の一部を改正する法律が施行されたことである．「都道府県は，消防機関による救急業務としての傷病者の搬送及び医療機関による当該傷病者の受入れの迅速かつ適切な実施を図るため，傷病者の搬送及び傷病者の受入れの実施に関する基準を定めなければならない」(第35条の5)．この改正により，消防機関による傷病者の搬送ならびに受入れ体制の責任が都道府県にあることが明記され，そして，都道府県は救急患者の医療機関選定困難事例の減少のために受入れの実施基準を策定することになっている．

D その他

健康保険法ならびに健康保険法施行規則，薬事法など，数多くの法律がある．健康保険法では，保険料の支払い，徴収，被保険者や被扶養者の定義，保険給付の制限や範囲，保険医療機関・保険医の指定・取り消しや責務，一部負担，診療報酬，特定療養費等について定めている．

3 救急医療に関する法律

A 診療（応招）義務

「診療に従事する医師は，診察治療の求があつた場合には，正当な事由がなければ，これを拒んではならない」(医師法第19条　応招義務)．どのような場合が正当な事由に当たるかは規定されていないが，おおよそ，①医師が不在の場合，②医師が病気のために診療が事実上不可能な場合，③他に緊急性のある患者を診察中で，事実上診療することが不可能な場合，などとされている．なお，この診療義務には罰則規定はなく，倫理規定であると解される．

ただし，救命救急センターにおいては，「満床のために受入れ困難な病院に患者が救急搬送された事案で，少なくとも応急の治療は行い得た」として正当事由を否定した事例(千葉地判昭61)，すなわち，民事上の責任を認めた判例がみられる．

このように，法律の適用は具体的な事例ごとに判断され，さらには，法律の解釈は判例によって作られるという法の構造があることに注意が必要である．

B 守秘義務

「医師，薬剤師，医薬品販売業者，助産師，弁護士，弁護人，公証人，又はこれらの職にあった者が，正当な理由がないのに，その業務上取り扱ったことについて知り得た人の秘密を漏らしたときは，6月以下の懲役又は10万円以下の罰金に処する」(刑法第134条)．このように，医師には秘密保持の義務があり，医師は正当な事由なく，業務上知りえた他人の秘密を漏洩してはならないとされる．

また，個人情報保護法に関連して，非常に細かい運用上の注意点が示されており，詳細は，厚生労働省の「医療・介護関係事業者における個人情報の適切な取扱いのためのガイドライン」に記載されている．

C 診療録（カルテ）記載の義務

「医師は，診療をしたときは，遅滞なく診療に関する事項を診療録に記載しなければならない．」(医師法第24条1)．法的には，診療録には患者の住所，氏名，年齢，性別，診療年月日，病名および主要症状とそれに対して行った処方，処置を記載すると定められている(医師法施行規則)．また，診療録は5年間の保存が義務づけられている．

救急外来では，時には複数の患者を同時に診療しなければならないこともあり，そのため，診療

録を記載する時間が十分にとれないことも少なくない．しかし，診療録は医学的な貴重な記録であるうえに，患者の求めに応じて診断書を記載する場合の唯一の根拠となる非常に重要な文書である．どのような多忙な中でもカルテを記載する習慣を身につけておくことが望まれる．

手書きの診療録の場合の訂正の方法については，修正液などで元の文字を消す方法ではなく，どこを訂正したかわかるように文字列を二重線で消し，訂正するようにする．この場合，いつ誰が加筆・修正したかがわかるようにすることも求められている．また，かつては，診療録の記載の文字は，日本語，英語，ドイツ語などが混在していたが，現在，チーム医療の実践という観点から多くの職種・スタッフが読むことができるように，加えて「診療録は患者のもの」という意識改革が進められており，患者が自らの病状を知るためにも，診療録はわかりやすい日本語で書くことが望まれている．

近年，電子カルテが普及しつつあるが，厚生省三局長通知「診療録等の電子媒体による保存について」による三原則（真正性，保存性，見読性）とそのガイドラインに従った運用管理規程が定められている．

D 説明と同意（インフォームド・コンセント）

医療法は1997年に改正され，「医師，歯科医師，薬剤師，看護師その他の医療の担い手は，医療を提供するに当たり，適切な説明を行い，医療を受ける者の理解を得るよう努めなければならない」という条文が加えられている（医療法第1条の4の2）．この条文は，説明と同意（インフォームド・コンセント）に関する記載とみなされる．

1 ● 説明の義務

医療機関で行われる侵襲的な診療行為，例えば，各種検査や薬物治療，手術などの行為は，人体に害を与える行為である．このような行為が，医療行為として法律的に許されるためには，①健康，生命の維持に必要，②手段や方法が医学的に妥当，③患者の承諾，の3点を満たしていなければならないとされている．

特に，③の患者の承諾に関して，医学知識のない患者から法律的に有効な承諾を得るためには，患者が自ら正しく病状や治療方針を判断できるように，医師（医療者）は診断や治療方針をわかりやすく説明する義務がある．この一連の過程をインフォームド・コンセント（説明と同意）という．

今日ではインフォームド・コンセント自体はむしろ医療行為の一部と考えられており，きちんと説明をしないで医療を行った場合は説明義務違反として損害賠償の対象となり，また患者の承諾を得ずに医療を行った場合は憲法で保障された自己決定権の侵害として慰謝料請求の対象となることがある．

2 ● 救急医療におけるインフォームド・コンセント

患者の承諾のもとに治療を行うことが原則とはいえ，救急医療の現場では，①患者自身に意識がない場合，②意識はあってもパニック状態で正しい判断ができない場合，③病態が不安定で正確な病状を患者に説明できない場合，さらには，家族が来院していない場合などのような状況が日常的に起きており，説明と同意を行おうとしても実施できない局面が少なくない．

このように，救急医療においては，救急車などで初めて病院に搬送された場合，医師と患者の信頼関係が構築されていない状況で診療を開始せざるを得ないことがあり，インフォームド・コンセントを実践しにくい状況がそろっている．したがって，救急医療におけるインフォームド・コンセントは，がんなどの慢性疾患の診療におけるインフォームド・コンセントよりはるかに難しいといえる．

一方で，目の前に心肺停止の患者がいる局面では，家族の承諾を得てから心肺蘇生術を開始するということはないであろう．同様に，きわめて緊急性の高い救急患者の場合にも，家族の承諾を得る前に，手術などの侵襲的な医療行為を行わざるを得ない局面もあるであろう．このように，救急患者といっても重症度や緊急度，時間的背景が異なり，これらを考慮したうえで可能な限り説明して患者（家族）の承諾を得るように努め，その旨診療録に記載する必要がある．

また，事後においても，その必要性などについて改めて説明し納得が得られるように努める．

3 ● 説明のポイント

具体的には，①診断（病状）の内容と現在主治医が考えている治療方針の概要，②その治療方針の有効性，③その治療方針の危険性，④その治療を

行わなかった場合に予測されること，⑤他にも治療法がある場合には，その有効性と危険性などについてわかりやすく説明する．説明の時点でまだ判明，確定されていない事柄については，はっきりと「不明」である旨伝え，患者が無用な誤解をしないように気をつける．

表1-9に，救急医療の現場でしばしば説明と同意が問題となる場合を示した．この表に該当するような場合には，特に患者（またはその家族・関係者）に対して繰り返しわかりやすく説明を行い，医療側と患者側の認識に差がないように努める必要がある．

双方の思惑違いが重なると以後の治療上の説明が非常にしにくくなるばかりか，医療不信から時に医事紛争の原因となることさえある．

E 診断書の交付の義務

1 ● 診断書の種類

医師は，数多くの種類の診断書の記載が求められる．勤務先などに提出する通常の診断書をはじめ，生命保険会社に提出する診断書，死亡診断書，さらには，交通事故の場合には警察に提出する診断書，労働者災害補償保険法に基づく労災診断書，自動車損害賠償保障法に基づく自賠責診断書，後遺障害診断書，介護保険法に基づく主治医意見書など，数多くの種類の診断書がある．各診断書には，各々記載の要領などがあり，関係文書に必要に応じて目を通しておく必要がある．

2 ● 診断書交付の義務

医師が診断書を記載しなければならない法的な根拠は，「診察若しくは検案をし，又は出産に立ち会った医師は，診断書若しくは検案書又は出生証明書若しくは死産証書の交付の求があつた場合には，正当の事由がなければ，これを拒んではならない」（医師法第19条2）による．診断書は医師（歯科医師）にしか書けないものである．

3 ● 主治医退職後の診断書の記載

一方で，主治医が退職した後に診断書の請求がある場合がある．この場合，主治医以外の医師が診断書を作成すると，医師法の無診察診療の禁止に違反する可能性がある．すなわち，「医師は，自ら診察しないで治療をし，若しくは診断書若しくは処方せんを交付し，自ら出産に立ち会わないで出生証明書若しくは死産証書を交付し，又は自ら検案をしないで検案書を交付してはならない．但し，診療中の患者が受診後24時間以内に死亡した場合に交付する死亡診断書については，この限りでない」（医師法第20条）．

したがって，このような場合には，診断書ではなく証明書を発行することが望ましいとされている．

4 ● 死亡診断書と死体検案書

死亡診断書と死体検案書の使い分けに関連する法律などについては，①医師法第20条但書に関する件（昭和24年4月14日　医発385，各都道府県知事宛厚生省医務局長通知）に，「第1項：死亡診断書は，診療中の患者が死亡した場合に交付されるもの，第3項：死体検案書は，診療中の患者以外のものが死亡した場合に，死後その死体を検案して交付されるもの」と記載されている．

なお，記載内容の詳細については，厚生労働省大臣官房統計情報部・医政局編集で作成された「死亡診断書（死体検案書）記入マニュアル」が通知で出されている．

5 ● 照会文書など

診断書ではなく，その他の形式の照会文書に対する回答を求められることも少なくない．

a　捜査関係事項照会書

事件性のある場合，捜査関係事項照会書という文書が捜査機関（検察庁など）から送付されてくる．これは，「捜査については，公務所又は公私の団体に照会して必要な事項の報告を求めることができる」（刑事訴訟法197条2項）に基づく照会である．

警察庁の通達によると，回答義務については，「本照会は，公務所等に報告義務を負わせるものであることから，当該公務所等は報告することが国の重大な利益を害する場合を除いては，当該照会に対する回答を拒否できないものと解される」ようである．ただし，回答を拒否した場合でも罰則はなく，強制力をもつものではない．しかしながら，社会正義の実現に協力するために，誠実かつ迅速に回答することが勧められる．なお，本照会文書に回答しても，医師の守秘義務違反で患者側から訴えられる心配はない．

b　弁護士法第23条による照会文書

「弁護士は，受任している事件について，所属弁護士会に対し，公務所又は公私の団体に照会し

表1-10 法律上，届出が必要な病態など

法規	届出の対象	届出先	届出期限	罰則
医師法	異状死体など	所轄警察署	24時間以内	有，罰金
麻薬及び向精神薬取締法	麻薬中毒患者	都道府県知事	すみやかに	有，罰金，懲役
児童虐待防止法[*1]	児童虐待	福祉事務所または福祉相談所	すみやかに	無
DV防止法[*2]	配偶者からの暴力	配偶者暴力相談支援センターまたは警察	（発見したとき）	無
高齢者虐待防止法[*3]	高齢者の虐待	市町村の地域包括支援センター	発見したときはすみやかに	無
食品衛生法	食中毒（疑いを含む）食中毒（死亡）	保健所長	ただちに	有，罰金，懲役
感染症予防法	一類〜四類感染症（結核を含む）	保健所長を経由して都道府県知事	ただちに	有，罰金
感染症予防法	五類感染症（全例報告）	保健所長を経由して都道府県知事	7日以内に	有，罰金
感染症予防法	五類感染症（定点報告）	保健所長を経由して都道府県知事	翌週の月曜日までに	無

[*1] 児童虐待の防止等に関する法律
[*2] 配偶者からの暴力の防止および被害者の保護に関する法律
[*3] 高齢者虐待の防止，高齢者の養護者に対する支援等に関する法律

て必要な事項の報告を求めることを申し出ることができる」（弁護士法第23条の2）．これにより，弁護士会経由で照会文書が送られてくることがある．多くは，交通事故の被害者側弁護士からのもので，飲酒の有無など加害者側の過失を問い合わせてくることが多い．この場合は，安易に回答すると，加害者側から守秘義務違反で訴えられることもあるので注意が必要である．

F 届出義務など（表1-10）

1 ● 警察との関係

a 異状死の届け出

死亡は病死，自然死，異状死のいずれかに分類される．したがって，内因性死亡と断定できないものはすべて異状死になる．異状死の届け出義務とは，「医師は，死体または妊娠4月以上の死産児を検案して異状があると認めたときは，24時間以内に所轄警察署に届け出なければならない」（医師法21条）に基づく．

これまで，医療機関は平成12年に策定された国立病院部政策医療課の「リスクマネージメントマニュアル作成指針」に従って「医療過誤によって死亡又は傷害が発生した場合又はその疑いがある場合には，施設長は，速やかに所轄警察署に届出を行う．」という対応を行なってきた．その後，最高裁判決（最判平16）において，医師法21条にいう死体の検案とは，医師が死因等を判定するために死体の外表を検査すること（外表異状説）という判例が示され，外表に異常がなければ，医療事故による死亡というだけでは警察に届け出る必要がないことが示されている．

b 医療事故調査制度に基づく報告

平成26年に成立した「地域における医療及び介護の総合的な確保を推進するための関係法律の整備等に関する法律」に基づいて医療法の一部が改正され，平成27年10月から新たな医療事故調査制度が創設された．本制度の目的は，「医療安全の確保を目的とし，紛争解決や責任の追及を目的としない」こととされており，上記の医師法21条と直接の関係はないとされている．

本制度においては，「提供した医療に起因し，又は起因すると疑われる死亡又は死産で，当該管理者が死亡又は死産を予期しなかったもの」について医療事故調査・支援センター（日本医療安全調査機構）に報告し，院内調査などを行ない，組織的に医療の安全を確保するために医療事故の再発防止に資する対策を講じるものである．

c 検視

外因死の場合は，その外因が発生した所轄警察に，それ以外の異状死の場合は，地元の警察に届け出る．ここでの異状死体とは，非犯罪死体，犯罪死体，変死体の3種などが含まれる．

1）非犯罪死体

死体見分に引き続き検視が行われ，死因の調査，遺族へのひき渡し，市町村長への報告など，行政手続き上必要な調査が行われる．これを行政検視と呼ぶ．検視の結果，解剖が必要と判断されるものは，食品衛生法や検疫法に基づき死因の究明が必要な場合や，乳幼児突然死症候群（SIDS）の疑いのような特殊な場合に限られる．これを行政解剖と呼ぶ．この場合，遺族の承諾が必要であり，承諾解剖とも呼ばれる．一方，監察医（東京都23区等の特定地域のみ）による行政解剖の場合には，遺族の承諾は不要である．なお，行政解剖や病理解剖であっても，解剖中に犯罪が疑われる場合には，警察への届出が必要となる．「死体を解剖したものは，その死体について犯罪と関係のある異状があると認めたときは，24時間以内に，解剖した地の警察署長に届け出なければならない」（死体解剖保存法第11条）．

2）犯罪死体

警察による捜査が開始される．遺体を警察が引き取り，診療録，X線写真などを，警察に貸し出す必要がある．司法解剖に付される．

3）変死体

非犯罪死体か犯罪死体か明白と言えない死体では，犯罪の嫌疑の有無をはっきりさせるために検視を行う．遺体を警察が引き取り，刑事訴訟法に基づき検察官による司法検視か，司法警察員による代行検視が行われる．これらの検視には医師の立ち会いが必須で，通常警察嘱託医が立ち会っている．検視の結果，犯罪の嫌疑なしと判断されれば，死亡診断書を書くように要請されることがある．犯罪の嫌疑有りと判断されれば，捜査が開始され，多くの場合司法解剖に付され，死亡診断書を書く必要はない．

d 患者に関する情報や試料などの警察への提供

救急医療機関には，犯罪や交通事故，労災事故，災害被害者の患者などが搬送されることが多く，犯罪捜査や事故処理の目的で，警察から患者に関する情報や医学的判断，患者の血液や尿などの提供を求められることが少なくない．

1）法的な手続きに基づく検体などの提出依頼

捜査上の必要性から，薬毒物，特にアルコールや覚醒剤などの検査のために，患者からの採血や採尿を依頼されることがある．裁判所による証拠品押収令状などが提示された場合などは，決して法的な強制力を持つものではないが，これに基づいた供出によって医療側が責任を問われることはないので，捜査に協力することが望まれる．

2）法的な手続きに基づかない証拠物品の提出

上記のような法的な手続きには時間がかかることが多いので，その代わりとして捜査協力を求められることも少なくない．しかしながら，この依頼にしたがって，医療関係者が直接供出すると，証拠物品供出調書（任意提出書）を取られ，後日裁判の時に証人として喚問される場合もある．さらに，患者に無断で提出すると，守秘義務ないし個人情報保護法違反で，民事訴訟の対象にされる危険性があるので注意が必要である．

3）警察官による入院患者・主治医に対する事情聴取

①入院患者に対する事情聴取

被害者であっても通常2〜3時間を要するので，純粋に医学的見地から判断して許可を与えることが望まれる．

②警察官による主治医に対する調書

犯罪に関わる患者を診察した場合，入院，外来を問わず，主治医が事情聴取を受けて調書を取られることが多い．長時間を要し大変であるが，これを拒否すると裁判の時に喚問されることもある．調書の内容が自分の供述したものと完全に一致することを確認してから署名・押印するように心がける．

2 ● 麻薬・覚醒剤などの中毒者の届出など

a 中毒者の届け出義務

「医師は，診察の結果受診者が麻薬中毒者であると診断したときは，すみやかに，その者の氏名，住所，年齢，性別その他厚生労働省令で定める事項をその者の居住地の都道府県知事に届け出なければならない」（麻薬及び向精神薬取締法第58条の2）とされている．この場合の届け出についてはあくまでも都道府県知事に対して患者の届け出をするのであって，犯罪者として警察へ届け出るものではないことに注意が必要である．なお，覚

醒剤については届け出の義務は規定されていない．

一方，「官吏又は公吏は，その職務を行うことにより犯罪があると思料するときは，告発をしなければならない」（刑事訴訟法第239の2）とされており，国家公務員または地方公務員としての医師は，届けることが求められている．しかしながら，逆に，公務員としての守秘義務（国家公務員法第100条，地方公務員法第34条）や医師の守秘義務（刑法第134条）などがあり，事例毎に慎重な判断が求められる．もちろん，届け出や告発をしなかったからといって，ただちに罰せられるわけではない．

b 麻薬・覚醒剤等の定性・定量検査の実施における留意点

覚醒剤・麻薬の血中濃度測定，尿中定性検査などを施行する場合には，必ず患者本人の同意を取らなければならない．同意によらない検査に基づいて診断して，届け出を行った場合，上記の**刑法134条**に抵触するおそれがある．

3● 虐待に関する届出

a 児童虐待の届出

児童虐待の防止対策の1つである早期発見，早期対応に関しては，医師からの通告が重要な役割を担っている．法律上，医師は児童虐待の早期発見に努める義務を負うとされる（児童虐待の防止等に関する法律）．児童虐待が疑われたときには（事実が確認できない状況であっても），保護者の意向にかかわらず，福祉事務所または児童相談所に通告する．この通告義務はきわめて重要で，医師の守秘義務を理由にためらうことがあってはならない．また通告したが，結果的に児童虐待がなかったと確認されたとしても，責任を問われることはない．

なお，児童虐待とは，保護者がその監護する児童（18歳に満たないものをいう）について行う以下の行為，すなわち，①身体的虐待，②性的虐待，③ネグレクト，④心理的虐待を指し，各々同法において細かく規定されている．

b ドメスティック・バイオレンス（DV）ならびに高齢者への虐待の届出

近年では，ドメスティック・バイオレンス（DV）や高齢者への虐待も大きな社会問題となっている．配偶者からの暴力については，医師は，被害者本人の意思に配慮したうえで警察や配偶者暴力相談支援センターへの通告を行うことができるとされる（配偶者からの暴力の防止及び被害者の保護に関する法律第6条）．この場合，届け出の義務が課せられているわけではないことに注意が必要である．また，養護者による高齢者への虐待についても，医師は早期発見義務を負い，発見した場合には市町村（地域包括支援センター）への通告の義務を負っている（高齢者虐待の防止，高齢者の養護者に対する支援等に関する法律）．

以上のように，医師その他の医療関係者は，被害者を発見しやすい立場にあることから，被害者の発見および通報において積極的な役割が期待されており，医師は，これらの被害者を発見した場合には守秘義務を理由にためらうことなく，各々関係する公的機関などに対して通報することが望まれる．

4● 感染症の届出

従来の伝染病予防法，性病予防法，らい予防法，後天性免疫不全症候群の予防に関する法律は廃止され，1998年あらたに感染症の予防及び感染症の患者に対する医療に関する法律（感染症法）が制定され，さらに2007年従来の結核予防法も同法に統合されている．届出義務のある感染症，届出期限，届出先など感染症によって細かく規定されている．さらに，届出義務違反の他，患者の秘密を漏らした医師などに対しては罰則が科せられる．

5● 食中毒の届出

食品衛生法第58条（中毒患者又はその死体の届け出）により，「食品，添加物，器具若しくは容器包装に起因して中毒した患者若しくはその疑いのある者を診察し，又はその死体を検案した医師は，直ちに最寄りの保健所長にその旨を届け出なければならない」とされている．

救急外来で下痢などの胃腸症状を呈する患者を診察したときには，特に摂食ないし摂食直後に複数の人が嘔吐や下痢，腹痛を訴える場合には，化学物質の混入を含めた食中毒を常に念頭に置く．

4 精神科救急関連

A 入院の形態

精神保健及び精神障害者福祉に関する法律（精神保健福祉法）は，精神障害者の医療および保護

を行い，その社会復帰の促進およびその自立と社会経済活動への参加の促進のために必要な援助を行うことなどを目的として制定されている．その中で，救急医療に直接関係するものとして，入院形態がある．精神障害者自身の同意に基づいて入院となる「任意入院」と，同意に基づかない4つの入院形態，すなわち，「医療保護入院」「応急入院」「措置入院」「緊急措置入院」について，各々細かく手続きなどが定められている．

B 自殺企図者の治療

患者の承諾がなければ医療行為を行ってはいけない．逆に，自殺企図者の場合，患者の死にたいという意思に反して，医師が医療を行っても違法にはならないとされている．それは，自殺行為そのものが公序良俗（民法第90条）に反する行為とされているからである．

C 自殺企図者の医療費

保険医療においては，被保険者が自己の故意の犯罪行為や故意に事故を発生させたときは，保険給付ができないことになっている（健康保険法第90条）．自殺は，自らの行為によって行われるものであるが，故意の事故によるものか否かを判断することは困難なことが多く，必ずしもこの規定に該当するとはいえないとされている．

5 病院前救護（prehospital care）に関する法律

近年，救急医療においては，消防機関（救急隊）と医療機関の連携の重要性が強調されており，実際にその連携によって救命率などの向上が図られている．

A MC体制に関する法的根拠

消防機関と医療機関の連携については，「メディカルコントロール（MC）協議会の設置促進について（消防庁次長・厚生労働省医政局長連名通知，平成14年）」という通知に記載されている．しかしながら，MCに関わる活動の直接的な根拠は，報告書ならびに通知にすぎず，現時点では法的に何の拘束力もないと考えられる．また，通知であるがゆえに，違反しても罰則はないとされる．

B 救急救命士が医療行為を行える法的根拠

医師でなければ医業をなしてはならない（医師法第17条）と定められており，医業は医師という資格によって独占されている．救急救命士といえども医療行為を行えるわけではない．救急救命士が医療行為を行える法的根拠は，救急救命士法第43条，「救急救命士は，診療の補助として救急救命処置を行うことを業とすることができる」，同第44条「救急救命士は，医師の具体的な指示を受けなければ，厚生労働省令で定める救急救命処置を行ってはならない」と定められている．これに違反すれば同法第53条第1項の規定により6月以下の懲役または30万円以下の罰金に処せられる．

ならば，なぜ救急救命士は医師の指示なく除細動という医療行為が行えるのであろうか．その理由は，以下の4条件を満たした場合，医師による指示があったとみなされるからである（包括指示）．すなわち，①MC体制が整備されていること，②プロトコルに沿って実施すること，③事前に講習を受けていること，④事後検証体制が整備されていること，の4条件が必要である．

C 救急隊員による死亡者の取り扱い

近年，救急救命士による不適切な「死亡」の判断が新聞紙上などで報じられている．死の診断は，もちろん，医師の独占業務であり，医師以外は死亡宣告を行えない．もし，救急隊員が死亡宣告を行ったとしたら，それは医師法違反になる．

ただし，救急業務実施基準について（平成11年消防救176号）第15条（死亡者の取扱い）において，「隊員は，傷病者が明らかに死亡している場合又は医師が死亡していると診断した場合は，これを搬送しないものとする」と定められており，救急隊員は死亡の判断をしているのではなく，不搬送の判断をしていると解される．

以上，救急医療に関連する法律の概略について述べた．このように救急医療に関する法律は非常に多岐にわたるため，機会をみつけて継続的に学ぶ姿勢が必要である．

第2章 救急初療に必要な処置

本章の構成マップ

第2章　救急初療に必要な処置　☞ 27

- A　一次救命処置　☞ 29
- B　二次救命処置　☞ 37
- C　高度な気道確保　☞ 47
- D　静脈路の確保　☞ 48
- E　中心静脈カテーテルの挿入　☞ 49
- F　動脈カニュレーション　☞ 53
- G　胃チューブ・胃洗浄　☞ 55
- H　Sengstaken-Blakemore(S-B)チューブ　☞ 56
- I　イレウス管　☞ 57
- J　尿道留置カテーテル　☞ 59
- K　心嚢穿刺　☞ 60
- L　胸腔穿刺・胸腔ドレナージ　☞ 61
- M　腰椎穿刺（髄液検査）　☞ 63
- N　腹腔穿刺・腹腔洗浄　☞ 66
- O　膀胱穿刺・膀胱瘻造設　☞ 68
- P　止血　☞ 70
- Q　小切開　☞ 74
- R　排膿　☞ 74
- S　縫合　☞ 75
- T　輸液・輸血　☞ 77
- U　救急医薬品　☞ 84

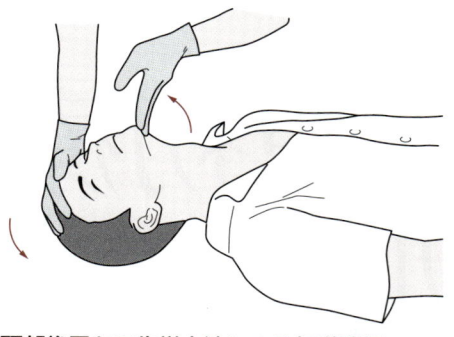

頭部後屈あご先挙上法による気道確保

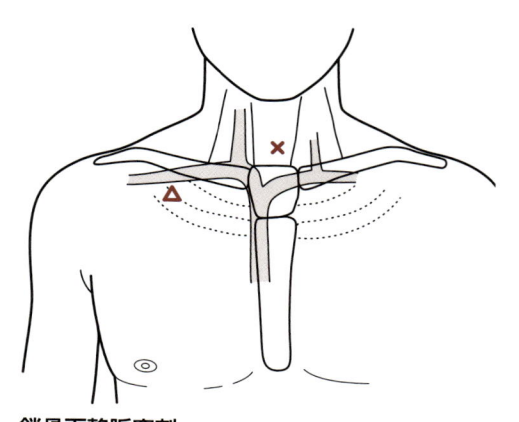

鎖骨下静脈穿刺

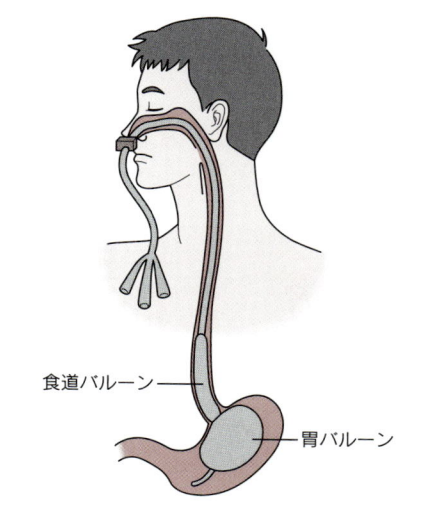

食道バルーン
胃バルーン

SBチューブ

A 一次救命処置

1 救命の連鎖
chain of survival

A 概念・適応

心停止や窒息という生命の危機的状況に陥った患者を社会復帰に導くための基本的な理念である。以下の4つの要素によって構成される。
① 心停止の予防
② 心停止の早期認識と通報
③ 一次救命処置（basic life support；BLS）
④ 二次救命処置（advanced life support；ALS）と心拍再開後の集中治療

それぞれの要素が鎖のように連なることで患者が救命されることから，救命の連鎖と呼ばれる（図2-1）。

B 方法・内容

1● 心停止の予防

心停止や呼吸停止になる可能性のある病態を未然に防ぐことであり，小児では外傷，溺水，窒息の不慮の事故を防ぐことが重要である。成人では急性冠症候群や脳卒中の初期症状に気づいて，救急車を要請することが重要である。また，このような一般市民への啓発だけでなく，医療従事者に対しては，心停止のリスクの高い患者に対する組織的な取り組みが重要視されている。特に入院患者の予期せぬ心停止を予防するのに救急医療チーム（medical emergency team；MET），あるいは迅速対応チーム（rapid response team；RRT）というチームの構築が有効であることが知られている。

2● 心停止の早期認識と通報

早期認識は，突然倒れた人や，反応のない人をみたら，ただちに心停止を疑うことで始まる。次に大声で叫んで応援を呼び，救急通報を行って蘇生に必要な人や器材を集める努力を行う。どんなに救急搬送システムや救急医療システムを効率化しても，突然の出来事に直面して，現実には一般市民の119番通報が遅れる場合が少なくないことも指摘されており，救命の連鎖の中での通報の重要性が強調されている。

3● 一次救命処置（BLS）

BLSは呼吸と循環をサポートする一連の処置で，心肺蘇生法（cardiopulmonary resuscitation；CRP）とAEDによる電気的除細動が含まれる。誰もがすぐに行える処置であるが，現実には，心停止患者の社会復帰の鍵をにぎる役割を果たしており，特に，早期除細動と質の高い胸骨圧迫が，社会復帰率に大きな影響を与えていることが知られている。

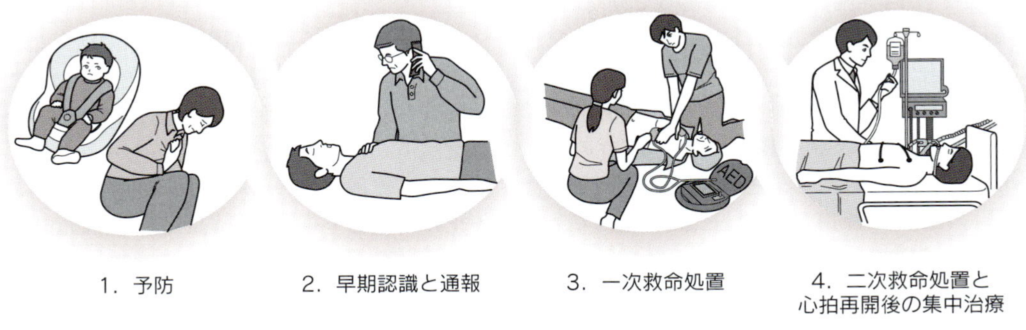

図2-1 救命の連鎖
鎖の1つめの輪：心停止の予防，2つめの輪：心停止の早期認識と通報，3つめの輪：一次救命処置（心肺蘇生とAED），4つめの輪：二次救命処置と心拍再開後の集中治療

4 ● 二次救命処置（ALS）

　ALSは薬剤や医療機器を用いて行う蘇生処置であり，心拍再開後は，必要に応じて専門の医療機関で集中治療を行うことで，社会復帰の可能性を高めることが期待される．

❷ 一次救命処置（BLS）の概略

Ⓐ 概念・適応

　次のような状況で，ただちに実施するユニバーサルな処置である．
- 病院外などで，人が倒れるのを目撃した，あるいは倒れているのを発見した．
- 病棟などで患者が急変した．あるいは突然，心停止（cardiac arrest）になった．

Ⓑ 方法（BLS アルゴリズム）

①周囲の安全を確認する．
②感染防護に配慮する．
③肩を軽くたたきながら大声で呼びかける．
④反応がなければ大声で叫んで周囲の注意を喚起し，病院外であれば119番通報とAEDの手配を依頼する．病院内であれば，緊急通報して除細動器（AEDまたはマニュアル除細動器）を依頼する．
⑤呼吸がないか，あるいは死戦期呼吸（gasping）が認められる場合には，心停止と判断する．熟練者は脈拍も同時に評価する．
⑥胸骨圧迫を開始する．胸骨圧迫は，強く，速く，絶え間なく実施する．
⑦胸骨圧迫を30回実施して，人工呼吸を2回行う．再び胸骨圧迫を行い，胸骨圧迫と人工呼吸を30：2の割合で繰り返す．
⑧AEDが到着したら，電源を入れて右前胸部と左側胸部に電極パッドを装着する．AEDのリズム解析が開始されたら，患者に触れないようにする．AEDの音声メッセージに従って，ショックボタンを押して電気ショックを行う．電気ショック後は，すぐに胸骨圧迫を再開する．
⑨胸骨圧迫と人工呼吸は，二次救命処置のチームに引き継ぐまで，あるいは患者に正常な呼吸や目的のあるしぐさが認められるまで続ける．

❸ 一般市民によるBLSと医療従事者によるBLS

Ⓐ 概念・適応

　一般市民が実施するBLSは，病院外の状況を想定して，できるだけ処置を簡略化している．医療従事者が実施するBLSとは，病院・救急車内など医療環境の整った中で日常業務を行う者が実施するBLSのことであり，病院内の状況を考慮している．したがって，医療従事者であっても，特に病院外では，一般市民が実施するBLSに従って処置を行ってよい．また一般市民へのBLSの啓発も専門家の使命であることから，救急医学を学ぶ者は，両者に習熟しておく必要がある（図2-2）．

Ⓑ 方法・内容

1 ● 医療従事者によるBLSと一般市民によるBLSの違い（表2-1）

2 ● 一般市民に対する119番の通信指令によるBLS

　一般市民が119番通報した際に，一般市民が電話で通信指令の指示（口頭指示）を受けてBLSを実施することが広く行われている．特に蘇生に不慣れな一般市民に対しては，胸骨圧迫のみのCPRが指導されている．

❹ 心停止の判断と死戦期呼吸

Ⓐ 概念・適応

　心停止とは，心臓の循環機能が途絶えた状態であり，具体的には，脈拍の触知ができないことで判断される．心臓に何らかの動きがみられたり，心電図上，何らかの信号がとらえられても，心臓のポンプ作用が失われていれば心停止である．心停止には，心室細動（ventricular fibrillation），無脈性心室頻拍（pulseless ventricular tachycardia），無脈性電気活動（pulseless electrical activity），心静止（asystole）の4つのリズムがある．

　患者に反応がなく，通常の呼吸がない場合を，心停止と判断することは，一般市民にBLSを決断するための合理的な拠り所を与えている．しか

```
1  反応なし
       │  大声で叫び応援を呼ぶ
       │  緊急通報・除細動器を依頼
       ▼
2  反応をみる*  ──正常な呼吸あり──▶  気道確保
       │                              応援・ALSチームを持つ
       │                              回復体位を考慮する
       ▼
3  反応なし**
       ▼
4  CPR
   ・ただちに胸骨圧迫を開始する
    強く（成人は少なくとも 5cm，小児は胸の厚さの約 1/3）
    速く（少なくとも 100 回 / 分）
    絶え間なく（中断を最小にする）
   ・30：2 で胸骨圧迫に人工呼吸を加える
    人工呼吸ができない状況では胸骨圧迫のみを行う
       ▼
5  AED/除細動器装着
       ▼
6  ECG 解析・評価
   電気ショックは必要か？
   ──必要あり──▶ 7 ショック 1 回
                    ショック後ただちに
                    胸骨圧迫から CPR を
                    再開***（2 分間）
   ──必要なし──▶ 8 ただちに胸骨圧迫から
                    CPR を再開***
                    （2 分間）
```

*・気道確保して呼吸の観察を行う
・熟練者は呼吸と同時に頸動脈の拍動を確認する

**・死戦期呼吸は心停止として扱う
・「呼吸なし」でも脈拍がある場合は気道確保および人工呼吸を行い，ALS チームを待つ

***強く，速く，絶え間ない胸骨圧迫を！

ALS チームに引き継ぐまで，あるいは患者に正常な呼吸や目的のある仕草が認められるまで CPR を続ける

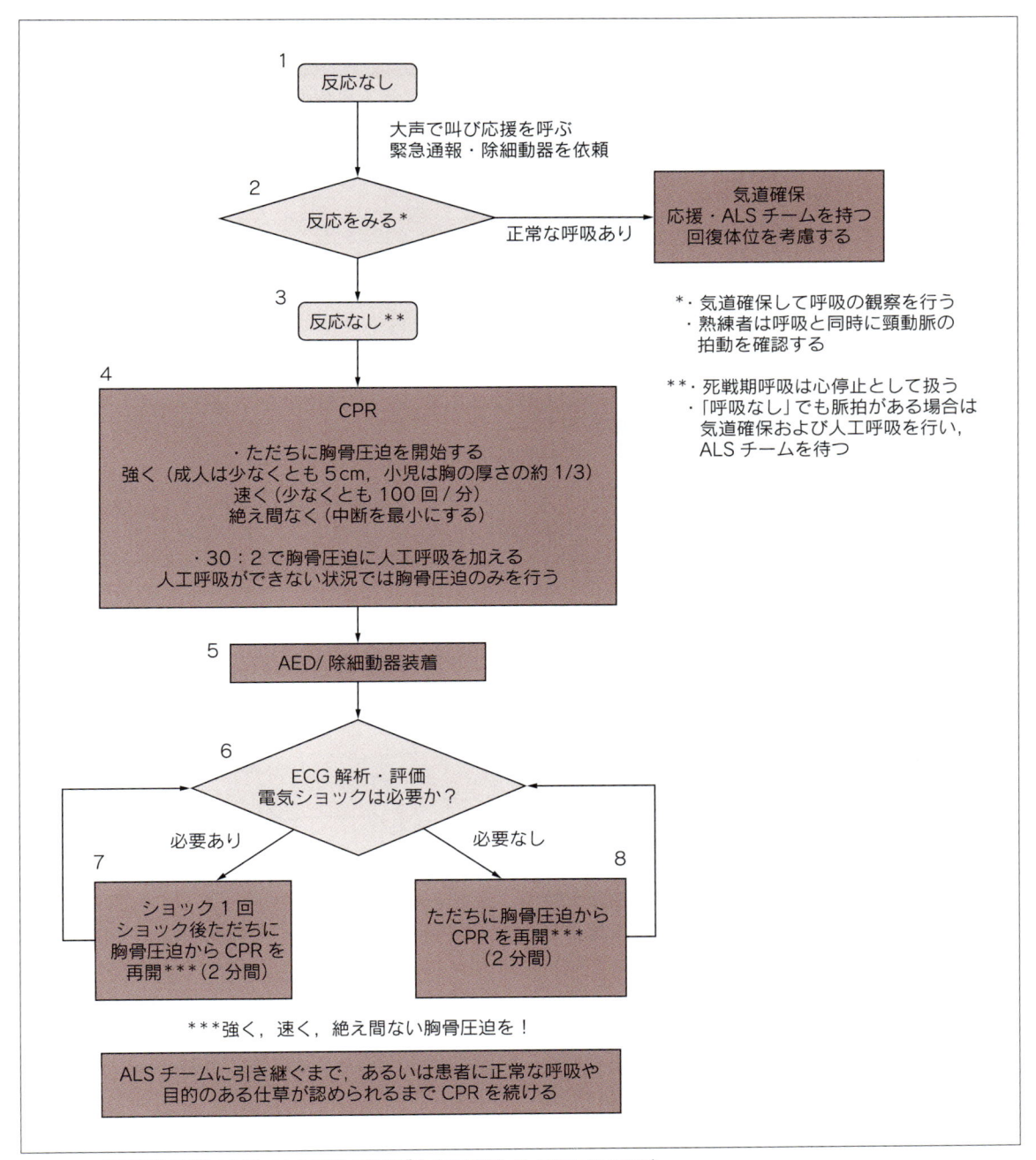

図 2-2　医療従事者による BLS アルゴリズム（JRS 蘇生ガイドライン 2010）

し，心停止直後にしばしば認められる死戦期呼吸の患者では，心停止の判断が遅れることになり，注意が必要である．このため，近年は死戦期呼吸の存在に関して一般市民への啓発が盛んに行われている．

なお，わが国では，心肺停止（cardiopulmonary arrest；CPA）という言葉も使用される場合がある．臨床的には心停止と同義である．

B 方法・内容

患者に反応がなく，通常の呼吸がない場合は，心停止と判断する．死戦期呼吸が認められる場合

表 2-1　医療従事者による BLS と一般市民による BLS の比較

	医療従事者による BLS	一般市民による BLS
通報・依頼	院内では緊急コール（蘇生チーム要請）・マニュアル除細動器または AED 依頼	119 番通報・AED 依頼
呼吸の確認	気道確保して呼吸を確認する．気道確保法としては，頭部後屈あご先挙上法を用いるが，熟練者は必要に応じて下顎挙上法を用いてもよい．	気道確保を行う必要はない．普段どおりの呼吸をしているかどうかを観察する．
循環の確認	熟練者は呼吸の観察と同時に頸動脈の拍動を確認する．医療従事者であっても熟練していない者は，一般市民と同様でよい．	脈拍の触知にこだわるべきではない．呼吸の確認のみで判断する．
胸骨圧迫	強く，速く，絶え間なく実施する．病院内のベッドでは，背板（バックボード）の使用を考慮する．	強く，速く，絶え間なく実施する．
人工呼吸	30：2で胸骨圧迫に人工呼吸を加える．人工呼吸ができない場合は胸骨圧迫のみを行う．人工呼吸を行う場合は，バッグ・バルブ・マスクなど呼吸補助器具を用いる．	30：2で胸骨圧迫に人工呼吸を加える．人工呼吸がためらわれる場合は胸骨圧迫のみを行う．
蘇生の引き継ぎ	ALS チームに引き継ぐまで，または，患者に呼吸や目的のあるしぐさが認められるまで胸骨圧迫を継続する．	救急隊に引き継ぐまで，または，患者に呼吸や目的のあるしぐさが認められるまで胸骨圧迫を継続する．

は，心停止と判断する．死戦期呼吸とは，激しく泣いた後の子どもに時折みられるような，しゃくりあげるような不規則な呼吸のことである．

　呼吸の確認に 10 秒以上かけないようにする．これは，医療従事者が脈拍の確認を同時に行う場合でも同様であり，脈拍の確認のために CPR の開始を遅らせてはならない．脈拍の有無に確信がもてない場合は，呼吸の確認に専心して CPR の開始が遅れないようにする．医師は職業的に脈拍の触知に慣れていることから，このような場合に体表から触知できる頸動脈以外の動脈もあわせて触知することが多い．

　なお，患者に普段どおりの呼吸を認めるときは，気道確保を行い，応援を待つ．この間，患者の様子を注意深く観察し，医療従事者であればバイタルサインを監視する．嘔吐や吐血がみられる場合は，回復体位（横臥位）を考慮する（図 2-3）．

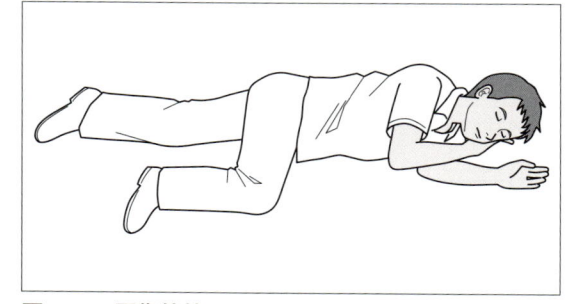

図 2-3　回復体位

5 胸骨圧迫

A 概念・適応

　CPR は胸骨圧迫から開始することが，以前から一部の国では行われていた．救助する人の躊躇や戸惑いを避けるためには心停止と判断したら胸骨圧迫から CPR を開始することが合理的であり，2010 年のガイドラインからはわが国でも推奨されるようになった．

　質の高い胸骨圧迫の重要性が，近年，ますます強調されるようになった．CPR 中の冠動脈血流量および脳血流量は，力強い胸骨圧迫で増加する．また強さだけではなく CPR 中に実際に胸骨圧迫がなされている時間の割合（duty cycle）も重要な因子であり，速く，絶え間なく実施することが求められる．胸骨圧迫後の圧迫の解除も重要であり，解除が不完全な場合に，循環動態に不利な影響があることが指摘されている．

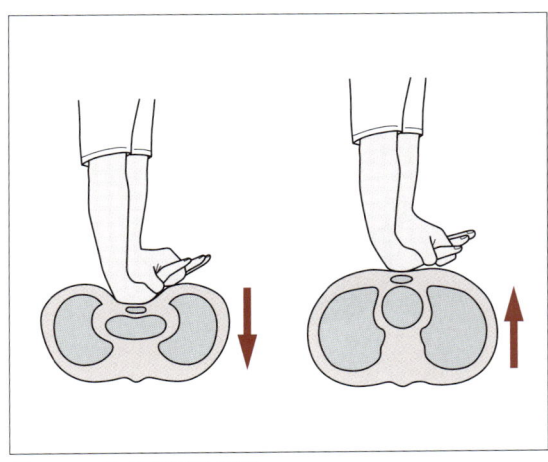

図2-4 胸骨圧迫の方法

B 方法・内容

① CPRは胸骨圧迫から開始する(図2-4).
② 胸骨圧迫部位は,胸骨の下半分とする.一般市民に対しては,その目安として「胸の真ん中」としている.
③ 胸骨圧迫は,(1)強く,(2)速く,(3)絶え間なく,実施する.
　具体的には,
　(1) 成人においては少なくとも5cmの深さで強く押す.小児・乳児では胸郭前後径の約1/3の深さで押す.
　(2) 速くとは,1分間あたり少なくとも100回のテンポで行うことである.
　(3) 胸骨圧迫の中断を最小にする.
　手掌基部を当て,その上にもう一方の手を重ねておき,垂直に体重が加わるように両肘をまっすぐ伸ばし,肩が圧迫部位の真上になるようにする.
④ 毎回の胸骨圧迫の後で,完全に胸壁が元の位置に戻るように圧迫を解除する.
⑤ 複数の救助者がいる場合には,疲労の影響を考慮して胸骨圧迫の実施者は1～2分ごとに交代する.また,実施者の深さやテンポを評価して,胸骨圧迫の質を維持する.
⑥ 胸骨圧迫は,正常な呼吸や目的のあるしぐさがあるまで続ける.医療従事者であってもモニターを使用できない状況では脈拍を確認することなくCPRを続ける.
⑥ 特殊な状況下での胸骨圧迫として,腹臥位での胸骨圧迫がある.胸腔内圧を上昇させる目的からすると腹臥位での胸骨圧迫でも効果が期待できる.仰臥位にできない状況では,腹臥位で試みる.胸腔内圧を上昇させるために,意識が残っている特殊な状態の心停止患者では,咳を鼓舞するCPRの方法もある.

6 気道確保

A 概念・適応

意識レベルが低下して筋肉が弛緩した患者では,舌根が沈下することにより,気道が閉塞するリスクが高い.これを防止するために,用手的に,あるいは器具を用いて,気道を確保することを気道の確保という.効果的な人工呼吸のためには確実な気道確保が必須である.

BLSでは,用手的気道確保を行う.頭部後屈あご先挙上法は,一般市民にとって実行可能で,安全,かつ効果的であることが確認されており,基本となるユニバーサルな手技である.医療従事者は必要に応じて下顎挙上法を用いることができるようにしておく.下顎挙上法で気道確保ができなければ,さらに頭部後屈を加える.常に頭頸部の安定に配慮することは,筋肉が弛緩している意識のない患者ではきわめて重要である.特に,頸椎損傷のリスクのある患者では注意が必要で用手的に愛護的に実施できるようにする.

BLSは,病院外を想定して原則として気道確保器具は使用しないことを前提に組み立てられているが,基本的な気道確保器具として口咽頭エアウェイ,あるいは鼻咽頭エアウェイを使用することは理にかなっている.

B 方法・内容

1 ● 頭部後屈あご先挙上法(図2-5)

片手で患者の額を押さえながら,もう一方の手の指先を患者のあご先にあてて持ち上げる.これにより患者の顔がのけぞるようになるとともに,あごが持ち上がる.あごの先端を指で持ち上げるようにして,頸部全体を手掌で締め付けるような形にしないようにする.

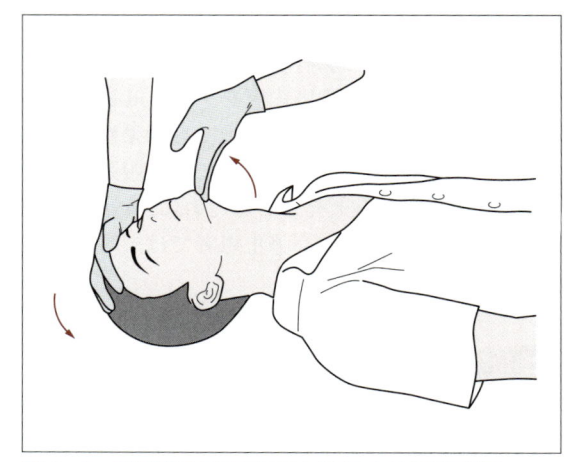

図2-5　頭部後屈あご先挙上法による気道確保

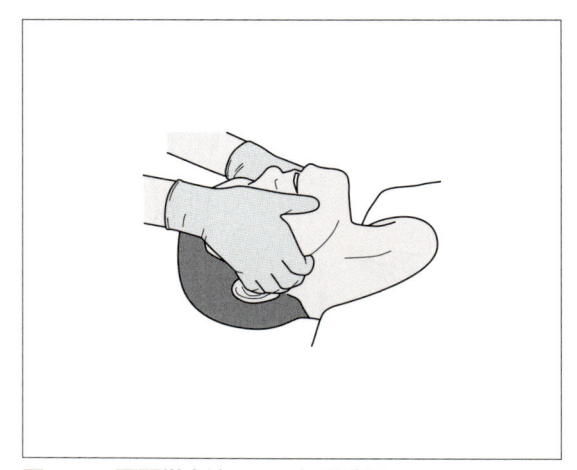

図2-6　下顎挙上法による気道確保

2 ● 下顎挙上法（図2-6）

患者の頭部に位置して，両手で下顎を挙上する．挙上には，母指を除くすべての指を用いる．医療従事者は，片手で手技ができ，バッグ・バルブ・マスク換気ができるようにしておく必要がある．

3 ● 鼻咽頭エアウェイ，口咽頭エアウェイ

適切なサイズを選択して，鼻咽頭エアウェイは，外鼻孔から挿入する．口咽頭エアウェイは，口から挿入する．沈下した舌根を背側から支える形となる．頭蓋底骨折が疑われる患者に対しては，鼻咽頭エアウェイによって致命的な損傷を起こすリスクがあることから，口咽頭エアウェイのほうが好ましい．

7 人工呼吸

A 概念・適応

人工呼吸は，呼気吹き込みや，バッグ・バルブ・マスク換気によって陽圧換気を行うことである．口対口人工呼吸のやり方を習得するだけでなく，医療従事者としては器具を用いた陽圧換気に習熟しておくことがぜひとも必要である．

バッグ・バルブ・マスクは手を離せば自然に膨張するバッグ，患者に向かって送り出した空気が戻ってこないようにするバルブ（非再呼吸弁），患者の顔面に密着して口と鼻を覆うマスクより構成されている．リザーバーバッグがついているものでは，酸素の流量が十分でありさえすれば，高濃度の吸入気酸素濃度を維持することができ，蘇生の現場で，きわめて有用である．バッグ・バルブ・マスクは臨床現場で多用されているが，実際にはマスクを患者の顔面に密着させながら，下顎の挙上を行い，気道の確保と換気とを確実に実施できるようになるためには，訓練が必要である．

なお，血行動態的研究が進むに従って胸骨圧迫の重要性がますます強調されるようになるとともに，過換気の有害性が明確になってきた．特に蘇生の最初の段階では，数分間は血液中には多くの酸素が含まれており，胸骨圧迫からCPRを開始することの合理性が示されている．さらにCPR中も十分な酸素化が行われることが理想的であるが，人工呼吸による胸骨圧迫の中断のことを考慮すると，限られた頻度で，限られた時間を使って換気を行うことが推奨される．

B 方法・内容

①口対口人工呼吸の場合は，頭部後屈あご先挙上で患者の気道を確保した状態で，口を大きく開いて，患者の口を覆うようにして，息を吹き込む．この際，息が漏れないように患者の鼻をつまむ．

バッグ・バルブ・マスクをもちいた人工呼吸では下顎挙上法で患者の気道を確保した状態で，マスクで患者の口と鼻を覆うようにして顔面に密着させて送気する（図2-7）．

②患者の年齢にかかわらず「胸があがるのが見てわかる程度」の送気量で行う．1回の送気にか

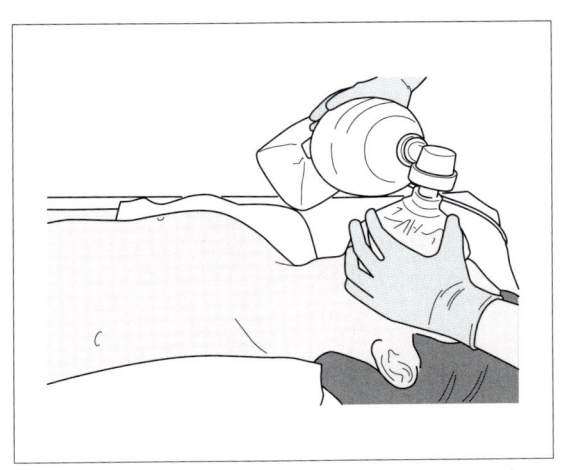

図2-7 バッグ・バルブ・マスクを用いた人工呼吸

ける時間は，約1秒である．
③陽圧をかけて患者の胸があがったら，吹き込みをやめて，患者の息が自然に出るのを確認して再び吹き込みをする．
④2回吹き込みを実施したら，再び胸骨圧迫を開始する．うまく胸が上がらない場合も吹き込みは2回までとして，胸骨圧迫の中断時間を最小限にする．胸骨圧迫の中断時間は10秒以上にならないようにする．

8 除細動（AED）

A 概念・適応

自動体外式除細動器（automated external defibrillator；AED）は，心電図の自動解析を行い，除細動の適応を判断する機器である．心停止のリズムが除細動の適応であれば，自動的に充電をして，電気ショックをすることを指示してくれる．
わが国では2004年に非医療従事者にAEDの使用が許可されて以来，医療機関，消防関係以外の公共のスペースへのAEDの設置が急速に進み，PAD（public access defibrillation）の推進が世界的にも最も進んだ国の1つとなっている．これにより，病院外心停止におけるCPRとAED使用を統合化する考え方が定着してきた．しかし，AEDはまだ改良を要する機器である．なお，従来は単相性波形の機器が市販されていたが，近年は二相性波形の電気ショックを発する機器が販売

されている．二相性の場合，エネルギー量は機器によって異なるが，150〜200 Jでセットされている．

B 方法・内容

① AEDが到着したらすみやかに装着する．AEDには，ふたを開けると自動的に電源が入るタイプと救助者が電源ボタンを押すタイプとがある．後者では，電源ボタンを最初に押す．
②電源が入ると，音声案内がスタートするので，これをガイドとして処置を進める．
③電極パッドの装着は，右前胸部と左側胸部が原則であるが，前胸壁-背部，前胸部-心尖部などの組み合わせでも効果に変わりはない．乳房の大きい患者では左の電極パッドを側胸部か，左の乳房の下に装着して乳房組織をさける．胸毛が濃い場合は除毛することを考慮すべきである．溺れた患者や発汗の激しい患者など，装着部位がぬれた患者では，水をぬぐって装着する．
④未就学の小児では，小児用電極パッドを用いる．やむを得ない場合は成人用電極パッドで代用する．成人に対して小児用電極パッドを用いてはならない．
⑤ AEDによるリズム解析が開始されたら，患者に触れないようにする．点滅ボタンを確認して，電気ショックを加える．電気ショックを加える前には，誰も患者に触れていないことを確認する（図2-8）．電気ショック後はただちに胸骨圧迫を開始する．ALSチームに引き継ぐまでは，電極パッドをはがしたり，電源をオフにしない．
⑥前胸部にICDやペースメーカーを植え込まれている患者では，皮下の膨らみに機械の本体がある．ここを避けて電極パッドを装着する．8cm以上離すことが理想的であるとする報告もあるが，そのために電極パッドの装着をためらってはいけない．また，亜硝酸薬などの皮膚の貼り付け薬が電極パッドの貼り付け位置に重なる場合は，取り除いてから電極パッドを装着する．
⑦非医療従事者がAEDを使用する場合は，医師を呼ぶ，患者の意識・呼吸がない，講習を受けている，の条件が求められる．

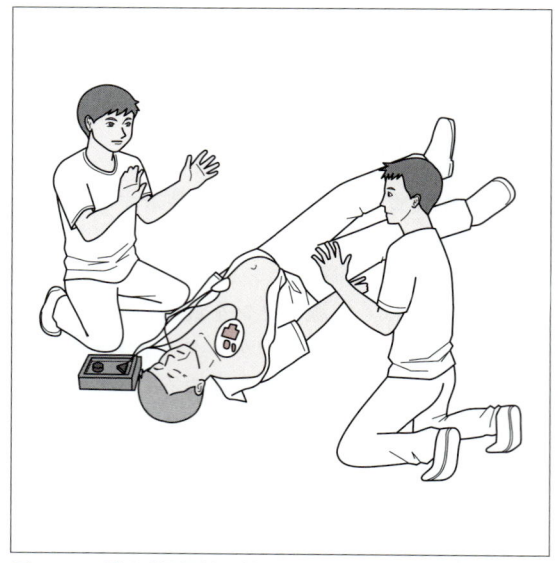

図2-8 誰も傷病者に触れていないことを確認する

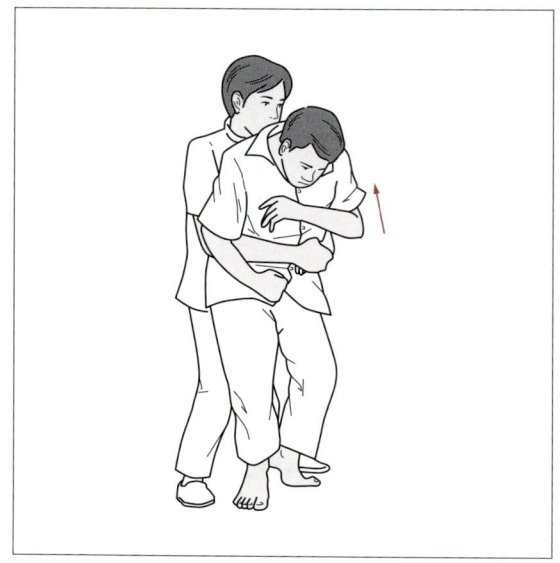

図2-9 腹部突き上げ法

9 気道異物

A 概念・適応

異物による気道閉塞の解除は緊急性のきわめて高い処置であり，基本的な救命処置であるBLSに含まれる．処置の目的は，咳をさせたり，背部叩打法，腹部突き上げ法など，いずれも胸腔内圧を上昇させることにより異物が吐出されることをねらって実施する．

B 方法・内容

①まず，気道閉塞の状態にあるかを確認する．苦しんでいる，声が出ない，息ができないなどの所見をとっさに総合的に判断する．
②「のどがつまったのですか？」などと問いかけて，うなづくようであれば，ただちに処置を開始する．まず，強く咳をさせる．
③咳をさせることが難しかった場合，意識のある患者に対しては，背部叩打法，腹部突き上げ法を試みる．1つの方法を数回繰り返しても効果がない場合は，もう1つの方法に切り替えて，また数回繰り返す．異物が解除されるまで2つの方法を繰り返して実施する．
④患者の後ろにまわり，両手をまわして，心窩部に向かって下方から腹部を突き上げる（腹部突

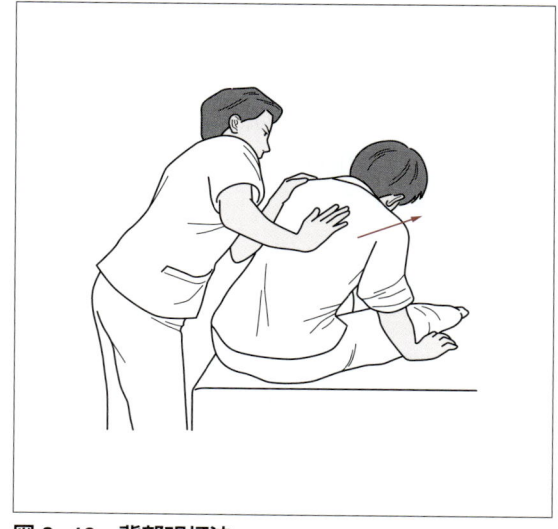

図2-10 背部叩打法

き上げ法，図2-9）．
⑤患者の後方から手掌の基部で左右の肩甲骨の中間あたりを力強く叩く（背部叩打法，図2-10）．
⑥意識を消失した場合は，胸骨圧迫を開始して，心停止患者に対する処置を実施する．
⑦明らかに妊娠している女性や高度の肥満の患者には，腹部突き上げ法ではなく背部叩打法のみを行う．
⑧指によるはきだしは，フィンガースィープと呼

表2-2 成人に対するBLSと小児に対するBLSの比較

	成人	小児
反応の確認	肩を軽くたたきながら大声で呼びかける.	成人と同様. 乳児の場合は, 足底を刺激して顔をしかめたり, 泣いたりするかで評価してもよい.
胸骨圧迫	CPRは胸骨圧迫から開始して強く(少なくとも5cm), 速く, 絶え間なく実施する.	CPRは胸骨圧迫から開始して強く(胸の厚さの約1/3), 速く, 絶え間なく実施する. 乳児の場合は, 2本の指で圧迫する.
人工呼吸	胸骨圧迫を30回実施したら2回の人工呼吸を加える.	人工呼吸の準備ができしだい, 2回の人工呼吸を行う.
胸骨圧迫と人工呼吸の比	胸骨圧迫と人工呼吸の比は30:2とする.	2人の救助者がCPRを行う場合は, 胸骨圧迫と人工呼吸の比は15:2とする. 救助者が1人の場合は, 成人の場合と同様に30:2とする.
AED	成人に対して小児用電極パッドを使用してはならない.	未就学の小児では, 小児用電極パッドまたは小児用モードを用いる. 小児用電極パッドがない場合などやむをえない場合, 成人用電極パッドを用いる(6〜7歳の幼児に対しては, 最初から成人用電極パッドを用いる).
気道異物への対応	意識があれば, 患者の後ろに回って, 背部叩打法や腹部突き上げ法を実施する.	乳児では, 意識があれば頭部をさげて, 背部叩打法と胸部突き上げ法を実施する. 腹部突き上げ法は実施しない.

ばれる手技であるが, 指を噛まれる危険性がある. 意識のない成人や1歳未満の乳児では適応がある.

10 小児のBLS

A 概念・適応

わが国における1歳以降の小児の死亡原因の第1位は「不慮の事故」である. このため, 小児においては, 特に救命の連鎖の心停止の予防が重要視される. また, 小児・乳児では呼吸停止に引き続いて心停止になることが多い. この段階で処置を始めることが救命への鍵となることから, 早期認識と通報は, 心停止に直結する呼吸障害とショックの段階で行われることが, 特に求められる.

一方, CPRの手技に関しては, 一般市民に躊躇なくCPRを実施してもらうために, 小児も成人も共通の手順で実施できるように整備されている. 呼吸がなければ, ただちに胸骨圧迫を開始し, 強く, 速く, 絶え間ない胸骨圧迫を重視する点や, AEDを用いた早期除細動を求める点など, 重要なポイントは共通である.

B 方法・内容

成人に対するBLSと小児に対するBLSの違いを表2-2に示す.

●参考文献
1) 日本救急医療財団心臓蘇生法委員会(監):改訂4版 救急蘇生法の指針2010 市民用・解説編. へるす出版, 2011
2) 日本蘇生協議会・日本救急医療財団(監):JRC蘇生ガイドライン2010. へるす出版, 2011

B 二次救命処置

1 心停止への対応

A 心停止アルゴリズム

二次救命処置(advanced life support;ALS)とは一次救命処置(basic life support;BLS)である心肺蘇生(cardiopulmonary resuscitation;CPR)と自動体外式除細動器(automated external de-

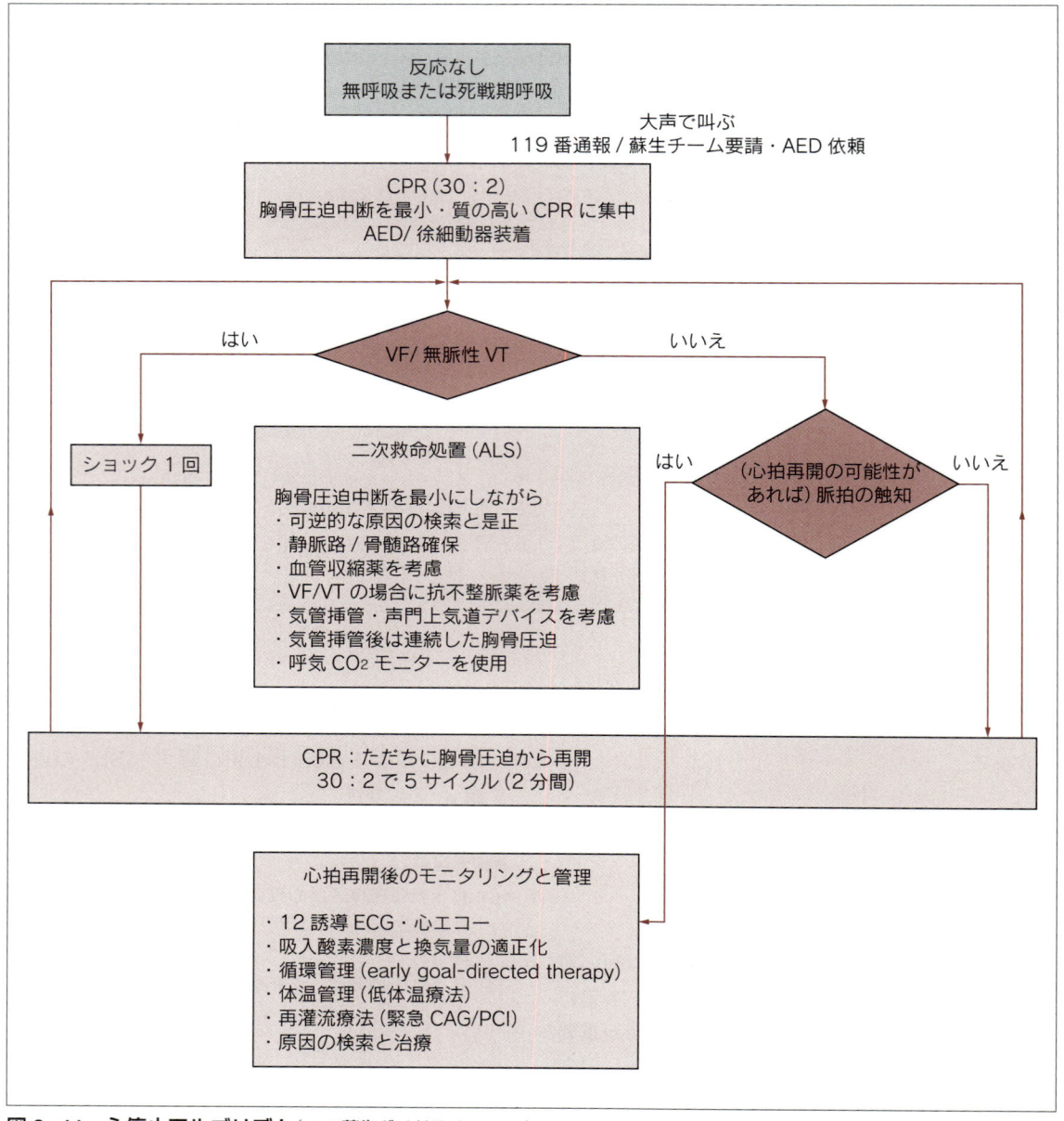

```
            反応なし
        無呼吸または死戦期呼吸
                │   大声で叫ぶ
                │   119番通報/蘇生チーム要請・AED依頼
                ▼
           CPR (30:2)
      胸骨圧迫中断を最小・質の高いCPRに集中
           AED/徐細動器装着
                │
                ▼
        ◇ VF/無脈性VT ◇
       はい ←       → いいえ
        │               │
        ▼               ▼
      ショック1回    ◇(心拍再開の可能性が
                      あれば)脈拍の触知◇
                     はい ←     → いいえ

         二次救命処置 (ALS)
       胸骨圧迫中断を最小にしながら
       ・可逆的な原因の検索と是正
       ・静脈路/骨髄路確保
       ・血管収縮薬を考慮
       ・VF/VTの場合に抗不整脈薬を考慮
       ・気管挿管・声門上気道デバイスを考慮
       ・気管挿管後は連続した胸骨圧迫
       ・呼気CO2モニターを使用

         CPR: ただちに胸骨圧迫から再開
            30:2で5サイクル (2分間)

         心拍再開後のモニタリングと管理
       ・12誘導ECG・心エコー
       ・吸入酸素濃度と換気量の適正化
       ・循環管理 (early goal-directed therapy)
       ・体温管理 (低体温療法)
       ・再灌流療法 (緊急CAG/PCI)
       ・原因の検索と治療
```

図2-11 心停止アルゴリズム (JRC蘇生ガイドライン2010)

fibrillator;AED)の使用だけでは心拍が再開しない心停止患者に,薬剤や器具を用いて心拍再開を試みることである.さらに,心拍再開後の集中治療,不整脈への緊急対応なども広い意味でのALSに含まれる.

緊急時に遅滞なく効果的に実施するためには,医療従事者はALSの知識をもっているのみでは不十分である.蘇生にあたる全員が心停止アルゴリズム(図2-11)を記憶し,日常の訓練で技術を習得しておく必要がある.

1● 一次救命処置

心停止が疑われる患者に対しては,ただちにBLSを開始する.患者に反応がなければ,市民によるBLSでは119番通報とAEDの手配を依頼するが,医療機関内では,緊急コールで応援を要請し,緊急カートと除細動器を依頼する.

2 ● リズムチェックと除細動

除細動器が到着したら，まずリズムチェックを行う．その際も直前まで胸骨圧迫を継続する．リズムチェックとは，心電図の波形を確認し，必要に応じて総頸動脈で拍動の確認を行うことである．心室細動（VF）または無脈性心室頻拍（VT）の場合，ただちに電気ショックを行う．脈拍を確実に触れれば心拍再開後の集中治療に移る．リズムチェックは2分ごとに繰り返す．

3 ● 二次救命処置

可逆的な原因の検索と是正，薬剤投与，高度な気道確保などを実施する．2分ごとにリズムチェックを行い，VFまたは無脈性VTなら電気ショックを繰り返す．この間も質の高い胸骨圧迫をできるだけ中断せずに行うことが最も重要である．

4 ● 心拍再開後の集中治療

心停止患者の社会復帰には，心拍再開後のモニタリングと管理が重要となる．呼吸管理，循環管理だけでなく，必要に応じて低体温療法や緊急冠インターベンションによる再灌流療法を行う．

B マニュアル除細動

1 ● リズムチェック（図2-12）

心電図を自動的に解析するAEDと異なり，マニュアル除細動器では波形により電気ショックの要否を決定する．通常，II誘導の心電図を用いるが，振幅が小さく波形の判断が困難であれば他の誘導に切り替える．右前胸部と心尖部の電極パッドもしくはパドルから直接導出した心電図で判断してもよい．

VFまたは無脈性VTの場合，ただちに電気ショックを行う．心電図でVFであれば脈拍の確認は不要であり，VTであれば脈拍を確認し，触知しないか不確実であれば電気ショックを行い，確実に触れれば心拍再開後の集中治療に移る．電気ショック実施後はただちに胸骨圧迫を再開し二次救命処置を行う．

VT以外の波形であれば脈拍を確認し，確実に触れれば心拍再開後の集中治療に移るが，不確実であれば無脈性電気活動（pulseless electrical activity；PEA）としてただちに胸骨圧迫を再開する．心静止であれば脈拍の確認を行わず，ただちに胸骨圧迫を再開する．

2 ● 電気ショック（図2-13）

マニュアル除細動器による電気ショックでは，まず使用する除細動器で推奨されているエネルギー量に設定する．推奨エネルギーが不明の場合の初回エネルギー量は二相性除細動器では150～200J，単相性除細動器では360Jに設定する．

次に電気抵抗を減らすためペーストを塗るかゲルパッドを使用して電極パドルを胸壁にしっかりと押しつける．電極パドルの代わりに電極パッドを貼付してもよい．

誰も患者に触れていないことを確認して除細動器を充電し，心電図モニターを素早く最終確認してから，電極パドルのショックボタンを左右同時に押して電気ショックを1回行う．ショックが確実に行われるまでパドルを胸壁から離さない．電気ショック後は，心電図モニター波形や脈拍の確認は行わずにただちに胸骨圧迫を再開する．2回目以降の電気ショックは，設定が可能であれば初回より高いエネルギー量で行う．

PEAや心静止に対して電気ショックを行うことは禁忌である．

C 心停止の原因検索

心電図波形にかかわらず，心停止の可逆的な原因を検索し，可能であればそれを是正する．心停止に至った状況や既往歴，身体所見，動脈血ガス分析などから迅速に判断する．この間も質の高いCPRを実施し続けることが求められる．

心停止の代表的な原因を緊急時でも想起できるように英語の頭文字を用いた「4H4T」（表2-3）が利用されている．低酸素症（hypoxia）には100％酸素を用いた人工呼吸による酸素化の改善，循環血液量減少（hypovolemia）には細胞外液補充液の急速輸液，低カリウム血症，高カリウム血症，代謝性アシドーシス（hypo/hyperkalemia/metabolic）などの電解質異常や代謝異常にはその補正，低体温（hypothermia）には復温が必要となる．緊張性気胸（tension pneumothorax）では脱気，心タンポナーデ（tamponade, cardiac）では心囊ドレナージ，急性中毒（toxins）では解毒や拮抗薬，急性冠症候群や肺血栓塞栓症（coronary thrombosis, pulmonary thrombosis）では再灌流療法や血栓溶解療法が行われる．

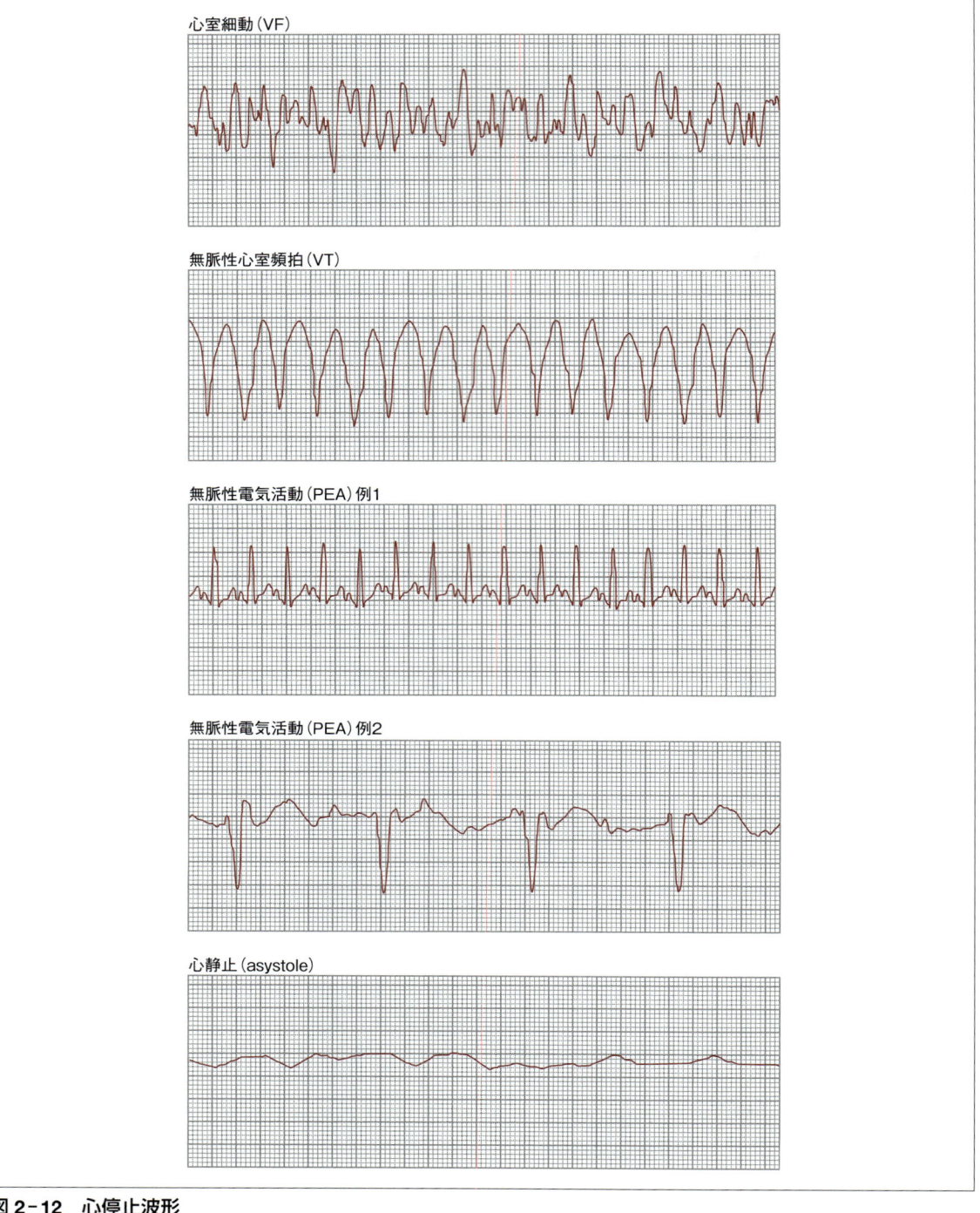

図2-12 心停止波形

D 薬剤投与

1 ● 血管収縮薬

すでに確実な中心静脈路が確保されていればこれを用いるが，薬剤投与路を新たに確保するときは末梢静脈路または骨髄路を第1選択とする．末梢静脈路からの薬剤投与後は20mLの輸液で後押し，投与側の肢を10～20秒間持ち上げて，薬

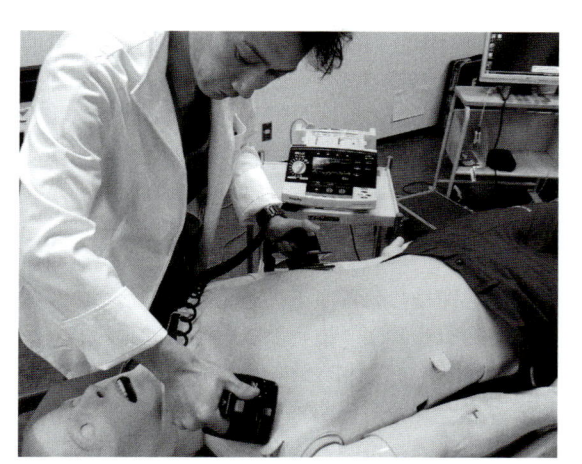

図 2-13 マニュアル除細動の実施

表 2-3 4H4T

• Hypoxia 　—低酸素症	• Tension pneumothorax 　—緊張性気胸
• Hypovolemia 　—循環血液量の減少	• Tamponade, cardiac 　—心タンポナーデ）
• Hypo/Hyperkalemia/ 　metabolic 　—低/高カリウム血症 　—代謝性アシドーシス	Toxins 　—急性中毒 • Thrombosis(coronary-, 　pulmonary- 　—急性冠症候群
• Hypothermia 　—低体温	—肺血栓塞栓症

剤を迅速に全身循環へ到達させる．

　リズムチェックの後，可及的速やかに薬剤を投与するため，次に投与する薬剤を2分間のCPRの間に準備する．VF/無脈性VTでは，少なくとも1回の電気ショック後にもVF/無脈性VTが持続している場合に投与する．薬剤投与は電気ショックの直前または直後のどちらでもよい．

　心停止に対して最初に投与が考慮される薬剤は血管収縮薬のアドレナリンである．アドレナリンは胸骨圧迫による冠灌流圧を増加させ，心拍再開率を向上させるが，長期転帰の改善は確認されていない．1回1mgを3～5分間隔で投与する．バソプレシン40単位の1回投与によって，アドレナリンの初回あるいは2回目の投与に代えることができる．バソプレシンの半減期は長いので，無効な場合は3～5分後にアドレナリンの追加投与を行う．

2 ● 抗不整脈薬

　電気ショックとアドレナリンなどの血管収縮薬に反応しないVF/無脈性VTには，アミオダロン，ニフェカラントなどの抗不整脈薬の投与を考慮する．

　アミオダロンの心停止時の初回投与量は300mg 1回投与で，無効なときの追加投与量は150mgである．ニフェカラントは合計0.3mg/kgを投与するが，QT延長などの副作用があるので注意する．抗不整脈薬により心拍再開率は向上するが，長期転帰を改善するかは明らかにされていない．従来，リドカインも使用されてきたが有効性が劣るため，アミオダロンまたはニフェカラントを使用できない状況でのみ投与を考慮してよい．

3 ● その他の薬剤

　マグネシウム，アトロピン，炭酸水素ナトリウムなどが用いられることがあるが，ルーチンでは投与しない．

E 気道確保

　気管挿管は最も適切な気道確保とされてきたが，リスクの高い処置なので安全に実施するためには教育と訓練を必要とする．心肺停止に対しては，声門上気道デバイスも気管挿管と同等に有効である．

　やむを得ない場合を除き，気管挿管のための胸骨圧迫中断は10秒以内とする．少なくとも最初の電気ショックまでは用手気道確保によるバッグ・バルブ・マスク換気を行い，換気が十分にできていれば高度な気道確保を急がずにCPRと電気ショックに専念する．気管挿管後は胸骨圧迫と換気を非同期でそれぞれ独立して行う．胸骨圧迫は1分間に少なくとも100回，換気は1分間に約10回とする．

　気管挿管後はチューブ先端位置を確認するため，波形表示のある呼気CO_2モニターを用いる（図2-14）．呼気CO_2濃度により，チューブ先端位置の確認だけでなく，心拍再開の早期認識や，胸骨圧迫の効果を知ることができる．

2 心拍再開後の集中治療

A 心拍再開後の病態

　心停止患者には低灌流と低酸素により心停止後

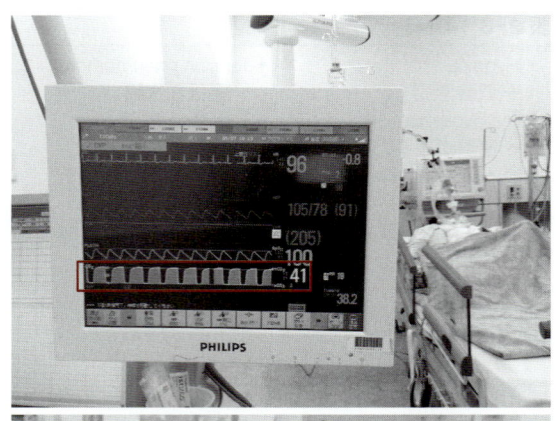

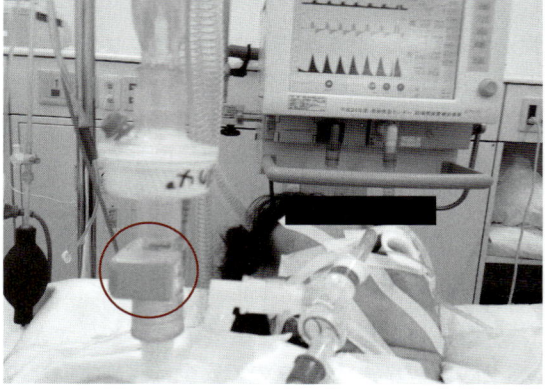

図2-14 呼気CO₂モニター

症候群(post cardiac arrest syndrome；PCAS)といわれる全身の臓器障害が発生する．特に脳障害と心筋障害が患者の予後に大きく影響し，心拍が再開しても脳障害は遷延性意識障害を招き，心筋障害は循環不全や急性期死亡の主たる原因になる．これらの障害は心停止直後から生じるが，心拍再開後も進行するので呼吸と循環のモニタリングと管理が重要となる．呼吸と循環を維持するだけでなく，低体温療法や緊急冠動脈インターベンションにより社会復帰の可能性を増すことができる．

B 呼吸管理

心拍再開後は換気量と酸素化の状態を適切に保つことが重要である．高二酸化炭素血症となる低換気だけでなく，過換気も避ける．心拍再開後の人工呼吸は過換気となりがちであるが，過換気により胸腔内圧が上昇し静脈還流が減少するため心拍出量が低下する．低酸素血症による酸素代謝障害だけでなく，過剰な酸素投与によっても患者の予後が悪化するので，心拍が再開したら早期から動脈血酸素分圧(PaO_2)または動脈血酸素飽和度(SpO_2)を指標に吸入酸素濃度を必要最小限となるよう調節する．

C 循環管理

心拍再開後の臓器灌流を適正化するために，輸液，心血管作動薬，抗不整脈薬，大動脈内バルーンパンピング法(intra-aortic balloon pumping；IABP)などの循環補助装置を組み合わせて血行動態を安定化させる．低体温療法の適応となる場合は，冷却した細胞外液補充液を急速投与する．心拍再開後の低血圧に対し心機能が正常であればノルアドレナリン，心機能が低下していればドブタミンなどを使用して昇圧する．抗不整脈薬はルーチンではなく，致死性不整脈を繰り返す場合にのみ投与する．この際には心拍再開に有効であった抗不整脈を選択する．心血管作動薬による心機能改善が不十分な場合は，IABPなどの循環補助装置が用いられる．

D 低体温療法

脳障害軽減のために心拍再開後の体温管理が重要である．心拍再開後に高体温を呈する患者の予後は不良なので，低体温療法の適応がない患者でも高体温の予防と治療は必要である．

初期リズムがVFの院外心停止で心拍再開後も昏睡状態である患者に対しては，低体温療法が適応となる．心拍再開後，できるだけ早期から冷却を開始し，32〜34℃の体温を12〜24時間継続する．院内心停止やPEA，心静止による院外心停止でも心停止時間が短い場合には，低体温療法が行われることがある．冷たい細胞外液補充液の急速投与で冷却を開始し，クーリングブランケットや冷却パッドなどによる体表冷却で低体温を維持する方法が一般的である(図2-15)．

心拍再開後に生じる痙攣や全身ミオクローヌスや冷却に伴うシバリングによって低体温の維持が困難になるので，これらを防ぐために抗てんかん薬，鎮静薬や必要に応じて筋弛緩薬を投与する．

E 再灌流療法

成人の院外心停止の主たる原因の1つは急性冠

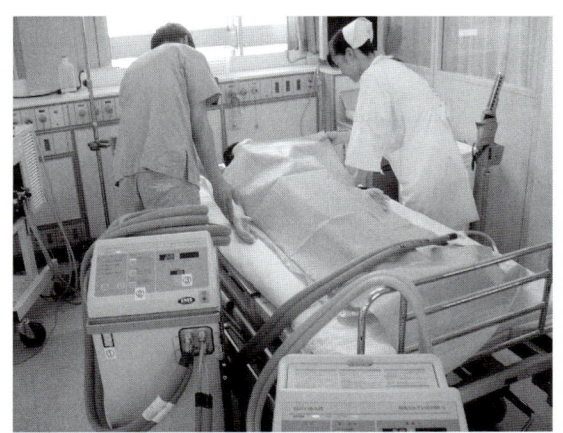

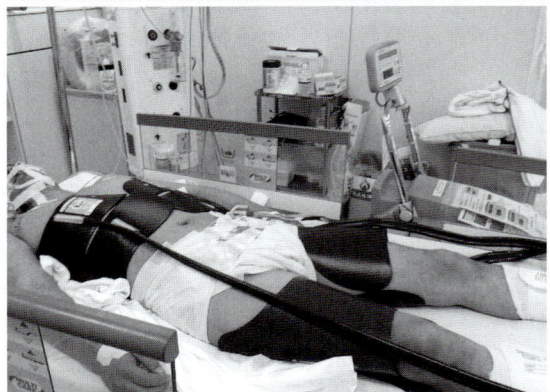

図2-15 ブランケットと冷却パッド

症候群による致死性不整脈であり，心拍再開後に12誘導心電図でST上昇または新たな左脚ブロックを呈したら早期の再灌流療法を行う．しかし，心停止後の心電図は必ずしも典型的な心電図所見とならないので，臨床的に急性冠症候群の可能性が高ければ緊急冠動脈造影（coronary angiography；CAG）検査を行う．心拍再開後の患者の意識がまだ回復していなくても治療の時期を逸さないようにするため再灌流療法を禁忌とはしない．

F 原因の検索と治療

心拍が再開しても原因を治療して除去しない限り，呼吸や循環の安定が得られず心停止が再発する危険がある．心肺蘇生の最中に行う可逆的な原因の検索と是正に比べて，より正確な診断に基づいた根本的な治療による病態の改善を目指す．心停止患者の長期的な予後を心拍再開の直後に確実に判定する方法はなく，判定の精度を高めるためには時間経過が必要となる．予後不良であることが明らかになるまでは，原因の検索と治療を継続する．

③ 不整脈

A 頻脈

著しい頻脈は致死的となることがあるので，まず呼吸と循環の評価を行う．頻脈に伴う心拍出量低下により，意識レベルの低下，失神発作，持続する胸痛や呼吸困難などの症状，血圧低下やショック徴候を認める場合は不安定な頻脈として直ちに治療する（図2-16）．不安定な頻脈は，心拍数150/分以上であることが多い．発熱や循環血液量減少では必要な心拍出量を維持するために頻脈により代償しているので，頻脈への治療は行わない．

不安定な頻脈と判断したらR on TによるVFの発生を回避するため，R波に合わせて同期電気ショックを行う．同期電気ショックモードではショックボタンを押すと除細動器が自動的にR波を検出して放電するため放電まで時間を要することがあるので，患者が重篤で待てない場合はVFと同様に非同期電気ショックを行う．不安定な頻脈では循環器医へのコンサルトを待って同期電気ショックを遅らせてはならない．電気ショックのエネルギー量は心電図波形に応じて決定する．

安定している頻脈と判断した場合，診断のため12誘導心電図を記録し，原則として循環器医にコンサルトし，安定な頻拍への対応アルゴリズムに従って対応する（図2-17）．状態の悪化に注意して不安定な状態になれば，同期電気ショックを行う．まず，QRS幅を確認し0.12秒以上であれば心室頻拍（VT）として対応する．規則正しい単形性VTであれば，まずアミオダロン，プロカインアミドなどの薬物療法を選択する．不規則な多形性VTの場合は，可能な限り循環器医の判断を待つ．薬物の効果が不十分であれば，同期電気ショックを行う．

QRS幅を確認し，0.12秒未満の場合は上室性の頻脈として対応する．規則正しい頻脈であれば，発作性上室性頻拍を考えて頸動脈洞マッサージやバルサルバ法による迷走神経刺激か，ATP 10mgの急速静脈内投与を行う．洞調律に復帰しない場合は心房粗動による頻脈を疑って対応する．不規

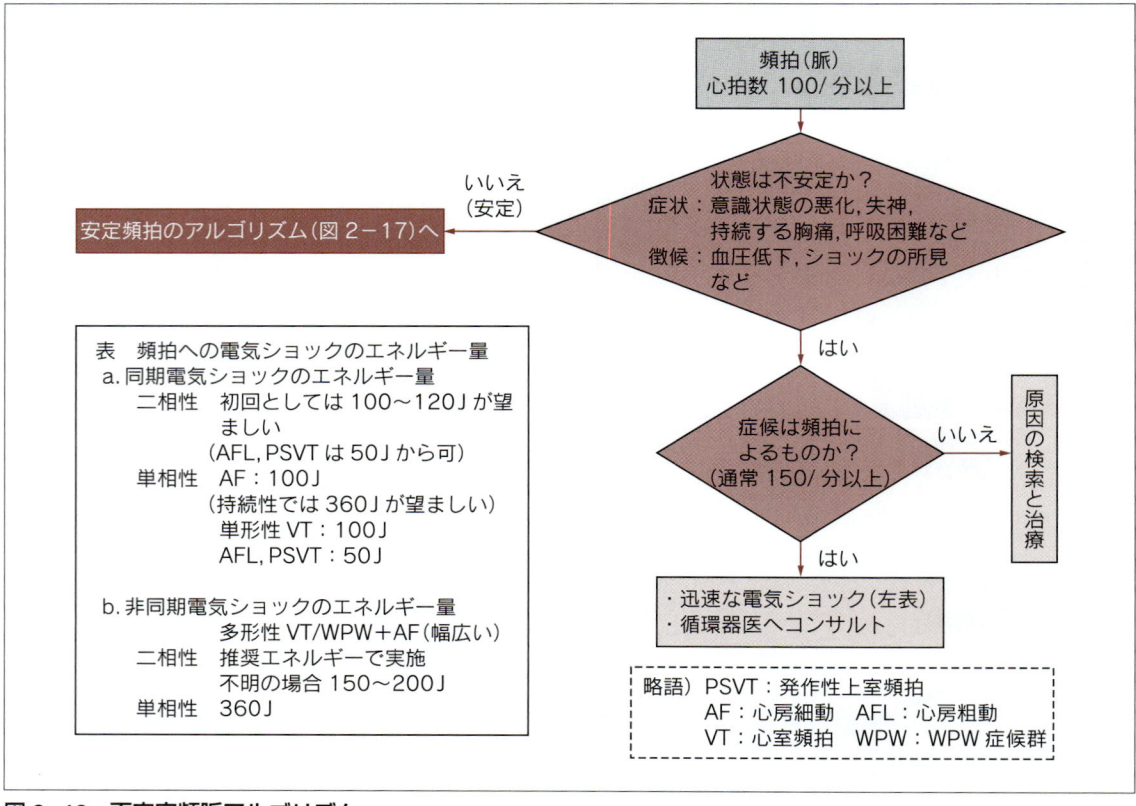

```
                                   ┌─────────────┐
                                   │  頻拍(脈)    │
                                   │ 心拍数100/分以上│
                                   └──────┬──────┘
                                          ↓
                                    ◇ 状態は不安定か？ ◇
         いいえ                       症状：意識状態の悪化，失神，
         (安定)                            持続する胸痛，呼吸困難など
    ┌─────────────────┐ ←──────    徴候：血圧低下，ショックの所見
    │安定頻拍のアルゴリズム│              など
    │  (図2-17)へ       │
    └─────────────────┘
                                          ↓ はい
                                                                  ┌──────┐
                                    ◇ 症候は頻拍に   ◇  いいえ     │原因の│
                                      よるものか？     ─────→       │検索と│
                                    (通常150/分以上)               │治療  │
                                                                  └──────┘
                                          ↓ はい
```

表　頻拍への電気ショックのエネルギー量
　a．同期電気ショックのエネルギー量
　　　二相性　初回としては100～120Jが望
　　　　　　　ましい
　　　　　　　(AFL, PSVTは50Jから可)
　　　単相性　AF：100J
　　　　　　　(持続性では360Jが望ましい)
　　　　　　　単形性VT：100J
　　　　　　　AFL, PSVT：50J

　b．非同期電気ショックのエネルギー量
　　　　　　　多形性VT/WPW+AF(幅広い)
　　　二相性　推奨エネルギーで実施
　　　　　　　不明の場合150～200J
　　　単相性　360J

・迅速な電気ショック(左表)
・循環器医へコンサルト

略語）PSVT：発作性上室頻拍
　　　AF：心房細動　AFL：心房粗動
　　　VT：心室頻拍　WPW：WPW症候群

図2-16　不安定頻脈アルゴリズム

則な頻脈であれば心房細動と考え，必要に応じて薬物によるレートコントロールを行う．心房細動を同期電気ショックや薬物療法により洞調律に復帰させる場合は，血栓の予防が必要となり，原則として循環器医と相談のうえで実施する．

B 徐脈

患者の状態が徐脈により不安定であれば緊急で治療を行う(図2-18)．Ⅲ度(完全)房室ブロックおよび高度房室ブロックの場合は，不安定でなくても緊急治療の対象となる．脈拍数が60/分未満であれば徐脈を考慮するが，安静時の心拍数は正常でも50/分未満となることがあるので注意する．一方，一回心拍出量が減少している場合は，軽度の徐脈でも循環不全を生じる．

緊急治療が必要であれば，まず経皮ペーシングで対処し，徐脈が持続する場合は経静脈ペーシングを行う．Ⅲ度(完全)房室ブロックや高度房室ブロックで症候があれば，ただちに経皮ペーシングを開始する．電極パッドを貼付したら，心電図モニターを装着しR on Tを防止しながらペーシングによるQRSが出現するまで徐々にエネルギーを増加する．QRSを認めたら，これによる脈拍を確認し，ペーシング不全を防ぐためエネルギーを最低量よりやや高く設定する．骨格筋の収縮で苦痛を訴えるようであれば，必要に応じて鎮痛・鎮静を行う．

Ⅲ度(完全)房室ブロックあるいは高度房室ブロックの場合，症候がなくても経静脈ペーシングを考慮する．経静脈ペーシングまでの間，急変に備えて経皮ペーシングの電極パッドを貼付しておき，状態が不安定になった場合はただちに開始できるよう準備をしておく(スタンバイ・ペーシング)．

経皮ペーシングの準備に時間を要する場合は，アトロピンを静脈内投与する．1回0.5mgを投与し，必要に応じて3～5分間隔で総量3mgまで反復投与する．アトロピンが無効な場合はアド

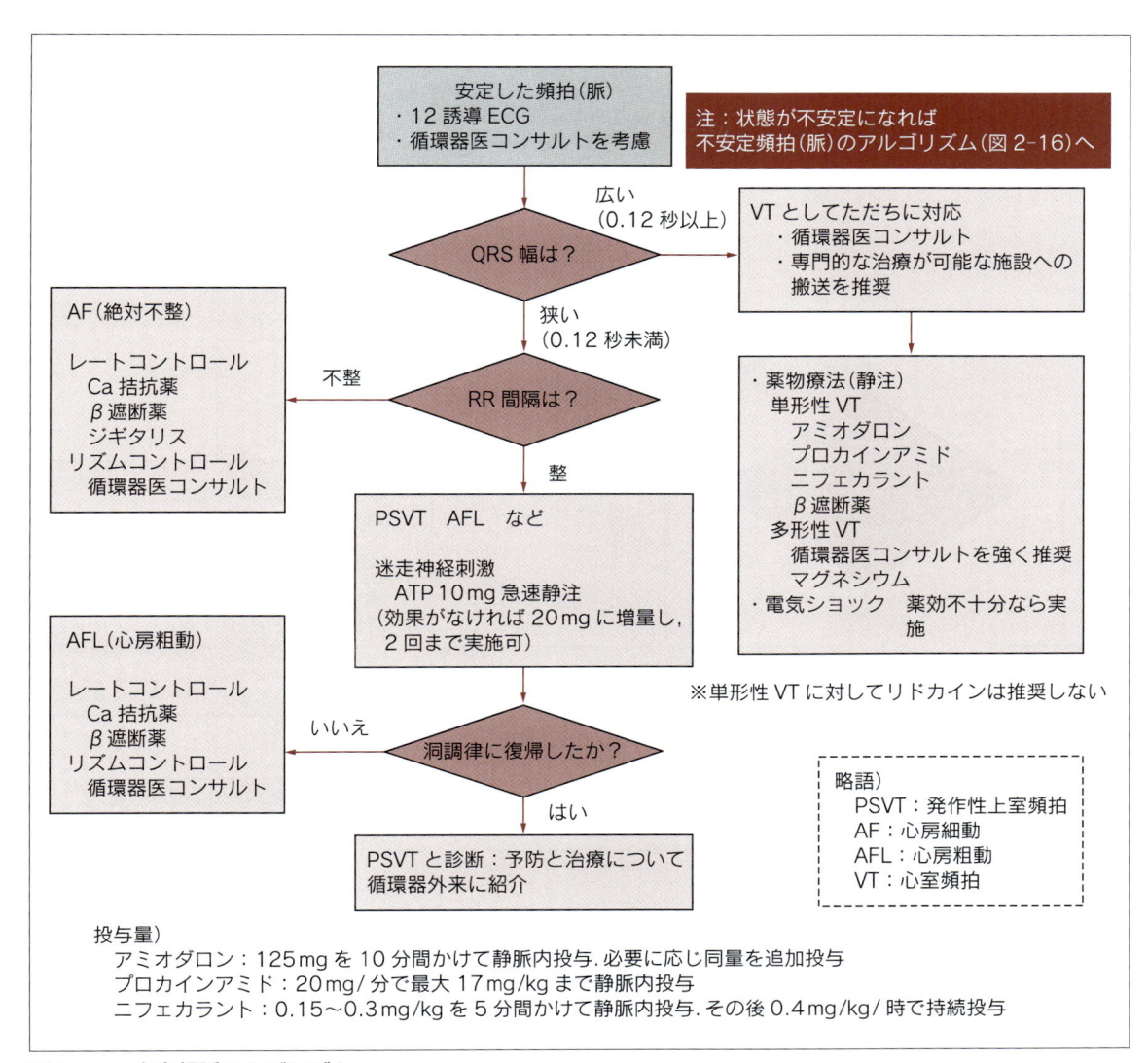

図2-17 安定頻脈アルゴリズム

```
安定した頻拍(脈)
・12誘導ECG
・循環器医コンサルトを考慮

注：状態が不安定になれば
不安定頻拍(脈)のアルゴリズム(図2-16)へ

QRS幅は？
  広い(0.12秒以上) → VTとしてただちに対応
                    ・循環器医コンサルト
                    ・専門的な治療が可能な施設への搬送を推奨
  狭い(0.12秒未満) ↓

RR間隔は？
  不整 → AF(絶対不整)
         レートコントロール
           Ca拮抗薬
           β遮断薬
           ジギタリス
         リズムコントロール
         循環器医コンサルト
  整 ↓

PSVT AFL など
迷走神経刺激
ATP 10mg急速静注
(効果がなければ20mgに増量し、2回まで実施可)

・薬物療法(静注)
  単形性VT
    アミオダロン
    プロカインアミド
    ニフェカラント
    β遮断薬
  多形性VT
    循環器医コンサルトを強く推奨
    マグネシウム
・電気ショック 薬効不十分なら実施

※単形性VTに対してリドカインは推奨しない

洞調律に復帰したか？
  いいえ → AFL(心房粗動)
           レートコントロール
             Ca拮抗薬
             β遮断薬
           リズムコントロール
           循環器医コンサルト
  はい ↓

PSVTと診断：予防と治療について循環器外来に紹介

略語）
  PSVT：発作性上室頻拍
  AF：心房細動
  AFL：心房粗動
  VT：心室頻拍
```

投与量）
　アミオダロン：125mgを10分間かけて静脈内投与．必要に応じ同量を追加投与
　プロカインアミド：20mg/分で最大17mg/kgまで静脈内投与
　ニフェカラント：0.15〜0.3mg/kgを5分間かけて静脈内投与．その後0.4mg/kg/時で持続投与

レナリン(2〜10μg/分)またはドパミン(2〜10μg/kg/分)の持続投与が適応となる．虚血性心疾患に伴う徐脈に対して薬物を使用するときは、心筋虚血の増悪に注意する．薬物治療はⅢ度(完全)房室ブロックや高度房室ブロックには無効であることが多い．

経皮ペーシングや薬物治療は一時的な緊急治療なので、徐脈が持続する場合は経静脈ペーシングが必要となる．Ⅲ度(完全)房室ブロックや高度房室ブロックでは、恒久ペースメーカー植込みが必要となることが多い．

4 小児の二次救命処置

小児の心停止に対するBLSとALSの原則は成人と同様である．医療従事者が2人以上でBLSを行う際には胸骨圧迫と人工呼吸の比を15：2とするが、質の高い胸骨圧迫をできるだけ中断せずに行うことは成人と変わらない．胸骨圧迫の深さは小児の体格に合わせて、胸壁が胸の厚みの約1/3沈むまで行う．圧迫のテンポは成人と同様、少なくとも100回/分とする．AEDの使用にあたり、可能であれば小児用パッドもしくは小児用モードを用いるが、なければ成人用で代用する．

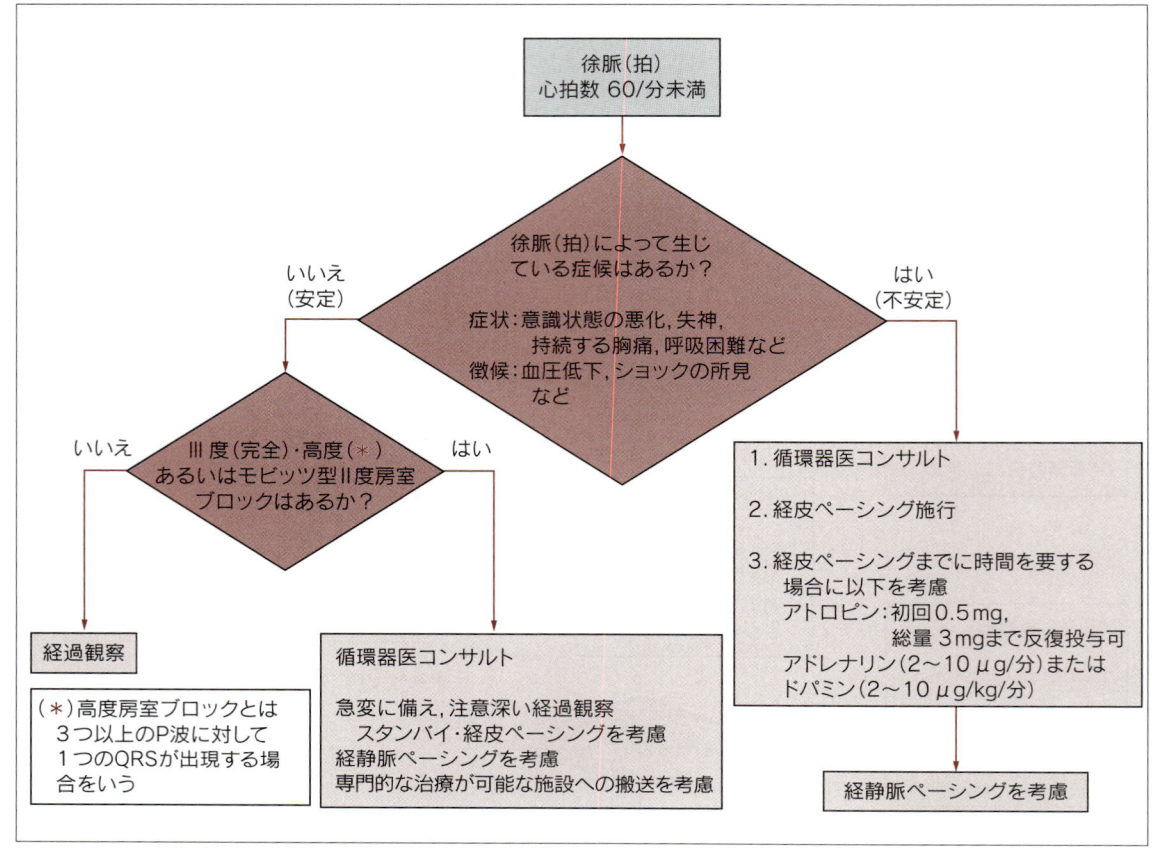

```
                    ┌──────────────────┐
                    │   徐脈(拍)        │
                    │ 心拍数 60/分未満  │
                    └────────┬─────────┘
                             ▼
                    ◇ 徐脈(拍)によって生じ ◇
                      ている症候はあるか?
         いいえ                                       はい
         (安定)   症状:意識状態の悪化,失神,          (不安定)
                       持続する胸痛,呼吸困難など
                  徴候:血圧低下,ショックの所見
                       など
```

図2-18 徐脈アルゴリズム

左ダイヤ分岐:
- いいえ → 経過観察
- はい(Ⅲ度(完全)・高度(*)あるいはモビッツ型Ⅱ度房室ブロックはあるか?) → 循環器医コンサルト
  - 急変に備え,注意深い経過観察
  - スタンバイ・経皮ペーシングを考慮
  - 経静脈ペーシングを考慮
  - 専門的な治療が可能な施設への搬送を考慮

(*)高度房室ブロックとは3つ以上のP波に対して1つのQRSが出現する場合をいう

右分岐(不安定):
1. 循環器医コンサルト
2. 経皮ペーシング施行
3. 経皮ペーシングまでに時間を要する場合に以下を考慮
   アトロピン:初回0.5mg,総量3mgまで反復投与可
   アドレナリン(2〜10μg/分)またはドパミン(2〜10μg/kg/分)

→ 経静脈ペーシングを考慮

乳児には可能な限りマニュアル除細動器を使用するが,AEDしか得られなければこれを使用する.小児に対するマニュアル除細動器による電気ショックのエネルギー量は4J/kgに設定する.BLSで心拍再開が得られなければ,ALSを開始する.原因の検索では,小児は成人に比べて呼吸原性心停止の割合が高いが,目撃者の前で突然倒れた場合は成人同様に心原性心停止の可能性が高いことに注意する.小児は成人と比べて末梢静脈路の確保が困難な場合が多いので,骨髄路が選択されることが多い.血管収縮薬としてアドレナリン0.01mg/kg(最大1mg)を3〜5分間隔で投与する.小児に対してバソプレシンのルーチンの使用はしない.電気ショックと血管収縮薬で心拍再開が得られないVFまたは無脈性VTに対しては,アミオダロンなどの抗不整脈薬の投与を考慮するのは成人と同様である.小児への気管挿管は習熟を要するので,バッグ・バルブ・マスクによる換気が有効であれば気管挿管を急ぐ必要はない.ALSを長時間行う際には,小児用の喉頭鏡と気管チューブが用意できれば気管挿管を考慮する.気管挿管後は気管チューブの先端位置確認のために呼気CO_2モニターを用いることが望ましい.小児では気管チューブの先端位置の移動や閉塞が生じる危険が成人より高い.心拍再開後の集中治療の原則も成人と同様であるが,低体温療法を行う際は小児集中治療室などで適切なモニタリング下に行う.

5 院内心停止

A 院内心停止の予防

入院患者の予期せぬ院内心停止を予防することが重要である.成人の院外心停止は急性冠症候群などにより前ぶれなく突然発生することも多いが,院内心停止では心停止の数時間以上前からの

低血圧や低酸素血症などがしばしば認められるので，この時点で対応すれば心停止を予防できる可能性がある．そのためには，心拍数，呼吸数，収縮期血圧，意識レベル，体温，酸素飽和度などのバイタルサインに一定の基準を定めて，患者の状態悪化を早期に把握して適切に対応することが重要となる．迅速な対応のために，主治医だけではなく medical emergency team や rapid response team と呼ばれる専門チームが心停止に至る前に，患者の状態悪化に対して組織的に対応する院内システムを rapid response system という．

B 蘇生チーム

多くの医療機関で院内心停止に対する緊急蘇生チームが普及している．院内心停止に対して，院内一斉放送のコードブルーなどによる応援要請に応じて現場へ緊急参集する．蘇生チームは日常的に ALS の訓練を行い蘇生に習熟していることが求められるが，蘇生チームが到着する前に，最初に発見した救助者により有効な CPR が行われていること，必要に応じて早期に電気ショックが行われていることがより重要である．蘇生チームが効果的に活動するためには，医療機関の職員全員が BLS の訓練を受け，院内で心停止が発生する可能性がある場所に，同一の内容に揃えた標準救急カートを準備しておくことが望ましい．

C 高度な気道確保

高度な気道確保には気管挿管と種々の声門上気道デバイス〔食道閉鎖式エアウェイ，ラリンゲアルマスクエアウェイ（LMA）®など〕を用いる方法がある．

1 気管挿管

気管挿管は最も適切な気道確保とされてきたが，安全に実施するためには教育と訓練が必要となる．人工呼吸器による呼吸管理を行う際，非侵襲的陽圧換気法（non-invasive positive pressure ventilation；NIPPV）以外では気管挿管を必要とする．また，多量の喀痰が排出できない患者に対する気管内吸引のためにも有用である．緊急時には喉頭鏡を用いて直視下に喉頭展開を行って気管チューブを挿入することが多いが，気管支ファイバースコープや，ビデオ喉頭鏡を用いる方法が選択されることもある．

A 気管挿管の手順

患者の頭部に枕を敷き，鼻先を突き出して匂いを嗅ぐときのような姿勢（スニッフィングポジション）を取らせると，口腔，咽頭，喉頭が一直線になり良好な視野が得られやすい．喉頭鏡を左手で把持し，ブレードを右口角から挿入して舌を左側へ圧排しながらブレードを正中まで移動する．ブレードを舌根部まで挿入すると，喉頭垂が視認できる．喉頭垂を正中の目安として，ブレードで舌根を圧迫すると，喉頭垂の対側に喉頭蓋を見つけることができる．この際，ブレードをやみくもに深く挿入すると，ブレードの先端が喉頭蓋を越えてしまい喉頭蓋が見えなくなってしまう．喉頭蓋を確認できたら，舌根部と喉頭蓋の間の喉頭蓋谷にブレードの先端をゆっくりと進める．ブレードが正中からずれていないことを確認し，喉頭鏡をハンドルの長軸方向に押し出すと，ブレードにより喉頭が展開される．ブレードにより喉頭蓋を直接圧排するのではなく，ブレード先端による喉頭蓋谷の圧迫にともなって喉頭蓋が持ち上がる．開放された喉頭蓋の奥に声門を視認することができる．この時点で，声門が一部しか視認できず，チューブの挿入が困難であると判断したら，BURP 法を実施する．BURP 法とは介助者が指で甲状軟骨を Backwards（背側），Upwards（頭側），Rightwards（右方）に Pressure（圧迫）する方法で，喉頭展開時の声門視認を改善することができる．声門が十分に視認できたら，声門から目を離さずに介助者からチューブを受け取り，右口角から挿入する．口唇が視野を妨げる場合は，介助者が右口角を引っ張ると視野が広くなる．チューブの先端を声門に誘導したら，ゆっくりと愛護的にチューブ先端を気管内に進める．先端が声門を確実に通過することを目視することが重要である．先端が声門を通過したらチューブ内のスタイレットを抜去するが，この際，スタイレットと一緒にチューブが抜けないように注意する．チューブのカフの近位端が声門を1〜2cm超えたところで挿入を終了し，チューブが抜けないように注意しな

がら喉頭鏡のブレードを抜去する.
　チューブの先端が気管内にあることを確認するために，視診で換気による胸壁の上下動を見て，聴診で両側の呼吸音を聴取する．食道挿管であっても，胃の膨満により横隔膜が圧迫されることで胸壁が動くことや，食道への送気音があたかも呼吸音のように聴取されることがあるので，視診や聴診だけによる確認は不確実であることに注意する．最も確実な確認方法は，波形表示が可能な呼気CO_2モニターを用いて，呼気CO_2濃度の波形を見る方法である．波形表示が可能な呼気CO_2モニターがない場合には，食道挿管検知器や比色式CO_2検出器を使用する．食道挿管検知器は初回の換気前にバルブを押した状態でチューブに装着して，手を離すと5秒以内にバルブが急速に再膨張するようであれば先端が気管内にあると考える．比色式CO_2検出器は，チューブに装着して6回の換気を行った後に色調の変化を確認する．
　チューブの先端の位置を確認したら，専用のチューブ固定器具もしくはテープを用いて深さがずれないようにしっかりと固定する．気管挿管後もチューブに関わる事故は致命的になるので常に注意を払い，呼吸状態が悪化したらチューブを再確認する．気管挿管中の患者急変の原因を思い出すために，DOPEという頭文字が用いられる．

D（displacement）	チューブ先端位置の異常
O（obstruction）	チューブの閉塞
P（pneumothorax）	気胸
E（equipment failure）	機器の故障

2 声門上気道デバイス

A 食道閉鎖式エアウェイ

1 ● コンビチューブ
　2つの内腔をもつチューブで，一方の内腔は先端に開放し，他方の内腔は先端カフと咽頭カフの間の換気用小孔に開放している．救急救命士が心肺停止傷病者に用いることが多いが，医療機関でも喉頭展開による挿管が困難なときに使用されることがある．盲目的に挿入し，先端が食道に入れば換気用小孔から換気し，先端が気管に入れば通常の気管チューブと同様に先端から換気することができる．

2 ● ラリンゲルチューブ
　コンビチューブと異なり，内腔は1つで先端には開放していないため，先端を食道に入れて食道カフと咽頭カフに空気を注入する必要がある．

B ラリンゲアルマスクエアウェイ（LMA）
　先端のカフが声門を覆うようにデザインされた器具である．カフを喉頭まで挿入して空気を注入し，声門に密着させる．救急救命士が心肺停止傷病者に用いる他，気管チューブによる声門への刺激を避けるため全身麻酔において用いられることがある．同様の目的で使用されるが，声門を覆うマスクがカフではなく，ゴム様の非膨張性素材でできている製品もある．
　いずれの声門上気道デバイスを用いても，常に先端位置の移動による換気不良に注意する．気管挿管に比べて，低圧の換気でも空気が漏れる可能性がある．

D 静脈路の確保

1 適応
　静脈路確保は救急初期診療でまず行う手技の1つである．血管内容量の補充・補正のための輸液（輸血）ルート，各種薬剤の投与ルートとして確保する．

2 方法
　確保のために穿刺する第一選択の部位は末梢静脈で，心肺蘇生では次いで骨髄内，中心静脈が選択される．

A 末梢静脈穿刺法
　成人では正中皮静脈，橈側皮静脈，手背静脈，足関節部の大伏在静脈などが用いられる．高齢者では外頸静脈，新生児では側頭部の皮静脈が用いられる．大量輸液には内径が太いルートが複数必要となるので，目的に応じた太さを選択する．

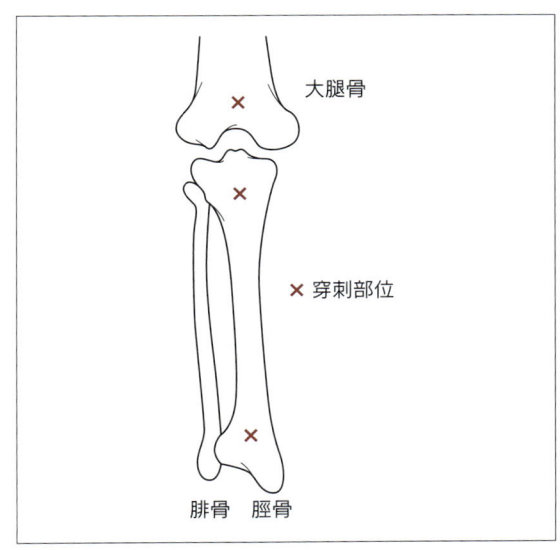

図 2-19 穿刺部位

B 静脈切開法

末梢静脈の穿刺が困難な場合に皮膚を切開し，静脈を露出し，直接留置カテーテルを挿入して静脈路とする静脈切開(カットダウン)法を用いることがある．典型的な部位は橈側皮静脈および足関節部大伏在静脈である．

C 骨髄内輸液

小児だけでなく成人に対しても，末梢静脈路確保が困難な緊急時に行う．穿刺部位の条件は皮下組織が薄く周囲に脈管などの重要組織がないことであり，小児は成長板を損傷しない．第一選択は脛骨近位端，脛骨粗面の 1～2 cm 遠位の平坦な部位である．脛骨遠位内顆 2 cm 近位，大腿骨遠位外側上顆 3 cm 近位正面正中，腸骨稜などが選択されることもある(図2-19)．以下の手順による．
① 穿刺部位を決めて消毒する．意識があれば骨膜まで局所麻酔する．
② 脛骨近位端に留置する場合には，下肢を外転外旋位にする．
③ 針先が骨を貫通しないように拇指，示指で専用針の針先から約 1 cm の部位を把持する．
④ 針の基部を掌で固定し垂直に押し付け左右に捻じりながら刺入する．
⑤ 針先が骨皮質を抜けると抵抗が急になくなる．内筒を抜去し注射器で骨髄液を吸引，あるいは少量の生理食塩水などがあまり抵抗がなく注入でき周囲の腫脹がなければ針先が骨髄内にある．
⑥ 正しい位置にあると針を離しても直立しているので，輸液ルートを接続する．針の周囲にガーゼを巻くなどして固定する．

骨髄内輸液も血管内投与と同等に迅速に心臓に達する．合併症としてまれに骨髄炎が起こりうるので，穿刺部皮膚の感染や熱傷は禁忌である．

E 中心静脈カテーテルの挿入

1 適応
① 末梢静脈虚脱，末梢静脈路の確保困難
② 中心静脈圧(CVP)測定
③ 高カロリー輸液
④ $ScvO_2$ 測定：SvO_2 の代用として用いられ，酸素の供給バランス，乳酸アシドーシスの指標となる．重症敗血症では＞ 70％が治療のエンドポイントとされている．

2 方法

A Landmark 法

1● 内頸静脈(図 2-20)
① 仰臥位で頸部伸展し穿刺部反対側を向かせる．静脈を怒張させるため，頭側低位(トレンデレンブルグ体位)にする．
② 胸鎖乳突筋・気管・総頸動脈の位置，走行を確認する．
③ 胸鎖乳突筋内側の胸骨付着縁と外側の鎖骨付着縁の 2 点を結ぶ鎖骨上の線を底辺とする正三角形の頂点から同側の乳頭に向けて，皮膚に対し約 30°の角度で穿刺し局所麻酔する．このとき，穿刺予定線の内側に総頸動脈の拍動を触知しておく．
④ 吸引しながら刺入し静脈血逆流を確認する．
⑤ 穿刺針は 3 cm 以内に内頸静脈に達するので，それ以上進めると気胸や鎖骨下動脈穿刺の危険性が高まるので注意する．
⑥ 確認できたところから 2 mm ほど深く進め内針

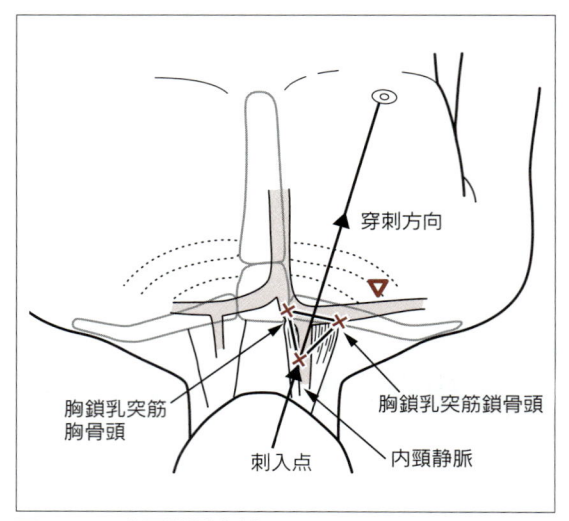

図 2-20 内頸静脈穿刺

を抜去し，同じく逆流があればガイドワイヤーを挿入し留置しダイレイターで経路を拡張後，カテーテルを挿入する（**図 2-21**）．
⑦カテーテルは刺入点から約 15 cm 挿入すれば先端が上大静脈に到達する．
⑧血液の逆流を確認し，外筒は抜去し，カテーテルは糸針で固定したのち消毒，さらに消毒用の軟膏を塗布してドレープで覆う．

2 ● 鎖骨下静脈
①局所麻酔はカテラン針を用いる．
②鎖骨中線上鎖骨下 1～1.5 横指（**図 2-22**）より刺入し，鎖骨直下をくぐらせる．目標とする胸骨上切痕に向かって，鎖骨直下で第一肋骨との間に麻酔を浸潤させ吸引しながら針先を進める．針先は下に向けない．
③針先が静脈内に入ったら静脈血の逆流を認めるので，位置関係を確認しカテラン針を抜去し，穿刺針で穿刺する．
④ガイドワイヤーは内頸静脈への迷入を避けるために頸部を刺入側に向けるか傾ける．
⑤右で 13～5 cm，左で 15～7 cm で上大静脈に達する．

3 ● 大腿静脈（図 2-23）
①仰臥位，下肢正中位で，穿刺部は鼠径靱帯（上前腸骨棘～恥骨結合）の 2～3 横指足側で大腿動脈を触れ，その約 5 mm～1 cm 内側を目標とする．

①血液逆流を認めたところから 2 mm ほど深く進める
②外筒からの静脈血の逆流により内腔が静脈内にあることを確認する
③ガイドワイヤーを挿入
④ガイドワイヤーが抵抗なく血管内に挿入できれば穿刺針の外筒を血管内に進める
⑤シリンジで血液を吸引し静脈血であることを確認する
⑥再度ガイドワイヤーを挿入して留置し，外筒を抜く※

※この後，ダイレーターで経路を拡張後，カテーテルを挿入する．適切な位置に留置後，ガイドワイヤーを抜去してカテーテルを固定する．

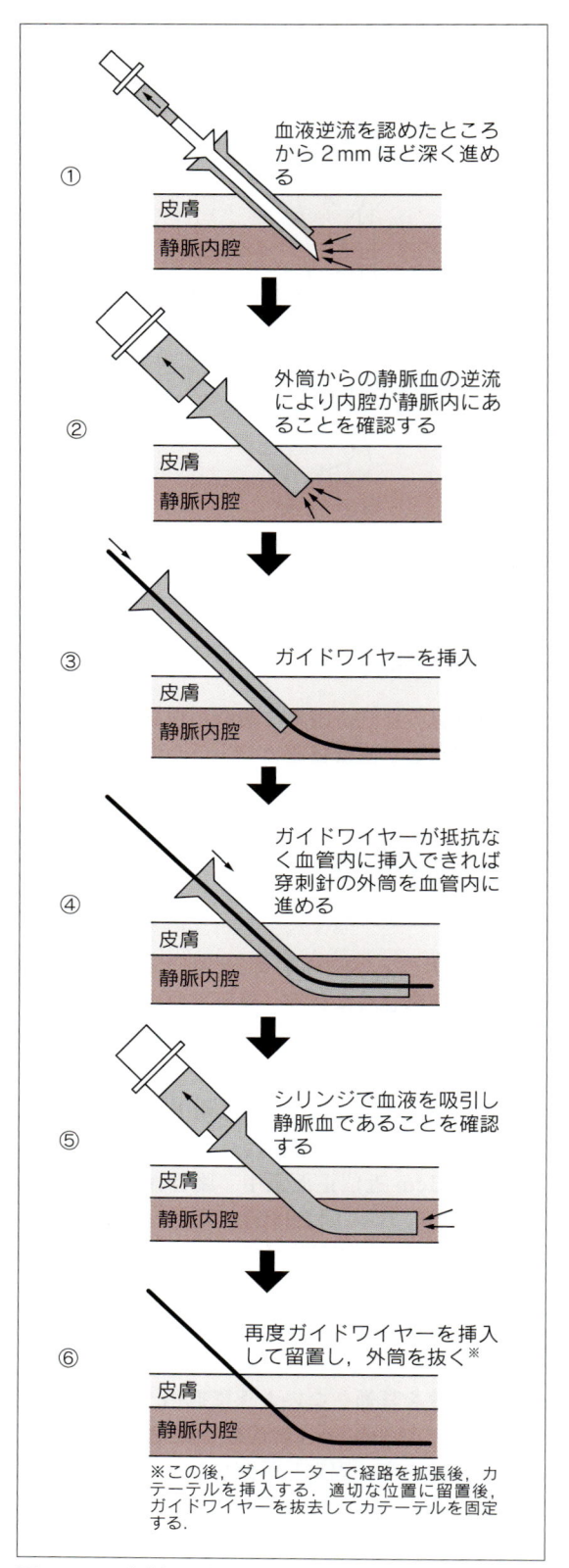

図 2-21 穿刺とガイドワイヤーの挿入

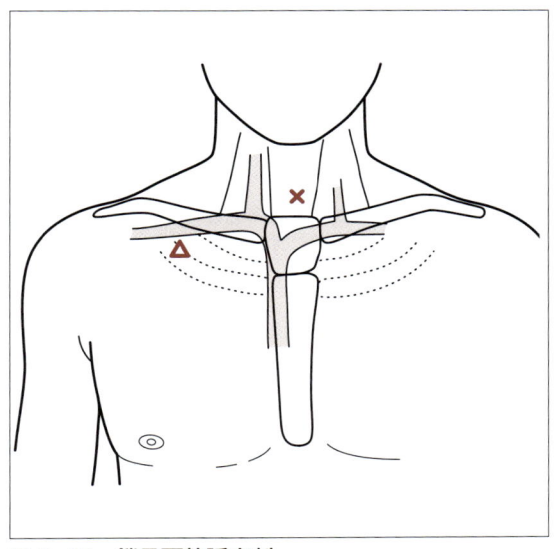

図 2-22　鎖骨下静脈穿刺

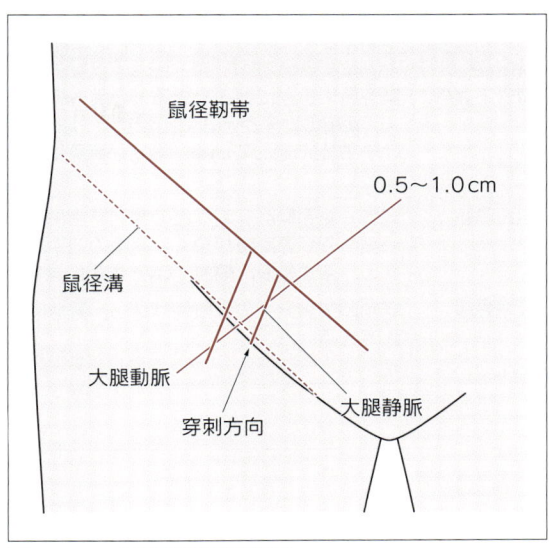

図 2-23　大腿静脈穿刺部位

②左大腿静脈は大動脈を乗り越えて右側にある下大静脈に流入するため合流角度が急なので，挿入が困難なことがあるので右大腿静脈を選択する．
③穿刺針に注射器を接続しておき，皮膚に対し45°以上で注射器を吸引しながら針を進める．
④先端が静脈内に入ったら針を倒して外筒を中枢側へ進める．ガイドワイヤーを用いてカテーテルを進める．40～50cmで下大静脈に達する．

4 ● その他
外頸静脈，肘静脈などでは末梢静脈と同じ要領で行える血管，カテーテルもある．

B 超音波ガイド下フリーハンド法（右内頸静脈穿刺）

1 ● 超音波による穿刺部位の確認
①輪状甲状靱帯からプローブを右に動かし，血管走行ならびに動静脈の重なりを確認する．
②静脈に対し垂直にプローブがあたり，動静脈が重ならない部位を選択する．血管走行はプローブを尾側や頭側へ移動して画面上の静脈の位置にずれがないことを確認する方法（sweep scan technique）と，煽るように角度を変えて確認する方法（swing scan technique）がある．
③静脈はプローブで皮膚を押さえ付けると潰れ，息こらえ（バルサルバ法）で拡張するので，動脈との鑑別ができる（図2-24）．
④穿刺部位の皮膚に血管の長軸が描出できるようにマーキングし穿刺する．

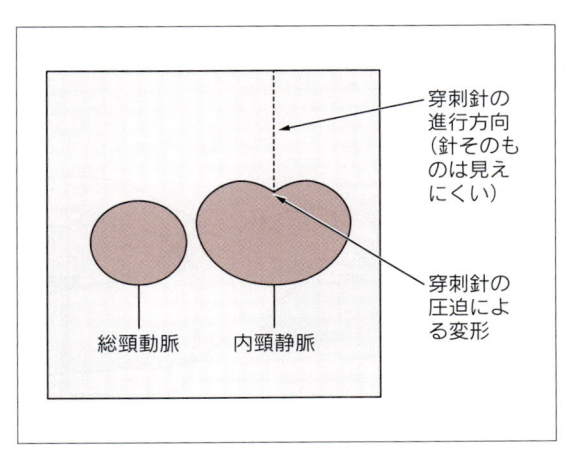

図 2-24　超音波所見

3 合併症

カテーテルは留置期間が長いと感染（カテーテル関連敗血症）や血栓症の危険が高まる．穿刺時の長所短所，偶発症の頻度を表2-4に示す．

表2-4 穿刺部位別に見た中心静脈カテーテル留置の長所と短所

	長　所	短　所
鎖骨下静脈	緊急時に迅速に挿入できる．心臓への到達距離が短く，薬剤の効果が迅速に出現する．急速輸液，輸血，CVP測定に適している．固定が確実にできる．	気胸，乳糜胸（左側穿刺時），鎖骨下動脈穿刺による血腫を生じうる．挿入時，吸気努力により空気塞栓の可能性がある．カテーテルが目的外の方向に入ってしまうことがある．
内頸静脈	気胸，総頸動脈穿刺などの穿刺時合併症は少ない．心臓への到達距離が短く，薬剤の効果が迅速に出現する．急速輸液，輸血，CVP測定に適する．	カテーテル固定が確実性に乏しい．挿入時，吸気努力により空気塞栓の可能性がある．
大腿静脈	穿刺時気胸発生の危険性はない．緊急時，迅速に挿入できる．	稚拙な手技により腸管，膀胱損傷の可能性がある．不潔になりやすい．心臓への到達距離が長く，CVPを測るのには不適当である．

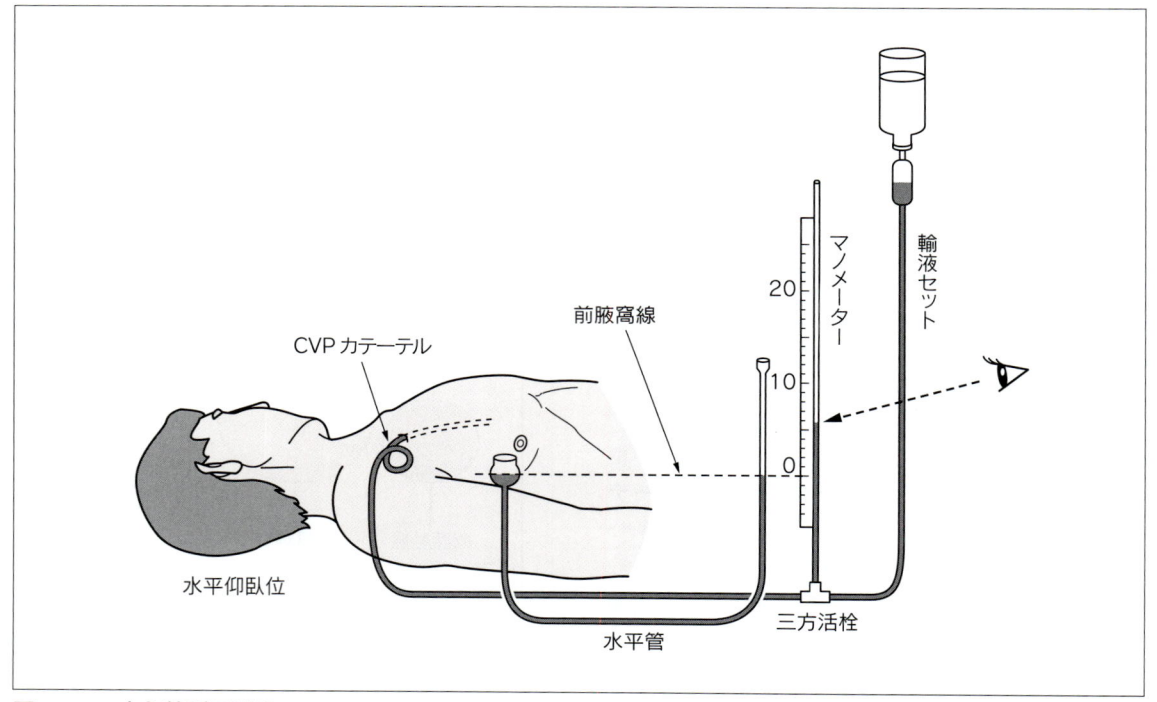

図2-25 中心静脈圧測定

4 中心静脈圧（CVP）測定（図2-25）

CVPとは，右房圧を反映する静脈の圧で基準値5～10cmH$_2$Oである．循環血液量，右心室機能，血管緊張度，体位，胸腔内圧などが関係する．ショック，心不全，多量の水分の移動を伴う場合の循環管理に用いる．原理として，中心静脈カテーテルにCVP測定用の水柱（マノメーター）を三方活栓を介して接続し測定する．0点は前腋窩線の高さで代用する．陽圧呼吸下では高くなる．実際にはCVPカテーテルをトランスデューサーに接続しモニターする．

5 中心静脈カテーテルを用いた血行動態モニター

・PiCCO®

低侵襲で連続で心拍出量ほか（表2-5）を測定できる．中心静脈（一般に内頸，鎖骨下）と動脈（大腿，上腕）へカテーテルを留置する．

表2-5　PiCCO®により測定できるパラメータ

測定項目	記号	参考値	単位
肺動血圧(収縮期/拡張期/平均)(arterial pressure)*	AP		mmHg
心拍数(heart rate)*	HR		min^{-1}
血液温度(blood temperature)*	TB		℃
注入液温度(inject temperature)*	T Inj.		℃
熱希釈法による心拍出量(係数)〔cardiac output(index)〕	CO(CI)	(3.0〜5.0)	$l \cdot min^{-1}(l \cdot min^{-1} \cdot m^{-2})$
動脈圧波形解析による心拍出量(係数)〔pulse contour cardiac output(index)〕*	PCCO(PCCI)	(3.0〜5.0)	$l \cdot min^{-1}(l \cdot min^{-1} \cdot m^{-2})$
体血管抵抗(係数)〔systemic vascular resistance(index)〕*	SVR(SVRI)	(1,700〜2,400)	$dyn \cdot sec \cdot cm^{-5}$ $(dyn \cdot sec \cdot cm^{-5} \cdot m^2)$
胸腔内血液容量(係数)〔intrathoracic blood volume(index)〕	ITBV(ITBVI)	(850〜1,000)	$mL(mL \cdot m^{-2})$
肺血管外水分量(係数)〔extravascular lung water(index)〕	EVLW(EVLWI)	(3.0〜7.0)	$mL(mL \cdot kg^{-1})$
肺血管透過性係数(pulmonary vascular permeability index)	PVPI	1.0〜3.0	—
心臓拡張終末期容量(係数)〔global enddiastolic volume (index)〕	GEDV(GEDVI)	(680〜800)	$mL(mL \cdot m^{-2})$
心機能係数(cardiac function index)	CFI	4.5〜6.5	min^{-1}
全駆出率(global ejection fraction)	GEF	25〜35	%
1回拍出量(係数)〔stroke volume(index)〕*	SV(SVI)	(40〜60)	$mL(mL \cdot m^{-2})$
1回拍出量変動率(stroke volume variation)*	SVV	≦10	%
脈圧変動率(pulse pressure variation)*	PPV	≦10	%
左室収縮力指標〔dp/dt maximum(index of left ventricular contractility)〕*	dPmx	1,200〜2,000	$mmHg \cdot sec^{-1}$

*連続モニターされるもの
(中村利秋:動脈圧波形心拍出量モニタリング:2　PiCCO®. 麻酔 58:849, 2009 より)

・ビジレオモニター

中心静脈圧ラインの代わりにプリセップ CV オキシメトリーカテーテルを,動脈圧ラインの代わりにフロートラックセンサーを用いることで肺動脈カテーテルで測定できる循環の指標が得られる(**表2-6**).SVVの変化率は10〜13%を超えると輸液の効果がある可能性が高いとされる.

F 動脈カニュレーション

1 適応

①頻回の動脈採血.
②循環動態不安定時などの持続的観血的血圧測定,各種モニター(PiCCO®,ビジレオモニター®),体外循環.
③血管造影(含動脈塞栓術),薬剤動脈内注入.

2 方法

橈骨,足背,大腿,上腕,肘,浅側頭動脈など体表から触知可能な動脈で行う(**図2-26**).

留置されたカテーテル内の微小血栓形成は必発なので,これによって動脈血流が障害された場合にも,その末梢が壊死に陥る可能性の少ない橈骨動脈が第一選択となることが多い.

Allenテストで尺骨動脈から手への血行を確認する.a)手関節部で橈骨,尺骨動脈両方を圧迫する.b)圧迫したままで手指の屈曲伸展を繰り返す.c)手指が蒼白になっても橈骨動脈は圧迫し続けて,尺骨動脈の圧迫を解除して,手指の血流が戻るかを観察する.数秒以内で回復があれば橈骨

表2-6 ビジレオモニターにより測定できるパラメータ

フロートラックセンサー		
パラメータ	表示	範囲/単位
心拍出量	CO(cardiac output)	1.0〜20.0 L/min
心係数	CI(cardiac index)	1.0〜20.0 L/min/m²
1回拍出量	SV(stroke volume)	0〜300 mL/beat
1回拍出量係数[※1]	SVI(stroke volume index)	0〜200 mL/beat/m²
1回拍出量変化[※2]	SVV(stroke volume variation)	0〜99%
フロートラックセンサー＋中心静脈圧(外部入力)		
パラメータ	表示	範囲/単位
体血管抵抗	SVR(systemic vascular resistance)	0〜3,000 dyne-sec/cm⁵
体血管抵抗係数	SVRI(systemic vascular resistance index)	0〜6,000 dyne-sec-m²/cm⁵
オキシメトリーカテーテル		
パラメータ	表示	範囲/単位
中心静脈血酸素飽和度	$ScvO_2$(central venous oxygen saturation)	0〜99%
混合静脈血酸素飽和度	SvO_2(mixed venous oxygen saturation)	0〜99%

提供：エドワーズライフサイエンス社
※1 SVI：1回拍出量を体表面積で割ったもの
※2 SVV：輸液反応性の指標(人工呼吸による調節呼吸時の1回拍出量の呼吸性変動の割合)
(林 裕樹：トピック：ビジレオモニター．HEART nursing 24：77, 2011 より)

尺骨動脈弓は開存していると判断できる(図2-27)．回復がなければ橈骨動脈内に留置しない．

A 橈骨動脈

手関節を軽く背屈させ，拇指をテープで固定し皮膚消毒する．穿刺針を皮膚に対して約45°の角度で穿刺し，針を進める．血液が逆流すれば内針の先端が動脈内に入っているので，ここで針をやや倒して外筒のみをゆっくりと進める(図2-28)．内針を引き抜く際にはカテーテル先端で中枢側の動脈を圧迫して出血を抑えてヘパリン加生理食塩液入りのカテーテルに接続する．逆血後もそのまま動脈を貫通させ，外筒のみにしてゆっくり引き戻してきて，再度逆血のあった部位でカテーテルを血管内に進める方法もある．

B 足背動脈

固定に適している．

C 大腿動脈

太くて触れやすいので血圧が低いときに選択されるが，便などによって不潔になりやすいので長期留置には向かない．引き続き体外循環や血管造影を行う際にはあらかじめシースを留置する．穿刺は14〜16Gの長いテフロン針を用い，鼠径靭帯の1〜2cm末梢で左手中指と示指を1〜2cm離してともに動脈の拍動を触れ，この間を穿刺する．

❸ 合併症

穿刺部遠位の虚血，動脈血栓，血腫形成(圧迫止血不良による．仮性動脈瘤もある)，感染，皮膚障害(固定による)，出血(接続不良)などがある．

ヘパリン加生理食塩液入りのカテーテルに接続後，接続部の気泡を指先ではじくなどで抜いた後ルート内をフラッシュする．テープで固定し，モニターと圧トランスデューサーケーブルを接続し，3方活栓を大気開放して0点較正し，トランスデューサーを心臓の高さ(中腋窩線)に合わせる．

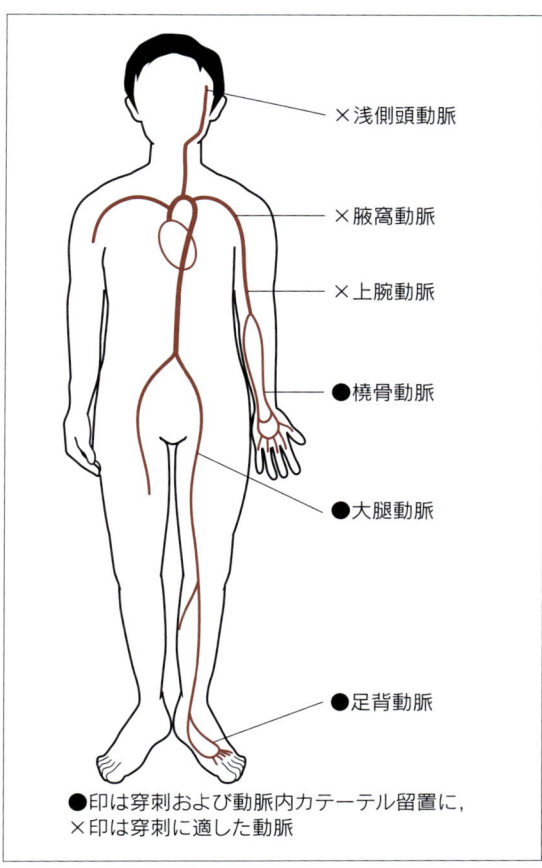

図 2-26 動脈穿刺部位

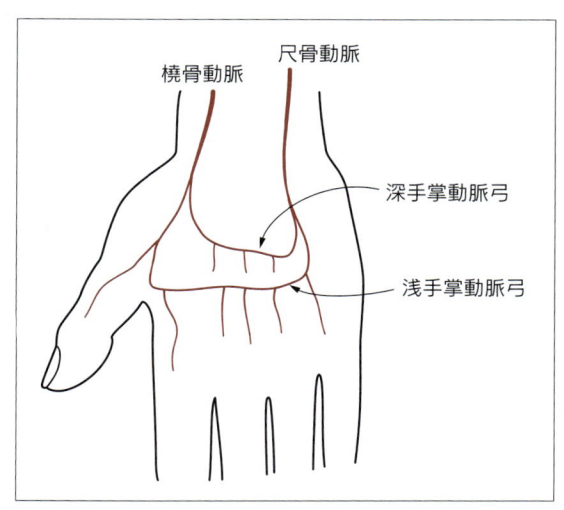

図 2-27 手掌の動脈弓

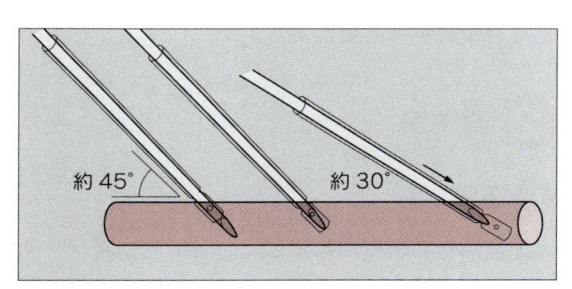

図 2-28 カニュレーション

G 胃チューブ・胃洗浄

1 胃チューブの挿入と留置

A 適応

- 胃内容物の吸引・減圧．
- 上部消化管出血が疑われる症例での出血の確認．
- 薬物や毒物を誤飲した際の吸着剤，下剤の投与．
- 意識障害の時の嘔吐による誤嚥性肺炎の防止．

B 方法

① 成人では 20 Fr 以上，小児では 10～14 Fr，乳幼児では 4～10 Fr のチューブを選択する．
② 鼻腔を綿棒で消毒後，キシロカインゼリーを鼻腔に注入する．
③ 図 2-29 のように鼻孔から耳孔よりやや上の方向に愛護的に挿入する．
④ 留置位置は成人では 50 cm，小児ではあらかじめ距離を測定しておく．
⑤ 浣腸器をチューブに接続して胃内容が吸引されたら確実に胃内に入っていると考えてよい．吸引できない場合は胸部 X 線写真を撮影する．胃チューブを注入用に使うのであれば，X 線撮影は必須である．
⑥ 鼻から入れた場合はテープでしっかりと固定し，排液バッグに接続する．

C 禁忌

頭蓋底骨折がある症例（頭部外傷後の鼻出血，口腔内出血）では，鼻腔からの挿入は控える．

D 合併症

強引なチューブの挿入は鼻腔咽頭粘膜損傷を引

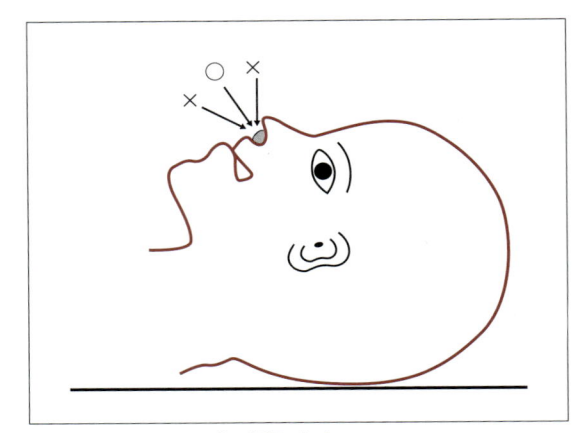

図 2-29 チューブの挿入方向

き起こす．咳嗽反射の弱い高齢者ではチューブが気管に誤挿入されることがあるので，X線写真で先端を確認する必要がある．

2 胃洗浄

A 適応

・上部消化管出血に対する緊急胃十二指腸ファイバースコープの前処置として，胃内にある血腫の除去．
・誤飲した薬物，毒物の体外への排出．
・低体温療法を行うとき．

B 方法

① 洗浄液（通常は水道水でよい），浣腸器，排液用バケツを準備する．
② 洗浄液が十二指腸に流れないように左側臥位を基本とする．誤嚥を防ぐためにも仰臥位は避ける．
③ 洗浄液の1回注入量は200〜300mLとする．50mLずつ鉗子でクランプしながら注入する．意識障害がある場合は，気管挿管を施行してから行う．止血を目的とする場合は氷冷生理食塩水を使用する場合もある．
④ 注入量に対して洗浄液の回収量が半分以下の場合は，先端位置を変えてみる．それでも回収できない場合は，ダブルルーメンタイプ（サンプチューブ）に入れ換えてみる．
⑤ 排液中の血性が薄まる，色調の変化で薬物の回収ができたと判断できる，目標体温に到達するなど目的を達成したら，速やかに抜去する．

C 禁忌

既往歴に胃食道静脈瘤やマロリー・ワイス症候群（Mallory-Weiss syndrome）が疑われる場合，出血の有無を調べるためには，胃洗浄ではなく熟練者による上部消化管内視鏡が望まれる．強酸，強アルカリなどの粘膜腐蝕性物質を誤飲した患者の場合は，穿孔や嘔吐物誤嚥による化学性肺炎の原因となるので胃洗浄は行わない．

D 合併症

嘔吐による誤嚥性肺炎．

H Sengstaken-Blakemore (S-B) チューブ

食道，胃静脈瘤破裂の際の緊急止血用バルーン付きチューブである．一時止血の目的で使用する．一時止血によりショックを離脱したら内視鏡的あるいは手術的止血を行う．

1 適応

食道，胃静脈瘤が疑われる場合の吐血によるショック．

2 方法

① チューブ挿入前に食道と胃のバルーンに空気を注入して破損のないことを確認する．
② バルーン内の空気を完全に抜いて鼻孔より挿入する．
③ 約50cm入れた後，胃内容物を吸引して胃内にあることを確認する．確認が不確かであればX線撮影を行い，先端が胃内であることを確認する．
④ 胃バルーンの送気口から空気を250〜300mL注入し，チューブをゆっくり牽引しながら，噴門部に胃バルーンが引っかかることを確認する．
⑤ 引っかかったその位置で牽引しながら固定する（図2-30）．

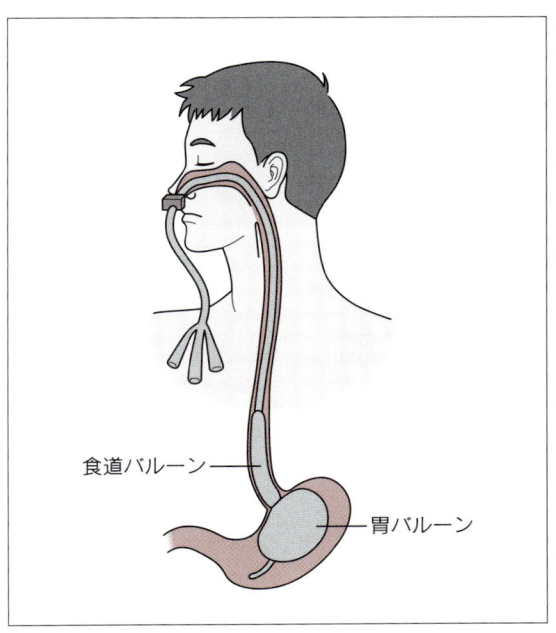

図 2-30　S-B チューブ

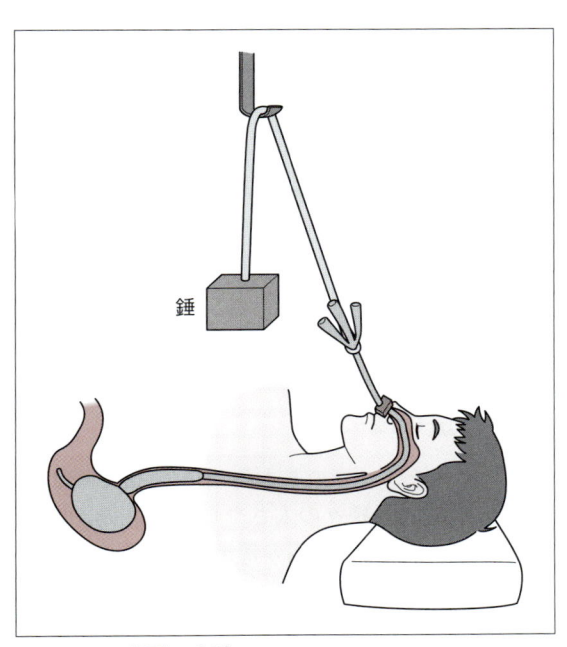

図 2-31　牽引の方法

⑥牽引の方法は，チューブに紐をくくりつけ滑車を通して500gの錘を付ける（筆者は伸縮性包帯で天井からぶら下がっている点滴架けを滑車代わりとしている．図2-31参照）．
⑦食道バルーンの送気口から50mL程度の空気を注入する．圧マノメーターを用いて40mmHgを保つように調節する．
⑧鼻孔に牽引による上方への圧迫で鼻翼に潰瘍を作りやすいので，皮膚保護剤やスポンジなどで鼻翼を保護する．
⑨胸腹部X線写真で位置を確認する．
⑩500mLの冷却生理食塩水で胃内を洗浄しても排液の血の色が薄くならずショックが持続する場合には，内視鏡的あるいは外科的処置を考慮する．
⑪胃バルーンは48時間，食道バルーンは24時間を目途に一度空気を抜く．

3 禁忌

出血性ショックの遷延を回避する目的であるので，基本的に禁忌はない．

4 合併症

①バルーンの体積があるため強引なチューブの挿入は鼻腔咽頭粘膜損傷を引き起こすので控える．
②胃バルーンを食道内で膨らますと食道穿孔を引き起こす．チューブ先端が胃内にあることが確認できない場合はX線写真を撮影する必要がある．
③胃バルーンを拡張した状態での自己抜去は食道破裂や咽頭部での気道閉塞を引き起こす．鎮静のためには気管挿管も必要となることが多い．
④膨らんだ胃内バルーンの影響で心，肺，横隔膜が圧迫されることにより呼吸や循環が障害されることがある．不整脈の出現や人工呼吸管理をしている場合には，気道内圧の上昇に注意する．
⑤過重量による牽引や長時間の圧迫により食道粘膜の損傷が起きる．

I イレウス管

閉塞部位より口側の拡張した腸管内を減圧することにより，腸管拡張の浮腫を軽減して閉塞を解

除するために挿入する．

1 適応
①開腹手術歴のあるイレウスで胃チューブによる減圧で効果がない場合．
②腹部手術歴がない場合は挿入の適応になることが少ない．大腸内容物による不完全閉塞（多量の便貯留）が認められる場合などに限られる．

2 方法（図2-32）
①イレウスチューブの基本的な構造（図2-33）は同じであるが，種々の太さや長さの製品があり，製造会社によって先端の構造が若干異なる．挿入前に説明書をよく読むことが重要である．
②蒸留水をバルーン注入孔より注入し破損がないかどうかを確認する．
③オリーブオイルあるいは蒸留水（製品によって異なる）をガイドワイヤーのすべりをよくするために，主吸引孔よりチューブ内に注入する．そしてガイドワイヤーを先端付近まで入れておく．
④挿入は先端位置を確認しながら行うために，必ずX線透視室で行う．
⑤経鼻的に挿入し先導子を胃まで挿入する．胃底部でとぐろを巻くようであれば，右側臥位にし

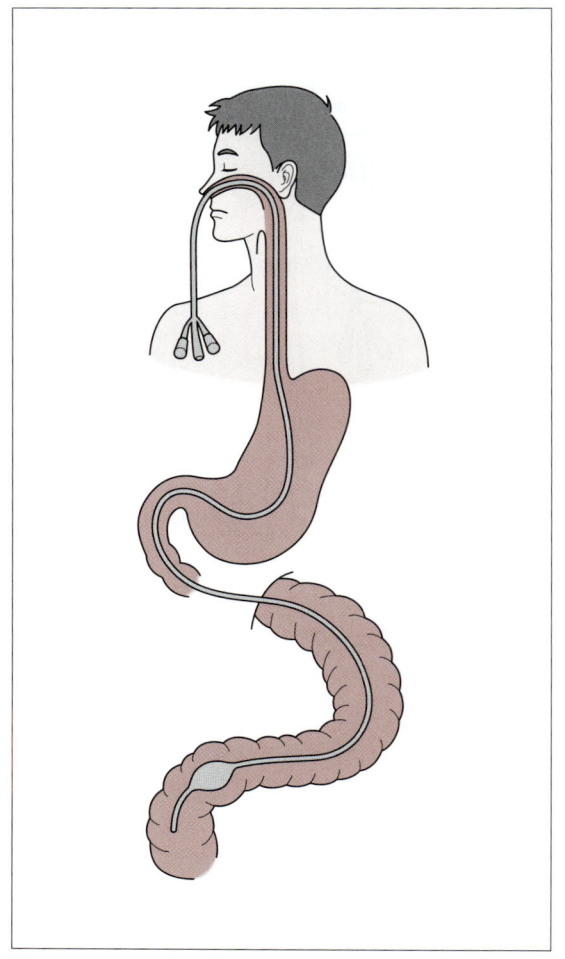

図2-32 イレウス管の挿入

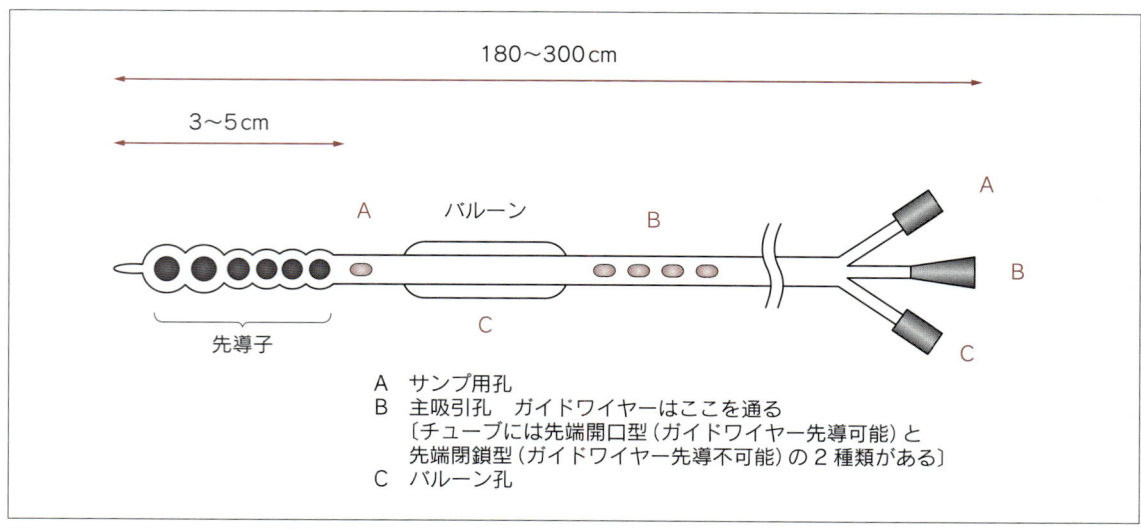

図2-33 イレウスチューブの構造

A　サンプ用孔
B　主吸引孔　ガイドワイヤーはここを通る
　〔チューブには先端開口型（ガイドワイヤー先導可能）と
　先端閉鎖型（ガイドワイヤー先導不可能）の2種類がある〕
C　バルーン孔

て，先導子を幽門方向に向けて幽門を通過させる．
⑥ガイドワイヤーを先導させたり，体位を変えたり，腹部を用手的に押しながら先導子を進める．
⑦先導子がTreitz靱帯を越えたら，バルーン注入孔より蒸留水を20mL注入する．
⑧腸蠕動に伴い自然にイレウス管を進行させるため，100cmの目盛りが鼻孔に到達するまでチューブを挿入してからガイドワイヤーを抜き，テープでチューブを鼻翼に固定する．
⑨サンプ用孔は空けておく．

3 禁忌

①イレウスと診断されていれば基本的に禁忌はない．
②相対的禁忌として消化管穿孔や虫垂炎などの腹腔内の炎症がイレウスの原因である場合．イレウス管では改善しないためである．

4 合併症

①挿入操作により鼻腔や咽頭粘膜の損傷が発生するので愛護的に行う．
②チューブの接触による小腸損傷や小腸穿孔があるので，チューブからの出血や腹膜刺激症状を伴う腹痛の発生に注意する．
③排出液が多量である場合，脱水や電解質異常を引き起こす．

J 尿道留置カテーテル

膀胱に留置して尿を持続的に排出するためのカテーテルである．通称「バルーン」と呼ばれることが多い．また膀胱留置カテーテルとも呼ばれる．

1 適応

①経時的な尿量の測定が必要な場合
・手術（麻酔下）中管理．
・集中治療における循環，輸液管理の指標．
・腎機能評価など．

②自然排尿ができない場合
・意識障害．
・脊髄損傷．
・尿道狭窄など．

2 方法

①患者を仰臥位に寝かせる．
②カテーテルの太さは小児では8,10Frで年齢に合わせる．成人では12〜18Frを用いる．
③カテーテルのバルーン注入口に，太さに応じて決められた量の滅菌蒸留水を注入し（概ね10mL）バルーンを膨らませ，破損がないかを確認する．
④カテーテル先端にキシロカインゼリーを塗布する．
・男性の場合
　1）滅菌用手袋を着用し外尿道孔を消毒する．
　2）左手で陰茎を垂直に天井方向に向けて引っ張り上げ，右手で鑷子を使いカテーテルを外尿道口からゆっくりと挿入する．
　3）途中で疼痛を訴えるとともに抵抗があることが多く，深呼吸をさせながら下腹部の緊張をとり，陰茎を天井方向に引きながらカテーテルを押し進める．
　4）膀胱内に入ったことを抵抗が消えることで確認できる．そのままカテーテルを根元まで挿入する．
・女性の場合
　1）膝関節を軽く屈曲させ，両大腿を開いた体位をとる．
　2）滅菌用手袋を着用し，左手の母指と示指で小陰唇を開き外尿道口とその周囲を十分に消毒する．
　3）外尿道口を通過すれば抵抗なくカテーテルは膀胱内まで到達する．カテーテルを根元まで挿入する．
⑤この時点でカテーテル内に尿の流出を認めることが多い．
⑥根元まで入ったらバルーンを膨らませる．
⑦ゆっくりカテーテルを抜いてくると膀胱頸部でバルーンが引っかかる感じがわかり，これ以上カテーテルが抜けなくなる．これにより確実に膀胱内に入っていることが確認できる．

⑧同時に尿の流出が認められることも多い．
⑨カテーテルを皮膚にテープで固定する．

3 禁忌

①基本的には有用性が上回る場合に絶対的禁忌はない．
②不安定型の骨盤骨折を伴う外傷では尿道損傷が疑われる．尿道外に迷入することがあるので相対的禁忌である．

4 合併症

①尿道損傷：尿の流出がないにもかかわらず，根元までカテーテルを入れずにバルーンを膨張させたり，挿入困難の際に無理をすると尿道損傷を引き起こす．
②逆行性感染
③挿入困難：合併症ではないが挿入困難の場合は無理せず泌尿器科医にコンサルトする．金属による尿道ブジーが必要になる．

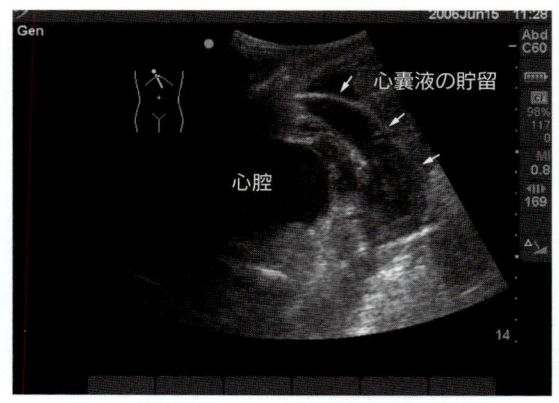

K 心囊穿刺

図2-34 心タンポナーデ

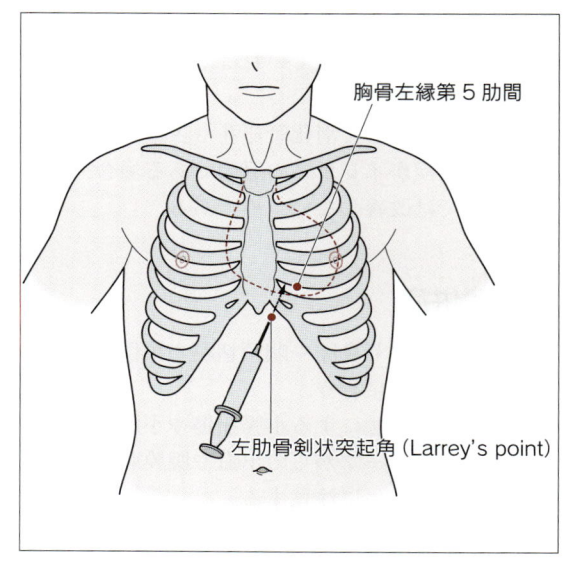

図2-35 心囊穿刺部位と刺入方向

1 適応

　緊急に心囊穿刺を実施する適応は心タンポナーデである．
　急性心筋梗塞による心破裂，急性大動脈解離（A型），心外傷，心外膜炎などによって心囊内液体貯留が生じ，それが循環動態を悪化させている（閉塞性ショック）状態を心タンポナーデと定義する（図2-34）．心囊穿刺によって，心囊内の液体を体外に排出することにより，循環動態の改善を図る．
　非緊急の適応では，心囊液貯留の原因検索を目的に心囊穿刺が実施されることがある．

2 方法

①剣状突起下穿刺法が第1選択となる．
②仰臥位を基本とする．可能であれば30～40°の半坐位とする（心囊液が下方に移動し，穿刺を容易とする）．
③心エコーを実施し，心囊腔に最も近い安全な穿刺部位と穿刺方向を決定する．
④穿刺点としては，図2-35のLarrey's point（剣状突起左縁と左肋骨弓の交差点の1横指下）が一般的であるが，エコー所見によっては，胸骨左縁第4ないし第5肋間を選択することもある．
⑤決定した穿刺部位周囲を広く消毒する．
⑥試験穿刺針（23Gカテラン針）に局所麻酔薬（1%キシロカイン液）を入れた注射器を接続し，事前に決定した穿刺部位から刺入経路に沿って局所麻酔を行う．

⑦注射器を吸引しながらカテラン針を進め，心囊膜を貫く軽い抵抗の後，心囊内の貯留液が吸引される．
⑧事前のエコー検査で，皮膚から心囊までの距離を計測しておき，無用に深部に針を進めないことが重要である．
⑨本穿刺では，持続的に心囊液(多くの場合血液)をドレナージする必要があることから，口径の太い(5Frなど)カテーテルを，ガイドワイヤー使用下に挿入留置する．

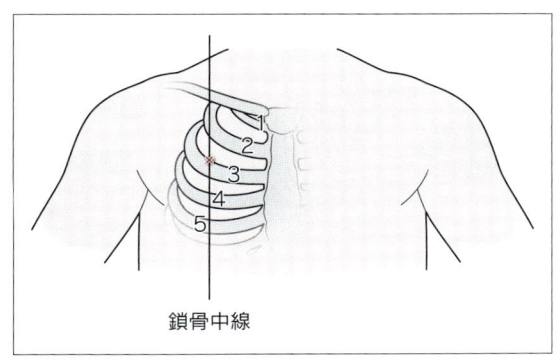

図2-36 緊急胸腔穿刺部位

3 合併症

A 副損傷

誤穿刺により，以下の合併症が発生する危険がある．
・心筋損傷，心腔内穿刺，冠動脈損傷．
・気胸，血胸，縦隔血腫．
・肝損傷．

B 不整脈

心囊内に留置したカテーテルなどが，心筋表面を刺激して不整脈を生じることがある．

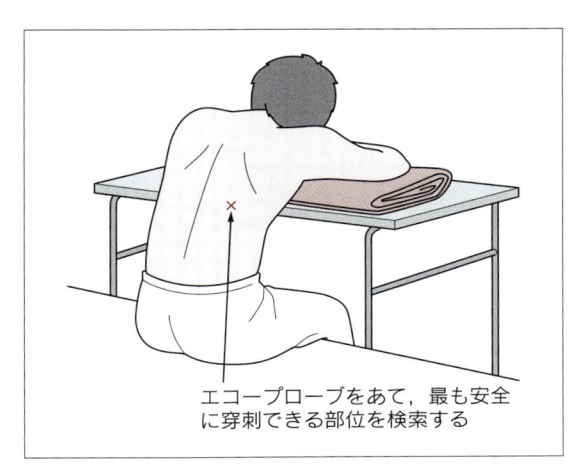

図2-37 坐位での胸腔穿刺

L 胸腔穿刺・胸腔ドレナージ

1 適応

診断目的
胸腔内液(胸水など)貯留の原因検索．主に胸腔穿刺が実施される．

治療目的
①気胸，血胸，胸水貯留，膿胸などによって発生した呼吸障害や循環障害の解除．主に，胸腔ドレナージが用いられるが，緊急度がきわめて高く，即座の減圧が必要な場合(緊張性気胸)には，胸腔穿刺を先に実施することがある．
②胸腔の持続的減圧や洗浄．胸腔に貯留する血液や胸水(外傷，胸膜炎，心不全，腎不全など)を持続的に排出する．膿胸に対して，持続的に胸腔を洗浄することもある．

2 方法

A 胸腔穿刺

1● 緊急穿刺
緊張性気胸などでは，胸部X線検査を待つことなく，患側の第2肋間鎖骨中線を静脈内留置針(サイズは問わないが，20G以上が望ましい)で穿刺する(図2-36)．空気の排出とともに，呼吸・循環の危機的状況が解除される．多くの場合，引き続き胸腔ドレナージを要する．

2● 診断目的
【坐位での穿刺】
①状態が許せば坐位で実施する．胸腔内貯留液が下方に移動し，穿刺が容易になる．背側の胸腔が尾側(12胸椎レベル)まで拡がっていることから，背側からの穿刺が安全である．患者を図

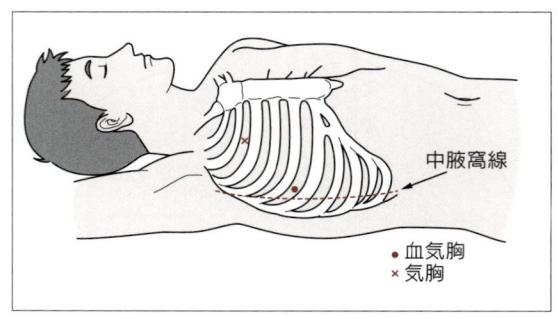

図2-38 胸腔ドレナージ部位

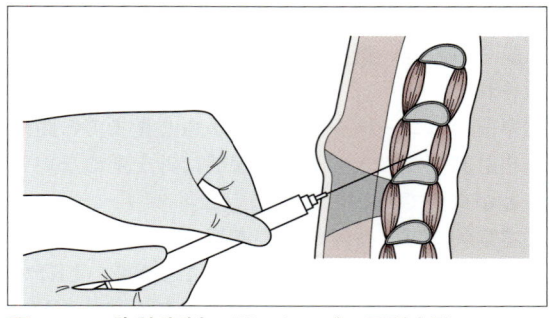

図2-39 胸腔穿刺・ドレナージの局所麻酔

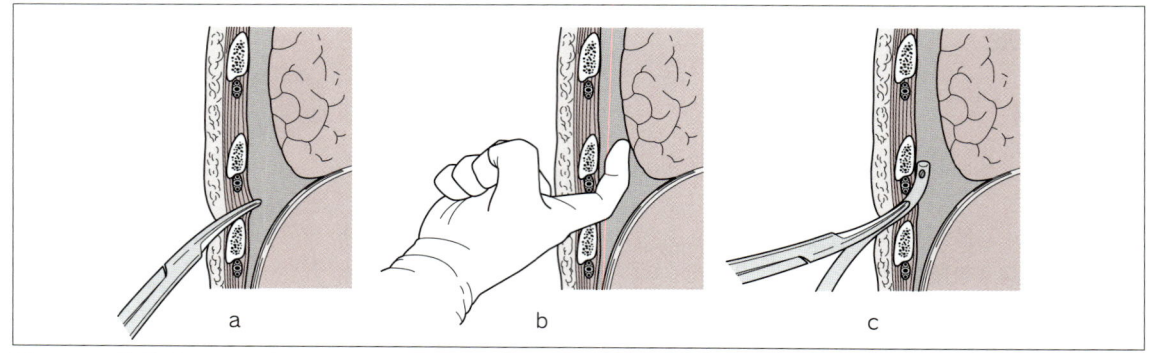

図2-40 胸腔ドレナージ

2-37のように座らせ、エコープローブを第9〜11肋間にあて、体表から浅く、液体が多く貯留している部位を検索する。その部位への穿刺が、肺や血管を誤穿刺するリスクを最も軽減させる。

②肋間動脈・静脈・神経は、肋骨下縁を走行していることから、刺入部位・刺入方向は必ず肋間の下縁すなわち肋骨の上縁を沿うこと。

③試験穿刺針(23G)に局所麻酔薬(1%キシロカイン液)を入れた注射器を接続し、事前に決定した穿刺部位から肋骨上縁に沿って局所麻酔を行う。

④注射器を吸引しながら針を進め、胸膜を貫く軽い抵抗の後、胸腔内の貯留液が吸引される。

【仰臥位での穿刺】
第5、6肋間中腋窩線から後腋窩線で実施する。手順は、座位の場合と同じである。エコーで安全な刺入点・刺入方向を確認し、肋間の下縁(肋骨の上縁)に沿って穿刺する。

B 胸腔ドレナージ

①仰臥位で実施する。

②挿入部位：気胸(単独)では第2肋間鎖骨中線、血気胸では第5、6肋間中腋窩線を選択する(図2-38)。

③ドレナージチューブ先端を肺尖部背側に誘導する(最もドレナージ効果が得られる)ために、皮膚切開は挿入予定肋間よりも1肋間尾側で実施する。

④挿入予定部位周囲を広く消毒する。

⑤皮膚切開予定部および挿入経路(特に肋骨骨膜)に局所麻酔を行う(図2-39)。

⑥2〜3cmの皮膚切開をおき、曲ペアン鉗子で皮下組織、肋間筋を十分に剝離展開し、壁側胸膜を穿破する(図2-40a)。

⑦指を胸腔まで挿入し、挿入経路を拡張するとともに、胸膜の癒着がないこと、横隔膜より尾側(すなわち腹腔)に入っていないことを確認する(図2-40b)。

⑧ドレナージチューブ先端を曲ペアン鉗子で把持

し，挿入経路に沿って胸腔内まで誘導する（図2-40c）．
⑨チューブを肺尖部背側まで進め，固定する．
⑩チューブを低圧持続吸引ドレナージキットに接続する．
⑪胸部X線検査でチューブの位置を確認する．

3 合併症

壁側胸膜と臓側胸膜（肺実質）が癒着している部位の穿刺や誤って穿刺針が深く刺入された場合，肺損傷を生じ，新たな気胸や血胸を引き起こす．肋骨下縁を走行する肋間動脈・静脈を損傷した場合，新たな血胸を引き起こす．

M 腰椎穿刺（髄液検査）

腰椎穿刺は，髄膜炎，脳炎や画像診断で診断の付かないくも膜下出血の診断に用いられる．また脊髄麻酔のための必須手技でもある．頭蓋内圧亢進，出血傾向などでは禁忌となる．

1 適応と禁忌

A 適応（表2-7）

1● 診断目的

中枢神経系の感染症やくも膜下出血の診断．具体的には救急診療におけるさまざまな程度の頭痛や意識障害，原因不明の発熱などの症状を呈し，これらの疾患が疑われる場合，腰椎穿刺の適応となる．ただし，くも膜下出血の診断は，CT検査やMRI（FLAIR）検査を優先させ，画像診断で診断に至らない場合に髄液検査を実施する．また髄液検査が補助診断として意義が高いGuillain-Barré症候群症候群や脱髄疾患の診断目的にも実施される．

2● 治療目的

持続的に髄液をドレナージする必要のある疾患，脊髄麻酔，脊髄くも膜下腔への薬剤投与（抗癌剤，免疫グロブリン製剤など）が適応となる．

表2-7 腰椎穿刺の適応

診断目的	感染症	髄膜炎，脳炎
	出血	くも膜下出血
	神経疾患	Guillain-Barré症候群症候群，多発性硬化症など
	造影検査	ミエログラフィーなど
治療目的	薬物投与	抗がん薬，免疫グロブリン製剤など
	持続ドレナージ	髄液漏，正常圧水頭症など
	脊髄麻酔	

B 禁忌

1● 頭蓋内圧亢進状態

実施前に必ずCTを実施し頭蓋内占拠病変，非交通性水頭症などのないことを確認する．うっ血乳頭の有無も参考となる．

2● 脊髄圧迫病変

不全対麻痺を認める場合，実施前にCT，MRIなどを実施して脊髄くも膜下腔の閉塞がないことを確認する．

3● 出血傾向，凝固能異常，抗凝固療法中

実施前に必ず既往歴，血液検査データを確認する．

4● 穿刺部位の感染症

2 方法・手順

A 体位

適切な体位の保持は，腰椎穿刺を成功させるうえで最も重要である．
①脊椎が彎曲しないよう頭の下に枕を入れ，体位をとる助手に患者の頭部と殿部をしっかり抱え込ませ，エビのように腰背部を後ろへ突き出させる．
②意識があり自分で体位をとれる場合には，「あご先で両膝を触るようなつもり」と指示すると，良好な体位がとれる．
③刺入部位となる下部腰椎がベッドと垂直な位置となるように，肩と骨盤がベッドと垂直になる位置に保持する．
④患者の背中はベッドの端ぎりぎりまで寄せると

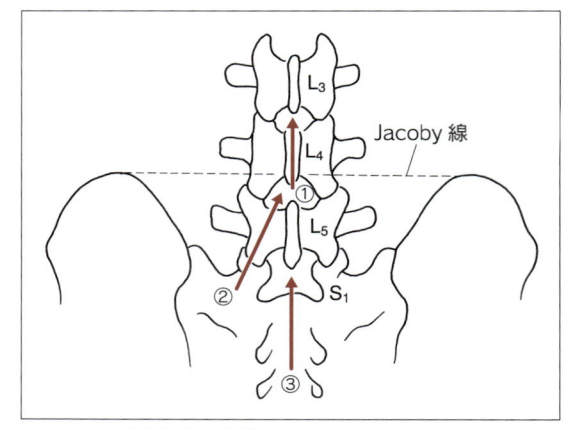

図 2-41　腰椎穿刺部位
① median approach, ② paramedian approach, ③ Tailor approach

穿刺操作がやりやすくなる．

■B 穿刺部位

　脊髄円錐は成人で第2腰椎の上縁で終わり，くも膜下腔は第2仙椎の下縁で終わっているので，その間の椎間腔での穿刺は安全である．穿刺部位の目安として左右の腸骨稜上端を結んだ線(Jacoby線)を用いる．通常は第4腰椎棘突起の高さに一致するので，ここを目安に第3〜4腰椎間または第4〜5腰椎間の正中線上を穿刺部位とする．小児では第4〜5腰椎間か第5腰椎〜第1仙椎間を選択する（図2-41）．

■C 消毒と局所浸潤麻酔

　穿刺予定部位を中心に広範囲に消毒する．穿刺部位の皮膚，皮下組織の局所浸潤麻酔を行う．

■D 穿刺

　少しでも患者が動くと危険なので，疼痛を伴う可能性のある行為を行う際には，よく声かけをしてから開始する．正しい体位がとれている場合には，基本的には接面に対して垂直に腰椎穿刺針を刺入し，そのまま進めていく．皮膚，皮下組織，棘上靱帯，棘間靱帯，黄色靱帯，硬膜外腔（静脈叢あり），硬膜，くも膜，くも膜下腔の順に刺入していく．黄色靱帯を通過する際の抵抗を越えると急に抵抗がなくなり，さらに2〜3 mm針を進める．その際硬膜を貫く軽い抵抗を感じる場合もある．ここでいったん針を止め，内筒を抜いて逆流を確認する．髄液の逆流がなければさらに1〜2 mm針を進める．髄液の流出があれば針先がくも膜下腔に達していることになる．刺入の際，浅い位置で固い抵抗（骨）にあたった場合は，針を皮下まで引き抜き，再度刺入角度をやや頭側へ傾けて刺入する．深い位置で骨にあたり正しく穿刺できない場合，刺入角度が左右にずれていることが多い．穿刺の成否のためには刺入角度が常に左右にずれていないことを確認することが重要である．患者の体位がベッドと垂直となっていない場合に，刺入方向が左右（側臥位なので実際には上下）に逸れていることが多い．

　針を進めている際，患者が下肢の痛み・痺れを訴えた場合，針先が馬尾や神経根に当たっている可能性があるので，刺入方向を変更する．刺入方向を変える場合には，必ず一度皮膚まで引き抜き再度刺入するようにする．

　高齢者で棘間の靱帯に骨化がみられるなどの場合，正中からのアプローチ(median approach)は困難である．こういった場合，正中から1〜2 cm外側からアプローチ(paramedian approach)する方法もある．

③ 髄液の検査

■A 髄液圧の測定

　髄液の流出を確認後，素早く三方活栓を接続し，無駄な髄液の流出を防ぐ．三方活栓に圧測定用ガラス棒を接続し，垂直に立てて初圧を測る．測定の際は，患者の緊張を和らげ，腹圧による圧の上昇を避ける．

　側臥位における髄液圧の正常値は80〜180 mmH$_2$Oである．呼吸性動揺(4〜10 mmH$_2$O)を認めれば針先が正しくくも膜下腔に入っていることを示す．200 mmH$_2$Oを超えると頭蓋内圧亢進，40 mmH$_2$O未満は病的低髄圧である．

　患者を力ませるか，助手に患者の両側頸静脈を軽く圧迫させると，脊椎管内や頭蓋内の静脈還流が悪くなり髄液圧が急激に上昇する．力を抜く，または圧迫を解除すると髄液圧が急速に低下して再び元の圧に戻る．脊髄くも膜下腔に閉塞機転が存在すると，この髄液圧の急速な変動を認めない

（Queckenstedt 試験陽性）．髄液採取後に終圧を測定する．

B 髄液の性状と検査値

圧測定用ガラス棒内の髄液を試験管に回収し，さらに三方活栓を開放して髄液を自然滴下で必要量（通常 10 mL 程度）採取する．提出する検査は，細胞数，生化学（蛋白，糖など），培養である．

採取した髄液の色調，混濁の有無を観察する．血性の場合，くも膜下出血か穿刺時の損傷によるもの（traumatic tap）かを鑑別する必要がある．しばらく髄液を流出させて観察する．徐々に血性の程度が薄くなり，やがて透明に近くなる場合は traumatic tap と判断する．また遠沈により上清が透明となれば，traumatic tap である．表2-8に髄液の異常所見と病態を示す．

C 穿刺後の観察

腰椎穿刺後は2時間程度枕なしで仰臥位とし，頭痛，意識障害の出現に注意しつつ，経過観察する．2時間後，症状の出現なく，局所の出血や髄液漏れがなければ帰宅可とする．24時間は運動や長時間の立位・坐位を避ける．

4 合併症

A 穿刺後頭痛

穿刺後のなんらかの頭痛は36.5％にみられるとされる．穿刺針が貫いた硬膜から髄液が漏出し，特に脳底部にある痛覚受容体が牽引によって刺激を受けるためとされる．坐位・立位で増悪し，臥位で症状軽減する．若年者，痩せ型，女性に多い．数日間で改善することが多い．十分な細胞外液点滴，鎮痛剤投与などで対応する．

B 脳ヘルニア

脳圧亢進状態の症例で占拠性病変より末梢側で髄液を採取すると，病変部の上下で圧差が生じ，脳ヘルニアが発生する．事前に頭蓋内圧亢進の有無を確認しておくことが重要である．初圧が 200 mmH$_2$O 以上あるときは，原則として髄液採取を行わない．

表2-8 髄液の異常所見と病態

	異常所見	病態
外観	血性	新しい出血（くも膜下出血，脳室内出血）
	キサントクロミー	古い出血（くも膜下出血，脳室内出血），蛋白濃度の著しい上昇，高カロチン血症
	混濁，日光微塵	細胞数の増加
細胞	多形核白血球の増加	細菌性髄膜炎
	単核球の増加	ウイルス性髄膜炎・脳炎，結核性髄膜炎，真菌性髄膜炎
	好酸球の増加	寄生虫性髄膜炎
	異型細胞	異型リンパ球（伝染性単核球症），白血病，癌性髄膜炎
糖	低下	髄膜炎（細菌性，結核性，真菌性，癌性），髄膜サルコイドーシス
蛋白	増加	脳炎，髄膜炎，脳脊髄腫瘍，Guillain-Barré症候群
クロール	低下	髄膜炎（細菌性，結核性，真菌性，癌性）
LD(H)	上昇	癌性髄膜炎
ADA (adenosine deaminase)	上昇	結核性髄膜炎

C 神経損傷

成人では，脊髄円錐は第1～2腰椎の高さで終わり，そこから尾側は馬尾となるため，第3～4腰椎間または第4～5腰椎間での穿刺は，基本的には安全である．ごくまれに神経叢を損傷したり，硬膜外静脈叢から出血を生じると，電撃痛，知覚障害，両下肢麻痺，膀胱直腸障害をきたすことがある．穿刺後，神経症状が進行性に増悪する場合，急性硬膜外血腫・硬膜下血腫を疑い，CTやMRIを実施する．

表 2-9　腹腔穿刺液の性状と考えるべき疾患

	外傷	非外傷
血性	肝損傷 脾損傷 腎損傷 膵損傷 腸間膜損傷 腹部血管損傷	肝癌破裂 子宮外妊娠破裂 大動脈瘤破裂 急性膵炎 絞扼性イレウス 腸間膜動脈閉塞 卵巣囊腫軸捻転
胆汁性	十二指腸破裂 総胆管損傷 胆囊損傷	十二指腸潰瘍穿孔 胆囊穿孔
膿性（食物残渣混入）	胃破裂, 小腸破裂	小腸穿孔
膿性（便臭）	結腸破裂	下部消化管穿孔
淡黄色漿液性		肝硬変 単純性イレウス 癌性腹膜炎

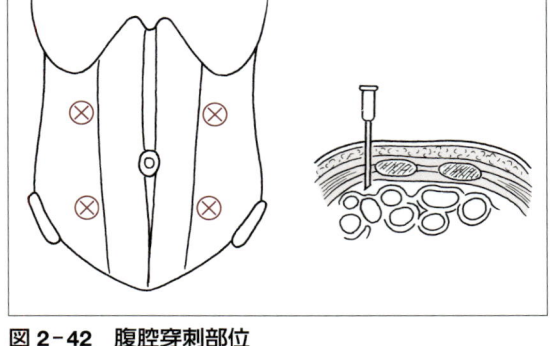

図 2-42　腹腔穿刺部位
⊗ four-quadrant tap

注）*1 手術瘢痕部およびその周囲は腸管癒着の可能性があるため，十分離れた部位を穿刺する．
　　*2 後腹膜が高度にせり上がり，後腹膜誤穿刺などがある．

N　腹腔穿刺・腹腔洗浄

　腹腔穿刺は，主に腹腔内液体貯留性病変の鑑別に用いられる．また診断的腹腔洗浄法は，多発外傷症例などで診断が困難な腸管損傷の診断・否定を主目的として行われる．

腹腔穿刺

1　適応と禁忌

A　適応

①腹腔内液体貯留性病変の鑑別（表 2-9）．
②腹水の除去；肝硬変・癌性腹膜炎などにより貯留した腹水が大量となったために，横隔膜呼吸を抑制したり，患者に苦痛を与える場合など．

B　禁忌

①高度な腸管拡張例．
②妊婦．
③以下の症例では，注意が必要．
　・開腹の既往のある症例*1
　・骨盤骨折などによる後腹膜血腫症例*2

2　方法

A　方法

①施行前に膀胱留置カテーテルおよび胃管を挿入し，膀胱および胃の損傷を予防する．
②診断的腹腔穿刺の場合には，可能な限り施行前に種々の画像診断をすませる．穿刺により腹腔内に空気が入り，腹腔内遊離ガスとの鑑別が難しくなる．
③穿刺法
　腹部エコーを用いない場合には，peritoneal four-quadrant tap（図 2-42）が一般的に行われている．手技は，a）患者を水平仰臥位とする．b）穿刺部位は図の 4 点で，これは腹直筋鞘を避けて穿刺するためである．このうち臨床所見から可能性の高い 1～2 か所を穿刺する．c）穿刺部位を局所麻酔した後，穿刺針を内筒の金属針とともに真皮を貫通後，静かに針を刺入する．腹膜を貫通するときの軽い抵抗を感じた後，急に抵抗が消失し針先が腹腔内に入ったことがわかる．テフロン外筒管をさらに進めるとともに，金属針を抜去する．
　エコーガイド下に穿刺する場合は，エコーで観察されるエコーフリースペース（液体貯留部）に到達するために他の臓器を損傷する可能性の最も少ない安全な刺入部位・経路を選択する．

表2-10 腹腔穿刺回収液・診断的腹腔洗浄法判定基準

対象臓器	回収液データ	
腹腔内出血	カテーテルより血液を吸引，もしくは	RBC≧10×10^4/mm^3
肝損傷	腹腔内出血が陽性でかつ	GPT≧RBC/40000
腸管損傷	腹腔内出血陰性の場合	WBC≧500/mm^3*
	腹腔内出血陽性の場合	WBC≧RBC/150*
	腸管内容の証明	
小腸損傷	AMY≧RBC/10,000 かつ AMY≧100 IU/L	
	ALP≧RBC/10,000 かつ ALP≧100 IU/L	
横隔膜損傷	洗浄液がchest tubeから流出	

注：血清正常値 AMY（アミラーゼ）20～170 IU/L
ALP（アルカリフォスファターゼ）65～205 IU/L
＊：WBCの評価は，受傷後3～18時間に行うこと

表2-11 診断的腹腔洗浄法の適応

腹部外傷が疑われる症例で，バイタルサイン・身体所見・画像診断からは開腹適応とならないが，以下の理由から腸管損傷が否定できない場合．
①頭部外傷，飲酒，薬物などによる意識障害をともなう症例
②脊髄損傷により腹部身体所見を診ることができない症例
③骨盤骨折および合併する後腹膜血腫により腹部身体所見が修飾される症例
④下部肋骨骨折があり，上腹部の身体所見が修飾される症例
⑤呼吸静止ができず読影に適する画像診断が行えない症例
⑥腹腔内出血による腹膜刺激症状が認められ，腸管損傷との鑑別が難しい症例

B 観察および排液の評価

穿刺によって得られた回収液の性状によって，表2-9のように原因疾患を鑑別することが可能である．また，外傷症例では回収液の血球数検査や生化学検査をすることによって，さらに細かく損傷臓器を診断することが可能である（表2-10）．

3 合併症

①腸管誤穿刺：頻度は多くないが開腹して修復を要することもある比較的重大な合併症である．回避するためには拡張腸管や癒着の部位を避けて穿刺する．吸引内容から腸管の誤穿刺が疑われる場合には，あわてて穿刺針を抜去せず，十分に内容を吸引してから穿刺針を抜去する．腸管内容の腹腔内への漏出を最小限にし，場合によっては開腹術を回避できる．
②出血：腹直筋鞘内の上下腹壁動静脈を損傷すると，血腫形成や腹腔内出血と誤ることがある．
③血圧低下：治療目的の腹水除去を施行する場合，急速に大量の腹水を腹腔内から排出すると，血圧低下をきたすことがある．あまり急速な排液は避けることと，施行前には必ず静脈ラインを確保し，施行中は血圧・脈拍をこまめに測定する．状態の変化を認めた場合には，腹水の排出を中止し，速やかに補液を行う．

腹腔洗浄法

診断的腹腔洗浄法（diagnostic peritoneal lavage；DPL）と治療目的の腹膜灌流に大別される．本項ではDPLを中心に解説する．

1 適応と禁忌

A 適応

腹部外傷の診断で，腹部理学所見・バイタルサイン・各種画像診断など，一連の評価が終了し，その時点では開腹適応となる所見を認めないが，なお腸管損傷の存在が疑われる，またはこれが否定できない場合に適応となる．具体的には表2-11に示した．

B 禁忌

腹腔穿刺と同様であるが，穿刺が危険な症例でも小開腹法により安全にカテーテルを挿入することが可能である．

2 方法

A カテーテル挿入法

穿刺法と小開腹法に大別される．

1 穿刺法

局所麻酔下に，臍下正中に約0.5cmの縦切開をおき，ペアンにて白線まで剝離した後，気腹針

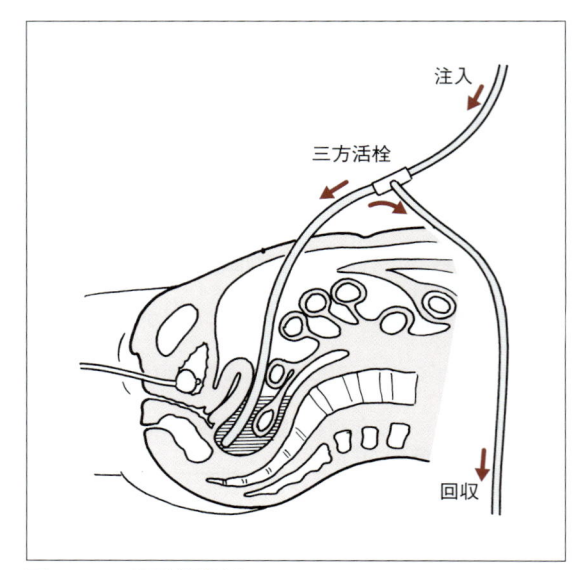

図 2-43 腹腔洗浄法

にて腹腔内に穿刺しておき，ガイドワイヤーを用いてカテーテルをダグラス窩へ挿入留置する．本法は，腸管が異常に拡張した症例や腹壁に手術痕がある症例などでは，誤って腸管を穿刺する危険があるため，次に述べる小開腹法を用いる．

2 ● 小開腹法

臍下正中線上で小皮膚切開を加え，直視下に腹膜灌流用カテーテルをダグラス窩に挿入するものである．血液のたれ込みによる偽陽性を避けるため，腹膜を切開するまで完全止血を心がけることが必要であるが，慣れないと思わぬ時間を費やす．しかし，この方法は直視下に腹腔内にカテーテルを挿入できるので安全性は高い．

B 洗浄法

ダグラス窩に留置したカテーテルより，検査可能な量の血液が回収できれば洗浄は必要ない．そのまま表2-10の基準に従って評価する．

回収量が少ない場合には洗浄を行う．患者をTrendelenburg位とし，1,000mLの生理食塩水を15〜20分で注入する（小児では15〜20mL/Kg）．洗浄液注入後，患者を水平位に戻し左右にrotationする．その後，洗浄液をサイフォンの原理で回収する（図2-43）．

C 回収液評価法

腸管損傷診断を目的とする．画像診断では腸管損傷を確実に診断・否定することが困難であることから，頭部外傷合併例などで意識障害などを呈するなど適切な腹部身体所見を妨げるさまざまな要因が存在する症例では，DPLが必要となる．腸管損傷の診断を主目的とした判定基準（表2-10）は，98％以上の高い診断率を得ることが可能であり，これにより診断の難しい腸管損傷の診断見逃し・診断遅延や不必要な試験開腹の回避に非常に役に立つ診断方法となっている．判定の注意点としては，白血球数の評価は受傷後3〜18時間に行うようにすることで，これ以前では偽陰性の可能性，以降では偽陽性の可能性がある．

3 合併症

腹腔穿刺と同様である．

D 膀胱穿刺・膀胱瘻造設

膀胱穿刺・膀胱瘻造設は，尿道狭窄など種々の原因により経尿道的にカテーテル挿入が不可能な場合や，急性前立腺炎など尿道カテーテル留置が禁忌とされる場合に実施される．

1 適応と禁忌

A 適応

膀胱穿刺は一時的排尿目的で用いられ，長期の尿路変更が目的の場合は膀胱瘻造設が行われる．
①尿道の高度狭窄，尿道異物，前立腺肥大症，前立腺癌などのため，尿道カテーテル挿入が困難である症例．
②外傷による尿道損傷（尿道カテーテル挿入が禁忌）症例．
③急性前立腺炎，尿道炎，副睾丸炎など，尿道カテーテル留置を避けたほうがよい症例．
④膀胱内の持続出血や凝血塊の貯留が予測され，太いカテーテルの留置が必要となる場合．

B 禁忌

絶対的禁忌はない．以下の原因により合併症が強く危惧される場合は，相対的禁忌となる．
① 膀胱周囲の腸管癒着など：膀胱腫瘍，骨盤内放射線照射，下腹部・骨盤内手術の既往など．
② 膀胱壁の広範な腫瘍，長期の尿道カテーテル留置による膀胱萎縮など．

2 方法・手順

A 準備物品

1 ● 膀胱穿刺
a) 清潔操作；滅菌手袋，消毒液，覆い布など
b) 超音波装置
c) 局所麻酔剤，シリンジ
d) 穿刺針（18G 静脈留置針）
e) 三方活栓，延長チューブ

2 ● 膀胱瘻造設（穿刺用物品に加えて）
a) 膀胱瘻造設キット（留置カテーテル，穿刺針，ガイドワイヤー，蓄尿用バックなどがセットになっている）
b) 尖刃，ペアン・モスキート鉗子
c) 縫合セット
d) 膀胱洗浄用物品（生理食塩水，シリンジなど）
e) 蓄尿バッグ

B 膀胱穿刺の方法・手順（図2-44）

① 体位は仰臥位とし，下肢を進展させる．視診・触診・打診および超音波で恥骨上に膀胱が充満していることを確認する．穿刺点は正中線上，恥骨上縁から2～3cm（小児では1～2cm）頭側が基本であるが，超音波で最も安全な穿刺点および穿刺方向を確認するほうが一般的である．
② 恥骨上部を剃毛．穿刺予定点を中心に下腹部全体を消毒する．
③ 穿刺点を中心に局所麻酔を行う．針を鉛直方向（垂直）に刺入し，皮膚・皮下組織・腹直筋・膀胱壁を麻酔薬を浸潤させる．膀胱内腔に針先が入った際に，尿を吸引できる．その際の針の方向および深さを確認しておく．
④ 静脈留置針を穿刺点から確認した方向へ陰圧をかけつつ刺入する．尿が吸引され針先が膀胱内

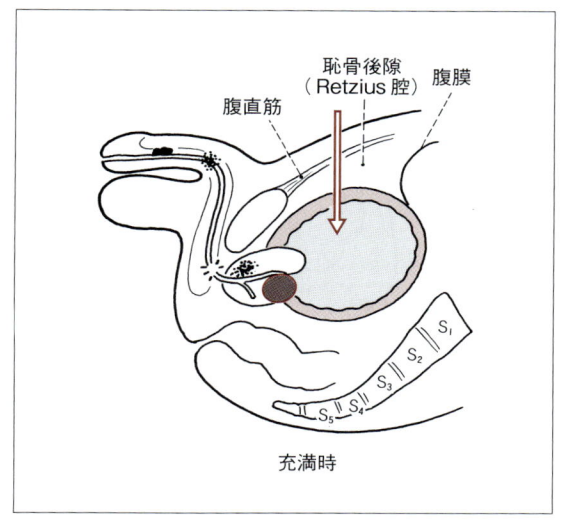

図2-44 膀胱穿刺経路

腔に達したことが確認されたら，内筒を抜去し静脈留置針の外筒のみを進め留置する．
⑤ 目的とする量の尿を吸引・排出した時点で留置針を抜去する．

C 膀胱瘻造設（経皮的穿刺法）の方法・手順

前述③に引き続き，
④ 尖刃で刺入部に0.5cm程度の切開を置く．留置カテーテルには以下のようなタイプがある．
  a) トロッカータイプ：内筒に穿刺針が組み込まれていて，膀胱内に刺入後，内筒を抜去，外筒（カテーテル）を膀胱内に留置する．
  b) ガイドワイヤータイプ：静脈留置針と同じタイプの穿刺針を膀胱内に刺入し，その外筒を通してガイドワイヤーを膀胱内に挿入する．外筒抜去後，このガイドワイヤーを通してカテーテルを挿入留置する．
  c) 穿刺用外套針タイプ：口径の大きな穿刺用外套針を膀胱内に刺入し，この外套針の中を通してカテーテルを挿入留置する．
⑤ カテーテルからの尿の排出や膀胱洗浄がスムースに行える適切な位置に調整し固定する．カテーテルは4週間程度で交換する．

D 膀胱瘻造設（直視下カテーテル挿入法）

膀胱と周辺組織との癒着や膀胱の萎縮など，経

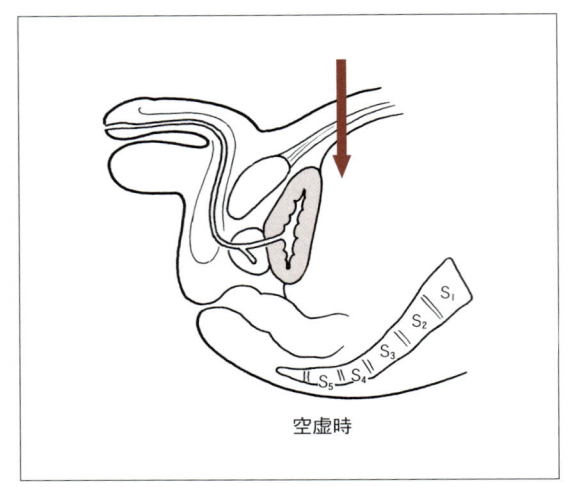

図 2-45　膀胱の充満が不十分な時の腹腔誤穿刺

皮的穿刺法が相対的禁忌の場合でも，手術的に直視下でカテーテルを挿入する本法では，比較的安全に実施することができる．
① 恥骨上 2 横指の部位に 5〜7 cm の正中切開を置き，引き続き白線を切開する．
② 恥骨後部の粗な結合織（retropubic space, Retzius 腔）を鈍的に剥離して膀胱底部から前壁を露出する．
③ 直視下に膀胱壁を切開し，カテーテルを挿入し巾着縫合により閉鎖する．カテーテルを留置固定する．
④ Retzius 腔にペンローズドレーンを留置し，皮膚創を縫合閉鎖する．
⑤ 2〜3 週で皮下瘻孔が形成されるので，それ以降はカテーテル交換が可能となる．

3　合併症

1　腹腔穿刺・腹腔内臓器損傷（腸管損傷）

膀胱が十分に緊満していない状態で穿刺を実施すると，穿刺針が腹腔を通過してしまうことがある．その際，近接した腸管を誤穿刺する危険がある（図 2-45）．

2　出血

穿通させた膀胱壁からの出血が持続する場合や前立腺の誤穿刺などにより膀胱内に凝血塊が貯留し，留置したカテーテルを閉塞する危険がある．頻回の洗浄などの対応が必要となる．

3　血圧低下

高齢者などで，緊満していた膀胱が急激に減圧されると，vasovagal reflex を介して血圧低下をきたすことがある．

4　感染

刺入時の血腫形成は，尿からの感染を引き起こしやすい．逆行性に膀胱炎や腎盂腎炎などを併発することがある．

5　尿漏

カテーテル刺入部周囲から尿が持続的に漏出する．皮膚炎が難治性となる場合は，膀胱瘻再造設が必要となる場合もある．

6　膀胱刺激症状

膀胱瘻造設後，強い尿意や下腹部痛・不快感などの症状を訴えることがある．カテーテル先端の膀胱壁への接触が原因であることが多い．

P　止血

出血は，血管の破綻による血液の喪失であり，その量が多ければ循環血液量の減少によるショック，凝固因子の欠乏などの重篤な病態を引き起こす．外傷におけるショックの大半は出血によるものであり，救急現場において，迅速に適切な止血を行うことが大切となる．

止血法には，一時止血法と永久止血法がある．自然止血が期待される以外は，一時止血のみでは完全な止血はできないため，永久止血法を行う必要がある．

1　一時止血法

A　直接圧迫法

出血部位に対してまず行われる方法であり，指，ガーゼ，バルーンなどにより圧迫する．

出血部位が点として明らかな場合は，可能な限り点として指で圧迫する（図 2-46a）．出血が面の場合は，ガーゼにて出血範囲を覆い，手全体で圧迫する（図 2-46b）．全身状態として血液凝固能に異常がない場合の細静脈や毛細血管からの出血では，この方法で多くは永久止血される．

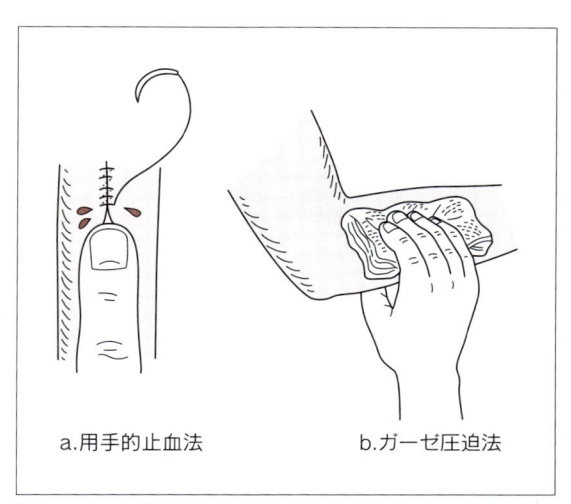

図2-46 直接圧迫止血法
　a. 用手的止血法
　b. ガーゼ圧迫法

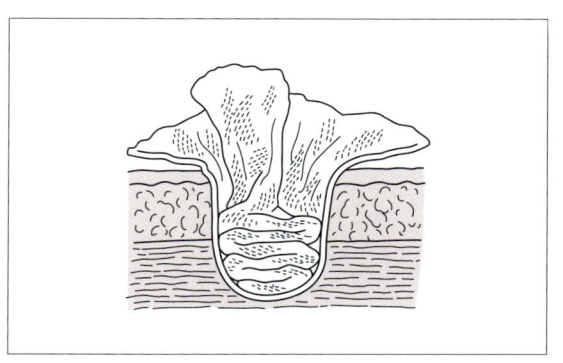

図2-47 Mikuliczタンポン法

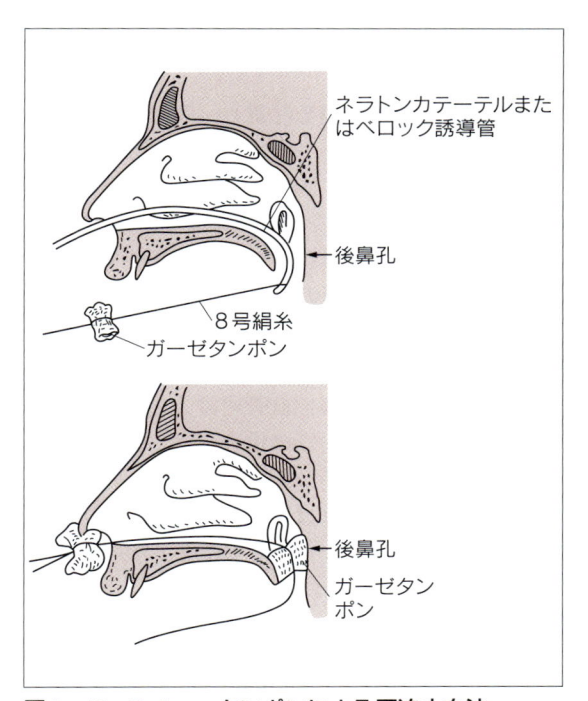

図2-48 Bellocqタンポンによる圧迫止血法

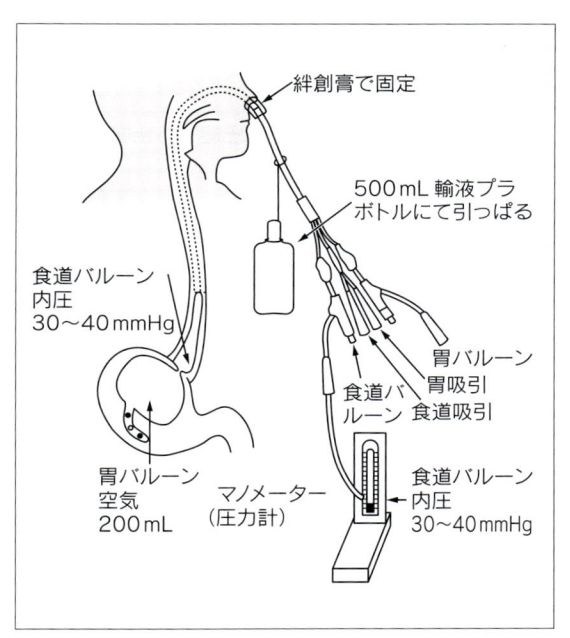

図2-49 Sengstaken-Blakemore(S-B)チューブによる圧迫止血

特殊な部位の圧迫止血法としては，視野が狭く止血困難な深い出血創に対して行うMikuliczタンポン法(図2-47)，止血困難な鼻出血に対して行うBellocqタンポンによる圧迫止血法(図2-48)，食道静脈瘤破裂に対するSengstaken-Blakemoreチューブによる圧迫止血がある(図2-49)．

B 間接圧迫法

　直接圧迫止血法にて出血のコントロールが不可能な場合，あるいは永久止血操作のために直接圧迫止血の継続が術野の展開に不適切な場合などが間接圧迫法の適応になる．

　出血部位より中枢側で動脈を圧迫することにより止血を図る方法である．主に四肢において広範囲挫滅創や切断肢・太い血管損傷などの直接圧迫でコントロールされない出血が適応となる．

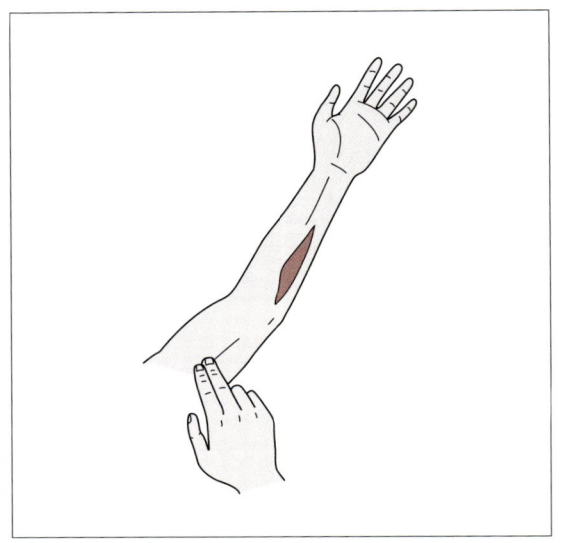

図2-50　中枢側の動脈を指で圧迫する止血方法

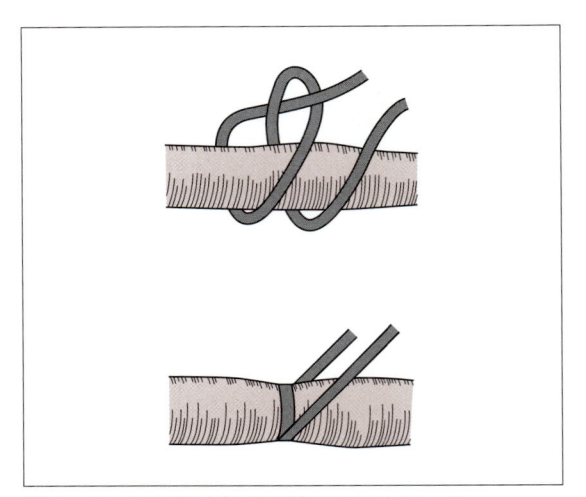

図2-52　外科的中枢側血管のコントロール
用手的圧迫止血部位などの出血源の中枢側血管を外科的に露出し，血管テープや血管用遮断鉗子により，血流を遮断する．最も確実な中枢側の血流コントロール法である．

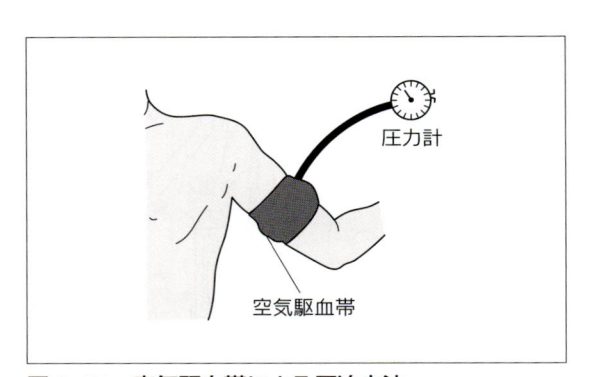

図2-51　空気駆血帯による圧迫方法

1● 指圧法
　四肢の中小動脈の出血に適応される．出血部より中枢側の動脈を指で圧迫して血流遮断を図る方法で，直接圧迫法と併用されることが多い（図2-50）．

2● 緊縛法
　この方法は完全に血流を遮断するため，末梢の組織が虚血状態となり，その後の機能障害を増悪するので，最後の手段である．特に出血コントロールが不可能な切断肢では適応がある．手技は，病院内では紐などで緊縛するのではなく手術用の空気駆血帯（上腕・大腿用）を巻きつけ，患肢を挙上し，静脈を還流させた後，圧迫する（図2-51）．
　末梢の組織は，阻血時間により影響されるため，緊縛法を開始した時間を記載し，連続血流遮断時間は90分を目標とし，それ以後は30分から1時間ごとに約10分間の血流再開を行う．再灌流時には筋細胞由来のKやミオグロビンが血流に入るので，不整脈，腎障害への注意が必要である．

3● 外科的中枢側血管のコントロール
　末梢側の出血している血管を結紮あるいは修復する場合に，外科的に中枢側の動脈を露出しテーピングもしくは無外傷性血管用鉗子を用いて出血をコントロールする．この場合には，血管損傷を引き起こす有鉤の鉗子（ペアンやコッヘル）を使用することは慎まなければならない（図2-52）．

2　永久止血法

A 焼灼止血法
　毛細血管や直径1〜2mm程度の血管あるいは実質臓器などの離面からの出血が適応となる．電気メスを使用する場合は，出血量が少なく周囲がドライな場合には出血点に直接ブレードを当てて凝固すれば止血されるが，出血量が多い場合はまず血管断端を鉗子や鑷子で把持した後に，周囲組織に接触していないことを確かめてから器具にブレードをあてて凝固する．またバイポーラ型電気メスでは，ピンセット型の1対のメス先電極によ

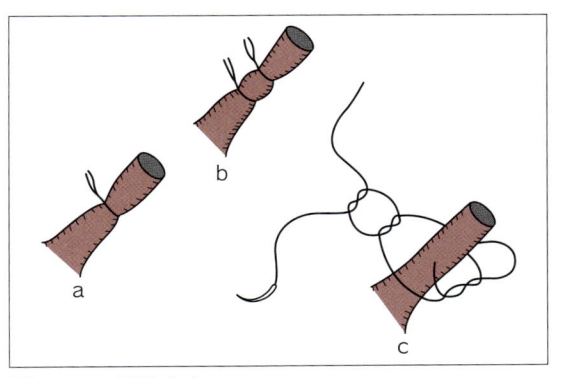

図 2-53 結紮止血
破綻血管が修復を必要とせず，凝固止血が適当でない場合に選択する最も基本的な止血操作である(a)．血管系が太い場合には結紮糸の脱落による再出血を予防するために，二重結紮(b)や貫通結紮(c)を行う．

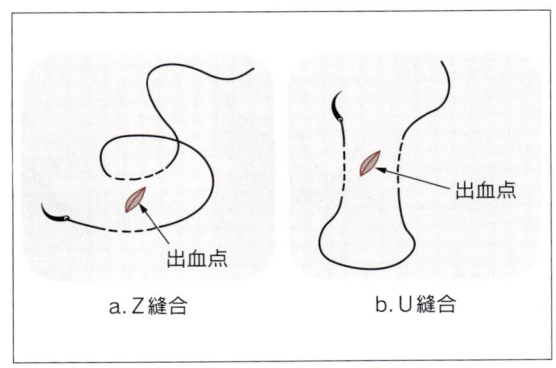

図 2-54 縫合止血
実質臓器や筋肉などの脆弱な組織の出血で，破綻血管のみの止血操作が困難な場合にはZ縫合(a)やU縫合(b)を選択する．

り挟んだ組織を直接凝固する．実質臓器などの離面からの出血に対しては，高周波電流を散布するspray凝固やargon beam coagulatorも使用される．

B 結紮止血法

出血している血管を直接糸で縛る方法であり，最も確実な止血法である．

まず出血部位を同定し，止血鉗子にて把持した後に非吸収性縫合糸にて結紮を行う(図2-53a)．上腕や大腿の断端形成術で行われる大腿動脈や上腕動脈などの太い血管を結紮する場合は，縫合糸の脱落を防ぐために二重結紮(図2-53b)や貫通結紮(図2-53c)を行う．

大網や腸間膜のように破綻血管が周囲組織に埋没している場合は，可能な限り血管のみを露出してから結紮を行うが，このように周囲組織とともに結紮する方法を集束結紮という．

C 縫合止血法

出血している血管を露出させることが困難で，凝固止血が効かない実質臓器や筋肉などの脆弱な組織深部からの出血に対して丸針にて縫合する方法である．

出血部位を中心にZ状(図2-54a)もしくはU字(図2-54b)に縫合する方法があり，深部に重要臓器がある場合は，針を深くかけすぎないように注意する．また強く結紮しすぎると組織の損傷から出血が増大することがあるため，止血に必要な最小限の力で結紮する．

D 止血材料による止血

結紮や通常の止血方法で無効あるいは困難な場合に補助的手段として局所止血剤(コラーゲン製剤，ゼラチン吸収性スポンジ，フィブリン接着剤，酸化セルロースなど)を出血部位に貼布または散布することで止血効果を期待する方法である．止血材料は，あくまでも異物であるため感染の危険を十分に考えて使用する必要がある．

E 経カテーテル動脈塞栓術による止血

外科的アプローチが容易でない骨盤骨折による後腹膜出血や，外傷による肝臓・脾臓損傷や肝癌の破裂による腹腔内出血，深部筋肉内出血などの場合，経カテーテル的に出血している動脈に対して塞栓物質を詰めて止血する，経カテーテル動脈塞栓術(transcatheter arterial embolization；TAE)がある．この方法は，外科的止血術に比較して，低侵襲かつ臓器機能温存という特徴をもっており，近年，interventional radiologyとして発展してきている．しかし，出血性ショック症例に対しての根本治療は，外科的止血が第1選択であり，TAEはあくまでも止血の補助手段であることを忘れてはならない．このため，やみくもに低侵襲に固執して，ショック症例に対してTAEを長時間行い手術時期を逸することがあってはならない．

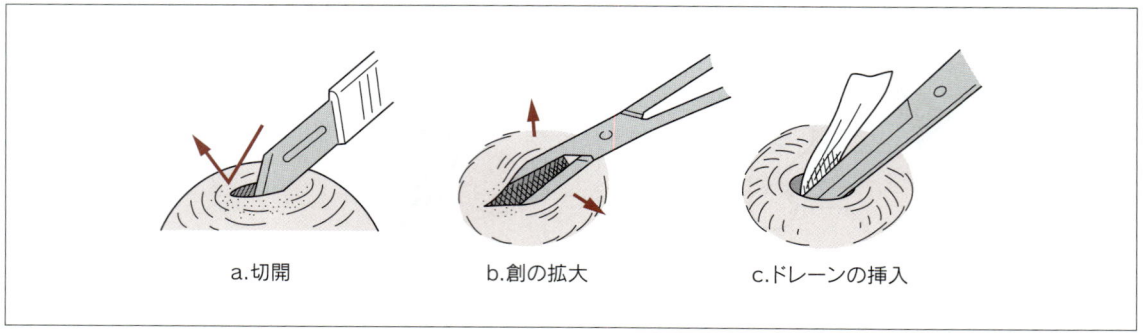

図 2-55　切開・排膿の手技

　ただし，外科的止血後も持続する実質臓器や深部からの出血に対して外科的止血を補完する形で適応することは有用である．

F 致死的大量出血に対する止血

　高エネルギーによる腹腔内出血や骨盤骨折を伴う多発外傷において，心停止が切迫した状況では，胸部下行大動脈の開胸下大動脈遮断，あるいは大動脈閉塞用カテーテルによる血流遮断がある．

Q 小切開

　小切開は，感染巣を排膿したり，腫瘤・異物の摘出，血管確保，チューブの挿入などに行われる手技である．まず目標への最短距離かつ低侵襲を心がけることが大切である．次に神経・血管・腱・筋肉・耳下腺・涙管などの解剖学的走行を熟知して，機能障害を合併しないように目標に到達する．最後にLanger皮膚裂線に一致するように皮膚切開を加えることにより，整容的に治癒させることも忘れてはならない．
　メスの種類は小円刀か尖刃刀を使用し，切開の長さ・方向・深さに正確を期すため，ペンホールド式で保持する．左手の拇指と示指で切開方向と直角に皮膚を伸展させて緊張を与え，メスを垂直に立てて皮膚のみをまっすぐに一気に切開する．このとき斜めに入ったりゆがんで入ったりすると術後に瘢痕を呈する．

R 排膿

　皮膚や皮下に膿瘍を形成して感染巣となっている場合に，切開・排膿することにより感染の拡大を抑制し，消炎鎮痛や創治癒を早める手技である．表在性の感染としてフルンケル（癤），カルブンケル（癰），アテローム（粉瘤）があり，深在性として蜂窩織炎，膿皮症，肛門周囲膿瘍，壊死性筋膜炎が挙げられる．
　表在性の感染症は，膿瘍形成を伴わない場合のほうが多く，発赤腫脹があるからといって安易に外科的処置を行うのは慎むべきである．
　一般に切開排膿の適応がある膿瘍は，炎症部位の皮膚を周囲から圧迫したときに，中心部に波動が触れる部位が周囲に比較して蒼白で，その部位の皮膚が薄くなっているのが確認される．この一番薄い部位に切開を加えて排膿させる（図2-55a）．次に鉗子で創を拡大し（図2-55b），膿瘍内容をすべて排出させ，最後に込めガーゼやドレーンを挿入しておく（図2-55c）．膿瘍腔が多房性の場合は鉗子で隔壁を鈍的に破壊し排膿させる．
　血管・神経の下に膿瘍や腫瘤ができた場合は，切開を行うときに損傷する可能性があるため，皮膚のみに薄く切開を加え，その後は慎重に離していく必要があるため注意が必要である．

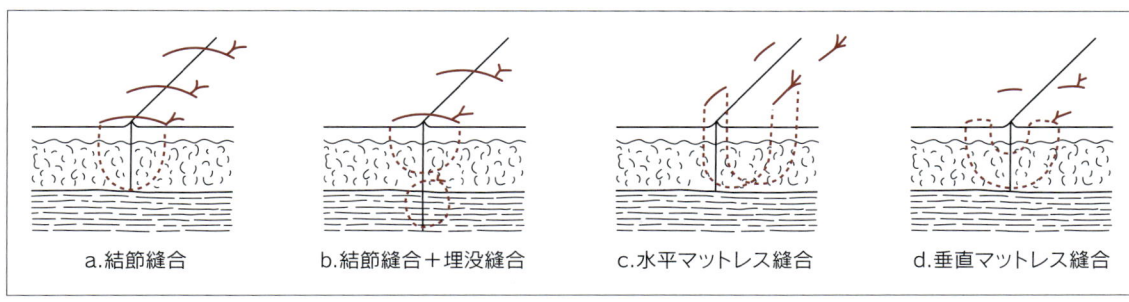

図 2-56　縫合の手技
　a. 結節縫合　　b. 結節縫合＋埋没縫合　　c. 水平マットレス縫合　　d. 垂直マットレス縫合

S 縫合

　損傷を受けた創は，人間のもつ自然治癒能力で修復される．しかし創傷治癒は全身的，局所的なさまざまな因子により大きく影響される．縫合は，連続の断たれた創縁を解剖学的に正しく接合させ，その自然治癒過程を促進させることにより，損傷を受けた生体組織を機能的にも整容的にも可及的速やかに元の状態に修復させる目的で用いられる外科的基本手技である．

1 縫合の適応

　創閉鎖は一次的に縫合するのが望ましいが，時期としては，四肢・体幹では受傷後 6〜8 時間，顔面では 24 時間以内であり，それ以降では細菌の増殖が急速に増大し，創面から周囲組織内への感染が進行する．一次縫合の適応は，①創が清潔，②止血が完了，③異物や壊死組織が存在せず組織欠損が少なく縫合可能であること，である．縫合が禁忌の場合として，咬傷のような汚染創では，縫合するか否かは十分に検討する必要がある．また四肢外傷で組織の腫脹が著しく，無理な創閉鎖により皮膚の血流障害などの合併症が危惧される場合は，縫合を行うべきではない．

2 一次閉鎖(primary closure)または一次縫合(primary suture)

　できるだけ初療時に創洗浄を確実に行い，創の閉鎖は一次的に縫合閉鎖することを目標とする．

創縫合の原則は，壊死組織を切除し，感染の培地になりやすい血腫や死腔を残さないように筋膜・皮下組織・皮膚と各層ごとに解剖学的に正しい位置に合わせて縫合する．もしドレーンが必要ならば，創縁から離れたところに切開をおき，閉鎖吸引を行う．

3 遅延一次閉鎖(delayed primary closure)または遅延縫合(delayed suture)

　受傷後 6〜8 時間を経過した汚染創や，高エネルギー外傷では，脂肪組織・筋肉の壊死部位・皮膚の挫滅状態の判断は困難であり，受傷直後ではデブリドマン（壊死組織を除去し創を清浄化することで感染を防ぐ外科処置）の範囲を決定できない場合は，一次閉鎖を行わないことが大切である．このような創部は，数日間の経過により創の清浄化や壊死組織の判別が可能となるため，その時点で創閉鎖を行う．

4 縫合の手技(図 2-56)

A 縫合糸

　深部の縫合には吸収糸，表層の縫合にはモノフィラメントの非吸収糸を用いる．糸の太さは創の緊張や形状により異なるが，一般的には顔面には 6-0 を使用し，体幹や四肢では 4-0 または 5-0 の太さの糸を使用する．

B 結節縫合(図 2-56a)

　最も一般的な縫合方法であり，角針にて皮膚に

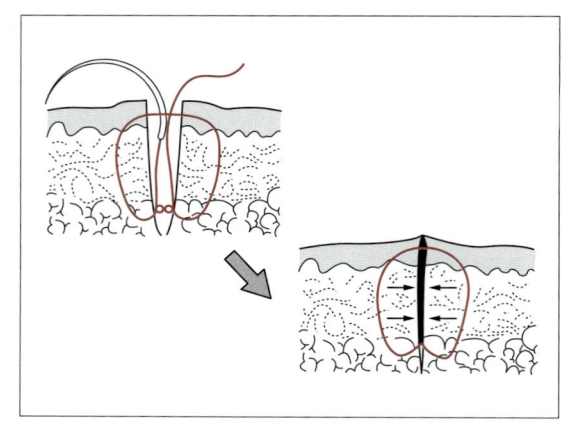

図 2-57　真皮縫合

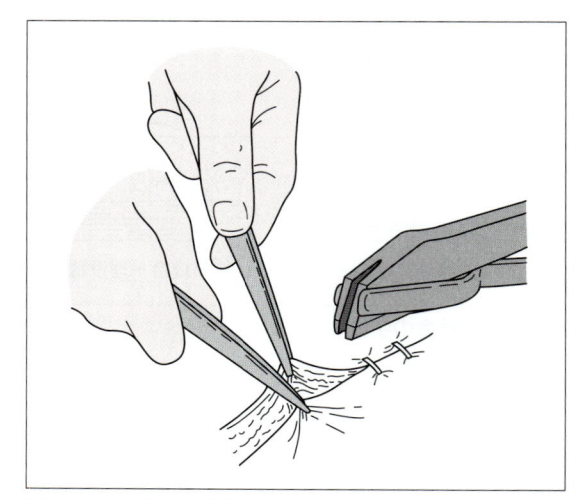

図 2-58　スキンステイプラー

刺入し，その後は針の彎曲に合わせて創の内側に進め，創の反対側の皮膚から引き出す．皮膚表面の間隔より深部の深さを大きく取ると，創面が盛り上がり内反しないため良好な創面の密着が得られる．

皮膚縫合の結紮は，創縁が白く退色したり糸が皮膚にめり込むような緊張がかからないように，表層を合わせるだけの目的でゆるく結ぶことが大切である．必要以上に強く結んだ場合は，表皮圧迫壊死による糸痕(suture mark)を残すので気をつけなければならない．

縫合された皮膚の抗張力は3週間で15%，4週で30%しか回復しないため，真皮縫合を加えたほうが創の開(創閉鎖後に再び開離すること)は少ない．

C マットレス縫合（図 2-56c, d）

マットレス縫合は，結節縫合に比べて創面の広い範囲が密着するため，創傷治癒の面では優れた方法である．

垂直マットレス縫合は，創面に対して垂直方向で，最初に創縁より離れた部位で深く大きく組織に針を入れる．次に創縁に近い部位で浅く小さく表皮を合わせる方法である．手の創は，真皮縫合をしないため，この方法が使用されることが多い．

水平マットレス縫合は，創面に対して水平方向に合わせる方法である．創面に対して創面表皮の高さを一致させるのは，垂直マットレス縫合のほうが合わせやすい利点がある．

D 真皮縫合（図 2-57）

針は丸針を使用し，糸は透明な吸収糸を使用する．針の刺入は，皮下深部より開始し真皮表層に出す．反対側の真皮表層より再度針を刺入し皮下深部に出す．糸を確実に結び，できるだけ結節部近くで糸を切ると結節は創内深部に埋没される．

縫合された表皮の隆起を作ることが大切であり，この隆起は，数か月で徐々に平坦化するが，瘢痕の幅が広くなることを防止し，瘢痕ケロイド形成を最小限にする効果がある．しかし，頸部や前額部は皮膚に余裕があるため平坦化しにくく，隆起が残存してしまうことがあるので注意が必要である．

E スキンステイプラー（skin stapler）（図 2-58）

出血の少ない小さな浅い創や手術後の皮膚縫合に多くの施設で使用されている．使用方法は，相対する創縁を正確に合わせることが大切であり，このため助手が有鉤鉗子にて皮膚を保持してからステイプラーで固定する．創が深い場合は皮膚のみを縫合すると死腔が形成されるため，必ず埋没縫合を行ってから使用する．

F サージカルテープ（Steri-Strip）

皮膚表面の切創や小児の外傷に痛みを与えることなく固定ができるため使用されている．しかし

表 2-12　複合電解質輸液剤

製剤	電解質（mEq/L）						P（mmol/L）	糖 %
	Na	K	Ca	Mg	Cl	乳酸		
等張電解質製剤								
リンゲル液	147	4	5		156			
乳酸リンゲル液	130〜131	4	3		109〜110	28		0〜5
酢酸リンゲル液	130〜131	4	3		109〜110	（酢酸：28）		0〜5
重炭酸リンゲル液	135	4	3		113	（重炭酸：25）		
低張電解質製剤								
1号液	77〜90				70〜77	0〜20		2.5〜2.6
2号液	60〜84	20〜30		0〜2	49〜66	20〜48.5	0〜10	1.45〜3.2
3号液	35〜50	17〜35	0〜5	0〜5	35〜50	20（酢酸：20）	0〜10	2.7〜10
4号液	30	0〜8			20〜28	10		3.75〜4.3

固定性が強くないために滲出液によりテープが容易にはがれて固定性がなくなってしまう欠点がある．このため，埋没真皮縫合の補完的役割や，抜糸後の一時的固定として使用すれば，創の開や瘢痕を軽減することが期待できる．

T 輸液・輸血

生体が正常に機能するためには，生体を構成する細胞内の環境のみならず細胞をとりまく環境の恒常性（ホメオスタシス）が必須である．われわれの体は，体重の約60％を水分が占め，そこに溶存する電解質が細胞内外に異なる分布をし，膜電位を形成して生命活動の根源をなしている（体液管理の項，253頁参照）．輸液は，水・電解質などを直接血管内あるいは体組織に投与することによって，生体機能を制御する方法である．

また，体重の約8％しか存在しない循環血液は，その約20％を急速に失うだけで生体の危機的変調をきたす．輸血は，同種血液（自己血を含む）またはその成分を直接静脈内に投与することによって，生体機能を制御する方法であり，輸液とともに救急医学領域の診療において根幹をなす治療法である．

輸液

1 目的

輸液は，血管内容量の維持・増量，水分・電解質の補給，酸塩基平衡の是正，栄養投与，経静脈的な薬剤投与経路の確保を主な目的として実施する．

2 種類と用途

現在汎用されている基本的な輸液製剤は，膠質浸透圧（colloid oncotic pressure）をともなう物質を含むか否かで膠質液（colloid solution）と晶質液（crystalloid solution）に大別できる．また，晶質液は主たる投与目的の差によって，等張電解質輸液（細胞外液補充液）と低張電解質輸液に分けられる．この他，電解質を含まない糖液がある．主な晶質輸液製剤の組成を表 2-12 に示す．

A 膠質液

失血などで急速に循環血液量が減少する際に，血管内容量を維持・増量するために投与する．血管内で膠質浸透圧を形成するのは，毛細血管の内皮接合・基底膜を通過できない（組織間に浸透できない）大きさをもつ分子・蛋白である．循環血液中で膠質浸透圧を決定しているのは，アルブミ

ンである（血漿分画製剤であるアルブミン液については，輸血の項で解説）．

人工膠質としてヒドロキシエチルデンプン，デキストラン分子を含む輸液製剤などが開発され，使用されている．人工膠質は，製剤により分子量や生体内での代謝分解速度の差から特性が異なるが，現状においては大量投与が難しく，成人例で1,000 mL（20 mL/kg）程度の投与量が上限となる．血漿増量効果は長くても数時間以内と一時的である．

B 晶質液

1 ● 等張電解質輸液（細胞外液補充液）

生理食塩水（0.9% NaCl），乳酸リンゲル液，酢酸リンゲル液，重炭酸リンゲル液などがこれにあたる．血管内に投与されると，毛細血管の内皮接合・基底膜を通過して組織間を含む細胞外液腔全体に分布する．生体に損傷が加わり循環血液を体内・体外に喪失する場合はもちろんのこと，種々の生体侵襲が加わる場合には毛細血管透過性が亢進し，血管内の水・電解質・血漿蛋白が組織間へ移動し，循環血漿量が減少する（生体侵襲と生体反応の項，221頁参照）．1964年，Shiresらは脱血によって遷延性ショックに陥った犬を用い，失血量にみあう輸血を実施しても生存率は低いが，失血量と同等かそれ以上の細胞外液補充製剤を投与することで生存率が飛躍的に高まることを示した．また，この際に組織間へ移動する体液の組成はおおむね細胞外液に一致し，一部は侵襲をうけた部分に留まって流動性を失い非機能化すること（non-functional extracellular fluidの形成）を明らかにした．

侵襲時には，大なり小なり（機能的）細胞外液量不足を生じるというこれらの知見が，急性期の輸液として細胞外液補充液を中心に用いる基本概念を構成している．大量投与を要する場合には，生理食塩水や原法に基づくリンゲル液では高Cl^-性アシドーシスをきたす．塩基源として乳酸，酢酸（いずれも体内で代謝されて重炭酸イオンとなる），重炭酸が配合されたリンゲル液を使用することで，これを回避している．

2 ● 低張電解質輸液

等張液とは異なり，低張電解質輸液の開発概念は，経口摂取ができなくなった場合の補いとして電解質の1日必要量（尿・糞便・汗への喪失量）を1日必要水分量で希釈する組成を基本とする．低張電解質液は，そのままでは血管内投与に際して溶血など有害事象を生じるので，電解質にブドウ糖などを加えて浸透圧を等張かそれ以上に調整してある．0.3〜0.4%食塩水に浸透圧調整用の糖を加えた組成が基本で，わが国では開発段階において，これに用途別に4種の異なる調合を施し，製剤化した歴史がある．低張電解質輸液を1〜4号液と分類し呼称するのは，こうした背景による．

1号液：開始液といわれ，Na^+を多めに含みK^+を含まない．Cl^-と塩基源を含み，糖を加えることで浸透圧比（対生理食塩水）を1としている．尿の排出が確認されていない小児の輸液開始用として用いられることが多い．

2号液：1号液にK^+を加えた組成となっており，脱水補給液といわれる．1号液を投与後に適正尿量の排出を確認して用いる．

3号液：2号液より低濃度のNa^+，K^+，Cl^-，塩基源と糖を含む．3号液のうち，糖の濃度が5%以下のものを維持液，5%以上のものを，例えば7.5%ならば維持液7.5%糖加と称する．

4号液：3号液のK^+濃度を低下〜ゼロにしたもので，術後回復液と称し，尿量減少時などK投与制限が必要な際に用いる．

低張電解質輸液は，いずれの組成でも細胞外液に比べ自由水を多く含むので，侵襲期に投与すると等張電解質輸液に比べ浮腫形成を助長しやすい．脳浮腫をともなう頭蓋内病変を有する例では，特に注意を要する．

C 糖液

ブドウ糖液が一般的だが，他にマルトース液，キシリトース液などがある．5%ブドウ糖液は浸透圧比が約1である．ブドウ糖は投与後速やかに代謝されるので，安全な経静脈的水分投与法である．投与された水分は，血管内，組織間に加え，細胞膜の脂質膜を通過して細胞内にも分布する．他に10%，20%，50%製剤があり，輸液製剤の糖加薬用や，高カロリー輸液の基剤として用いられる．

D その他

電解質調整用として，ナトリウム，カリウム，カルシウム，リン，マグネシウム製剤の溶液や，

pH調整用として重炭酸ナトリウム溶液，乳酸ナトリウム溶液などがある．また，栄養補給用として脂肪製剤やアミノ酸製剤などがある．

③ 輸液の実際

実施を決定したら，輸液路を確保する．末梢静脈確保による点滴投与が一般的だが，製剤浸透圧の高い輸液製剤はすぐに静脈炎を生じるため，中心静脈路の確保が必要となる．心血管作動薬の精密持続投与を必要とする場合にも，中心静脈路を選択する．血管確保が困難な例では，緊急輸液路として専用の器具を用いて骨髄輸液を実施することがある．この他，皮下輸液が一部の対象で実施される．以下に経静脈路による輸液について解説する．

A 等張電解質輸液による細胞外液補充

侵襲の程度により補充を必要とする細胞外液量は異なる．代表的な例として，出血時の輸液および輸血計画については他項に詳しい（輸血の項参照）．適正輸液量の決定は，循環動態の指標など生体側の反応を逐次フィードバックして行う．代表的な生理学指標にstandard hemodynamic parameters（収縮期圧＞100mmHg，心拍数＜100/分，尿量＞0.5mL/kg/時を同時に満たす）がある．この他，血中乳酸値，base excessの経時的正常化など，種々の指標を観察しながら輸液量を調整する．

B 低張電解質輸液による維持輸液

経口摂取不足の補充，あるいは代替として投与量を決定する．脱水や電解質異常をきたしていない場合には，3号液を使用し，平均的体格の成人で1日あたり約2,000mL静脈内投与すると，水・電解質の必要量を満たすことができる．

C 補充輸液

脱水，電解質異常などに対する補充を目的とする場合には，水・電解質の欠乏量を推定する必要がある．全欠乏量を推定したうえで，まずその約1/2量を目安にして，上記の維持輸液1日量に付加投与する．翌日の検査値などを確認し，追加投与の要否を再検討する．

1 ● 水分欠乏

急性の脱水で，平時の体重がわかっていれば，診療時の体重との差を水分欠乏量と推定する．また，以下の計算式でも概算可能である．

> 水分欠乏量(L) = 平時体重(kg) × 0.6 × (1 − X_0/X)
> Xとして使えるのは，血清ナトリウム，ヘマトクリット，血清蛋白など
> X_0：正常中央値またはわかっていれば平時の値
> X：診療時の値

2 ● 電解質欠乏

主な電解質であるNa^+およびK^+補充の原則は，以下のとおりである．

① Na^+欠乏：Na^+欠乏は，水分同様平時の体重がわかっていれば，体重減少分(kg)と正常値(140mEq/L)の積(mEq)が欠乏量となる．また，以下の式でも算出可能である．

> Na^+欠乏量(mEq) = 平時体重(kg) × 0.6 × (140 − 診療時血清ナトリウム値)

② K^+欠乏：K^+は，細胞内の主たる電解質で分布量が大きい．また，酸塩基平衡によって細胞外液中の値は変動する．よって単純に欠乏量を計算する方法はない．濃厚なカリウム製剤を急速に注入すると心停止を起こす危険がある．したがって，低カリウム血症の補正にあたっては，投与する輸液中のK^+濃度を40mEq/L以下とし，かつK^+の投与速度を20mEq/時以下となるようにし，経時的に血清K値を測定する．目標値を達成したら，速やかにK^+投与を逓減または中止する．

輸血

① わが国の血液行政

わが国の輸血用血液供給に関しては，売血行為を戒め，国・地方自治体・日本赤十字社が一体となって推進する献血事業を中心とすることについ

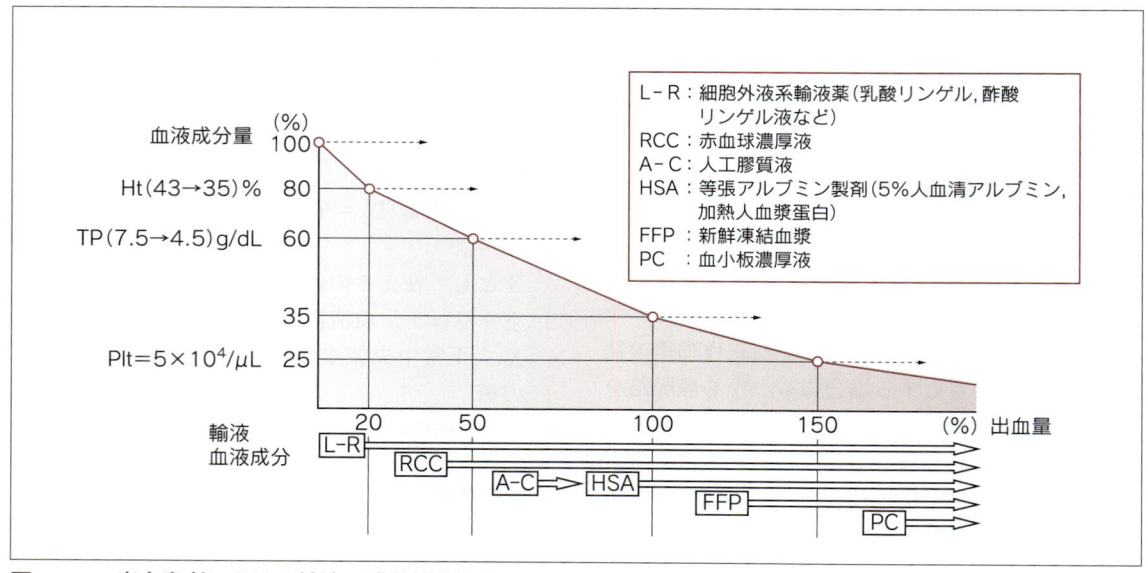

図 2-59 出血患者における輸液・成分輸血療法の適応

て，1964年に閣議決定がなされた．以降，血液製剤の国内自給にむけて献血事業が推進されたが，1980年代に生じた非加熱血漿製剤によるHIV感染，肝炎感染問題により，原料血漿を国外からの輸入に依存することの危険性が改めてクローズアップされた．1997年，血液行政の在り方に関する懇談会が，血液製剤の国内自給100%を目標として献血事業を促進する，血液製剤，なかでも血漿分画製剤の適正使用指針を厳格化する，そして，その原料となる献血血漿を十分に確保するため，新鮮凍結血漿の使用指針を改訂して消費量を抑制するという方向性を提言した．これに従って，厚生労働省により1999年に「血液製剤の使用指針」「輸血療法の実施に関する指針」が策定された．また，2003年には血液製剤の国内完全自給，安全性の確保および適正使用を目的とする「安全な血液製剤の安定供給の確保等に関する法律」が施行された．すなわち，他の療法とは異なり，輸血療法には国の定めた法制度に基づく診療の枠組みが存在する．

2 成分輸血

かつて輸血といえば，供血に抗凝固剤・保存剤を添加した全血輸血が中心だったが，現在では血液の有効利用の観点から，全血製剤は供給しない方針となっている．救急傷病に対しても，赤血球濃厚液，血小板濃厚液，新鮮凍結血漿，各種血漿分画製剤などを，状況に応じて適正使用する成分輸血を原則とする．

3 目的と適正使用

血液製剤を使用する基本的な目的は，補充療法を行うことにある．献血200mL由来の血液製剤を1単位と称する（血漿分画製剤を除く）．したがって，血液製剤ごとに製剤1単位の容積は異なる．補充対象となる血液成分の適正使用の用法・用量は，医学的合理性のみならず，その需給バランスによっても左右される．以下に，「血液製剤の使用指針」（平成21年改訂版）からの要約を記す．

A 赤血球濃厚液

①赤血球投与の目的は，末梢循環への十分な酸素運搬能を確保することである．2〜6℃で保存し，使用期限は製造後21日間である．
②適正使用指針は，下記のように病態・状況に応じて異なる．

急性出血・術中出血患者における輸液・成分輸血療法の適応，開始時期についてまとめたものを図2-59に示す．
（ⅰ）急性出血・術中出血例：循環血液量自体が

急性に変動するため，ヘマトクリット(Ht)値やヘモグロビン(Hb)濃度は失血の程度を必ずしも反映しない．目安として，Hb値が10g/dL以上で輸血は不要で，6g/dL以下ではほぼ必須とされている．ただし，基礎に心肺機能障害や脳循環障害があり，Hb高値を必要とする症例では目標濃度を適宜高値に設定すべきで，この限りではない．出血量に応じた適正使用指針が提示されている．循環血液量の15～20％の出血を生じた場合には，細胞外液補充(輸液の項参照)を投与する．拡散する細胞外液腔は血管内容積の約3倍で，出血量の2～3倍投与し，輸血は行わない．循環血液量の20～50％の出血を生じた場合には，膠質浸透圧を維持するために人工膠質輸液(輸液の項参照)を投与し，赤血球濃厚液の投与を開始する．循環血液量の50～100％の出血を生じた場合には，人工膠質液の投与量が上限(20mL/kgまたは1,000mL)を超えるので，膠質浸透圧維持を目的として等張アルブミン液を併用する．24時間以内に循環血液量以上の出血にみまわれた場合，または100mL/分以上の急速輸血を必要とする事態には，希釈性凝固障害による出血傾向を示す可能性があり，新鮮凍結血漿や血小板濃厚液投与の適応を考慮する(各適正使用の項を参照)．

(ⅱ)慢性貧血：血液疾患にともなう貧血で，原因疾患の治療で貧血を改善できる場合には原則として輸血を行わない．輸血を要する血液疾患例では，1回に2単位程度の輸血を，貧血の症状が出なくなる状態を維持できるよう実施する．Hb値の目安は7g/dLだが，症例によって貧血の症状が出なくなる適正値は前後してよい．繰り返し輸血を必要とする例では，反復輸血の副作用に留意する(副作用の項，83頁を参照)．慢性出血性貧血では，貧血に対する順応・順化が進むので，Hb値6g/dL以下を輸血療法開始の目安とする．

③赤血球濃厚液の投与によって改善されるHb値は，以下の計算式から求めることができる．

> 予測上昇Hb値(g/dL) ＝ 投与Hb量(g)／循環血液量(dL)
> 循環血液量：70mL/kg ｛循環血液量(dL) ＝ 体重(kg)×70mL/kg/100｝

赤血球濃厚液-LR「日赤」のHb値は約19g/dL，容量は400mL献血由来(2単位)で280mLなので，2単位1バッグ中に約53gのHbを含む．

B 血小板濃厚液

①血小板輸血の目的は，血小板減少または機能異常により出血症状が明らかになっている症例を治療すること，または重篤な出血が予測される病態を予防することである．血小板濃厚液は，単一供血者から成分採血している．1単位は，血小板 $2×10^{10}$ 個以上であり，1パックが10単位，15単位，20単位の製剤がある．採血後，輸血実施まで20～24℃(常温)で水平振盪しながら保存する．使用期限は採血後72時間である．

②適正使用指針：使用に当たっては，血小板輸血に先立ち，必ず血小板数を測定し，以下の数値を1つの目安にしたうえで，個々の症例の出血症状・臨床症候を十分に評価して血小板輸血の適応を決定する必要がある．

(ⅰ)一般に血小板数5万/μL以上では，血小板輸血は必要ない．血小板2～5万/μLで，すでに中枢神経，網膜，肺，消化管などへの重篤な出血病巣があると止血困難な場合があり，血小板輸血の適応例が存在する．まだ出血性病巣がなくとも，血小板1～2万/μLでは時に，1万/μL未満ではしばしば重篤な出血を生じることがあり，血小板輸血を必要とする．

(ⅱ)中枢神経，網膜，肺，消化器などに血小板減少による重篤な活動性出血を認める場合には，原疾患への治療と並行して，血小板数5万/μL以上を維持するように血小板輸血を実施する．

(ⅲ)播種性血管内凝固で消費性凝固障害を生じ，血小板が5万/μL未満に急速に低下して，かつ出血症状を認める場合には，血小板輸血の適応となる．

この他，急速失血により24時間以内に循環血

液量相当以上の大量輸血が行われると，血液希釈性凝固障害（血小板数の減少と機能低下）による出血症状が顕著となり，血小板輸血の適応となる（図2-59）．

一方，慢性に血小板減少が経過する再生不良性貧血や骨髄異形成症候群など造血系の疾患では，血小板輸血による抗血小板抗体産生のリスクなども考慮し，血小板5,000/μL程度と血小板輸血の適応をより絞る傾向がある．また，ヘパリン起因性血小板減少症では，血小板輸血が血栓症状を増悪するため禁忌である．血栓性血小板減少症，溶血性尿毒症症候群での血小板減少も，原則として血小板輸血の適応とならない．

③血小板輸血後の予測血小板増加数は，以下の計算式で求めることができるので，目的とする血小板数の上昇に必要となる投与量を決める．

> 予測血小板増加数（/μL）＝輸血血小板総数／循環血液量（mL）× 2/3
> （ただし，2/3は輸血された血小板が脾臓に捕捉されるための補正係数）

血小板輸血後に血小板数が増加しないときには，感染，播種性血管内凝固，脾機能亢進など消費が亢進している場合と，抗体産生などの免疫学的機序が働く場合がある．後者の多くは抗HLA抗体によるとされ，HLA適合血小板濃厚液を投与すると効果がある．

◉ 新鮮凍結血漿

① 新鮮凍結血漿（fresh frozen plasma；FFP）の投与は，血漿因子の補充が目的である．なかでも，凝固因子補充が主たる目的と考えてよい．採血後8時間以内に血漿分離後，−20℃以下で凍結したものである．使用まで−20℃以下で凍結保存し，有効期限は採血後1年間である．

② 適正使用指針：FFPの投与は，他に安全で効果的な血漿分画製剤あるいはリコンビナント製剤など代替医薬品がない場合にのみ，適応となる．投与にあたっては，投与前にプロトロンビン時間（PT），活性化部分トロンボプラスチン時間（APTT）を測定し，大量出血時にはフィブリノゲン値も測定する．製造工程からみた主な血漿製剤の分類を図2-60に示す．

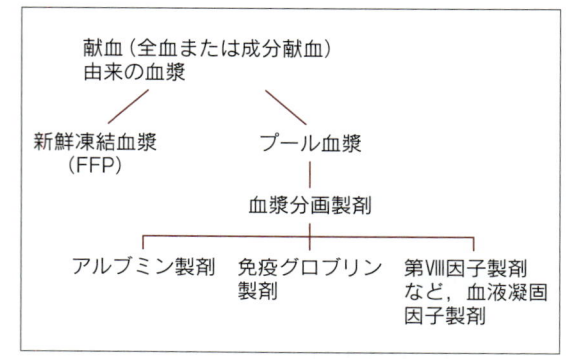

図2-60 製造工程からみた血漿製剤の分類

1 ● 凝固因子の補充を目的とした投与の使用指針

（1）肝障害，播種性血管内凝固，大量輸血時，血液凝固第V，第XI因子のいずれかの欠乏症またはこれらを含む複数の欠乏症（濃縮製剤がない），ワルファリンなどクマリン系薬剤の効果の緊急補正などが対象となる．PTおよび/またはAPTTが延長している場合で，以下の条件を満たしたときに投与を考慮する．1）PTは① INR 2.0以上，② 30％以下，2）APTTは①各医療機関における基準の上限の2倍以上，② 25％以下．

（2）播種性血管内凝固や大量出血時に低フィブリノゲン血症（100 mg/dL未満）をきたした場合．なお，大量出血・輸血時のFFP投与時期については，図2-59を参照のこと．

2 ● 凝固阻害因子や線溶因子の補充

プロテインCやプロテインS欠乏症における血栓症発症時には投与の適応となる．プラスミンインヒビター欠乏による出血症状に対して抗線溶薬を投与して効果不十分な場合には，FFP投与の適応となる．

3 ● 血漿因子の補充（PTおよびAPTTが正常な場合）

血栓性血小板減少性紫斑病（thrombotic thrombocytopenic purpura；TTP）では，後天性TTPに対してはFFPを置換液とした血漿交換療法が適応となり，先天性TTPでは，FFPの輸注で治療効果がある．

① 生理的な止血効果を維持するためには，血中凝固因子活性が正常の約20〜30％あればよいとされる．FFP投与直後に供血時の凝固因子活性が完全に残っていると仮定すれば，凝固因子の血中レベルを20〜30％上昇させるのに必要

な FFP 量は，理論上 8～12 mL/kg（体重 50 kg で 400～600 mL）となる．

D アルブミン製剤

① アルブミン製剤を投与する目的は，血漿膠質浸透圧を維持することによって循環血漿量を確保すること，および体腔内液や組織間液を血管内に移行させることによって治療抵抗性の重度の浮腫を治療することである．アルブミンを含む各種血液分画製剤の製造工程は図 2-60 に示すとおりである．これらは多人数からの血漿を混合したプール血漿（日本赤十字社のアルブミンで 500 人）から製造される．したがって，この時点で一時的に原料血漿全体の病原体汚染確率は高まるが，その後のウイルス不活化・除去によって安全性を確保している．

② 適正使用指針：2009 年時点でなお国内自給率は約 61％に留まっており，依然多くの原料血漿を輸入血に依存している．このような状況下，適応症を厳格に定めているのが現状である．使用指針としては，出血性ショック（投与開始の適正時期については図 2-59 参照），人工心肺を使用する心臓手術，肝硬変にともなう難治性腹水に対する治療，難治性浮腫・肺水腫をともなうネフローゼ症候群，循環動態が不安定な血液透析などの体外循環施行時，凝固因子の補充を必要としない治療的血漿交換法，重症熱傷，低蛋白血症に起因する肺水腫あるいは著明な浮腫が認められる場合，循環血漿量の著明な減少をともなう急性膵炎など，に対して膠質浸透圧維持を目的として適正使用する旨，明記されている．

③ 投与量の算定には，下記の計算式を用いる．

> 必要投与量 (g) = 期待上昇濃度 (g/dL) × 循環血漿量 (dL) × 2.5

ただし，期待上昇濃度は期待値と実測値の差，循環血漿量は 0.4 dL/kg，投与アルブミンの血管内回収率は 4/10（40％）とする．

4 血液型と交差適合試験（クロスマッチ）

輸血療法に先だって必ず実施しなければならないのが，血液型の判定と交差適合試験である．詳細は他項を参照のこと（→緊急診断，血液型判定，交差適合試験，110 頁）．交差試験適合血とは，主試験が適合した場合を，交差試験不適合血とは，主試験が不適合であった場合をいう．

5 ABO 型不適合輸血

ABO 型不適合の赤血球製剤輸血は，輸血療法による死亡の第 1 位を占め，血液製剤または患者の取り違えによる医療過誤によって生じる．重篤な結果を招いた不適合輸血のほとんどが赤血球製剤であり，赤血球製剤 2 万単位の輸血に 1 回の頻度で生じている．輸血に際しては ABO 型同型輸血が原則だが，ABO 型不適合輸血と異型輸血は意味が異なり，異型輸血は必ずしも不適合輸血ではない．O 型赤血球を A 型，B 型，AB 型の人に，A 型赤血球または B 型赤血球を AB 型の人に投与する場合，異型輸血だが適合輸血となる．ただし現状において，クロスマッチの余裕すらない超緊急時に許容されているのは，O 型赤血球濃厚液の A 型，B 型，AB 型の人への異型輸血のみである．血漿（血小板）は ABO 同型投与が原則で異型投与は容認されていないが，一般に血漿の異型投与にともなう合併症発生頻度は低く，重症例はまれである．

6 その他の輸血にともなう副作用

A 輸血後移植片対宿主病（graft versus host disease；GVHD）

輸血中に含まれる供血者のリンパ球が，患者の体組織を傷害することで生じ，致死率の高い重篤な病態である．輸血血液の放射線照射により 100％予防できる．1998 年に日本赤十字社から放射線照射血液製剤が供給されるようになり，2000 年以降わが国での発症報告例はない．

B 輸血関連急性肺障害（transfusion-related acute lung injury；TRALI）

輸血後数時間以内に発症し，急激な非心原性肺水腫による呼吸障害を特徴とする．供血血漿中の好中球やリンパ球に対する抗体が発症に関連する

と考えられているが，詳細は解明されていない．白血球による輸血副作用として最も重篤だが，わが国では発症はまれで，死亡率は5～10％とされる．

C 鉄過剰症

1単位(200 mL)の赤血球濃厚液には約100 mgの鉄が含まれる．反復輸血は鉄過剰による深刻な臓器障害をきたすため，鉄キレート療法が必要となる．

7 輸血による感染症

献血供血時のスクリーニング検査として，HBs抗原・抗体，HBc抗体，HCV抗体，HIV-1・HIV-2抗体，HTLV-1抗体，梅毒血清学的検査，ALT測定，ヒトパポバウイルスのチェックがなされている．しかし，供血者が感染してから各検査で検出可能になるまでのウィンドウ期間に献血された場合，供血時のチェックをすり抜けるため，輸血による感染リスクは残存している．また，まれながら赤血球濃厚液，血小板濃厚液で細菌汚染による感染症発生が報告されている．

U 救急医薬品

救急症例に対して使用する代表的な医薬品について概説する．迅速な作用を期待して使用するため，その多くは静脈内投与を基本とした注射薬であるが，薬剤によっては皮下注射，噴霧吸入，経皮吸収，坐薬使用などの投与経路を選択する．救急医薬品として以下に挙げる薬剤の剤形は，別途明記するものを除き，静脈内投与の注射薬と理解されたい．

1 心血管作動薬

A 昇圧薬・強心薬

1 カテコールアミン

交感神経受容体を刺激し，心血管作動薬としての効果を発揮する．交感神経受容体はα，βに分類される．α_1受容体刺激は，細動脈平滑筋収縮作用をもち，血行動態上は体血管抵抗増加に作用する．β_1受容体刺激は，心収縮力増加(陽性変力)作用と心拍数増加(陽性変時)作用をもち，血行動態上は心パフォーマンスを向上させる．β_2受容体刺激は，逆に細動脈平滑筋弛緩，静脈平滑筋弛緩，気管支平滑筋弛緩作用をもち，血行動態上は体血管抵抗減弱に作用する．以下に列挙する代表的カテコールアミン類は，それぞれ異なったα，β作用をもち，その特徴を活かして臨床で使用されている．適量を持続静脈内投与するのが原則的使用法である．

a　ノルエピネフリン(ノルアドレナリン)

α_1，β_1受容体刺激作用をもち，β_2受容体を刺激しない．一般的には，昇圧を目的として投与する．

b　エピネフリン(アドレナリン)

α_1，β_1，β_2すべての受容体刺激作用をもつ．低濃度ではβ作用が前面に出て，濃度上昇とともにα作用が強くなる．気管支喘息発作やアナフィラキシーショックに対する第1選択薬として，0.3～0.5 mgを皮下あるいは筋肉内投与する他，心肺蘇生時の第1選択薬として1 mgを静脈内単回投与する．

c　ドパミン

α_1受容体，β_1受容体に加えてドパミンに特異的な受容体(D_1受容体)を刺激し，心血管作動薬としての効果を発揮する．低用量(5 μg/kg/分まで程度)では腎に分布するD_1受容体刺激によって腎血管拡張・腎血流増加作用とβ_1受容体刺激による心パフォーマンス向上効果を示す．濃度上昇とともにα_1作用が出現し，ノルエピネフリン同様細動脈収縮作用が主体となるため，実用域上限は15 μg/kg/分程度である．

d　ドブタミン

ドパミンの誘導体で，ほぼβ_1受容体を選択的に刺激するが，弱いα_1作用もある．なかでも，陽性変力作用が主体で，陽性変時作用が弱いため，頻拍を招かずに心パフォーマンス向上効果を示す強心剤としての特徴をもち，主として心機能低下時に投与する．実用域は，3～10 μg/kg/分程度の範囲で，これを超えるとα作用が出現する．

e　イソプロテレノール

β_1受容体の選択的刺激作用をもつ．ドブタミ

ンと異なり，陽性変時作用が強く，徐脈時に心拍数増加を期待して使用する．

2● その他
a ジギタリス

ジギタリスは薬草の名称で，古くからの民間療法薬として知られる．薬効成分であるジギタリス強心配糖体は，今日なお重要な治療薬である．心の Na^+/K^+-ATPase を阻害し，二次的に細胞内 Ca^{2+} 濃度上昇を生じる．心血管作動薬として唯一，心筋の陽性変力作用と陰性変時作用を併せ持つ特徴があり，慢性心不全や上室性頻拍性不整脈の治療薬として汎用されている．一方で，有効血中濃度（0.5〜2.0 ng/mL）を超えると深刻な中毒症状（房室ブロックなど）をきたすため，血中濃度を定期的にモニターする必要がある．また，低 K^+ 血症時には，有効血中濃度域でも中毒を起こしやすくなる．

b アルギニンバソプレシン

抗利尿作用とともに血管平滑筋 V_1 受容体刺激によって昇圧薬（vasopressor）として作用する．交感神経受容体に依存しない昇圧薬として，敗血症ショックや心肺蘇生時に使用される．

c ホスホジエステラーゼⅢ阻害剤

cAMP の分解酵素（ホスホジエステラーゼ）を阻害することで，交感神経 β 受容体刺激を介さずに細胞内 cAMP 濃度を増加させ，心パフォーマンス向上効果および血管拡張作用を示す．交感神経受容体に依存しない強心剤として，急性心不全の治療に用いる．

Ⓑ 血管拡張薬・降圧薬

1● 交感神経抑制薬
a α遮断薬

血管平滑筋弛緩により降圧する．ただし，注射薬の適応は褐色細胞腫の術前・術中高血圧治療，診断的投与に限られる．

b β遮断薬

心拍数減少，心収縮力低下により降圧する．プロプラノロールをはじめとして，複数の注射薬が開発されている．

c 自律神経節遮断薬

交感・副交感神経節での神経伝達を遮断し，血管拡張・降圧効果を得る．トリメタファン注射薬は即効性かつ強力だが，消化管運動低下・乏尿などもきたすため，全身麻酔中の低血圧維持など臨床用途は限定的である．

d アドレナリン作動性ニューロン遮断薬

シナプス小胞へのカテコールアミンの取り込みを阻害して血管拡張作用を示す．レセルピン注射薬は半減期が長く，単回の皮下注射，筋肉注射で使用する．

2● 血管平滑筋弛緩薬
a 硝酸剤

一酸化窒素供給剤としての役を負い，細胞内 cGMP 濃度を上昇させて血管平滑筋を弛緩する．細動脈側では血管抵抗減弱，静脈側では血管容積の増大（前負荷軽減）をきたして降圧効果を示す．特に冠動脈の拡張作用が強く，虚血性心疾患で汎用される．

b 血管拡張性プロスタグランジン

プロスタグランジン E 製剤が代表的だが，降圧剤としての用途は術中異常高血圧時や低血圧麻酔の維持用に限られる．細胞内 cAMP 濃度を上昇させることによって血管平滑筋を弛緩する．

3● カルシウム拮抗薬

細胞内への Ca^{2+} 流入を阻害して薬効を発揮する．血管拡張作用の強いニカルジピン，陰性変時性作用の強いジルチアゼムなど複数が開発されており，用途に応じて使い分けられている．また，冠動脈拡張作用があり，虚血性心疾患に対して汎用される．

4● レニン-アンジオテンシン-アルドステロン系拮抗薬

注射薬は開発されていないが，降圧にともなう脳循環の低下をきたしにくいとされ，特に脳梗塞急性期例を緩やかに降圧したい場合に，アンジオテンシン転換酵素阻害薬が経口投与で用いられる．

Ⓒ 抗不整脈薬

1● 頻脈性不整脈に使用する薬剤

作用機序によりⅠ〜Ⅳ群に分類する．Ⅰ群は心筋活動電位持続時間への作用から延長・短縮・不変により a，b，c に細分する（Vaughan–Williams 分類）．

a Ⅰ群

心筋細胞膜の Na^+ チャネルに作用し，細胞内への Na^+ influx を抑制する．

　Ⅰ-a：心筋活動電位持続時間を延長させる．

刺激伝導速度が低下し，心筋の自動能が抑制されるので，上室性頻脈性不整脈の治療に適する．プロカインアミド，ジゾピラミドなどがこれに当たる．

　Ⅰ-b：心筋活動電位持続時間を短縮させる．心室性頻脈性不整脈の治療に適する．リドカインがこれに当たる．

　Ⅰ-c：心筋活動電位持続時間に影響しない．心筋の有効不応期を延長させて抗不整脈効果を示す．刺激伝導速度を抑制して，上室性，心室性，両方の頻脈性不整脈に使用されるピルジカイニドがこれに当たる．

b　Ⅱ群：β遮断薬がこれに当たる（前述）．

c　Ⅲ群：心筋細胞膜のK$^+$チャネルを抑制し，心筋活動電位持続時間を延長することで不応期を延長し，抗不整脈性を示す．アミオダロンがこれに当たる．

d　Ⅳ群：カルシウム拮抗薬のうち，房室伝導抑制・心筋抑制を示すベラパミル，ジルチアゼムがこれに当たる．

2● 徐脈性不整脈に使用する薬剤

生体からの摘出心を適切に灌流すると自動能により一定のテンポで拍動する．この脱神経心の拍動テンポは生体にあるときより高速で，平時は生体内で副交感神経（迷走神経心臓枝）による抑制性支配を受けていることがわかる．アトロピンは，副交感神経遮断により心拍数増加の効果を示す．またイソプロテレノールは，交感神経β受容体刺激により心拍数増加の効果を示す（前述）．

❷ 利尿薬

尿量の増加により負の水バランスを期待して使用するが，作用機序によって同時に電解質・酸塩基平衡に影響を与える．

Ⓐ ループ利尿薬

Henle係蹄上行脚を中心に作用し，Na$^+$およびCl$^-$の再吸収を阻害し，強力な利尿作用を示す．フロセミドが代表的である．副次的にK$^+$排泄が増加し，低カリウム血症をきたしやすい．また，代謝性アルカローシスをきたしやすい．

Ⓑ ナトリウム利尿ペプチド

腎に作用してNa$^+$利尿作用を示す心房由来のヒト心房ナトリウム利尿ペプチドを，遺伝子組換え法によって模倣した薬剤がカルペリチドである．急性心不全，心不全増悪時に使用する．

Ⓒ 抗アルドステロン薬

腎尿細管において水・Na$^+$再吸収作用をもつ鉱質コルチコイド（アルドステロン）の拮抗薬である．Na$^+$排泄促進とともにK$^+$を保持する作用がある．低カリウム血症を防ぐ目的でフロセミドと併用する機会が多い．

Ⓓ 浸透圧利尿薬

腎糸球体で濾過され，かつ尿細管で再吸収されない浸透圧源性物質を投与することで，利尿を得る薬剤である．D-マンニトール製剤，グリセリン製剤がある．投与時に血清浸透圧上昇をきたすので長期連用はできない．主に脳圧・眼圧降下目的で使用する．

❸ 気管支拡張薬

気管支喘息の治療薬として使用する．気管支平滑筋の細胞内cAMP濃度が増加すると，平滑筋が弛緩し，気管支径が拡張する．

Ⓐ β刺激薬

交感神経β$_2$受容体刺激により，気管支平滑筋内cAMP濃度を上昇させる．注射薬としてエピネフリン（前項参照）がある．各種β$_2$受容体刺激薬が吸入薬の形態で供給されており，発作時に吸入頓用する．発作予防用として，貼付用の経皮吸収薬が開発されている．

Ⓑ キサンチン誘導体薬

テオフィリンが代表的で，交感神経受容体を介さずに気管支平滑筋内cAMP濃度を上昇させて，気管支喘息発作を緩和する．

4 鎮静薬・睡眠薬・抗けいれん薬

A バルビツレート系薬

鎮静・催眠作用，抗けいれん作用ともに強力で，全身麻酔の導入薬・静脈麻酔薬としても用いられる．頭蓋内圧降下作用がある．一方で，呼吸・循環抑制が強く，気管支攣縮を起こすことがある．長時間作用性のフェノバルビタールから，極短時間作用性のチアミラール，チオペンタールまで目的によって使い分ける．

B ベンゾジアゼピン系薬

呼吸・循環抑制が比較的弱く，鎮静目的の他，てんかん発作時の即効性薬剤として用いる．ジアゼパム，ミダゾラムが救急薬として代表的である．

C プロポフォール

鎮静・催眠作用，抗けいれん作用，頭蓋内圧降下作用があり，チオペンタールとよく似た特性をもつが，投与中止による覚醒がより早い．機械的人工呼吸治療中の鎮静薬として使用が認可されている．

D フェニトイン

静脈内投与できる抗けいれん薬でありながら，鎮静作用をともなわないという特徴がある．

5 鎮痛薬

A 麻薬系鎮痛薬

処方には，都道府県知事による麻薬施用者免許が必要である．オピオイド受容体へのアゴニスト作用により強い鎮痛効果を示す．天然に存在するモルヒネや，合成薬で短時間作用性のフェンタニル，極短時間作用性のレミフェンタニルなどがある．いずれも呼吸中枢抑制が強い．鎮痛・鎮静作用を併せ持ちながら呼吸循環抑制がほとんどない薬剤としてケタミンがある．気管支拡張作用があり，気管支喘息患者に使用しやすい．一方で，ケタミンには唾液分泌の亢進や，頭蓋内圧上昇作用，悪夢などの副作用がある．

B 非麻薬系鎮痛薬

ペンタゾシン，ブプレノルフィンは，オピオイド受容体へのパーシャルアゴニスト作用をもつ鎮痛薬で，強い鎮痛効果と習慣性があり，麻薬同様の管理が求められる．モルヒネと作用拮抗するので併用はさける．

6 筋弛緩薬

A 脱分極性筋弛緩薬

投与時に線維筋攣縮を生じる．サクシニルコリンが代表で，作用発現が約40〜60秒と早く，持続時間は約10分と短いため，全身麻酔導入時に汎用された．まれながら，高カリウム血症，悪性高熱など重篤な副作用を生じる．

B 非脱分極性筋弛緩薬

線維筋攣縮を生じない．作用発現が遅く，持続時間が長いパンクロニウムはもっぱら筋弛緩の維持を目的としたが，より作用発現の短いベクロニウム，ロクロニウムが使用されるようになり，全身麻酔導入・維持用を兼ねるようになった．

7 抗凝固薬・血栓溶解薬

A 抗凝固薬

新鮮血栓に対しては，血栓の成長を阻害しさえすれば，本来生体に備わった強力な線溶機構により自然に血栓溶解が得られる．血栓症の第1選択薬剤である．注射薬のヘパリンは抗トロンビン作用で，経口薬のワルファリンはビタミンKの阻害で，それぞれ抗凝固作用を発揮する．ヘパリン，ワルファリンともに臨床使用可能な拮抗薬がある．

B 血栓溶解薬

新鮮血栓により臓器虚血が明らかな場合に，能動的な血栓溶解による治療効果を期待して使用する．ウロキナーゼ，組織型プラスミノゲン活性化因子はこのような目的で使用する．深刻な出血性合併症のリスクがある．拮抗薬は存在しない．

8 インスリン

　糖尿病性ケトアシドーシス，高血糖に対する救急薬剤として，主に短時間作用性のインスリンを経静脈内投与する．また，インスリン作用下の糖利用時には，K^+ が細胞内に取り込まれるため，次項の高カリウム血症治療薬としても用いられる．

9 高カリウム血症治療薬

　血中 K^+ 値が 5.0 mEq/L 以上を高カリウム血症という．6.0 mEq/L 以上で不整脈の頻度が高くなり，7.0 mEq/L 以上で致死的不整脈発生の確率が高くなる．緊急に血中 K^+ を低下させる方法として血液透析の他，グルコン酸カルシウム，重炭酸ナトリウム，グルコース併用下でのインスリン静脈内投与，イオン交換樹脂の注腸・経腸投与などがある．

第3章

症状・徴候からみた救急疾患

本章の構成マップ

第3章　症状・徴候からみた救急疾患　☞ 89

- A　救急診断　☞ 91
- B　ショック　☞ 145
- C　呼吸困難　☞ 152
- D　意識障害　☞ 157
- E　痙攣　☞ 162
- F　運動麻痺　☞ 164
- G　感覚障害　☞ 167
- H　失神　☞ 172
- I　頭痛　☞ 174
- J　胸痛　☞ 178
- K　腹痛　☞ 182
- L　腰背部痛　☞ 185
- M　発熱・発疹　☞ 189
- N　脱水　☞ 192
- O　めまい　☞ 194
- P　動悸　☞ 197
- Q　喀血　☞ 201
- R　嘔吐　☞ 205
- S　下痢　☞ 206
- T　吐血・下血　☞ 208
- U　鼻出血　☞ 211
- V　尿の異常　☞ 214

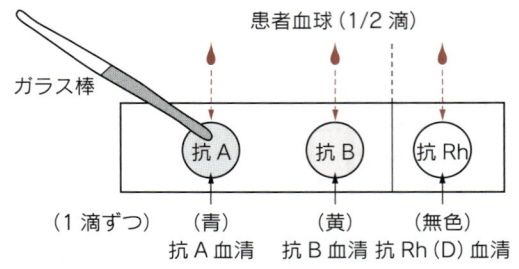

血液型判定：スライド法

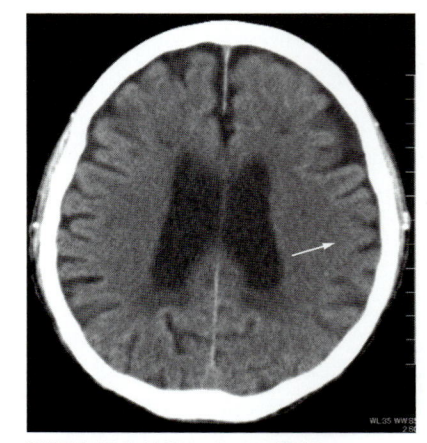

脳梗塞超急性期における頭部CT

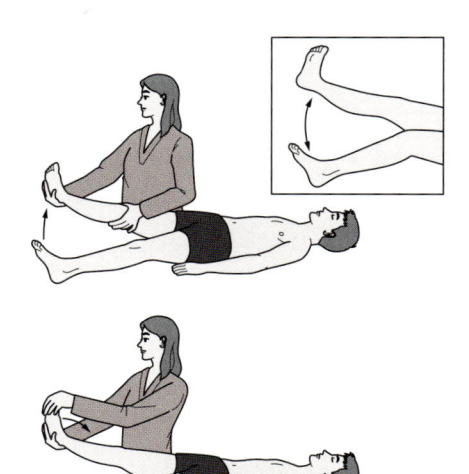

伸展下肢挙上テスト

A 救急診断

ER 診療総論

1 救急患者の特殊性

　救急車で搬入される，あるいは救急外来に徒歩でかかる，あらゆる急性の傷病者が救急患者と考える．性別，年齢，時間帯を問わず，院外，院内を問わない．わが国の救急医療体制は初期，二次，三次の階層性のシステムであるが，どのレベルの施設かによって傷病の種類や分布割合は異なってくる．急性の傷病では病初期に確定診断が不確定であることがよくみられ，患者の症候や病態でしか分類できない場合もある．緊急度，重症度ともに高い傷病者に対する診療を役割の柱とする多くの救命救急センターでは内因性疾患と外因性疾患との比率は2：1程度である．緊急性も低く軽症であることがほとんどの初期救急医療施設では，発熱，打撲・捻挫・骨折，腹痛，頭痛，発疹，吐気・嘔吐，関節痛，便通異常（便秘・下痢），腰痛，呼吸困難感，めまい感，胸痛，咳痰，といった症候を主訴とする頻度が順に多い（図3-1）．

　このようにさまざまな症状を訴えて救急外来を受診する患者の緊急度と重症度を的確に判断すること，適切なタイミングで必要な医療を実施すること，適切な医師の応援を求めること，適切な医療機関に紹介し，安全に搬送することなどの能力はすべての医師に求められる．このような理由から，すべての医師に2004年から課せられた2年間の卒後臨床研修の中で救急医療部門での研修が必修となっているのである．

　救急患者の特徴は，背景人口や受療行動の視点から以下のような特性がみられる．

　①患者の意識障害にともなう情報収集の困難，②急激な病態変化への時間的制約，③年齢・臓器・診療科をこえた広範な医学知識と技術，チーム医療と医療安全が必要，④初診患者が多いために医師患者関係構築が難しい，⑤予定外の受診で既往歴や生活歴が不足する，⑥症状や徴候が少ないため初期診断が困難で帰宅にともなう誤診・見落としのリスク，⑦訴訟やコミュニケーションギャッ

プとなりやすいハイリスク患者の存在，⑧複数患者の同時診療で優先順位判断の困難．

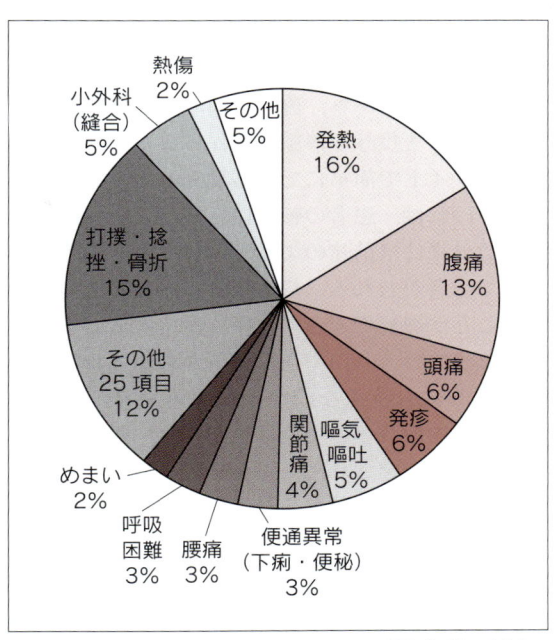

図3-1　初期救急医療施設における受診患者の割合

発熱 16%
腹痛 13%
頭痛 6%
発疹 6%
嘔気嘔吐 5%
便通異常（下痢・便秘）3%
腰痛 3%
呼吸困難 3%
めまい 2%
その他 25項目 12%
打撲・捻挫・骨折 15%
小外科（縫合）5%
熱傷 2%
その他 5%
関節痛 4%

2 救急外来の特殊性

　救急医療も同じわが国の医療の一部であるが，一般診療と根本的に異なるのは，時間軸でその質と量が規定されている点である．適切な時間内に適切な診断と治療が施されないと，患者死亡や後遺症といった取り返しのつかない結果が生じる．

　一般診療では，例えば腹部のもたれ感で受診した患者は医師による病歴，身体診察を受けた後に，血液検査や超音波検査のような簡単な臨床検査を受けて上部内視鏡検査や腹部CT検査を予約する．そして後日その結果をもとに医師が詳細に検討してから，例えば胃癌と診断される．治療方針や今後の予定が患者に提案されて外科医に紹介され，手術の根本治療に必要な癌の部位，深達度，臓器浸潤，遠隔転移の評価と術式が決まる．これらに週から月単位の時間を要するが，この程度の時間的遅れは患者にとって決定的な問題にならない．

　一方，突然の腹痛で受診してショックに陥っている患者は病歴，身体診察，臨床検査，画像検査

をして確定診断がつくまで治療を開始しないと，意識低下，心停止から死亡に至る危険がある．腹痛の原因は何であれ，直ちに簡単に患者を観察して同時に酸素投与と静脈路確保による蘇生処置とベッドサイドで簡単にできる検査による評価を優先しなければ，患者の転帰は良好とはならない．

　救急外来には前述のように，日中に診療時間を定めて患者が訪れる一般外来とは異なる傷病者が多いことが理解できる．医療施設でも正面玄関とは別に専用の入り口や受付が置かれる．時間的にも空間的にも特殊な設定が救急外来ではみられる．専門診療科への受診は制限され，臨床検査や画像検査も限定される．医師をはじめコメディカルスタッフや事務員も限られる．時間的には休日，夜間の中でも準夜帯と称される，16～18時から24～2時までの時間帯に受診する救急患者が最も多い．勤務する医療従事者は8～12時間帯ごとに交代して働く交代勤務の形態をとっている場合もある．患者トリアージのような仕組みで待ち時間が長くなると急変が予測しうるような救急患者を優先して診療するようにしても，待ち時間はどうしても長くなってしまう危険がある．救急車で施設外から搬送される傷病者と自力で来院する傷病者では，初期の対応にやむを得ない差ができてしまう．

　重篤な患者に対しては一次救命処置(BLS)や二次救命処置(ACLS)のように施設内で標準化したアプローチが行われるため，予めそれらの訓練を受けたり習得しておく必要がある．一見，軽症そうな患者群から重篤な急病をみつけなくてはならないので，適切な病歴聴取と事後の症例検討が重要となる．慢性疾患が潜在していると，その急性増悪をも配慮しなくてはならない．施設内の専門診療科におけるコンサルテーションを適切に行うことが診療の質を担保する．時間外や休日で働く医師は，身体的，心理的に疲労感やストレスが高まっていたとしても，不安や苦痛を抱える救急患者への共感的対応が求められる．突然の予期せぬ死に直面することが多いため，家族の悲嘆に向き合わなくてはならない．限られた医療従事者と協調してチーム医療を実践する必要がある．臨床研修の必須科である救急診療は若い研修医の教育の場であり，教育的配慮が特に重要な部門である．地域での救急搬送体制やメディカルコントロールの実際を熟知しないと，院外，院内の円滑な診療が行えない．このような事情がある中で医師は安全で適切な診療をしなくてはならない．

❸ バイタルサインの観察と評価

　バイタルサインとは身体診察でただちに観察，評価できる生体情報であり，生命維持にかかせない基本的な機能を反映している．呼吸数，脈拍数，血圧，意識レベル，体温の5つをいうが，パルスオキシメーターの値SpO_2や尿量も含むことがある．最も簡単には，外見，表情の観察で冷や汗，蒼白，視線の合わせを見てとる．冷や汗をかくほどの交感神経亢進状態，つまり急激なカテコラミン放出があれば何らかの危険な徴候と察する．バイタルサインは簡単に測定できて信頼性も高いが，バイタルサインを正常と判断するには次の要因を考慮しなければならない．すなわち，年齢，もともとの健康状態，既往歴(高血圧のような慢性疾患)，服薬歴(β遮断薬など)である．例えば，健康で若い運動選手が出血している外傷で来院し，脈拍数が80回/分であった場合，普段の正常な脈拍数は40～50回/分と想定されるので，バイタルサインとしては異常と判断し，出血量は相当な量であると判断するのが正しい．

　バイタルサインは客観的であるが，測定誤差も生じる．特に呼吸数は1分間を通して測定するよりも，30秒間，15秒間に計測して整数倍して測定するため，誤差が生じやすい．また体温は，腋窩体温計では発汗の程度，直腸体温計では便塊の存在，鼓膜体温計では接触させる先端の形状が誤差の要因となる．

　評価にあたっても注意を要する．救急隊が現場で観察したバイタルサインが，その後，搬送中の処置，つまり時間的な要素によって変化し得る．例えば，現場で呼吸数25回/分，SpO_2 91%であったのが酸素投与によって，同16回/分，99%と正常化しているような場合である．一方，はじめから正常にみえるバイタルサインが実は異常であるようなこともある．例えば，23歳の男性が呼吸困難を訴え喘鳴をともなっていて呼吸数が14回/分であった場合，喘息発作で数時間の間に呼吸数30回/分であったところ，その後に疲弊して呼吸不全が悪化している異常な状態であること

表3-1　Glasgow Coma Scale

開眼機能(Eye opening)E
　4点：自発的に，または普通の呼びかけで開眼する
　3点：強く呼びかけると開眼する
　2点：痛み刺激で開眼する
　1点：痛み刺激でも開眼しない
言語機能(Verbal response)V
　5点：見当識が保たれている
　4点：会話は成立するが見当識が混乱
　3点：発語はみられるが会話は成立しない
　2点：意味のない発声
　1点：発語みられず
運動機能(Motor response)M
　6点：命令に従って四肢を動かす
　5点：痛み刺激に対し手で払いのける
　4点：指の痛み刺激に対じて四肢を引っ込める
　3点：痛み刺激に対して緩徐な屈曲運動
　2点：痛み刺激に対して緩徐な伸展運動
　1点：運動みられず

表3-2　Japan Coma Scale

Ⅰ　覚醒している(1桁の点数で表現)
　　0　　　　意識清明
　　1(Ⅰ-1)見当識は保たれているが意識清明ではない
　　2(Ⅰ-2)見当識障害がある
　　3(Ⅰ-3)自分の名前，生年月日がいえない
Ⅱ　刺激に応じて一時的に覚醒する(2桁の点数で表現)
　　10(Ⅱ-1)普通の呼びかけで開眼する
　　20(Ⅱ-2)大声で呼びかけたり，強く揺すると開眼する
　　30(Ⅱ-3)痛み刺激を加えつつ，呼びかけを続けると辛うじて開眼する
Ⅲ　刺激しても覚醒しない(3桁の点数で表現)
　　100(Ⅲ-1)痛みに対して払いのけるなどの動作をする
　　200(Ⅲ-2)痛み刺激で手足を動かしたり，顔をしかめたりする
　　300(Ⅲ-3)痛み刺激に対し全く反応しない

(注)R(restlessness)：不穏状態，I(incontinence)：失禁，A(akinetic mutism, apallic state)：無動性無言・自発性喪失
記載例：100-Ⅰ，20-RI

がある．

A 意識

意識レベルの評価に関して，国際標準はGCS (Glasgow Coma Scale)(表3-1)であり，わが国ではプレホスピタルの救急隊をはじめとしてJCS (Japan Coma Scale)(表3-2)が広く普及している．刺激(呼びかけ，疼痛)に対する反応(開眼，発語，体動)を観察して定量化している．瞳孔所見は重要な関連所見であり，対光反射の消失，瞳孔径の拡大，径の左右差を観察する．意識レベルの低下(GCSで13以下，JCSでⅡ桁以下)を観察した場合に，AIUEO-TIPS(表3-3)が参考になる．

B 脈拍

循環血液量の減少に際して最初に観察されるのは脈拍の増加である(表3-4)．15〜30％の減少であるClass Ⅱショックでは血圧に変化がないが脈拍数は増加して，不安を感じる．発熱にともない，脈拍は増えて華氏1°F（摂氏では0.55℃）で10回/分増加する．洞調律であれば(220－年齢)回/分というように生理的に脈拍の増加に限界があり，高齢者では疼痛，発熱，呼吸不全で120回/分を超えることはまれである．脈拍を観察するときに，同時に手掌の湿潤，発汗，CRT(capillary refill time)の遅延，顔面の蒼白も観察すれば，循

表3-3　AIUEO-TIPS(アイウエオチップス)

A alcoholism	急性アルコール中毒，低血糖
I Insulin	低血糖，糖尿病性昏睡(糖尿病性ケトアシドーシス・高浸透圧性昏睡)
U Uremia	尿毒症，肝性昏睡，低Na血症，高Na血症，低酸素血症，高炭酸ガス血症，内分泌異常
E Encephalopathy	てんかん，急性脳血管障害，脳炎，脳腫瘍
O Opiate	鎮静薬，麻薬，毒物
T Trauma Temperature	外傷，低体温，高体温
I Infection Intoxication	感染症，中毒
P Psychiatric	精神科疾患
S Syncope	失神，てんかん

環状態を評価できる．同時に頸静脈怒張や頸動脈拍動を視診と触診で観察する．

表3-4　出血性ショックにおける初期兆候からみた失血量および輸液量の予測

	class Ⅰ	class Ⅱ	class Ⅲ	class Ⅳ
失血量(mL)	＜750	750〜1,500	1,500〜2,000	＞2,000
失血量(%全血量)	＜15%	15〜30%	30〜40%	＞40%
脈拍数	＜100	＞100	＞120	＞140
収縮期血圧(mmHg)	正常	正常	低下	低下
脈圧	正常〜拡大	縮小	縮小	縮小
呼吸数	14〜20	20〜30	30〜40	＞35
尿量(mL/時)	＞30	20〜30	5〜15	無尿
意識状態	軽度不安	中等度不安	不安，昏迷	昏迷，無力
輸液療法	晶質液	晶質液	晶質液，血液	晶質液，血液

＊：70kg 男性を想定．
〔Provost DA：ショック．田中　経，他(監訳)：パークランド外傷ハンドブック．p43，メディカルサイエンスインターナショナル，1994 より転載〕

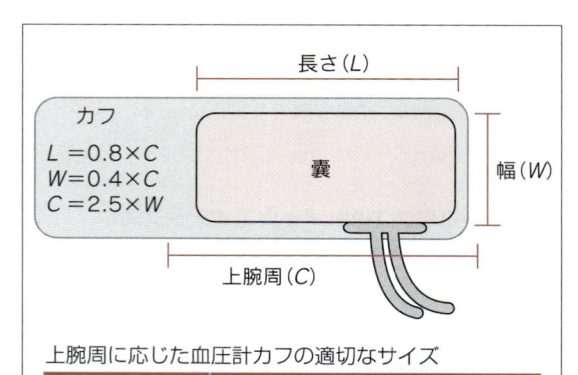

図3-2　正確な血圧測定のための理想的なカフ嚢のサイズ
カフ嚢の幅(W)ならびに長さ(L)と上腕周(C)との関係式を示す．
〔稲田英一(監訳)：ICUブック．p132，メディカルサイエンスインターナショナル，2010より〕

上腕周に応じた血圧計カフの適切なサイズ

上腕周	血圧計カフ	
	大きさ	サイズ
22〜26 cm	小柄な成人用	12×24 cm
27〜34 cm	成人用	16×30 cm
35〜44 cm	大柄な成人用	16×36 cm
45〜52 cm	成人の大腿部用	16×42 cm

C 血圧

血圧計を用いて簡便に測定できる間接測定法で正確な血圧を測定するには，血圧計カフのサイズが適切でなければならない(図3-2)．嚢の幅が上腕周の最低40%なければならない．嚢が腕に対して小さすぎると血圧は誤って高く測定される．低血圧や高血圧を観察した場合には，脈圧に注意する．

脈圧(収縮期血圧−拡張期)は心臓の1回心拍出量を反映していて，その大小は心拍出量の多寡を示唆している．脈圧＞0.5×収縮期血圧である大脈圧をともなう高血圧では，カテコラミン作用亢進と解釈して，発熱，疼痛，呼吸不全，循環不全，運動直後，低血糖といった病態を想定しうる．一方，脈圧＜0.25×収縮期血圧である小脈圧をともなう低血圧では，乏尿，意識をともなえば低拍出量性ショックである．これには循環血液減少性ショック(出血性)と閉塞性ショック(心タンポナーデ，緊張性気胸，肺血栓塞栓症)がある．

奇脈は吸気時の収縮期血圧が呼気時に比して10mmHg以上低下する現象である．心タンポナーデ，重症喘息，収縮性心外膜炎，肺気腫でみられる．

D 呼吸数，SpO_2

呼吸数は急性呼吸不全における指標となる．20回/分を超えると増加とみなし，低酸素血症，肺コンプライアンス低下，神経筋疾患，疼痛，肺周囲の空気や液体の存在，腫瘍，呼吸性アルカローシス，代謝性アシドーシス，不安・緊張を鑑別する．肺野の聴診所見と合わせて評価する．30回/分以上は注意を要するが，特に40回/分以上はきわめて危険な状態である．逆に6回/分以下は危険と判断する．異常な呼吸パターンとして，下

表 3-5　SIRS の診断基準

以下の①，②，③，④のうちの 2 つ以上を満たすとき，SIRS と診断する．
①体温＜ 36℃，または＞ 38℃ ②脈拍数＞ 90 回／分 ③呼吸数＞ 20 回／分，または $PaCO_2$ ＜ 32 torr ④WBC ＞ 12,000/mm^3，または WBC ＜ 4,000/mm^3，または WBC の幼若細胞＞ 10％

顎呼吸，Cheyne-Stokes 呼吸，Kussmaul 呼吸がある．観察すべき特徴的な所見は，肋間や鎖骨上の陥没呼吸，呼気延長，胸郭動揺がある．SpO_2 は動脈血酸素飽和度を反映しており，96％以上なら正常とみなし，90％未満では低酸素血症と評価する．

E 体温

38.5℃ 以上の高熱は注意を要し，悪寒戦慄をともなう場合はより危険とみなす．SIRS(systemic inflammatory response syndrome) の診断基準（表 3-5）にもあるように，高熱では敗血症を鑑別しなくてはならない．特に発熱以外に意識障害，頻呼吸，低酸素血症，乏尿，代謝性アシドーシスの併存はグラム陰性桿菌による敗血症を強く疑う．一方，35℃ 以下の低体温では低温環境による偶発性低体温が最も多いが，それ以外にも甲状腺機能低下症，敗血症，低血糖，溺水について鑑別する．28℃ 以下を重症とみなし，心停止，多臓器障害を生じうる．

4　緊急度・重症度の評価

救急医療では緊急度と重症度の判断を適切に行うことが求められる．緊急度とは死亡，あるいは各臓器・組織が機能不全や機能廃絶に至るまでの時間的余裕を意味し，緊急度の高い患者は速やかに治療を行わないと死亡や重大な後遺症が予想されるといえる．重症度とは生命予後や各臓器，四肢などの機能予後を示し，重症度の高い患者は生命の危険や後遺症の危険が高いといえる．言葉をかえれば，緊急度とは重症度を時間的に規定した概念である．救急医療においては，「防ぎ得た死亡」のように傷病者を減らすことが診療の大きな目標であり，緊急度・重症度の判断が重大である．す

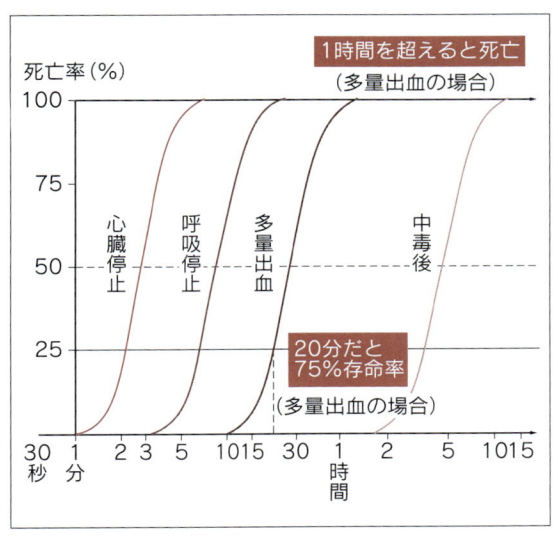

図 3-3　Cara の曲線

なわち緊急度が高い病態で判断を誤れば，患者が生命危機となり臓器や四肢の機能廃絶に陥る．と同時に，手を尽くしても救命がきわめて困難であるといった判断が瞬時に求められることもある．

緊急度の高い病態には，次のようなものがある．心肺停止，上気道閉塞・窒息，緊張性気胸，心タンポナーデ，大動脈瘤破裂，肺血栓塞栓症，高 K 血症，アナフィラキシー，多発外傷に伴う出血性ショック，切迫脳ヘルニア，挫滅症候群，低血糖である．これらを呈する患者に対しては，初期診断と緊急処置とを同時に短時間に実施しなくてはならない．その対応が適切であれば，重症度は必ずしも高いものとはならない．例えば，緊張性気胸の患者ではただちに胸腔穿刺，胸腔ドレナージを施せば，病態は急激に改善する．

緊急度の判断は経験を要するために難しい．先に定義で述べたように緊急度には時間が大きく関わっていて，概念的に正確に理解するうえで参考になるのは有名な Cara の曲線である（図 3-3）．横軸に時間，縦軸に死亡率をとったもので，何らかの処置をしなければ，心停止では約 3 分後に，呼吸停止では約 10 分後に，多量出血では約 30 分後に，薬物中毒では約 5 時間後にそれぞれ死亡率が 50％となるといわれている．現実に無処置で放置することはないのが普通であるが，緊急度という考え方を理解するうえで有用である．

実際に緊急度を判断するには重症度を構成する

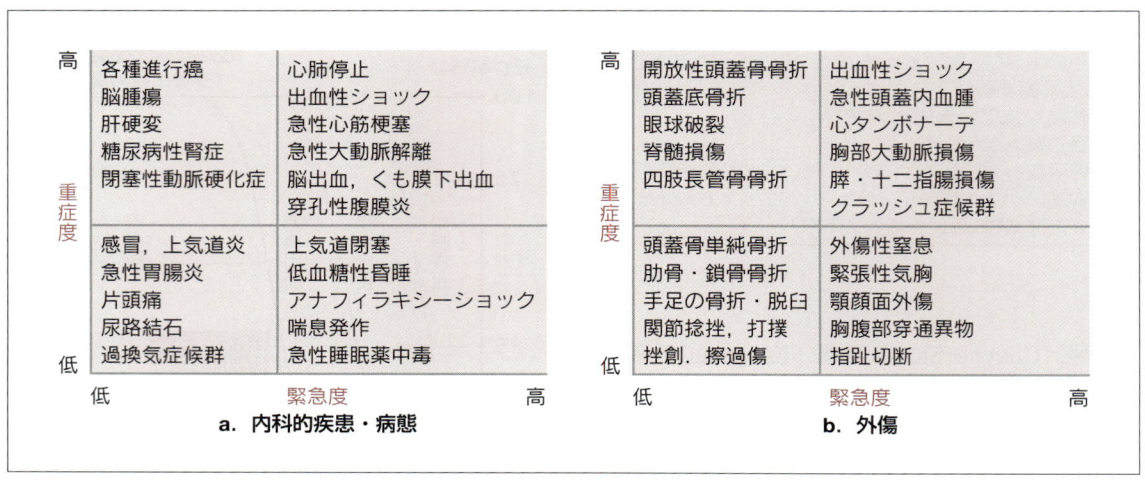

図3-4 重症度と緊急度

a. 内科的疾患・病態

重症度（高→低）／緊急度（低→高）

重症度＼緊急度	低	高
高	各種進行癌／脳腫瘍／肝硬変／糖尿病性腎症／閉塞性動脈硬化症	心肺停止／出血性ショック／急性心筋梗塞／急性大動脈解離／脳出血，くも膜下出血／穿孔性腹膜炎
低	感冒，上気道炎／急性胃腸炎／片頭痛／尿路結石／過換気症候群	上気道閉塞／低血糖性昏睡／アナフィラキシーショック／喘息発作／急性睡眠薬中毒

b. 外傷

重症度＼緊急度	低	高
高	開放性頭蓋骨骨折／頭蓋底骨折／眼球破裂／脊髄損傷／四肢長管骨骨折	出血性ショック／急性頭蓋内血腫／心タンポナーデ／胸部大動脈損傷／膵・十二指腸損傷／クラッシュ症候群
低	頭蓋骨単純骨折／肋骨・鎖骨骨折／手足の骨折・脱臼／関節捻挫，打撲／挫創，擦過傷	外傷性窒息／緊張性気胸／顎顔面外傷／胸腹部穿通異物／指趾切断

因子の違いで重み付けも異なるため，段階的に考えていくのが適切である．まずバイタルサインのような生理学的異常にともなうものが最も緊急度が高い．次いで身体所見にみられる解剖学的異常をともなうものの重み付けが高い．さらにその他の要因として，年齢，基礎疾患といったものが緊急度に関わっている．

重症度は疾患や臓器に従って，種々の指標やスコアを用いて定量化される傾向にある．有名な重症度の評価法として以下がある．

①頭部外傷におけるGCSやJCS，くも膜下出血の国際脳外科学会分類
②心不全のニューヨーク心臓協会New York Heart Association（NYHA）分類
③急性心筋梗塞のKillip分類やForrester分類
④外傷のISS（injury Severity Score）
⑤肝硬変のChild-Pugh分類
⑥大動脈解離のStanford分類
⑦広範囲熱傷のBurn Index
⑧多臓器不全のSOFA（Sequential Organ Failure Assessment）スコア
⑨新生児のAPGARスコア

診療現場で病歴と身体診察で観察できるもの以外に，簡単な臨床検査を実施しなくては判断できないものもある．

重症度が高い患者は，生命の危険や後遺症の危険が高いと考えることができる．意識障害患者ではJCSの300，GCSの3が最重症である．急性心筋梗塞のForrester分類ではⅣが最重症であり，重症度によって治療法も異なる．大動脈解離のStanford分類のAは緊急手術の適応であるが，Bは保存的に治療する．

緊急度，重症度ともに非常に高くなるような患者は多くはないが，急性心筋梗塞の心原性ショックを呈している傷病者や頭部外傷で切迫脳ヘルニアの症例がこれらに相当する．救急医療では緊急度と重症度を意識的に判断して，診療の優先順位の判断，高次医療機関への転送の決断，搬送手段の選択を行わなければならない．具体的なイメージとして，重症度を横軸，緊急度を縦軸にとって，内科的疾患や病態を分類する，または，外傷にともなう損傷を分類するとわかりやすい（図3-4）．緊急度が高いが重症度が低い，すなわち治療開始が遅れるときわめて危険であるが，適切に治療されれば予後は良好なグループとして，内科系では上気道閉塞，アナフィラキシーショック，外傷では緊張性気胸，指趾切断といったものが相当する．また重症度が高いが緊急度の低い，すなわち迅速な治療を必要としないが予後がよくないグループとして，内科系では進行癌，糖尿病性腎症，外傷では眼球破裂，脊髄損傷などが想定される．

5 トリアージ

トリアージの語源はフランス語の「triage：選別する」という言葉に由来していて，戦傷者の中

表3-6 5段階院内トリアージのレベルと来院時主訴，再評価の目安

レベル		来院時主訴の例	再評価の時間間隔
1. 蘇生レベル	生命または四肢を失うおそれがある，差し迫った悪化の危険がある状態で，積極的な治療がただちに必要	心停止，痙攣持続，重症外傷（ショック），息切れ（重篤な），意識障害（GCS 3～9）	0
2. 緊急	潜在的に生命や四肢の機能を失うおそれがあるため，迅速な治療が必要	胸痛（心原性），高血圧（収縮期＞220，拡張期＞130で有症状），発熱（＞38.5℃），頭痛（突然発症，激しい，今まで最悪），腹痛（重篤で8～10/10），意識障害（GCS 10～13）	15分
3. 準緊急	重篤化し救急処置が必要になる潜在的な可能性がある状態．強い不快な症状をともない，仕事に支障，日常生活に支障がある	高血圧（収縮期＞220，拡張期＞130で症状ない），痙攣（消失して覚醒），下痢（血性下痢続く），活動期分娩（陣痛＞2分），抑うつ状態/自殺企図（希死念慮のみ），腹痛（4～7/10），頭部外傷（意識消失あり）	30分
4. 低緊急	患者の年齢に関連した症状，苦痛と感じる症状，潜在的に悪化を生じる可能性がある症状で，1～2時間以内に治療開始，再評価が望ましい	上肢の外傷（神経・血管障害ない），尿路感染症の排尿障害，便秘（軽度の腹痛＜4/10），不正性器出血（少量），裂傷・刺傷（縫合を要する），熱傷（Ⅱ度5%未満，Ⅰ度10%未満）	60分
5. 非緊急	急性期の症状だが緊急性がない，増悪の有無にかかわらず慢性期症状の一部	アレルギー反応（花粉症の鼻閉），軽度の咬傷，包帯交換，処方希望，裂傷・刺傷（縫合しない）局所の腫脹・発赤	120分

から回復の見込める兵士を選び出すときに用いられた．特に第一次世界大戦の戦場で治療の優先順位を決めるために患者を仕分けたことに起源があり，第二次世界大戦とベトナム戦争で改良された．この軍事目的のトリアージは「少数の者にはなるべく手間をかけずに大部分の者にとっての最善をめざす」のが原則であり，多くの医療資源を必要とする重症者の治療は後回しとした．このようにトリアージは，元来，多数の傷病者が同時に多数発生した場合に，限られた医療資源の中で最善の結果を得るための対処法を意味した．次第に意味が拡大されて，病院前（プレホスピタル）で救急隊員が傷病者の収容，搬送にあたり緊急度の高いものを優先する場面でも使われた．

一方，病院で行う医療目的のトリアージは，最も緊急度の高いものに可能な限り迅速に医療資源を配分することであり，救急外来で看護師がトリアージするという場面でこの概念が用いられるようになってきた．当初1960年代に3段階トリアージ（緊急，準救急，非緊急/延期可能）が最も一般的であったが，80年代以降に北米をはじめ国際的に救急外来トリアージに関心が高まり，90年代以降に5段階トリアージが国際標準として定着してきた（表3-6）．

病院前（プレホスピタル）の現場では，救急隊員がフィールド・トリアージを行っている．傷病者や周囲の関係者からの情報を得て，バイタルサイン，身体所見，既往歴，現場状況に基づいて収容した傷病者の搬送施設を選定する作業は，トリアージそのものである．災害現場で実施されているトリアージに関しては「7章．災害医療」の項（459頁）を参照されたい．外傷に関してフィールド・トリアージで使用されているプロトコール（図3-5）がある．前項で述べた重症度・緊急度の判断基準から搬送患者の優先順位を決めているものである．

病院の救急外来における看護師が担当している院内トリアージは，次のような過程の全体が含まれる．
①現在の症状を評価して重症度を決定する．
②患者をトリアージのカテゴリーに当てはめる．
③適切な治療を受けるまでの過程を決定する．
④効果的・能率的に業務を遂行するために適切な人的医療資源を割り当てる．

担当する看護師は救急受診する患者の自覚症状，身体所見ならびに現病歴に関する情報を集め

第1段階	生理学的評価

- 意　識：JCS100以上
- 呼　吸：10回/分未満または30回/分以上
  　　　：呼吸音の左右差
  　　　：異常呼吸
- 脈　拍：120回/分以上または50回/分未満
- 血　圧：収縮期血圧90mmHg未満または収縮期血圧200mmHg以上
- SpO_2　：90%未満
- その他：ショック症状
- ※上記のいずれかが認められる場合

YES → 重症以上と判断（※1）　　NO ↓

第2段階	解剖学的評価

- 顔面骨骨折
- 頸部または胸部の皮下気腫
- 外頸静脈の著しい怒張
- 胸郭の動揺, フレイルチェスト
- 腹部膨隆, 腹壁緊張
- 骨盤骨折（骨盤の動揺, 圧痛, 下肢長差）
- 両側大腿骨骨折（大腿の変形, 出血, 腫脹, 圧痛, 下肢長差）
- 頭部, 腹部, 胸部, 頸部または鼠径部への穿痛性外傷（刺創, 銃創, 杙創など）
- 15%以上の熱傷を複合している外傷, 顔面または気道の熱傷
- デグロービング損傷
- 多指切断（例えば手指2本, 足指3本）
- 四肢切断
- 四肢の麻痺

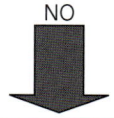

YES → 重症以上と判断（※1）　　NO ↓

第3段階	受傷機転

- 同乗者の死亡
- 車から放り出された
- 車に轢かれた
- 5m以上跳ね飛ばされた
- 車が高度に損傷している
- 救出に20分以上要した
- 車の横転
- 転倒したバイクと運転者の距離：大
- 自動車が歩行者・自転車に衝突
- 機械器具に巻き込まれた
- 体幹部が挟まれた
- 高所墜落

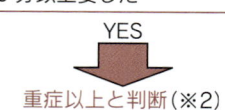

YES → 重症以上と判断（※2）　　NO → 中等症以下と判断

原則, 重症度・緊急度を評価する優先順は, 第1段階, 第2段階, 第3段階の順とする.

（※1）重症以上と判断した場合の医療機関の選定は, 救命救急センターなどの三次救急医療機関, あるいはこれに順ずる二次救急医療機関および地域の基幹病院とすること.
（※2）原則, ※1と同様であるが, 搬送病院の選定に苦慮する場合には, 医師の助言, 指導を受けること.

―― 留意点 ――

その他の評価

以下の項目に該当している場合は, 第1段階から第3段階までの各項目に該当していなくても, 重症以上となる可能性があるので, 搬送病院の選定に苦慮する場合には, 医師の助言, 指導を受ける.

- 小児または高齢者
- 心疾患または呼吸器疾患の既往
- 糖尿病（特にインスリン使用中）
- 肝硬変
- 透析患者
- 悪性腫瘍
- 出血性疾患（紫斑病, 血友病など）
- 抗凝固薬服用中
- 薬物中毒
- 病的肥満
- 妊婦

図3-5　外傷の重症度・緊急度判断基準

表3-7 治療開始時間が重要な緊急疾患と病態

対象疾患・病態	目安となる来院－開始時間	治療の選択肢	治療指標
敗血症	8時間	EGDTとして輸液，抗菌薬，カテコラミン，人工呼吸，血液浄化法，血糖管理	死亡率
脳梗塞	3時間	血栓溶解t-PA	症状軽快
髄膜炎	1〜2時間	抗菌薬	死亡率
急性冠症候群	1時間	PCI（経皮冠動脈治療）	心筋梗塞の完成予防
外傷ショック	1時間	大量輸液，輸血	死亡率
痙攣重積	1時間以内	ベンゾジアゼピン，フェニトイン	合併症
切断肢	8時間	再接着術	機能再建
急性虫垂炎	8時間	抗菌薬，切除術	穿孔性腹膜炎の予防

て患者の緊急度レベルに従って優先順位を判断する．病院ではそのためのリストを作成しなくてはならない．大切な点は十分に事前に確立された手順と，プロトコールに則ったトリアージを実施することである．これらの結果行われる院内トリアージの利点について，以下のように指摘できる．
①軽症傷病者よりも先に重症者に対する優先的な配慮ができる．
②一定のプロトコールに従って緊急度を定めるので，必要な医療資源を指示できる．
③再評価を一定の時間間隔で繰り返すことになる．
④診療に必要な場所と医療資源の有効利用を促す．
⑤患者（家族）は自らが適切なシステムのもとで保護されているとして，不安が緩和される．
実際にはいくつかの段階がある．

①患者到着の「第一印象の重症感」を評価する（後述のABCDEチェックを適用して見た目の重症感を読みとる）．
②感染症のスクリーニング（前記①と同時進行で行われ感染予防具の装着）を開始する．
③患者への問診と評価で自覚症状，身体所見，適切な修正因子（モディファイア）を適用する（患者から症状，けが，病気の状態を聴取し，看護師との信頼関係を築く）．すなわち，まずは来院時主訴を特定する．創傷，皮疹，出血，咳嗽などを観察する．さらにバイタルサイン，疼痛程度，出血性疾患，受傷機転といった一次モディファイアを記録する．これらモディファイアはレベル3準緊急以下のレベルで判定に特に役立つ（一部の来院時主訴には血糖値，脱水の程度，高血圧症，妊娠合併症のような二次モディファイアが存在する）．
④患者の優先度を判定する（表3-6）．
⑤患者の緊急度と救急外来の受け入れ能力に合わせた診療スペースへの誘導を行う（患者と家族に状態に変化があったら知らせるように助言）．
⑥診療スペースに導かれた患者へ症状緩和の手段を提供する．
⑦外来待合室に待機している患者に対する再評価を実施する（緊急度レベルに合わせた時間間隔で再評価する）（表3-7）．

6 キラーディジーズ

見逃すと致死的な疾患として有名なのは，胸痛のkiller chest painがある．通常これに含まれるのは，急性冠症候群，大動脈解離，肺血栓塞栓症，緊張性気胸の4疾患である．一刻も早く診断して根治的処置をしなければ，危険な疾患群であり，典型的な症状であれば最初の「視診」から疑うべきものである．このように一見して重症感があり，バイタルサインが悪化していて致死的であるものは救急隊も「見るからに重い」と判断しやすい．徒歩で元気そうに見えて受診する救急患者の中に，胸痛を呈さなくても，冷や汗，失神，運動麻痺などの神経学的徴候，ショック，呼吸困難といったkiller chest painに非典型的な訴えだけで受診する患者もいる．このようにkiller chest painの可能性を否定できない場合には，患者のリスクを

正しく見積もり，必要ならば臨床検査を追加して確定診断を付けなくてはならない．

救急外来で診療される疾患の種類と数は非常に幅広く，その正確な統計は施設により異なるが，国内および北米の代表的な教科書で扱っているのは300～650疾患で，軽症から致死的まで分類されている．実際に同じ急性冠症候群であっても，例えば労作性狭心症でニトログリセリンを常用している高齢者がいつもより長めの胸痛だがバイタルサインが安定している場合と，高血圧と糖尿病の既往歴がある中年男性が冷や汗をともなう激烈な胸痛で血圧60 mmHgという場合では，緊急度・重症度とも全く異なり，処置や対応が違ってくる．わが国の救急外来において，実際に歩いて外来を受診して一見して軽症とみなされるような救急患者で見逃すと致命的となりうるキラーディジーズの頻度は，0.2～0.5％程度と報告されている．これらには急性心筋梗塞，喘息発作，脳出血，くも膜下出血，腸間膜血栓症，糖尿病ケトアシドーシス，重症心不全，消化管穿孔，敗血症，脳挫傷，硬膜下出血，脾損傷がある．0.2～0.5％のこれらの患者は集中治療室や一般病棟に入院となり，検査，手術を受けたりすることになるが，仮に見逃されていたら良好でない転帰をたどることになろう．

北米ではER（Emergency Room）から帰宅して7日以内に死亡した患者の追跡調査の結果が報告されていて，それによると0.03～0.05％であった．背景にある要因として，バイタルサインの異常，非代償性の慢性疾患，非典型的な症状の発現，薬物やアルコールに関連した意識障害がある．致死的疾患が見逃されたものと予想されるが，医療では過誤をゼロにすることは不可能であるので，事実として認識すべきであろう．時間的にも診療環境でも限界がある救急外来において，完璧で正しい診断を実施することは困難であり，診断の順位性についても，次に述べるように確定診断が常にできなければならないと考えるべきではない．

7 診断の順位性

日本で発達した救命救急センターには救急隊員によるフィールド・トリアージが行われた，緊急度の高い重症患者が優先的に集まってくる．一方，北米のERに代表的にみられるような，あらゆる種類，重症度の救急患者が訪れる救急外来で使われる患者評価の方法は，一般外来での方法と異なる．一般外来の診療は，病歴聴取，身体診察，ルーチンの血液検査，特殊な臨床検査，定型化された問題志向型（SOAP）の診療記録，インフォームド・コンセント（IC）に基づいた治療という流れが典型的である．一方，上記のように緊急に対応すべき致死的疾患といった問題を有する患者が潜んでいる救急外来では，院内トリアージが終わっていれば，たとえそれらが数％に過ぎないとしても，受診した患者はすべて緊急の状態にあると考えるほうが安全である．「何か致死的になる要素がないか」についてを最優先で最も重要と考えて患者の評価をするところが，救急外来での方法の特徴といえる．この疑問に応えるには，上記の一般外来の定型的な診療では迅速に回答できないし，そもそも種々の制約が多い救急外来では一般診療の手順を踏むことも難しい．

正しい診断を救急外来で確定することの重要性を決して軽視するわけではないが，最終診断は数日，数週後になされることもある．救急外来では診断を確定しなければならないと考えるべきではない．「患者を治療するには診断が確定しないと気が済まない」と強迫的にとらえるのではなく，救急診療では「診断が確定しなくとも患者を安定化して一定の治療をはじめることはできる」と大局的に構える．繰り返しになるが，救急診療が優先すべき役割は致死的な原因を除外することであり，診断を確定することではない．患者への説明は，救急診療で検討した限りの判断として，最終診断は付けられなかったが，致死的もしくは緊急の処置が必要な問題が現在はないと伝えて，その旨を診療録に記載する．患者は原因が不明ではあっても経過観察の必要があることを理解できる．

したがって，次のような順位で診療が進められることになる．
①生命に関わることを最優先する．
②最初にバイタルサインの異常を全般的に把握して対応する．
③確定診断に固執しない．
④時間的経過による病態変化を見逃さない．
⑤不必要な侵襲を加えない．
⑥必要に応じて治療を並行して実施する．

8 救急診断の手順

上記のように救急隊員や看護師によるトリアージの段階を経て，医師が救急外来で救急診療に当たる方法が理想的な流れである．それらが整わない診療環境であったとしても，最初にABCDEチェック，すなわち，A：airway（気道），B：breathing（呼吸），C：circulation（循環），D：disability（神経学的所見），E：environment（体温）について迅速に行う．外傷や心肺蘇生ではこの段階をprimary surveyとまとめていて，切迫する死や病態の悪化を回避することを目標にする．生命維持につながる心肺蘇生とショックからの離脱の手順を熟知して，実践できなければならない．

致死的となる可能性がある患者を見出すには，次の3つが重要となる．主訴の特定と，それに関連したところに焦点を絞った簡潔な病歴聴取，並びに3つ目として救急現場と救急外来におけるバイタルサインの測定と時間経過，それらの厳密な評価，視診・聴診・触診である．バイタルサインは別項で説明し，救急における主訴と病歴聴取に関しては，トリアージの項で一部述べた．致死的な状態を見つけるための視診・聴診・触診では，顔貌と表情を観察し，皮膚の冷感または湿潤を触診する．異常であれば，血管収縮をともなう循環血液減少性ショックや心原性ショックを疑う．皮膚が温かい場合には，血管拡張をともなう敗血症性ショック，神経原性ショック，アナフィラキシーショックと判断できる．視診で呼吸努力が著明で，かつ聴診で呼吸音減弱ならば，気管支攣縮や緊張性気胸を示唆する．

強調すべきは，このような致死的状態と判断されたら，上述したような定型的な診断アプローチを放棄してただちに積極的な治療を始めなくてはならない．具体的には，上気道閉塞に対して，口腔内の吸引，体位変換，気管挿管，外科的気道確保といったあらゆる手段を講じる．循環不全に対して，輸液と出血コントロール，輸血や昇圧剤投与を開始する．神経学的な異常についてはまず意識の評価を行う．低酸素血症とショックによる二次的な脳損傷の要素を除外できれば，後は一次的脳損傷の評価が必要となる．全身状態が安定していることを確かめて，必要に応じて頭部CTスキャンなどの精密な評価を行う．

致死的と判断して蘇生処置で患者を安定化できて，致死的疾患の除外診断を終えた次のステップは，症状を説明しうる最も重篤な疾患を評価することである．一般的な定型アプローチとしては，統計的に頻度の高い疾患を鑑別していくことになる．この方法によって正しい疾病診断に至ることが多いが，非常にまれではあるが重篤な疾患について非典型的であったがゆえに見逃す危険がある．救急外来では，考えられる重篤な疾患をまず疑い，論理的に除外するという手順が結局は正統的な方法となる．言葉を換えれば，一般診療で行われる最終的な病因診断よりも，むしろ病態診断や生理学的診断を優先させることになる．

重症患者では全身状態が安定したことを確認して，病歴聴取，見落としを避けるための系統的な身体診察，血液検査や各種画像診断を重ねていく．生理学的徴候を対象にしたprimary surveyに対して，このようなステップをsecondary surveyと称することがあり，主として解剖学的，病因的な観察，評価が中心である．この中で根治的な治療の必要性を判断する．最初にAMPLEとまとめられているallergyアレルギー歴，medication服薬，past history既往歴，last meal最後の食事の時間，eventどんな状況があったかを必ず病歴聴取する．

一方，慢性の症状で救急外来を受診する患者もいる．特に片頭痛のような機能性頭痛や気管支喘息の軽度発作などである．慢性疾患で繰り返す症状でも注意を要する．「これまでの症状，程度と違うところが何かあるか」について患者に尋ねると情報が増える．患者から進んで「いつもと違う頭痛や発作である」ことを話す場合は少ない．

以上のような診断を進めながら，治療のステップに入っていく．ここでも一般診療と多少異なったアプローチが求められる．治療総論で後述する．

9 正統な診断推論による救急診断
snap diagnosis

救急外来で緊急度・重症度に基づいたトリアージ，バイタルサインの評価とsecondary surveyというような順位性がある救急診断がすすむと，次第に診療情報も蓄積して患者の病因診断や疾病診断が根治的治療にとって必要な段階になる．先

表 3-8 診断のストラテジー

仮説演繹法 (Hypothetico-deductive method)	・患者に関する初期の手がかりから可能性のある診断・とるべき行動のリストを作り，リストの数を減らしていくために病歴聴取・身体診察・検査をしていく ・仮説形成が早いほど正しい仮説である傾向がある ・仮説を確定する証拠を探すことがじっくりと行われ，しばしば時間がかかる
徹底的検討 (Exhaustion)	・初心者によくみられる初歩的な方法 ・診断をしようとする前に不適切に膨大なデータバンクを作ってしまう ・経験を積み洞察が深まるにつれデータ探索はより簡潔で，ダイレクトになってくる
最悪ケースシナリオの除外 (Rule out worst-case scenario：ROWS)	・おおよそ5つ程度の除外すべきシナリオを用いる ・見逃すことが怖くて，over-reading，医療資源の過剰利用につながることがある
パターン認識	・一番多く用いられている方法 ・医師の以前からの思い込み，期待などのバイアスによりデータの選択が不適切になることがある ・自分の好みの仮説を支持するようにデータを選択的に取り扱い確証バイアスが生じることがある
ヒューリスティクス (Heuristics：近道思考)	・経験則による診断 ・問題解決や臨床決断においての近道を提示し，これが大部分のケースでは上手くいく ・認知バイアスに陥ることがある

〔江別市立病院総合内科(著)，宮田靖志，濱口杉大(編)：迷いやすい症例から学ぶジェネラリストの診断力．p16，羊土社，2011 より〕

に述べたように救急外来で診断を確定することは難しいが，専門医へのコンサルテーションも必要になる．ここまでくると，患者の疾患を想定した判断が今後の診療方針を立てるうえでも重要となってくる．一般診療でも同様であるが，このときに医師は診断の思考法としていくつかの方法を用いる(表 3-8)．よく用いられる正統的なアプローチは大きく次の2つである．実際の臨床ではこれらが補完しあいながら行われており，両方が連携して正しい診断に至る．
①直感的な(非分析的な)アプローチ(パターン認識)．
②分析的なアプローチ(仮説演繹法)．

直感的なアプローチとは，疾患に当てはまる一定の臨床パターンに患者の特徴を対応させて認識する診断方法である．しばしば snap diagnosis と呼ぶ．あるパターンを身につけていればあれこれ迷わなくとも直感的にわかるが，パターンをもっていないと全くわからないという結果となる．パターン認識にもいくつかある．

視覚によるパターン認識の例は「患者の顔付きをみるなり Basedow 病と診断した」「皮疹をみた瞬間に帯状疱疹と診断した」「患者がなんとなく重症感があって敗血症と感じた」のような視覚による観察パターンがある．「気管短縮をみたら肺気腫」「頸静脈の躍動性拍動は1回心拍出量増大を示唆」「前腕窩部の点状出血をみたら長管骨骨折にともなう脂肪塞栓」「肥大性骨関節症は肺癌，胸膜腫瘍，気管支拡張症」「ばち指は間質性肺疾患，肺癌，気管支拡張症，慢性呼吸器感染，びまん性汎細気管支炎，肺内動静脈瘤」などがある．

疾患特徴によるパターン認識は症状，所見の特徴的な組み合わせのパターンを直感的に認識して診断するもので，「発熱，皮疹，心雑音，顕微鏡的血尿ならば感染性心内膜炎」「運動失調，眼球運動障害，錯乱は Wernicke 脳症」「6P(pain 疼痛，pallor 蒼白，pulselessness 脈触れない，paralysis 運動麻痺，paresthesia 知覚麻痺，perishing cold 極度の冷感)をみたら急性下肢動脈閉塞」「不潔な口腔衛生，歯周炎をみたら嫌気性菌による呼吸器感染症」といった場合などである．

疾患のレッドフラッグ，クリニカルパールもこの直感的なアプローチに入る．このパターン認識によるアプローチの利点は，経験豊かな医師に

とっては正確，迅速かつ容易に診断に至ることが可能で，確定診断に至る時間が短縮でき，検査も少なくて済み効率的で患者の負担も少ない．したがって，ある程度経験を積んだ医師は直感的診断を頻用している．

一方，以下のような弱点がある．経験したことのない疾患ではパターン認識ができない．全くわからないと感じるか，または自分の中にある最も似たパターンとして認識する．的外れになる危険があり，初心者の医師が直感的診断に頼るのは危険である．どうして診断に至ったかを説明したり後で検証することも困難で，何よりも教育的でない．診察している医師が体調，精神状態の影響も受けやすく，同じ診断結果とならないこともある．会得したパターンが強固となったり，最近の経験に診断が引きずられたりする誤差が生じる．

10 正確な診断推論による救急診断：レッドフラッグ，クリニカルパール

snap diagnosisのような「一発診断」的なパターンは，病歴聴取，バイタルサインの把握，身体診察のそれぞれにみられる．例えば，「朝の頭痛」というキーワードには二日酔い，睡眠時無呼吸症候群，一酸化炭素中毒，カフェイン依存症，糖尿病の夜間低血糖がある．発熱に比して脈拍上昇が少ない「比較的徐脈」なら細胞内寄生菌による感染（レジオネラ，サルモネラ，ブルセラ，腸チフス，Q熱）が有名で，β遮断薬の服用，薬剤熱，腎癌がある．またバイタルサインについて「徐脈＋ショック」には高カリウム血症，低体温，徐脈性不整脈，粘液水腫，副腎不全，脊椎損傷，迷走神経反射，β遮断薬の服用がある．「坐位になるとSpO$_2$が低下」（起座呼吸の反対）では，心臓や肺内での右-左シャント（肺血栓塞栓，卵円孔開存，慢性肝疾患による肝肺症候群，肺切除後，肺の動静脈奇形）がある．

可能性のある「重症疾患として見落としてはならない疾患」を鑑別するために，特にレッドフラッグ質問（医療面接）をしたり，レッドフラッグ徴候を探したりする．これらの症候や徴候は感度が高いものである．「人生で初めて経験する，殴られたような頭痛」はくも膜下出血，「20分以上続く左肩へ放散する冷や汗のある胸痛」は心筋梗塞，「夜間に痛み，寝汗をかき，癌の既往歴がある背部痛」は脊椎転移や椎体炎，「右下腹痛で立ったまま踵をドンとついて痛む」のは急性虫垂炎を示唆するなどである．

クリニカルパールとは臨床上，知識のうえで特に重要な事項をまとめたもので，経験豊かな医師は無意識のうちに多くのクリニカルパールを使って直感的に診断している．上手に活かせば，救急診療で迅速性と正確性が発揮される．例えば，「脳卒中と思われる患者では50％ブドウ糖液を50mL静脈投与するまで脳卒中と診断できない」というクリニカルパールでは，低血糖でも上下肢の不全麻痺のような局所脱落症状が出現しうることを警告している．

患者の訴えを糸口にして診療を進めていく際には，患者の状態を抽象的な言葉（semantic qualifier）として一文にまとめる．これは具体的に医学的に分類して，より上位の概念に置き換えて普遍化した用語である．例えば，「食欲不振」から「嘔吐」の出現したことについて，「進行性」といいなおし，「これまでに3回」を「頻回に」，「2か月前に現れて」「3日前から悪化して」を「亜急性に」と置き換えて，「亜急性に進行する食欲不振」のようなsemantic qualifierにする．このように選ばれた診療情報を適切なsemantic qualifierにまとめると，当面の作業仮説となり正しい診断に結び付く．

病気の時間経過を理解しておいてパターン認識をすることもできる．例えば，血管に関わる病気なら急激に突発的に，感染症・炎症・代謝性疾患は数時間から数日，悪性腫瘍は数週間から数か月かけて発症するというような典型的な時間経過を理解しておく．

11 分析的なアプローチ（仮説演繹法）
VINDICATE-P

直感的で非分析的なアプローチで解決できないときには，分析的アプローチを採用して診断をすすめる．網羅的で仮説演繹的ないくつかが知られている．
① 3つのC（common, critical, curable）．
② VINDICATE-P（表3-9）．
③ 確率論的推論．

最初に semantic qualifier を用いるなどして患者の問題点を明らかにしていく．問題点のうち当面の診療で対処すべきものに関して鑑別診断のリストを作成する．このときに作成したリストに挙げられた疾患について，診断の仮説実現の可能性（検査前確率）を検討する．可能性は高いか，低いか，中ぐらいかである．臨床検査を追加して実施したとして結果が陽性であれば，その診断仮説の可能性（検査後確率）がどのくらい高くなるか，反対に結果が陰性であれば，可能性がどれくらい低くなるかを考える．高くなった場合には治療を開始するのに見合うほど十分に高いか（確定診断），低くなった場合には診断仮説を捨て去ってよいか（除外診断）が大切である．最初の診断仮説から順に繰り返して検査前確率，検査後確率を考えて除外診断をしていく（図3-6）．

実際に救急外来で患者の問題点に鑑別診断のリストを作るにあたっては，3〜5個程度の疾患候補を想起する．このとき，頻度の多い疾患（common disease）ほど遭遇する可能性が高いとして，鑑別に挙げる．頻度は少なくとも重大な疾患（critical disease）については，緊急性があり，見逃すと致命的となる．または，不可逆的な後遺症を残すものを鑑別する．治療のできる疾患（curable disease）を優先して，診断しても治療方法がない疾患は鑑別候補の上位に挙げない．

また複雑な鑑別診断を考えるときには，VINDICATE-P（表3-9）が役に立つ．これは病態生理学的な疾病の分類を考えて，網羅するためのツールである．例えば，「急性に出現した呼吸困難」であれば，Vで心不全，心筋梗塞，肺血栓塞栓症，Iで肺炎，気管支炎，Nは肺癌の気管浸潤，Dは候補なし，Iは薬物中毒，Cは自然気胸，A

表3-9　VINDICATE-P

Vascular（血管系）
Infection（感染症）
Neoplasm（良性・悪性新生物）
Degenerative（変性疾患）
Intoxication（薬物・毒物中毒）および Iatrogenic（医原性）
Congenital（先天性）
Auto-immune（自己免疫・膠原病）
Trauma（外傷）
Endocrine-Metabolic（内分泌代謝系）
Psychogenic（精神・心因性）および Pregnancy（妊娠）

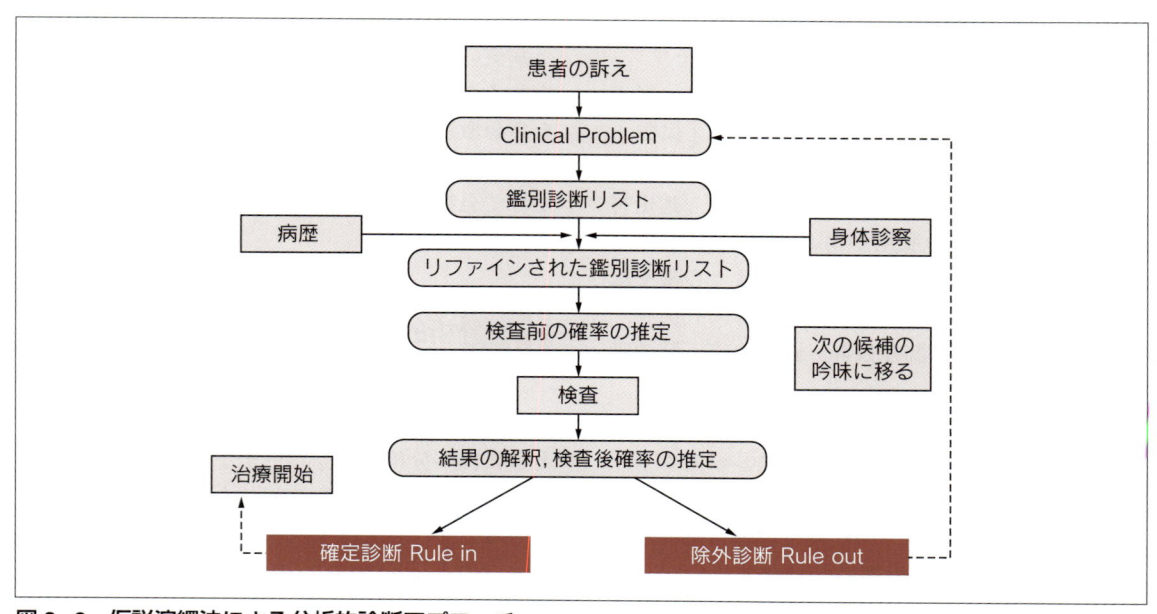

図3-6　仮説演繹法による分析的診断アプローチ

〔野口善令：診断学総論　分析的なアプローチ（仮説演繹法）と直感的なアプローチ（パターン認識）．ERマガジン 5：419-423, 2008 より〕

【ベイズの定理】 Bayes' theorem
　一般に検査の感度は100％（すなわち疾患があればすべて陽性）ではなく，特異度も100％（すなわち疾患以外では決して陽性に出ない）ではない．そのため検査結果が陽性であれば疾患が確定し，陰性であれば疾患ではないとはいい切れない．これは病歴や身体所見にも当てはまる．一般に病歴は感度が高く，身体所見は特異度が高い．あらかじめ病歴や身体所見，検査の感度と特異度がわかっていれば，有病率から検査後の疾患の存在する確率（検査後確率）が計算できる．
　検査が陽性であるときの検査後確率は陽性予測値であり，2×2表を作成することで求められるが，以下の式でも求められる．

陽性予測値

$$= \frac{感度 \times 検査前確率}{感度 \times 検査前確率 + (1-特異度)\times(1-検査前確率)}$$

　オッズと尤度比を使えばもっと簡単に求められる．
〔オッズ odds〕ある事象の起こる確率のその事象が起こらない確率に対する比
〔検査前オッズ〕prior odds

$$\frac{P(D+)}{1-P(D+)} = \frac{検査前確率}{1-検査前確率}$$

〔検査後オッズ〕posterior odds

$$\frac{P(D+/T+)}{1-P(D+/T+)} = \frac{検査後確率}{1-検査後確率} \quad \cdots\cdots 式①$$

〔尤度比〕likelihood ratio

$$\frac{感度}{1-特異度}$$

検査後オッズ＝検査前オッズ×尤度比
そして検査後オッズが得られれば式①を展開して，

$$検査後確率 = \frac{検査後オッズ}{検査後オッズ+1}$$

　オッズを使う最大のメリットは独立した検査を複数行うときには先の検査後確率がそのまま次の検査前確率になるので，

　　検査後確率＝尤度比$_1$×尤度比$_2$×…×検査前確率

として求められる．ただしここで使う尤度比はいずれも独立で，お互い他の検査結果と一定の関連がないことが必要である．

図3-7　ベイズの定理による確率論的推診
（森本剛，福井次矢：疾病救急診療における論理的な診断の進め方　EBM時代における救急診療．救急医学 23：1128-1133, 1999 より）

は喘息，アナフィラキシー，Tは窒息，Eは候補なし，Pは過呼吸症候群，パニック障害，うつ病というような鑑別診断リストになる．

　また記憶方法として頭文字によるものがいくつかある（**表3-3**）．このようなツールを用いて鑑別診断のリストを作成するが，分析的なアプローチの長所として，まずは一定の論理的プロセスに従っているので後で振り返りやすい．他人に説明して伝えるにも有利である．簡便で実際的なので一定期間の訓練をつめば，医師なら誰でも実施できる．鑑別リストに初めて遭遇するような疾患を挙げても全く歯が立たないということはなく安心できる．一方，弱点は1つひとつ診断仮説を除外していかなくてはならないので時間がかかり効率が悪い．どうしても実施すべき臨床検査が多くなる，特に重大な疾患をすべて除外しようとすると検査とコストが莫大となる，などが挙げられる．

12　確率論的推論

　医療においては100％の完璧な判断が常に確定できるわけでない．そのような不確実性に耐えながら，医師は患者における疾患の可能性を質的に評価して治療を始めるべきかどうかを決断している．このような場面では，疾患の確率をより正確に量的に推論することが求められる．このような確率論的推論は，ベイズの定理（図3-7）によってなされ，基本的には一連の条件付き確率である．ベイズの定理を使うには，疾患の疫学的な有病率と検査の特性である感度および特異度についての情報が前提となる．これらは本章の範囲をこえるので臨床疫学（図3-8）を参照しつつ，次のように簡略な説明を行う．

　検査前確率とは，その疾患である確率について検査をする前に予想したものである．そして検査結果が診断に与える影響の強さを尤度比と呼ぶ．これは直感的な数字なのでわかりやすい．また検査をした後に特異的な疾患が存在する確率を検査

【検査の特性】
〔感度〕sensitivity P(T＋/D＋)
　疾患を実際に有する患者で検査が陽性と出る確率

$$P(T+/D+) = \frac{a}{a+c}$$

〔特異度〕specificity P(T－/D－)
　疾患をもっていない患者で検査結果が陰性と出る確率

$$P(T-/D-) = \frac{d}{b+d}$$

（2×2表）

		疾患の有無		
		D＋	D－	
検査結果	T＋	a	b	a＋b
	T－	c	d	c＋d
		a＋c	b＋d	a＋b＋c＋d

〔有病率〕prevalence P(D＋)
　対象となった患者集団中に疾病の存在する確率

$$P(D+) = \frac{a+c}{a+b+c+d}$$

〔陽性予測値〕positive predictive value
　　　　　　　P(D＋/T＋)
　検査結果が陽性と出た場合に，疾患が存在する確率

$$P(D+/T+) = \frac{a}{a+b}$$

〔陰性予測値〕negative predictive value
　　　　　　　P(D－/T－)
　検査結果が陰性と出た場合に，疾患が存在しない確率

$$P(D-/T-) = \frac{d}{c+d}$$

図 3-8　検査の感度，特異度，陽性予測値，陰性予測値
（森本　剛，福井次矢：疾病救急診療における論理的な診断の進め方　EBM 時代における救急診療．救急医学 23：1128-1133, 1999 より）

後確率という．検査前確率は患者の診療情報と疾患の有病率から想定できる．検査前確率をオッズで表せば，オッズで表されている尤度比を用いて，検査後確率を計算できる．その変換は以下で行う．

オッズ＝確率／（1－確率）
確率＝オッズ／オッズ＋1

例えば，45歳の男性が安静時，労作時ともに起こる突発性の鋭い左側胸部痛で救急外来を受診した．症状は2か月前からあり，労作時の胸部圧迫感はない．この患者にCK-MBを検査して上昇していた．陽性尤度比は3といわれている．

この患者が急性冠症候群である検査前確率は50％とみなせる．これをオッズに変換すると，0.5／（1－0.5）＝1／1である．1：1の検査前オッズにCK-MBの尤度比3を乗ずる．1／1×3／1＝3／1，検査後オッズが3：1となる．この検査後オッズを検査後確率に変換する．3／（3＋1）＝3／4＝0.75＝75％となる．検査後でも急性冠症候群の可能性は75％に過ぎず，まだこのまま直ちに急性心筋梗塞の治療をするのはためらうので，入院させて経過観察，検査追加することになる．

患者が鑑別診断のリストにある疾患である確率が治療を開始すると判断できるレベル（治療閾値）

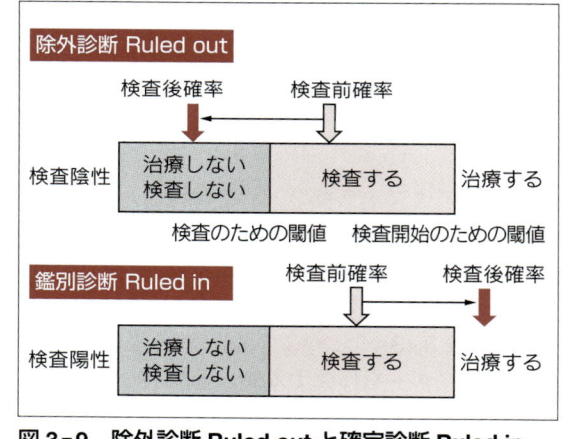

図 3-9　除外診断 Ruled out と確定診断 Ruled in
〔野口善令：診断学総論　分析的なアプローチ（仮説演繹法）と直感的なアプローチ（パターン認識）．ER マガジン 5：419-423, 2008 より〕

以上となる場合は，疾患を確定診断すること（ruled in）に相当する．一方，もはやこれ以上その疾患について考える必要がないと判断できるレベル（検査閾値）以下となる場合は，疾患の除外診断（ruled out）に相当する（図 3-9）．

表 3-10 Centor criteria
溶連菌扁桃腺炎の治療方針のためのスコア

症状	
38℃以上の発熱のエピソード	1点
圧痛のある前頸部リンパ節の腫脹	1点
咳の欠如	1点
白苔をともなう扁桃の発赤	1点
年齢	
3～14歳	1点
15～44歳	0点
45歳以上	－1点

合計点	溶連菌扁桃腺炎のリスク	推奨される管理
≦0点	1～2.5%	抗菌薬や検査は必要ない.
1点	15～10%	
2点	11～17%	抗原検査を行う. 抗原陽性なら抗菌薬投与.
3点	28～35%	
4点	51～53%	抗菌薬を経験的投与, もしくは抗原検査. 両方行ってもよい.

表 3-11 肺塞栓症の modified Well's criteria

深部静脈血栓症の臨床症状	3.0
肺塞栓症以外の診断が考えにくい	3.0
心拍数＞100 回/分	1.5
最近 4 週以内のベッド安静または手術	1.5
深部静脈血栓症または肺塞栓症の既往	1.5
喀血	1.0
悪性腫瘍	1.0

- 臨床所見による肺塞栓症である確率の評価

危険度	高い	中等度	低い
スコア	＞6.0	2.0～6.0	＜2.0

- Well's criteria で低危険群に分類されなおかつ D-ダイマーが低値の場合は肺塞栓症を除外できる. 中等度から高危険群の場合は胸部造影 CT を施行する.

13 臨床予測ルール
clinical prediction rules

　一般臨床で用いられるアプローチで確率論的推論を述べたが, 分析的アプローチの欠点としては, 時間がかかること, 効率が悪いこと, 実施する検査が増えがちなことが挙げられる. さまざまな緊急度, 重症度, 疾患の患者が来院する救急診療の特殊性を踏まえると, 分析的であり客観性が担保されていて, なおかつ簡便で効率的であるようなアプローチが望まれる. 90年代から北米の救急医療現場から CPR (clinical prediction rule)〔(臨床予測ルール) clinical decision model, clinical decision rule, prognosis model とも呼ばれる〕が開発されて普及している. 特徴は, 患者病歴, 身体所見, 簡便な検査の独立した3つ以上の因子からなる決断補助ツールということである. その目的はその時点で患者が受ける結果となる「その時点での診断, あるいは起こりうる予後の可能性を推測する」である. あくまで臨床の補助ツールであり, 救急外来でよくみられるが, 見逃してはならない主要な主訴や臨床場面を対象としている. 例えば肺炎, 関節捻挫, 失神, 肺塞栓症, 虫垂炎, 頸髄損傷などであり, わが国に普及しているものがいくつかある.

　広く利用されている重要な CPR を列挙すると, 化膿性扁桃腺炎の治療に関する Centor criteria (表 3-10), 市中肺炎の重症度に関する CURB65, 肺血栓塞栓症の診断に関する Well's criteria (表 3-11) と PERC (Pulmonary Embolism Rule-out Criteria), 急性虫垂炎の外科的治療に関する Alvarado score, 膝関節と足関節の外傷の単純 X 線撮影の判断に使う Ottawa ankle (図 3-10)/knee rule, 頸椎損傷を疑う患者で単純 X 線撮影をするかどうかの判断 Canada cervical spine rule, 失神患者の入院を判断するためのサンフランシスコ失神ルール, 一過性脳虚血発作で脳梗塞の危険を判断する $ABCD^2$ score (表 3-12), 胸痛患者で急性冠症候群を疑い入院観察が必要かどうかのバンクーバー胸痛ルールがある. これらのルールに関しては科学的な検討がなされていて, 使用にあたっての妥当性が EBM に基づいて行われている. このうち現時点 (2012年) で最も高いレベルで妥当性が保証されているものの1つが, Canada cervical spine rule である.

　望ましい CPR の要件としては以下が挙げられる.
① 臨床的に感度の高い, 重要なリスク因子を網羅している.
② 臨床場面で容易に使用できる.

骨病変の疑われる足部外傷を対象とする．
足関節に対する単純X線はくるぶし付近に何らかの痛みをともない，さらに以下のいずれかをともなう場合にのみ必要とされる．
【外側面図】
- Aの範囲（外果先端より6cmまでの後方）に圧痛がある
- Bの範囲（第5中足骨基部）に圧痛がある

【内側面図】
- Cの範囲（内果先端より6cmまでの後方）に圧痛がある
- Dの範囲（舟状骨）に圧痛がある

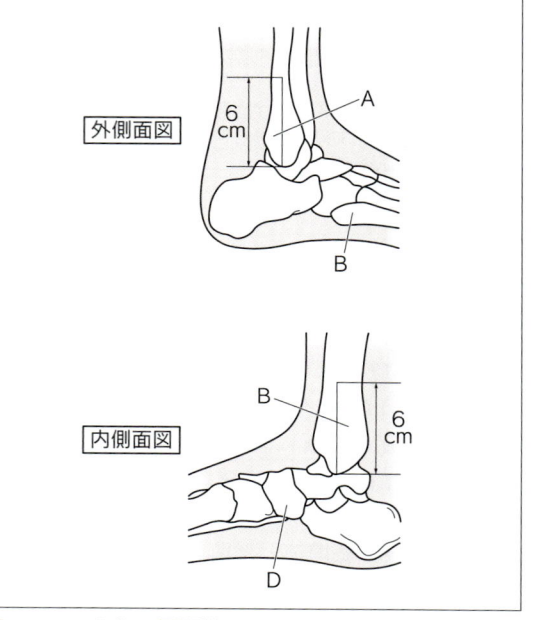

図3-10 オタワ足関節ルール：Ottawa Ankle Rule

表3-12 ABCD² score
急性期のTIA，脳梗塞の評価

A	Age	60歳以上	1点
B	Blood pressure	収縮期140以上 or 拡張期90以上	1点
C	Clinical features	片麻痺	2点
		麻痺のない構音障害	1点
D	Duration of TIA	60分以上	2点
		10分から59分	1点
	Diabetes mellitus		1点

- 7点満点で，点数が高いほど脳卒中リスクが高くなる．

点数	リスク	2日以内発症	7日以内発症	90日以内発症
6～7点	高	8.1%	11.7%	17.8%
4～5点	中	4.1%	5.9%	9.8%
0～3点	低	1.0%	1.2%	3.1%

③関心のある結果を正確に予測できる．
④開発にあたって対象とした人口集団でない別の対象でも妥当性がある．
⑤影響力がある調査研究によって利得が実証されている．
⑥患者治療で医師に明確な方向を提示している．

　実際にはCPRでこれらの要件を満たすものはほとんどない．ただし，CPRの利点は，慌ただしく複雑なハイリスク患者が受診する救急外来でありふれた臨床問題にCPRは有用とされることである．加えて，多くの医師の診断は十分に感度が高いが，特異度はCPRに劣る，診断可能性の低い患者の場合にさらに検査を追加して消耗するのを防ぎ保証となる．経験の少ない医師に臨床上，重要な因子を知らせるのに役立つ，といった利点もある．一方，欠点としては，非常にバラツキが大きい臨床場面では「スタンダード」と求められるような高い厳密性が担保できない．数多く創り出された「診療ガイドライン」についても適用できるかが試みられたが，CPRも同じように「実際の医療は10レーンもある高速道路をとばすようなものでどこをどう運転するのが早く目的地にゴールできるか」を問うのは無意味である，「異なる研究者が調べた複数の異なった大きな集団で特定の患者に一般的なパターンが認められ，特定の所見はみられなかった」という結論に過ぎない．臨床疫学EBMが広がる中で適切な診療情報を念頭においた思考に沿ってCPRを使っても特異度は低い，といった点が挙げられている．

　臨床上，患者にとって最善の医療を提供することを目的として，「ガイドラインguideline」「スタンダードstandard」「オプションoption」などが作られていて，これらは科学的根拠に基づく医療を目指して，できるだけ偏らない方向で知識，経験をまとめたものである．科学的根拠に基づくこれらの推奨に対して遵守するかどうかが問われる．遵守の程度，順序は推奨が強い順にスタンダード＞ガイドライン＞オプションとなっている．90％以上となればスタンダードであり，これを守らないと「資格が取れない（病院機能評価）」とい

うレベルである．ガイドラインについて60～70％の遵守の程度であれば，臨床の客観的情報に従って診療する水準ということができる．遵守レベルが50％程度というのがオプションで，その推奨を選択するかどうかは個別の判断によるといわれている．CPRはオプションのレベルと考えられる．

14 ERにおける治療総論

救急外来で心肺停止の患者に一次救命処置のような蘇生処置を施したり，致死的な患者に呼吸循環のモニターや静脈路確保，薬物投与といった二次救命処置を実施したりすることの他に，来院早期から適切な特異的治療を開始することが強く求められる患者がいる．すべての患者で可能な限り早期に適切な診療が開始されることが望まれるが，なかでも時間単位で治療開始の差が患者の予後に影響を与えることが明らかになっている疾患，病態がある（表3-7）．

一般診療では病因診断に基づいて初めて根治的治療となるが，重症度の高い多発外傷や重症臓器不全では治療の優先順位という考え方が出てくる．
①生命救助
②機能の回復
③形態の復元

という順序で治療して，例えば手術適応があるかないかを判断する．救急外来で手術が必要な場合には，緊急手術となることが多く，出血コントロールや汚染予防，機能保存や再建といった目的で病態を改善するために行われる手術であるため，患者をさらに危険に陥れるような過大な侵襲を避けるようにダメージコントロールという手術戦略をとる．手術の適応がない場合には救急集中治療室で呼吸・循環モニターを施して，例えば敗血症のEGDT（early goal directed therapy）に代表されるような呼吸管理，循環管理，血液浄化法，抗菌薬治療，予防ケアを実施する．一般診療の患者に比べて，上述のような救急患者は，その特徴から急性期の診療を経た後でも代謝亢進と合併症の増加の危険があり，異化作用が亢進して多臓器不全に陥りやすい．

救急外来で最後に求められる最も難しい判断は，診療した後で患者を帰宅させてよいか，入院させるべきかである．まず第1に医学的に「この患者は入院しないと十分な治療ができないか」である．酸素投与，経静脈的薬剤投与，心電図モニターを要するかどうか．これらを要せずに通院で安全に患者を観察できれば入院は要しないだろう．家族がいない独居，家族の認知力が低い，いわゆるホームレスといった場合には，帰宅後の管理は難しい．第2に患者の経済的理由から入院困難となる場合もまれにはある．トリアージで軽症と判断された患者の95％は帰宅可能である．帰宅する患者には，予想される転帰のいくつかを説明して症状が悪化したり新しい症状が現れたりしたらただちに再診するか，医療機関にかかるように指導する．例えば，腹痛患者で痛みが完全に消失しないで帰宅する患者には，経過を自ら判断してもらえるように鎮痛効果が強力な麻薬系鎮痛薬は使っていないことを説明する．

早期からの治療開始が予後を改善するといわれる場合には，診断の正確性だけでなく診療に要する機器，薬剤，専門医，プロトコル（診療手順の標準化された予定表），適切なスタッフの配置がなくてはならない．そのような準備がない場合には，タイミングよく適切な医療施設へ患者を紹介し，転院させることが求められる．救急車や患者輸送車を利用することになるが，医師が付き添うことも考慮する．

緊急検査

救急診療では病態把握から鑑別診断，治療方針の決定，治療効果の判定のために，必要な検査を緊急度の順に，また侵襲が低い順に行う．ただし，特に血液検査では，採血の時間や手間を減らし，見逃しを回避するため，ルーチンに一括で採血して検査として行うことが多い．

入院となる患者には心電図と胸部X線撮影をルーチンに行う．外傷患者ではこれに加え血液型，骨盤X線撮影，FAST（focused assessment with sonography for trauma）を必ず行うが，腹部X線撮影は出血源に関する情報量が少ないので初期診療では必ずしもルーチンでは行わない．

このように，緊急検査は時間軸のなかでメリットとデメリットを考慮し，さらに，CTスキャン等，検査に時間がかかる，また検査室まで移動が

必要な場合には，全身状態の安定化を図ってから行うことを原則とする．

ルーチン検査項目

> 栄養状態：ALB，chE，T-CHO
> 全身状態：ALB，Plt
> 細菌感染：WBC，左方移動，CRP
> 敗血症：細菌感染＋Plt，フィブリノゲン
> 腎機能：Cr，BUN，UA，Ca，P，尿所見
> 肝機能：AST，ALT，Bil，T-CHO，ALB
> 胆管：γGTP，ALP，Bil
> 細胞障害：AST，ALT，CK，LD，Hb
> 凝固・線溶：PT，APTT，フィブリノゲン，D-ダイマー，アンチトロンビン

基準値は健康かつ通常の状態にある人の95％が含まれる値であり，正常と異常の境目を示すものではない（表3-13）．正常値は個人ごとに決めるのが望ましく，高齢であればその傾向は強まる．またカットオフ値は健康と病気との比較で決めたもので，検査の目的によって異なる．カットオフ値を健康群に近く設定すると，病気をみつける可能性は高まるが，健康を異常なしと判断できる可能性は低くなる．

異常値をみた場合には，すべてが疾病を反映しているとは限らないので，状況に応じて考え，必要に応じて再検査を行う．

また，検査計画はその精度と信頼性を把握して立案する．

感度（sensitivity）とは，疾患がある中で検査が陽性の比率であり，特異度（specificity）とは，疾患のない中で陰性の比率である．特異度が高ければ陽性で診断を確定でき，感度が高ければ陰性で診断を除外できる可能性が高くなる．

検査陽性の中で本当に病気であるかは陽性的中率（positive predict value；PPV），逆を陰性的中率（negative predict value；NPV）という．的中率を考えるには集団を対象とした有病率，個人の場合は検査前確率が必要である．検査前確率とは，診断しようとする疾患がある確率で，検査前確率が高ければ，その診断のための検査の価値が高くなる（表3-14）．

尤度比（likelihood ratio；LR）とは，疾患がありかつ特定の検査所見がある患者の比率を，疾患がなくても同じ検査所見がある患者の比率で除したものである．検査後確率は患者からの情報を得た後に患者が疾患をもつ確率をいう．感度の高い検査が陰性なら除外診断に優れている．すなわち，検査後確率が低いほうに動く．陰性尤度比の値（0〜1）が小さく，0に近いほど動かす力が大きい．特異度の高い検査が陽性なら確定診断に優れている．すなわち，検査後確率が高いほうに動く．陽性尤度比の値（1以上）が大きいほど動かす力が大きい．LRが1に近いのは感度，特異度とも低く，除外にも確定診断にも向いていない．

多くの検査が緊急でできるようになり，さらに，多職種によるチーム医療が進んできたことから，以前に比べて医師が検査に直接関わることは少なくなる傾向にある．救急診療では，限られた時間軸の中で生理学的異常の早期察知とその安定化を重視する診療アルゴリズムが，外傷だけでなく，急性冠症候群や急性脳卒中などの内因性疾患にまで広く標準化されている．

このような中，いつ，どのように，どのような検査を計画して進めるかという判断は重要である．

1 血液型判定，交差適合試験

A 血液型判定

緊急輸血の手順はガイドライン化されており，外傷，消化管出血などだけでなく敗血症についても病態ごとに整理されている．Hb 7g/dLで検討されることが多い．輸血は前もって準備が必要なので，来院早期に他の採血とともに検体を取って血液型の確認をしておく．判定する時間的余裕もない最緊急の場合にはO型赤血球輸血を行う．

1 ● スライド法（ガラス板法，ホールクラス法，判定紙法）（図3-11）

緊急で最も行われている方法である．抗A血清（青）と抗B血清（黄）それぞれ1滴と，別々のガラス棒の先端に付けた血液（全血）とをそれぞれ撹拌する（または，全血で1/2滴程度を滴下する）．赤血球が凝集すれば，その赤血球はその血清に対応する抗原をもっているので，このことから血液型を判定する（表3-15）．Rh式の血液型も抗Rh（D）血清を用いて同様に判定する．時間的には最も早い方法であるが，「うら試験」（後述）ができ

表 3-13 各種検査項目の基準値

名称	略称	基準値	単位
血算			
白血球数	WBC	2,700〜8,800	/μL
赤血球数	RBC	370万〜540万	/μL
ヘモグロビン	Hb	11.0〜17.0	g/dL
ヘマトクリット	Ht	34.0〜49.0	%
平均赤血球容積	MCV	84.0〜100.0	
平均赤血球ヘモグロビン量	MCH	27.0〜34.0	
平均赤血球ヘモグロビン濃度	MCHC	32.0〜35.0	
血小板数	PLT	14万〜34万	/μL
血算　白血球百分率			
好中球	NEUT	42.0〜74.0	%
好酸球	EOSIN	0.0〜6.0	%
好塩基球	BASO	0.0〜2.0	%
リンパ球	LYMPH	19.0〜47.0	%
単球	MONO	2.0〜8.0	%
生化　酵素関連			
アスパラギン酸アミノトランスフェラーゼ	AST（GOT）	8〜38	U/L
アラニンアミノトランスフェラーゼ	ALT（GPT）	4〜44	U/L
乳酸脱水素酵素	LDH（LD）	106〜211	U/L
アルカリホスファターゼ	ALP	104〜338	U/L
γ-GTP	GGTP	16〜73	U/L
クレアチンキナーゼ	CK（CPK）	（男）56〜244 （女）43〜165	U/L
クレアチンキナーゼMB型	CK-MB	25以下	U/L
アミラーゼ	AMY	39〜124	U/L
生化　蛋白関連			
総蛋白	TP	6.6〜8.2	g/dL
アルブミン	ALB	3.9〜5.3	g/dL
C反応性蛋白	CRP	0.3以下	mg/dL
生化　糖関連			
グルコース	GLU	60〜110	mg/dL
生化　電解質			
カルシウム	Ca	8.2〜10.2	mg/dL
ナトリウム	Na	138〜148	mEq/L
クロール	Cl	98〜108	mEq/L
カリウム	K	3.6〜5.2	mEq/L
生化　脂質関連			
総コレステロール	T-Chol	132〜220	mg/dL
中性脂肪	TG	38〜150	mg/dL
生化　その他			
総ビリルビン	T-BIL	0.2〜1.2	mg/dL
直接ビリルビン	D-BIL	0.2以下	mg/dL
尿素窒素	BUN	8.0〜22.6	mg/dL
クレアチニン	CRTN	（男）0.6〜1.1 （女）0.4〜0.8	mg/dL
尿酸	UA	（男）3.0〜7.0 （女）2.5〜6.3	mg/dL
血清鉄	Fe	（男）60〜200 （女）50〜160	μg/dL
凝固			
プロトロンビン時間	PT	12.0±2.0	秒
活性化部分トロンボプラスチン時間	APTT	30.0±5.0	秒
血中フィブリン分解産物	FDP	2.8未満	μg/mL
D-ダイマー	DD	0.8未満	μg/mL
アンチトロンビンⅢ	ATⅢ	80〜120	%
フィブリノーゲン	FBG	200〜400	mg/dL
動脈血液ガス			
pH	pH	7.35〜7.45	
二酸化炭素分圧	$PaCO_2$	35〜45	mmHg
酸素分圧	PaO_2	75〜100	mmHg
HCO_3	HCO_3	20〜26	mEq/L
過剰塩基	BE	-3〜+3	mEq/L
酸素飽和度	O_2SAT	92.0〜98.5	%
尿一般検査			
比重		1.006〜1.022	
pH		4.8〜7.5	
蛋白		（-）	
糖		（-）	
アセトン体		（-）	
潜血		（-）	
ウロビリノーゲン		0.1〜1.0	EU/dL
ビリルビン		（-）	
亜硝酸塩		（-）	
白血球数		（-）	
血中薬物測定		有効血中治療域	
ジゴキシン		0.5〜2.0	ng/mL
テオフィリン		5.0〜20.0	μg/mL

（東京医科大学病院における基準値）

表3-14 感度，特異度，陽性的中率，陰性的中率と検査前確率（有病率）

検査\疾患	+	−	
+	a	b	a+b
−	c	d	c+d
	a+c	b+d	a+b+c+d

検査前確率（有病率）	(a+c)/(a+b+c+d)
感度[1]	a/(a+c)
特異度[1]	d/(b+d)
陽性的中率[2]	a/(a+b)
陰性的中率[2]	d/(c+d)

1) 検査に固有の値
2) 検査に固有の値ではない．的中率は定められた感度と特異度および検査前確率（有病率）を用いて求めることができる

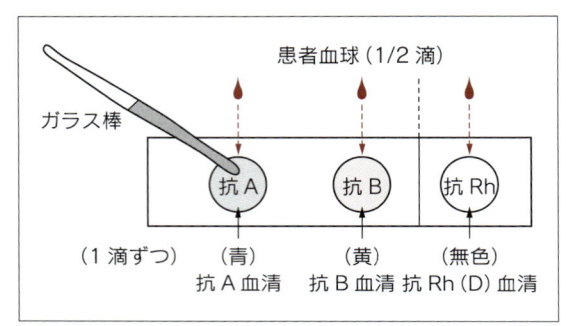

図3-11 血液型判定：スライド法

表3-15 血液型の判定

判定	血液凝集反応	
	抗A血清	抗B血清
A型	+	−
B型	−	+
O型	−	−
AB型	+	+

ないので，あくまで緊急の検査であることを認識しておく．

検査上の注意点
- 血液が多いと判定が難しくなる．
- 沈澱と凝集を間違えない．水平に回転させるようにして撹拌し，混合直後ではなく3分間程度で判定する．
- 判定したらその場で患者名，判定者氏名を記載する．

2● 試験管法（図3-12）

スライド法は，患者の赤血球の抗原の型によって血液型を判定する「おもて試験」で，試験管法では，患者の血清の抗体の型によって血液型を判定する「うら試験」（表3-16）も行うことができる．両方で確認すれば間違いは少なくなるが，多少時間がかかる．

B 交差適合試験（クロスマッチ）

輸血の副作用である溶血反応を防ぐために，供血液赤血球と患者血清中抗体，患者赤血球と供血者血清中抗体とが反応するかを調べる．時間的余裕がないときには省略する．血清法，生理食塩液法，ブロメリン法（酵素法），アルブミン法，クームス法（抗グロブリン法）などがある．

1● 血清法

患者血清と輸血血液赤血球をスライドガラスの上で混和して凝集をみる（主試験）．患者赤血球と輸血血液血清とを混和して凝集をみる方法を副試験という．両試験とも陰性の場合に輸血してもよいといわれてきたが，不規則抗体は検出できない．

2● 生理食塩液法，ブロメリン法（酵素法）

生理食塩液法で冷式不規則抗体，ブロメリン法で温式不規則抗体が検出されるが，臨床的に意味のある不規則抗体はブロメリンなどの酵素法で見つかることが多い．主試験と副試験とが陰性で適合したと判定するが，主試験陽性では輸血できない．副試験陽性，主試験陰性では，やむを得ず輸血をすることがある．本来はこれらを行ってから輸血することが望ましい．

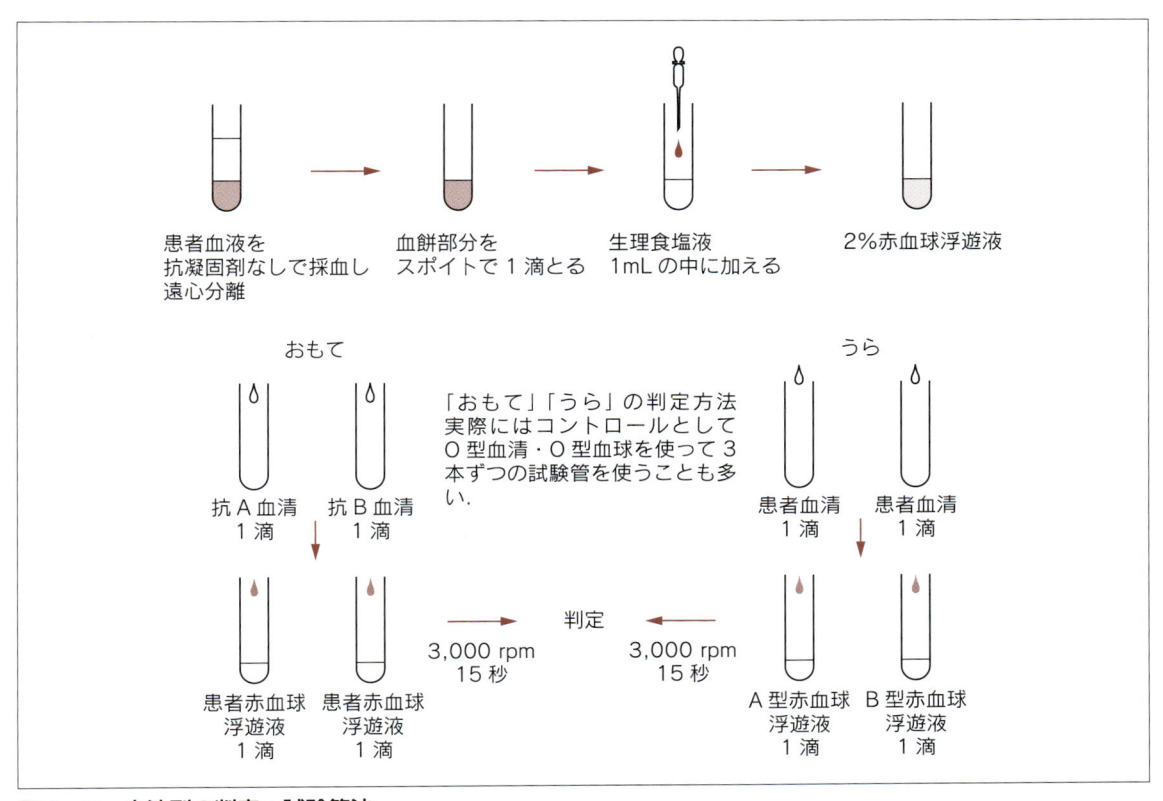

図 3-12 血液型の判定：試験管法

表 3-16 「うら試験」の判定表

A型血球	B型血球	判定
−	+	A型
+	−	B型
−	−	AB型
+	+	O型

2 動脈血液ガス分析

動脈血の酸素分圧（PaO_2），炭酸ガス分圧（$PaCO_2$），pHを測定する．これらの値から，動脈血酸素飽和度（SaO_2），動脈血酸素含量（CaO_2），過剰塩基（base excess；BE），重炭酸イオン濃度（HCO_3^-）などが算出される．

分析装置に動脈血を注入すれば数分で結果が出る．呼吸状態だけでなく，酸塩基平衡も救急診療に欠かせない．標準値を表3-17に示す．

1 ● PaO_2

酸素化能の指標である．吸入酸素濃度〔PaO_2/FIO_2（P/F比）〕と年齢，人工呼吸の条件を加味して評価する．室内空気（room air）吸入下でPaO_2が60mmHgを下回ると（P/F比 300mmHg）呼吸不全という．

2 ● $PaCO_2$

肺胞換気能の指標である．一般的に低下は肺胞換気増加（過換気），増加は肺胞換気低下（低換気）を意味する．正確な評価には人工呼吸の条件，自発呼吸による換気量（呼吸数），炭酸ガス産生異常などを加味して評価する．加齢とともに増加するが，徐々に慢性的に増加した場合には，pHは正常範囲である．

3 ● pH

動脈血のpHは，呼吸による炭酸ガスの排出と腎臓による酸塩基排出，生体内に大量に存在する緩衝系（重炭酸イオン，蛋白，ヘモグロビンなど）が関与している．pHが正常値より高い場合をアルカレミア（pH > 7.45），低い場合をアシデミア（pH < 7.35）という．炭酸ガス－重炭酸イオン系の緩衝はpH = 6.1 + log{[HCO_3^-]/$PaCO_2$}×0.03}

で示される.

まずpHの値からアルカレミアかアシデミアかは明らかであり，次にアシドーシスで$PaCO_2$が正常よりも高ければ呼吸性，BEがマイナスであれば代謝性である．アシドーシスで$PaCO_2$が正常より低ければ，代謝性アシドーシスを呼吸性に代償していると考える．

アシドーシスは乳酸とともにショックやけいれんなど，細胞の低酸素による嫌気性代謝でみられる（表3-18）．代謝性アシドーシスは，低体温，凝固異常とともに外傷の死の三徴候といわれ，侵襲の重症度判定に有用である．敗血症性ショックの治療では，酸素需給バランス，$ScvO_2$を指標に治療のゴールを設定している．

4 ● COHb

一酸化炭素中毒時に測定する．器械によっては血液ガス分析値とともに計測可能である．酸素投与により低下する．

5 ● 酸素飽和度

パルスオキシメトリーによる経皮酸素飽和度は酸素化の指標となる．低血圧，末梢循環不全，胎動があると正しく検出されず，マニキュア，メトヘモグロビン血症では低く，一酸化炭素中毒では高く表示されるので，値の解釈には注意する．PaO_2との関係を図3-13に示す．

表3-17 動脈血液ガス分析の標準値（空気呼吸時）

pH	7.35〜7.45
PaO_2	80〜100 mmHg
P/F比	400〜500 mmHg
$PaCO_2$	35〜45 mmHg
HCO_3^-	22〜26 mEq/L
BE	−2.5〜+2.5 mEq/L
SaO_2	95〜97%
CaO_2	16〜24 mL/dL

表3-18 酸-塩基平衡障害の分類と原因となる病態

酸-塩基平衡障害	一次作用	代償作用	原因となる病態
呼吸性アシドーシス	$PaCO_2$ ↑	HCO_3^- ↑	肺胞低換気
呼吸性アルカローシス	$PaCO_2$ ↓	HCO_3^- ↓	肺胞過換気 ①呼吸中枢刺激 　中枢神経疾患（脳炎，髄膜炎など），薬物（呼吸中枢刺激薬など） ②心因性過換気 　過換気症候群，ヒステリー，不安など ③A-aDO_2[※1]開大をともなう低酸素血症時 　急性呼吸窮迫症候群，急性肺損傷，気管支喘息（重積発作は除く），間質性肺炎，肺血栓塞栓症など
代謝性アシドーシス	HCO_3^- ↓	$PaCO_2$ ↓	①アニオンギャップ（AG）[※2]増加 　ケトアシドーシス（糖尿病，飢餓など） 　乳酸アシドーシス（ショックなど），腎不全，外因性物質によるもの（メチルアルコール，サリチル酸，エチレングリコール） ②アニオンギャップ（AG）正常 　消化管からのHCO_3^-の消失（下痢など） 　腎からのHCO_3^-の消失（尿細管性アシドーシス），薬物（アムホテリシンB，スピロノラクトン，炭酸脱水素酵素阻害薬など）
代謝性アルカローシス	HCO_3^- ↑	$PaCO_2$ ↑	①循環血漿量の減少（尿中Cl＜10 mEq/L） 　消化管からの酸の喪失（嘔吐など） 　腎からの酸の喪失（利尿薬） ②循環血漿量正常（尿中Cl＞20 mEq/L） 　鉱質コルチコイドの過剰（原発性アルドステロン症など） ③外因性のアルカリ投与 　重炭酸ナトリウム，クエン酸（輸血製剤）

※1 A-aDO_2=150−(1.25×$PaCO_2$)−PaO_2．正常値5〜15 mmHg（若年），10〜20 mmHg（高齢）．ガス交換の障害で開大する．
※2 AG=Na^+−(Cl^-+HCO_3^-)．正常値12±2 mEq/L

（東條尚子：動脈血ガス．救急・集中治療 23：1699-1704, 2011 より）

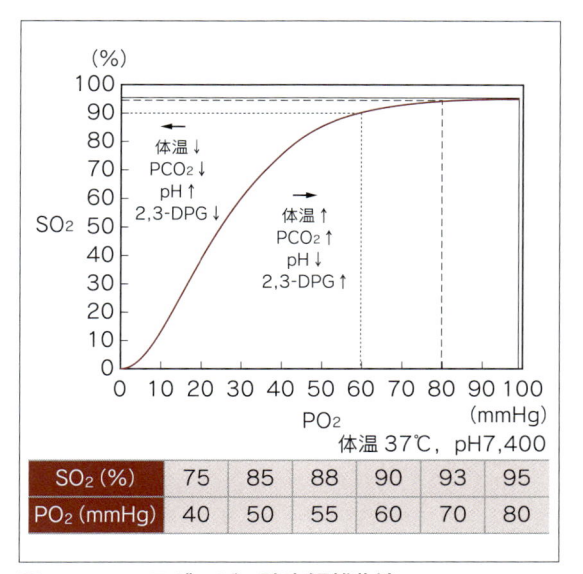

図3-13 ヘモグロビン酸素解離曲線

SO₂ (%)	75	85	88	90	93	95
PO₂ (mmHg)	40	50	55	60	70	80

体温37℃, pH7.400

3 血液検査

A 検体の扱い

円滑に採血できないと採取した血液は凝固しやすくなり，凝固すると血小板数と凝固検査が不正確となる．抗凝固剤の混和（3回以上の転倒混和）は迅速に行う．

針刺入時にTF（tissue factor）を含む組織液が針先に付着するが，血球算定，凝固検体には混入を避ける．また，凝固検体はヘパリン加生理食塩液を用いたラインからの採血を避ける．

溶血すると尿酸，クレアチニン，TP，Fe，ALP，LDH，AST，Kなどに影響するので，皮膚消毒後は十分乾燥してから，23Gより細い針は使わず，血腫がない部位から，強く吸引せず，血液を泡立てないように採血する．駆血が長いと高分子化合物は血管内にとどまるので，ALT，CK，TB，LD，Alb，ALP，TP，TC，TG，AST，Caは上昇し，Gluは低下する．

1 ● 電解質

電解質は細胞内外の環境維持に重要であり，その異常は救急診療でもよくみられる．器械も小型化し，簡単に測定できるようになった．Naは細胞外の陽イオンの，Kは細胞内の陽イオンの大部分を占める．Naは水分の保持，浸透圧の維持に重要である．高Naは脱水でみられ，低Naは老人や小児，精神障害で頻度が高い．Naの急激な補正には注意を要する．

Kは pH や侵襲の影響（アシドーシスで増加，アルカローシスで低下）を受ける．インスリンで細胞内に取り込まれて低下するなどの特徴がある．低Kでは低Mg血症をともなっていることも多く，不整脈の危険性が高いので両者を補充する．細胞外で1mEq/Lの増減は生体全体で200mEq/L程度の過不足になっていることに注意する．

Kが6mEq以上の場合には，心停止の危機が迫っており，迅速な対応が必要なことはいうまでもない．Caは約半分がアルブミンと結合し，約半分がイオン化して存在している．イオン化CaはアシドーシスでpH増加するので，pHとアルブミンを考慮する｛補正Ca＝測定値＋[4－アルブミン濃度(mg/dL)]｝．急性膵炎では総Ca≦7.5mg/dLは重症度の指標である．

2 ● 血球計数検査

赤血球数，ヘモグロビン（Hb），ヘマトクリット（Ht），白血球（WBC）数，血小板（PLT）数を求める．Hbは急性出血初期には低下しない．PLTは感染，ならびにそれによる播種性血管内凝固（DIC）などの診断，治療効果の判定に役立つ．WBCは感染で上昇するが，SIRSの項目の1つでもあり，外傷，梗塞，出血などの重度侵襲が加わるとWBCは増加する．

3 ● 生化学検査

キットや機器の開発により多くの検査が簡単に緊急で行える．肝機能，腎機能などの検査として，総蛋白，アルブミン（Alb），トランスアミナーゼ（AST，ALT），アルカリホスファターゼ，乳酸脱水素酵素（LDH），ビリルビン（総ビリルビン，直接ビリルビン），アミラーゼ，血中尿素窒素（BUN），クレアチニン（Cr），血糖，クレアチンキナーゼ（CK）などは一般的で，その他，アンモニア（肝性昏睡），コリンエステラーゼ（有機リン中毒）なども含まれる．

胆管炎の診断基準，および重症度の判断にはALP，γGTP，TBIL，低Albなどが含まれる．低Albは，産生低下（供給低下，代謝障害），漏出による体内分布変動，希釈，喪失（熱傷，大量出血），異化亢進（感染，外傷，手術）などの原因がある．栄養の指標としては血中半減期が短い

表3-19 rapid turnover protein(RTP)の特徴

名　称	増加(高値)	減少(低値)	特　徴
トランスサイレチン (プレアルブミン)	腎不全 甲状腺機能亢進症 妊娠後期 高カロリー輸液時	蛋白欠乏性栄養障害 重症肝障害 炎症性疾患 感染症 悪性腫瘍 ネフローゼ症候群	サイロキシンの輸送蛋白 ごく小さなストレスにも反応して減少
レチノール結合蛋白	腎不全 脂肪肝 脂質異常症	蛋白欠乏性栄養障害 ビタミンA欠乏症 吸収不良症候群 甲状腺機能亢進症 閉塞性黄疸 重症肝障害 感染症 外傷	レチノール(ビタミンA)の輸送蛋白
トランスフェリン	鉄欠乏性貧血 真性多血症(妊娠)	蛋白欠乏性栄養障害 先天性無トランスフェリン血症 重症肝障害 ネフローゼ症候群 炎症性疾患 感染症	鉄の輸送蛋白 急性のストレスに反応して減少

(平 千明，松田和之：患者の全身状態の経過はどうか．救急・集中治療 23：1632-1636，2011 より)

RTP(rapid turnover protein)がある(**表3-19**).

血糖は簡易測定器がよく使われる．測定法もいくつかあるが，電極法は PO_2 が高いと低く出るので注意する．

BUNは腎機能だけでなく消化管出血(BUN/Cr≧30，正常10前後)，脱水，蛋白摂取増加で上昇し，肺炎の重症度分類でも用いられている．

4● 凝固検査

梗塞やDVTなどでの抗凝固療法中の評価，DICや肺血栓塞栓症(PE)などの診断に不可欠である．プロトロンビン時間(PT)，活性化部分トロンボプラスチン時間(APTT)，フィブリン(フィブリノゲン)分解産物(FDP)，D-ダイマー，フィブリノゲンなどもしばしば測定される．破壊された組織因子(第Ⅲ因子)から始まる外因系凝固はPT，血管内の凝固因子でおこる内因系凝固はAPTTで評価できる(**図3-14**).

PT-INRはワーファリンの治療モニターとして標準化されている．血栓を形成する安定化フィブリンがプラスミンで分解される二次線溶を介してフィブリン分解産物が生じ，その最小単位がD-ダイマーなので，二次線溶の程度が類推される．FDPは二次線溶によるフィブリン分解産物と一次線溶によるフィブリノゲン分解産物の両者を測定しているので，FDP/D-ダイマー比が上昇する場合には一次線溶が亢進していることが示唆される(**図3-15**).

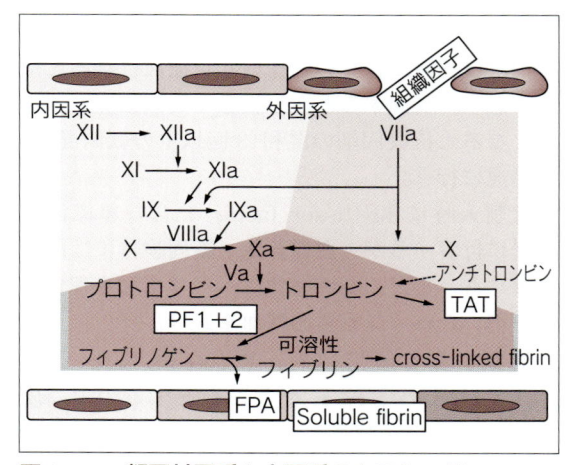

図3-14 凝固外因系と内因系のカスケード
(久志本成樹：止血凝固異常・DIC．救急医学 34：955-963，2010 より)

重症感染症による敗血症性DICでは，FDPとD-ダイマーの両者が上昇する．トロンビン形成を反映し凝固活性化のマーカーであるTAT(ト

ロンビンアンチトロンビン複合体)は明らかに上昇するが，プラスミン形成(線溶活性化)を反映するPIC(プラスミンα₂プラスミンインヒビター複合体)の上昇は軽度であり，生体内に生じた血栓が溶解しにくいことが多臓器不全の一因となる．肺塞栓ではD-ダイマーが上昇するが，むしろ陰性的中率が高く，除外診断に用いられる．

4 尿検査

A 検体の扱い

なるべく早く検査室に提出する．時間が経つと変化が起こるので，カテーテル尿での検査では特に注意する．

1 ● 一般性状

尿の色調，混濁，臭気，泡の有無などである(表3-20)．

2 ● 尿比重

尿比重(正常1.015前後)とは，尿中に溶けている物質の量で，尿量が多くなれば希釈されて低下し(低張尿)，脱水などで尿量が少なくなれば濃縮されて上昇する．尿比重0.001あたり浸透圧は30〜40mOsm上昇する．血清浸透圧〔$2 \times ([Na^+] + [K^+]) + [urea] + [glucose]$〔単位：mOsmol/kg〕〕とともに体液の濃縮，希釈を知ることができる．

屈折計によりベッドサイドで測定できる．尿糖や蛋白の定性反応が強陽性では，影響が出ることがあるが，循環血液量が低下すると高くなる．

3 ● 尿定性

試験紙により，尿糖，蛋白，潜血，pH，ビリルビン，ケトン，ウロビリノゲンなどを検査できる．結石，感染，糖尿病ケトアシドーシスなど幅広く有用であるが，β-ヒドロキシ酪酸には反応しないので，アルコール性ケトアシドーシスでは陰性になることがある．

ケトン体はインスリンが欠乏し脂肪組織から遊離脂肪酸が栄養素として動員された結果，肝臓で作られる．

4 ● 尿沈渣

腎臓，尿路系の疾患の鑑別，重症度判定に有用である．赤血球が400倍視野で5個以上を血尿と定義する．変形している場合は，糸球体性を考える．白血球も5個以上で膿尿と定義し，尿路系の炎症を示唆する．好酸球は尿細管間質性胃炎を示

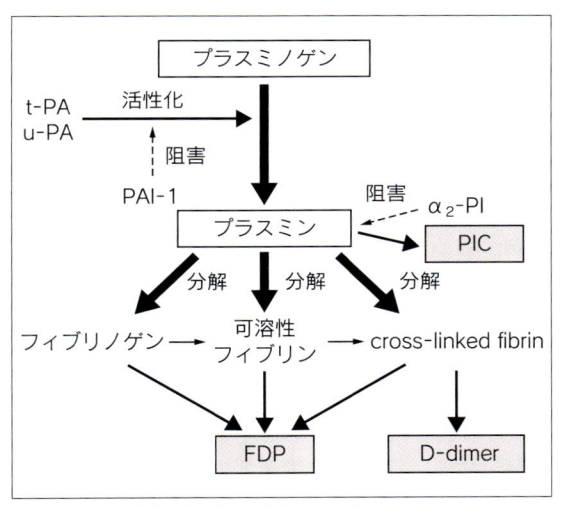

図3-15 線溶系反応と分子マーカー
(久志本成樹：止血凝固異常・DIC．救急医学 34：955-963，2010より)

表3-20 救急疾患における尿の外観

色調	原因	備考
黄褐色	ウロビリン尿	
	ビリルビン尿	泡も黄染
赤褐色〜赤色	ヘモグロビン尿	熱傷，中毒，異型輸血などでみられる
	ミオグロビン尿	
	血尿(赤血球は遠心すれば沈殿する)	ヘモグロビン尿と肉眼的に区別不能(潜血反応陽性)
	ポルフィリン尿	紫外線を当てると赤紫色となるまれな疾患
蛍光黄色	ビタミン剤を含む尿	輸液中にみられる
無色	尿比重低下尿	尿崩症，利尿期など．尿量増加をともなっている
混濁尿	脂肪滴	エーテルで溶ける：重症骨折など
	塩類析出	加熱・酢酸などで透明になることで判定する
	細菌	濾過する以外透明にすることはできない

唆する．尿細管上皮細胞は急性尿細管壊死の鑑別に有用である．円柱は尿細管上皮から分泌される蛋白を主成分とする．上皮円柱は尿細管障害（腎盂腎炎を含む），脂肪円柱は高度蛋白尿の存在，赤血球・顆粒円柱は糸球体や尿細障害，ろう様円柱は高度腎障害が想定される．

5 ● 尿中ナトリウム

腎前性で尿 Na 濃度は＜20 mEq/L となり，腎性では＞40 mEq/L となる．前者では，Na 排泄分画率〔$FE_{Na} = C_{Na}/C_{cr} = [(尿量 \times U_{Na})/P_{Na}]/[(尿量 \times U_{cr})/P_{cr}] = (U_{Na}/P_{Na})/(U_{cr}/P_{cr})$〕が 1％未満となる．

尿量と排泄すべき溶質を含む血漿量〔浸透圧クリアランス（Cosm）〕の差は，溶質を含まない余分な水となり，これを自由水クリアランスという〔$CH_2O = UV - Cosm = UV - (Uosm \times UV)/Posm = UV \times (1 - Uosm/Posm)$（mL/min）〕．これは濃縮力を表し，－0.5 mL/min 以下が正常とされる．過剰な水分を排泄している場合にはプラスとなる．

Crは推算糸球体濾過量〔eGFR（mL/分/1.73 m^2）正常≧90）〕の計算に用いられ（男 $194 \times Cr^{-1.094} \times$ 年齢$^{-0.287}$，女 $194 \times Cr^{-1.094} \times$ 年齢$^{-0.287} \times 0.739$），RIFLE や AKIN の基準では，Cr の上昇の程度が急性腎障害の重症度に用いられている．

6 ● 薬物中毒スクリーニング

尿定性キット（トライエージDOA®）は，0.14 mL の尿で検査できる．

5 POCT（point of care testing）

昨今，臨床現場で即時に行われる検査を，いろいろなケアのポイントで行われる検査という意味で，POCT（point of care testing）という．ここでのケアは，ER や ICU での緊急検査のみならず，在宅医療も含め，いわゆる緊急検査のみならず表3-21, 22 のように多くの検査ができる．

A トロポニン

心筋壊死により上昇する生化学指標にはクレアチンキナーゼ（CK），ミオグロビン，心臓型脂肪酸結合蛋白（H-FABP），ミオシン軽鎖，トロポニンなどがある．急性心筋梗塞のリスク評価に第2選択で測定される．

B BNP

BNP（B-type natriureticpeptide, B 型ナトリウム利尿ペプチド）は，心室，一部心房の心筋から分泌されるホルモンであり，心臓負荷増，心筋肥大で血中に増加する．心不全の早期診断に用いられる．

6 穿刺液検査

A 髄液

1 ● 対象

くも膜下出血，髄膜炎，脳炎，Guillain-Barré症候群など．

2 ● 腰椎穿刺の実際

体位が重要である．側臥胸膝位でなるべく背中を丸くした姿勢，大腿膝関節屈曲，脊柱前彎とする．両側の腸骨稜上線を結んだJacoby 線の正中棘突起間〔（第4〜5腰椎で不可能な場合は3〜4, 5〜仙骨椎間）と第 5 腰椎の間〕を消毒後，穿刺部皮下および穿刺針通過予定路に局所麻酔を行い，穿刺する．穿刺針は椎間正中，約 10°頭側に向けて水平に進める．硬膜を抜けると突然抵抗がなくなる（3〜5 cm）ので，ここで内針を抜き髄液の流出を確かめる．流出がなければ，針を 90°〜180°回転させる．

3方活栓を用いてガラス管を垂直に立てて初圧を測定する．測定後自然滴下で髄液を採取する．終圧測定後，内針を挿入し針を抜去する．消毒，カットパンなどで被覆し，約 2 時間は枕を用いずに安静臥位を取る．

3 ● 正常所見

圧 70〜180 mmH$_2$O, 外観水様透明，細胞数 5/mm^3, 蛋白 10〜45 mg/dL, 糖 50〜80 mg/dL（血糖値 1/2〜3/4），LD 血清の 1/10，ADA 20 IU/l 以下．

4 ● Queckenstedt test

圧測定時に両側頸静脈を軽く圧迫させる．圧が上昇しなければ脊髄腔内に閉塞がある．

所見と病態を表3-23 に示す．

5 ● 検査上の注意点

脳圧亢進の病態で本検査を行うと小脳扁桃ヘルニアで突然死があるので，CT や MRI で頭蓋内

表 3-21　POCT 対応機器などによる検査項目

分野	検査項目
CBC	WBC, RBC, HGB, HCT, 赤血球指数, PLT, 末梢血液像, FRA
炎症マーカー	CRP, Hp, α_1-AG, β_2m
感染症	トキソプラズマ抗体, クラミジア抗原, クロストリジウムディフィシル抗原, サイトメガロウイルス抗原, 風疹ウイルス抗体, 水痘・帯状疱疹ウイルス抗原, ムンプスウイルス抗原, 麻疹ウイルス抗体, ロタウイルス抗原, HBs 抗原, HBs 抗体, HBe 抗体, HCV 抗体, HAV 抗体, HIV 抗体, ノロウイルス遺伝子, ヘリコバクターピロリ抗体, マイコプラズマ抗体, 髄膜炎起因菌, カンジダ抗体, クリプトコックス抗原, 抗体様物質レアギン, 尿中カタラーゼ
血液ガス	pH, PO_2, PCO_2, Lactate, Ketone, THb_2, O_2Hb, COHb, MetHb, HHb, SO_2
電解質	Na, K, Cl, Ca, Mg, IP
糖尿病関連	血糖, HbA1c, 3 ヒドロキシ酪酸, 微量アルブミン
脂質関連	TC, HDL C, TG
肝機能関連	TP, Alb, T Bil, AST, ALT, γGT, ALP, LDH, CHE, LAP, CK, アンモニア
膵臓関連	アミラーゼ
腎機能関連	UN, Cre, UA, 尿中アルブミン, 尿中クレアチニン
心疾患関連	トロポニン T, トロポニン I, CK MB, ミオグロビン, BNP, ANP
凝固関連	PT, PT/INR, APTT, Fib, ACT, HPT, D-ダイマー, FDP, TAT, アンチトロビンⅢ, 血小板凝集能, 血小板粘着能, vWF
新生児関連	抗ガラクトース欠損 IgG 抗体
腫瘍マーカー	CEA, AFP, PSA, BTA
ホルモン関連	TSH, FT4, FT3, T4, T3, hCG, LH, FSH, エストロゲン, E2, PRL, PRG, テストステロン, hCG, LH, FSH, コルチゾール
アレルギー関連	総 IgE
尿・糞便	試験紙定性蛋白, ブドウ糖, 潜血, ウロビリノーゲン, ケトン体, 比重, pH, ビリルビン, 白血球, 亜硝酸塩, 色調, アスコルビン酸, 体液の浸透圧・浸透圧比, 便潜血(ヘモグロビン, トランスフェリン)
薬物	ジゴキシン

注)イムノクロマトグラフィー法とトライエージ DOA のキット検査項目を除く
(〆谷直人：POCT の現状と今後の課題. 臨床病理 59：864-868, 2011 より)

占拠病変を否定しておく．その他，低髄圧頭痛，神経損傷，硬膜外損傷などの合併症がある．採取は少量とする．血液の混入時は 3 本に分け色調の変化を比較する．

B 胸水・腹水・心嚢液

　静水圧上昇または膠質浸透圧低下によるものであれば漏出性であり，炎症，悪性腫瘍などによる血管透過性亢進によるものであれば滲出性となる(表 3-24)．細胞診，LD，腫瘍マーカーなどを行い悪性疾患を鑑別する．また培養や PCR 検査を行えば病原微生物の同定ができる．

C 関節液

　炎症急性期は多核白血球，慢性期は単核球が主体となる．外傷性では蛋白濃度が上昇し，その 60% 以上をアルブミンが占める．糖が 40 mg/dL 以下では関節リウマチ，感染性関節炎が疑われる．

7 血中薬物濃度

　個体差を加味した薬物治療のためにしばしば血中濃度を測定する．「作用発現部位薬物濃度」の代理指標として投与量，投与方法を個別症例ごとに最適化することを目的とする．このような方法論を薬物治療モニタリング(therapeutic drug

表3-22 イムノクロマトグラフィー法の迅速診断キットによる検査項目

分野	検査結果
感染症	ウイルス感染症：HBs抗原，HBs抗体，HCV抗原，HIV抗体，インフルエンザウイルス抗原（A型，B型），RSウイルス抗原，ロタウイルス抗原，アデノウイルス抗原，ノロウイルス抗原 細菌感染症：肺炎球菌抗原，レジオネラ抗原，A群溶血性レンサ球菌抗原，結核菌群特異抗原MPB64，ヘリコバクター・ピロリ抗原，ヘリコバクター・ピロリ抗体，大腸菌O157抗原，クロストリジウムトキシンA抗原 クラミジア感染症：クラミジア抗原 スピロヘータ感染症：トレポネーマ抗体（TP抗体） その他：プロカルシトニン[敗血症]
腫瘍マーカー	尿中NMP22，CEA
心筋マーカー	心筋トロポニンT，ミオグロビン，D-ダイマー，NT-proBNP，H-FABP，BNP
アレルギー	IgE（卵白，卵黄，牛乳，小麦，オボムコイド，スギ花粉，ヤケヒョウダニ，ネコ上皮）
ホルモン	尿中hCG，尿中LH，黄体形成ホルモン，尿中エストロン3グルクロニド
薬物	血中テオフィリン濃度，尿中覚せい剤
その他	尿中微量アルブミン，便ヘモグロビン，子宮頸管粘液中顆粒球エラスターゼ，腟分泌液中ヒトインスリン様成長因子結合蛋白1型（IGFBP-1）

トライエージDOA（尿中薬物：フェリクリジン類，コカイン系麻薬，覚せい剤，大麻，モルヒネ系麻薬，バルビツール酸類，ベンゾジアゼピン類，三環系抗うつ剤）は競合的結合免疫学的測定

（〆谷直人：POCTの現状と今後の課題．臨床病理59：864-868，2011より）

表3-23 髄液所見と病態

外観	日光微塵：細胞数の増加 鮮紅色：新しい出血 キサントクロミー：古い出血，蛋白濃度の著しい上昇，高ビロチン血症
細胞	多形核白血球の増加：細菌性髄膜炎 単核球の増加：ウイルス，結核，真菌性髄膜炎 好酸球の増加：寄生虫性髄膜炎（広東住血吸虫，顎口虫など） 花冠状核リンパ球：HAM（HTLV-1 associated myelopathy）腫瘍細胞：癌性随膜炎
糖	低下：細菌・結核・真菌・癌性髄膜炎，髄膜サルコイドーシス
蛋白	増加：さまざまな炎症疾患，脳脊髄腫瘍，粘液水腫など
LD	上昇：癌性髄膜炎
ADH	上昇：結核性髄膜炎

表3-24 漏出液と滲出液の鑑別

	漏出液	滲出液
外観	琥珀色透明	さまざま
凝固	普通しない	しばしばする
比重	1.014以下	1.015以上
蛋白	3.0g/dL以下	3.0g/dL超
LD	200IU/L以下	200IU/L超
細胞数	100以下	100超

monitoring；TDM）という．抗痙攣薬，ジギタリス，テオフィリン，抗MRSA薬などが代表的である（表3-25）．トラフ値（次回投与直前値で血中濃度が最も低くなる時点での値），ピーク値（最も高い値）を指標とする．

8 緊急内視鏡検査

処置目的に緊急で行うことが多いため，通常と異なり前処置が不十分になりがちで，このような場合には十分な観察ができないことも多い．そのような際もダメージコントロールの考えに則り，検査時間を長引かせないよう，必要最低限にとどめる．検査中に状態の悪化もあるので呼吸・循環状態を安定化させ，バイタルサインなど各種のモニタリングをしつつ行う．

A 上部消化管

静脈瘤や潰瘍からの出血，穿孔，異物，胆管炎などで行う．出血性ショックでは，急速輸液とともにショックへの対応の一環として行うが，気道確保してから行ったほうが安全である．活動性出血，露出血管が内視鏡的止血の適応であるが，出

表 3-25 主な血中濃度測定薬物

分類	薬物名	治療域 μg/mL (※は ng/mL)	中毒域 μg/mL (※は ng/mL)
抗てんかん薬	カルバマゼピン	4〜12	12以上
	バルプロ酸	50〜100	100以上
	フェニトイン	成人 10〜20 小児 5〜20	20以上
	フェノバルビタール	10〜30	30以上
ジギタリス製剤	ジゴキシン	0.5〜2.0※ (ただし最近わが国では，0.5〜1.5，0.5〜1.0などが提唱されている)	2.0以上※
	ジギトキシン	15〜25※	30※以上
テオフィリン製剤	テオフィリン	5〜15 (低出生体重児の無呼吸発作に対しては5〜10もしくはそれ以下)	20以上
	アミノフィリン		
アミノ配糖体抗生物質	アミカシン	ピーク 20〜30 トラフ 8以下	ピーク 35以上 トラフ 10以上
	ゲンタマイシン トブラマイシン アルベカシン	ピーク 6〜10 トラフ 2以下	ピーク 12以上 トラフ 2以上
グリコペプチド系抗生物質	バンコマイシン	トラフ 5〜15 (感染症の種類，起因菌，標的部位により20程度で使用することもあり) ピーク 25〜40 (感染症の種類，起因菌，標的部位により50程度で使用することもあり)	トラフ 30以上 (10を超えると腎障害発現リスクが上昇) ピーク 60〜80以上
	テイコプラニン	10〜20 (添付文書では5〜10，重症感染症では10以上)	60以上

血点は凝血塊でみえないことも多いので，検査時間が長引かないように，全身状態を勘案して，待機検査，IVR，開腹手術などの適応を判断する．

B 下部消化管

血便の際に行われるが，前処置が必要なので緊急で行われる場合は限られている．

C 気管・気管支

気道異物・熱傷・出血(喀血もある)，外傷(気管・気管支断裂，肺挫傷など)，無気肺などの検索，排痰，挿管困難な場合のガイド，気管内チューブの位置確認などの目的で施行される．

9 生理機能検査

循環機能検査(心音図，心電図，心エコー)，呼吸機能検査(スパイロメトリー，換気力学，拡散能)，神経・筋生理機能(筋電図，脳波，聴性脳幹反応)などが含まれる．

A 心電図

1 手技・評価

標準12誘導法とモニターの2つがある．前者は標準肢，単極肢，胸部の3つの誘導からなる(表3-26)．モニターは1つの誘導で行う(図3-16)．異常があれば12誘導を取る．

B スパイロメトリー

検査で得られたスパイログラムから1回換気量，肺活量，フローボリューム曲線，ピークフローなどを求めることができる．

1 手技

マウスピースをくわえ，最大吸気位から最大努力で最大呼気位まで呼気を行う．努力呼気曲線から1秒量，努力肺活量，1秒率が求められる．この努力呼気曲線を横軸ボリューム，縦軸フローとして作図し直すと，フローボリューム曲線が得られる．ピークフローだけを簡易的に求めることができる．

表3-26 心電図モニターにおける電極の位置と誘導法

電極の位置		誘導法	記号	誘導部位・極性	
				(＋)	(－)
上肢：前腕内側	左手（黄） 右手（赤）	標準 肢誘導	I II III	左手 左足 左足	右手 右手 左手
下肢：下腿外側	左足（緑） 右足（黒） （アース）	単極 肢誘導	aV_R aV_L aV_F	右手 左手 左足	左手と左足 右手と左足 右手と左手 の中間端子
胸部 V_1　第4肋間胸骨右縁　　　（赤） V_2　第4肋間胸骨左縁　　　（黄） V_3　V_2, V_4 の中間点　　　（緑） V_4　第5肋間鎖骨中線　　　（茶） V_5　V_4 と同じ高さ, 前腋窩線（黒） V_6　V_4 と同じ高さ, 中腋窩線（紫）		単極 胸部誘導	V	胸部 （1～6）	ウィルソンの 結合端子

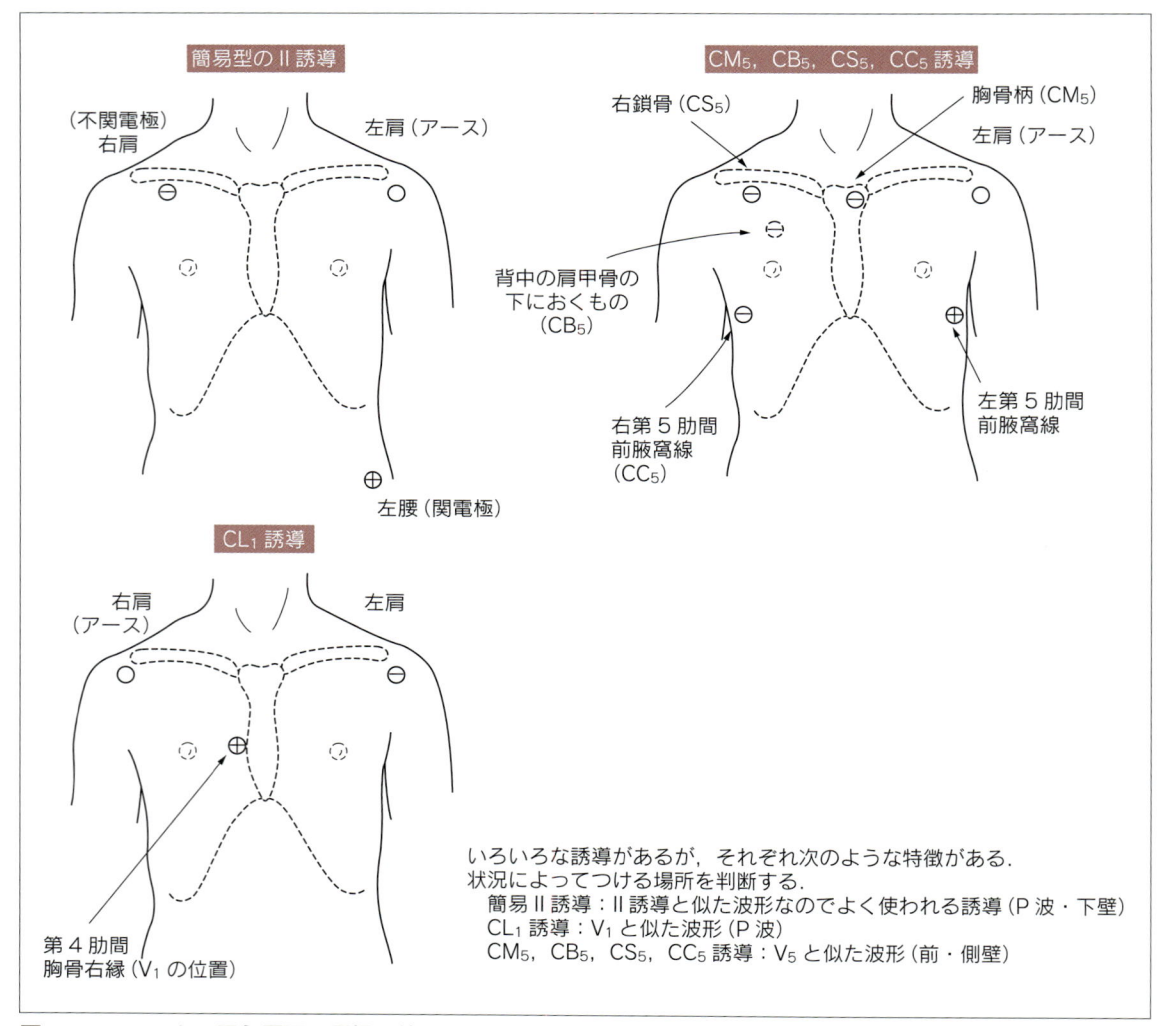

いろいろな誘導があるが，それぞれ次のような特徴がある．
状況によってつける場所を判断する．
　簡易II誘導：II誘導と似た波形なのでよく使われる誘導（P 波・下壁）
　CL_1 誘導：V_1 と似た波形（P 波）
　CM_5, CB_5, CS_5, CC_5 誘導：V_5 と似た波形（前・側壁）

図3-16 モニター用心電図の電極の位置

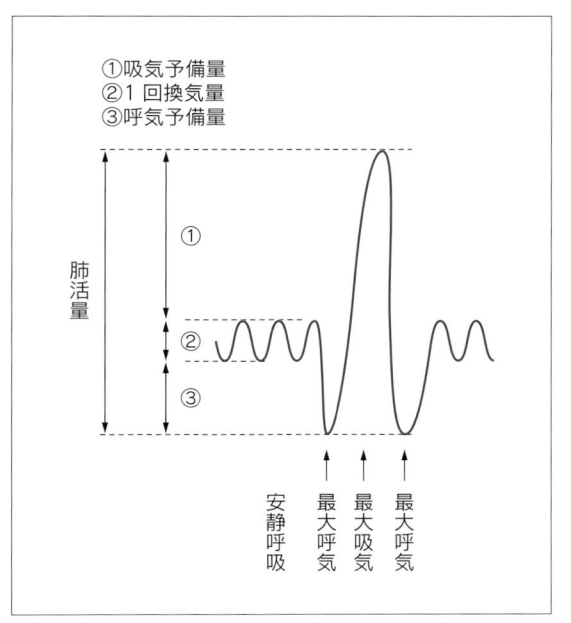

図3-17 スパイログラムの摸式図

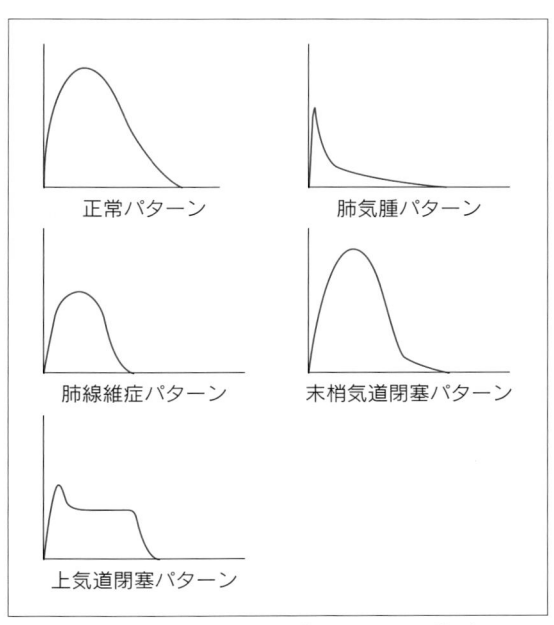

図3-19 フローボリューム曲線とその異常パターン

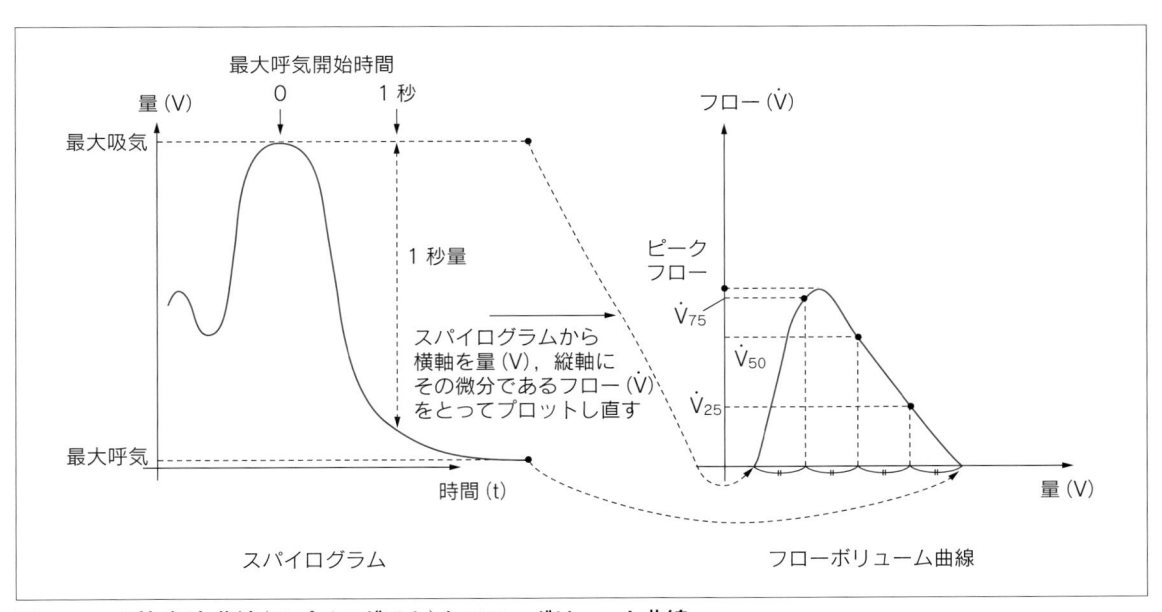

図3-18 呼気努力曲線（スパイログラム）とフローボリューム曲線

2 ● 評価

スパイログラムの模式図（**図3-17**），フローボリューム曲線の模式図（**図3-18**）を示す．これらから換気障害のパターンが判断できる（**図3-19**）．喘息発作はピークフローで重症度を分類する．予測値（あるいは安静最大値）と比較して重症度を判断する．呼吸困難があれば，無理に検査を行うことなく，治療を優先させる．

感染症検査

細菌感染があればWBC，CRPが上昇する．し

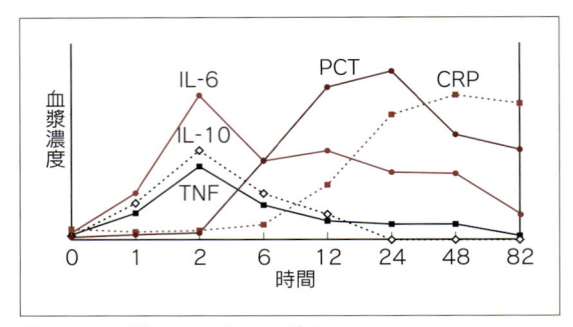

図3-20 炎症マーカーの動き
IL：インターロイキン，TNF：腫瘍壊死因子，PCT：プロカルシトニン，CRP：C反応性蛋白
(松本竹久，春日恵理子：細菌検査検体の出し方．救急・集中治療 23：1639，2011 より)

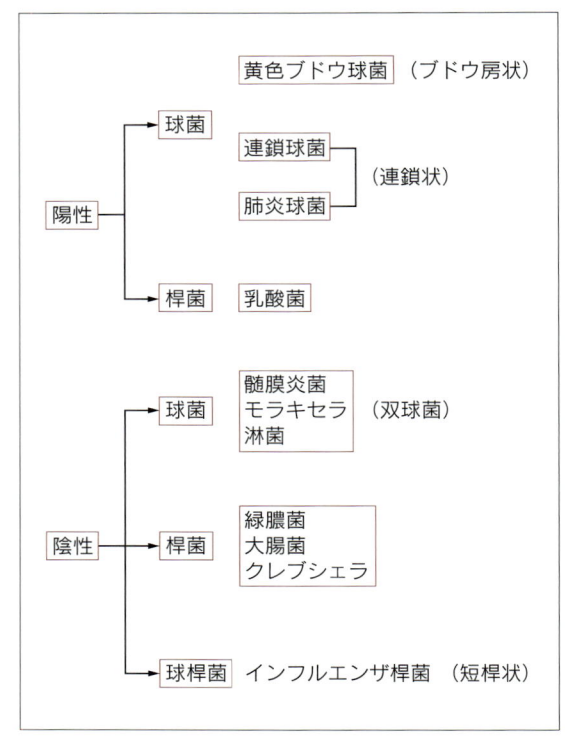

図3-21 代表的な起因菌とグラム染色

- 陽性
  - 球菌
    - 黄色ブドウ球菌（ブドウ房状）
    - 連鎖球菌
    - 肺炎球菌（連鎖状）
  - 桿菌
    - 乳酸菌
- 陰性
  - 球菌
    - 髄膜炎菌
    - モラキセラ
    - 淋菌（双球菌）
  - 桿菌
    - 緑膿菌
    - 大腸菌
    - クレブシェラ
  - 球桿菌
    - インフルエンザ桿菌（短桿状）

かし，いずれも感染がなくても侵襲で上昇するので，感染の存在は，体温，SIRSの有無や感染源や培養検査などから総合的に判断する．CRPはWBCの変化より鈍く，その数値は現在の値を反映しない．最近は，全身感染症の指標としてプロカルシトニン，プレセプシンなどが使われている．前者は炎症性サイトカインにより甲状腺以外の全身臓器で産生され血中に放出され，CRPより反応が早い（図3-20）．重症度判定や予後予測にも用いられる．

簡便キット（PCT-Q）は，＜0.5 ng/mL（陰性），0.5～2 ng/mL（細菌性敗血症陽性），2.0～10 ng/mL（重症敗血症陽性），10 ng/mL≦の4段階の定性評価ができる．

グラム染色は培養検査に比べて，①迅速に結果が得られる，②炎症の有無が推定できる，③染色性や形態などで早期から適切な抗菌薬を選べ，その効果判定にも役立つ，④通常の好気培養で見つからない菌を検出できる場合がある（嫌気性菌，百日咳菌，レジオネラなど）という利点があり，ERで行われるようになってきた（図3-21）．

抗菌薬投与前に，常在菌の混入を避けて，より新鮮な膿性部分を確実に採取する（表3-27）．

感染症のPOCT（point of care testing）（表3-28）は主として免疫学的手法を用いて検体から直接微生物の抗原物質を検出する検査が多く，30分以内に検出可能なものが多い．感度，特異度が低下しているものがあるので陰性でも偽陰性を考え，また陽性では臨床症状を加味して判断する．

救急領域では，グラム陰性桿菌敗血症でのエン

表3-27 ゲックラー（Geckler）の分類（喀痰のグラム染色標本を100倍で鏡検）

グループ	好中球[1]	扁平上皮細胞[1]
1	＜10	＞25
2	10～25	＞25
3	＞25	＞25
4	＞25	10～25
5	＞25	＜10
6	＜25	＜25

[1]：数字は1視野あたりの細胞数を示す
注：5群が最もよく，次いで4群，3群と続く．1～2群は検査に不適当な検体と判断される．6群は気管支洗浄液に適用し，この場合は検査する価値はありと判断される

ドトキシン，深在性真菌症でのβ-Dグルカンが用いられている．前者は細菌内毒素で細胞壁外膜表層構成成分のリポ多糖で，高値の場合はエンドトキシン吸着療法が行われることがある．後者は真菌の細胞壁に多く含まれ，カテーテル関連血流感染症や真菌血症でスクリーニングとして行われ

表3-28 感染症の微生物と検出キット

感染症	微生物	キットの種類
髄膜炎	① *Neisseria meningitides*（髄膜炎菌） ② *Streptococcus pneumoniae*（肺炎球菌） ③ *Haemophilus Influenzae* Type b（b型インフルエンザ菌） ④ *Streptococcus agalactiae*（B群溶血連鎖球菌） ⑤ *Escherichia coli*（大腸菌）K1型	バストレックス® メニンジャイテスキット
	⑥ *Cryptococcus neoformans*（クリプトコックス・ネオホルマンス）	バストレックス® クリプトプラス
呼吸器感染症	① *Streptococcus pyogenes*（A群溶血連鎖球菌）	ディップスティック栄研ストレプトA®
	② *S. pneumoniae*（肺炎球菌）	Binax NOW®
	③ *Legionella pneumophila*（レジオネラ・ニューモフィラ）	Biotest EIA, Binax NOW®
	④ 肺炎マイコプラズマ	イムノカードマイコプラズマ抗体
	⑤ *Pneumocystis jirovecii*	Diff-Quik, 迅速鍍銀染色
	⑥ アスペルギルス	バストレックス® アスペルギルス
	<ウイルス>	
	⑦ アデノウイルス	アデノチェック®
	⑧ RSウイルス	イムノカード ST-RSV
	⑨ インフルエンザウイルス	キャピリア®FluA＋B
全身感染症	① カンジダ	バストレックス® カンジダ
	② 麻疹ウイルス	セロディア® 麻疹
	③ マラリア	Binax NOW® マラリア
消化器感染症	① 志賀毒素産生大腸菌 O157	Binax NOW® 大腸菌 O157
	② *Clostridium difficile*（クロストリジウム・ディフィシル）	C. DIFFICILE TOXA/B Ⅱ
	③ *Helicobacter pylori*（ヘリコバクター・ピロリ）	テストメイトラピッドピロリ抗原®
	④ 赤痢アメーバ	赤痢アメーバテストⅡ
	<ウイルス>	
	⑤ ロタウイルス	ディップスティック栄研ロタ®
	⑥ ノロウイルス	QIAamp®viral RNA kit
	⑦ アデノウイルス	ディップスティック栄研アデノ®
性感染症	① *Neisseria gonorrhoeae*（淋菌） ② トラコーマ・クラミジア	コバスアンプリコア®（PCR法）
	③ 単純ヘルペスウイルス（1, 2）	ヘルペス（1, 2）FA試薬

る血清学的補助診断である．

1 血液培養

敗血症のガイドラインで早期に行うことが推奨されている．重症感染症の起炎菌決定が最も確実に効率よくできる．陽性サインが出るまでには早くて数時間,多くは24～48時間以内に陽性になる．

血液培養が行われるのは，①敗血症，菌血症，心内膜炎が疑われる場合，②38℃以上の発熱，③低体温（36℃以下）でも白血球増多，顆粒球減少がある，④高齢者の筋痛，関節痛，倦怠感がみられる場合，脳卒中をともなう微熱などが挙げられている．低血圧や悪寒戦慄がある場合にも考慮する．施行時には，手洗い，滅菌手袋を着用し，穿刺部皮膚をアルコール含有のクロルヘキシジン，10％ポビドンヨードあるいは，アルコール前清拭後水溶性10％ポビドンヨードで消毒する．1セット20mLを2セット以上（感染性心内膜炎疑いは3セット），カテーテル関連血流感染症疑いは1セットはカテーテル採血とする．好気，嫌気ボトルに分注する．培養ボトルのゴム栓は血液注入前に皮膚同様の消毒剤で消毒する．

1～2日，2セットで陽性である場合，ないし，培養結果が連鎖球菌，黄色ブドウ球菌，大腸菌，クレブシエラ，髄膜炎菌，カンジダの場合は起炎菌として考える．

菌血症は血液から菌が検出される状態をいい，重篤な全身感染症でみられる．血液培養は菌血症の確定診断となる重要な検査であるが，陽性率は

一般に低く(20〜40%)，微生物の同定までに時間がかかり，検出菌の病的意義の判断も難しい．より迅速かつ正確な診断法としてDNAプローブ法を利用した白血球中細菌核酸同定検査も行われている．

本法は採血後8時間以内に処理が必要だが，逆に8時間で診断が可能で，血液培養より高い陽性率が報告されている．

2 抗酸菌検査

結核発病の危険が高い患者にはHIV感染，糖尿病，胃切除の既往がある，悪性腫瘍治療中，副腎皮質ホルモン薬治療中，透析，珪肺，胃潰瘍治療中，アルコール依存症，低栄養，最近の明らかな感染者との接触歴があるなどがある．このような場合には速やかに喀痰抗酸菌検査(塗抹・培養)を行う．

喀痰が採取できない場合には胃液あるいは気管支鏡などによる検体の採取を検討する．抗酸菌塗抹検査(鏡検)における検出菌数は，(ガフキー0号相当，チール・ネールゼン法1,000倍0/300視野，蛍光法200倍0/30視野)(ガフキー1号相当，チール・ネールゼン法1〜2/300視野，蛍光法1〜2/30視野)(ガフキー2号相当，チール・ネールゼン法1〜9/100視野，蛍光法2〜20/10視野)(ガフキー5号相当，チール・ネールゼン法≧10/100視野，蛍光法≧20/10視野)(ガフキー9号相当，チール・ネールゼン法≧10/1視野，蛍光法≧100/1視野)の5段階評価法がある．塗抹陽性の場合には，ただちに細菌検査室にPCR法による結核菌の迅速診断を依頼する．

治療後は，全身状態の指標(WBC, CRP, PCT)とともに臓器あるいは疾患特異的な指標を重視し，効果判定する．

緊急画像検査

1 総論

A 救急医療における画像検査法の発展

救急患者診療において，現在では画像検査はなくてはならない診断ツールの1つになっている．例えば，症状の経過が急性虫垂炎に矛盾せず，血液検査で炎症反応が認められるからといって，何の画像検査もすることなく手術を行うということはない．画像検査から得られる情報は多く，病変部の特定だけでなく，その程度や周辺の変化，他の臓器の異常の有無なども得ることができる．しかしながら，救急患者に対して，むやみやたらに画像検査を行うことは危険であるということを理解しておかなければならない．検査中に患者の状態(意識レベルや循環動態)が急激に変化することもあり，その画像検査の環境や検査に要する時間などを踏まえ，画像検査に耐えられる状態なのか，判断しなければならない．また患者に侵襲を与える画像検査(放射線被曝を含む)もあり，その適応に関しては慎重でなければならない．画像検査としては超音波検査やX線検査〔含むCT(computed tomography)検査〕，MRI(magnetic resonance imaging)検査などが含まれる．これらの歴史は古くはなく，また，ここ10年前後で急速に進歩してきた．画像検査法の歴史に関しては，放射線医学の成書に記載されているので参照されたい．

ここでは救急領域に限定した発展に焦点を絞るが，特にX線検査の発展が救急医療の診断方法の流れに大きな転換をもたらした．CT検査が一般臨床に用いられるようになったのは1970年代前半であるが，外傷における有用性が報告されたのは1980年代であり，わが国では1990年になってからである．当初はCT検査には時間を要し，救急現場での利用は限られたものであったが，1990年前後にヘリカルCT(helical CT)が普及するようになって，救急現場で活用されるようになった．さらに2000年前後になるとMDCT(multidetector-row CT，多列検出器CT)が普及するようになり，多時相撮影・多断面再構成画像(multiplanar reconstruction；MPR)・3D画像・心電図同期撮影による冠状動脈の評価など，さまざまに活用されている．これらの進歩により，単純X線検査の頻度は減り，CTで代用されるようになったり，血管造影が診断として用いられず，治療を兼ねた検査として用いられるようになってきている．

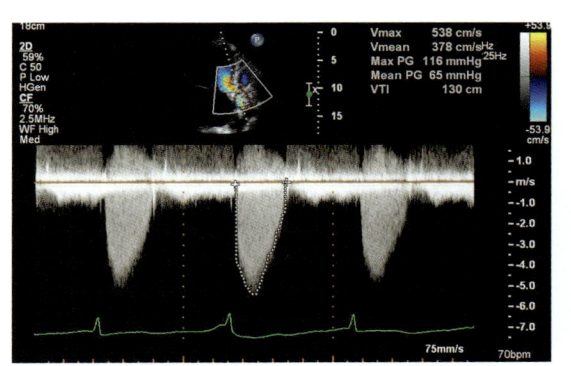

図3-22 連続波ドプラ法による圧較差の推定
大動脈弁狭窄の症例．心尖部から測定した左室駆出血流の最大速度増大がみられる．

図3-23 急性胆嚢炎における腹部超音波検査
胆嚢内には acoustic shadow をともなう結石が認められ，胆嚢壁は肥厚しており，急性胆嚢炎の所見である．

B 各画像検査の特徴

1 ● 超音波検査

　超音波検査は，最も非侵襲的な画像検査である．その他の利点としてはベッドサイドで検査可能なこと，繰り返し行うことができることが挙げられる．しかしながら，欠点としては，客観性・再現性に乏しい場合があること，技術を要することなどが挙げられる．

　心臓超音波検査では動的な観察ができることも大きなメリットの1つである．弁の逆流や狭窄（図3-22）や壁運動の障害を観察することができる．心不全ではIVC（下大静脈）の径が呼吸性に変動するかどうかなども重要な所見の1つである．心臓の動きを観察するのに経胸壁に観察することができるのでベッドサイドで簡便に行うことができ，情報量も多く非常に有用な検査である．上行大動脈を十分に観察する必要があったり，解剖学的に観察しにくい場合は，経食道超音波検査が有用である．しかしながら侵襲的であり，状況に応じて鎮静が必要となることもあり，専門性が必要で，24時間常に検査ができる施設は限られる．

　腹部超音波検査は，情報量からはCT検査に押されつつあるが，前述のごとく非侵襲的であることからも，腹痛などのスクリーニング検査としては，今なお第一選択である．被曝をともなわないため，小児や妊婦などで威力を発揮する．心臓超音波検査同様に技量によって差が生じ，客観性に乏しいのが現実である．急性虫垂炎，急性胆嚢炎（図3-23）などでは超音波検査で確定診断に至る

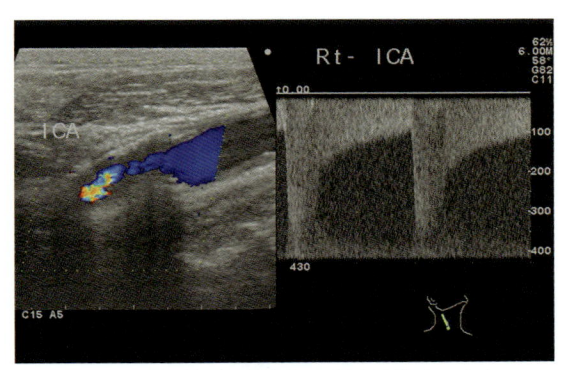

図3-24 頸動脈超音波検査における狭窄の有無
右内頸動脈に狭窄がみられ，乱流となっている．

ことができれば，CT診断は不要である．女性生殖器に関しては，経腹的に観察しにくい場合は，経腟超音波検査を行うのも方法の1つである．ただし，基本的に経腟超音波検査は産婦人科医が行う検査である．

　表在超音波検査は，体表から浅い部分にある臓器の評価に優れている．通常の検査では甲状腺や乳腺の評価でも用いられるが，救急領域では頸動脈の狭窄（図3-24）の有無や深部静脈血栓の有無を評価する際に用いられる．また小児の場合，皮下脂肪も浅いため，腹部領域であっても表在用のプローブを用いて評価するということがある．

2 ● 単純X線検査

　基本的な画像検査の1つであり，CT検査の台頭により，検査数は減少してきているが，今なお重要な検査である．単純X線検査の中で最も頻度が高いのは胸部である．ポータブル撮影機器を

用いれば，ベッドサイドでも撮影可能であり，客観性に優れ，経時的変化をみるのに有用である．ただし，患者の姿勢・撮影の仕方によって正常像が変化するので，どのような状態で撮影された写真なのかを理解したうえで解釈しなければならない．胸部単純X線写真の基本は立位PA像（後から前にX線が照射され，フィルムが胸側にある）であるが，救急患者では，必ずしも立位になることができず，坐位像や臥位像でのAP像を撮影することがある．臥位AP像では，立位PA像に比して，縦隔影や心陰影が拡大してみえたり，上肺野の肺血管陰影が増強してみえたりする（表3-29）．

腹部単純X線検査は，CT検査によりその立場が危うくなりつつある．腹腔内遊離ガスの検出能は高くはなく，また解剖学的に得られる情報も少ないのが現状である．それでも入院後の経時的変化などを観察するには適した検査である．

四肢単純X線検査は，四肢外傷においては第1選択の検査であり，骨折などを検出する非常に有用な検査である．基本的には四肢を撮影する場合は2方向以上で評価する．X線検査は投影図であり，1方向では骨折線がわかりにくいことも多々存在するからである．手関節や足関節など，小さな骨が多く存在する部位では，斜位像など4方向での撮影が有用である（図3-25）．骨折後の経時的変化においても単純X線写真は有用である．

3 ● 造影X線検査

X線検査において造影剤を使用することにより，目的とする部位を見やすくする検査である．消化管造影検査，胆道・膵管造影検査，腎・尿路系造影検査などが含まれる．血管をみるという意味で血管造影検査も含まれるが，これに関しては

表3-29 胸部単純X線写真の撮影方法による違い（立位PA像との違い）とその理由

	臥位AP像	理由
心陰影	拡大する	短い焦点距離，腹圧による横隔膜挙上
縦隔影	拡大する	短い焦点距離
上肺野の肺血管影	拡張する	重力のかかり方の違い
肩甲骨	肺野に重なる	肩甲骨をはずして撮影できないため
横隔膜の頂部	外側にずれる	腹圧で押し上げられるため

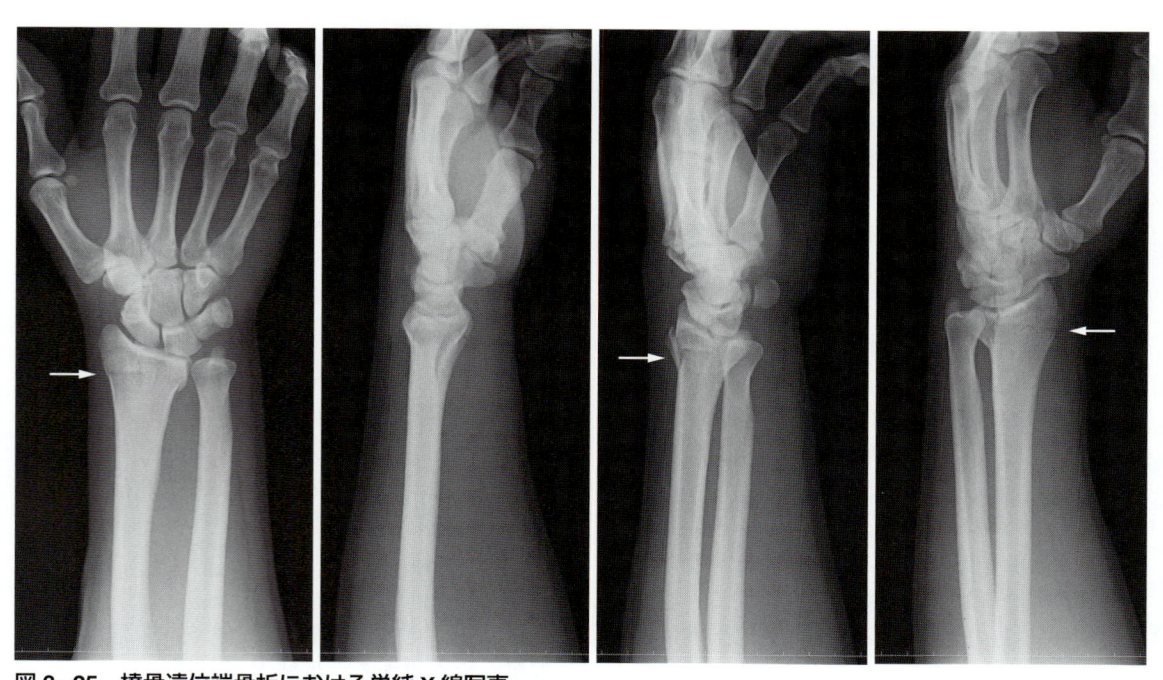

図3-25 橈骨遠位端骨折における単純X線写真
橈骨遠位端骨折（矢印）の症例．手根部の評価は正面像と側面像だけでなく，斜位像を加えることで，明瞭化する場合もある．

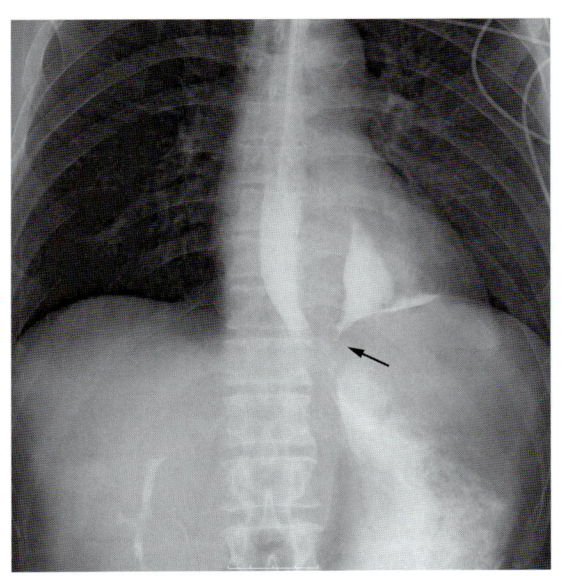

図 3-26 特発性食道破裂における食道造影
特発性食道破裂が疑われ，ガストログラフインにて食道造影を施行．下部食道から造影剤の漏出（矢印）がみられる．左側で穿孔することが多い．

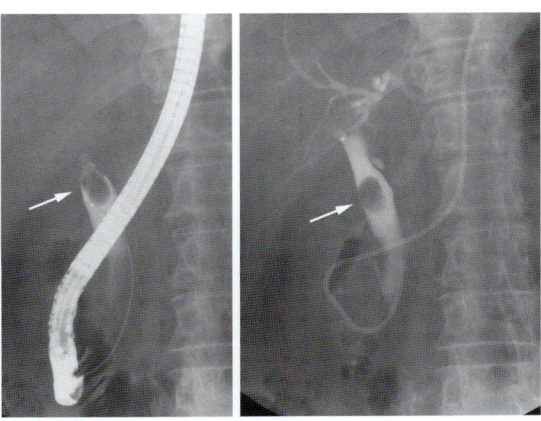

図 3-27 内視鏡的逆行性胆道造影
ERCP にて総胆管結石（矢印）を確認し，ENBD（endoscopic nasobiliary drainage）チューブを留置した（右図）．

次項で後述する．

消化管造影検査は，一般的には待機的に行う検査であり，上部消化管や下部消化管など前処置をして，消化管を観察しやすいようにして行う．救急疾患において消化管造影検査を行うことは少なく，上部では消化管穿孔の確定診断に用いることがある．胃穿孔や十二指腸穿孔に関しては，CT 検査でほぼ確定診断が可能なため，現在ではこれらの目的で施行することはまずないが，特発性食道破裂ではガストログラフインを用いて穿孔部位の特定を行うことがある（図3-26）．下部消化管に関しては，一部の施設では憩室出血に対して憩室をパッキングする目的でバリウムを流すことがありうるが，一般的ではない．

胆道・膵管造影に関しては，緊急で行う頻度は低いが，急性胆管炎では胆道ドレナージが必要になる．経皮経肝的にドレナージ（percutaneous transhepatic biliary drainage；PTBD）を行うこともあるが，胆道系の拡張が十分でない場合は施行困難な場合もある．その場合，内視鏡的に Vater 乳頭からドレナージ（endoscopic retrograde biliary drainage；ERBD）を行う．ERCP（endoscopic retrograde cholangiopancreatography）（図3-27）にて，総胆管結石が確認できれば，そのまま内視鏡的乳頭括約筋切開術（endoscopic sphincterotomy；EST）により除石を行うこともある．

腎・尿路系の造影に関しては，CT 検査や超音波検査により緊急で行うことはまずない．経静脈性腎盂造影（intravenous pyelography；IVP）の代わりに造影 CT 検査を行い，尿管損傷や膀胱損傷を疑う症例では，CT での造影剤投与後に時間を経過してから腹部単純 X 線検査を行うことにより，IVP の代わりとして用いることがある．尿道損傷が疑われる場合は，逆行性に尿道造影が有用である（図3-28）．

4 ● 血管造影

経静脈的もしくは経動脈的に造影剤を注入し，タイミングをみて連続的に撮影を行う（図3-29）．大動脈損傷の有無などの診断目的で行われていた時代もあるが，現在では診断目的で血管造影が行われることは少ない．特に外傷診療においては，後述のごとく，治療目的で血管造影が行われる．内因性疾患では，診断目的としてくも膜下出血の動脈瘤検索（図3-30）で行われることがあるが，これも CT 検査で代用されることが多くなってきた（図3-31）．治療という面では，大きく2つに分類され，破綻している血管を塞栓する場合と詰まっている血管を開通させる場合とに分けられる（表3-30）．詳細は治療への応用の項を参照のこと．

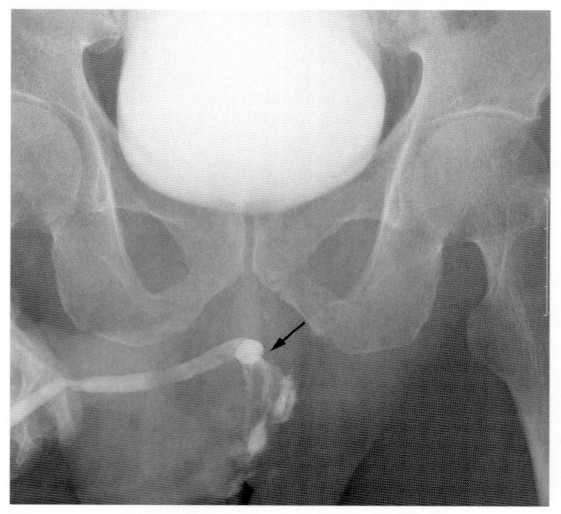

図 3-28 尿道損傷における逆行性尿道造影
尿道造影にて尿道の途絶が確認され，周囲に造影剤が漏出している（矢印）．膀胱内には CT 施行時に使用した経静脈性ヨード造影剤の腎排泄による貯留がみられる．

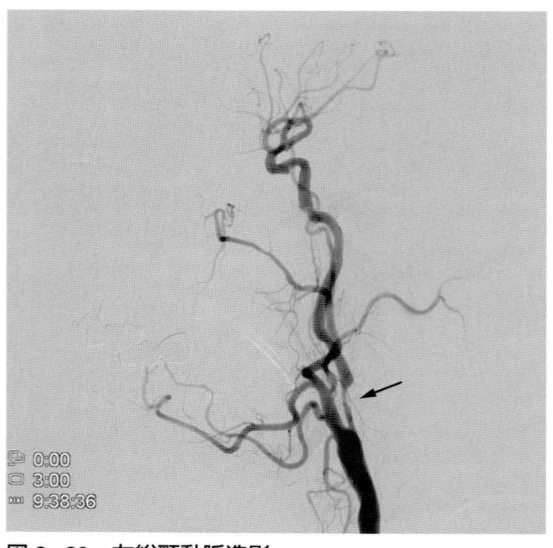

図 3-29 左総頸動脈造影
図 3-24 と同一症例．内頸動脈に高度狭窄がみられる（矢印）．

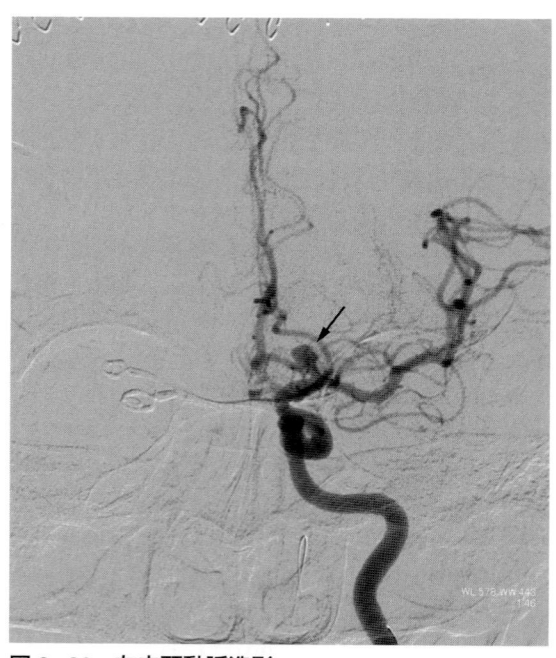

図 3-30 左内頸動脈造影
左前大脳動脈起始部に囊状の動脈瘤（矢印）がみられる．

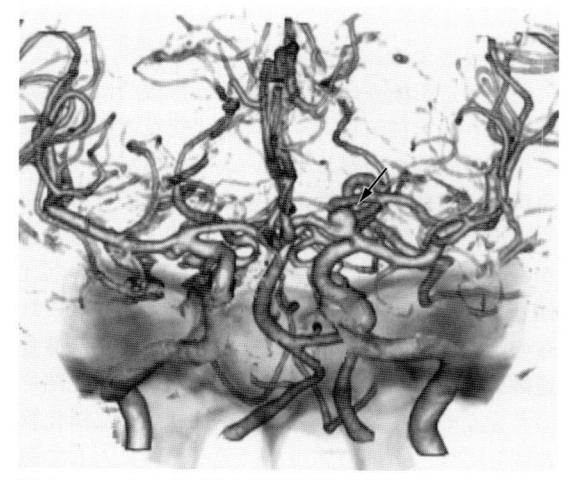

図 3-31 CTA における脳動脈の描出
図 3-30 と同一症例．CTA でも同様に右前大脳動脈の起始部に囊状の動脈瘤（矢印）が確認できる．

5 ● CT 検査

CT 検査は，わが国においては非常に多く施行されているが，被曝をともなう検査であり，その影響に関しては多方面で問題になっている[1,2]．患者の理学所見や他の血液検査所見などからその適応を正確に判断し，被曝を低減する努力をしなければならない．

造影 CT 検査は，通常は経静脈的にヨード造影剤を注入して撮影を行う．救急領域では，消化管造影剤（ガストログラフイン）を経口的もしくは経肛門的に投与して撮影することはまれである．経静脈的にヨード造影剤（以下，造影剤）を用いる場

表 3-30 血管造影を利用した治療(interventional radiology；IVR)

血管を詰める；血管塞栓術
外傷による出血・喀血・腹腔内出血・消化管出血など
血管を開く；血管形成術・血栓溶解術
急性心筋梗塞，SMA 塞栓症，肺動脈塞栓症など

合，造影剤の注入速度を設定することにより，得られる情報が変化する．動脈の異常(動脈瘤や動脈の破綻)を検出したい場合は，造影剤を急速投与して，その動脈における造影剤濃度が高いタイミングで撮影することにより，評価しやすくなる．しかしながら，これは，機器の性能によって大きく左右される部分が大きく，自施設の機器の性能を理解していなければならない．例えば，ヘリカル CT なのか否か，MDCT なのか否か，何列の MDCT なのか．ヘリカル CT でもない場合は，広い範囲の撮影は困難であり，必要最低限の部位に絞ってオーダーする必要がある．MDCT であれば，広い範囲の撮影が可能になるが，2 列や 4 列の MDCT では，心電図同期の撮影は不可能であり，冠動脈 CT を行うことができない．また列数が多く，十分な解析能力を備えていれば，多時相，具体的には動脈優位相，門脈優位相，平衡相などの撮影が可能になる(図 3-32)．また撮影した写真の厚みを薄くすることにより，空間分解能が向上する．また MPR 像での評価も可能になる．

ヨード造影剤は，尿路系排泄が主体であり，腎機能障害患者では腎障害を悪化させる可能性があるため禁忌である．腎機能障害であっても血液透析中の患者であれば，使用可能である．また前回ヨード造影剤使用後から時間を経ていない状態での撮影(翌日など)では，胆道系排泄により胆道系および消化管内に造影剤がみられる場合があるため画像の解釈に注意しなければならない．以前は急性膵炎におけるヨード造影剤の使用は原則禁忌であったが，現在では急性膵炎の重症度評価のため造影 CT が必要である．

6 ● MRI 検査

救急領域において MRI 検査は，比較的縁遠い画像検査である．それは検査に時間を要し，検査中に患者をモニタリングしにくい環境にあるためである．磁場環境下での検査のため金属類の持ち

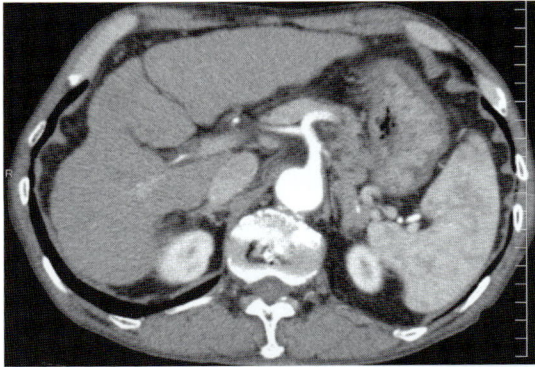

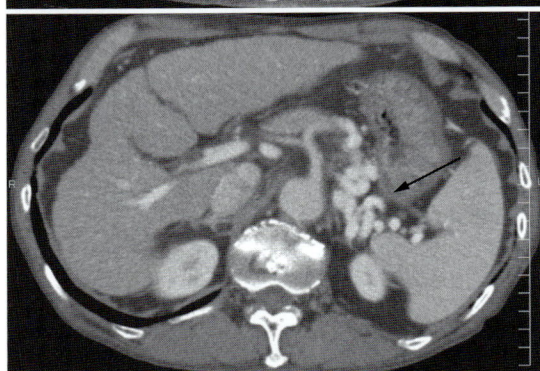

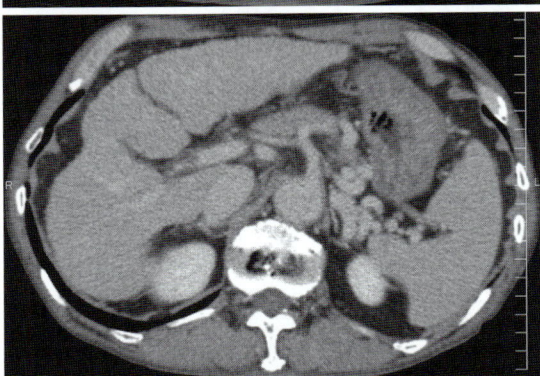

図 3-32 腹部造影 CT 検査
動脈優位相(上段)では大動脈から腹腔動脈の造影効果が高いが，門脈優位相(中段)では胃背側に静脈瘤の形成(矢印)がみられる．平衡相(下段)では血管内の濃度はほぼ均一となっている．

込みができないことも，救急では検査しにくい要因の 1 つである．CT と違い，細胞特性から情報を得るため，X 線吸収性とは異なる画像情報が得られる．救急の現場では一般的に脳血管疾患，胆道系疾患，脊椎・脊髄疾患で施行されることが多い．

脳血管疾患では，CT 検査より，早い段階で情報が得られることから，脳卒中，特に脳梗塞が疑

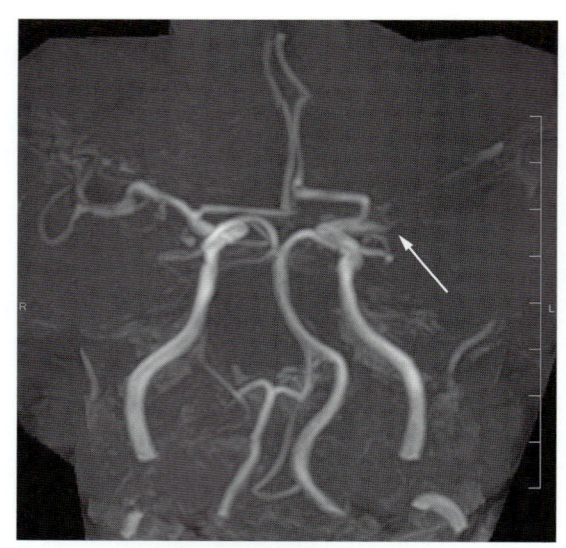

図3-33 MRAによる脳動脈の描出
左中大脳動脈の閉塞がみられる（矢印）．

わしい場合にCT検査よりも先にMRI検査を行う施設もある．また，MRA（MR angiography）では造影剤を使用することなく，血管の評価が可能である（図3-33）．胆道系疾患では，MRCP（MR cholangiopancreatography）により，胆道系の解剖や総胆管結石などを検出することができる．脊椎・脊髄疾患では，CTでは評価困難な脊髄損傷の有無を描出することができる．

2 各論

A 外傷における画像検査の選択[3]

画像検査から得られる情報は多い．特に鈍的外傷では，一見損傷がないと思われる部位の内臓損傷を画像検査により検出できたり，また画像検査によってその程度が正確に評価でき，治療方針を立てることができたりする．しかしながら，前述のように，画像検査に必要な環境，要する時間などを鑑みて，必要な画像検査を選択する必要がある．ここでは高エネルギー外傷を例にとり，画像検査の選択に関して記載するが，高エネルギー外傷に限らず，外傷患者診療・画像検査を行ううえで必要な考え方である．

1 ● primary surveyにおける画像検査の選択

外傷患者が搬入されると，まずは生理学的兆候の評価と蘇生が必要である．具体的には気道（airway）・呼吸（breathing）・循環（circulation）・中枢神経系の機能障害〔dysfunction of CNS（central nerve system）〕などである．この中で特に気道・呼吸・循環が安定化していない状態で初療室から移動するのは危険である．時間も限られているため，初療室で行うことができる必要最小限の検査を行う．

primary surveyの中で画像検査（図3-34）が登場するのは，胸部と骨盤のポータブル単純X線写真とFAST（focused assessment with sonography for trauma）と呼ばれる超音波検査である．これは基本的に循環の評価で行う検査である．気道・呼吸に関しては，画像検査は不要で，臨床所見から必要な蘇生（処置）を行う．循環に関して，外傷における循環異常の多くは出血性ショックであり，ショックの原因検索として画像検査が用いられる．体表や四肢筋肉内の出血に関しては画像検査は不要であるが，体幹の内出血，具体的には胸腔内・腹腔内・後腹膜の出血に関しては画像検査が必要になる．胸腔内出血に関しては胸部単純X線写真で評価し，腹腔内出血に関しては超音波検査装置を用いて評価し，後腹膜出血に関しては原因として一番多い骨盤骨折の有無をみるため骨盤単純X線写真で評価する．X線写真に関しては，初療室から移動することができないためポータブルで検査を行う．

胸部X線写真での評価は，大量血胸の有無（図3-35）が中心となるが，その他に呼吸・循環状態を脅かす，フレイルチェストをきたしうる多発肋骨骨折と肺挫傷を観察する．primary surveyとしては，この2点だけを評価し，写真の読影に時間をかけないようにすべきである．細かな骨折の有無などは，secondary surveyで再度画像を読影する．

骨盤X線写真での評価は，不安定性の骨盤骨折（図3-36）の有無である．不安定型骨盤骨折は大量の後腹膜出血をきたしうる損傷で，その変形から外力の方向をある程度類推することができる（図3-37）．足からの墜落外傷では垂直剪断型の損傷となり，片側骨盤が挙上した状態になる．側方からの外力（側方から乗用車にはねられたなど）

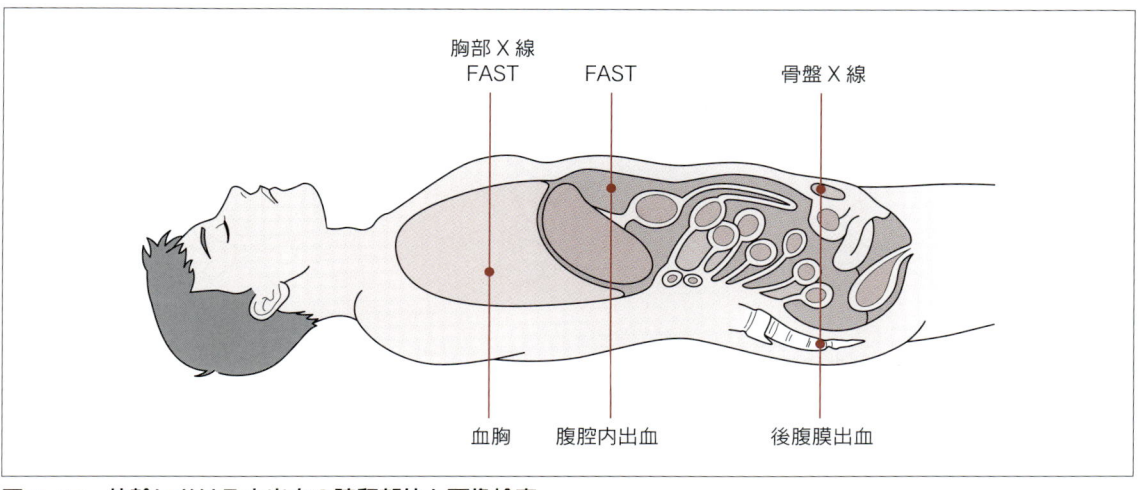

図 3-34 体幹における内出血の貯留部位と画像検索
血胸は胸部 X 線および FAST で検出し，腹腔内出血は FAST で検出する．後腹膜出血の原因として一番多い骨盤骨折は骨盤 X 線検査で検出する．

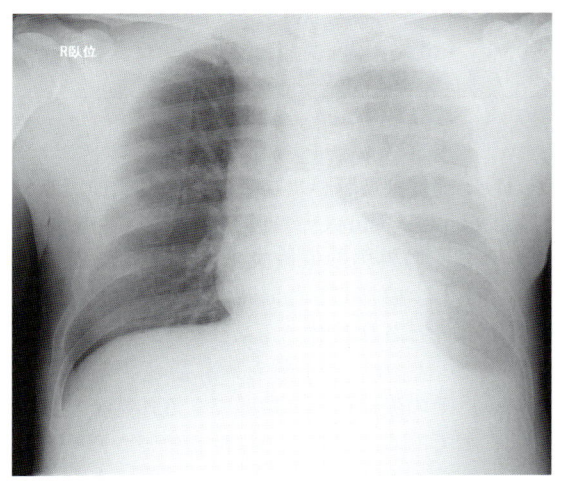

図 3-35 大量血胸における胸部単純 X 線検査
左胸腔の透過性は全体的に低下しており，胸部下行大動脈の左縁の陰影は消失している．

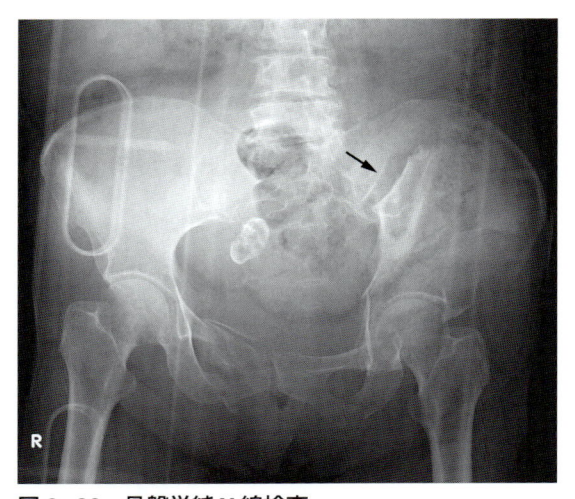

図 3-36 骨盤単純 X 線検査
左腸骨の骨折がみられ，仙腸関節も離開している（矢印）．両側の恥坐骨骨折もみられ，不安定型の骨盤骨折である．

では受傷側の骨盤腔が狭くなる．前後方向に外力が加われば，恥骨結合が離開したり，サドル骨折と呼ばれる両側恥坐骨の骨折をきたしたりすることになる．いずれの場合においても，骨盤単純 X 線写真では，前方成分の骨折に関しては評価が容易であるが，後方成分の評価に関しては評価が困難であることを認識しておかなければならない．

FAST は，超音波検査装置を用いて主に腹腔内出血の検索を行う．腹腔内出血が貯留しやすいのは，上腹部ではモリソン窩や脾臓周囲であり，下腹部ではダグラス窩（男性であれば膀胱直腸窩）である．したがって，そこに焦点を当てて（focused），評価する（assessment）．また大量血胸がある場合は，モリソン窩や脾臓周囲の評価と同時に評価が可能である．さらに，外傷におけるショックの原因として出血性ショックの他に，心タンポナーデや緊張性気胸が挙げられ，心タンポナーデは超音波検査で心囊液貯留の有無をみるこ

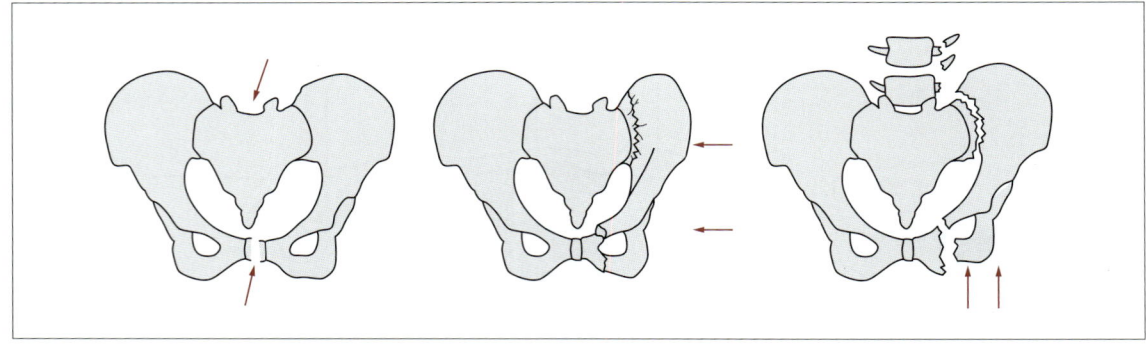

図 3-37　外力の方向による骨折の仕方
左図は前後方向の外力が加わった場合．前方成分では恥骨結合が離開，もしくは恥坐骨骨折をきたし，後方成分では仙腸関節が離開する．中図は側方外力が加わった場合．患側の骨盤腔が狭小化する．右図は垂直轢断型の外力で，患側骨盤輪が上方へ転位する．下位腰椎の横突起もともに骨折する．

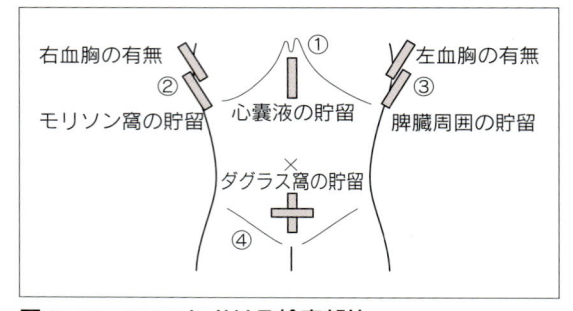

図 3-38　FAST における検索部位
FAST では心囊液の貯留の他，腹腔内液体貯留として，モリソン窩・脾臓周囲・ダグラス窩の検索を行う．また同時に大量血胸の有無も検索する．

表 3-31　切迫する D

GCS の合計点が 8 点以下（JCS が 30 以上）の場合
意識レベルが急速に悪化（GCS の合計点が 2 点以上の低下）する場合
脳ヘルニア徴候（瞳孔不同，片麻痺，Cushing 現象）のいずれかをともなう意識障害

とができるため，FAST の際に一緒に評価する．以上より FAST では 4 点（心窩部，右季肋部，左季肋部，骨盤内）の評価（図 3-38）を行い，心囊液貯留，腹腔内出血，大量血胸に関して評価を行う．

2● secondary survey における画像検査の選択

primary survey で行う画像検査は胸部と骨盤のポータブル単純 X 線写真と FAST であると前述したが，中枢神経系の機能障害を画像で評価するためには，頭部 CT 検査が必要である．しかしながら，前述のように，気道・呼吸・循環が安定化していない状態で，初療室から検査のために移動するのは危険である．頭部 CT を早く施行する必要があるのかどうかを臨床所見から判断する．具体的には，意識障害の程度，瞳孔（含む対光反射），麻痺の有無から判断する．「切迫する D」（表

3-31）と呼ばれる脳ヘルニア徴候の可能性があれば，secondary survey の最初に頭部 CT を施行する．多くの外傷診療施設では，MDCT が導入されており，頭部 CT と同時に体幹 CT を施行することは許容されるが，注意しなければならない点がある．1 つは，CT 施行時に急変する可能性はあり，その際に迅速に対応できる体制を整えておくことである．そのためには初療室から CT 室が離れていたり，CT 室が狭くて処置できなかったり CT へ行って初療室まで戻ってくるまでの間に医師や看護師が一緒についていくことができなかったり，という状況は好ましくないということである．もう 1 つは，体幹 CT を施行する際に，体幹の解剖学的診察を行っていないため焦点を絞って撮影できないことである．前述のように CT 検査は目的とする部位のタイミングで撮影することが可能である．したがって，secondary survey を行う前に体幹 CT を撮影する場合は，焦点を絞って撮影することはできないため注意しなければならない．

a　撮影の仕方；外傷パンスキャン

外傷患者において，全身 CT を撮影する有用性

表3-32　CT撮影時に留意すべき事項

①頭部CTは非造影CTが必要である．
②動脈損傷が疑われる場合は，造影CTでの動脈優位相での撮影が有用である．
③実質臓器損傷をみるためには，造影CTでの平衡相での撮影が必要である．

が2010年前後に多く発表されるようになってきた．予測死亡率を低減させる可能性があり，わが国においても2010年より保険収載されるようになった．外傷パンスキャンでは，どの範囲をどのように撮影するべきなのかは，各施設の機器の性能によって依存し，全国で統一されているわけではない．撮影の仕方として考えておかなければならない点は3点である（表3-32）．

①頭部CTを撮影する際に，造影剤注入後だと，外傷性くも膜下出血を見逃すことがあり，注意しなければならない．体幹CTは造影剤を注入したほうが情報量が多くなるため，体幹の撮影で造影を使用する前に頭部CTを撮影しておく．

②動脈損傷が疑われる場合は，総論で述べたように造影剤を急速注入し，タイミングを計りながら撮影すると動脈に造影剤が濃い状態で撮影することができる（ボーラストラッキング法と呼ばれる．タイミングを固定して撮影する方法もある：固定法）．これにより破綻している血管を同定〔これを血管外漏出（extravasation）と呼ぶ〕し，のちの治療〔外科的止血術やTAE（transcatheter arterial embolization）〕につなげることが容易になる．

③実質臓器損傷を確認するためには，造影剤注入開始から100〜120秒後に撮影する必要がある．動脈優位相だけでは，実質損傷の有無・形態・程度を判定できない．正常であれば各実質臓器は均一な造影効果がみられるはずであり，このタイミングを平衡相と呼んでいる．平衡相を撮影することによって，実質の損傷形態や動脈優位相にみられた血管外漏出像が，その撮影の間にどの程度広がっているのかを推定することもできる．

上記①〜③を考慮したうえで，撮影プロトコルを作成する．すべてを網羅するためには，頭部CT後に造影剤を使用して，動脈相で頭蓋底から骨盤までを撮影し，平衡相で胸部から骨盤の撮影を行う．頸部は基本的には平衡相は不要であるが，頸部鋭的損傷や甲状腺損傷などが疑われる場合は平衡相でも頸部を含むことになる．また，頸椎損傷をみるためだけならば非造影で構わないが，椎骨動脈損傷などが疑われる場合は動脈優位相で頸部の撮影を行う必要がある．また，体幹の非造影CTは必須ではない．むしろ時間を要することによって血行動態が不安定化する可能性があり，被曝低減，時間短縮の観点から省略する．

b　画像の解釈の仕方

外傷パンスキャンを撮影すると膨大な画像データとなり，これを正確かつ迅速に解釈することが求められる．CTの目的は治療につなげることであり，治療の緊急性を判断する必要がある．短時間で必要な個所を解釈するための方法の1つとして，以下のような3段階で読影する方法がある．

まずはprimary surveyで異常をきたしているような外傷の評価である．現在異常はなくても今後増悪する可能性に関して評価する．

気道・呼吸に関しては，広範な肺挫傷の有無を確認する．緊急開胸術のタイミングを逃すことがないように注意する．

循環に関しては，胸部では大動脈損傷と縦隔血腫，大量血胸や心囊内血腫を，腹部骨盤腔では腹腔内出血や後腹膜出血を確認する．FASTでは，溜まり（血腫）の有無を評価していたのに対して，CTでは，現在進行形に増量しているか否かを評価することができる．そのためには動脈優位相と平衡相との二相撮影が必要であり，血管外漏出の広がりをみることができる．血管外漏出をみつけた場合，どのようなスペースに広がる出血なのかを考える．例えば，周囲の組織が密な組織内（若年の筋肉内など）での出血であれば，血腫は広がりにくい．逆に周囲の組織が粗（後腹膜など）であったり，周囲に何もないスペース（胸腔や遊離腹腔など）（図3-39）であったりすると，出血は際限なく広がる可能性がある．血管外漏出の有無を判断する場合は，これらも考慮したうえで評価する．ただし，注意すべきは初めの段階では血管外漏出にこだわらず，血液の溜まりを中心とした全体像を把握することが必要である．全体像を把握するために連続断面で評価するが，そのときに血管外漏出が目に入るようであれば，出血が非常に多いということになり，緊急で止血を要すると

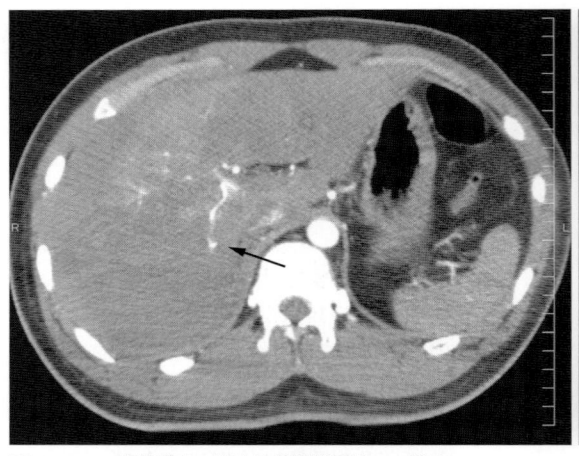

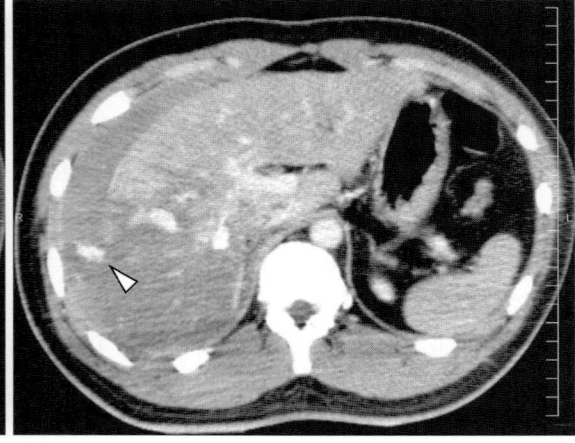

図3-39 肝損傷における腹部造影CT検査
動脈優位相（左図）では肝動脈後区域枝からの血管外漏出像（矢印）がみられ，平衡相（右図）では出血源は異なるが，出血が遊離腹腔内へと広がっている（矢頭）．

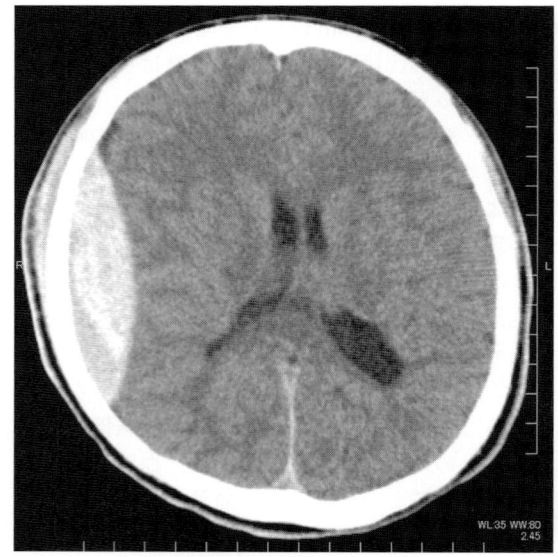

図3-40 右急性硬膜外血腫の頭部CT
右急性硬膜外血腫が凸レンズ状に認められる．側脳室の軽度圧排がみられる．

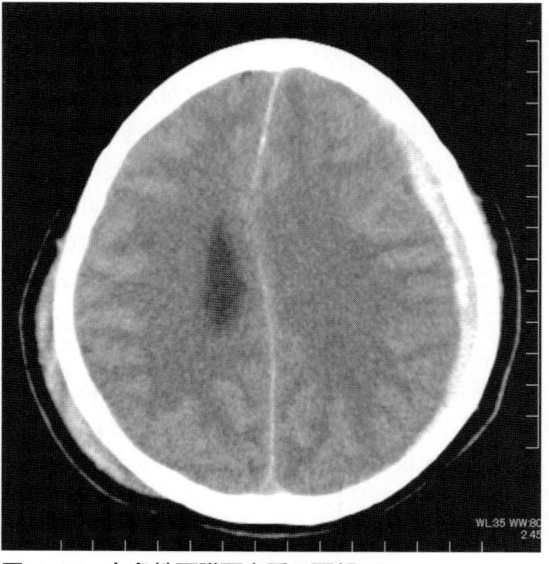

図3-41 左急性硬膜下血腫の頭部CT
右側頭部打撲により皮下血腫がみられる．左側には急性硬膜下血腫がみられ，contra-coup injuryである．

判断する．
　意識障害に関しては，頭部CTで評価するが，初めに単純CTを施行するので，上記の気道・呼吸・循環よりも先に評価できる．「切迫するD」に関しては頭部CTにて脳ヘルニアをきたすような占拠性病変の有無を判断する．急性硬膜外血腫（図3-40）や急性硬膜下血腫（図3-41）では，緊急減圧血腫除去が必要になることがあり，正中偏位の程度を判断し，状態に応じて時間経過とともにCT上で変化が表れないか，注意深く観察する．頭部外傷がある場合の頭蓋単純X線写真に関しては，CTの撮影する断面に平行な骨折線はわかりにくいことがあり，頭蓋単純X線写真で多方向から撮影し，評価を行う．頭蓋単純X線写真に関しては，緊急を要する場合，頭部CTデータから3D-CTを作製し代用することがある（図3-42）．

　このように，まずは第1段階として生理学的徴

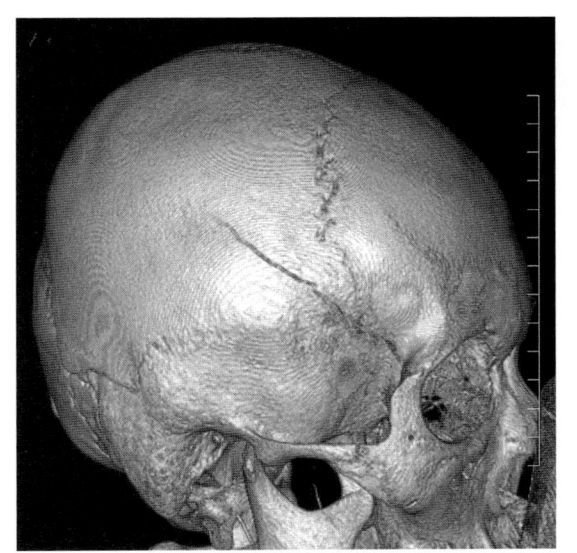

図 3-42　頭部 CT から VR 法による頭蓋骨の描出
図 3-40 と同一症例．右頭頂骨に線状骨折がみられる．

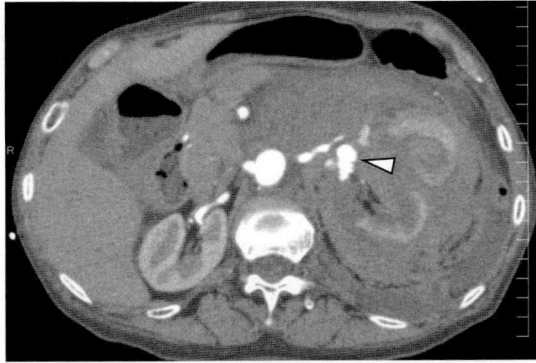

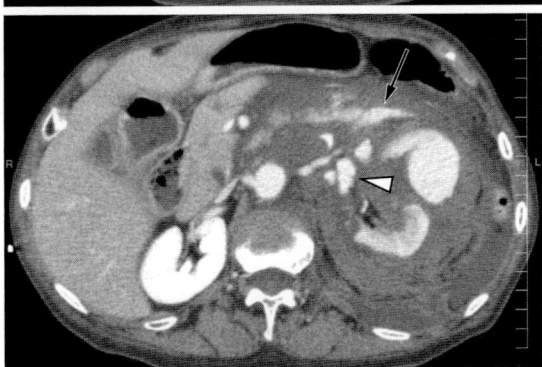

図 3-43　左腎茎部血管損傷の腹部造影 CT
動脈優位相（上段）と平衡相（下段）．左腎動脈損傷により腎周囲腔を越えて血管外漏出（矢印）が広がっている．腎門部には仮性動脈瘤（矢頭）がみられる．形状が動脈優位相と平衡相とで同じである．

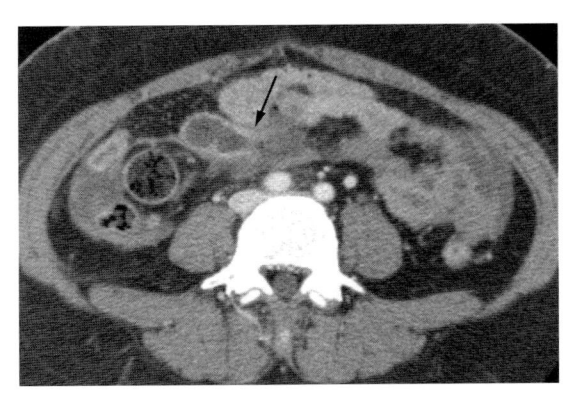

図 3-44　腸管損傷の腹部造影 CT
腸管粘膜の造影効果が断裂しており（矢印），腸管損傷（腸管の離断）が示唆される．

候に異常をきたすような病変をスクリーニングする．その後，それに続き，第2段階として詳細に読影する．解剖学的な評価ができることから，損傷形態をみて治療方法を選択する必要がある．例えば，日本外傷学会分類の肝損傷Ⅲb型であっても，症例によっては保存的に経過観察できたという報告があったり，TAE で止血できたという報告があったりするが，Ⅲb 型損傷で門脈損傷を合併している場合は開腹止血術が必要になる．また脾門部血管損傷や腎門部血管損傷（図 3-43）においても，基本的に開腹術が必要になる．

腸管損傷が確実に判断（図 3-44）できれば，開腹術が必要になるが，受傷時の CT で腸管損傷がわかりにくい症例も多々存在する．小腸損傷では早期には腹腔内遊離ガスがみられない症例も多い．腸間膜損傷により血管外漏出がある場合は，腸管損傷の合併に関して否定はできず，TAE で出血をコントロールするだけでは消化管損傷を放置する可能性があり，注意しなければならない．腸管損傷に限らず，解剖学的評価をする際には MPR も利用しながら評価する（図 3-45）．

脊椎損傷に関しては，単純 X 線検査よりもはるかに情報量が多く，水平断像だけでなく，必ず矢状断や冠状断などでも評価を行う．脊椎損傷のうち，頻度としては頸椎の損傷が多いが，MDCT で体幹撮影を行うと胸腰椎に関しても評価可能（図 3-46）であり，1か所の損傷部位発見で安心することなく，他の合併損傷に関しても評価する．

外傷 CT では，特に最初の読影で見落とされる

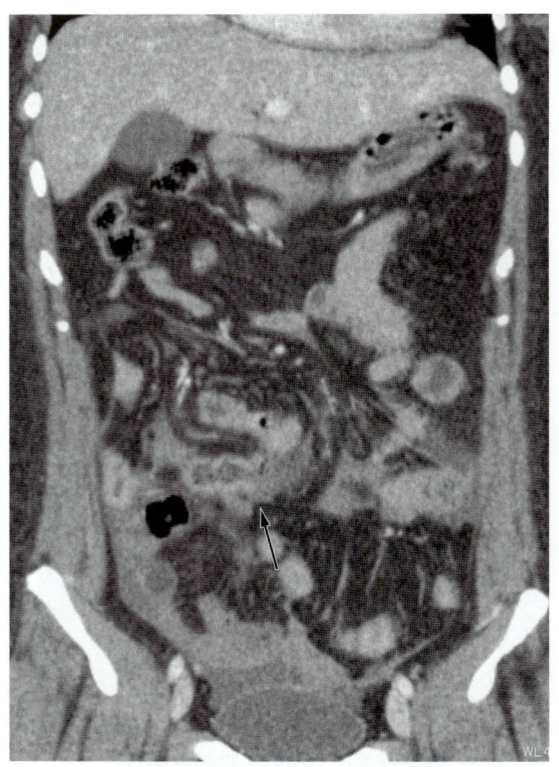

図 3-45 腸管損傷の腹部造影 CT の冠状断像
図 3-44 と同一症例．腸管粘膜の造影効果の途絶（矢印）がみられる．

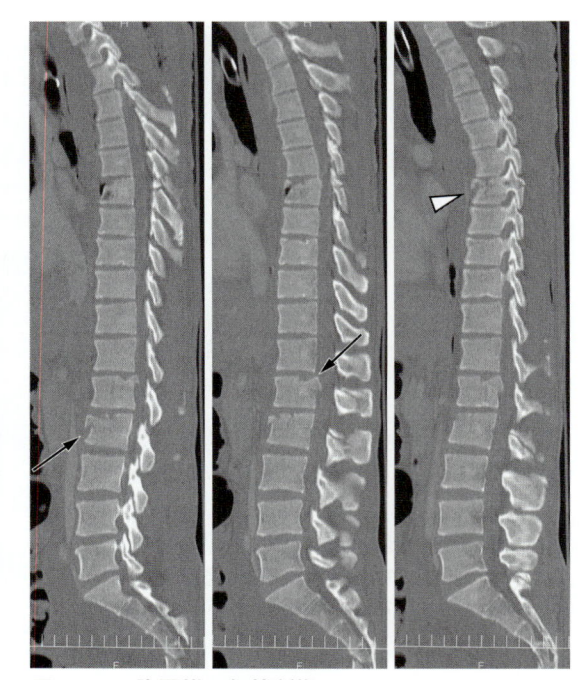

図 3-46 胸腰椎の矢状断像
腰椎 L1/L2 の骨折（矢印）だけでなく，胸椎 Th7 の骨折（矢頭）もみられる．

損傷も多いため，上記のような第 1 段階，第 2 段階の解釈を行うが，その後患者診療が落ち着いた時点で，詳細にすべての画像を見直す（第 3 段階）という習慣を身につけておくとよい．その際には，放射線科医などの画像に長けた医師が行うべきである．

B 内因性疾患における画像検査の選択

1 ● 中枢神経系疾患における画像検査の選択

意識障害や片麻痺など，中枢神経系の疾患を疑った場合は，頭部 CT が基本となる．脳梗塞超急性期では，血栓溶解療法の治療適応の可能性があるため，早期診断が必要になる．頭部 CT は検査時間も短く，出血巣を早期から検出できる．そのため，脳出血を除外するには非常によい検査である．虚血性病変に関しては頭部 CT ではわかりにくいが，脳梗塞超急性期における画像所見として，「hyperdense MCA sign」（図 3-47）や「皮髄境界の不明瞭化」（図 3-48）があげられる．脳

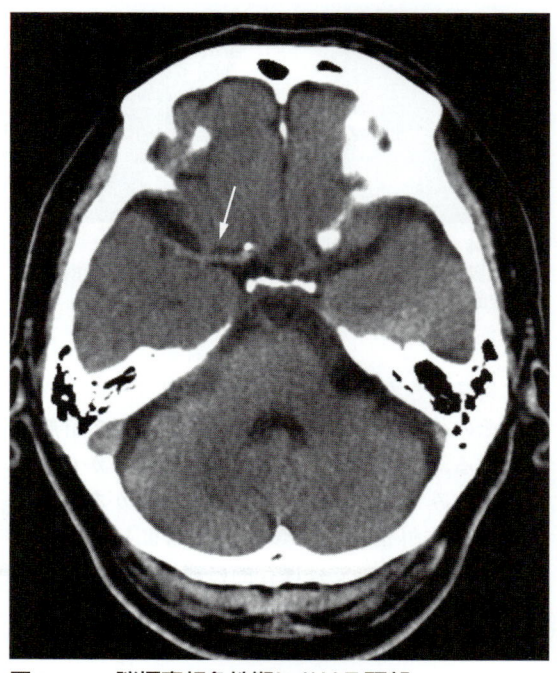

図 3-47 脳梗塞超急性期における頭部 CT
右中大脳動脈の吸収値が高く，hyperdense MCA sign と呼ばれる（矢印）．脳梗塞超急性期でみられることがある所見の 1 つである．

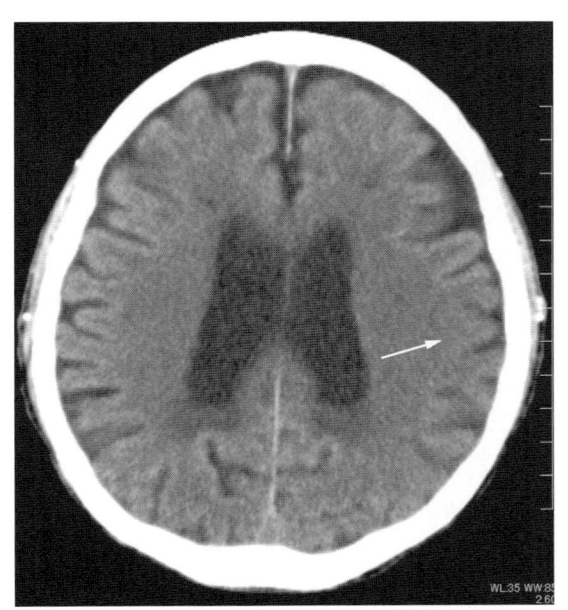

図 3-48 脳梗塞超急性期における頭部 CT（図 3-47 と別症例）
左中大脳動脈領域の皮髄境界の不明瞭化がみられる（矢印）．脳梗塞超急性期における所見の 1 つである．

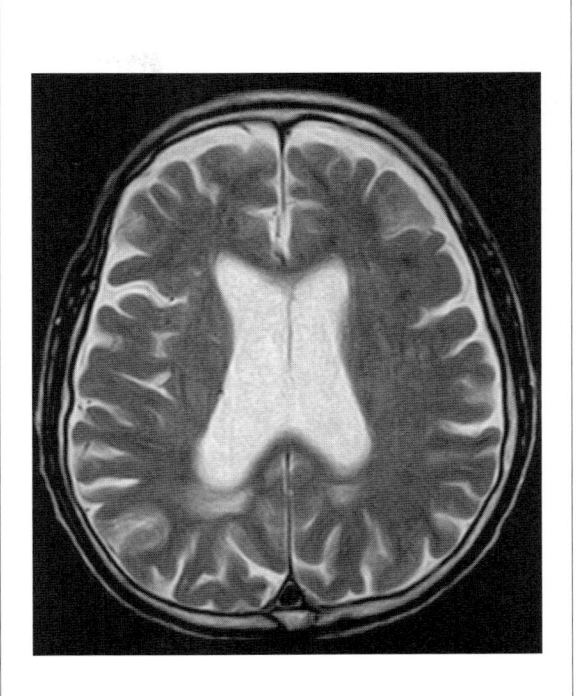

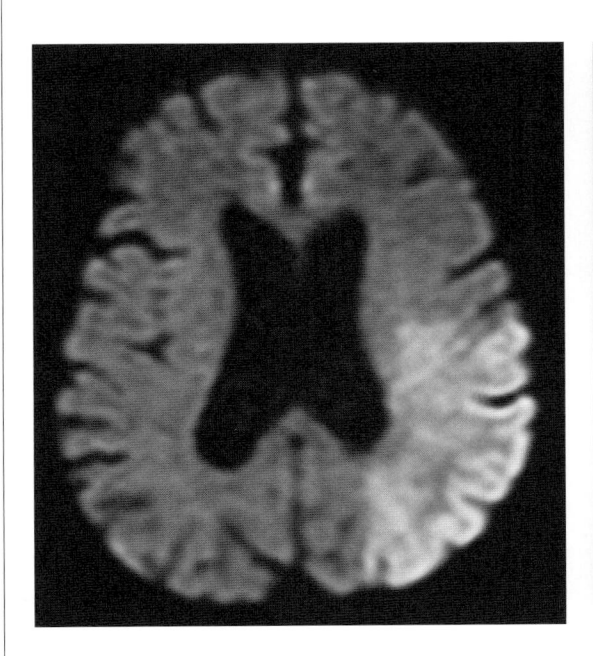

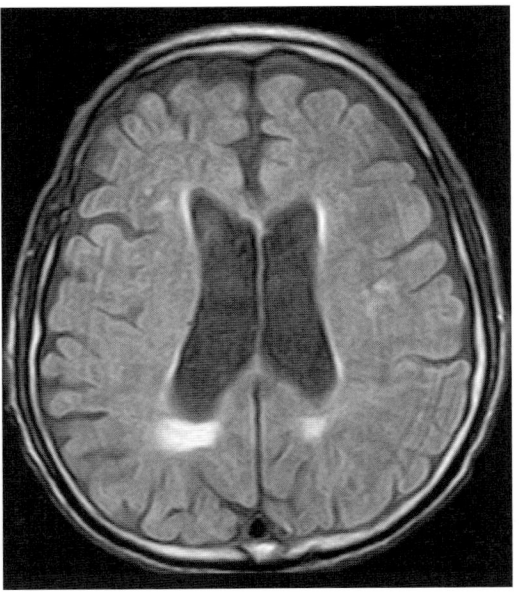

図 3-49 脳梗塞超急性期における頭部 MRI
図 3-48 と同一症例．左中大脳動脈領域の一部に拡散強調画像（左下図）で高信号がみられるが，T2 強調画像（左上図）や FLAIR 像（右上図）では信号変化は現時点ではみられていない．

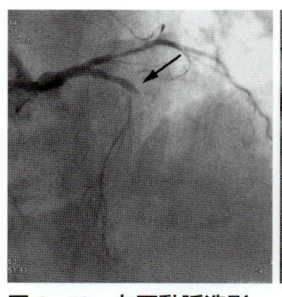

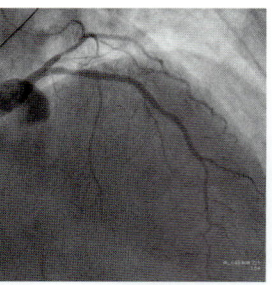

図3-50 左冠動脈造影
冠動脈前下行枝の閉塞（矢印）が認められ，PCI（percutaneous coronary intervention）を施行し開通が得られた．

梗塞が発症から時間が経過してくると，徐々に低吸収域が明瞭化する．頭部CTでの変化が現れる前から，頭部MRIでは梗塞を検出することができる．拡散強調画像では，細胞内の水分子の拡散運動をみているので，脳梗塞発症から3時間以内でも変化が検出でき，この時間帯ではT2強調画像やFLAIR画像でも変化が現れない（図3-49）．またMRAを撮影することにより，主幹動脈閉塞の有無を大まかに把握することができる．

くも膜下出血は頭部CTで診断することが可能であり，原因の多くが脳動脈瘤破裂である．破裂した脳動脈瘤が再破裂すると予後が極めて不良になるため，再破裂を防止するために動脈瘤の検索が必要になる．以前は動脈瘤検索のために脳血管造影を施行したが，現在ではCTA（CT angiography）で動脈瘤の部位を同定することが可能である（図3-31）．

2● 心・循環器系疾患における画像検査の選択

冠動脈疾患・大血管疾患を疑った際に画像検査が有用になる．冠動脈疾患は心電図・心臓超音波検査・血液検査での診断が主体となり，疑わしい場合は治療を兼ね，冠動脈造影を行う．冠動脈造影では狭窄部・閉塞部に対して，バルーン拡張，もしくはステントを留置することにより，冠動脈形成（percutaneous coronary intervention；PCI）（図3-50）を行う．心電図や心臓超音波検査で非典型的でわかりにくい場合は，冠動脈CTを行うことで除外が可能である．冠動脈CTは，心電図同期を行い，同じ位相，例えば拡張期だけの画像を集めることによって，心拍動によるアーチファクトを取り除き，冠動脈を評価することが可能である．VR（volume rendering）法（図3-51）によ

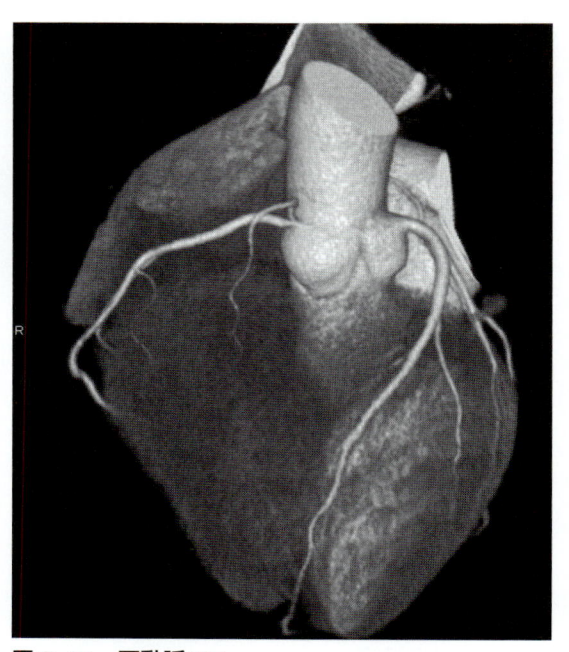

図3-51 冠動脈CT
VR（volume rendering）像による描出．

る検出やCPR（curved-planar reconstruction）法（図3-52）による画像を作製する．もっとも，通常の胸部CTで左室壁の造影効果の減弱から心筋梗塞の可能性を推し量ることができる場合もある（図3-53）．

大血管疾患を疑っている場合，胸部単純X線写真では異常所見がみられないこともあり，造影CTが有効である．造影剤を急速注入し，その血管の造影効果が高いタイミングで撮影することにより，その血管を明瞭に描出することができる．具体的には大動脈解離や大動脈瘤を検出するには，動脈優位相（固定法ならば造影剤注入後20～30秒前後）で撮影を行う．これにより，大動脈解離であれば，解離の入口部を検出することができる．また平衡相（造影剤注入後100～120秒後）の撮影を行うことにより偽腔への血流の程度を描出することができる．この際に単純CTを施行しておくと，早期血栓閉塞型の急性大動脈解離の場合，偽腔が高吸収（図3-54）になり，造影CTを行わなくても診断自体は可能になる．また造影CTだけでは，血栓閉塞した偽腔を壁在血栓（図3-55）と見誤る可能性がある．肺動脈塞栓症を疑っている場合は，肺動脈の造影効果が高いタイミングで

A. 救急診断 ● 141

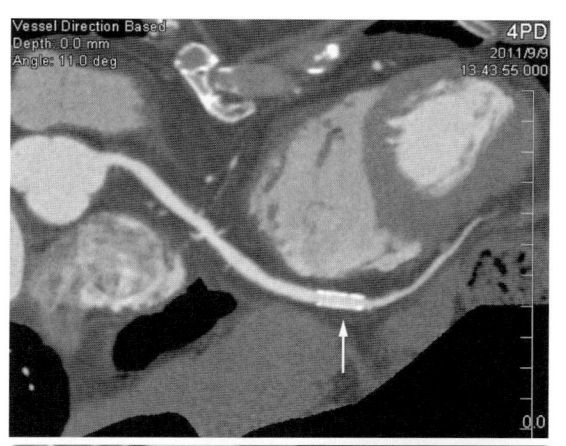

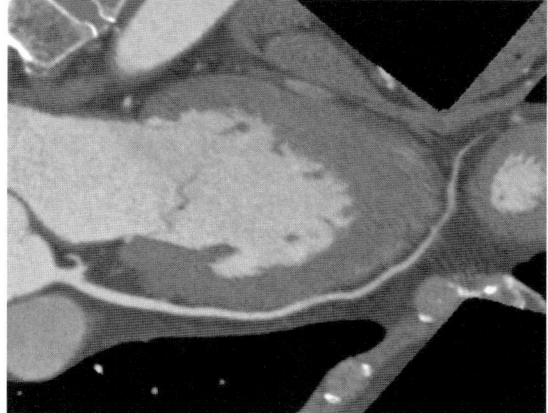

図 3-52 冠動脈 CT における冠動脈の評価
CPR(curved-planar reconstruction)像による冠動脈の描出．上段は右肝動脈本幹から 4 PD への冠動脈を直線化して描出したもの．ステント内狭窄はみられない（矢印）．下段は左前下行枝の描出．

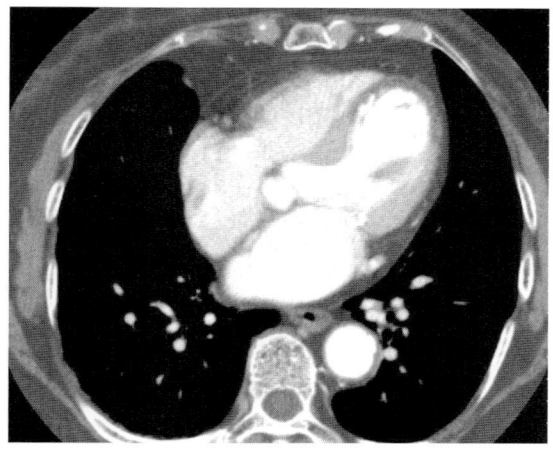

図 3-53 胸部造影 CT
図 3-50 と同一症例．心室中隔から心尖部にかけて造影効果が不良であり，心筋梗塞の可能性が考えられる．

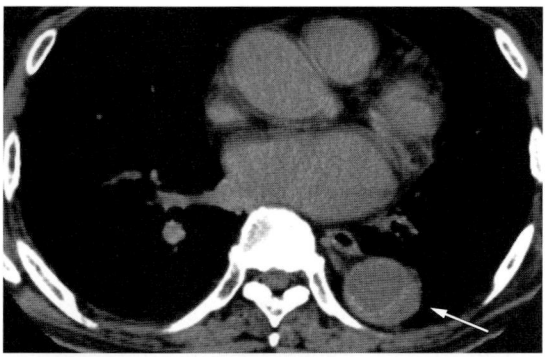

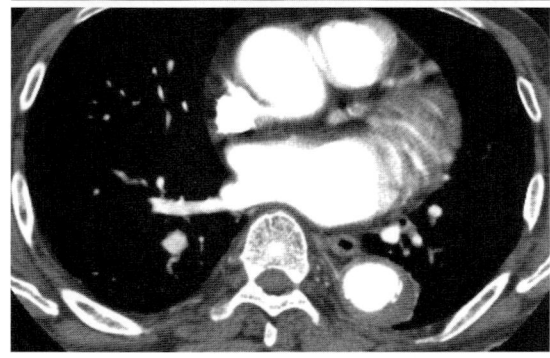

図 3-54 急性大動脈解離の早期血栓閉塞型における CT
単純 CT（上段）では胸部下行大動脈において三日月状に高吸収がみられる（矢印）が，造影 CT（下段）では造影されていない．これが壁在血栓なのか，早期血栓閉塞型の解離をみているのかわかりにくい．後者では，単純 CT で高吸収にみられるのが特徴である．

の撮影が必要になる．ボーラストラッキング法での撮影ができなければ，固定法で造影剤注入開始から 15～20 秒前後で撮影を開始する．これらの大血管疾患に関しては横断像だけでなく，冠状断像などの MPR 画像での表示が有用になる（図 3-56）．肺動脈塞栓症の診断に以前は核医学検査（肺血流シンチグラムや換気シンチグラム）が選択されたが，救急の現場にはそぐわない検査であり，現在では一般的には行われていない．

3 ● 呼吸器系疾患における画像検査の選択

呼吸器系疾患の画像検査の第 1 選択は，胸部単純 X 線写真である．緊急で胸部単純 X 線写真を施行する場合，その評価を行うときに，どのような条件で写真が撮影されているかを加味する必要がある．立位・坐位・臥位などの状態，呼吸停止

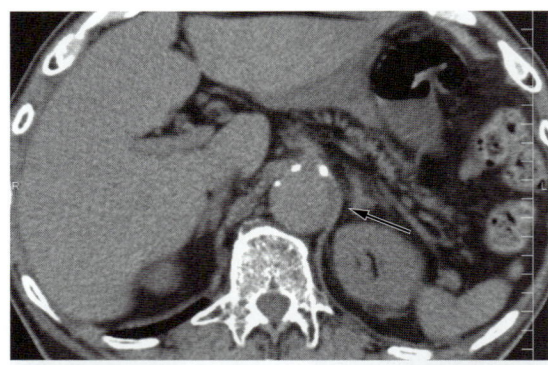

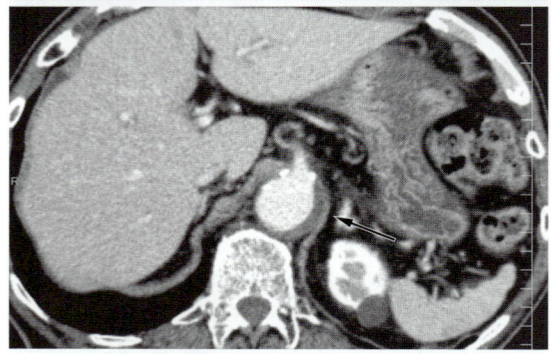

図3-55 壁在血栓を有するCT
壁在血栓では造影CT（下段）では早期血栓閉塞型と同様に造影されない三日月状の部分がみられるが、単純CT（上段）では同部分は低吸収域として描出される（矢印）．

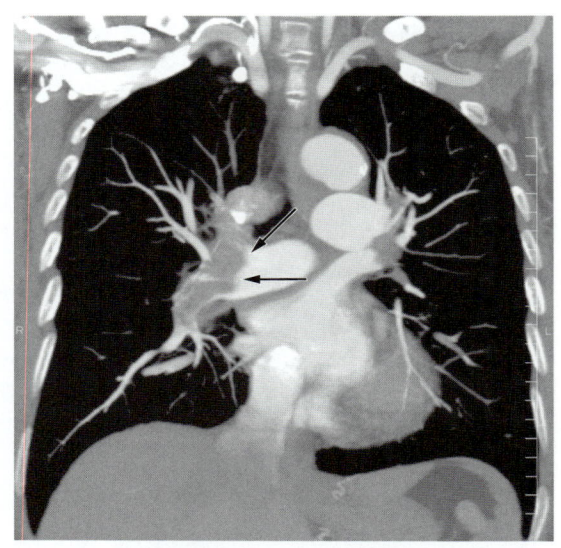

図3-56 肺動脈塞栓症における造影CTの冠状断像
右肺門部から上下葉枝にまたがるように肺動脈内には血栓が認められる（矢印）．

ができるかどうか，AP（管球が前にあり，フィルムが後ろにある状態）での撮影なのかPA（後ろに管球があり，前にフィルムがある）での撮影なのか，正面で撮影されているのかなどを考えて評価する．特に以前のフィルムがある場合は，比較が重要となるが，前回と今回との撮影の条件が異なれば単に画像を比較することはできない．状態によって正常像が異なることを考えて画像を読影する．例えば心胸比は立位よりも臥位で，吸気よりも呼気で，PA像よりもAP像で，左前斜位より右前斜位で拡大する傾向がある．

肺炎は胸部単純X線で浸潤影が描出され，それ以上の検査は不要になる．ただ，胸部単純X線写真は経過をみる場合の比較には有用であるが，詳細な評価のためにはCT検査を行う場合もある．

4 ● 腹部疾患における画像検査の選択
a 腹部炎症性疾患における画像検査の選択
腹部炎症性疾患としては急性虫垂炎や急性胆嚢炎，消化管穿孔などが挙げられる．腹部所見（圧痛・反跳痛など）や臨床経過（腹痛・発熱など）から腹部炎症性疾患が疑われる場合，まずは侵襲性の少ない検査から行うべきであり，血液検査とともに腹部超音波検査を行う．腹部超音波検査では，肝臓・胆嚢・腎臓・膀胱などの評価は容易である．しかしながら膵臓は消化管ガスで見にくかったり，消化管自体や腹腔内遊離ガスの評価は困難であったりと，評価が困難な場合は，腹部単純X線検査や腹部CT検査を選択する．腹部単純X線写真では立位像と臥位像での撮影が基本となる．立位像では腹腔内遊離ガスや消化管内ガスのニボーの形成をみることが主体となる．腹痛が強く立位になることが困難な場合は，左側臥位で撮影することにより，肝臓表面上に腹腔内遊離ガスを検出することができる．ただし，撮影のときだけ立位になったり，左側臥位になったりしても，腹腔内遊離ガスが検出できる部位まで移動するのに多少時間を要するので偽陰性となることがある．

腹部CTでは造影CTが基本となる．腹部血管性病変〔上腸間膜動脈閉塞症・絞扼性イレウス（後述）・脾梗塞など〕を疑っている場合は，動脈優位相（図3-57）と平衡相の2相での撮影が有用である．通常の急性虫垂炎や大腸憩室炎，消化管穿孔では平衡相のみの撮影でも評価可能である．ただ

消化管出血で，画像診断を第1選択とすることは少ない．吐血の場合は，病歴や胸部単純X線写真などから喀血を除外する．判断が困難な場合は，経鼻胃管で胃内に凝血塊など出血を確認し，上部消化管内視鏡検査を行う．内視鏡検査では同時に止血術も可能であり，クリップなどを用いて止血する．病歴から食道静脈瘤破裂や胃静脈瘤破裂が疑われる場合は，CT検査を行うのが有用である．これにより側副血行路の発達や治療手段の判断材料となる．下血など下部消化管出血が疑われる場合，施設によりどのような画像検査を行うか意見は分かれるところであるが，下部消化管内視鏡検査か，腹部造影CT検査であろう．内視鏡検査では上部の場合と同様に出血源がわかればそのまま止血術に移行することができるメリットがあるが，下血で消化管内が血液で充満して出血源が不明であることも多い．腹部造影CT検査では，単純CT（消化管内容物が高吸収を呈することがあり，単純CTを施行しておくことが勧められる）後に動脈優位相と平衡相との2相撮影を行い，出血源を同定する．止血術としては前述の内視鏡検査の他にはTAEや開腹手術が挙げられる．

c 消化管通過障害における画像検査の選択

一般的にイレウスは，器質的な通過障害が存在する機械性イレウスも，器質的な通過障害が存在しない機能性イレウスも含まれる．特に前者の機械性イレウスでは，血行障害をともなわない単純性イレウスと血行障害をともなう複雑性イレウス（絞扼性イレウス）とに分けられ，絞扼性イレウスでは，処置が遅れると腸管切除が必要になったり，敗血症性ショックに陥ったりすることがあるので，救急の現場では絞扼性イレウスを見逃さないことが重要である．絞扼性イレウスの診断には通常腹部造影CTが必要であり，確認すべき所見としては，caliber change（急激に消化管の口径差が変わる）を示す部分の特定や，closed loop（拡張腸管のcaliber changeが2か所，近い部位で存在する）の同定，closed loopにおける腸間膜脂肪織濃度の上昇や浮腫性変化（図3-59），腸管の造影効果などが挙げられる．腹水貯留だけでは診断に至らず，上記所見や腹部所見，血液検査所見などで総合的に判断する．血液検査でCPKの上昇がみられてからでは遅く，腸管切除は免れない．また腸管壊死に陥ると，腸管壁内気腫や上腸間膜

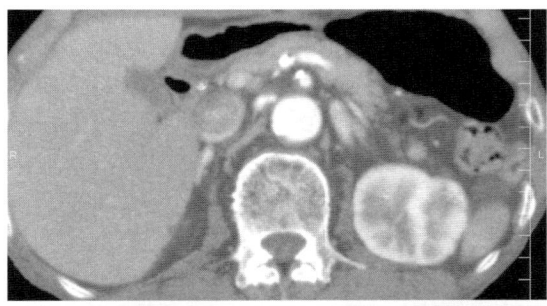

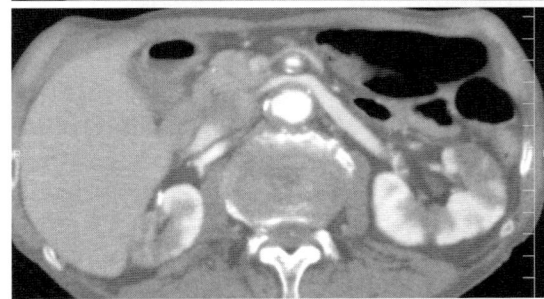

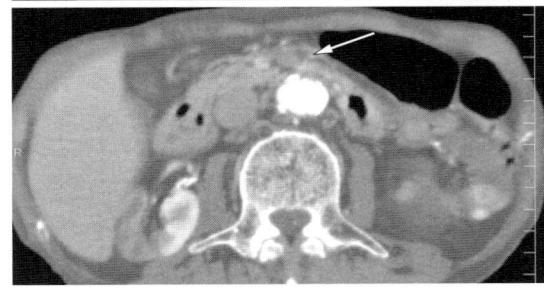

図3-57 上腸間膜動脈閉塞症の腹部造影CT
上腸間膜動脈の造影効果が途絶している（矢印）．また両側腎臓にも造影不良部分がみられ，動脈塞栓による多発梗塞の存在が示唆される．

し慢性膵炎の急性増悪では仮性動脈瘤を形成していることがあるため，そのような病歴の患者でも動脈優位相を撮影するようにする（図3-58）．また評価する際に冠状断に再構成を行うと，画像情報を付加することができ診断能が向上する．

b 腹部出血性疾患における画像検査の選択

腹腔内出血では，まずは腹部超音波検査で腹腔内に出血があることを確認する．処置（急速輸液，時に輸血）を行いながら，原因を検索する必要があるが，腹部造影CTが必要である．動脈優位相と平衡相を撮影することにより，どの部位からの出血であるのか確認し，止血術（TAE・開腹止血術など）へと移行する．代表的なのは肝細胞癌破裂をはじめとした腹部腫瘍出血と，腹部内臓動脈瘤破裂である．

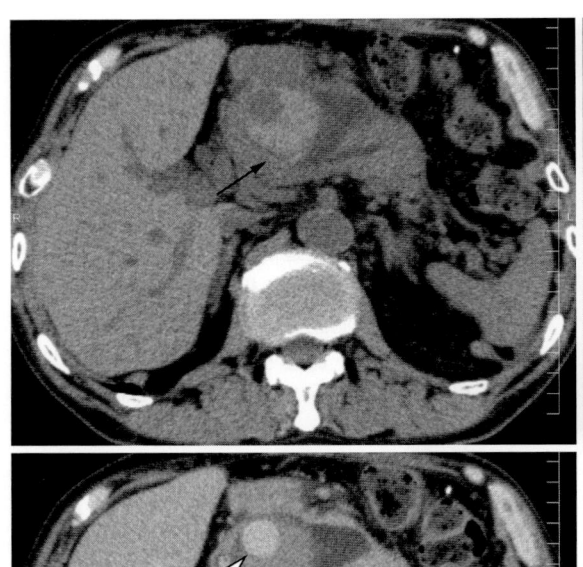

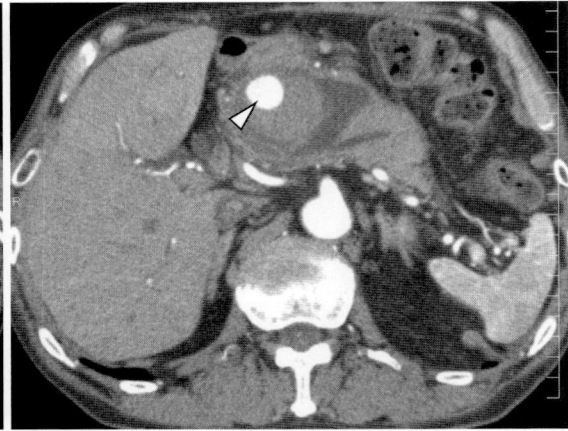

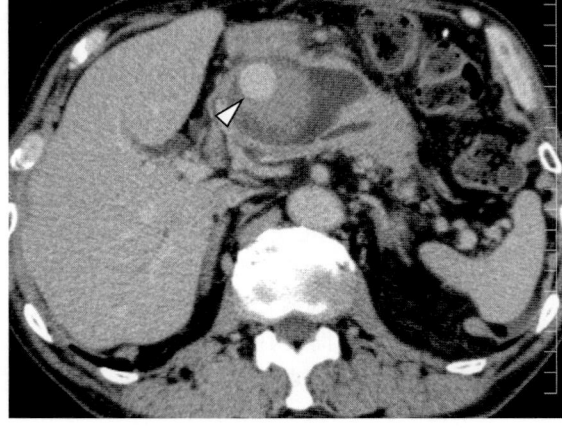

図 3-58 仮性動脈瘤の CT
慢性膵炎患者の急性増悪．単純 CT（左上図）では膵頭部に高吸収がみられ，その内部に高吸収の結節状陰影（矢印）がみられる．造影平衡相（左下図）では中心の結節状陰影に造影効果がみられる（矢頭）が，動脈優位相（右上図）があると，仮性動脈瘤（矢頭）であることが明白である．

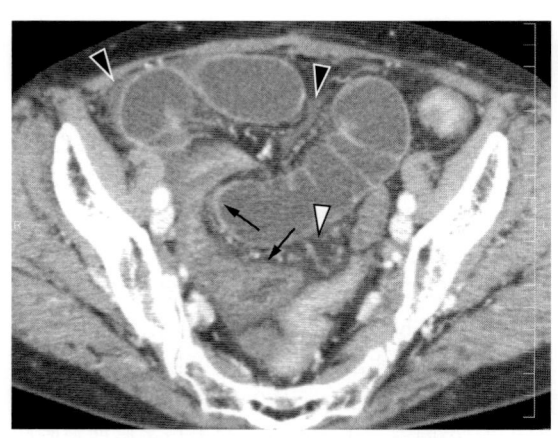

図 3-59 絞扼性イレウスにおける腹部造影 CT
骨盤内に落ち込んだ小腸壁は造影効果はみられるものの浮腫性変化をきたしている（矢印）．腸間膜脂肪織濃度の上昇（白矢頭）や腹水（黒矢頭）がみられる．

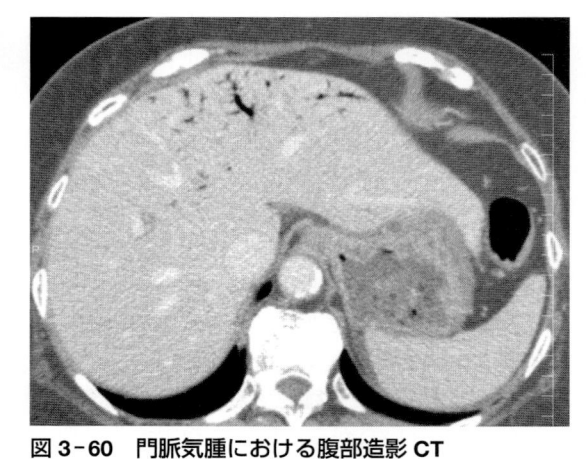

図 3-60 門脈気腫における腹部造影 CT
肝臓では左葉末梢に樹枝状のガス像がみられる．門脈気腫の所見である．胆管気腫であれば，末梢まで広がることは通常ない．

静脈内気腫・門脈気腫（図 3-60）などが現れる．
　器質的通過障害がない場合は，caliber change がみられず，拡張している腸管としていない腸管が混在している状態になる．

d　その他の腹部疾患における画像検査の選択

救急外来で遭遇する頻度が高いのは，尿路結石である．尿路結石を診断する場合の画像検査としては，腹部超音波検査が第1選択となる．結石まで確認するのは困難な場合が多いが，水腎症の有無を判断する．KUB(kidney, ureter, bladder を含むように撮影する)と呼ばれる単純X線写真では尿管結石を検出するのは困難な場合が多い．腹部単純CTも確定診断のためには有用な検査の1つであるが，被曝をともなう検査であり，ルーチンに行う検査ではない．CTでは薄い厚みの写真(1〜3mm厚)で尿管の走行を確認し結石がないか判断する．画像での要点としては，腎臓の腫大の有無，腎臓周囲脂肪織濃度の上昇，溢尿の有無であり，造影CTが必要な場合は，膿瘍形成の有無，腎臓の造影効果の遅延などを確認する．

●参考文献
1) Berrington de Gonzalez A, Darby S: Risk of cancer from diagnostic X-rays: estimates for the UK and 14 other countries LANCET 363: 345-351, 2004
2) Pearce MS, Salotti JA, Little MP, et al: Radiation exposure from CT scans in childhood and subsequent risk of leukaemia and brain tumours: a retrospective cohort study. The Lancet, Early Online Publication 7, 2012
3) 日本外傷学会外傷初期診療ガイドライン改訂第4版編集委員会(編): 外傷初期診療ガイドライン．pp241-249，へるす出版，2012

B　ショック

ショックは生命にとって危機的状況であり，一刻も早い対応が必要とされる全身性の循環障害である．対応が遅れショックが進行すると，心停止をきたしたり，あるいは重要臓器の不可逆的な障害(不可逆性ショック)が発生したりして，最終的には死に至る．

典型的な例としては外傷による大量出血，薬剤アレルギーによるアナフィラキシー，急性心筋梗塞による急性心不全，重症感染症による敗血症などがある．それぞれ異なった背景が存在するものの，ショックは重要臓器への血流低下による酸素供給量の減少という共通点をもっている．

つまり，ショックとは，全身の末梢組織への有効な血流量が減少することにより臓器・組織の生理機能が障害される状態と定義される．その本態は健全な組織代謝の障害をもたらす組織低灌流である．ショックでは代謝性アシドーシスと高乳酸血症を呈する．これは組織低灌流によって末梢組織細胞への酸素供給量が減少し，嫌気性代謝に依存するようになるためである．嫌気性代謝ではATP産生量は著しく低下し，水素イオンと乳酸が増加する(図3-61)．

1　徴候と症状

ショックの臨床症状として，5つのPが知られている．5Pとは pallor(蒼白)，prostration(虚脱)，perspiration(冷汗)，pulseless(脈拍触知不能)，そして pulmonary insufficiency(呼吸不全)である．ただし，敗血症やアナフィラキシーのようにショックの原因によっては皮膚蒼白や冷汗をともなわないものもある．

ショックでは血圧低下，頻脈(または徐脈)，頻呼吸，意識レベルの変化，そして尿量の低下を認める．この中で血圧の低下はショックを疑う最も重要な症状といわれている．ショックと判断される血圧の基準は，一般的に収縮期血圧が90mmHg以下とされている．しかしながら，収縮期血圧80mmHg程度の血圧低下でもショックではない場合がある．逆に，収縮期血圧100mmHgの血圧でもショックに至る前過程で末梢循環障害を呈する場合がある(代償性ショック，あるいはプレショックと呼ばれる)．ショックの判断基準では血圧を目安としているものの，ショックの本態は全身性の循環障害であることに注意する．

ショックへの進展過程においては，全身の組織低灌流の発生に対して，その進行を遅らせるべく代償機構が働く．交感神経系の緊張亢進によって皮膚，骨格筋や腎臓への血流が低下し，脳，心臓，肝臓などの重要な臓器への血流が維持されるよう血流量をシフトさせる．この場合，血圧は維持されており，見かけ上の血圧は正常範囲にとどまる．ショックとはこの代償機構が破綻した状態であり，血圧は低下し，重要臓器においても組織低灌

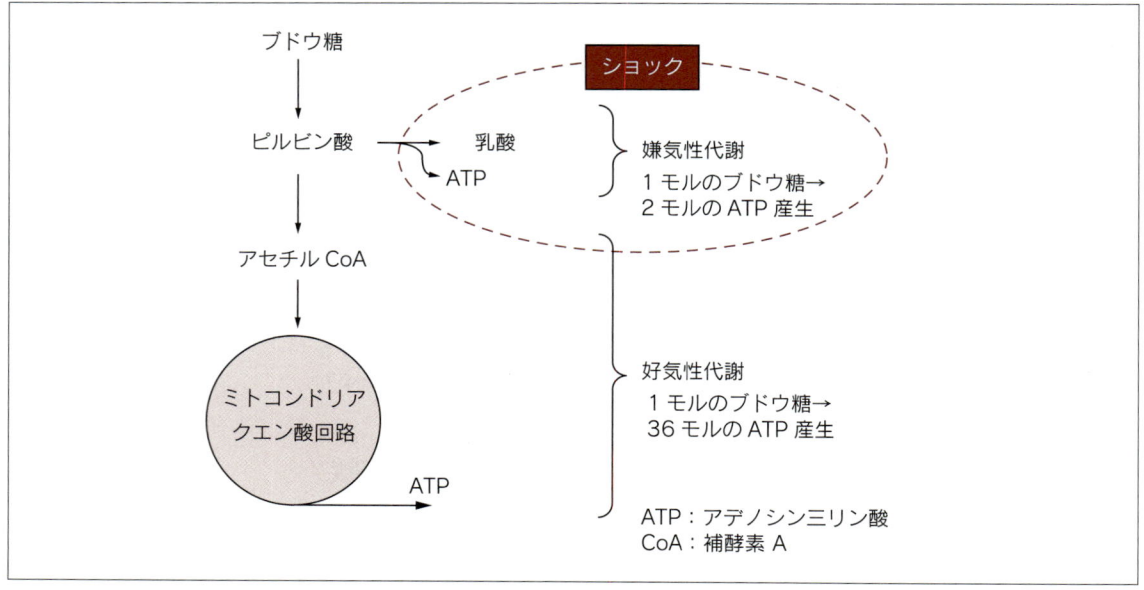

図3-61　細胞内におけるエネルギー代謝とショック
好気性代謝では1モルのブドウ糖から36モルのATPが産生されるのに対して，ショックでは嫌気性代謝が亢進し，ATPの産生効率が低下する．同時に乳酸と水素イオンが増加し，乳酸アシドーシスをきたす．

流となる．なお，代償性ショックでは鎮静剤や血管拡張薬などの薬剤投与，体位変換などにより血圧が低下し，ショックとなることがある．

A 血圧低下

脈拍は微弱となり，血圧は低下する．血圧低下の要因は，1回心拍出量の減少または末梢血管抵抗の低下である．1回拍出量の減少は前負荷の減少（拡張期末左室容量の低下）や心筋収縮力の低下による．循環血液量減少性，心外閉塞・拘束性ショックでは前負荷の低下が，心原性ショックでは心筋収縮力の低下や心臓弁の異常が原因となる．敗血症性ショックは末梢血管抵抗の低下によって血圧低下をきたす．

B 心拍の異常

ショックでは頻脈をともなう場合が多い．これは交感神経緊張亢進による代償性反応である．一方，心室頻拍や高度房室ブロックなど心リズムの異常によるショックでは，著しい頻拍や徐拍を認める．

C 呼吸の異常

初期には頻呼吸を呈する．その誘因の1つは，代謝性アシドーシスに対して酸-塩基平衡を維持するための呼吸性代償である．心不全など左心前負荷の増加をともなうショックでは，肺うっ血を合併しており，呼吸補助筋を用いた努力様呼吸となる．著しいショックでは，脳幹の呼吸中枢への血流低下から呼吸数は急激に減少し，呼吸停止へと進展する．

D 皮膚の異常

ショックでは末梢血管は収縮し，皮膚は青白く，手指は冷たく冷汗をともなう．アナフィラキシーショックでは皮膚が紅潮し，また敗血症性ショックでは末梢の血管拡張により皮膚が温かく感じられる場合がある．

外頸静脈の怒張は，心原性ショックや心外閉塞・拘束性ショックで認める．

E 尿量の低下

ショックでは尿量は減少し，ショックが進行すると無尿となる．これは腎血流量の減少，アルドステロンおよび抗利尿ホルモン分泌亢進による．

F 意識レベルの変化

ショックの進行にともない，意識レベルの変化

表3-33 ショックの分類と主な原因疾患

循環血液量減少性ショック	心原性ショック	血液分布異常性ショック	心外閉塞・拘束性ショック
出血性ショック 外傷，手術，消化管出血，急性大動脈解離・大動脈瘤破裂，肝癌破裂，子宮外妊娠破裂 **体液喪失** 下痢，嘔吐，尿崩症 広範囲熱傷，重症膵炎	**心筋性** 急性心筋梗塞，心筋症，心筋炎 **機械性** 大動脈弁狭窄，閉塞性肥大型心筋症，心室中隔穿孔 **心リズムの異常** 心室頻拍，高度房室ブロック	**敗血症性ショック** （septic shock） **アナフィラキシーショック** **神経原性ショック** 脊髄損傷，血管迷走神経反射 **その他** 副腎クリーゼ	肺血栓塞栓症 緊張性気胸 心タンポナーデ 収縮性心膜炎 **その他** 縦隔腫瘍

表3-34 ショックの分類別血行動態

	心拍出量	左心前負荷	体血管抵抗	SvO_2, $ScvO_2$
循環血液量減少性ショック	↓	↓	↑	↓
心原性ショック	↓	↑	↑	↓
血流分布異常性ショック				
敗血症性ショック	↑	↓	↓	↑
アナフィラキシー・神経原性	↓	↓	↓	↓
心外閉塞・拘束性ショック	↓	↓	↑	↓

SvO_2：混合静脈血酸素飽和度　　$ScvO_2$：中心静脈血酸素飽和度

（無欲様顔貌，不穏，混乱，昏迷）をきたす．心停止の危機が迫る場合には，急速な意識レベルの低下をきたし，昏睡状態となる．

2 ショックの分類

血圧低下，頻脈（あるいは徐脈），頻呼吸などの臨床症状に加えて，代謝性アシドーシスと血中乳酸値の上昇など末梢循環障害を示唆する所見がある場合は，ショックを疑う．

ショックはその原因によって循環血液量減少性，心原性，血液分布異常性，心外閉塞・拘束性に分類される（表3-33）．全身性の循環障害という共通の病態を有するものの，その対応においては異なったアプローチが求められるため，早期にこれらのショックの原因を鑑別する必要がある．血行動態からみたショックの分類と原因疾患を示す（表3-34）．

A 循環血液量減少性ショック

顔面蒼白，無欲様顔貌であり，全身虚脱する．頻呼吸，頻脈を呈し，末梢血管は収縮する．皮膚は冷汗湿潤し，交感神経緊張亢進による瞳孔散大を認める場合がある．意識レベルの低下を認めるものの，初期には指南力は比較的保たれている．

循環血液量減少性ショックには，大量出血によるものと，サードスペースへの体液移動や体外への体液喪失による脱水によるものがある．大量出血をきたす疾患としては，外傷による出血（体表面からの外出血の他，胸腔内，腹腔内，そして後腹膜出血などの内出血）があり，それが原因で重篤なショックとなる．内因性疾患としては，大動脈疾患，消化管出血，肝細胞癌破裂，異所性妊娠など血管病変がショックの原因となる．サードスペースへの体液移動をきたす主な病態としては，広範囲熱傷や重症膵炎がある．体外への体液喪失の原因としては，激しい下痢，嘔吐，尿崩症などがある．

循環血液量減少性ショックでは，心臓の前負荷の減少によって1回拍出量が低下する．しかしながら，交感神経緊張亢進により末梢血管が収縮するとともに心拍数が増加し，血圧を維持しようと

する生体反応が働く．末梢血管の収縮により，血液は皮膚，骨格筋そして腎臓から，脳および心・肺などへ移動し，これらの重要臓器への血流を確保しようとする．

B 心原性ショック

顔面は苦悶様で顔色は青黒く，いわゆるチアノーゼを認める場合がある．強い呼吸困難や胸部不快感を訴えることがある．努力様呼吸であり，患者はしばしば起坐位を好む．胸部全体に喘鳴や湿性ラ音を聴取する．これらはいずれも左心不全による肺うっ血（心原性肺水腫）の症状である．頸静脈は怒張し，末梢の冷感は著しく，頻脈であり，不整脈を認めることがある．

心原性ショックの原因としては，急性心筋梗塞，心筋症，慢性心不全急性増悪など心収縮力の低下，弁疾患などの心臓の機械的異常，そして心リズムの異常（頻拍，徐拍）がある．

心収縮力が低下すると，1回拍出量の低下を補うべく心前負荷を増加させる方向で代償機構が働く（スターリングの法則）．この代償機構が破綻すると，左心前負荷の増加により肺うっ血をきたし，喘鳴，湿性ラ音そして低酸素血症など心不全症状が発現する．また，左心前負荷を減らすべく患者はしばしば起坐位を好む．多くの場合，右心前負荷も増加しており，頸静脈の怒張を認める．心不全初期には交感神経緊張亢進により血圧上昇を認めるが，病勢の進行とともに1回拍出量のさらなる低下をきたし，ショックとなる．

心臓の機械的異常には大動脈弁狭窄症や心室中隔穿孔（欠損症）などがある．心臓からの血液の拍出が妨げられ，急速にショックとなる．

心リズムの異常としては，頻拍によるものと徐拍によるものとがある．頻拍には心室頻拍と上室頻拍などがあり，突然のショック状態となる．著しい頻拍により左室へ血液が充満せず，空打ち状態となるためである．徐拍では高度房室ブロックなど心拍数の低下によって，心拍出量の著しい低下をきたす．

C 血液分布異常性ショック

血液分布異常性ショックは血管拡張を特徴とするが，循環血液量の減少をともなう場合もある．血行動態としては体血管抵抗の低下，前負荷の減少であり，敗血症性ショックの初期では心拍出量の増加を認める．

1 ● 敗血症性ショック（septic shock）

septic shock は，血液分布異常性ショックの代表的なものである．感染症により引き起こされ，適切な輸液治療にもかかわらずショック状態となるものを指す．septic shock では，発熱，頻呼吸，頻脈を認め，末梢血管は拡張し四肢末梢は温かい．心拍数の増加により心拍出量は増えているが，血管拡張により血圧は低下し，hyperdynamic state となる．この状態をwarm shockと呼ぶ．しかしながら，ショックの進行にともなって心拍出量は低下し，体血管抵抗は上昇する（cold shock と呼ぶ）．

septic shock の病態は複雑であり，感染に対して生体が過度に反応することが誘因である．敗血症（sepsis）ではさまざまなサイトカインが産生され，一連の生体反応を惹起する（全身性炎症反応症候群，systemic inflammatory response syndrome：SIRS）．サイトカインは血液凝固系を活性化し，微小血栓を生じさせる．また，血管透過性を亢進させ，プロスタグランジンE_2，プロスタサイクリン，そして一酸化窒素などを介して血管を拡張させる．微小血管での血流シャントや組織における酸素摂取量の低下により，静脈血酸素飽和度は上昇する（循環管理の項，225頁を参照）．

2 ● アナフィラキシーショック

アナフィラキシーショックとは，外因物質に対する生体反応の結果として，血管拡張と血管透過性亢進による血漿成分の血管外漏出が原因で発生するショックを指す．アナフィラキシーには，IgEを介して各種メディエーターが遊離されるⅠ型アレルギー反応によるものと，IgEを介さないアナフィラキシー様反応とがある．

アナフィラキシーショックでは，突然の血圧低下，頻脈と皮膚の紅潮や蕁麻疹を認める．喘鳴，眼球結膜の充血や口唇の腫脹を認め，咽頭不快感や嘔気を訴えることもある．薬剤や食品などアレルゲンの摂取後に発生するが，因果関係が明確でない場合もある．ショック症状を呈し，アナフィラキシーの既往や薬剤や食品への曝露，そして皮膚所見を認める場合にはアナフィラキシーショックと判断する．

3 ● 神経原性ショック

神経原性ショックは，循環調節に関わる神経系の循環調節機構に障害がもたらされて発生するショックである．神経原性ショックでは，末梢血管の拡張と徐脈を認める．高位脊髄損傷による場合は，徐脈，腹式呼吸を呈し，四肢麻痺，血管拡張と末梢の温感を認める．高位脊髄損傷による交感神経系遮断の他に，著しい疼痛や精神的衝撃による迷走神経緊張の結果としてショックとなる場合がある．

4 ● その他

この他に血液分布異常性ショックをきたす病態として，副腎クリーゼがある．副腎クリーゼは，急性副腎不全によって惹起される致死的病態である．急性副腎不全の原因としてはショックによる副腎低灌流，血液凝固障害，sepsisなどであるが，副腎組織細胞の90％以上が破壊された場合に発生する．したがって，副腎クリーゼの多くは発生以前にすでに副腎機能異常を合併していたものと考えられている．副腎クリーゼによるショックは，前負荷の減少，心拍出量および血管抵抗の低下を特徴としている．心拍出量の増加を認めることもあるが，急性副腎不全の原因であるsepsisによるものである．鉱質コルチコイド欠乏による低ナトリウム・高カリウム血症を認めることもある．

D 心外閉塞・拘束性ショック

心外閉塞・拘束性ショックは，頸静脈の怒張，頻脈，末梢冷感を特徴とする．その背景には心臓の機械的な圧迫と静脈還流の障害がある．

1 ● 心タンポナーデ

心タンポナーデとは，血液などの液体貯留により心膜腔内圧が上昇し，拡張期における心室充満が阻害される現象をいう．この結果，1回拍出量低下と静脈うっ血が生じる．心タンポナーデでは，頸静脈の怒張，頻脈，末梢冷感に加えて，聴診で心音の減弱を認める．心タンポナーデはBeckの三徴(血圧低下，静脈圧の上昇，心音微弱)を特徴とするといわれるが，必ずしも三徴すべてが揃うわけではない．

急性心タンポナーデは，内因性としては急性大動脈解離や急性心筋梗塞後心破裂などが，外因性のものとしては胸部外傷，胸部外科手術後，心臓カテーテル治療による合併症などが原因となる．診断は超音波エコーで確定される．

2 ● 緊張性気胸

胸部外傷，胸部外科手術後や中心静脈穿刺時の合併症や自然気胸から進展したものが原因である．胸腔内圧の著しい上昇により心臓の拡張障害および静脈還流障害が起き，ショックに陥る．緊張性気胸では，頸静脈の怒張，患側呼吸運動と呼吸音の減弱，患側鼓音，気管の健側偏位，皮下気腫などを認める．

3 ● 肺血栓塞栓症

肺血栓塞栓症とは，深部静脈に産生された血栓が肺動脈内に移動し，肺動脈血流に障害をきたすことで発生する危機的状態である．肺血栓塞栓症では，突然の呼吸困難，頻呼吸，頻脈を呈する．胸背部痛や圧迫感を訴えることもある．外傷や術後，長期臥床，凝固系の亢進状態などは危険因子である．

肺血栓塞栓症によるショックでは，塞栓子による肺動脈の機械的な閉塞所見に加えて，著しい低酸素血症と呼吸性アルカローシスを特徴としている．12誘導心電図ではＳⅠQⅢTⅢ所見(Ⅰ誘導のＳ波とⅢ誘導のＱ波および陰性Ｔ波の出現)と右軸偏位を，超音波エコーでは右室の拡張と左室への圧排所見を認める．胸部造影CT検査にて確定診断される．

3 治療

ショックの基本的治療は，①生命の危機的状況を避けるための救命処置，②ショックの原因と病態の把握およびそれぞれに応じた治療，そして③初期対応後の全身管理から構成される．生命の危機的状況を避けるための救命処置は，primary survey and resuscitationと呼ばれる．ただし，primary survey and resuscitationは生命への危機回避というきわめて省略されたアプローチである．このため，いったん生命の危機が避けられた状況においては，より詳細な身体所見，病歴や検査所見に基づいた原因の検索，根本的な対応，再評価を行う必要がある(secondary survey)．

A primary survey and resuscitation

primary surveyでは生命の危機に直結する病態をまず抽出し，救命(resuscitation & emergency care)を図る．その評価項目はAirway（気道），Breathing（呼吸），Circulation（循環），Dysfunction of Central Nervous System（中枢神経の異常），そしてExposure（身体露出）から構成される．

　Airwayでは気道の開通（発語が可能である，いびきなどの気道狭窄症状がない）を確認し，必要に応じて気道確保する．気道確保法としては，用手気道確保，各種エアウェイあるいは気管挿管を考慮する．ショックにおいて注意すべき気道異常はアナフィラキシーショックである．アナフィラキシーでは喉頭浮腫により完全窒息をきたすことがあり，この場合は輪状甲状間膜穿刺・切開が適応となる．

　Breathingでは，末梢組織への酸素運搬を補助するために高流量酸素投与が必要である．特に急性左心不全においては肺水腫による低酸素血症を合併することがある．呼吸補助筋を使用した呼吸促迫，奇異呼吸など呼吸不全（respiratory insufficiency）に対しては，高流量酸素投与下にて補助換気を開始する．心停止が迫る重篤なショックでは，呼吸数は急激に減少し，著しい徐呼吸となる．この場合は補助呼吸とともに，以下に述べるショックへの対応が必要である．また，緊張性気胸が疑われる場合は，胸腔穿刺・除圧の適応である．

　Circulationの評価では，患者の顔色や表情を診ながら，動脈拍動の強さ，脈拍数，血圧，毛細血管再充満時間（capillary refilling time；CRT，Branchテストともいう），末梢冷感や湿潤の有無を確認する．CRTとは爪床を5秒間圧迫し解除後の再充血までの時間を観察する方法である（正常は2秒未満）．橈骨動脈や大腿動脈で脈の拍動を触れることができず，頸動脈でのみ触れる場合には収縮期血圧は60 mmHg以下であり，重症ショックと判断する．

　ショックを疑う場合は，ただちに複数の静脈ルートを確保し，細胞外液成分輸液剤（生理食塩水や糖を含まないリンゲル液などの晶質液）の投与を開始する．静脈ルート確保はできる限り太い留置針（18G以上）を用い，輸液製剤は加温されたものを用いる．静脈ルートが確保できない場合は骨髄ルートを選択する．重症ショックや急激な心拍数の低下をきたすなど，心停止の危機が迫る場合には血管収縮薬（ノルアドレナリンやアドレナリンなど）を使用しつつ，心肺蘇生の準備をしておく．Japan Coma Scaleなどを用いた迅速な意識評価（Dysfunction of CNS）と，脱衣と体温管理を行いながら（Exposure），ショックへの対応を進める．

　末梢冷感が強く，体表静脈の虚脱を認める場合には循環血液量減少性ショックを疑う．頸静脈の怒張を認める場合は心原性ショックや心外閉塞・拘束性ショックを，末梢血管の拡張や体温上昇を認める場合は血液分布異常性ショックを疑う．

B 病態に応じた初期対応

1 ● 循環血液量減少性ショック

　外傷では外出血の有無を確認する．噴き出るような活動性の外出血を認める場合には，ただちに圧迫止血を試みる．胸腹部超音波エコーを用いて胸腔内，心囊内，腹腔内の液体貯留の有無を確認する．胸部単純X線，骨盤X線撮影を行い，上縦隔陰影の拡大（胸部大動脈損傷を示唆）や骨盤骨折（後腹膜出血の疑い）の有無を確認する．大動脈損傷，大量血胸や腹腔内出血に対しては外科的緊急治療が，後腹膜出血に対しては血管内操作による止血術（interventional radiology；IVR）が考慮される．

　急性大動脈解離，大動脈破裂などの大動脈疾患，腹腔内の出血性ショックに対しては外科的緊急治療が適応となる．消化管出血によるショックは緊急内視鏡による止血術が適応となる．食道静脈瘤破裂による著しい出血に対しては，S-Bチューブ（Sengstaken-Blakemore double tube）によるバルーンを用いて一時止血を試みる場合がある．

　出血が著しい場合には，早期に血液製剤を準備する．急速輸液に反応しない出血性ショックには，赤血球濃厚液，新鮮凍結血漿，必要に応じて血小板濃厚液を投与する．心停止の危機が迫る出血性ショックには，O型赤血球濃厚液の輸血が適応となる．出血性ショックの根治的治療は速やかな止血であり，外科的止血術，IVRや内視鏡的止血術までの時間がいたずらに延長しないように留意する必要がある．

2 ● 心原性ショック

　心原性ショックではしばしば肺水腫による低酸素血症を合併している．このため，高流量酸素投

与や人工呼吸を優先する．心機能の評価には超音波心エコーがきわめて有用である．超音波心エコー検査では心収縮力低下や壁運動の異常の有無に加え，右心前負荷の指標である下大静脈径の拡大とその呼吸性動揺の消失を確認する．12誘導心電図では心リズムの評価と急性冠症候群の鑑別を行う．特に末梢冷感と湿潤は心イベントを強く示唆する．左心前負荷の増加が著しく，肺うっ血をきたしている場合には，輸液負荷は避け，血管収縮薬（ノルアドレナリンやドパミン）や陽性変力薬（ドブタミン）の持続投与を開始する．これらの心血管作動薬に反応しない著しい心原性ショックに対しては，大動脈バルーンパンピングや経皮的心肺補助装置などの循環補助装置を考慮する（循環管理の項，225頁を参照）．心原性ショックの原因が急性冠症候群である場合には，経皮的冠動脈インターベンション（percutaneous coronary intervention；PCI）などによる早期の再灌流療法の適応となる．

心臓の機械的異常によるショックに対しては，循環補助装置による循環補助が必要であり，弁置換術や心室中隔穿孔閉鎖術など外科的緊急治療が適応となる．

高度徐拍は洞性徐拍，高度房室ブロック，心房細動徐拍によるものが多い．徐拍によるショックに対しては，硫酸アトロピンの静脈内投与を行いつつ，ドパミンやアドレナリンの持続投与や体外ペーシングを開始する．一方，心室頻拍など著しい頻拍性不整脈がショックの原因となっている場合は，緊急カルディオバージョンを実施する．

3 ● 血流分布異常性ショック
a 敗血症性ショック

敗血症性ショックへの初期対応は，輸液負荷，血管収縮薬，感染巣への対策に要約される．日本版敗血症診療ガイドラインによると，まず，中心静脈圧8mmHg以上を目標として細胞外液製剤の急速投与（時間あたり2L以上の晶質液や1L以上の5%アルブミン製剤）を行う．中心静脈圧8mmHg以上あるにもかかわらず平均血圧が65mmHg以下の場合は，血管収縮剤（ノルアドレナリンやバソプレシン）を持続投与する．初期輸液と循環作動薬に反応しない成人敗血症性ショックにおいては，ショックからの早期離脱目的にステロイド（ハイドロコルチゾン300mg/日以下を5日以上）を投与する．

ヘモグロビン濃度が7g/dL未満の場合は輸血を行う．尿量が0.5mL/kg/時未満，中心静脈血酸素飽和度（$ScvO_2$）＜70%の状態が続く場合は持続血液濾過透析を開始する．心機能が低下した敗血症性ショックの治療では，ホスホジエステラーゼIII阻害薬の併用を考慮する．一方，敗血症性ショックの原因である感染巣に対しては，広域スペクトラムの抗菌薬の早期使用とともに必要に応じてドレナージなど外科的緊急治療を実施する．

b アナフィラキシーショック

アナフィラキシーショックに対しては，細胞外液成分輸液剤の急速投与とともに，アドレナリンの筋肉内注射（成人に対してはアドレナリン0.3～0.5mg）が第1選択となる．血圧の上昇が得られない場合には，同量を反復投与する．ショック症状が著しい場合には，心電図モニター下でアドレナリンの静脈内投与（アドレナリン0.1mgの緩徐静注）を考慮する．β遮断薬服用中の患者ではグルカゴン（1～2mg）の急速静注を行う．補助療法として抗ヒスタミン薬やステロイドの静脈内投与を行う．

c 神経原性ショック

神経原性ショックに対しては，細胞外液成分輸液剤の急速投与に加え，血管収縮薬（ノルアドレナリンなど）の持続投与を行う．徐脈を合併する場合には硫酸アトロピンの静脈内投与を行う．

d その他

副腎クリーゼを疑う場合には，細胞外液製剤の大量輸液と血管収縮薬の投与に加え，速やかなステロイド投与が必要である．

4 ● 心外閉塞・拘束性ショック

心外閉塞・拘束性ショックでは，原因病態の解除が最優先される．その間，細胞外液製剤の急速輸液による循環血液量の補充とカテコールアミンによる心拍数の増加を図る必要がある．

a 緊張性気胸

心外閉塞・拘束性ショックの中でも緊張性気胸は一刻も早い胸腔内圧の除圧が必要であり，確定診断のための胸部X線撮影が間に合わない場合もある．外傷，中心静脈穿刺や胸部外科術後などの誘因がある，ないし特徴的な身体所見を認める場合は，緊張性気胸を疑い，穿刺による患側胸腔の除圧を行う．穿刺部位は鎖骨中線上の第2ある

いは第3肋間の肋骨上縁とする．穿刺後に胸腔ドレナージを行う．

b 肺血栓塞栓症

肺血栓塞栓症によるショックでは，急速輸液を行いながら，血栓溶解療法や抗凝固療法を開始する．侵襲的治療としては外科的塞栓除去術やカテーテル的吸引術がある．これらの治療の効果が現れる前に心停止へと進展する可能性がある．このため，肺血栓塞栓症による重篤なショックに対しては，人工心肺装置による心肺補助が必要となる．

c 心タンポナーデ

心タンポナーデでは，心嚢穿刺や剣状突起下心膜開窓術によりドレナージを行う．通常，ドレナージに引き続き外科的緊急治療が適応となる．

●参考文献
1) Janice L, MD Zimmerman：Fundamental Critical Care Support, Fourth Edition. Society of Critical Care Medicine, USA, 2007
2) 日本集中治療医学会 Sepsis Registry 委員会：日本版敗血症診療ガイドライン．2012

C 呼吸困難

呼吸困難は，「本来意識しないで行っている呼吸運動に際し，不快な努力をともない，息が吸いにくい，胸が苦しい，などと自覚される症状」である．呼吸困難はあくまでも自覚症状であり，必ずしも呼吸機能に問題があるとは限らない．また，訴えの強さと病態の重症度も必ずしも一致しないため，その背後にある病態を理解することが大切である．呼吸困難の成因は，生理学的・心理学的・社会的・環境的因子などの相互作用であり，化学的刺激，神経刺激，機械的刺激，情動刺激などのメカニズムにより自覚される．

一方，呼吸が障害され，本来の機能である血液中のガス交換がうまく行われていない状態を「呼吸不全」と呼んで区別する．すなわち，呼吸不全とは，「呼吸の換気能および／またはガス交換能が器質的にまたは機能的に障害され，動脈血の酸素分圧と二酸化炭素分圧，またはその両者が正常範囲を逸脱し，そのために生体が正常な機能をなしえない状態」である．具体的には，空気呼吸下で動脈血酸素分圧 PaO_2 が 60 mmHg 未満，または動脈血酸素飽和度 SaO_2 が 90％未満の低酸素血症である．また，ある病態が始まってから数分〜数日間以内に出現する呼吸不全を急性呼吸不全と呼ぶ．

1 分類

A 呼吸困難

呼吸困難は，気道(A = airway)，呼吸(B = breathing)，循環(C = circulation)，意識(D = disability)いずれの異常でも生じ，重症度，緊急度の幅も広い．呼吸困難に対しては，疾患の頻度や重症度を考慮し，致死的になりやすい呼吸器疾患，心臓疾患とその他の疾患に分けて鑑別を進める(表3-35)．

呼吸困難の重症度分類には，自覚症状から重症度を判定する Hugh-Jones(ヒュー・ジョーンズ)分類(表3-36)があるが，一般に慢性呼吸不全，呼吸困難の指標として使用され，急性疾患の重症度判定の客観性には限界がある．

B 呼吸不全

呼吸不全は，換気不全，ガス交換不全(酸素化不全)により生じ，$PaCO_2$ が 45 mmHg 未満(換気が正常)をⅠ型呼吸不全(酸素化不全)，45 mmHg 以上(換気不全)をⅡ型呼吸不全(混合不全を含む)と呼ぶ．

1 換気不全(Ⅱ型呼吸不全)(表3-37)

換気不全は，ガス交換に関与する肺胞換気量が減少した状態であり，①分時換気量の低下(気道閉塞など)，②死腔の増大(COPD)によって生じる．動脈血液ガス所見上は，$PaCO_2$ の上昇がみられる．換気不全は，換気に関与する部位の障害で起こり，換気機序から，①呼吸筋の作動停止，減少(中枢，脊髄，神経，筋障害)，②胸郭，肺胞の拡がりの障害(拘束性障害)，③気道の通過障害(閉塞性障害)に分けることができる．

2 酸素化不全(Ⅰ型呼吸不全)(表3-38)

急性酸素化不全の多くは肺内シャントなど換気血流比の不均等分布で起こる．肺胞で毛細血管と

表3-35 呼吸困難の鑑別疾患

1. 肺・気道
肺炎，気管支喘息，慢性閉塞性肺疾患，気胸，肺血栓塞栓症，肺線維症，肺癌，塵肺，非心原性肺水腫（ARDSなど），結核後遺症，緊張性気胸，癌性リンパ管症，胸膜炎，無気肺，シックハウス症候群，刺激性ガス吸引，外傷（大量血胸，フレイルチェスト，緊張性気胸，開放性気胸），薬剤性肺障害
上気道閉塞〔異物，急性喉頭蓋炎，扁桃周囲膿瘍，頸部血腫，気道熱傷，Ludwig angina（口腔底蜂窩織炎），気道圧迫腫瘍，クループ，喉頭浮腫など〕

2. 心血管
心筋梗塞，心不全，不整脈，心タンポナーデ，短絡性心疾患，心筋炎

3. その他
全身疾患（代謝性アシドーシス，貧血，甲状腺機能亢進症，糖尿病ケトアシドーシス，腎アシドーシス，肝性昏睡，ショック，中毒，高山病，発熱，膠原病）
異常ヘモグロビン（一酸化炭素，シアン中毒，硫化水素，メトヘモグロビン血症）
神経筋疾患（脳出血，脳炎，脊髄腫瘍，Guillain-Barré症候群，筋萎縮性側索硬化症，重症筋ジストロフィー，重症筋無力症，横隔神経麻痺，破傷風，フグ中毒，ボツリヌス，貝毒）
精神疾患（過換気症候群，パニック発作，不安神経症）

表3-36 呼吸困難の重症度分類（Hugh-Jones分類）

Ⅰ度	同年齢の健常者と同様の労作ができ，歩行，階段昇降も健常者なみにできる
Ⅱ度	同年齢の健常者と同様に歩行はできるが，坂，階段の昇降は健常者なみにできない
Ⅲ度	平地でさえ健常者なみに歩けないが，自分のペースなら1.6km（1 mile）以上歩ける
Ⅳ度	休みながらでなければ46m（50 yard）も歩けない
Ⅴ度	会話，着物の着脱にも息切れを自覚する．息切れのため外出できない

表3-37 換気不全の疾患，病態

呼吸運動の障害

1. 呼吸中枢の障害
   脳血管障害（出血，梗塞），頭部外傷，脳炎，脳腫瘍，薬物による呼吸抑制など
2. 脊髄および末梢神経の障害
   脊髄損傷，脊髄腫瘍，脊髄血管障害，ポリオ，Guillain-Barré症候群，破傷風，横隔神経麻痺，筋萎縮性側索硬化症などの運動ニューロン疾患
3. 神経筋接合部の障害
   重症筋無力症，筋弛緩薬，フグ中毒，ボツリヌス中毒
4. 呼吸筋の障害
   筋ジストロフィー，筋炎，ミオトニー，呼吸筋疲労

ベロー機能障害（胸郭の膨らみの障害）

1. 胸郭運動の障害
   胸部外傷（多発性肋骨骨折，開放性損傷），胸郭の変形（脊柱彎曲），胸郭の拘束性障害（胸部の重症熱傷，極度の肥満など）
2. 胸腔内占有物
   血胸，気胸，胸水
3. 肺胞のコンプライアンスの低下
   肺線維症，肺胞の炎症（ARDS，肺炎）

ガスの通過障害

1. 上気道の閉塞，損傷
   舌根沈下，気道異物，喉頭痙攣，喉頭浮腫（炎症，アナフィラキシーショック），腫瘍，気道断裂
2. 下気道の狭窄，閉塞，損傷
   細気管支炎，気管支喘息，慢性閉塞性肺疾患（慢性気管支炎，肺気腫）

表3-38 酸素化不全の疾患，病態

換気-血流不均等
1. 気道レベルの障害
   片肺挿管，気管支異物，気管支腫瘍，喀痰
2. 肺胞-肺毛細血管レベルの障害
   循環系に原因：肺水腫，肺塞栓，hyperdynamic state
   肺に原因：肺挫傷，無気肺，肺炎，間質性肺炎，ARDS

拡散障害
肺胞蛋白質，サルコイドーシス，肺線維症

の間のガス交換が障害され，低酸素血症を呈する．無気肺，肺水腫，肺炎などで生じる．

急性肺障害（acute lung injury；ALI），急性呼吸促迫症候群（acute respiratory distress syndrome；ARDS）

ALI/ARDSは，急性呼吸不全の代表的疾患群であり，先行する基礎疾患をもち，急性に発症した低酸素血症で，胸部X線写真上では両側性の肺浸潤影を認め，かつ心原性の肺水腫が否定できるものとされ，酸素化の程度によりALIとARDSに分類される（表3-39）．ALI/ARDSの本態は，肺胞領域の非特異的炎症による透過性亢進型肺水腫であり，広範な肺損傷がその特徴である．

表3-39　ALI/ARDSの診断基準

	経過	酸素化	胸部X線写真所見	肺動脈楔入圧
ALI	急性	PaO₂/FIO₂ ≦ 300 mmHg（PEEPの値によらず）	両側性の肺浸潤影	測定時には≦18 mmHgまたは理学的に左房圧上昇の臨床所見がない
ARDS	急性	PaO₂/FIO₂ ≦ 200 mmHg（PEEPの値によらず）	両側性の肺浸潤影	測定時には≦18 mmHgまたは理学的に左房圧上昇の臨床所見がない

PEEP：positive end−expiratory pressure
〔日本呼吸器学会ARDSガイドライン作成委員会（編）：ALI/ARDS診療のためのガイドライン　第2版．p12，学研メディカル秀潤社，2011より〕

2 症状と病態

A 呼吸困難

呼吸困難を生じるメカニズムは，中枢・末梢神経，呼吸筋，呼吸器（気道，肺），心臓，その他複数の臓器が関与しており，呼吸困難を引き起こす疾患や病態もさまざまである．中枢からの換気刺激と呼吸筋群・肺からの上行性情報とのバランスがとれていないときに呼吸困難を感じる．

初期診療で見逃してはいけないサインとして，
①呼吸数の異常（30回/分以上，6回/分以下）
②異常な呼吸様式（努力様呼吸，起坐呼吸，陥没呼吸，シーソー呼吸，下顎呼吸，Kussmaul呼吸，Cheyne-Stokes呼吸，動揺性胸郭など）
③異常な呼吸音（呼吸音の減弱，消失，stridor，wheeze，cracklesなど）
④呼吸補助筋（胸鎖乳突筋など）の活動亢進
⑤循環器所見（頻脈，奇脈，ショック，徐脈）
⑥意識障害（不穏，興奮，失見当識，傾眠）
⑦チアノーゼ，SpO₂の低下
などがある．

意識障害，呼吸停止，下顎呼吸，チアノーゼ，ショック，低酸素による徐脈などがみられる場合は緊急性が高い．チョークサイン，嗄声，吸気時のstridor，呼吸補助筋の使用，陥没呼吸などの上気道閉塞，狭窄症状にも十分な注意を要する．また，突然の呼吸困難か否か，慢性症状の急性増悪があれば基礎疾患の有無，呼吸困難以外の症状の有無なども確認する必要がある．

B 呼吸不全

急性呼吸不全は，呼吸困難をともなうことが多く，呼吸数の増加，頻脈，努力呼吸などがみられる．重症度によって起坐呼吸，不穏状態，意識障害，昏睡，四肢冷感などがみられる．低酸素血症では，判断力低下，興奮，昏迷，不整脈，晩期にはチアノーゼを呈する．高二酸化炭素血症では傾眠傾向，頭痛，縮瞳，振戦を呈する．理学的所見として，呼吸数，呼吸の大きさ，呼吸運動，呼吸様式などを観察する．

急性呼吸不全における酸素化不全の多くは，肺胞低換気，換気血流比不均等分布，拡散障害，肺内シャントなどで生じる．

C ALI/ARDS

ALI/ARDSの病態は，肺胞領域の非特異的炎症による透過性亢進型肺水腫であり，危険因子が誘因となって肺胞領域を中心とした非特異的炎症が惹起され，生理活性物質（chemical mediators），好中球が主体となって肺胞上皮細胞，血管内皮細胞を傷害する結果，肺微小血管レベルで透過性が亢進し，肺水腫を発症すると考えられている．聴診上は水泡性ラ音が特徴的である．ALI/ARDSは，病理学的にびまん性肺胞障害（diffuse alveolar damage；DAD）を呈する病態であり，滲出期（ALI/ARDS発症後3～7日以内），増殖（器質化）期（7～21日），線維化期（21～28日以降）と病態が進む．

なお，肺水腫は「肺における肺血管外への多量な血液成分の貯留による病的状態」と定義され，肺毛細血管から肺間質への血液成分の漏出は，水分のみでなく，障害の程度によっては血球，蛋白成分にまで及ぶ．肺におけるガス交換を障害し，低酸素血症を引き起こす肺水腫の発生機序としては，
①毛細血管圧亢進性肺水腫（hydrostatic pulmonary edema）：心臓疾患，腎疾患など
②血管壁透過性亢進性肺水腫（permeability pulmonary edema）：感染，外傷，熱傷など

に大きく分けられ，ALI/ARDS では②を特徴とする．

3 原因となる主要疾患（鑑別疾患）と診断

A 呼吸困難

呼吸困難では，生命に関わる緊急度の判断が特に重要であり，気道（A），呼吸（B），循環（C），意識（D）アプローチに沿って鑑別診断，治療を進める．声がでるかどうか，舌根沈下がないか，など上気道の開通を評価し，視診，聴診，打診，パルスオキシメトリー，動脈血液ガス，胸部 X 線などで呼吸を評価する．さらに，血圧，心拍数，ショック所見，心電図，心エコーなどで循環を評価し，意識レベルや麻痺の有無で中枢神経病変の有無を評価する．身体所見の観察としては，発熱，咳，ばち指，浮腫，手足のしびれなど随伴症状の有無を確認し，病歴聴取（既往歴，内服歴，ペット，現場の状況など）も注意深く行う．

また，全身疾患から呼吸困難を呈することがあり，貧血や甲状腺機能亢進症，妊婦，脚気心など hyperdynamic state の関与も考慮する．意識障害を伴う場合では，脳出血，脳炎，糖尿病ケトアシドーシス，腎性アシドーシス，肝性脳症，敗血症などを考慮する．

B 呼吸不全

急性呼吸不全を起こす原因はさまざまであり，呼吸中枢から呼吸運動をつかさどる胸郭系までの部分に起こる．鑑別するためには病歴，身体所見が重要である．急性呼吸不全の診断は，パルスオキシメーター，動脈血液ガス分析による．酸素飽和度 90％ 未満のときは，動脈血液ガス分析を行い，PaO_2，$PaCO_2$ の値から鑑別を進める必要がある（**表 3-40**）．また，急性呼吸不全を診断するための動脈血液ガス分析に加えて，心電図，胸部 X 線写真，採血，喀痰検査，必要ならば胸部 CT，気管支肺法洗浄を行う．

C ALI/ARDS

ALI/ARDS では，種々の程度の呼吸困難，呼吸促迫，起坐呼吸，喘鳴，チアノーゼ，湿性の咳，

表 3-40 呼吸不全と動脈血液ガス所見

呼吸不全	病態生理	PaO_2	$PaCO_2$	$A-aDO_2$
換気不全	肺胞低換気 死腔換気増大	低下	上昇	変化なし
酸素化不全	換気/血流比不均等 シャント 拡散障害	低下	低下/正常	拡大
混合不全	上記の合併	低下	上昇	拡大

不穏状態などを生じ，急性発症例で漏出液が肺胞まで及ぶとピンク泡沫状〜血性の気道分泌物の排出をみる．低酸素血症，および循環血液量減少により頻脈，血圧低下を生じる．浮腫液は，まず気管支や肺血管周囲の間質，小葉間中隔に貯留し，病状の進行にともなって浮腫液が増強し，肺胞壁や肺胞に貯留してくる．胸部 X 線では，肺門周囲部の暗影，肺血管や気管支壁の肥厚像と辺縁の不鮮明化，葉間溝の肥厚や Kerley 線などとして認められる．浸潤影（典型的には butterfly shadow）や air bronchogram としてみられる．胸部 X 線写真で両側浸潤影がみられ，高度の低酸素血症を認める場合は，CT により胸部陰影の分布を確認する（**図 3-62，63**）．

身体所見上，両側肺野，特に背側で吸気時を中心に断続音（水泡性ラ音）を聴取する．また，肺コンプライアンスの低下も評価する．

ALI/ARDS の原因として，重症肺炎，胃液誤嚥，溺水，有毒ガス吸入，薬剤性，敗血症，外傷，熱傷，大量輸血などがあり，肺胞構造を侵す肺炎など直接損傷に起因するもの，肺血管内皮から障害が始まる敗血症など間接損傷に起因するものに大別される．間接損傷の頻度としては敗血症（sepsis）が最も多い（**表 3-41**）．

4 治療

A 呼吸困難

呼吸困難に対する治療としては，第1に気道確保と酸素投与を考慮する．SpO_2 90％ 未満は緊急性が高い．酸素投与を行い，酸素投与で SpO_2 90％ 台を維持する．気道確保と酸素投与ができたら，呼吸困難の原因精査を進める．

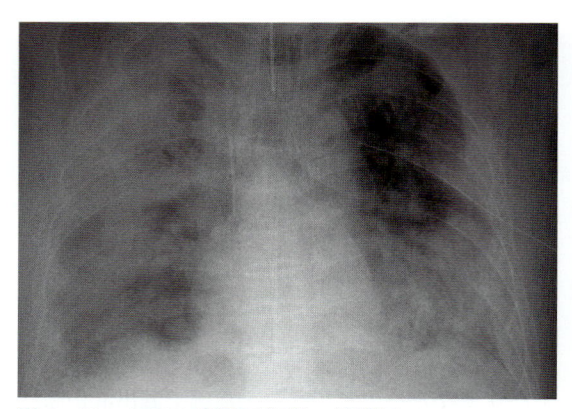

図 3-62　ARDS 症例の胸部 X 線所見
両側肺野にびまん性の浸潤影を認める．

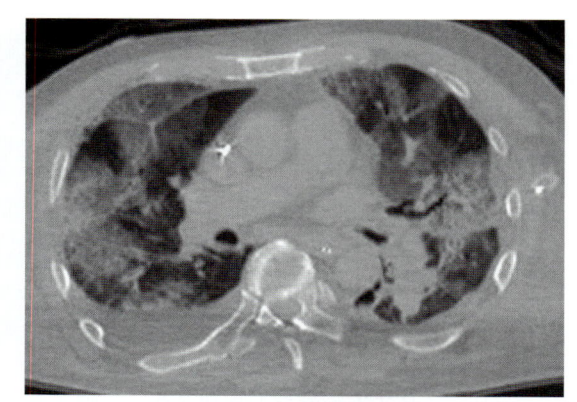

図 3-63　ARDS 症例の胸部 CT 所見
両側肺野に consolidation が不均一に分布する．

表 3-41　ALI/ARDS の原因疾患

直接損傷	間接損傷
頻度の多いもの 　肺炎 　胃内容物の吸引（誤嚥）	**頻度の多いもの** 　敗血症 　外傷，高度の熱傷（特にショックと大量輸血をともなう場合）
頻度の少ないもの 　脂肪塞栓 　吸入傷害（有毒ガスなど） 　再灌流肺水腫（肺移植後など） 　溺水 　放射線肺障害 　肺挫傷	**頻度の少ないもの** 　心肺バイパス術 　薬物中毒（パラコート中毒など） 　急性膵炎 　自己免疫疾患 　輸血関連急性肺障害（TRALI）[注1]

注1　transfusion-related acute lung injury の略
〔日本呼吸器学会 ARDS ガイドライン作成委員会（編）：ALI/ARDS 診療のためのガイドライン　第2版．p15, 学研メディカル秀潤社, 2011 より〕

一方，緊急度の高い呼吸困難では意識障害，呼吸停止，下顎呼吸，チアノーゼ，ショック，低酸素による徐脈などがみられ，ただちに蘇生処置を行う．また，声が出ない場合は上気道の完全閉塞，嗄声，吸気時の stridor，呼吸補助筋の使用，陥没呼吸などが認められる場合は，高度の上気道狭窄を疑い，検査よりも処置を優先し，迅速な気道確保，補助換気を行う．

B 呼吸不全

呼吸不全に対しては，原因疾患に対する治療とともに適切な呼吸管理を行う．呼吸管理については，カニューレやマスクでの酸素投与，非侵襲的陽圧換気（non-invasive positive pressure ventilation；NPPV），気管挿管，人工呼吸管理を必要に応じて選択する．

　換気不全の治療指針として，肺胞低換気を改善することが治療の基本である．呼吸運動が消失している場合やベロー機能障害（胸郭の膨らみの障害）では，人工呼吸が適応となる．上気道閉塞や気管損傷では，気管挿管，気管切開などにより気道を確保する．気管支喘息のような下気道障害では気管支拡張薬の吸入，去痰薬の投与などを行う．

　酸素化不全の治療指針として，まず自発呼吸下に酸素投与を開始する．酸素投与と原因に対する治療を行っても PaO_2 を 60 mmHg 以上に維持できないときは，人工呼吸管理が適応となる．

C ALI/ARDS

　ALI/ARDS では，通常肺コンプライアンスが減少し，肺胞が虚脱しやすい．また，肺胞が虚脱と開放を繰り返し，過剰な圧による換気で肺傷害をきたす（ventilator-induced lung injury）．そのため，ARDS に対しては，十分な PEEP（10〜15 cmH_2O 以上）をかけて肺胞を開いた状態を維持し，肺の過膨張を避けるために1回換気量を減らして管理する（低容量換気，肺保護戦略）ことが推奨されている．

● 参考文献

1) 日本呼吸器学会：ALI/ARDS 診療のためのガイドライン，第2版．秀潤社, 2011
2) 岡田一宏，他：救急外来における呼吸困難症の鑑別診

断．救急医学 34：1145–1151, 2010
3) 林　寛之：呼吸困難．日本救急医学会：救急診療指針　改訂第4版．pp313–317，へるす出版，2011

D 意識障害

1 意識とは

「意識」は「起きている状態にあること（覚醒）」，または「自己とその周囲との関係を完全に認識できている状態」と定義される．一方，日常ではある物事について十分な関心を払っている，考え方や取り組み方について努力が行われているといったことを表すのに「意識が高い（または低い）」といった言い方をする．またよく勉強し，さまざまな行動や対策を行う個人や集団を「意識が高い」などと表現する．すなわち，日常では「意識」という意味には多分に心理的・情緒的・哲学的・宗教的要素が含まれ，医学で用いられる「意識」とは同一ではない．医学的に使用される「意識」は脳の統合的な機能を客観的に評価・把握するうえで重要な指標である．そのため臨床医学で使用される意識は，刺激に対する患者の反応によって評価される．

また，意識には「内容」と「覚醒」という2つの主な要素がある．特に意識の内容は，大脳皮質における認知，表出などの反応を総合的に含んだ活動を指す．これらの機能は大脳皮質の複雑に張り巡らされたネットワークにより構築されているため，これらの機能の破壊によって障害が起きる．そのような場合でも，刺激に対する「覚醒」の機能は保たれていることがあり，脳の統合機能を主体とした，例えば失語症，失語，失行，認知機能障害などの症状を呈する．

一方，大脳皮質や中脳や橋などの脳幹内の神経路に障害をきたした場合，覚醒に異常を起こす．覚醒機能は正常な行動と連携しているため，正常な覚醒がなければ，正しい意識内容を保つことはできないことになる．

意識を司る部位が脳のどこにあるのかについては多くの検討がなされてきた．現在，最も広く知られているのは，上行性網様体賦活系（ascending reticular activating system；ARAS, Magoun 1949），視床下部調節系（Gellhorn 1953），およびこれらを統合した時実の説である．それらによると，ARAS は下部延髄より橋・中脳・視床下部に至る網様体と呼ばれる神経線維（投射路）が大脳皮質に大きな影響を与え，覚醒状態を生み出すとしている（図3-64）．このように，意識を司る特異的な部位は脳に存在しないものの，網様体・視床下部・大脳皮質などが統合して意識状態を決定するものと考えられている．

2 意識障害の評価法

救急医療の現場において問題とするのは，意識障害の程度である．歴史的には Mayo clinic の分類（1964）が慣用的にも使用されている．本文類では意識障害の程度を①深昏睡，②半昏睡，③昏迷，④傾眠の4段階に分類している．しかし，これは多分に主観的であり客観性や具体性に欠ける部分があり，Japan Coma Scale（JCS）や Glasgow Coma Scale（GCS）が使用されることが多い．

A Japan Coma Scale（JCS）

わが国においては最もよく知られる意識障害の評価法である．特に，救急隊員が広く使用しているので救急現場における救急隊員と医療機関の情報交換や連携の際に重要な評価表である．JCSでは意識障害を刺激による開眼状況を大きく3段階に分類し，それぞれをさらに3つに細分して意識障害の程度を合計9種類に分類している（表3-42）．従来は 3-3-9 度方式として呼ばれ，広く使用されている．しかし，意識障害の程度を刺激に対する開眼状況のみに注目してその評価をしているために，例えば除脳硬直と除皮質硬直が同じ JCS 200 として評価され，神経学的な重症度を十分反映しているとはいい難い状況も存在する．また，開眼しているが意思の疎通はできない，いわゆる植物状態の患者をどのように評価するかなどの問題がある．そこで最近は意識障害の程度を評価するのに，後述の Glasgow Coma Scale（GCS）を使用する機会が増加している．

B Glasgow Coma Scale（GCS）

意識障害を評価する際に開眼状況（E），最良の

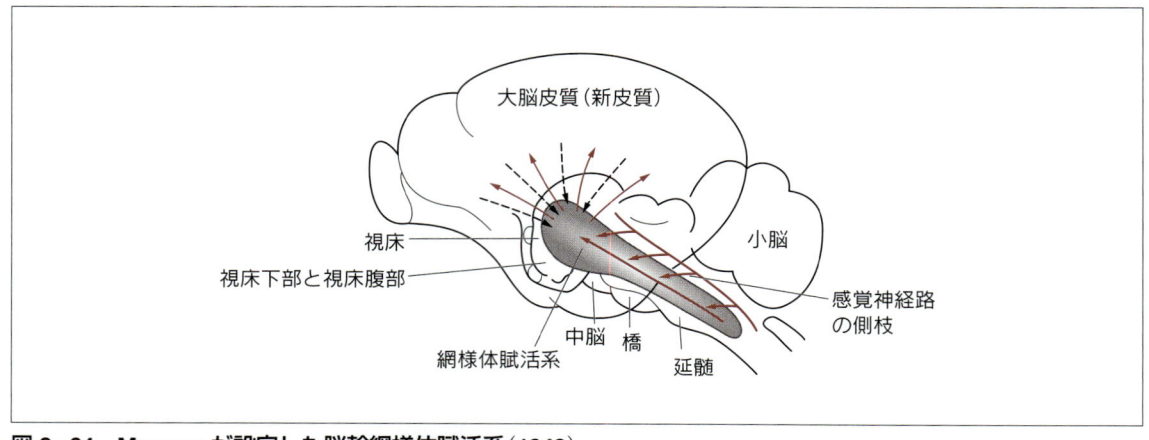

図3-64 Magounが設定した脳幹網様体賦活系(1949)

ラベル:大脳皮質(新皮質)、視床、視床下部と視床腹部、網様体賦活系、中脳、橋、延髄、小脳、感覚神経路の側枝

表3-42 Japan Coma Scale(JCS)

Ⅰ．覚醒している状態(1桁で表現)
　1．清明とはいえない
　2．見当識障害あり
　3．名前，年齢がいえない

Ⅱ．刺激すると覚醒する(2桁で表現)
　10．呼びかけで容易に開眼する
　20．痛み刺激にて開眼する
　30．辛うじて開眼する

Ⅲ．刺激しても開眼しない．
　100．はらいのける動作をする
　200．手足を少し動かしたり顔をしかめる
　300．全く動かない

付．"R"：不穏　　　　　例：30-R
　　"Ins"：糞尿失禁　　　　3-Ins

表3-43 Glasgow Coma Scale(GCS)

開眼	自発的に	E4
	言葉により	3
	痛み刺激により	2
	開眼しない	1
言語音声反応	見当識あり	V5
	混乱した会話	4
	不適当な単語	3
	無意味な発声	2
	発声がみられない	1
最良運動反応	指示に従う	M6
	痛み刺激部位に手足をもってくる	5
	痛みに手足を引っ込める(逃避屈曲)	4
	上肢を異常屈曲させる(除皮質肢位)	3
	四肢を異常伸展させる(除脳肢位)	2
	まったく動かさない	1

(Jennett B, Teasdale GM：Aspect of coma after severe head injury. Lancet 8017：878-881, 1997 より一部改変)

運動機能(M)，言語の機能(V)を組み合わせて点数化した判定法である(**表3-43**)．最も重度の意識障害はE1, V1, M1で合計3点となり，意識が清明な状態はE4, V5, M6の合計15点となる．すなわち，意識障害の程度を3〜15まで13段階に細分するものである(**表3-43**)．

また，JCS 200で同一であった除脳硬直と除皮質硬直が運動機能(M)のスコアとしてそれぞれM2とM3として区別することが可能である．しかし，開眼状況(E)，最良の運動機能(M)，言語の機能(V)で合計120通りの組み合わせがあり得るので，合計点数だけではなく，おのおのの要素の点数評価も重要である．

参考)小児用意識障害スケール：Children Coma Scale または Pediatric Coma Scale

小児では成人と異なるスケールを用いて意識障害の評価を行う．JCSに該当するものとして乳幼児改訂版JCSがある(**表3-44**)．小児では発達に個人差があり，一定のスケールを用いても評価に差が出る可能性があることを念頭に入れる必要がある．

表 3-44　小児用意識障害スケール：Pediatric Coma Scale

	乳児	幼児	学童・成人
開眼（E）			
4	自発的に		
3	呼びかけにより		
2	痛み刺激により		
1	開眼しない		
言語反応（V）			
5	笑い，喃語	年齢相応な単語，会話	見当識あり
4	持続的な啼泣・叫び声	混乱した単語，会話	混乱した会話
3	痛み刺激で啼泣	不適当な発語	
2	痛み刺激でうめき声	うめき声	無意味な発声
1	発声を認めない		
運動反応（M）			
6	自発的に目的をもって動く	指示に従う	
5	接触（触れる／つかむ）から逃避する	疼痛部へ手足をもっていく	
4	痛み刺激から逃避する		
3	異常屈曲		
2	異常伸展		
1	まったく動かさない		

〔日本外傷学会，日本救急医学会（監）：外傷初期診療ガイドライン　改訂第4版．p66，へるす出版，2012より〕

3　意識障害の原因

　脳自体の病変はもちろん，脳の機能に影響を与えるさまざまな疾患でも意識障害を呈する．脳自体の病変による意識障害は一次性脳障害といわれる．一次性脳障害では意識の中枢である脳幹や大脳が病巣自体により，あるいは病変による頭蓋内圧の亢進により機能不全が生じて意識障害をきたす．一方，脳以外の病変で脳の代謝異常や脳血流の低下により二次的に脳幹や大脳の機能低下により意識障害をきたすことがあり，これを二次性脳障害による意識障害という．
　一次性脳障害と二次性脳障害の鑑別は必ずしも容易ではなく，生化学的検査や画像診断を参考になされる．

A　一次性脳障害

　脳の特定の部位が機能低下を生じる結果として意識障害を生じる場合と，脳全体の浮腫や機能異常を原因とする場合とがある．前者では頭部外傷や脳血管障害，脳腫瘍などを原因とし，片麻痺，失語症，ゲルストマン徴候（Gerstmann sign：左右失認，失計算，失語，指失認），瞳孔不同，共同偏視，視野障害など脳機能の局在に一致した神経学的左右差（laterality），巣症状（focal sigh）が存在する．一方，後者では脳炎，髄膜炎などの中枢神経感染症や，てんかんなどが原因となる．しかし，いずれの場合でも病態が重篤な場合は頭蓋内圧が上昇し，意識障害だけではなく脳ヘルニア徴候，例えば瞳孔異常，除脳硬直などの異常肢位，呼吸様式の異常などが認められる．

1　脳血管障害

　脳梗塞，脳出血，くも膜下出血による病変や頭蓋内圧亢進症状により脳幹や大脳の機能低下をきたした際には，意識障害が生じる．発症にともなって神経学的な左右差，巣症状，脳ヘルニア症状や頭蓋内圧亢進症状など，意識障害に併発して一次性脳障害によるさまざまな症状が出現することが特徴である．

2 ● 頭部外傷

脳損傷自体や頭蓋内血腫，脳浮腫による頭蓋内圧亢進症状として意識障害をきたす．

3 ● 中枢性感染症

髄膜炎や脳炎など中枢神経感染症では意識障害を併発する．髄膜炎では項部硬直，Kernig 徴候などの髄膜刺激症状，脳炎では脳浮腫による頭蓋内圧亢進症状を併発する．

B 二次性脳障害

脳以外の病変により意識の中枢に機能障害をきたす病態である．原因としては各種ショックなど循環障害，低酸素血症，薬物，中毒物質，体温異常，電解質異常，代謝・内分泌異常などがある．このような原因により脳血流や脳代謝の異常をきたして意識障害をきたす．

1 ● 急性アルコール中毒

短時間に多量の酒類，すなわちアルコール（エタノール）を摂取することによって生じる．アルコールの作用により脳機能，特に大脳辺縁部からの抑制が起こり，当初は高揚感が生じるが，血中濃度が上昇すると脳幹機能の低下が生じ意識障害をきたす．さらに濃度が上昇すると呼吸や循環機能が低下し，最終的には死に至る．

2 ● 糖尿病性昏睡

糖尿病性昏睡にはケトアシドーシス性昏睡，非ケトン性高浸透圧性昏睡および低血糖による昏睡の 3 つの病態が知られている．病態により治療法は異なり，鑑別診断は重要である．

a ケトアシドーシス性昏睡

Ｉ型糖尿病（インスリン依存性糖尿病）にしばしば生じる合併症である．インスリンの不足により細胞内へのブドウ糖取り込みが低下し，細胞内糖が欠乏する結果，副産物として生じるケトンが全身性の代謝性ケトアシドーシスを引き起こして発症する．細胞内の正常な代謝活動が破綻し，アシドーシスによって脳の機能が低下し，意識障害をきたす．昏睡に先立ち患者は口渇多尿を訴え，尿ケトン体が陽性となる．さらに進行すると倦怠感，意識障害が生じる．治療としては病態の本質である脱水の補正のため，十分な輸液とアシドーシスの補正，インスリンの投与を行う．

b 非ケトン性高浸透圧性昏睡

Ⅱ型糖尿病（インスリン非依存性糖尿病）患者に生じることが多い．著明な高血糖の結果，高浸透圧となるが，ケトン体は出現しないか，出現しても少量である．浸透圧の上昇に加えて，しばしば合併する重篤な脱水状態が脳機能の低下を招き，意識障害をきたす．肥満者，高齢者，血液透析，ステロイド剤投与症例が何らかの感染症を合併したときに生じやすい．十分な輸液と合併する肺炎や尿路感染症などの細菌感染に対する治療が必要である．

c 低血糖

血糖値が 50 mg/dL 以下の場合を低血糖状態という．過量な経口糖尿病薬，インスリン過剰使用や患者の不規則な食生活などにより生じるが，インスリン産生腫瘍（インスリノーマ：insulinoma）などでも発生する．

ブドウ糖は脳代謝の基質としてきわめて重要で，脳実質 100 g あたり毎分 5.0〜5.3 mg のブドウ糖が消費されている．したがって，脳全体としては毎分 80 mg のブドウ糖が消費されている．脳組織にはブドウ糖またはグリコーゲンとして 2 g の蓄積があるが，低血糖状態となると急速にその蓄積量が低下するため，迅速な診断と治療が重要である．治療が遅れると，脳機能が回復せず，意識障害が遷延する．

C 腎不全

腎不全では血中尿素窒素（BUN）やクレアチニンの上昇，電解質（K，Na など）異常や代謝性アシドーシス，および合併する循環不全のために意識障害をきたすことがあり，このような病態を尿毒症と呼んでいる．全身に浮腫が出現し，肺水腫を合併する．治療は代謝性アシドーシスの補正，腎機能の補助として利尿剤投与や血液透析が行われるが，適切な輸液，栄養補給も重要である．

D 肝不全（肝性脳症）

肝性脳症は種々の因子にて引き起こされるとされるが，一般には芳香族アミノ酸（ロイシン，イソロイシン，バリン）の上昇など中枢神経系における偽神経伝達物質（pseudo-neurotransmitter）による作用という説がある．診断には血中アンモニア濃度がほぼ全例で上昇しており，また臨床所見としての羽ばたき振戦や肝性口臭（ネズミ臭）も重要な所見である．また，脳波では特徴的な 3 相

波がみられることがある．

E 不整脈，各種ショック

正常な脳組織の脳血流は毎分脳重量100g当たり50～60mL（50～60mL/100g/分）である．しかもこの脳血流量は他の臓器と異なり，平均血圧が60～180mmHgの間では一定である（自動調節能：autoregulation）．しかしながら，平均血圧が180mmHgを超えるような高血圧では脳血流が上昇し，その結果，頭蓋内圧亢進状態となり意識障害を呈する（高血圧性脳症）．

重篤な不整脈や各種ショックにより平均血圧が60mmHg以下となり，脳の自動調整能を超え，脳血流の低下を生じると，意識障害が生じる．例えば，Adams-Stokes症候群は不整脈に合併する意識障害であるが，不整脈で心拍出量が低下した結果，脳血流量が減少して意識障害を呈する病態である．

F 呼吸障害

1 ● 低酸素血症

重症肺炎，急性呼吸促迫症候群（acute respiratory distress syndrome；ARDS）などの呼吸器疾患だけでなく，低酸素血症は種々の病態にて生じる．低酸素血症による意識障害の改善には酸素化が重要で，適切な酸素の投与や人工呼吸器に装着した呼吸管理が必要となる．

2 ● CO_2 ナルコーシス

意識障害の程度は，$PaCO_2$の上昇速度や，急性と慢性の病態とで異なるが，一般的に$PaCO_2$が80mmHg前後にて傾眠状態となり，100～120mmHgで昏睡となる．

本症の主な基礎疾患としては慢性呼吸器疾患（気管支拡張症，気管支喘息，慢性肺気腫，汎細気管支炎，肺結核など）が考えられるが，この他に胸郭が変形している際にも生じることがある．

3 ● 過換気症候群

女性や若年者にみられる．症状としては不安感，呼吸困難感，手のしびれ，知覚異常，筋緊張の亢進（テタニー）がみられるが，高度の場合は意識障害も合併する．診断は血液ガス分析にて著明な二酸化炭素分圧の低下（$PaCO_2$ 25mmHg以下）が認められるが，基礎疾患としてさまざまな病態が潜んでいることがある．治療としては呼気再呼吸法，安定剤の投与などがある．

G 精神疾患

精神疾患では昏迷，せん妄などさまざまな意識障害をきたす．しかし，神経学的左右差や巣症状，頭蓋内圧亢進症状は示さない．

H 中毒

鎮静薬や睡眠薬などの医薬品大量服用，一酸化炭素や硫化水素などの有毒ガスなどの中毒により意識障害をきたす．既往歴や発症時の周囲の環境を把握することが診断に重要である．

I 敗血症

敗血症，高エンドトキシン血症，あるいは高サイトカイン血症でも意識障害を生じる．意識障害の関連については不明な点も多いが，エンドトキシンやサイトカインが脳細胞の機能に障害を起こし，その結果意識障害を引き起こすと考えられている．

参考1）意識障害診断のポイント

さまざまな病態を原因とする意識障害の原因を表3-45のように「アイウエオ・チップス（AIUEO-TIPS）」として覚えると便利である．

参考2）遷延性意識障害（植物状態）

遷延性意識障害（植物状態）は急性期を過ぎた各種脳障害患者が，開眼できるまでに回復したものの，周囲との意思の疎通が制限されたまま生き続ける状態をいう．日本脳神経外科学会では，1976年に次のような診断基準を設けてこれらの病態を定義している．①意思疎通不可能，②自力移動不可能，③発語不可能，④視覚による認識不可能，⑤食事の自己摂取不可能，⑥尿失禁状態，⑦以上の項目を3か月以上呈したものである．これらの患者の基礎疾患としては，脳の器質的疾患，すなわち脳血管障害，頭部外傷，脳腫瘍，中枢神経感染症，中枢神経変性疾患などの一次性脳病変の他，低酸素血症，薬物中毒，一酸化炭素中毒，低血糖などの二次的脳障害でも生じる．

表 3-45　意識障害の鑑別（アイウエオ・チップス）

			鑑別診断
A	Alcohol	アルコール	急性アルコール中毒など
I	Insulin	インスリン	糖尿病性昏睡（ケトアシドーシス昏睡，低血糖など）
U	Uremia	尿毒症	代謝性疾患（尿毒症など）
E	Electrocardiography Endocrinology Encephalopathy	心電図 内分泌学的異常 脳症	Adams-Stokes 発作など Addison 病，甲状腺クリーゼなど 肝性脳症，高血圧性脳症など
O	Oxygen, Opiate	酸素，麻薬	呼吸障害，低酸素血症，CO_2 ナルコーシスなど 麻薬中毒など
T	Trauma	外傷	頭部外傷など
I	Infection	感染症	脳炎，髄膜炎など
P	Psychiatry, Poisoning	精神疾患 中毒	せん妄，心因反応など 各種中毒
S	Stroke Shock Sepsis	脳血管障害 ショック 敗血症	脳梗塞，脳出血，くも膜下出血など 各種ショック 敗血症

E 痙攣

　痙攣とは筋肉の全身的あるいは部分的な不随意収縮運動である．痙攣は症状として共通しているようにみえることが多々あるが，その原因はきわめて多い．従来，反復性に痙攣発作を起こすものを習慣的にてんかんと呼んでいる．真性てんかんとは脳に明らかな器質的病変が確認されず，全身的にも異常所見がないにもかかわらず，痙攣発作を繰り返すものを呼ぶ．頭部外傷後の慢性期に発生するものを外傷性てんかん，それ以外のものを症候性てんかんと呼ぶ．

1 痙攣発作の分類

　痙攣の範囲による分類，状態による分類，発症様式による分類がある．これらの分類が同時に症状や病態を示している．

A 痙攣の範囲による分類

　痙攣の範囲から全身性痙攣，部分痙攣に分けられる．

B 痙攣の状態による分類

1 ● 強直性痙攣（tonic convulsion）
　一肢または全身に及ぶ筋肉の持続的な筋収縮による強直である．伸筋優位のときは伸展位（弓そり緊張），屈筋優位のときは屈曲位を示す．全身に及ぶときは，呼吸は不可能でチアノーゼを呈する．

2 ● 間代性痙攣（clonic convulsion）
　筋収縮と弛緩が交互に起こるものである．伸筋と屈筋が交互に収縮するため，関節運動（主に肘，膝関節）を示す．

3 ● 強直性間代性痙攣（tonic clonic convulsion）
　強直性痙攣に続いて間代性痙攣が起こる形の痙攣である．

4 ● 痙攣重積（status epilepticus）
　全身的，部分的に痙攣が繰り返し起こるものである．

C 痙攣の発症様式による分類

1 ● 大発作 grand mal
　前兆（部分的疼痛や感覚障害など）の後，叫び声をあげ，意識を消失し，全身性強直性痙攣，間代性痙攣が起こる．持続は1～5分で，尿失禁を認めることも多い．発作後「後睡眠」と呼ばれる昏睡状態が数時間持続する．

2 ● 小発作 petit mal or absence

前兆がなく，1～20秒の短い意識障害を起こす．日常動作の途中に急に無我の状態になるような発作である．

3 ● 精神運動発作 psychomotor seizure

前兆として胃腸症状を呈することが多い．数十秒から1～5分間意識を消失し，周囲に対して無意味な行動を示す．発作後は眠りに陥るか，全身痙攣に移行する．

4 ● Jackson 型てんかん

焦点性てんかんとも呼ばれ，常に身体の一定部位（手，足など）から非対称性に始まる．短い発作では顔，手，足などの筋痙縮のみで，20～60秒で終わり，意識障害もみられない．発作が続くと順次他の筋群に一定の順序で波及し，一肢，半身，さらには全身痙攣に発展し，意識障害もみられ，その後は大発作と同様になる．

2 痙攣の原因となる主要疾患

脳自体の直接的な原因の有無により，一次性，二次性に分けられる（表3-46）．痙攣を起こす疾患は同時に意識障害を起こす疾患であることが多い．意識障害をみない疾患における痙攣（破傷風）や発作中から発作後にかけて意識障害の出現しない痙攣も存在する．後天性の痙攣を起こすものには，頭蓋内に病変を認めるものと，頭蓋内に必ずしも病変を認めず症状の1つとして痙攣を起こすものとが含まれる．さらに，実地活動上ではヒステリー，テタニーなど痙攣と紛らわしい病態もあり，鑑別診断は必須である．

3 診断

A 問診

痙攣を起こす疾患は多岐にわたるため，問診は重要である．既往歴（初発年齢・外傷など），薬物（抗痙攣薬の服用歴，アルコールの有無など），職業歴（重金属の取り扱いなど），家族歴（主にてんかんなど）について詳細に聴取する．しかし，発作中から発作後にかけては意識障害があったり，意識障害の経過中に痙攣が起こることもあるため，本人からの聴取が困難であることが多い．

表 3-46 痙攣の原因となる疾患

一次性	脳の器質的疾患	脳血管障害
		頭部外傷
		脳腫瘍
		髄膜炎・脳炎
		神経変性疾患
		先天性異常
		脳神経外科手術後
二次性	全身性疾患	内分泌・代謝異常（低血糖，副甲状腺機能亢進症など）
		電解質異常（低ナトリウム血症など）
		中毒（水中毒も含む）
		薬物の副作用・中止（アルコールなど）
		感染症
		ビタミン欠乏症（B_6欠乏など）
	心因性，その他	ヒステリー
		過換気症候群
		環境異常（熱中症）
		熱性痙攣

年齢は重要であり，疾患により発症年齢に特定分布がみられる．幼少時は出産時外傷・先天奇形，青年期は外傷，壮老年期は脳血管障害・脳腫瘍が原因として多い．また，各年齢により鑑別しなければならない特徴的な疾患もあり，例えば，思春期ではヒステリー，失神，片頭痛などが痙攣と鑑別を要する．ヒステリー発作は常に人前においてのみ起こり，きわめて演技的な要素に富むため，全身痙攣のようにみえるときにも重症感に乏しい．

外傷，脳血管障害などの既往症の他，現病歴も参考になる．Sturge-Weber 症候群などのように顔面に血管腫を認めるものもあり，全身体表の視診も有用である．

B 診察

1 ● 痙攣の種類，持続時間，意識障害の有無についての観察・視診

全身性か部分性か，Jackson 型（痙攣が身体の一部から始まって全身に及ぶもので，痙攣の開始部に相当する脳の運動領野に異常を認めることが多い）か否かについて検索する．一般的には全身性痙攣のほうが重症である．痙攣の持続時間は短

いほうが軽症であり，来院時にはすでに停止していることも多い．持続時間の長いものは重症と考えるべきであり，最重症は痙攣重積状態である．痙攣は持続時間や重症度の差はあっても意識障害をともなうものであり，意識清明な全身性痙攣は破傷風であったり，前腕の攣縮はテタニーであったりする．

2● 他覚的所見

眼球の偏視の有無，項部硬直の有無などの神経学的所見の他に，頭皮への外傷の有無，黄疸の有無，脈の不整，体温などの全身の所見も検討する．

C 検査

一次性の痙攣の原因検索には，神経学的所見の他に，血液検査，髄液検査，脳波検査，頭部CT，MRI検査などが必要である．二次性痙攣の原因検索は，一般的な血液生化学的検査が必要である．

4 治療

痙攣を見たら止めなければならない．痙攣が続くと呼吸筋の運動制限による呼吸抑制と，口腔・気道分泌物による気道閉塞，および痙攣を起こした筋肉における酸素消費量の増大などにより脳の低酸素状態が生じ，脳の異常な電気活動と相まって脳障害が進行するためである．

A バイタルサインの安定

治療と同時に心電図モニター，パルスオキシメーターを装着し，状態に応じ，口腔内吸引，気道確保，酸素投与，静脈路確保を行う．

1● 口腔内・気道内の吸引

唾液や気道分泌物が口腔内や喉頭部に貯留しやすく，誤嚥が認められる場合には吸引が必要である．

2● 気道確保

痙攣が続くものや意識障害が存在するものでは必須である．頭部後屈，下顎挙上，エアウェイ挿入などを行う．

3● 酸素投与

痙攣は呼吸抑制を起こし筋肉の酸素消費を増加させるため，絶対的あるいは相対的な酸素不足に陥るため酸素投与を行う．痙攣がおさまり，意識障害のないものには不要である．

B 痙攣に対する治療

1● 痙攣が持続している場合

第1選択はジアゼパム（セルシン®，ホリゾン®）である．1回10mgを呼吸抑制に注意しながら緩徐に静注する（小児は0.2mg/kg）．5分経過しても止まらない場合は，再度同量追加する．ジアゼパムは有効時間が短いので，効果不十分のときはフェニトインナトリウム（アレビアチン®注）15～20mg/kgを50mg/分以下の速度で静注する．さらに人工呼吸器を使用しながら静注用フェノバルビタールナトリウム（ノーベルバール®注）15～20mg/kgを静注する．それでも効果のない場合は，人工呼吸器管理も含めた全身管理下にチオペンタールナトリウム（ラボナール®注）1回2～4mg/kg静注，ミダゾラム（ドルミカム®）持続点滴0.03～0.06mg/時間などの投与について考える．

2● 痙攣が止まっている場合

原因検索を行う．フェニトインナトリウム（アレビアチン®注）1回250mg/生理食塩水100mLを輸液路とは別ルートから点滴静注，もしくはフェノバルビール（フェノバール®注）1回100mgを筋注する．

C 原因疾患の治療

痙攣はそれ自体で脳障害を増悪させる場合もあり，対応療法として痙攣を止める必要があるが，原因疾患の治療が基本である．

●参考文献

1) 正崎泰作，他：痙攣．medicina 49：588－591，2012
2) 吉利 和：痙攣．黒川 清，他（編）：内科診断学 改訂9版．pp183－188，金芳堂，2004

F 運動麻痺

運動麻痺（機能障害）は日常的な救急診療でよく見受けられる症状であり，神経系障害の鑑別診断は重要である．錐体路障害による片麻痺や対麻痺，下位運動ニューロン，神経筋接合部，筋疾患による運動麻痺があり，また錐体外路系障害による筋

固縮や不随意運動を主とした運動障害もある.

1 分類

麻痺の型により,いくつかの分類がある.麻痺の分布により片麻痺・対麻痺・四肢麻痺・単麻痺・限局性麻痺に分けられる.

A 完全麻痺と不完全麻痺

随意運動が完全にできるか,または支障があるかによって分ける.

B 痙性麻痺と弛緩性麻痺

痙性麻痺とは,筋の緊張,腱反射の亢進をともなう麻痺である.核上性麻痺の際にみられ,病的反射をともなう.錐体路のみではなく,錐体路と前運動領野の下行路の障害の際にもみられる.一方,弛緩性麻痺は筋の緊張,腱反射について,それらの減弱ないし消失を伴う麻痺である.下位運動ニューロンまたは筋自体の障害の際にみられる.

C 単麻痺,片麻痺,交代性片麻痺,交叉性片麻痺,対麻痺(表3-47)

1 ● 単麻痺

四肢の一肢の麻痺を呼ぶ.痙性単麻痺は大脳運動領野(中心前回)の皮質,または皮質下の障害による.弛緩性単麻痺は,脊髄炎,末梢神経麻痺による.

2 ● 片麻痺

身体の一側半身の麻痺で,大脳皮質から延髄までの錐体路が障害されて起こる核上性麻痺であり,ほとんど痙性麻痺を示す.

3 ● 交代性片麻痺

脳幹の障害時にみられ,同側の障害側脳神経麻痺と反体側の片麻痺を示す.代表的なものとして,動眼神経交代性片麻痺(Weber症候群),顔面神経交代性麻痺(Millard-Gubler症候群),舌下神経交代性片麻痺がある.

4 ● 交叉性片麻痺

延髄錐体交叉部の障害により,一側の上肢麻痺と反体側下肢の麻痺が起こるものであり,きわめてまれである.

5 ● 対麻痺

脊髄性の横断性障害による両下肢麻痺を通常,対麻痺と呼ぶ(両麻痺は脳性両側性麻痺を意味する).頸髄膨大部より上位での障害で起こる四肢麻痺は対麻痺の特殊な形であり,また,大脳鎌部の障害ではまれではあるが両側下肢麻痺を起こす.

2 病態と症状

障害系統別の特徴を以下にまとめる.核上性,核性,核下性麻痺の特徴について表3-48に示す.

A 錐体路系障害

筋萎縮をともなわない痙性麻痺,腱反射の亢進,病的反射の出現などを特徴とする.上肢では外転筋,伸筋の麻痺,下肢では屈筋の麻痺が多いため,

表3-47 運動麻痺の分類

麻痺	責任病変部
片麻痺	皮質脊髄路 脊髄錐体路
対麻痺	脊髄 大脳鎌部病変
四肢麻痺	脳幹 頸髄障害 末梢神経障害 神経筋接合部障害(周期性四肢麻痺など) 多発筋炎
単麻痺	末梢神経障害 脊髄前角障害 大脳皮質障害

表3-48 核上性,核性,核下性麻痺の鑑別点

障害部位	筋緊張	腱反射	筋萎縮
核上性麻痺	↑	↑	(-)
核性麻痺	障害部では↓ 障害部位以下では↑	障害部では↓もしくは(-) 障害部位以下では↑	障害部で(+)
核下性麻痺	↓	(-)	(+)

患者の腕は屈曲して身体に密着させ下肢は伸展させていることが多い．

B 錐体外路系障害

麻痺による運動障害ではなく，多くは筋硬直を示し，腱反射も時に低下する．拮抗する屈筋・伸筋群の筋緊張異常により，筋緊張亢進-運動減退症候群（hypertonic-hypokinetic syndrome），筋緊張低下-運動亢進症候群（hypotonic-hyperkinetic syndrome）がある．前者は主に淡蒼球，黒質の障害で，筋緊張は亢進し，寡動，固縮がみられる．後者は主に新線条体（尾状核，被殻）の障害で，これらの部位は視床とも関連する筋緊張は低下し，多動状態がみられる．

C 下位運動ニューロン障害

運動ニューロン支配の筋群の麻痺が著明である．筋の萎縮と腱反射の消失をともなう．末梢神経性の際には，同一神経に含まれる知覚枝も同時に障害される．一般に遠位部に麻痺および知覚障害が強い．

D 筋の障害

単一筋から全身あるいは多発性までの障害がある．障害筋の分布は脊髄分節の支配に無関係な分布を示す．一般に近位筋に障害が強く，時に筋萎縮，仮性肥大，圧痛などを示す．腱反射は減弱または消失する．

E 神経-筋接合部障害

接合部刺激伝導障害による．弛緩性麻痺を示す．

F その他

家族性または散発性にみられる周期性四肢麻痺がある．原因不明の場合が多いが，カリウム代謝と関係のある場合もある．特に下腿の腓腹筋の緊張や疼痛から始まる周期性かつ一過性の四肢麻痺である．また，低カリウム血症による筋麻痺，ヒステリーによる麻痺などもある．

③ 運動麻痺の原因となる主要疾患
（表3-49）

上位運動ニューロン障害を起こす中枢神経系疾

表3-49　運動麻痺の原因となる疾患

障害部位	主な疾患
大脳・脳幹	脳血管障害 腫瘍 外傷 脳炎・脳膿瘍など
脊髄	血管障害 外傷 炎症 脊髄空洞症 腫瘍など
末梢神経	内分泌代謝疾患（糖尿病など） Guillan-Barré症候群 外傷など
神経筋接合部	重症筋無力症 周期性四肢麻痺など
筋肉	多発性筋炎 膠原病（皮膚筋炎）など

患，下位運動ニューロン障害を起こす末梢神経系疾患，神経筋接合部疾患，筋肉疾患に分けて，主要な疾患を列挙した．

④ 診断

A 問診

運動機能に異常があるか否かは問診によってある程度把握できる．しかし，関節の障害や疼痛でも運動機能異常は起こるため，これらをあらかじめ除外することが重要である．さらに，家族性の障害などもあるため，家族歴・既往歴をとる．

B 診察

患者の歩き方・脱衣の仕方などの行動の異常に注意する．視診では姿勢・四肢および脊椎の変形・拘縮・筋萎縮・筋線維束性攣縮と不随意運動の有無を診る．次に触診で筋のトーヌス，関節の可動域などを診る．自動運動では四肢の筋力・協調運動・起立・歩行の検査を行う．

麻痺の程度により完全麻痺・不完全麻痺に分けられ，運動ニューロン障害，麻痺の型，姿勢の異常，不随意運動，筋萎縮，筋トーヌス，筋力など多岐について調べる必要がある．救急診療という限られた時間と場所ですべて行うことはほぼ不可

表3-50 責任病巣の診断に必要な検査

責任病巣	主な検査
大脳皮質および脳幹	髄液検査，CT，MRI，脳血管撮影など
脊髄	髄液検査，CT，MRIなど
神経根	髄液検査，神経伝導速度，CT，MRIなど
末梢神経	髄液検査，神経伝導速度，CT，MRI，体性誘発電位

能である．そこで，麻痺を検出するための主な検査法を挙げる．

1 ● 徒手筋力テスト（MMT）

検者が加えた力に対して患者に最大の抵抗運動を行わせ，その力を検査する方法と，患者に最大に筋を収縮させ検者がそれを伸展させる方法とがある．筋力は正常・軽度脱力（若干の抵抗に打ち勝って運動できる）・中等度脱力（抵抗に打ち勝って運動できる）・高度脱力（重力をはずせば関節可動域すべてを動かせる）・痕跡（筋のわずかの収縮をみたり触れたりできるが関節は動かない）・無（筋の収縮が全くない）の6段階に分ける．

2 ● Barré 徴候

軽い麻痺を見いだすためのもので，上肢徴候，下肢徴候がある．

上肢徴候：患者に両上肢を前方に手掌を上にして水平挙上させ，その位置を保持させ健側との差をみる．麻痺側は回内しながら落下する．

下肢徴候：腹臥位にした患者の両膝を軽く屈曲させ保持させる．麻痺側は動揺しながら落下する．

C 検査（表3-50）

血液検査，胸部X線撮影，心電図などの一般的な検査の他に，核上性麻痺，核性麻痺，核下性麻痺かを判断し，責任病変を診断するための検査方法を考えることが重要である．

5 治療

運動麻痺を呈する主な疾患のうち，急性に発症する運動麻痺は早急な対応が必要である．特に脳血管障害の中で，脳梗塞は発症から4.5時間以内であれば血栓溶解療法の適応であるため，専門診療科への依頼が重要である．また，Guillain-Barré症候群は急速に呼吸筋麻痺まで進行してしまうこともあり，疑いをもったら専門家への紹介が必要である．

● 参考文献

1) 徳岡健太郎 他：運動麻痺．medicina 49：584-587，2012
2) 吉利 和：運動障害．黒川 清，他（編）：内科診断学 改訂9版．pp760-782，金芳堂，2004

G 感覚障害

感覚には，触覚・痛覚・温度覚のような一般知覚と嗅覚・視覚・聴覚などの特殊感覚がある．それぞれ，伝導路が異なり，このことが鑑別診断に役立つため，解剖学的な知識の整理が必要である．

皮膚，粘膜などに存在する末梢受容器に入った刺激は，脊髄後根を通って脊髄内に入り，ただちに脊髄後角内に存在する知覚神経細胞に刺激を伝えて終わるものと，後角に入らず同側後索内を上行し，延髄後面に存在する薄束核および楔状束核まで来て終わるものに分かれる．脊髄後角でニューロンを変えたものは，中心管前方を通って，反対側側索を上行する経路（外側脊髄視床路）と反対側前束を通って上行する経路（前脊髄視床路）に分かれる．一方，延髄でニューロンを変えた神経線維は，このレベルで反対側に交叉して上行し，視床に終わり内側毛帯を構成する．外側脊髄視床路は温度覚・痛覚を，内側毛帯は触覚（fine および light touch），前脊髄視床路は触覚（light touchのみ）を運ぶ．視床で勢ぞろいした知覚線維は，視床でニューロンを変え，内包後脚の後方を通って，頭頂葉の知覚中枢（中心前回）に至る．顔面に関する知覚は三叉神経が司り，知覚障害が末梢性の場合は第1，2，3枝の分布域に一致し，中枢性障害の場合はonion-skin分布を示す．

1 知覚障害の種類

知覚障害は運動障害と同時に生じることもあれば，単独で生じることもある．また，知覚の神経の走行経路の違いで同一部位でもある種の知覚が

表3-51 感覚障害の種類

表在感覚	触覚，温度覚，痛覚で皮膚・粘膜の受容器からの知覚のため外受容性知覚とも呼ばれる．触覚と温度覚・痛覚とは脊髄内での神経線維の走行が異なる．
深部感覚	位置覚，運動覚，振動覚を指し，腱，靭帯，骨膜などの深部にある受容器からの知覚で，固有知覚とも呼ばれる．
立体感覚および二点識別覚	複合性知覚であり，大脳皮質の機能による．
内臓知覚	神経疾患における意義は少ないが，内臓からの知覚を指し，内受容性知覚とも呼ばれる．

手袋靴下型
多発性神経炎

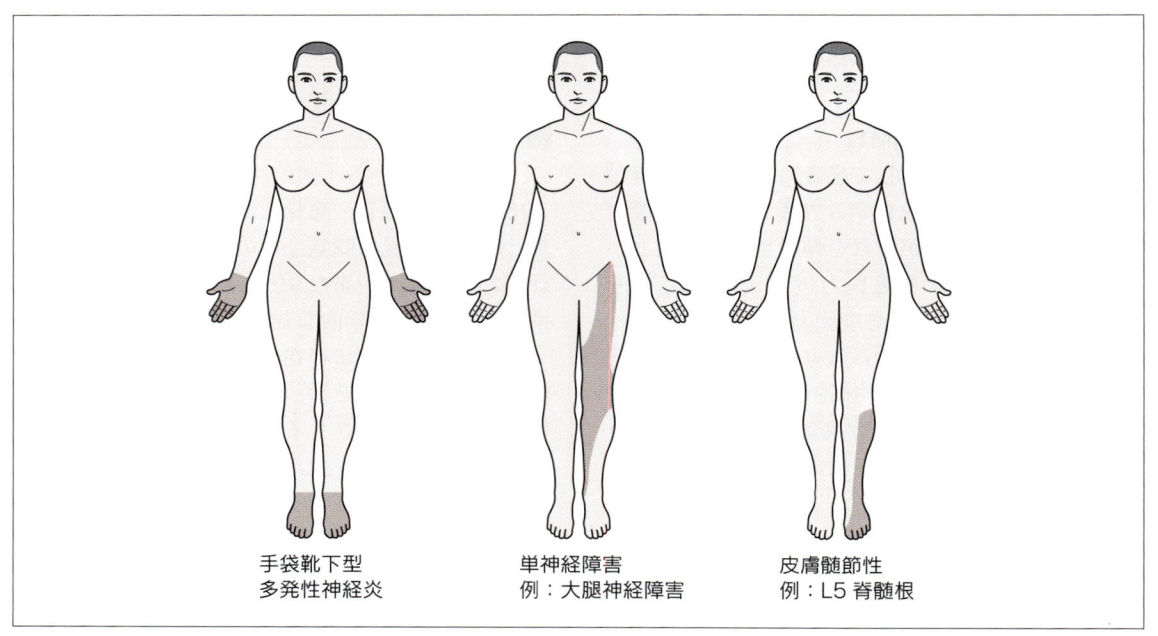

単神経障害
例：大腿神経障害

皮膚髄節性
例：L5 脊髄根

図3-65 障害部位による知覚障害のさまざまなパターン（その1）

障害されているが，他の知覚が正常の場合もある．感覚は表3-51のように4つの感覚に分けられる．

感覚障害の形により全感覚の障害，解離性感覚障害，深部感覚障害，皮質性感覚障害，その他に分けられる．

A 全知覚の障害

一定の皮膚領域における表在および深部知覚のすべての障害である．

1 ● 末梢性（図3-65）

末梢神経または神経根の障害により生じる，特定の末梢神経分布皮膚領域に限局してみられる知覚障害を単発性と呼び，同一神経による運動麻痺もみられる．四肢遠位部から左右対称性に知覚障害が始まり近位部に進行する手袋靴下型知覚障害と呼ばれる多発性神経炎によるものを多発性と呼ぶ．運動線維の障害を受けるため，筋力・緊張の低下，腱反射の減弱・消失をともなうことが多い．

2 ● 脊髄性（図3-66）

脊髄実質の局所的な障害や脊髄神経根の障害では，髄節型の分布を示す．脊髄から脳幹の知覚障害では，触覚・深部知覚と痛覚・温度覚の障害が解離する．

完全横断性障害では障害部節の弛緩性運動麻痺，全知覚消失部の上界部に知覚過敏を示す．それより下位では両側性全知覚消失と痙性運動麻痺，自律神経障害を示す．

半側障害では，障害部節の全知覚消失，弛緩性運動麻痺，それより以下では，同側の深部知覚障害，痙性運動麻痺，反対側の温痛覚消失を示す．

横断型
(脊髄完全横断障害)
例：Th10

Brown-Séquard 型
(半側脊髄横断障害)

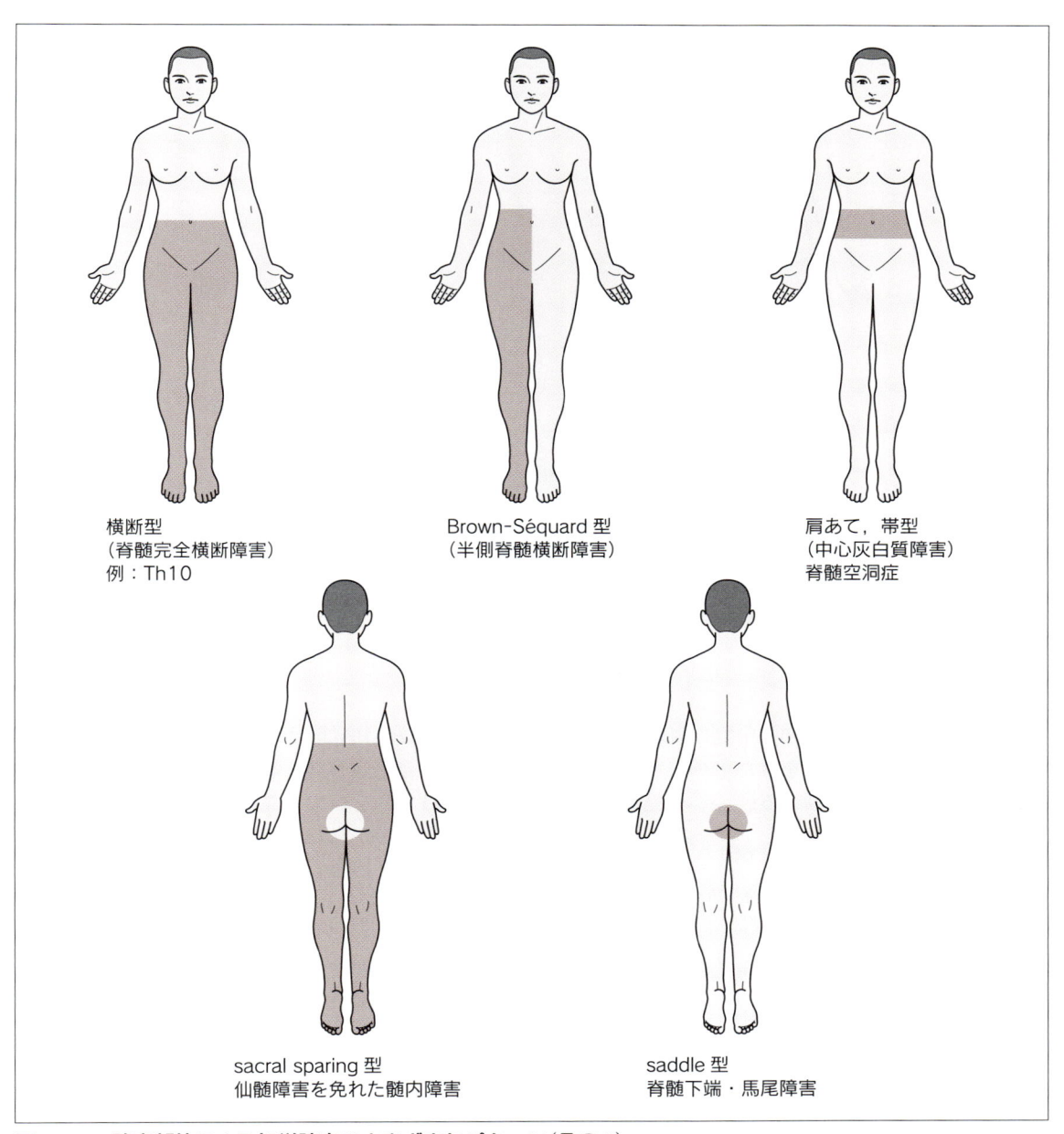

肩あて，帯型
(中心灰白質障害)
脊髄空洞症

sacral sparing 型
仙髄障害を免れた髄内障害

saddle 型
脊髄下端・馬尾障害

図 3-66　障害部位による知覚障害のさまざまなパターン（その 2）

　中心性障害では，障害部節に両側性の温痛覚障害が起こる．

　脊髄後索障害では，深部知覚障害，深部反射消失，Romberg 徴候陽性を示す．温痛覚は正常である．

　前脊椎動脈症候群では，脊髄の腹側 2/3 を灌流しているため，障害部節以下の温痛覚障害，痙性運動麻痺が起こる．触覚，深部知覚は保たれる．

3 ● 脳幹性（図 3-67）

　脳幹レベルの知覚障害は，脳神経障害によるもの（三叉神経，顔面神経，舌咽神経，迷走神経）と脳幹の神経伝導路（脊髄視床路；温痛覚，内側毛帯；触覚・深部知覚）障害によるものがある．

4 ● 脳性（図 3-67）

　大脳皮質の知覚領野の障害で生じる．体側の表在性知覚は低下しないが，複合性の知覚障害が著

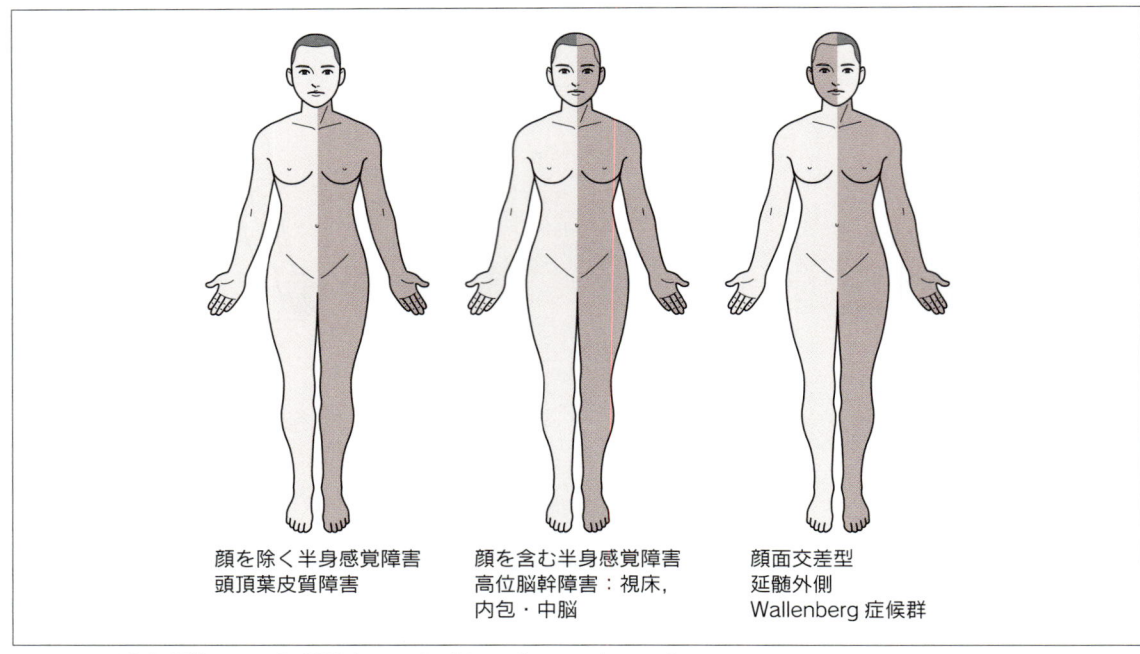

図3-67 障害部位による知覚障害のさまざまなパターン（その3）

顔を除く半身感覚障害
頭頂葉皮質障害

顔を含む半身感覚障害
高位脳幹障害：視床，
内包・中脳

顔面交差型
延髄外側
Wallenberg症候群

しいなどの特徴がある．知覚中枢の視床の障害では反体側半身全知覚消失をきたす一方，視床痛と呼ばれる激痛を訴えたりする．

B 分離性知覚障害（図3-66）

触覚と温痛覚のどちらか一方が障害され，他方が障害されないものを指す．
1) 脊髄中心部の障害では，温痛覚のみが消失し，触覚が保たれる．
2) 脊髄後角の障害では，温痛覚が障害され，触覚は保たれる．
3) 脊髄半側の障害では（Brown-Séquard症候群），障害脊髄節の半側性全知覚消失と弛緩性運動麻痺，障害側節以下の深部知覚消失と痙性運動麻痺，反対側障害節以下の温痛覚消失を生じる．
4) 脳幹性障害（Wallenberg症候群）は，後下小脳動脈あるいは椎骨動脈の循環障害による延髄外側の障害で起こり，障害側顔面と反対側の温痛覚消失をきたす．触覚は保たれている．

C 深部知覚障害

脊髄後索の障害では深部知覚のみの障害が起こり，運動失調をともなう．脊髄癆が有名である．

また，皮質性知覚障害では各表面知覚は正常であるが，複合感覚が異常のため，閉眼状態で，手の触感だけで物を当てることができなくなったり，身体表面に書かれた字を当てられなくなったり，距離感がつかめなくなる．

D その他

器質的疾患がないにもかかわらず起こる知覚障害として，ヒステリー性知覚障害がある．暗示にかかりやすい，訴えのわりに重症度が低い，解剖学的支配領域と一致しないなどの特徴がある．

2 知覚障害の原因となる主要疾患

中枢神経系の障害によるものと末梢神経障害によるものがある（表3-52）．

3 診断

A 問診

知覚障害の主訴としては，知覚消失，鈍麻の次に疼痛が多い．疼痛は痛覚伝導路のいずれの部位

表3-52 知覚障害の原因となる疾患

中枢神経系障害	末梢神経障害
脳血管障害 腫瘍 膿瘍 感染症 外傷など	内分泌代謝性疾患 ビタミン欠乏症 膠原病 サルコイドーシス 中毒 腫瘍 外傷 血管炎など

表3-53 責任病巣の感覚障害の形

責任病巣	感覚障害の形
大脳皮質	全感覚障害 複合感覚障害
脳幹・小脳	解離性感覚障害と末梢脳神経感覚障害
脊髄	解離性感覚障害 半切性 髄節性
末梢神経	支配領域性 四肢遠位部

表3-54 責任病巣の診断に必要な検査

責任病巣	主な検査
大脳皮質および脳幹	髄液検査，CT，MRI，脳波など
脊髄	髄液検査，CT，MRIなど
神経根	髄液検査，神経伝導速度，CT，MRIなど
末梢神経	髄液検査，神経伝導速度，CT，MRI，体性誘発電位

での刺激でも起こり，かつ自覚的症状の典型である．したがって，理学的所見よりも患者本人の訴えが重要であることが，他の知覚障害と異なる点である．反対側半身の持続性の灼熱的疼痛といわれる視床痛，くしゃみなど脊髄圧を上げると動作で疼痛が増強する根痛など，疼痛に特徴がみられる場合も多い．知覚障害の程度の表現としては，低下，消失，過敏が用いられる．異常知覚としては，hyperpathia（刺激がある閾値を超えると突然の耐え難い痛みが生じる），paresthesia（自発的にピリピリ感や熱感などを感じる），dysesthesia（痛みとは感じないような刺激に対して耐え難い痛みや異常感覚を生じる）を訴える．

B 診察（表3-53）

大脳皮質から末梢神経・筋に至る神経系や筋肉系のどの部位に病変の主座があるかという解剖学的診断が最も重要である．

知覚障害には，末梢神経障害，後根神経節の障害，神経根（後根）の障害，脊髄および脳幹の障害，視床障害，知覚線維放射障害，頭頂葉障害があり，それらを頭に描きながら，傷病者を観察・処置することが大切である．

一般知覚には，外受容器性，固有受容器性，内受容器性の3つが区別される．外受容器性知覚とは，皮膚および粘膜からの知覚で，表在知覚ともいわれ，痛覚・温度覚・触覚がある．感覚異常は消失，鈍麻，過敏に分けられるが，知覚検査は被検者の主観的な反応を記載するもので，錯感覚（刺激が加わっていないのに感じる），異常感覚（触れるだけでぴりぴりした痛みを感じる），灼熱痛などが用いられる．固有受容器性知覚とは運動，位置，振動，圧迫，深部知覚の総称である．内受容器性知覚は内臓知覚ともいわれ，胸膜や腹膜の炎症のときや腸管平滑筋痙縮による痛みなどがある．複合知覚とは単に諸知覚を認識するだけではなく，頭頂葉機能が加わり，識別し，立体感，二点識別感などが生じる．

C 検査（表3-54）

血液検査，胸部X線撮影，心電図などの一般的な検査の他に，責任病変が脳および脳幹障害，脊髄障害，神経根障害，末梢神経障害によるかによって検査方法を考えることが重要である．

4 治療

一般的な対症療法，薬物療法（ビタミン製剤，鎮痛剤，ステロイド薬，非ステロイド性抗炎症薬），安静療法，理学療法（温熱療法，牽引など），神経ブロック療法がある．器質的な疾患に関しては，原因療法を考える必要がある．感覚障害を引き起こす代表的な疾患は，脳血管障害である．特に，発症4.5時間以内の脳梗塞は血栓溶解療法の適応になるため，専門医療機関への早期転送が望まれる．脊髄障害や神経根障害，末梢神経障害の一部

は，整形外科の専門的な加療が必要である．

●参考文献
1) 山下謙一郎，他：感覚障害. medicina 49：622-625, 2012
2) 吉利 和：知覚障害. 黒川 清，他（編）：内科診断学 改訂9版. pp752-760, 金芳堂, 2004

H 失神

1 病態と症状

A 病態

失神は血圧低下のために脳全体が虚血（全脳虚血）となり，一過性に意識を失う発作である．若年者の場合には，平均血圧が25 mmHg（収縮期血圧では40 mmHg程度）にまで低下すると，数秒以内に失神する．脳血管に動脈硬化などがある高齢者では，より高い血圧で失神する．血圧が一過性に低下する原因は，血圧調節反射の異常（神経起因性失神），起立性低血圧，不整脈（頻脈，徐脈），出血などさまざまである（**表3-55**）．

失神は頻度の高い症候で，人口あたりの発生率は年間0.62％（米国フラミンガム研究）で，高齢者では特に発生率が高い．失神しても病院を受診しない場合も多く，クリニックや一般外来を受診する場合もあり，救急診療として受診する患者は失神患者の一部である．

B 症状

発作時には筋肉も弛緩するため姿勢を保持できない．したがって，立位で発症した場合には転倒し，頭頸部に受傷することがある．失神時に，数秒〜30秒以内の全身痙攣を認める場合もある．血圧低下が急激でない場合には，下記に述べる前駆症状のために坐り込むこともある．坐位で失神が発症することはまれではない（救急搬送患者では30％以上）．きわめてまれであるが，仰臥位での失神は不整脈による心原性失神を疑う症状である．失神では，自然に血圧が回復し，意識も回復することが原則である．意識を失っている時間は

表3-55 失神の原因分類

神経起因性失神
- 血管迷走神経性失神
- 頸動脈洞過敏性失神
- 状況失神：咳嗽，くしゃみ，消化管刺激（嚥下，排便，内臓痛），排尿，運動後，その他（管楽器吹奏，重量挙げ）

起立性低血圧
- 自律神経異常
- 原発性自律神経異常（純粋自律神経失調症，多発性硬化症，パーキンソン症候群，多系統萎縮症），二次性自律神経異常（糖尿病，アミロイド）
- 運動後
- 食後性
- 薬剤（アルコールを含む）誘発性起立性低血圧
- 低容量：出血，下痢，Addison病

不整脈
- 病的洞症候群
- 房室ブロック
- 発作性上室性頻拍
- 遺伝性疾患（QT延長症候群，Brugada症候群）
- ペースメーカー，植え込み除細動器の故障
- 薬剤による不整脈誘発

器質的心疾患
- 弁膜症（大動脈弁狭窄症）
- 急性心筋梗塞
- 心筋炎
- 肥大型閉塞性心筋症
- 心房粘液腫
- 急性大動脈解離
- 心タンポナーデ
- 肺塞栓・肺高血圧

脳血管疾患
- 鎖骨下動脈盗血症候群

〔Task Force for the Diagnosis and Management of Syncope：Guidelines for the diagnosis and management of syncope（version 2009）. Eur Heart J 21：2631-2671, 2009 から引用〕

1分以内が最も多い．

失神では，意識を失う直前に前兆を感じることが多い．前兆には，気が遠くなる感覚，冷汗，悪心，眼前暗黒感，声が遠くで聞こえるなどの血圧低下のために起こる症状と，失神の原因による症状（胸痛：急性冠症候群，腹痛などの疼痛：血管迷走神経性失神）とがある．

2 鑑別診断

失神は一過性意識障害（transient loss of consciousness；T-LOC）の1つである．一過性意識障害の原因を失神と診断するには，他の原因を病歴や検査から除外しなければならない（**図3-68**）．

```
┌─────────────┐
│   T-LOC     │      除外する診断：てんかん，
└──────┬──────┘      脳震盪，くも膜下出血，低
       │             血糖，過換気症候群，解離
       ▼             性障害，一過性脳虚血発作
┌─────────────┐
│    失神     │
└──────┬──────┘
       │
       ▼
┌─────────────┐
│失神の鑑別(表3-56)│
└─────────────┘
```

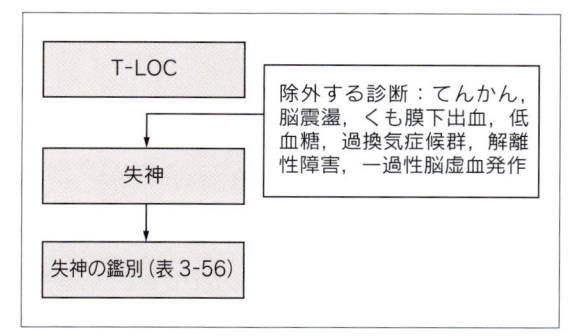

図3-68　失神の診断のフローチャート

一過性意識障害の原因には，失神の他にてんかん，転倒による脳震盪，くも膜下出血，低血糖，過換気症候群，解離性障害などがある．てんかん（大発作）では，痙攣が1分以上持続することが多く，救急搬送されて病院に到着した時点で軽度の意識障害を残す場合が多い．転倒では意識を失わない．しかし，本人も転倒と思い，実は失神による転倒であった場合が少なくない．医師がそのような問いかけをせず，そのまま転倒と思い込む場合が多い．転倒時に頭部打撲で脳震盪を起こすと，転倒の原因が失神であったか否かの判定が困難なこともある．くも膜下出血による一過性意識障害は脳血管攣縮，あるいは症候性てんかんによると推測されるが，受診時に頭痛を訴えることが特徴である．低血糖による一過性意識障害は，軽症の低血糖で意識障害（低血糖）が自然に回復した場合で，受診時の血糖は低いものの意識障害を起こすほどの低血糖（＞40mg/dL）ではない．ダンピング症候群や飢餓など，特殊な病歴を有することが多い．一過性脳虚血発作が一過性意識障害の原因となるか否かについては，さまざまな意見がある．

失神と診断したら，次に原因を鑑別する．**表3-55**は欧州心臓病学会のガイドラインによる分類で，血圧が低下する機序を重視した分類である．神経起因性失神は神経反射の異常による失神で，生命予後は良好である．起立性低血圧による失神は，一般的には予後が良いが，分類中に見落とすと危険な急性出血を含んでいる．心疾患による失神は生命予後が不良である．

3 主要な疾患の解説

A 神経起因性失神

ヒトが立位で生活するには，立位での血圧を生理的範囲に調節するための機序（神経体液性調節）が必要で，秒〜分の短時間の血圧調節は心拍数や血管収縮を調節する神経反射によって行われている．この神経反射が破綻すると，徐脈と血圧低下が起こり失神する．これを神経起因性失神と呼び，以下の3種類がある．

1● 血管迷走神経性失神

原因として最も多い．睡眠不足，過労，空腹，精神的刺激，痛み，医療行為（採血など），長時間の立位などに誘発され，徐脈と低血圧（血管拡張）を生じる．前兆に身体が暖かくなる感覚（筋血流増加）をともなう．診断基準は，典型的な病歴，あるいは傾斜台検査（tilt table test）による血圧下降（＞50mmHg あるいは＞30mmHg と症状）および徐脈（RR＞3秒）の誘発である．

2● 頸動脈洞過敏症候群

内頸動脈と外頸動脈の分岐部にある頸動脈洞には圧受容器があり，血管内圧を感知して神経反射により血圧を調節している．動脈硬化などでこの機能が過敏になると，頸部伸展や圧迫などの刺激で，徐脈や低血圧（血管拡張）による失神が誘発される．頸動脈洞過敏症候群は高齢男性に多い．診断基準は，頸動脈洞圧迫試験（頸動脈洞マッサージ）による血圧下降と徐脈の誘発である（陽性基準は血管迷走神経性失神と同じ）．

3● 状況失神

咳嗽，排尿，排便など特殊な状況で発症する失神である．咳嗽失神では激しい咳で胸腔内圧が上昇し，静脈還流が低下して失神する．排尿失神や排便失神は，膀胱，直腸の刺激が迷走神経を刺激し，徐脈と低血圧が誘発される．

起立性低血圧：起立性低血圧の診断基準として，米国自律神経学会の基準（立位2分後で収縮期血圧低下＞20mmHg，あるいは拡張期血圧低下＞10mmHg）が用いられるが，失神の国際ガイドラインではさらに3〜5分後の血圧を測定するよう勧めている．起立性低血圧は，パーキンソン症候群など慢性病態でも，急性出血でも発生する．前者では起立時の心拍数は不変，後者では心拍数が

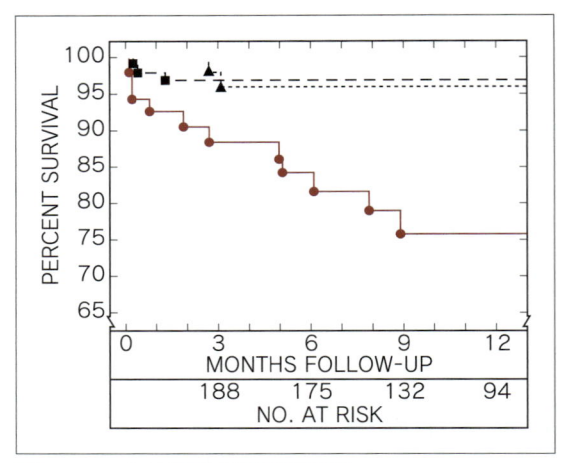

図3-69 失神患者の累積急死率
心原性失神53人，非心原性失神54人，原因不明の失神97人，合計204人を1年間フォローしたところ，急死は心原性の24%，非心原性の4%，原因不明の3%に認められた．
(Kapoor WN, et al：A prospective evaluation and follow-up of patients with syncope. N Engl J Med 309：197-204, 1983 より)

表3-56　心原性失神を疑う心電図所見

- 心筋梗塞（急性，陳旧性）
- QT延長症候群
- 急性右室負荷（肺塞栓）
- 右室肥大（肺高血圧）
- Brugada症候群（右脚ブロックとV_{1-3}のST上昇）
- 2枝ブロック
- 心室内伝導障害
- 2度房室ブロック（Mobitz 1）
- 洞徐脈（＜50 beats/分），洞房ブロックあるいは洞停止（＞3秒）
- WPW症候群
- 不整脈源性右室異形成（右前胸部のT波陰転，イプシロン波）

〔Task Force for the Diagnosis and Management of Syncope：Guidelines for the diagnosis and management of syncope（version 2009）. Eur Heart J 21：2631-2671, 2009 から改変引用〕

増加する．

B 心原性失神

原因となる心疾患は多岐にわたるが，失神を発症する機序の多くは不整脈である．急性大動脈解離での失神の機序は心タンポナーデ，肺塞栓症での機序は血管閉塞による血圧低下である．生命予後は不良である（図3-69）．

4 診断

A 病歴

失神前の行動，前駆症状，降圧薬の服用，飲酒，失神や心疾患の既往などを聴取する．前駆症状に頭痛があればくも膜下出血を，胸痛があれば心原性失神を疑う．失神でも数秒間の痙攣を認めることがある（てんかんでは30秒以上）．黒色便があれば上部消化管出血を疑う．

B 身体所見

心疾患や他の器質的疾患に注意する．血圧の立位変化を測定する．

C 検査

12誘導心電図は必須の検査である（表3-56）．失神の検索自体には頭部CTは不要である．

5 治療

心疾患を含め，器質的疾患による失神には原疾患の治療を行う．神経起因性失神に有用な治療はない．

● 参考文献
1) 井上　博，他：失神の診断・治療ガイドライン．Circulation Journal 71（Suppl. Ⅳ）：1104-1114, 2007
2) Task Force for the Diagnosis and Management of Syncope：Guidelines for the diagnosis and management of syncope（version 2009）. Eur Heart J 21：2631-2671, 2009

Ｉ 頭痛

頭痛は意識障害，痙攣，めまいとともに最も多い救急神経症候である．頭痛の多くは緊張型頭痛と片頭痛であるが，一部に潜む「生命に関わる頭痛」をいかに早期に発見して対処するかが最大の課題である．

1 分類

頭痛は，2004年に改訂された国際頭痛分類により一次性頭痛（従来，機能性頭痛に分類された片頭痛，緊張型頭痛，群発頭痛など），二次性頭痛（外傷，血管障害ほか頭蓋内外の疾患による従来の症候性頭痛）および神経痛・顔面痛，その他の頭痛の3群に分類された．

2 症状と病態

頭蓋内で痛みを感じる場所は，血管と硬膜の一部であり脳実質は痛みを感じない．頭蓋外では，筋，筋膜，血管，特に動脈は痛覚を有し，眼球，副鼻腔，歯に由来する痛みも三叉神経を介して感じられる．頭痛の特徴と病態は疾患により大きく異なるため，主な疾患ごとに述べる．

A 一次性頭痛

片頭痛は通常，発作性，一側性の拍動性頭痛であり，通常，悪心・嘔吐を伴う．比較的強い頭痛で，視野中心から始まり境界部がキラキラする閃輝暗点や視野障害などの「前兆のある片頭痛」（旧分類で古典型片頭痛に相当）と「前兆のない片頭痛」（旧分類で普通型片頭痛に相当）がある．片頭痛の病態としては1980年頃までは血管説（前兆時に脳血管収縮，後に拡張し頭痛を生じるとする説）が有力であったが，近年は神経説（spreading depressionと呼ぶ大脳皮質神経細胞の過剰興奮によるとする説）と両説を結合する三叉神経血管説（神経原性炎症が関与するとする説）が重視される．

緊張型頭痛は，締め付けられるような軽度～中等度の慢性，反復性の両側性頭痛である．

群発頭痛は，発作性の一側眼窩付近，側頭部の非常に強い頭痛で，眼球結膜充血，流涙，鼻汁などを伴う．年単位の周期があり，発作は一定期間ほぼ毎日同時刻に生じ，飲酒により誘発される．三叉神経痛では一側の三叉神経支配領域に発作的に短時間の電撃痛が生じ，特定の動作などにより誘発され圧痛点がある．

B 二次性頭痛

1 ● 脳血管障害

くも膜下出血の頭痛は，通常，経験したことのない突然の激痛である．しかし発症後早期から意識障害が加わり，頭痛の病歴が不明な例も多い．また前交通動脈瘤破裂により精神症候が前景に立ち，頭痛が目立たない例など非定型例もある．脳出血でもしばしば頭痛がみられるが，特に尾状核頭部出血では頭痛が突発し，くも膜下出血と鑑別を要する．椎骨脳底動脈支配領域の脳梗塞例は頭痛を訴えやすく，特に脳動脈解離例ではほとんどの例で後頭部〜項部の激しい頭痛がみられる．脳静脈・静脈洞閉塞症の約80%は頭痛で初発する．重篤例は急速に昏睡，全身痙攣に至る．

2 ● 頭蓋内圧亢進

頭蓋内圧亢進の古典的三大徴候は，頭痛，嘔吐，うっ血乳頭である．初期は間歇的で夜間や早期覚醒時に増悪する頭痛が特徴であるが，進行すると持続性となる．頭蓋内圧亢進による頭痛は，脳全体の偏位あるいは水頭症によるテント上・下の痛覚感受性組織の偏位または牽引によるものと理解されている．

3 ● その他

髄膜炎では持続する頭痛，発熱，髄膜刺激徴候がみられる．側頭動脈炎は，まれに高齢者頭痛の原因となり，浅側頭動脈の圧痛・硬結・拍動減弱を認める．

3 頭痛の原因となる主要疾患

頭痛例に潜むcriticalあるいは生命に関わる原因疾患・病態を**表3-57**に示す．

4 診断

ほとんどの頭痛例の診断は，問診と診察のみで可能である．逆に的確な問診と診察なくして画像診断を行っても正確な診断は多くの場合おぼつかない．しかし明らかな神経学的異常を認めなくても，CT検査によりcritical conditionが検出される例もまれにあり，診察結果の評価には慎重を要する．問診と診察にいたずらに時間を費やしてはならず，診察待ち時間，画像診断から読影までの時間，専門医コンサルテーションまでの時間の短縮とともに大変重要である．

表3-57 頭痛を生じるcriticalな疾患

疾患	原因・手掛かり
くも膜下出血	突発性頭痛，髄膜刺激徴候
脳梗塞・一過性脳虚血発作	特に動脈解離性病変
脳出血	
未破裂脳動脈瘤	
可逆性脳血管攣縮症候群	多巣性分節様血管収縮
脳静脈・静脈洞閉塞症	頭蓋内圧亢進徴候，うっ血乳頭
脳表ヘモジデリン沈着症	MRI T2またはT2*強調像
側頭動脈炎	高齢者，視力障害，血沈亢進
下垂体卒中	
硬膜下血腫	高齢者・認知症例，軽微外傷歴
頭蓋内占拠性病変	頭蓋内圧亢進徴候，うっ血乳頭
悪性・難治性高血圧症	二次性高血圧症
髄膜炎，慢性脳炎，肥厚性脳硬膜炎	発熱，精神症候，髄膜刺激徴候，造影MRI
脳脊髄液減少症	外傷・手術，起立時増悪，造影MRI
睡眠時無呼吸症候群	起床時の頭痛
薬剤性頭痛	
中毒性疾患	一酸化炭素中毒，農薬中毒

表3-58 危険な頭痛を見逃さないための病歴のポイント

病歴	主な疾患
以前の頭痛との類似性	多くの良性頭痛，未破裂脳動脈瘤
突発の激痛	くも膜下出血，脳出血，脳動脈解離 可逆性脳血管攣縮症候群 脳静脈・静脈洞閉塞症
進行性	頭蓋内占拠性病変
嘔吐	脳出血，脳梗塞（後頭蓋窩），脳腫瘍 脳圧亢進，片頭痛
発熱	髄膜炎，脳炎，副鼻腔炎
精神症候，認知障害	髄膜炎，脳炎，くも膜下出血，硬膜下血腫，水頭症
羞明	緑内障，脳出血
項部〜後頭部痛	緊張型頭痛 脳動脈解離（椎骨脳底動脈系）
眼（周囲）部の痛み	脳動脈解離（内頸動脈系） Tolosa-Hunt症候群
起床時の頭痛	睡眠時無呼吸症候群，脳腫瘍
起立時の頭痛	脳脊髄液減少症
基礎疾患	片頭痛，降圧薬副作用
服用中・服用中止の薬剤	
処置・手術・外傷歴	

A 病歴からのアプローチ

急性頭痛または今までと性質の異なる頭痛を訴える例では，life-threateningな疾患，特にくも膜下出血や未破裂脳動脈瘤の迅速な除外が重要であり，意識障害例では意識を消失する直前の頭痛の訴えの有無に着目する．また意識障害に血圧上昇をともなう例は頭蓋内病変に起因する可能性が高い．危険な頭痛を見逃さないための病歴聴取のポイントを，表3-58に示す．

B 診察からのアプローチ

通常，麻痺や構音障害などの明らかな局所神経症候があれば，危険な頭痛が見逃される可能性は少ない．しかし軽度の錐体路徴候や髄膜刺激徴候はしばしば見逃される．またくも膜下出血でも，初期あるいは昏睡例では髄膜刺激徴候を欠く場合がある．危険な頭痛を見逃さないための診察のポイントを表3-59に示す．

C 画像からのアプローチ

1 CT検査

来院時のCT上で異常のない頭痛例は多い．この際に鑑別すべき病態を表3-60にまとめた．この中には，テント下脳梗塞例やくも膜下出血の一部（約5％）のように病変がCTで判然としない例や，注意深くみると，CT上，異常が発見される例も含まれる．なお血液Hb値が約9g/dL以下の貧血例では，血腫は等吸収域となりうるため注意を要する．また急性期脳梗塞のように，初回のCT上で異常所見がなくとも1〜3日後に低吸収域が明瞭化する場合もあり，MRI施行が困難な場合は適宜CT検査を反復する．

頭痛例で見逃されやすいCT所見を表3-61にまとめる．CT所見の見逃しがきわめて重大な結末を招き得るのはくも膜下出血である[1]．図3-

表 3-59 危険な頭痛を見逃さないための診察のポイント

圧徐脈（Cushing 現象）→頭蓋内圧亢進
意識レベル：Japan Coma Scale および Glasgow Coma Scale
意識内容：意識変容の有無
脳神経系：眼底，視野，瞳孔（サイズ，対光反射），眼位，眼球運動
運動系：
　● 軽度の麻痺の見分け方
　　上肢：上肢 Barré 徴候（正確には Mingazzini 徴候），第 5 指徴候
　　下肢：Hoover 徴候，片足立ち
反射：深部反射，病的反射（Babinski, Chaddock）
　● 正常の足底反射の欠如も病的意義を有しうる
髄膜刺激徴候：項部硬直，Kernig 徴候
　● 前屈・後屈時の抵抗をみる
　● 左右回旋時にも抵抗→パーキンソニズム，頸椎病変

表 3-60 頭部 CT に異常のない頭痛の主な原因（およびその頻度順）

疾患	原因・手掛かり
緊張型頭痛	精神的ストレス，神経質，うつ状態
頭頸部・顔面領域疾患	緑内障，眼精疲労，慢性副鼻腔炎 歯・顎関節疾患，三叉神経痛，頸椎症
高血圧症	本態性および二次性高血圧症
頭部以外の感染症	上気道他の感染症
片頭痛，群発頭痛	閃輝暗点，周期性
薬剤関連	降圧薬，カフェイン，麻薬，非ステロイド性抗炎症薬ほか
脳血管障害	急性期脳梗塞（テント下）：特に動脈解離，くも膜下出血，未破裂脳動脈瘤，可逆性脳血管攣縮症候群，脳静脈・静脈洞閉塞症，Tolosa-Hunt 症候群
髄膜脳炎・脳炎	髄膜刺激徴候，意識変容
肥厚性脳硬膜炎	副鼻腔炎，中耳炎，膠原病，造影 MRI
脳脊髄液減少症	起立時増悪，処置・外傷・手術歴，造影 MRI
$PaCO_2 \uparrow$，$PaO_2 \downarrow$	睡眠時無呼吸，神経筋疾患進行期，慢性閉塞性肺疾患進行期
中毒性疾患	一酸化炭素中毒，農薬中毒
側頭動脈炎	高齢者，視力障害，血沈亢進
頭蓋内血腫	高度貧血（血液 Hb 約 9 g/dL 以下）合併例

表 3-61 頭痛例で見逃しやすい頭部 CT 所見

CT 異常所見	代表的な原因・病態
血管壁・内の高吸収域	血栓，血管壁石灰化 脳動脈解離，動脈瘤壁石灰化
灰白質 CT 値低下，脳溝消失	脳梗塞超急性期
dense artery sign, dot sign	同上
後頭蓋窩低吸収域	同上（脳幹部，小脳）
副鼻腔炎	細菌性髄膜炎，脳膿瘍
血管径拡大	未破裂脳動脈瘤
くも膜下腔・脳槽・脳溝不明瞭化	くも膜下出血
骨折線	頭部外傷，硬膜外血腫
等吸収域 mass	脳腫瘍，高度貧血合併頭蓋内血腫
dense delta sign, cord sign	脳静脈・静脈洞閉塞症
脳回・小脳テント・大脳鎌増強効果	脳静脈・静脈洞閉塞症，癌性髄膜炎，肥厚性脳硬膜炎
脳室内出血	尾状核頭部出血，Willis 動脈輪閉塞症
硬膜下等吸収域	硬膜下血腫（血液 Hb 約 9 g/dL 以下）
下垂体腫瘍内出血壊死	下垂体卒中

70A の典型例の診断は容易であるが，脳溝，脳槽（特に大脳脚間槽），くも膜下腔内に限局したくも膜下出血は非常に見逃されやすい（偽陰性例：**図 3-70B，C**）．一方，くも膜下出血と見誤る偽陽性所見は，高度脳浮腫にともなう硬膜血流のうっ滞や，ショック，腎障害例などで他臓器の検索のため造影検査を先行した例でみられる．

　頭痛例で造影 CT 検査を考慮する場合は，次の疾患を疑う場合，すなわちくも膜下出血，脳動脈瘤，血管奇形など高血圧症以外の原因による脳出血，中枢神経系感染症，癌性髄膜炎，等吸収域の硬膜下血腫が疑われる場合である．

2 ● MRI 検査

　MRI は急性期の血腫，石灰化，骨病変の評価において CT よりも劣る．しかし脳実質，髄膜，陳旧性血腫，血流の評価において，CT に優るといえる．頭痛例で見逃しやすい頭部 MRI 所見を**表 3-62** にまとめる．

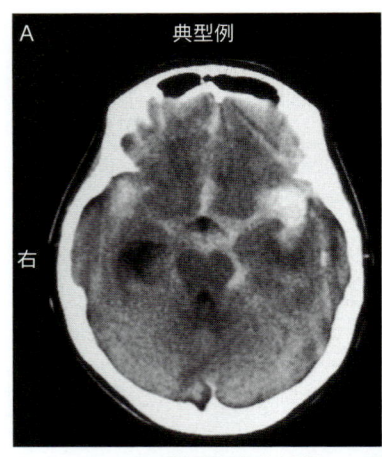

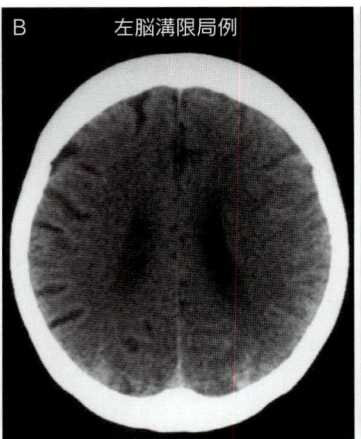

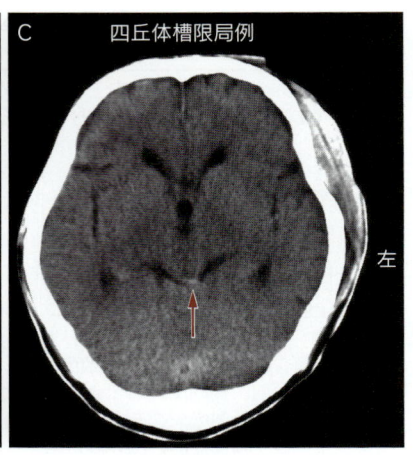

図 3-70 くも膜下出血急性期 CT 画像；典型例と偽陰性例[1)]
A：くも膜下出血典型例 CT．脳内血腫合併
B：くも膜下出血例（偽陰性例）CT．71 歳女性．突然の頭痛のため来院．眼底・髄膜刺激徴候を含めて異常所見なし．CT にて脳溝の左右差に気付けば診断可能である
C：くも膜下出血例（偽陰性例）CT．脳槽の一部（四丘体槽）に少量の血腫（矢印）がみられる

表 3-62 頭痛例で見逃しやすい頭部 MRI 所見（およそその頻度順）

MRI 異常所見	代表的な原因・病態
flow void の異常	動脈瘤，血管狭窄・閉塞・奇形，脳腫瘍
髄膜異常増強効果	肥厚性脳硬膜炎，脳脊髄液減少症，髄膜炎
$T_2 \cdot T_2*$ 強調像低信号域	脳出血，微小脳出血，脳表ヘモジデリン沈着症
内膜フラップ（double lumen）	脳動脈解離
血管壁内血腫	同上
副鼻腔炎	細菌性髄膜炎，脳膿瘍

5 治療

くも膜下出血急性期の頭痛のように，痛みが血圧上昇を助長している可能性がある場合は，鎮痛薬による対症療法を急ぎ行うが，一般的には原因病態に応じた治療を優先する．以下，見逃されやすい留意事項を中心に簡潔に記す．

・片頭痛例に投薬する場合は，虚血性心・脳疾患などの禁忌に十分留意する．
・トリプタン系薬剤は，片頭痛が発生してからの服用で有効率約 70％である．
・群発頭痛発作時には，100％酸素吸入とトリプタン系薬剤投与を行う．
・脳血管障害急性期に頭痛をともなう場合，高張グリセロールが奏効する場合もあるが，脳動脈解離ほかの病態の進行を疑う．
・神経筋疾患や慢性呼吸器疾患の進行例では，炭酸ガス蓄積により頭痛を生じ得る．酸素や睡眠薬による CO_2 ナルコーシスを避ける．

● 参考文献

篠原幸人（監），永山正雄，濱田潤一（編）：神経救急・集中治療ハンドブック— Critical Care Neurology. 医学書院，2006

J 胸痛

1 病態と症状

A 病態

胸痛は胸部に疼痛を感じる症状で，胸郭と胸腔内臓器の虚血（心筋梗塞や肺梗塞）や炎症（心膜炎，胸膜炎など），物理的刺激（急性大動脈解離など）に由来する疼痛，および腹腔内臓器の胸部への関連痛が病態である．胸痛は致死的疾患（急性心筋

表 3-63 胸痛の鑑別

	疾患名	突然発症	胸痛の性状	持続時間	その他
心大血管	急性心筋梗塞	○	圧迫感	30 分以上	
	不安定狭心症	○	圧迫感	30 分以下	
	労作性狭心症	×	圧迫感	15 分以下	労作時のみ
	急性心膜炎	△	鋭い痛み	30 分以上	呼吸で増悪
	心筋炎	△	非特異的	30 分以上	
	急性大動脈解離	○	裂ける痛み	30 分以上, 間歇的	移動痛
	大動脈弁狭窄症	×	圧迫感	15 分以下	重症例のみ
肺・縦隔	肺塞栓, 肺炎, 気胸, 胸膜炎, 縦隔気腫	○	非特異的	30 分以上	呼吸で増悪
消化器	食道炎, 食道破裂	△	非特異的	30 分以上	食道炎は仰臥位で増悪
	急性膵炎, 胆石症, 胃十二指腸潰瘍穿孔	△	上腹部痛	30 分以上	腹部所見あり
皮膚骨格	帯状疱疹, 肋間神経痛, 肋骨骨折	×	体表痛	帯状疱疹は持続性, 肋骨骨折は呼吸で増悪	
心因性	心臓神経症, パニック障害など	×	体表痛が多い	瞬間的あるいは長時間	

梗塞, 急性大動脈解離, 肺塞栓, 緊張性気胸)の主症状であることから, 胸痛の診断では致死的疾患を見落とさないことが最も重要である. また, 胸腔内臓器の関連痛が, 頸部や上腹部など胸郭外の疼痛を生じることがある. したがって胸痛への対処に際して, 胸部を「頸部〜上腹部, 背部も含め」て広くとらえることが安全である.

B 症状

1 ● 胸痛の特徴

胸痛の部位と性状は原因疾患によって異なる. 心筋虚血ではいわゆる痛みとしてよりも圧迫感と感じることが多い. 典型的には前胸部の強い圧迫感を訴え, 肩〜上肢, 頸部, 上腹部に放散し, あるいは放散痛のみの場合がある. 非典型的症状として, 嘔気のみの場合もある. 急性大動脈解離では引き裂かれる強い痛みで, 間歇痛(解離の進展が止まると痛みがなくなる)のことがある. 背部の疼痛が多いが, 解離の進展する部位により前胸部痛, 上腹部痛, 腰痛などを示すことがある. 特徴的な所見として, 移動痛(例えば, 背部の痛みが腹部や腰部に移動するなど)を示すことがあるが頻度は高くない. 呼吸によって痛みが増悪する場合には, 気胸, 心膜炎, 胸膜炎, 肺炎を疑う.

2 ● 内臓痛と胸壁痛

患者は疼痛の部位を, 体表からの深さに関しても自覚する. 胸痛の部位を示すよう患者に指示すると, 内臓痛では手掌で, 胸壁痛では指で示すことが多い.

3 ● 持続時間

虚血性胸痛は狭心症では 20〜30 分以内, それ以上持続する場合には心筋梗塞を疑う. 胸壁痛では 10 秒以内の短い痛みが多い.

4 ● 合併症状

呼吸困難, 皮膚蒼白, 冷汗, 嘔気・嘔吐などの合併症状は重症の徴候である. 発熱があれば, 肺炎, 胸膜炎, 心膜炎などを疑う.

2 鑑別診断

表 3-63 に胸痛の鑑別疾患を示した.

3 主要な疾患の解説

A 心筋梗塞

冠動脈の粥状硬化を基盤として, 血栓や粥腫内出血などにより血管内腔が狭窄/閉塞して血流が障害され, 心筋虚血〜壊死に至る病態である. 虚

血心筋は収縮性を失うので，虚血範囲が広いと心不全やショックになる．また心室細動など致死的不整脈が発生すると心肺停止となる．臨床的に，12誘導心電図にST上昇を示す病型(ST上昇型心筋梗塞)と示さない病型(非ST上昇型心筋梗塞)に分類される．ST上昇型心筋梗塞は心筋が心内膜側から心外膜側まで貫壁性に虚血となる病態で，冠動脈が閉塞した場合に発生する．非ST上昇型心筋梗塞は，冠動脈血流が減少するが途絶せずに(あるいは側副血流があるために血流が保持され)，虚血が心内膜側にとどまる場合である．前胸部痛の他に，放散痛(上腹部，上肢，頸部)，呼吸困難(心不全)，ショック，不整脈，失神，心肺停止などの原因となる．

B 急性大動脈解離

大動脈壁は内膜，中膜，外膜から構成される．中膜嚢状壊死あるいは変性などによる中膜の脆弱化を基盤に，内膜に亀裂が生じて血流が流れ込み，中膜が解離して腔(偽腔)を形成すると考えられている．ただし，初期病変が内膜亀裂によるか，あるいは中膜出血から二次性に内膜に亀裂を生ずるかは不明である．大動脈中膜の解離が近位側にも遠位側にも広がり，大動脈分枝を閉塞し，あるいは大動脈弁輪に及んで大動脈弁逆流症や心タンポナーデを発症することがある．さらに，偽腔が外膜側に破裂し急死することがある．背部痛や他部位(腹部，腰部など)の他に，失神，ショック，心肺停止の原因となる．多くは高血圧を基礎疾患とするが，先天性疾患(Marfan症候群など)や，まれではあるが外傷も原因となる．

C 急性肺塞栓

血栓，腫瘍，空気，脂肪などの塞栓が肺動脈およびその分枝を塞ぎ，遠位側の血流が途絶する病態である．多くの原因は，下肢～骨盤の静脈で形成された血栓が浮遊し，肺動脈に塞栓することによる．大きい塞栓は急性の右室負荷をもたらし，ショックや心肺停止の原因となる．胸痛の他に，呼吸困難，失神などの症状をつくる．

4 診断

緊急性の高い胸痛では，致死的疾患の診断を優先する(図3-71)．

A 病歴

胸背部痛の部位，性状，持続時間，関連症状(呼吸困難，失神，嘔吐など)から原因を鑑別する．

B 身体所見

ショック徴候(冷汗，皮膚蒼白，低血圧)，心筋梗塞による心不全徴候(頸静脈怒張，肺野の湿性ラ音，心音のギャロップ)，肺塞栓による肺高血圧の徴候(肺動脈第二音成分の亢進)，急性大動脈解離による末梢動脈の塞栓徴候(大腿動脈と上腕動脈拍動の左右差)，気胸による呼吸音低下，肺炎・胸膜炎・心膜炎による発熱，胸膜炎・心膜炎による胸膜摩擦音，心膜摩擦音などを評価する．

C 12誘導心電図

胸痛精査には必須の検査で，受診後早期に記録する．12誘導心電図で2誘導以上に0.1mV以上のST上昇，あるいは新規発症の左脚ブロックを認めたらST上昇型急性心筋梗塞と判定する．下壁(Ⅱ，Ⅲ，aV$_F$誘導)にST上昇を認めたら右側胸部誘導(V$_{3R}$，V$_{4R}$)も記録し，ST上昇があれば右室梗塞と判定できる．なお，心電図でST上昇を認めなくとも，非ST上昇型心筋梗塞を否定できないので，継時的に心電図記録を行う．

12誘導心電図は急性心筋梗塞以外の胸痛の検索にも有用である．急性大動脈解離に特徴的な心電図所見はないが，Stanford A型急性大動脈解離の5%に，冠動脈起始部の閉塞による心筋梗塞(ST上昇)を認めることがある．肺塞栓では右側胸部誘導の陰性T波，洞性頻脈を高頻度に認め，SⅠQⅢTⅢ，右脚ブロック，ST低下，肺性P，時計方向回転，右軸偏位などが認められる．急性心膜炎では全誘導の凹型のST上昇を，心筋炎では異常Q波とST変化を認める．

D 心筋マーカー

壊死に陥り血中に流出した心筋細胞に特異的な成分を測定すれば，心筋壊死を血液検査から診断することができる．現在，汎用されるマーカーには，ミオグロビン，H-FABP，CK-MB，トロポニンがある．ミオグロビンとH-FABPは心筋梗塞早期に血中に流出し，診断感度は高いが特異度

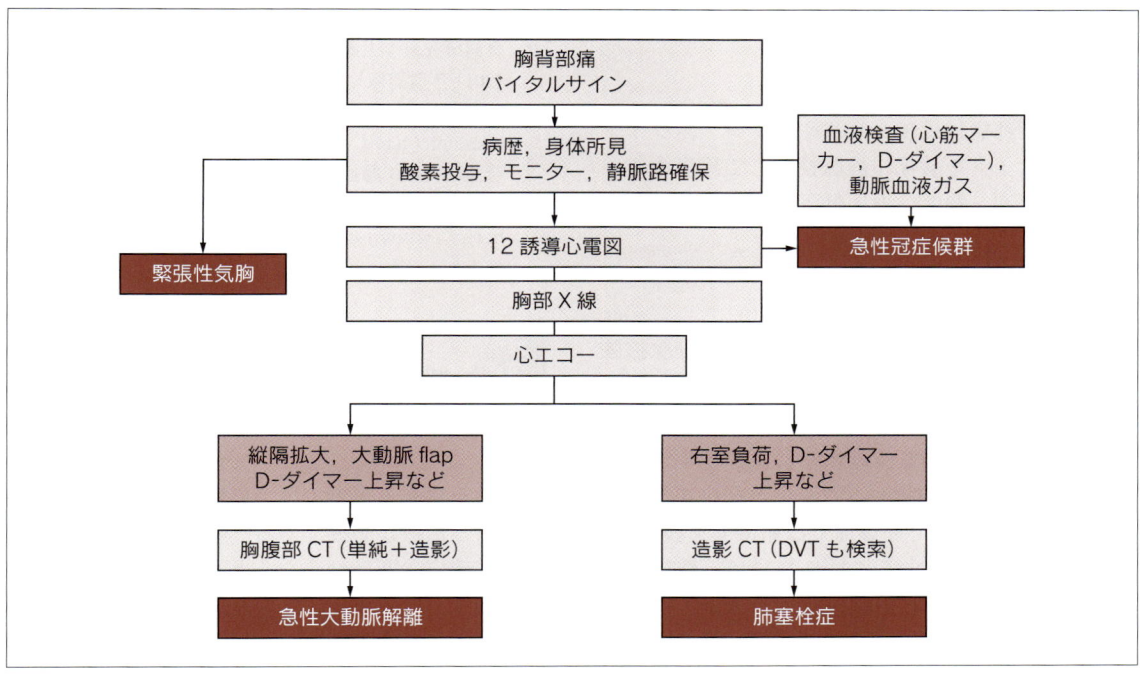

図 3-71　胸背部痛の診察の流れ

が低い．CK-MB とトロポニンは発症から 4～6 時間以後には感度も特異度も高い．しかし，これらのマーカーは，急性心筋梗塞のみならず，心不全，心筋炎，肺塞栓，急性大動脈解離，敗血症などでも上昇することがある．

ⓔ D-ダイマー

フィブリンがプラスミンによって分解される際の生成物で「D-D ダイマー」とも呼ばれる．血栓症の判定に用いられ，心房細動にともなう心房内血栓や大動脈解離，深部静脈血栓症などでも有用とされている．胸痛に関連した病態として，急性大動脈解離（＞90％）や肺塞栓（100％）では上昇することが多い．感度は高いが特異度が低い検査項目なので，急性大動脈解離や肺塞栓の除外（これらの疾患らしくはないが，念のために検査によっても否定したい場合）に有用である．

ⓕ 胸部 X 線写真

胸痛の精査に必須の検査で，受診後早期に撮影する．心不全の有無（肺うっ血），心拡大（右室，左室），急性大動脈解離による縦隔拡大，気胸，肺炎，胸水の有無などを評価する．

ⓖ 心エコー検査

心筋梗塞では，虚血部の壁運動異常，全体的な心機能，機械的合併症（心タンポナーデ，心室中隔穿孔，乳頭筋閉鎖不全による僧帽弁逆流）を評価する．急性大動脈解離では，胸壁アプローチによる解離腔描出は腹部・下行大動脈以外では困難である．肺塞栓症（大塞栓）では右室拡大や右室負荷（心室中隔の扁平化）が認められ，診断に有用である

ⓗ 体部 CT 検査

急性大動脈解離，肺塞栓を疑ったら，確定診断のために体部 CT 検査を行う．急性大動脈解離を疑う場合には，必ず単純（血栓閉鎖型の診断），造影（解離腔開存型）の両方の条件で撮影する．

⑤ 治療（緊急処置）

Ⓐ 酸素

通常は酸素 3～6 L/min を投与し，SpO_2 を 95 以上，99％以下に調節する．ガイドライン 2010

以後，過剰な酸素投与は避けるようになった．

B 疼痛対策

強い胸背部痛にはモルヒネやブプレノルフィンなどオピオイドを緩徐に静脈投与して除痛する．副作用は悪心・嘔吐，血圧低下，呼吸抑制などである．

C 硝酸薬

硝酸薬は冠動脈拡張（冠攣縮の軽減），静脈拡張（前負荷，心筋虚血の軽減），さらに軽度であるが動脈拡張（後負荷，心筋虚血の軽減）作用を有する．急性心筋梗塞の約5％は冠攣縮により発生するので，硝酸薬投与で胸痛やST変化が軽快することがある．このため，心筋虚血では硝酸薬を投与（口腔噴霧，静注など）する．投与禁忌は，収縮期血圧90 mmHg未満，心拍数50回／分未満，右室梗塞，およびシルデナフィルクエン酸塩（バイアグラ®）投薬中の患者である．

D 降圧

急性大動脈解離では，血圧上昇が解離を進展させるので収縮期血圧110 mmHgを目標に降圧する．

E 抗凝固療法

急性心筋梗塞および肺塞栓では，診断が確定したら，ヘパリン5,000 Uを静注投与する．

F 血栓溶解療法

肺塞栓でショックを認める場合には，t-PAにより肺動脈血栓を溶解させる治療を行う．ST上昇型心筋梗塞では，わが国では専らカテーテル治療による再灌流療法が行われる．

G カテーテル治療

発症12時間以内のST上昇型心筋梗塞に対して，冠動脈造影を行い，閉塞〜重症狭窄部分に経皮的冠動脈形成術（percutaneous transluminal coronary angioplasty；PTCA）を行い，再灌流療法を行う．

●参考文献
1) 高野照夫，他：急性心筋梗塞（ST上昇型）の診療に関するガイドライン．Circulation Journal 72（Suppl Ⅳ）：1347-1442，2008
2) 合同研究班：大動脈瘤・大動脈解離診療ガイドライン（2011年改訂版）．
http://www.j-circ.or.jp/guideline/pdf/JCS2011_takamoto_h.pdf
3) 合同研究班：肺血栓塞栓症および深部静脈血栓症の診断・治療・予防に関するガイドライン（2009年改訂版）
http://www.j-circ.or.jp/guideline/pdf/JCS2009_andoh_h.pdf

K 腹痛

腹痛を訴える患者では，急性腹症を念頭に迅速な診断と治療が必要である．重症度と緊急度を念頭に，確定診断はつかなくとも，見逃してはいけない疾患を除外することが肝要である．各論については「第5章 D．消化器系」を参照のこと．

1 急性腹症の定義

「急激な発症で激しい腹痛を主とし，緊急に治療を要する腹部疾患群」は急性腹症（acute abdomen）と呼ばれる．急性腹症はさまざまな原因疾患により引き起こされるため，迅速で的確な診断と治療が必要である．

2 症状

通常は腹痛以外に他の症状を伴っているが，ほとんどの急性腹症例では腹痛が主症状であり，患者の主訴である[1]．画像診断が進歩した現在はおろそかにされがちであるが，徹底的な病歴聴取と身体診察を行うことが診断の第一歩であり，それのみでも多くの疾患は鑑別可能であることを忘れてはならない．痛みの性状に関して，その部位，発症時間，持続時間，様式，特徴，強さなどについて正確に聴取する（表3-64）．

3 徴候

腹痛には，内臓痛（visceral pain），放散痛（関連痛）（referred pain），体性痛（somatic pain）の3種類があり，一般に圧痛は内臓痛で認め，放散

表3-64 痛みで聞く10か条

1. 場所(location)：どこが痛いのか？
2. 発症時間とその持続時間(time & duration)：いつ始まって，どのくらい続いているか？
3. 発症のしかた(onset)：突然に？　急に？　徐々に？
4. 特徴(character)：どんな感じの痛みか？
5. 強さ(intensity)：10は今までの人生で最大の痛みとして，1～10のスケールでいくつか？
6. 重大度(severity)：その痛みで寝れたか？歩けたか？
7. 放散痛(radiation)：どこか他の場所も痛かったか？
8. 増悪因子(exacerbating factor)：何をしたら痛みがひどくなるか？
9. 寛解因子(relieving factor)：何をしたら痛みが楽になるのか？
10. 関連因子(associating factor)：痛みと一緒に何か症状はあるか？

〔岸本暢将(編)：米国式症例プレゼンテーションが劇的に上手くなる方法．pp18-20, 羊土社, 2004より引用〕

表3-65 痛みの特徴：性状

内臓痛(visceral pain)：深く，びまん性．限局性に乏しい．腸管の閉塞は痙攣性疝痛
放散痛(関連痛)(referred pain)：放散部には圧痛がない．
　胆道疝痛(急性胆嚢炎など)：右側腹部から背部や右肩甲骨下部へ
　後腹膜臓器からの痛み(急性膵炎，十二指腸潰瘍穿孔)：背部へ
　横隔膜への刺激：同側の肩，頸部へ
　尿管閉塞：同側の鼠径部や睾丸へ
　皮膚知覚過敏：限局性腹膜炎が生じた部位
体性痛(somatic pain)：膿，血液，腸液などの腹膜刺激．鋭く，持続性，局在が明らか．腹膜炎の所見

痛部位には認めない．反跳痛などの腹膜刺激症状は体性痛である(表3-65)．

急性腹症には広義の腹部臓器〔消化管，肝胆膵，泌尿器，生殖器，血管(大動脈，腸間膜など)，筋肉〕に関連するものや，心筋梗塞や肺炎などの症状である場合もあり，表3-66のように多種多様である．

腹痛の性状としては，急性膵炎や消化管穿孔などのように激烈なものから，胃十二指腸潰瘍，腸炎などのように鈍痛を呈するものまで，腹痛の程度や発症形式はさまざまである(表3-67)．また，吐血，下血，下痢，嘔気・嘔吐など他の消化器症状をともなう場合も少なくない．

身体所見としては，炎症局所に圧痛を認めることが多い．炎症が腹膜に達する場合には反跳痛や筋性防御を認め，汎発性腹膜炎時には，腹部全体が板状硬を呈することもある．しかしながら，高齢者や肥満者では腹膜炎を生じても腹部所見が明らかでない場合もあり，画像診断も含めて診断する．

4 鑑別診断

腹痛の発症形態(急激か，進行性か)，何をしていた際に生じたか，痛みの部位，程度やその増減・持続時間などの痛みの性状や腹痛の部位や移動，随伴症状(嘔気・嘔吐，下痢，吐・下血，背部痛，食欲不振)などは鑑別診断の大きな助けとなる．

急性虫垂炎のように，初期には，心窩部痛のみで右下腹部の痛みや所見をともなわず，病態の進行とともに右下腹部に痛みや圧痛が移動する場合もあり，注意を要する．急性膵炎や腹部大動脈瘤破裂，大動脈解離などでは背部痛をともなうことがあり，尿管結石症では激烈な腰背部痛とともに嘔気をともない，時には鼠径部への放散痛をともなう．

このような疾患に特徴的な痛みの性状と身体所見，既往歴などからある程度疾患を絞り，血液検査，尿検査，腹部超音波検査，腹部X線やCT検査を行い，鑑別を行う．場合によっては心筋梗塞や肺炎の除外のため，心電図や胸部X線検査も行う．

急性腹症におけるポイントは，頻度と重症度と緊急性を考慮して，見逃してはいけない疾患を必ず除外することである．

5 急性腹症での基本的な初療

緊急性や重症度の判断に最も重要なものは血圧，脈拍，呼吸数や呼吸パターン，意識レベル，体温などのバイタルサインである．バイタルサインが不安定な場合には，ただちに気道確保や輸液などにより対処することが必要で，A(気道)，B(換気)，C(循環)の安定化を図る．

また，筋性防御，板状硬の腹部など腹膜刺激症状をともなう場合には，通常緊急手術が必要となる．

消化管出血を生じても直後にはヘモグロビン(Hb)値は通常，健常値～やや低下程度であり，

表 3-66　急性腹症の原因疾患

よく認められる疾患	一般的ではないが見落としてはならない原因	腹痛の他の原因
心窩部 胃腸炎，胃十二指腸潰瘍，穿孔 急性びらん性胃炎 逆流性食道炎 急性虫垂炎 胆道系疾患（急性胆嚢炎，胆管炎） 急性膵炎	心筋梗塞，狭心症 急性大動脈解離 肺炎，肋膜炎 肺塞栓 気胸	胃癌 胃痙攣
右上腹部 胆道系疾患（急性胆嚢炎，胆管炎） 胃十二指腸潰瘍，穿孔	肝癌破裂	肝膿瘍，急性肝炎，肝胆道系腫瘍 肝周囲炎（Fitz-Hugh-Curtis症候群）
左上腹部 急性膵炎 胃潰瘍	脾破裂，脾梗塞	脾腫
右下腹部 急性虫垂炎 尿管結石，尿路感染症 憩室炎	卵巣/精巣捻転，付属器炎	Meckel憩室，穿孔 腸間膜（回盲部）リンパ節炎 大腸癌
左下腹部 便秘 急性大腸炎 尿管結石，尿路感染症 憩室炎	卵巣/精巣捻転，付属器炎 S状結腸捻転	虚血性大腸炎 潰瘍性大腸炎 大腸癌
下腹部全体 異所性妊娠 卵巣出血 排卵による中間痛 月経困難症/子宮内膜症 骨盤内の炎症性疾患	卵巣嚢腫破裂	
腹部全体 イレウス 汎発性腹膜炎 腸重積 異所性妊娠 骨盤内の炎症性疾患 ヘルニア嵌頓 薬物服用	腹部大動脈瘤破裂 腸の炎症性疾患，回腸末端炎 糖尿病性ケトアシドーシス 溶連菌性喉頭炎 虚血性腸疾患（急性腸間膜動脈閉塞症，虚血性腸炎） 急性（狭隅角）緑内障 特発性細菌性腹膜炎 腹直筋鞘出血	急性間歇性ポルフィリン症 クロゴケグモ咬傷 家族性地中海熱 鎌状赤血球症 糖尿病性神経（根）障害 高カルシウム血症 副腎不全 遺伝性血管神経性浮腫 鉛中毒 脊髄疾患（癆，結核，腫瘍） 腸結核

十分な輸液を行うとはじめて低下するので，初診時のHb値は当てにしない．バイタルサインの変化（特に，頻脈に注意：頻脈は血圧低下よりも早期に出現する），吐・下血の量，活動性出血か否かなどから，緊急輸血を開始しながら，緊急内視鏡による止血術を行う．

一方，バイタルサインも安定しており，腹膜刺激症状や大量出血，合併症などがない場合には，一般内科と同様に原因疾患を確定する．

このように腹部救急疾患では，緊急度と重症度の把握とその安定化を行いながら，迅速に診断と治療を進めることが必要で，まれに急性腹症の原因疾患の確定診断がつかないまま診断的治療として緊急開腹術が行われることもある．

表 3-67　疼痛の発症様式と性質

突発的な発症で引き裂かれるような疼痛
- きわめて重篤で緊急性が高い
- 腹部大動脈破裂，胃十二指腸潰瘍穿孔，大動脈解離，SMA 閉塞症（腹痛がないことも），腸捻転，異所性妊娠破裂など

急激な発症で激しい持続痛
- 放置により重篤に陥る可能性が高く，手術などが適応されることが多い
- 絞扼性イレウス，大腸穿孔，卵巣囊腫茎捻転，異所性妊娠，肝癌破裂，重症壊死性膵炎，外傷性臓器損傷など

緩徐な発症で持続痛
- 虫垂炎，憩室炎，急性膵炎，急性胆囊炎，急性胆管炎，骨盤内炎症性疾患などの炎症性疾患，非閉塞性腸管虚血，鼠径ヘルニア嵌頓，閉鎖孔ヘルニアなど

間欠的な疝痛発作
- 急激な疼痛発作期と疼痛消失期を繰り返す
- 胆石症，尿路結石症，機械性イレウスなど

表 3-68　腰背部痛の鑑別疾患

見逃すと恐い疾患	よく診る疾患
腹部大動脈瘤	急性腰痛症（ぎっくり腰）
馬尾症候群	腰部椎間板ヘルニア
硬膜外膿瘍	脊柱管狭窄症
椎間板炎	腰椎圧迫骨折
脊椎骨髄炎	炎症性脊椎炎（強直性脊椎炎，乾癬性脊椎炎，反応性関節炎など）
悪性腫瘍	消化管疾患（急性膵炎，胃十二指腸潰瘍，胆囊炎，大腸・直腸疾患など）
感染性尿管結石	泌尿器科疾患（尿管結石，腎盂腎炎，前立腺炎など）
	婦人科疾患（子宮内膜症，骨盤内腹膜炎など）
	腰椎すべり症
	椎間板変性
	外傷性骨折
	帯状疱疹

●参考文献

1) William Silen（著），小関一英（監訳）：急性腹症の早期診断―病歴と身体所見による診断技能をみがく．メディカルサイエンスインターナショナル，2004
2) 岸本暢将（編）：米国式症例プレゼンテーションが劇的に上手くなる方法―病歴・身体所見の取り方から診療録の記載，症例呈示までの実践テクニック．pp18-20，羊土社，2004

L 腰背部痛

腰背部痛はほとんどの人が生涯で一度は経験する症状である．通常は 20 歳から 40 歳の間に最初に経験することが多い．80～90％を占める多くの非特異的腰背部痛は，ほとんど治療することなく，約 6 週以内に自然軽快する．しかし，1 年ないし 2 年の間に 25～60％の患者が腰背部痛を繰り返し，そのうちの 30％が中等度，15％が重度の疼痛を訴える．

急性の腰背部痛の多くは非特異的であり，原因がはっきりしないことも多い．しかし少数ではあるが致死的な疾患が隠れている可能性があり，鑑別疾患（表 3-68）を十分に想起し，診察に臨むことが重要である．

腰痛患者の 1～5％弱に坐骨神経痛（片側の臀部から膝下に放散する痛み），1％弱に馬尾症状〔膀胱直腸障害（多くは尿閉合併），臀部感覚障害，両側神経学的異常〕を認めるといわれる．risk factor，red flag sign（表 3-69）を念頭に致死的な緊急疾患を見落とすことなく，早期に専門医にコンサルトすることが重要である．

1 見逃してはならない救急疾患

A 腹部大動脈瘤

突然発症の高齢男性の腰背部痛では，常に念頭に置く必要がある．尿潜血が陽性になることが多く，尿路結石と誤診されやすい．5cm 以上のものでも触診では 25％見逃すので，腹部エコーを行う．喫煙との関連が高い．エコー，CT を施行し，血圧コントロールを行う．切迫破裂の場合は緊急手術を考慮する．

B 感染性尿管結石

腰背部痛，側腹部痛として尿管結石は，頻度が高い．尿潜血反応は感度，特異度ともに低いので，診断的価値は低い．既往歴，家族歴を認めることが多い．エコーにて水腎症を認める．初発の際に

表3-69 risk factor, red flag sign

病歴	考えられる病態,疾患
疼痛＞6週	腫瘍,感染(脊椎炎,硬膜外膿瘍)
年齢＜18歳,＞50歳	先天異常,腫瘍
外傷	骨折
高齢者の外傷,リウマチ性疾患	骨折,圧迫骨折(年齢＞50歳)
担癌患者	腫瘍
発熱,悪寒	感染
体重減少	腫瘍,感染
静注用薬物使用	感染
免疫不全状態	感染
夜間疼痛	腫瘍,感染
仰臥位での持続痛	腫瘍,感染
失禁	硬膜外圧迫病変
重症,進行性神経学的異常所見	硬膜外圧迫病変
抗凝固剤投与状態	硬膜外圧迫病変

身体所見	考えられる病態,疾患
発熱	感染
疼痛による苦悶状態	感染
説明できない肛門括約筋弛緩	硬膜外圧迫病変
肛門周囲知覚脱失	硬膜外圧迫病変
運動障害,歩行障害	硬膜外圧迫病変,神経根圧迫
SLRテスト陽性	椎間板ヘルニア,脊柱管狭窄症

はCT検査を考慮する．4mm以下の尿管結石は自然排石が期待できる．疼痛に対して非ステロイド性抗炎症薬(non-steroidal anti-inflammatory drugs；NSAIDs)を使用する．感染をともなう尿管結石は非常に緊急性が高く，敗血症をともなって急速に悪化することがあるため，緊急に泌尿器科専門医によるドレナージを要する．

C 骨折

リスクの高い患者(担癌患者,ステロイド内服中,高齢者の転倒など)では骨折を考慮する．脊椎の圧迫骨折はX線では写らないことがあるので，適宜CT検査，MRI検査を追加する．

D 感染

発熱をともなう腰背部痛は，精査を要する．化膿性脊椎炎，硬膜外膿瘍，腸腰筋膿瘍などの可能性がある．易感染性(ステロイド,糖尿病,HIVなど)に注意し，血液培養，各種画像診断を行う．化膿性脊椎炎では，感染性心内膜炎の合併を見逃さない．

2 問診

腰背部痛に限らず，痛みの問診ではPQRST法(表3-70)に沿って問診していけばもれがない．追加事項として通常の既往歴に加え，腰痛の既往，内服歴，手術歴，外傷の既往を確認する．また女性であれば月経歴，性交渉の有無，帯下増加や悪臭の有無なども確認する．

3 身体診察

脊椎の診察から始め，神経学的診察，最後に全身診察を行うと効率よく診察可能である．

A 脊椎診察

脊椎変形の有無，圧痛点の触診(発赤や腫脹の有無)，可動域評価を行う．

B 神経学的診察

神経根症のスクリーニングとして，以下の2つを行う．

1 伸展下肢挙上 straight leg raising(SLR)テスト(図3-72)

仰臥位で膝を伸展させたまま，30～60°挙上したときに坐骨神経根痛を認めれば，陽性と判定する(感度73～98％，特異度11～61％)．

対側 crossed SLR テスト陽性(健側挙上で患側に坐骨神経痛が誘発)で椎間板ヘルニアに対し，感度23～43％，特異度88～98％となる．

2 運動機能スクリーニング(表3-71)

椎間板ヘルニアの95％以上は，L4-L5椎間板(L5神経根症)，L5-S1椎間板(S1神経根症)が原因である．残り2～5％はL2-L3椎間板(L3神経根)もしくはL3-L4椎間板(L4神経根)である．

患者を椅子から立たせて，かかとをつける，も

表3-70 病歴聴取，実際の問診の仕方のポイント

P	Position	部位	どの部位にみられるか？ 腰全体？
P	Palliative factors	寛解因子	何が痛みを和らげるか？
P	Provocative factors	増悪因子	何が痛みを悪化させるか？ 労作時痛？
P	Prescriptions	処方	何か薬を使ったか？ 痛み止めは？
Q	Quality	性質	どういった感じか？
R	Radiation	放散痛	放散痛はどこにあるか？ 神経症状は？
R	Related symptom	関連症状	関連症状はあるか？ 発熱は？ 体重減少は？
S	Severity	強度	程度はどうか？（0～10）
T	Temporal factors	時間的要素	いつから？ 持続時間は？
T	Treatment	治療	何か治療はしたか？

しくは爪先をつけて歩かせる．長母指伸筋機能を確認（母趾背屈）する．アキレス腱反射と膝蓋腱反射も評価する．

◉ 全身診察

病歴から全身性疾患，内臓関連痛の可能性がある場合に施行する．

1 ● 腹部診察
血管病変既往の高齢者の動脈瘤除外のため，触診で拍動性腫瘤の有無を確認する．

2 ● 関節診察
脊椎関節炎を示唆する病歴を確認する．

3 ● リンパ節の診察，腫瘍性病変の詳細な評価
悪性腫瘍が示唆される場合に施行する．

4 血液検査

ルーチンには不要である．感染症，炎症性疾患，悪性腫瘍が疑われる場合には施行する．

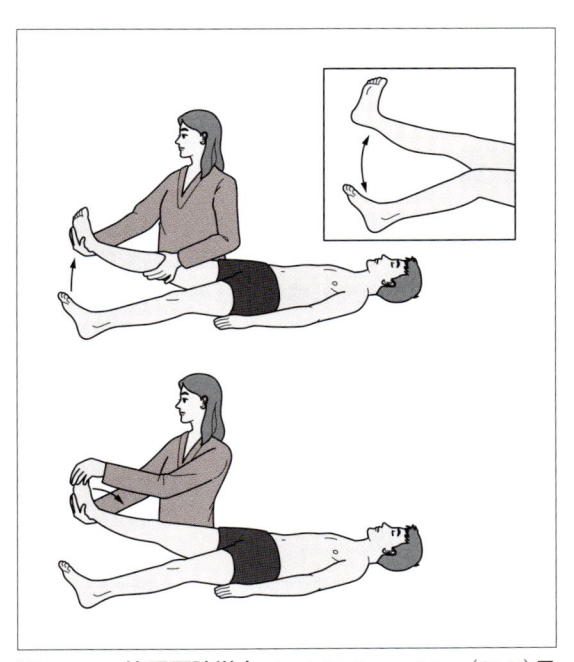

図3-72 伸展下肢挙上 straight leg raising（SLR）テスト

5 画像検査

◉ 単純X線撮影

変性疾患は40歳以上の患者に多い．
X線の適応：①全身疾患のリスクファクターがある患者，②重症外傷，③脊椎関節炎既往，④ステロイド内服中，あるいは進行性骨粗鬆症患者，⑤重症神経運動器疾患患者，⑥保存的療法に反応しない患者

◉ US検査

腹部診察で拍動性腫瘤がある場合や，高血圧既往の高齢者の腹痛では腹部大動脈瘤が疑われる．

◉ 骨スキャン

腰椎X線検査より悪性腫瘍あるいは感染症を疑う場合に行う．

表 3-71　腰椎椎間板ヘルニアの神経学的所見

神経根	運動所見	感覚所見 （知覚低下，異常感覚）	反射
L3, L4	椅子から起立困難 踵つき歩行の困難	膝前側，下腿内側	膝蓋腱反射消失，または減弱
L5	踵つき歩行の困難 （脚力と母指の底屈低下）	足内側	正常
S1	爪先歩行，足の外転，足底の屈曲の困難	足外側	アキレス腱反射の消失，または減弱

D ミエログラフィーとしての MRI ないし CT 検査

偽陽性が多い．適応として，悪性腫瘍，感染症を疑い，馬尾症候群をきたしている患者，持続性あるいは進行性の神経根症があり，外科的手術を要する患者の術前評価に施行する．

6 治療

致死的疾患と診断された場合は，早急に専門医にコンサルトが必要である（腹部大動脈瘤では心臓血管外科へ，硬膜外膿瘍では整形外科あるいは脳神経外科へ，椎間板炎，骨髄炎であれば，整形外科へ，悪性腫瘍については腫瘍部位に応じた各科にコンサルトするなどである）．

以下に腰背部痛の多くを占めると思われる非特異的急性腰痛症の治療について示す．

A 保存的治療

多くの場合，4～6 週以内に改善する．

1 ベッド上安静

以前は 1～2 週間かけて徐々に通常の活動状態へ戻すことが推奨されていたが（関節拘縮，筋力低下，骨密度減少，褥瘡，深部静脈血栓症などの合併症を防ぐため），現在ではできる限りベッド上安静を避けて生活させる．すなわち，できるだけ早く，日常生活に戻すことが推奨されている．

2 薬物治療

a 鎮痛薬

① NSAIDs（イブプロフェン 200 mg，1 日 3 回）

NSAIDs が第 1 選択となることが多いが，エビデンスレベルは低い．アセトアミノフェンより NSAIDs が効きやすいかどうかは不明である．
② 麻薬：麻薬は重症の急性腰痛症に用いられることがあるが，有効であるというエビデンスはほとんどない．また，麻薬と NSAIDs とアセトアミノフェンで疼痛の軽減，仕事復帰までの時間について有意差は認められない．中枢神経作用と関連あり，依存性があるため，控えめに使用する必要がある．

b 筋弛緩薬

非ベンゾジアゼピン系の筋弛緩薬は中等度のエビデンスレベルにあり，多くは 7～14 日間で疼痛は軽減し，最大 4 週間持続する．眠気，めまい，嘔気などの副作用に注意する．

c その他

ステロイド，牽引，針治療，灸，エアロビックエクササイズなどのエビデンスは乏しい．

3 患者教育

想定される経過と回復について説明し，安心させる必要がある．また特に疼痛が 4 週間以上持続しているような患者には，教育が非常に重要であることが示されている．

4 その他

理学療法として，マッケンジーエクササイズが有効といわれている．

●参考文献

1) Casazza BA：Diagnosis and treatment of acute low back pain. Am Fam Physician 85：343-350, 2012
2) 清水郁夫，徳竹康次郎（訳）：セイントとフランシスの総合外来診療ガイド．pp359-365, メディカルサイエンスインターナショナル，2009
3) Tintinalli J, et al：Tintinalli's emergency medicine 7th edition. McGraw-Hill Professional, 2010

M 発熱・発疹

体温は視床下部にある体温調節中枢によって，外界の温度や内因性の熱産生と熱放散のバランスをとることにより，一定の範囲に調節されている．また，体温は中心温(膀胱温や直腸温など)と末梢温(腋窩など)の間には1℃近くの差があり，日内変動，個人差，年齢差などもあるため，一概に何度からが発熱とはいえない．一般的には平熱より1℃以上上昇した状態を発熱と考えるのが便利である．

発熱は，さまざまな原因によって体温調節のセットポイントが高めに設定されることによって起こる．体温が上昇する病態としては，他に高体温(熱中症，悪性症候群，悪性高熱など)があるが，これは熱産生が熱放出を上回る病態であり，体温調節のセットポイントが正常である場合と，壊れてしまっているときがあり，発熱とは区別して考える．

発疹もさまざまな原因によって生じ，重症度もさまざまであるが，生命に関わるような危険な病態に伴う，もしくはそのような病態に進展する可能性のある発疹を見落としてはならない．

本項では上記に示す厳密な意味での発熱と，救急診療上重要な発疹を中心に解説する．

1 分類

A 発熱

まず，感染にともなう発熱と，それ以外の原因(膠原病や悪性腫瘍など，感染以外に炎症を引き起こす疾患)によるものを区別して考える必要がある．ICU患者の発熱のうち，半数以上は感染以外の原因によって起こるといわれている．また，適切な原因検索にもかかわらず，原因不明の発熱が3週間以上続くものを不明熱(fever of unknown origin；FUO)と呼ぶ．

その他の分類としては，発熱期間による分類で，短期間の発熱(2～3日から2週間程度)と長期間の発熱(2週間から数か月以上)に分けると，短期間のものは感染症を原因とすることが多く，長期間のものは膠原病や悪性腫瘍の可能性が高くなる．

熱型による分類としては，弛張熱，稽留熱，間欠熱，波状熱という分類がある．入院患者と違い，救急外来患者では熱型が不明であることが多く，解熱剤などの使用で熱型もかわるため，実際には有用性が乏しく，最近はあまり使用されない．

B 発疹

皮疹の種類からの分類では，原発疹(一次的に発生する皮疹)としては紅斑，紫斑，結節，膨疹，水疱，膿疱などがあり，続発疹(時間経過で発生してくる皮膚病変)としては，びらん，潰瘍，壊疽などがある．救急診療において重要なことは，発疹の正確な分類ができるということではなく，診察時にすでに重症であるか，もしくは重症化する可能性のある発疹を鑑別できることである．

2 症状と病態

A 発熱

発熱は救急患者で最も多い症候の1つであり，主訴としても，他の病態に付随する訴えとしても重要である．発熱に付随する症状としては，悪寒，倦怠感，頭痛，関節痛，筋肉痛，発汗，食欲不振，頻脈などがある．40℃を超えるような高熱や高齢者などでは，せん妄などの意識障害をともなうこともある．

発熱が起こる仕組みとしては，病原体や細菌性毒素(例えば，グラム陰性菌のリポ多糖体：LPS)，抗原抗体複合物などの外因性発熱物質が単球やマクロファージなどの免疫担当細胞に作用して，IL-1やTNFなどの内因性発熱物質を産出させ，これらが視床下部に作用しプロスタグランジンE_2(PGE$_2$)を介して，体温調節のセットポイントを上昇させる．体温上昇は抗体とサイトカインの産生を増加させ，免疫能を高めるばかりでなく[1]，細菌やウイルスの増殖を直接阻害する効果があることがわかっており[2]，感染状態での発熱は，生体防御の観点から合目的な反応であるといえる．

B 発疹

発疹は発疹そのものを主訴として来院すること

表3-72 発熱をきたす原因疾患(成人で頻度の高いもの)

感染症	一般細菌，ウイルス，真菌，結核など
悪性腫瘍	悪性リンパ腫，白血病，固形がんなど
膠原病	全身性エリトマトーデス(SLE)，結節性多発動脈炎(PN)，成人発症スティル病など
アレルギー疾患	薬剤アレルギー，過敏性肺臓炎など
代謝異常	甲状腺機能亢進症，副腎皮質不全など
梗塞・塞栓症	肺塞栓，脳梗塞，心筋梗塞
吸収熱	手術後，外傷，消化管出血など
その他	貧血，妊娠など

表3-73 発熱の原因となる感染症(成人で救急診療上重要なもの)

神経系	髄膜炎，脳炎，脳膿瘍など
呼吸器系	細菌性肺炎，結核，気管支炎，急性喉頭蓋炎，扁桃周囲膿瘍，副鼻腔炎，中耳炎，インフルエンザなど
循環器系	心内膜炎，心膜炎など
消化器系	腹膜炎，胆嚢炎，肝膿瘍，虫垂炎，憩室炎，腹腔内膿瘍，急性腸炎など
泌尿生殖器系	腎盂腎炎，前立腺炎，骨盤腹膜炎など
運動器・皮膚・軟部組織系	ガス壊疽，壊死性筋膜炎，腸腰筋膿瘍，化膿性脊椎炎，化膿性関節炎，蜂窩織炎，褥瘡感染など
全身	敗血症，菌血症など

もあるが，発熱やかゆみ，痛みなどの併存症状を訴えることも多い．救急診療上，特に注意が必要な併存症状としては，例えば蕁麻疹やアナフィラキシーにおいては，呼吸困難感やチアノーゼ，その前駆症状としての顔面の腫れや喉頭部不快感などであり，Stevens-Johnson症候群(SJS)や中毒性表皮壊死融解症(toxic epidermal necrosis；TEN)などにおいては，ニコルスキー現象(皮膚を触っただけでズルッと皮膚が剥げる状態)や口腔や陰部などの粘膜病変などである．それぞれの疾患の特徴と重症化の指標に習熟して診療に当たる必要がある．

3 発熱・発疹の原因となる主要疾患

A 発熱

発熱をきたす原因となる病態について，頻度の多いもののリストを表3-72に示す．このように発熱の原因は多彩であるが，感染症，悪性腫瘍，膠原病の頻度が高い．その他の原因で重要なものとしては，薬剤アレルギーや甲状腺機能亢進症，血栓・塞栓症などがある．個々の症例の発熱の原因を鑑別するためには，発熱期間，随伴症状や内服歴などの詳細な問診と診察から，可能性のある疾患を絞り込んだうえで必要な検査を行い，それらを総合的に判断することが必要である．発熱の原因として，特に救急診療上問題となることが多い感染症のリストを表3-73に示した．

表3-74 発疹をきたす疾患(救急診療上重要なもの)

軽症から中等症	蕁麻疹，帯状疱疹，アナフィラクトイド紫斑
重症	アナフィラキシー，Stevens-Johnson症候群，中毒性表皮壊死融解症，薬剤性過敏症症候群，毒素性ショック症候群，ブドウ球菌性熱傷様皮膚症候群

B 発疹

表3-74に，救急診療上重要な発疹をきたす疾患のリストを示す．以下に，主要な疾患の特徴と，診療上注意すべきポイントについて挙げる．

1 蕁麻疹

かゆみのある膨疹がみられる．アナフィラキシーへの進展(顔面浮腫，呼吸苦，喉頭浮腫，ショック)に注意する．可能なら現病歴から，アレルゲンの同定を試みる．

2 Stevens-Johnson症候群(SJS)，中毒性表皮壊死融解症(TEN)

抗菌薬，感冒薬，抗てんかん薬を服用後の重症薬疹として重要である．内服後2週間以内に高熱をともない，粘膜病変や多形性紅斑様皮疹を認めた場合は，SJSやTENを疑う．TENでは皮膚剥離面積が10％以上となり，SJSから進展する場合と急激に発症する場合がある．

3 薬剤性過敏症症候群

薬剤性過敏症症候群(drug-induced hypersensitivity syndrome；DIHS)は，原因薬剤を内服後，

通常2週間以上経過してから発熱，リンパ節腫脹，多臓器障害をともなった紅皮症状態をきたす．薬剤中止後も症状が遷延する．

4● 毒素性ショック症候群

毒素性ショック症候群（toxic shock syndrome；TSS）は黄色ブドウ球菌の産生する毒素（TSST-1やエンテロトキシンなどの外毒素）によってT細胞が活性化され，炎症性サイトカインが過剰に分泌されることによって起こる．突然，高熱，ショック症状，嘔吐，下痢，精神症状などが出現し，全身のびまん性紅斑や水疱が生じる．

5● ブドウ球菌性熱傷様皮膚症候群

ブドウ球菌性熱傷様皮膚症候群（staphylococcal scalded skin syndrome；SSSS）は，黄色ブドウ球菌の産生する表皮剥脱素によって生じ，主に乳幼児，小児に起こる．発熱と紅斑・水疱が口や眼瞼の周囲に生じ，体幹・四肢など全身に広がる．

4 診断

A 問診

前述のように，発熱・発疹をきたす疾患は多彩であるので，問診で原因となる疾患を絞り込む必要がある．発熱・発疹がいつから始まり症状はどの程度か，随伴症状はあるかに加えて，既往歴や服用薬剤についても詳しく問診する．

B 診察

問診と同様に，原因疾患を推測しながら必要かつ十分な診察を行う．発熱患者においては，悪寒が強く診察を受けることに苦痛をともなったり，摂食不良・脱水から消耗が強かったりすることも多く，手際よく短時間で診察するよう心がける．もちろん，バイタルサイン（意識，血圧，脈拍，呼吸数，体温など）に大きな問題がないことを確認することは基本であり，不安定な場合には繰り返し確認する．発疹の診察において，重症化の指標となる粘膜病変の有無は必ずチェックする．

C 検査

原因疾患の鑑別に必要となる血液検査（白血球数，CRP，肝腎機能検査など），画像検査（胸腹部X線，CT，エコーなど），必要に応じて培養検査や髄液検査，MRIなどを行う．また，薬剤アレルギーによる発熱や発疹を疑う際には，原因薬剤によるリンパ球刺激試験（drug-induced lymphocyte stimulation test；DLST）を行うが，偽陰性になることも多く注意を要する．

5 治療

A バイタルサインの安定

バイタルサインに問題がある場合は，原因疾患の解明より，全身状態の安定化を優先させる．血圧低下や脱水が疑われる場合は，十分に輸液を行い，呼吸状態や意識状態により必要な場合は，呼吸管理も行う．

B 発熱に対するクーリング・解熱剤の投与

前述したように，発熱は，免疫力賦活や病原体の増殖抑制など生体防御には合目的的な反応であり，必ずしも解熱を図る必要がないこともある．しかし，痙攣を起こしやすい素因，心疾患の既往（発熱に頻脈をともなうことが多いため），妊娠中などには積極的な解熱が勧められる．また発熱による全身の消耗が強い場合や，40℃を超えるようなはなはだしい高熱の際には解熱を図ることが多い．悪寒やふるえが収まってからクーリングを行うが，効果不十分な際には解熱剤を使用する．解熱剤には非ステロイド性抗炎症薬（NSAIDs），アセトアミノフェン，ステロイドなどがあり，主に使用されるのは前2者であるが，それぞれの特徴や副作用に十分習熟して使用する必要がある．一般にNSAIDsには胃腸障害，腎障害，喘息の，アセトアミノフェンには高用量で肝障害の副作用がある．小児のウイルス性疾患の解熱にはアスピリンは使用できず（ライ症候群のリスクがある），アセトアミノフェンを使用する．

C 発疹に対する治療

発疹の原因疾患と重症度によって治療は異なる．アナフィラキシーショックなど生命に関わる緊急病態の治療や，皮膚病変の応急処置を行ったうえで，皮膚科医にコンサルトを行う．

D 原因疾患の治療

上記の対症療法に加えて，発熱や発疹の原因となった疾患の治療を行うことが必要となる．感染症を例に挙げると，まず，感染源の除去が可能ならば可及的早期に行う．そして，必要な培養検査を2か所以上から行い，感染の原因となる病原体を推測したうえで，それらをカバーするのに十分な広域の抗菌薬を投与し，数日後に培養の結果をみたうえで，抗菌薬の再選択(de-escalation)を行う．重症敗血症に関しては，詳細な治療ガイドラインが公表されており，治療の参考になる[3]．

● 参考文献
1) Marik PE：Fever in the ICU. Chest 117：855-869, 2000
2) Kluger M, Rothenburg BA：Fever and reduced iron：their interaction as a host defense response to bacterial interaction. Science 203：374-376, 1979
3) Dellinger RP, Levy MM, Carlet JM, et al：Surviving Sepsis Campaign：international guidelines for management of severe sepsis and septic shock. Crit Care Med 36：296-327, 2008

N 脱水

救急患者においては，それぞれの原因疾患によりさまざまな程度の脱水が合併することが多い．脱水は意識，循環などのバイタルサインに重大な影響を及ぼすことも多く，その原因や重症度を迅速かつ的確に判断し，適切な治療を行う必要がある．脱水症の分類と臨床症状，原因となる疾患，診断と初期治療について解説する．

1 分類

脱水は水分と電解質(主にナトリウム：Na)の欠乏の程度によって，高張性(水分欠乏性)と低張性(Na欠乏性)に大きく分類される．臨床的には両者の欠乏が混合して存在しており，両者が同程度に欠乏すれば等張性脱水となる．それぞれの特徴と鑑別点を表3-75に示す．個々の症例で，脱水に至った臨床経過や症状および検査所見などか

表3-75 高張性脱水，低張性脱水，等張性脱水の特徴と鑑別点

1. **高張性(水分欠乏性)脱水**
   - 病態：水分が電解質よりも多く失われた状態
   - 原因：何らかの原因で水分が不足し，口渇があるが水分補給が不十分である場合．例えば，高齢者，乳幼児，意識障害がある場合など
   - 身体所見：重症になるまで血圧は比較的正常に保たれる
   - 検査所見：血清Na上昇，血漿浸透圧上昇
2. **低張性(Na欠乏性)脱水**
   - 病態：電解質が水分より多く失われた状態
   - 原因：医原性に生じることが多い(利尿剤の過剰投与，Naの補充不足など)
   - 身体所見：頻脈および血圧低下がみられる
   - 検査所見：血清Na低下，血漿浸透圧低下
3. **等張性脱水**
   - 病態：水分と電解質が正常体液組成と同じ割合で失われた状態
   - 原因：細胞外液の大量喪失(大量出血，大量嘔吐，大量下痢，熱傷など)，もしくは上記の高張性および低張性脱水の混合
   - 身体所見：重症度が上がれば，頻脈および血圧低下がみられる
   - 検査所見：血清Naおよび血漿浸透圧は正常

ら，両因子の欠乏量を推定して治療にあたることが重要となる．

また，脱水の重症度は，水分やナトリウムの推定欠乏量や臨床症状から軽症，中等症，重症に分類される(表3-76)．重症度を経時的に評価し，それぞれの重症度に応じた治療の種類や強度の選択を行うことが必要である．

2 症状と病態

前述のように，脱水の原因や重症度によって臨床症状は異なるが，一般的に口渇，粘膜・皮膚の乾燥，尿量低下，頻脈，血圧低下，意識障害などの症状が出現する．

高張性(水分欠乏性)脱水は，一般に細胞外液からの自由水の喪失によって生じるものであるが，口渇，皮膚の乾燥が初期の症状として現れることが多い．高張性脱水の場合，通常は口渇中枢が刺激され，意図的に飲水量を増やすことにより症状の改善がみられるが，高齢者や乳幼児，または意識障害をともなう場合など，自分で飲水量を増やすことができない場合などには重症化する．重症

表3-76 脱水の重症度分類

1. **高張性（水分欠乏性）脱水**
   - 軽症（水分欠乏 1～2 L，2％以下の体重減少）
     口渇感，尿量減少
   - 中等症（水分欠乏 2～4 L，3～6％の体重減少）
     粘膜乾燥，乏尿（400mL/日以下），脱力感
   - 重症（水分欠乏 4～8 L，7～14％の体重減少）
     精神神経症状，昏睡，無尿，血圧低下
2. **低張性（Na欠乏性）脱水**
   - 軽症（NaCl 欠乏 0.50 g/kgBW 以下）
     頭痛，脱力感，倦怠感
   - 中等症（NaCl 欠乏 0.50～0.75 g/kgBW）
     悪心嘔吐，眩暈，血圧低下
   - 重症（NaCl 欠乏 0.75～1.25 g/kgBW）
     精神神経症状，昏睡，腎機能低下，ショック

表3-77 脱水をきたす原因

1. **摂取量の低下**
   経口摂取低下，意識障害，高齢，乳幼児，不適切な輸液管理（輸液量不足，Na 補充不足）
2. **喪失量の増加**
   嘔吐，下痢，出血，熱傷，腸閉塞，消化管瘻孔（胃瘻，経鼻胃管），多尿（尿崩症，高血糖，アルコール大量摂取，利尿剤投与など），発熱，熱中症，激しい運動，頭部外傷（cerebral salt-wasting syndrome）

例では乏尿や血圧低下，意識障害などをきたす．

一方，低張性脱水は，利尿剤の過剰投与や点滴からの Na 投与不足などを原因として細胞外液から Na が喪失することによって起こるが，口渇などは軽度で，頻脈や低血圧，尿量の低下などの臨床症状が比較的初期からみられることが多い．

❸ 脱水の原因となる主要疾患

水分や電解質（特に Na）の摂取量の低下や排泄の増加をきたすような疾患はすべて脱水症の原因となりうる．**表3-77** に主要な原因疾患のリストを示す．これらの原因はそれぞれ単独に存在するわけではなく，臨床的に複合し，病態を複雑かつ重症にすることに注意を払う必要がある．また，低張性脱水にともなう低 Na 血症に利尿剤を使用するなど，脱水の原因や種類に対する誤認に基づいた治療により病態を悪化させないように留意する．

❹ 診断

Ⓐ 問診

症状発生時の状況（水分補給，飲酒，身体活動状況，屋内か屋外か，天候や気温，湿度など），ここ数日間の状況（経口摂取量，嘔吐・下痢の有無，発熱の有無，尿量の変化など），数週から数か月間の状況（食生活の変化，体重の変化など）などを，可能なら本人から，意識障害があり不可能な場合には家族などの関係者から問診する．利尿剤投与や腎疾患の有無，入院歴や外来受診歴を含めて，これまでの病歴についても聴取する．

Ⓑ 診察

病態から可能性のある原因疾患を推測しながら必要かつ十分な診察を行う．意識状態，脈拍，血圧はもちろん，皮膚の乾燥や弾力性（turgor）の低下の有無，栄養状態の評価，体重測定を行う．立位可能なら起立性低血圧の有無を調べる．

Ⓒ 検査

血清 Na 値や血漿浸透圧の評価はもちろん，ヘモグロビン，ヘマトクリット，総蛋白，尿素窒素，クレアチニン，血糖値も参考になる．また，検尿にて，尿 Na 濃度，尿比重，尿ケトン体を調べる．これらのデータから，脱水のタイプと重症度を評価することができる．

また，胸部単純 X 線にて心胸郭比を評価したり，中心静脈カテーテルが挿入されていれば，中心静脈圧（CVP）を評価したりすることも，脱水の重症度の診断に有用である．さらに，腹部超音波検査にて下大静脈径やその呼吸性変動の程度を評価すれば，CVP 値をある程度推定できることが報告されており[1]，脱水の重症度評価法として臨床的にも有用である（図3-73）．一般的には下大静脈径が小さいほど，またその呼吸性変動が大きいほど脱水の程度が重いということがいえる．しかし，下大静脈径が小さいのに呼吸性変動が小さいような場合には結果の解釈が困難となるし，人工呼吸器装着による陽圧換気中には呼吸性変動を評価しにくいという欠点もあるため，注意を要する．

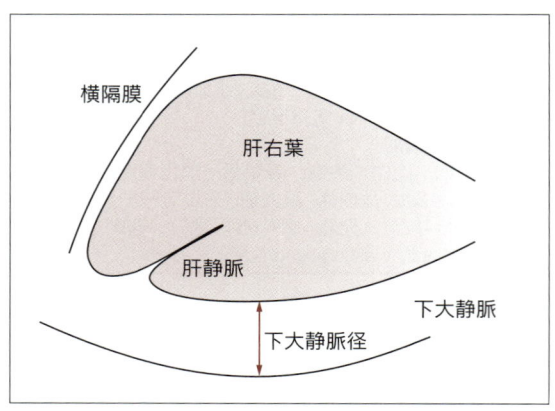

図 3-73 超音波検査による下大静脈径の測定
例えば，肝静脈の合流部から 2 cm 尾側を測定するなど，測定ポイントを決めて経時的に評価する．

表 3-78 水分および Na 欠乏量の推定法

1 水分欠乏量（kg）の推定
- 臨床症状から推定する（表 3-76 参照）
- 体重減少量（kg）
- 体重（kg）× 0.6 ×（1 − 健常時 X/ 現在 X）［X：血清 Na，ヘマトクリット値］

2 Na 欠乏量（mEq/L）の推定
- 臨床症状から推定する（表 3-76 参照）
- 体重減少量（kg）× 0.6 × 140 mEq/L
- 体重 × 0.6 ×（140 − 現在血清 Na）

5 治療

A ショックをともなう場合

ショックをともなう場合，脱水のタイプに関係なく細胞外液補充液を使用して，可及的早期にショックの離脱を目指す．この際，自由水を多く含む輸液では，細胞内に水が移行して細胞外液に水分が残りにくく，循環血液量の増加にはつながりにくい．

B ショックをともなわない場合

ショックをともなわない場合やショックを離脱した後は，脱水のタイプによって，輸液製剤の種類を選択する．高張性（水分欠乏性）脱水の場合，理論的には 5% 糖液を補充し，低張性（Na 欠乏性）脱水の場合，生理食塩水の補充を行う．しかし，実際の脱水症では混合性脱水となっており，両者を混合して使用したり，1/2 生理食塩水を使用したりする．

実際の輸液計画では，表 3-78 に示したように水分と Na の欠乏量を推定して，2〜3 日かけて補充を行う．例えば水分の補正では，1 日輸液量を，

1 日輸液量 = 維持輸液量 + 水分欠乏量 × 安全係数（1/2〜1/3）

とする．ここで維持輸液量は，

維持輸液量 = 予測尿量 + 不感蒸泄量 + 予測体液喪失量 − 代謝水

となる．しかし，これらの推定欠乏量や維持量の計算はあくまで大雑把なものである．急速な補正は避け，患者の状態を繰り返し評価して，輸液計画を見直し，過不足のない補正を行うことが重要である．

● 参考文献
1) Brennan JM, Blair JE, Goonewardena S, et al：Reappraisal of the use of inferior vena cava for estimating right atrial pressure. J Am Soc Echocardiogr 20：857-861, 2007

O めまい

傷病者の訴えるめまいは，「真のめまい」から「浮動感」まで多種多様である．「真のめまい」は回転性めまいである．

1 分類

めまいの性格から回転性（外界のものが回るような感覚と自分自身が回るような感覚）と非回転性とに大きく分けられる．回転性めまいは病巣特異的症状であり，内耳や内耳神経の末端病変，脳幹，小脳，大脳など中枢の病変による．非回転性のめまいは病巣非特異的で，動揺感，浮遊感が主なものである．動揺型で注意する必要があるのは，歩行障害をめまいと訴える患者の存在である．動揺病はいわゆる乗り物酔いで，三半規管その他の

刺激によって起こり，個人差が著しい．めまい，平衡障害，傾眠，吐気・嘔吐，顔面蒼白，発汗，その他をきたすが，眼振はみられない．

めまいの病因論からは，大きく中枢性と末梢性に分けられる（表3-79）．中枢性のものは前庭核より中枢側の障害，末梢性のものは内耳，前庭神経の障害による．

2 症状と病態

末梢性めまいは回転感を特徴とし，突然の発症で重篤感が強い．しかも頭位による影響が大きい．中枢性のめまいは，延髄外側症候群を除いて，回転感をともなうことが少なく，ふらつき感が多い．ふらつきは，姿勢保持機構・中枢平衡障害による．めまいが強いときには，吐気・嘔吐をともない，眼振もみられる．

立ちくらみ（blackout spell）は上行性網様体賦活系（ARAS）の障害による．一般に一側の迷路または平衡神経が障害されても，目や非平衡反射により代償され，眼振，その他の症状は長く続かないなどの特徴がある．

3 めまいの原因となる主要疾患

中枢性，末梢性めまいをきたす代表的な疾患と特徴を表3-80にまとめた．

4 診断

A 問診

鑑別のためには問診が重要であり，要点を表3-81にまとめた．

B 診察

めまいの鑑別は回転性，非回転性に分類して，病因に迫る方法論が一般的である．

意識障害をはじめ，神経学的異常所見の有無が，中枢神経系疾患か否かの鑑別には有意義である．一次性，二次性のいずれも，意識障害を認めることは，脳障害を起こしている証拠であり，最も緊

表3-79 中枢性，末梢性めまいの鑑別点

	中枢性のめまい	末梢性のめまい
性状	ふらつき感が多く，回転感は少ない	回転感
蝸牛神経症状（難聴，耳鳴り）	少ない	多い
脳神経症状	ともなうことが多い	Ⅷ神経
小脳症状	ともなうことが多い	ともなわない
意識障害	ともなうことが多い	ともなわない
嘔吐，頭痛	ともなうことが多い	ともなわない
持続時間	長い	短い

表3-80 めまいの原因となる疾患

中枢性めまい	椎骨脳底動脈循環不全	主に回転性めまいが起こる．感覚障害，運動障害，複視などが生じる
	鎖骨下動脈盗血症候群	鎖骨下動脈起始部の閉塞．同側の上肢を挙上すると，椎骨脳底動脈循環不全が起こり，めまいが起こる
	Wallenberg症候群	後下小脳動脈の循環障害．回転性のめまい，頭痛，嘔吐，嚥下障害，言語障害，温痛覚障害，小脳失調，Horner症候群
	小脳・脳幹出血	突然の頭痛，悪心・嘔吐をともなう回転性めまい
末梢性めまい	内耳炎	急性発症の難聴と耳鳴りをともなう回転性めまい．1週間程度持続する
	前庭神経炎	突然の発症．難聴と耳鳴りをともなわない
	良性発作性頭位めまい	急に頭を動かしたときに発作的に起こるめまい．難聴と耳鳴りをともなわない
	良性再発性めまい	過労やストレスで誘発される．片頭痛の既往あり
	突発性難聴	突然の感音性難聴．めまいは数週間以内に消退するが，難聴や耳鳴りは持続する
	メニエール病	発作性反復性の激しい回転性めまい．感音性難聴，耳鳴りをともなう
	聴神経腫瘍	一側性の難聴，耳鳴りが緩徐に進行．非回転性めまい

表3-81 めまい診断のポイント

性状：回転性か非回転性か	前庭神経核と入出力系が急性，片側性に障害されると回転性となり，内耳と内耳神経の末梢性病変であることが多い．しかし，脳幹，小脳，大脳病変などの中枢性病変でも起こり，性状だけでは中枢神経疾患を鑑別できない．幼児では，めまいを主訴として訴えることより，他覚的にふらつくなどの症状で気がつくことが多い
発症様式：急性（発作性）か慢性（非発作性），単発性，反復性，進行性	急激に起こるめまいは，内耳疾患に多いが，脳幹，小脳などの中枢神経系の血管障害でも突発的に生じる．進行性・慢性の場合は，脳腫瘍など占拠性病変でみられる．反復性のときは，薬剤の副作用によるめまいもあり，薬歴聴取が必要である
誘因・前駆症状	体位変換，アルコール，睡眠不足，服用薬剤などの誘因の有無を聴取する
症状はいつも同じか	
持続時間	体動により増悪し，安静により約1分以内に消失する場合は耳石の異常による良性発作性頭位めまい症（benign paroxymal positioning nystagmus；BPPN）が考えられる．数時間で消失するめまいはメニエール病，数日以上持続する場合は突発性難聴や前庭神経炎が疑われる．数分で消失するめまいは，椎骨脳底動脈循環不全などの血管障害を疑う
随伴症状	末梢性めまいでは，難聴・耳鳴りなどの聴覚症状をしばしばともなう．中枢性めまいでは，前庭神経・蝸牛神経が分離しているため両者が同時に障害されることは少なく，聴覚症状をともなうことが少ない．構音障害，口周囲のしびれなどの神経症状をともなった場合は，中枢性前庭系障害を疑う
既往症	高血圧，不整脈，高脂血症，糖尿病，失神発作など

急性が要求される．特に，一次性脳障害によるものは，専門医による診療が要求される．麻痺，感覚障害，失語症，構音障害，嚥下障害，瞳孔不同，痙攣発作，失調などの徴候は一次性脳障害を強く疑わせる．頭痛，意識障害をともなっている場合は，くも膜下出血，小脳出血，椎骨動脈解離などを考慮する．

中枢性めまいの原因疾患の中で最も多いのは，椎骨脳底動脈循環不全症である．背景因子として，動脈硬化症，動脈炎，心疾患，頸椎症，多血症，起立性低血圧などが挙げられる．内頸動脈あるいは中大脳動脈の血管障害では，頭頂間溝の吻側端（2v野），中心溝底部（3a野）に前庭神経核からの線維が視床を介して投射されるため，回転性めまいを生じる．頭痛，発熱，めまい，失調など訴える場合は，髄膜脳炎，小脳炎などの炎症性疾患，慢性に進行する，めまい・耳鳴り・難聴は聴神経腫瘍を疑う．小脳失調を呈するときは，脳血管障害，脳腫瘍，多発性硬化症，小脳炎，脳幹炎，アルコール中毒を疑う．

鑑別には眼振も重要な所見であり，一定の頭位をとっている限り持続するMPPN（malignant persistent positional nystagmus）と呼ばれる眼振は，小脳虫部あるいは脳幹正中部の出血に多い．

いわゆる一次性脳障害が否定されたら，次は呼吸循環障害，特に徐脈あるいは頻脈性不整脈，アダムス・ストークス発作を考慮する．特に，神経学的異常所見や左右差を認めないときは，血圧異常，呼吸不全，低血糖などの内科的疾患を考える．失神型は，血管迷走神経反射や起立性低血圧，貧血，脱水，降圧剤過量による血圧低下，不整脈などで脳灌流圧が低下したことによる脳虚血症状である．体位による増悪・改善，胸痛，呼吸苦などの循環器症状，既往歴・服用薬などが鑑別のため重要となる．高血圧，糖尿病，高脂血症など動脈硬化の危険因子，不整脈・心雑音など循環器系疾患は，急に立ち上がったときなどにめまいや眼前暗黒感を生じ，ひどい場合は失神する．血管迷走神経反射，貧血，脱水，薬物（降圧剤，抗うつ剤，抗パーキンソン剤など），アルコールなどさまざまな原因が考えられる．起立性低血圧のひどい状態は，血管迷走神経反射の他，不整脈や心筋梗塞などの循環器障害，低血糖などの代謝障害，ヒステリーなどの精神障害，TIAなどの脳血管障害などでも生じるため，生命危機の予兆であることもあり，見逃してはいけない．主に循環器系障害の結果起こるめまいの患者には，酸素投与，モニター監視，バイタルサイン・意識レベルの継続的観察，安静をはかり，循環器系医療機関に搬送する．

C 検査

血液生化学検査，心電図など一般的な検査の他，聴力検査，前庭機能検査，眼科的検査，自律神経機能検査，単純X線撮影，頭部CT，MRIなどを行う．

5 治療

原因疾患に対して行うことが基本である．末梢性めまいに関しては，耳鼻咽喉科専門医にコンサルトする．中枢性めまいに関しては，神経内科あるいは脳神経外科にコンサルトする．

めまいは，切迫している病態が存在しなくても，本人にとってはつらい症状であるため，対症療法が必要である．めまいの発作時には，制吐，鎮静，前庭機能抑制の効果を期待して，メトクロプラミド（プリンペラン注），抗ヒスタミン剤（ジフェンヒドラミン・ジプロフィリン配合：トラベルミン注），ベンゾジアゼピン（セルシン注），抗コリン剤を投与する．BPPVでは内耳血流増加，高浸透圧による内リンパ水腫軽減などの効果を期待して炭酸水素ナトリウム（メイロン注）が使用される．発作後の維持，再発防止には抗めまい薬，ベタヒスチンメシル酸塩（メリスロン），ジフェニドール塩酸塩（セファドール）などが使用される．

● 参考文献
1) 室伏利久：めまい．medicina 49：580-583, 2012
2) 吉利 和：めまい，耳鳴．黒川 清，他（編）：内科診断学 改訂9版．pp179-183, 金芳堂, 2004

P 動悸

1 病態と症状

心拍動を自覚し，不快や苦痛をともなう症状が動悸である．不整脈が原因の場合には，その種類により「速い」，「不規則」，「発作性」などさまざまな動悸を訴える．期外収縮では，「脈が飛ぶ」，「心臓がひっくり返る」などのように動悸は瞬間的である．発作性上室性頻拍（図3-74）では，速く規則正しい動悸が突然に始まり，突然に停止する．心房細動（図3-75）では，動悸の速さはさまざまであるが不規則である．

器質的心疾患では，不整脈が動悸の原因である可能性と，労作時の呼吸困難を動悸と感じる可能性を考慮する．重症の大動脈弁閉鎖不全症では，1回拍出量が大きいので動悸として感じる．

非心原性の動悸は洞性頻脈によることが多い．呼吸器疾患（低酸素血症）や貧血では労作時に頻脈（洞性頻脈，図3-76）となる．発熱や甲状腺機能亢進症では，代謝亢進のために頻脈となる．甲状腺機能亢進では，心房細動などの不整脈が動悸の原因の場合がある．アルコール，タバコ，コーヒーなど嗜好品も頻脈を誘発する．不整脈がなくとも，不安やパニック発作では動悸を感じやすい．

動悸は一般に緊急性が低い症状なので，患者の多くは救急外来ではなく，一般外来を受診する．救急受診となる動悸は，突然発症で，苦痛が強いか不安感が強い場合である．

2 鑑別診断

動悸の分類を表3-82に示した．洞性頻脈（発熱，脱水，甲状腺機能亢進症，低酸素血症など）では，心因性を含めて全身の原因検索を行う．

3 主要な疾患の解説

A 心房細動（図3-75）

心電図に細かい基線の揺れ（f波）を認め，RR間隔は不整となる．心房筋の機能的，病理学的変化によって興奮伝導性が不均一となり，伝搬方向の異なる複数の興奮波を形成し，それぞれの興奮波がリエントリー（旋回）して心房を連続的に不均一に興奮させる．心房興奮の頻度は600回/分程度であるが，房室結節・伝導性の限界から，心室に伝わる電気興奮（心拍数）は速くとも180回/分以下となる．心房細動は高齢者ほど有病率が高く，心房内に血栓を形成して脳塞栓の原因となる．心房細動の治療として，心拍数の調節（レートコントロール），洞調律の回復（リズムコントロール），血栓に対する抗凝固療法などを行う．

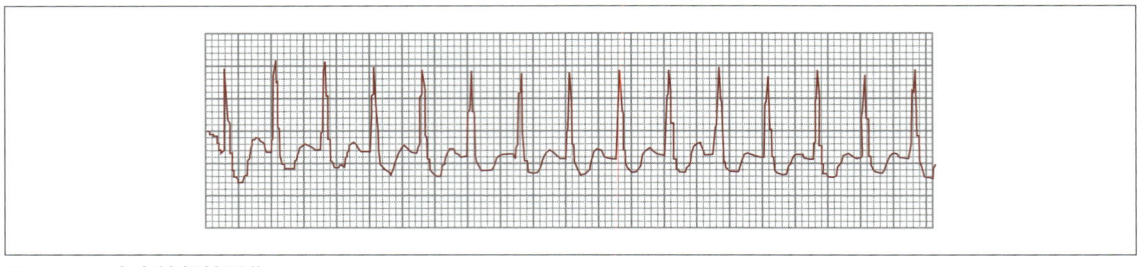

図 3-74　上室性頻拍発作
心拍数 190/分の幅の狭い QRS 波が連続している．P 波は QRS 波に隠れて明らかではない．

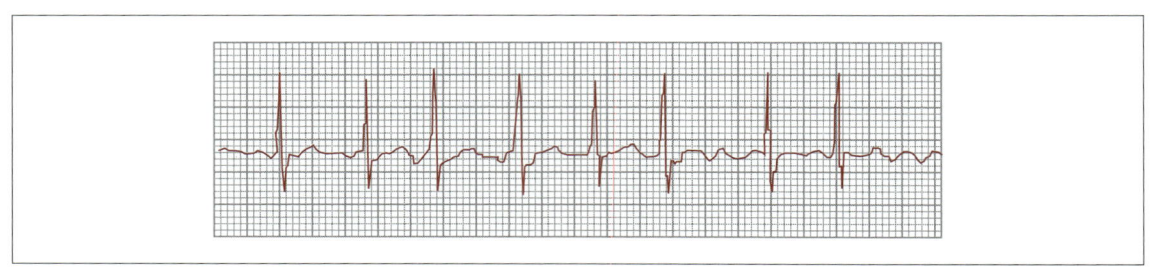

図 3-75　心房細動
心拍数約 120/分の幅の狭い QRS 波が，不規則に出現している．P 波は認められず，基線に不規則な動揺（f 波）を認める．

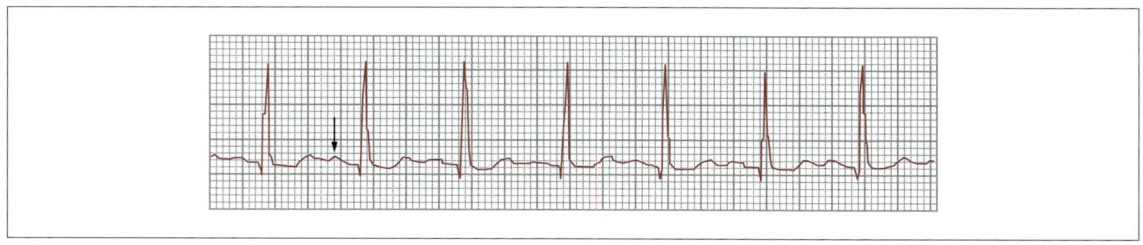

図 3-76　洞性頻脈
先行 P 波（↓）をともなう幅の狭い QRS 波で，心拍数＞ 100/分

表 3-82　動悸の原因

心原性
●不整脈性
1）頻脈性：洞性頻脈，上室性期外収縮，心房細動，心房粗動，発作性上室性頻拍，心室性期外収縮，心室頻拍，
2）徐脈性：洞性徐脈，房室ブロック，洞機能不全症候群
●非不整脈性
心臓弁膜症，心不全，虚血性心疾患，心筋症，心筋炎，心膜炎，先天性心疾患
非心原性
●貧血，発熱，甲状腺機能亢進症，低血糖，褐色細胞腫，呼吸器疾患，薬剤，嗜好品（カフェイン，コカイン，ニコチン），心因性（不安神経症，パニック発作）

B 発作性上室性頻拍（図 3-74）

　心房および房室接合部付近の異所性興奮による心拍数 150〜250/分の頻脈で，下記の 1〜3 の総称である．突然に起こり，また突然に消失することが多い．P 波はしばしば確認できず，QRS 波は幅の狭い正常な形である（脚ブロックや変行伝導がない場合）．頻脈により血圧が低下する場合

がある．

1● **房室結節内回帰性頻拍**（atrioventricular nodal reentrant tachycardia；AVNRT）

発作性上室性頻拍の60％を占める．房室結節内にある fast pathway と slow pathway の二重伝導路によりリエントリーを生じる．

2● **房室回帰性頻拍**（atrioventricular reciprocating tachycardia；AVRT）

発作性上室性頻拍の25％を占める．房室結節と副伝導路の間のリエントリーによる不整脈で，房室結節を順行性に，ケント束など副伝導路を逆行性に伝導すると幅の狭いQRSの頻脈となる．

3● **心房頻拍**（atrial tachycardia；AT）

発作性上室性頻拍の10％，異所性の自動能亢進や局所的心房内リエントリーによる．原因はジギタリスや他の中毒，心筋炎による心房病変である．

C 心室頻拍（ventricular tachycardia；VT，図3-77）

心室性期外収縮が3連発以上持続するものを心室頻拍と呼ぶ．心室頻拍は，心室に発生した異所性興奮の旋回や心筋細胞の自動能亢進により発生し，心室の興奮頻度は120〜250/分である．頻拍では拡張期が短縮するため心室の血液充満が低下すること，異所性興奮による血液駆出の低下のために心臓のポンプ機能が低下し，心拍出の減少と血圧低下が起こる．心室頻拍は30秒以上持続する持続性（sustained VT）と，30秒以内に自然に治まる非持続性（nonsustained VT）とに分類される．心拍数が70〜120/分の緩やかな頻度で発生する心室頻拍を slow VT（促進型心筋固有調律）と呼び，心室自動能の亢進によるもので予後は良好である．さらに，QT延長症候群に発生する心室頻拍で，頻拍の波形がねじれた形を取るものを torsade de pointes と呼び，時に心室細動に移行する（p333，致死的不整脈参照）．

4 診断

A 合併症候

受診時に緊急性を評価する．ショック，胸痛，呼吸困難，失神，頻脈（＞150回/分），徐脈（＜40回/分）をともなう動悸は緊急性が高い．

B 病歴

動悸がいつ，何をしているときに始まったか，動悸は速いか，遅いか，強いか，不規則か，いつまで続いたか，診察時にも持続しているかについて確認する．動悸の速さや規則性を答えないときには，ペンで机をリズミカルに叩き，「このくらいの速さですか」と具体的に尋ねる．リズムが不規則なら，期外収縮や心房細動を疑う．規則的で心拍数＞150回/分では上室性頻拍や心房粗動（2：1伝導）を疑う．頻拍が突然に停止する場合には，上室性頻拍を考える．

期外収縮（図3-78，79）では，安静時に瞬間的な動悸を感じ，仕事中には気づかないことが多い．仕事中に動悸を感じ，あるいは睡眠中に動悸で目覚める場合は，頻脈性不整脈が多い．労作時（歩行，坂道，階段など）に感じる動悸は洞頻脈が多く，貧血，肺疾患，器質的心疾患の有無を検索する．胸痛や呼吸困難をともなう動悸では，冠動脈疾患を疑う．眼前暗黒感や冷汗をともなう場合は，不整脈により血圧が低下した可能性があり，上室性頻拍，心室頻拍，病的洞症候群などを疑う．

C 身体所見

心疾患（過剰心音，心雑音，肝腫大，浮腫など），貧血，肺疾患（肺聴診，ばち状指など）を念頭に置いて診察する．

D 12誘導心電図

不整脈や器質的心疾患を診断するために，12誘導心電図を記録する．記録中に，患者が動悸を感じているか否かを確認する．

E 心電図モニタリング

12誘導心電図では不整脈が記録されない場合に，心電図モニタリングを行うと不整脈が検出されることがある．緊急性の高い不整脈では治療のモニタリングに必須である．

F 胸部X線写真

器質的心疾患，肺疾患の有無を評価する．

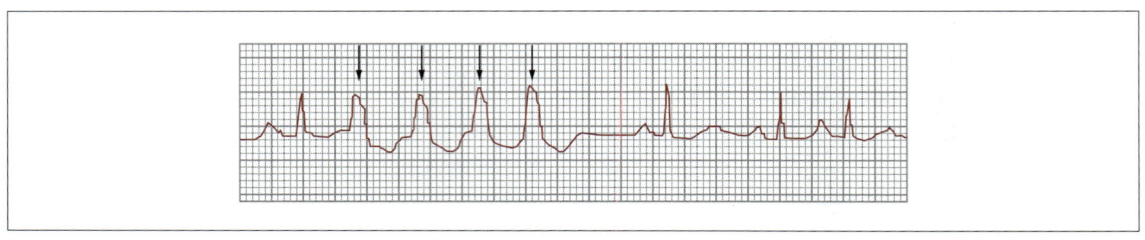

図3-77 心室頻拍
幅の広いQRS波が4連発で出現している(↓). 心室性期外収縮が3連発以上連続すると心室頻拍と呼び，30秒以上持続すると持続性心室頻拍と呼ぶ. 心室頻拍が連続する波形は図5-10(p333, 循環器疾患, 致死的不整脈)を参照.

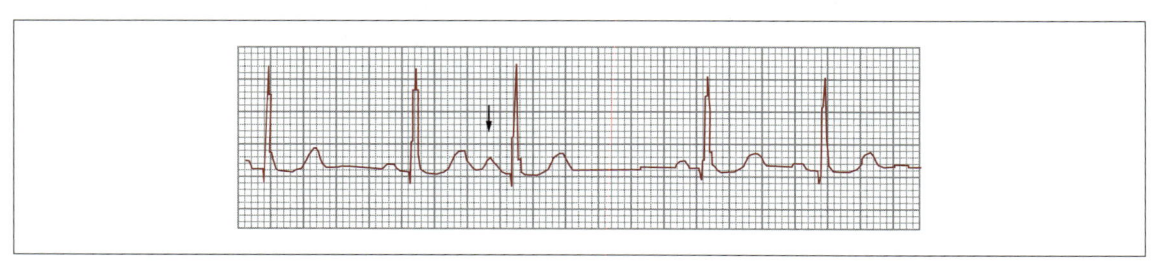

図3-78 上室性期外収縮
異所性P波(↓)に続き，幅の狭いQRS波を認める.

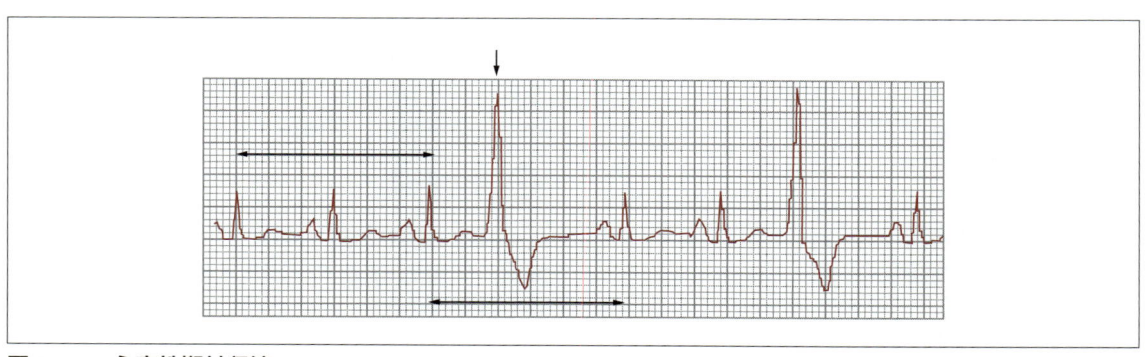

図3-79 心室性期外収縮
P波をともなわない，幅の広いQRS波(↓)が出現する. 心室性期外収縮の前後のQRS波のR-R間隔(↔)は保たれている.

G 血液検査

ヘモグロビン，電解質(低カリウム血症の除外)，甲状腺機能を検索する.

H 心エコー図

器質的心疾患を疑う場合に精査目的で実施する.

I ホルター心電図

不整脈の関与を疑うが，12誘導心電図で不整脈が記録されない場合に実施する. 頻繁に動悸を訴える患者に有用である.

5 治療

A 緊急性のある頻脈性不整脈

1● 血行動態が不安定(ショック，胸痛，心不全をともなう)な不整脈(発作性上室性頻拍，頻拍性の心房細動，頻拍性の心房粗動，心室頻拍)

同期・電気的除細動(カルディオバージョン)で

緊急治療を行う.

2 ● 血行動態が安定している頻拍性不整脈（表3-83）

① 狭いQRS幅の頻脈（発作性上室性頻拍，心房細動，心房粗動：図3-80）：迷走神経刺激（発作性上室性頻拍のみ），薬物治療を行い，心拍数調節（レートコントロール）あるいは不整脈治療（リズムコントロール）を行う.

② 広いQRS幅の頻脈（心室頻拍）：薬物治療を行う．発作性上室性頻拍，心房細動，心房粗動で，変行伝導や脚ブロックのためにQRS幅が広い場合は，①の治療を行う.

B 緊急性のない不整脈

1 ● 洞性頻脈
原因を検索して治療する.

2 ● 期外収縮
治療適応は少ない．症状が強い場合には，抗不整脈薬を投与する.

● 参考文献

1) 日本版救急蘇生ガイドライン策定小委員会：わが国の新しい救急蘇生ガイドライン．http://www.qqzaidan.jp/qqsosei/guideline/bradycardia_tachycardia.pdf

Q 喀血

喀血（hemoptysis）は下気道（口腔以外，声帯よりも下位の気道）からの出血と定義される．口から血液が出る場合には，鼻出血が口腔内に落ち込んで出てくる場合などの下気道以外から出血（pseudohemoptysis）と消化管からの出血（hematemesis）が考えられ，これらの鑑別は治療選択に重要である．また下気道からの出血でも痰に血液がすじ状に混じる程度の血痰から，気道閉塞をきたすような大量の喀血まであるが，救急疾患として重要なのはある程度大量の場合である．大量喀血は喀血患者の5～15％程度といわれる[1]が，明確な定義はなく，出血量からは24時間で100 mL以上とするものから1,000 mL以上とするものもあり，幅がある．いずれにせよ，喀血により気道が閉塞される場合や，血液で肺胞が充填されて呼吸に問題が生じる場合は，生命を脅かすこ

表3-83 頻脈性不整脈の緊急治療（血行動態安定の場合）

心房粗動
- レートコントロール：Ca拮抗薬，β遮断薬，ジギタリス
- リズムコントロール：プロカインアミド，ニフェカラントなど

心房細動
- レートコントロール：Ca拮抗薬，β遮断薬，ジギタリス
- リズムコントロール：シベンゾリン，プロカインアミドなど

発作性上室性頻拍（房室結節内リエントリー性頻拍，房室回帰性頻拍）
- 迷走神経刺激（頸動脈洞圧迫，Valsalva，顔を冷水に浸す）
- ATP，Ca拮抗薬

心室頻拍
- アミオダロン，リドカイン，プロカインアミド，ニフェカラントなど

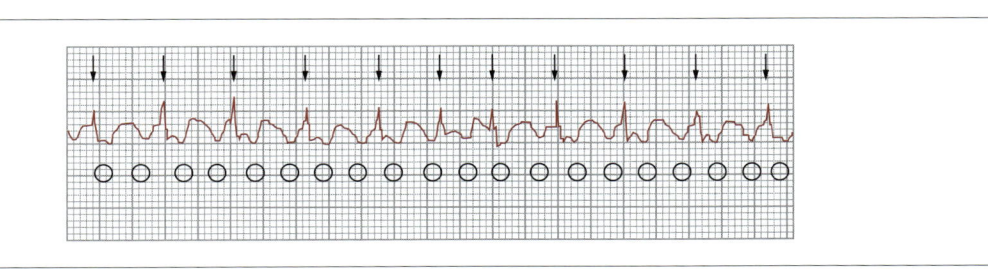

図3-80 心房粗動（2：1伝導）
心拍数150/分の幅の狭いQRS波（↓）を認める．P波はみえず，代わりに鋸歯状の基線動揺（粗動波；○）を認める．粗動波は2：1の割合で心室に伝導している.

表3-84 喀血の鑑別診断

下気道以外の気道疾患
- 上気道（鼻咽頭）出血
- 消化管からの出血

気管気管支由来
- 新生物（気管支癌，気管支内転移腫瘍，カポジ肉腫，気管支カルチノイド）
- 気管支炎
- 気管支拡張症
- 気管支結石
- 気道外傷
- 異物

肺実質由来
- 肺膿瘍
- 肺炎
- 結核
- 真菌腫
- グッドパスチャー症候群
- 原発性肺血鉄症（ヘモジデローシス）
- Wegener肉芽腫症
- ループス肺炎
- 肺挫傷

血管由来
- 動静脈奇形
- 肺塞栓
- 肺静脈圧上昇（特に僧帽弁狭窄症にともなうもの）
- バルーン付き肺動脈カテーテル操作にともなう肺動脈破裂

まれなもの，その他
- 肺の子宮内膜症
- 全身的凝固異常にともなうもの
- 抗凝固/抗血小板治療にともなうもの

(Bidwell JL, Pachner RW：Hemoptysis：Diagnosis and Management. Am Fam Physician 72：1253-1260, 2005 より)

表3-85 喀血症例の基礎疾患

基礎疾患	患者数	年齢
気管支拡張症	136	68.7 ± 9.8
突発性喀血症	92	58.7 ± 13.7
非結核性抗酸菌症	79	68.8 ± 9.98
肺結核後遺症	69	68.1 ± 12.7
肺アスペルギルス症	69	64.9 ± 10.5
肺癌	49	67.5 ± 11.3
膿胸	6	65.5 ± 9.4
気管支動脈瘤	5	66.2 ± 12.9
塵肺	3	71.3 ± 3.8
その他	22	54.0 ± 18.7
合計	530	65.6 ± 12.2

・年齢は平均±標準偏差
・岸和田盈進会病院喀血・肺循環センターのデータ

(石川秀雄，長坂行雄：喀血を伴う疾患の発生メカニズムとその対処. THE LUNG — perspectives 19：466-471, 2011 より)

とになり，呼吸管理と失血管理の両面での対応が必要である．喀血の原因となる疾患はさまざまであるが，感染症，腫瘍性疾患，気管支拡張症が主要な原因である．

1 喀血の病態生理

肺循環は低圧系である肺動脈系と高圧系である気管支動脈系の二重支配である．これらは正常肺でも毛細管レベルで吻合している．気管支動脈は気管支粘膜と臓側胸膜を栄養しており，気道の血液供給は気管支動脈と肺動脈が半分ずつであるとされている．大量喀血では90％が気管支動脈由来の出血で，5％が大動脈（大動脈瘤の気管への破裂など）やその他の高圧系動脈由来（内胸動脈，冠動脈，横隔動脈など）であり，残り5％が肺動脈由来とされている[1]．加えて，慢性の炎症性肺疾患や感染性肺疾患では血管系にも変化をもたら

す．例えば気管支動脈が発達したり，太く蛇行したり，血流増大していたりすることがしばしば観察され，また気管支動脈と肺動脈系との吻合や側副血行の発達なども認められる．喀血に対する治療法として気管支動脈塞栓術の根治性が高いことから，喀血のメカニズムについて気管支動脈と肺動脈シャントの破綻に基づくものと考えられるようになってきている[2]．

2 喀血の原因

喀血の原因疾患について表3-84に示した．各疾患の頻度は原因を特定するうえで重要だが，日本の1施設におけるデータが表3-85である．気管支拡張症が25.7％とおよそ1/4を占めている．特発性喀血症とは肺に基礎疾患を認めない喀血症例で，そのほとんどは喫煙者である．非結核性抗酸菌症，肺結核後遺症，肺アスペルギルス症が続き，肺癌は全体の9％になっている．

3 診断と治療

初期診断で最も大切なのは喀血なのか吐血なのかの鑑別である．喀血と吐血の鑑別の要点を表3-86に示した．実際には喀血した血液を飲み込んでそれを嘔吐する場合や，吐血の血液が咳ととも

表3-86 喀血と吐血

	喀血	吐血
病歴	嘔気/嘔吐を伴わない	嘔気/嘔吐をともなう
	肺疾患の存在/既往	胃/肝疾患の存在/既往
	窒息の可能性あり	窒息の可能性なし
喀痰	泡沫状	泡沫状はまれ
	液状/凝血状	コーヒー残渣様
	鮮紅色/ピンク色	褐色/黒色
検査	pHはアルカリ性	pHは酸性
	好中球とマクロファージの混在	食物残渣の混在

(Bidwell JL, Pachner RW：Hemoptysis：Diagnosis and Management. Am Fam Physician 72：1253-1260, 2005 より)

表3-87 喀血患者の医療面接

臨床的手掛かり	推察される診断
抗凝固治療	薬剤の作用, 凝固異常
月経との関連	月経性喀血
労作時息切れ, 疲労感, 起坐呼吸, 発作性夜間呼吸困難, 泡沫状血性痰	心不全, 左室機能低下, 僧帽弁狭窄症
発熱, 湿性喀痰	上気道感染, 急性副鼻腔炎, 急性気管支炎, 肺炎, 肺膿瘍
肺・大腸・腎癌の既往	転移性気管支内癌
慢性肺疾患の既往, 繰り返す下気道感染, 大量の膿性喀痰をともなう咳	気管支拡張症, 肺膿瘍
HIV感染, 免疫不全	新生物, 結核, カポジ肉腫
嘔気・嘔吐, 血便, アルコール依存, NSAIDSの慢性使用	胃炎, 胃・消化性潰瘍, 食道静脈瘤
胸膜性胸痛, ふくらはぎ圧痛	肺動脈塞栓症, 肺梗塞
喫煙	急性/慢性気管支炎, 肺癌, 肺炎
旅行歴	結核, 寄生虫(肺吸虫症, 住血吸虫症, アメーバ, レトスピラ症など), 医生物(野兎病, カビ毒など),
体重減少	肺気腫, 肺癌, 結核, 気管支拡張症, 肺膿瘍, HIV感染

(Bidwell JL, Pachner RW：Hemoptysis：Diagnosis and Management. Am Fam Physician 72：1253-1260, 2005 より)

表3-88 喀血患者の身体所見

臨床的手掛かり	推察される診断
悪液質, ばち指, 嗄声, 色素沈着, クッシング症候群, ホルネル症候群	気管支肺癌, 小細胞癌, 他の原発性肺癌
ばち指	原発性肺癌, 気管支拡張症, 肺膿瘍, 重症慢性肺疾患, 転移性肺癌
打診の濁音界, 発熱, 片側ラ音	肺炎
顔面圧痛, 発熱, 膿性鼻汁, 後鼻漏	急性上気道感染, 急性副鼻腔炎
発熱, 頻呼吸, 低酸素血症, 呼吸補助筋肥大, 樽状胸, 肋間陥凹, 口すぼめ呼吸, rhonchi, wheezing, 打診の鼓音, 遠い心音	慢性気管支炎の急性増悪, 原発性肺癌, 肺炎
歯肉の肥厚, 桑実状歯肉炎, 鞍状鼻, 鼻中隔穿孔	Wegener肉芽腫症
心雑音, 僧帽弁様顔貌	僧帽弁狭窄症
リンパ節腫大, 悪液質, 皮膚すみれ色腫瘍	HIV感染によるカポジ肉腫
口顔と粘膜毛細血管拡張, 鼻血	Osler-Weber-Rendu病
頻脈, 頻呼吸, 低酸素血症, 経静脈怒張, Ⅲ音ギャロップ, 呼吸音減弱, 両側ラ音, 打診での下肺野濁音	左心機能低下/僧帽弁狭窄症による心不全
頻呼吸, 頻脈, 呼吸困難, Ⅱ音の固定性分裂, 胸膜摩擦音, 片側足の痛みと浮腫	肺動脈血栓塞栓症
打診での肺尖部鼓音	結核

(Bidwell JL, Pachner RW：Hemoptysis：Diagnosis and Management. Am Fam Physician 72：1253-1260, 2005 より)

に排出され泡沫状になる場合もあり, 上部消化管内視鏡検査が必要となることもある.

医療面接における手掛かりと予想される診断, 身体所見と予想される診断をそれぞれ表3-87, 88に示した. 初めてのエピソードなのか, 繰り返しているのか, 呼吸器疾患の既往があるのか, 抗凝固抗血小板薬を内服しているかなどの聴取と, バイタルサインを含めた全身状態の把握が重要である.

原因疾患の頻度とこれらのポイントをふまえて診断するが, 喀血量が多く気道閉塞の危険が高いと判断したら, 病歴などを聞くよりもただちにABCの確保が必要となる. 気管挿管を行い, 気

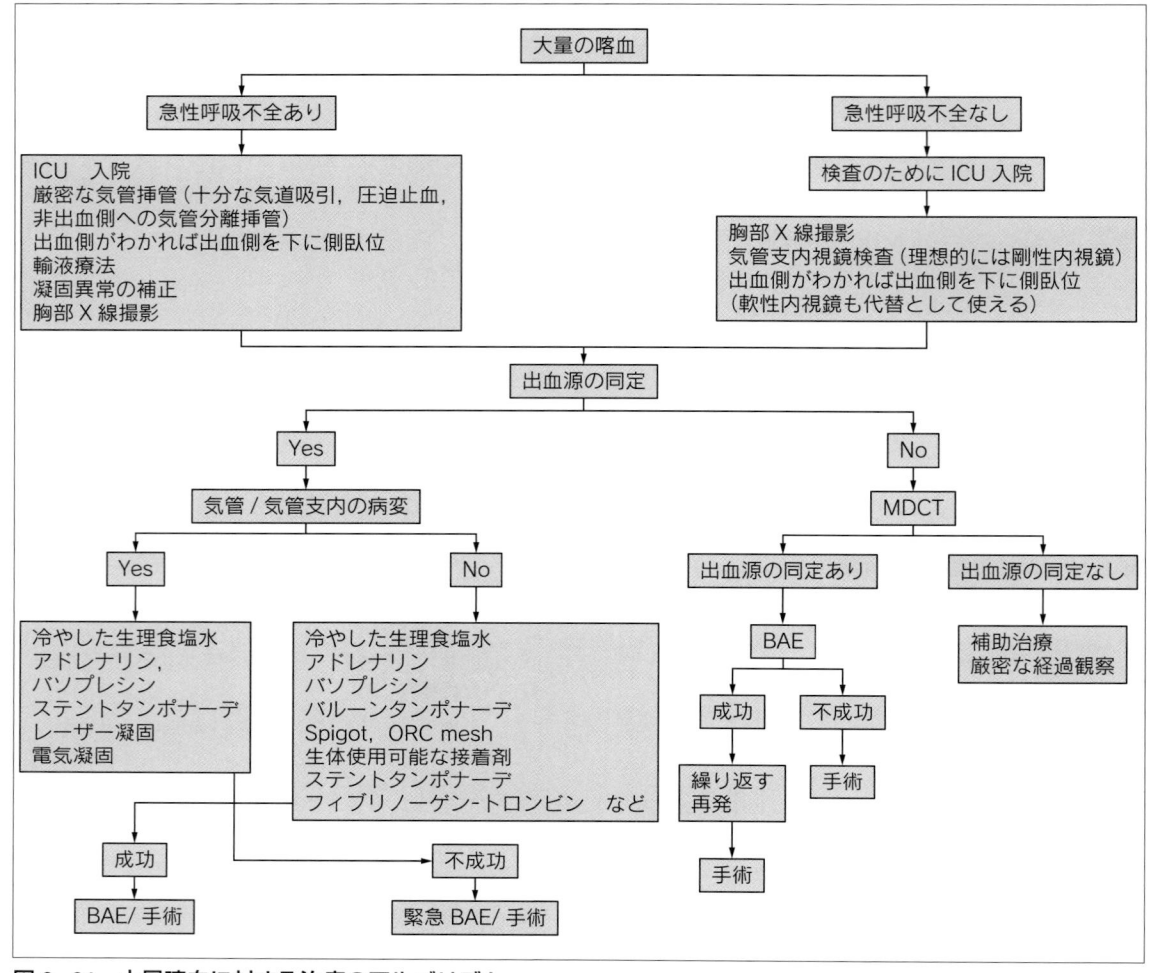

図3-81 大量喀血に対する治療のアルゴリズム
ICU；集中治療室，ORC mesh；oxidized regenerated cellulose mesh
(Sakr L, Dutau H：Massive Hemoptysis：An Update on the Role of Bronchoscopy in Diagnosis and Management. Respiration 80：38-58, 2010 より)

道から血液を吸引して確実に気道を確保し，酸素投与する．大量出血としての対応も必要であり，血管確保して輸液治療を開始する．すなわち，診断と治療を並行して進めることになる．また，救急外来で診察を始めた途端に大量喀血して，激しく咳き込むことがある．医療者にはスタンダードプレコーション（マスク，帽子，ゴーグル，手袋）が必須である．

患者が安定しているなら，または安定させた後に，胸部単純X線撮影，造影CT検査を行って出血側，出血部位を同定する．出血側が同定された時点で，患者は出血側を下に側臥位とする．これにより，健側肺に血液が流入することを防ぐ．

必要に応じて健側肺への片肺挿管，ダブルルーメンチューブ，ブロックバルーン付きチューブなどを用いた気管挿管も行われる．気管支鏡で出血部位または出血気管支を同定し，気管支鏡的止血を行う．引き続き，気管支動脈塞栓術を行う（図3-81）[1]．気管支鏡，気管支動脈塞栓術は専門医に依頼して行われることが多い．気管支動脈塞栓術の効果は高く，最終止血効果は95％以上とする報告もある[2]．

喀血量が少なく，痰に血が混じる程度の，いわゆる血痰で時間外に受診した患者には，繰り返し出血する場合や呼吸困難がある場合には再受診るように指示して，翌日専門医へ紹介する．

表 3-89 嘔気，嘔吐をきたす疾患

薬物，中毒	感染	中枢神経系	内分泌代謝疾患
抗癌薬 鎮痛薬 降圧薬 利尿薬 糖尿病薬 避妊薬 抗菌薬／抗ウイルス薬 胃腸薬 ニコチン 麻薬 抗けいれん薬 抗喘息薬 放射線治療 アルコール	胃腸炎（ウイルス，細菌） 中耳炎	片頭痛 頭蓋内圧亢進 脳出血，梗塞，腫瘍，膿瘍，髄膜炎， 先天奇形，水頭 てんかん発作 心因性嘔吐 精神疾患 不安障害，うつ病，痛み， 神経性食思不振症，神経性過食症 迷路障害 良性発作性頭位めまい症，前庭神経炎，Ménière 病，腫瘍	妊娠悪阻 尿毒症 糖尿病性ケトアシドーシス 甲状腺機能亢進症 副甲状腺機能亢進症／低下症 Addison 病 急性間欠性ポルフィリン症
	消化管，腹膜疾患		**その他**
	機械的閉塞 幽門狭窄， イレウス，腸重積，ヘルニア嵌頓 胃炎，胃十二指腸潰瘍 機能的胃腸障害 過敏性腸症候群 膵癌，膵炎 炎症性腹腔内疾患 胆嚢炎，肝炎， Crohn 病 腸間膜動静脈の虚血，閉塞		術後 周期性嘔吐症候群 尿管結石，尿路感染症 心筋梗塞 心不全 高周波治療 飢餓

(Longstreth GF, Talley NJ, Grover S：Approach to the adult with nausea and vomiting. UpToDate, 2012 より引用改変)

●参考文献

1) Sakr L, Dutau H：Massive Hemoptysis：An Update on the Role of Bronchoscopy in Diagnosis and Management. Respiration 80：38-58, 2010
2) 石川秀雄，長坂行雄：喀血を伴う疾患の発生メカニズムとその対処. THE LUNG perspectives 19：466-471, 2011
3) Bidwell JL, Pachner RW：Hemoptysis：Diagnosis and Management. Am Fam Physician 72：1253-1260, 2005

R 嘔吐

嘔吐を訴える患者では，嘔吐に伴う窒息，誤嚥性肺炎に注意しながら，迅速な診断と治療が必要である．表 3-89 のように嘔吐をきたす疾患は種々あり，時に致死的な疾患も含まれる．したがって，確定診断はつかなくとも，見逃してはいけない疾患を除外することが肝要である．

1 症状

嘔吐は通常，嘔気をともなうが，随伴症状として，消化器疾患では腹部膨満感や腹痛を認めることが多く，尿管結石に起因する場合には腰痛や鼠径部痛をともなう．一方，中枢神経由来の場合には，頭痛や視野狭窄を認めたり，指鼻試験や膝踵試験で小脳症状を認めたり，その他の脳卒中を示唆する症状をともなったりする場合がある．また，めまいは主に迷路障害で生じるが，小脳梗塞などの中枢神経由来の嘔吐にともなうこともある．

一方，心筋梗塞にともなう嘔吐の場合には，胸部絞扼感や心窩部鈍痛，左肩などへの放散痛を認めることがある．

2 徴候

腹痛，腹部膨満，腹部の圧痛など消化器疾患の有無を確認する．めまいや眼振をともなう場合には，迷路障害を示唆する．

頭痛や片麻痺，呂律障害など神経学的所見をともなう場合は，中枢性の嘔吐を示唆する．

嘔吐を繰り返すことによって食道に裂傷が生

じ，吐血をきたすMallory-Weiss症候群を呈する場合がある．

3 鑑別診断

嘔吐の原因は種々であるが，注意深い問診と身体所見で，多くは原因疾患を推定することが可能である．開腹手術後，化学療法後であるか，内服薬がどのようであるかなども確認する．

腹痛をともなう嘔吐は，多くは消化器疾患由来であり，下痢もともなう場合には急性胃腸炎を強く疑う．腹部膨隆と圧痛を認める場合には，イレウスを疑う．数時間前に摂取した食物の嘔吐は幽門狭窄を示唆する．胸焼けをともなう場合には，逆流性食道炎が示唆される．便臭のする吐物は，小腸閉塞や胃腸瘻を疑う．

めまいや眼振をともなう場合には，良性発作性頭位めまい症（BPPV），前庭神経炎，Ménière病などの迷路障害を考える．中枢性の嘔吐の場合には，頭痛，片麻痺，呂律障害，めまい，小脳失調などの神経学的症状や所見をともなう．

4 治療

嘔吐では下記のプロセスで対処する．
①嘔吐にともない，窒息や誤嚥性肺炎をきたすことがあり，気道確保や吸引を行う．
②急性か，1か月以上の慢性であるか，念頭に置きながら，原因を類推する．
③嘔吐にともなう合併症である，脱水，低カリウム血症，代謝性アルカローシスの有無を検討し，是正する．
④イレウスなど対処可能な原因は治療し，そうでない場合には嘔吐症状を緩和する．

③のような脱水や代謝異常を認めた場合には，輸液や電解質やアルカローシスの補正を行う．嘔吐を抑える薬剤としては，ドンペリドンやプロクロルペラジンが使用され，抗癌薬を使用する際にはセロトニン拮抗薬が予防的に用いられることが多い．

● 参考文献
1) Longstreth GF, Talley NJ, Grover S：Approach to the adult with nausea and vomiting. UpToDate, 2012

S 下痢

下痢は，持続期間が14日以内の急性，14〜30日までの亜急性，30日以上の慢性に分類される．

急性下痢症のほとんどは，ウイルスや細菌にともなう感染性で，多くは自然に軽快する．慢性のものには過敏性腸疾患（irritable bowel syndrome），Crohn病，潰瘍性大腸炎などの炎症性腸疾患，薬剤性下痢などに起因するが，ここでは急性下痢症に関して概説する．

下痢を訴える患者では，下痢にともなう循環血液量減少にともなうバイタルサインの変化がないかを検索しながら，下痢の原因検索とともに，必要であれば輸液などの治療を並行して行う．

1 症状

下痢の色調，性状（水様か軟便か），回数，持続時間，増悪しているか軽快しているかなどを聴取する．嘔気，嘔吐，腹痛をともなうことが多い．また，下血をともなう場合もある．

2 徴候

脱水をともなっていると，眼窩陥凹，ツルゴールの低下，起立性低血圧，尿量の減少などを認める．

多くは下痢の直前に腹痛を認めるが，発熱もともなう場合には，感染性腸炎であることが多い．

3 鑑別診断

既往歴，下痢の持続期間，性状，回数，発症後の症状の変化，血液の混入の有無，食中毒をきたす可能性のあるものの摂取の有無，周りに同様な症状の人がいるかなどから類推する（表3-90）．表3-91のような摂取食物と，食物摂取時間からの発症時間も起因微生物を鑑別する参考となる[1]．

住居，職業上の感染，旅行，ペット，趣味などから，鑑別が可能となる場合もある．循環風呂利用者では*Legionella*感染症からの下痢であることもある．血液の混入を肉眼的に認めた場合には，

認めない場合(7%)に比し，O157 *E. coli* など病原性細菌の感染である確率が高くなる(39%)[1]．逆に肉眼的血便は，*Shigella*, *Campylobacter*, *Salmonella* などの感染では少ない．

妊婦で発熱や全身症状(頭痛，筋肉痛，項部硬直)が認められた場合，*Listeria monocytogenes* 感染を疑う．

抗菌薬が投与されていた患者で下痢を認めた場合には，*Clostridium difficile* や MRSA 腸炎なども疑う．

4 治療

大量や長期間の下痢の場合や，嘔気・嘔吐から十分な経口摂取ができていない場合には，著明な脱水を認めることがある．下痢での死因は循環血液減少に伴う臓器障害であり，バイタルサインを評価しながら，脱水を認めたらただちに十分な輸液を開始する．表3-92に示すような症状や徴候を認める重症下痢症では，ただちに輸液を開始する．

軽症で，経口摂取ができる場合には，水，食塩，糖が含まれた経口摂取でも可能で，WHOでは，1L中の水に① NaCl 3.5g，②クエン酸三ナトリウム 2.9g か重炭酸ナトリウム 2.5g，③ KCl 1.5g，④ブドウ糖 20g か蔗糖 40g を含んだものを推奨している．

表3-90 小腸と大腸の病原体

病原体	小腸	大腸
細菌	*Salmonella** *Escherichia coli** *Clostridium perfringens* *Staphylococcus aureus* *Aeromonas hydrophila* *Bacillus cereus* *Vibrio cholerae*	*Campylobacter** *Shigella* *Clostridium difficile* *Yersinia* *Vibrio parahaemolyticus* *Enteroinvasive E. coli* *Plesiomonas shigelloides* *Klebsiella oxytoca*（まれ）
ウイルス	*Rotovirus* *Norovirus*	*Cytomegalovirus** *Adenovirus* *Herpes simplex virus*
原虫	*Cryptosporidium** *Microsporidium** *Isospora* *Cyclospora* *Giardia lamblia*	*Entamoeba histolytica*

*小腸，大腸ともに生じるが主に記載がある部位で生じる
(Christine A, Wanke CA, Calderwood SB, et al：Approach to the adult with acute diarrhea in developed countries. UpToDate ONLINE 19.3. より引用)

表3-91 主たる消化器症状と主な食物由来の微生物

主症状	疑われる微生物	摂取～発症時間	原因食品
嘔吐	*S. aureus* *B. cereus* *Norwalk-like viruses*	1～6時間 1～6時間 24～48時間	惣菜，サラダ，乳製品，肉 米，肉 甲殻類，貝，惣菜，サラダ，サンドウィッチ，果物
水様性下痢	*C. perfringens* 腸管毒素原性 *E. coli* Enteric viruses *C. parvum* *C. cayetanensis*	8～16時間 1～3日 10～72時間 2～28日 1～11日	肉，鶏肉，グレービー 便に汚染された食物，飲料 便に汚染された食物，飲料 野菜，果物，生乳，水 輸入したベリー，バジル
炎症性下痢	*Campylobacter spp* *Non-typhoidal salmonella* 志賀毒素産生 *E. coli* *Shigella spp* *V. parahemolyticus*	2～5日 1～3日 1～8日 1～3日 2～48時間	鶏肉，生乳，水 卵，鶏肉，肉，生乳，ジュース，生鮮食品 牛ひき肉，生乳，ジュース，生野菜，水 便に汚染された食物，飲料 生魚

- 摂取後6時間以内に症状が生じた場合には，*Staphylococcus aureus* や *Bacillus cereus* によってすでに産生された毒を疑う．
- 8～16時間の場合には，*Clostridium perfringens* の感染を疑う．
- 16時間以上後に出現した場合には，ウイルスか細菌感染(例：腸管毒素原性または腸管出血性 *E. coli* で汚染された食品)を疑う．
- 下痢で始まり，熱発や全身症状(頭痛，筋肉痛，項部硬直)が認められた場合，特に妊婦では，*Listeria monocytogenes* を疑う．

(Christine A, Wanke CA, Calderwood SB, et al：Approach to the adult with acute diarrhea in developed countries. UpToDate ONLINE 19.3. より引用)

表3-92 重症下痢症の症状，徴候

- 脱水症状をともなう大量の水様性下痢
- 血液や粘膜を混入した少量の頻回の下痢
- 血性下痢
- 体温≧38.5℃
- 24時間以内に6回以上の形をなさない便，または，48時間以上続く下痢
- 腹部激痛
- 入院中の患者または最近の抗菌薬使用
- ≧70歳以上の高齢者や免疫不全患者での下痢
- 下痢をともなう全身疾患，特に，妊婦（Listeriosisを疑う）

(Christine A, Wanke CA, Calderwood SB, et al : Approach to the adult with acute diarrhea in developed countries. UpToDate ONLINE 19.3. より引用)

抗菌薬は軽症の下痢での効果は明らかではなく，*C. difficile* による中等症以上あるいは持続する下痢の場合には，メトロニダゾールやバンコマイシンを内服する．また，重症な *Listeria monocytogenes* による下痢では，アンピシリンやST合剤を使用するが，後者は葉酸代謝に影響するため妊婦での使用には注意する．

乳酸菌製剤の投与は，成人でも小児でも下痢，特に感染性下痢の場合には推奨されている[2]．また，抗菌薬投与にともなって生じる下痢に対しても，予防的投与は下痢の発生を減少させる可能性がある．

●参考文献
1) Christine A, Wanke CA, Calderwood SB, et al : Approach to the adult with acute diarrhea in developed countries. UpToDate ONLINE 19.3.
2) Allen SJ, Martinez EG, Gregorio GV, et al : Probiotics for treating acute infectious diarrhoea. Cochrane Database of Systematic Reviews, Issue 11. Art. No CD003048. DOI : 10.1002/14651858.CD003048.pub3, 2010

T 吐血・下血

吐血は，主にTreitz靱帯よりも口側の上部消化管出血で生じ，下血は，上・下部消化管出血などで生じる．各論については「第5章D.消化器系」を参照(338頁)のこと．

吐血

1 症状

吐血は，時に鼻出血や口腔内出血を嚥下したものを嘔吐した際や喀血と間違われる場合があるが，通常明らかである．

随伴症状としては，腹痛，嘔気・嘔吐などをともなう場合もあるが，吐血のみが症状である場合も少なくない．

最初の嘔吐では血液が混じっておらず，その後に吐血となった場合には，Mallory-Weiss症候群を疑う．

2 徴候

吐血にともない，循環血液量減少，貧血となると，頻脈，四肢冷感，冷汗，頻呼吸，血圧低下などを生じ，意識レベル低下をきたし，心停止となる場合がある．また，血液を誤嚥することによる窒息や誤嚥性肺炎を生じる場合もある．

消化管出血量が多いと，下血や黒色便もともなう．急性の出血では，採血上ヘモグロビン(Hb)値の低下を認めないか，わずかである場合もある．

随伴症状として，胃，十二指腸潰瘍からの出血などでは心窩部や，やや右側に鈍痛や圧痛を認めることが多い．

3 鑑別診断

通常，吐血はTreitz靱帯よりも口側からの出血であり，その疾患には表3-93のようなものがある．

食道，胃静脈瘤からの出血の場合には，肝硬変をともなっていることがほとんどであり，肝疾患の既往を確認する．

Mallory-Weiss症候群では，最初は血液を含まない嘔吐で，嘔吐を繰り返すうち吐血となる．

胃，十二指腸潰瘍の場合には，その既往があったり，上腹部に圧痛など腹部所見を認めることが多い．

表3-93 吐血・下血をきたす疾患

吐血
- 食道静脈瘤，胃静脈瘤
- 逆流性食道炎
- Mallory-Weiss症候群
- 胃，十二指腸潰瘍（穿孔）
- 急性胃粘膜病変（acute gastric mucosal lesion；AGML）
- 食道，胃，十二指腸の腫瘍
- 血管異形成（angiodysplasia）
- 胆道出血
- 血管消化管瘻（大動脈瘤と消化管との瘻孔など）
- など

下血
- 吐血をきたす上記の疾患
- 憩室炎
- 虚血性腸炎
- 感染性腸炎
- Crohn病などの慢性炎症性腸疾患の増悪
- 大腸腫瘍，小腸腫瘍
- 腸重積
- 腸管壊死（腸間膜動脈閉塞，非閉塞性腸管虚血など）
- （痔核からの出血）
- など

食道静脈瘤や胃静脈瘤からの出血を内視鏡的に止血し得ない場合には，Sengstaken-Blakemoreチューブを用いて止血することもある．

また，時に経カテーテル的な動脈塞栓術（trans-arterial catheteric embolization；TAE）により止血を行うことがある．

吐血の場合，表3-94のようなリスク評価があり，窒息や出血性ショック以外に併存疾患によっても予後が規定される[1]．

下血

1 症状

下血は，上部消化管からの出血の場合には，コーヒー残渣様，タール便と呼ばれる黒色便となる場合が多いが，出血量が多いと赤い場合もある．

下部消化管出血の場合には，通常は赤いが，痔からの出血と鑑別する．

随伴症状として，腹痛をともなうことが多く，他に，下痢，便秘，腹満感，嘔気・嘔吐などがみられる．

2 徴候

下部消化管からの出血の場合には，上部消化管に比し，大量出血からバイタルサインが崩れることは比較的少ないが，大量出血や下痢，脱水などをともなっていると，頻脈，四肢冷感，冷汗，頻呼吸，血圧低下などを生じることがある．

また，憩室炎や腫瘍では，その部位に圧痛や腫瘤を触知する場合がある．

3 鑑別診断

下血をきたす疾患には表3-93のようなものがあり，吐血を生じる疾患は下血もきたしうるが，胃十二指腸からの出血でも吐血を合併せず，下血のみの場合もあることに注意する．上部消化管からの出血では，通常，タール便で，左側大腸や直腸からの出血は赤く，時に鮮血を呈するのに対し，それより口側からの出血では暗赤色となる．ただし，上部消化管からの大量出血や右側大腸からの

4 治療

A ABCとバイタルチェック

吐血の際にも，まず気道の開通，換気，循環を確認する．次いで，血圧，脈拍，呼吸数や呼吸パターン，意識レベル，体温などのバイタルサインを，採血，輸液などを行いながらチェックする．バイタルサインが不安定な場合には，ただちに気道確保や輸液などにより対処することが必要で，A（気道）B（換気）C（循環）の安定化を図る．

B 内視鏡検査，止血術

吐血の場合には，多くの場合，緊急上部消化管内視鏡検査を行い，診断と治療を行う．ただし，バイタルサインが安定し，出血にともなう症状や元々の併存症がない場合には，待機的な内視鏡検査でも可能なことがある．

止血法としては，食道では，静脈瘤結紮術（endoscopic variceal ligation；EVL）や内視鏡的硬化療法，胃十二指腸ではクリップやエピネフリン添加高張食塩水（hypertonic saline-epinephrine；HSE），エタノールを用いた止血術が行われることが多い．

表3-94 吐血の予後の指標

危険因子	0	1	2	3
年齢	60歳未満	60〜79歳	80歳以上	
ショック	BP 100以上 & HR 100回未満	BP 100以上 & HR 100回以上	BP 100/未満	
併存疾患	重大なものなし		うっ血性心不全，虚血性心疾患 etc	腎不全，肝不全，播種性癌
＋内視鏡所見				
診断	マロリー・ワイス症候群 or なし	その他	悪性腫瘍	
出血	現在なし or 黒色の出血斑		消化管内に血液露出 or 出血血管	

病歴のみの点数と死亡率								
合計	0	1	2	3	4	5	6	7
死亡率(%)	0	3	6.1	12.1	21	35.1	61.8	75

内視鏡所見も含めた点数と死亡率									
合計	0	1	2	3	4	5	6	7	≧8
再出血(%)	4.2	4.6	7.7	11.7	15.3	24.6	27	36.8	37.1
死亡率(%)	0	0	0	1.8	7.9	10.6	11.7	22.6	40.4

(Rockall TA, Logan RF, Devlin HB, et al : Risk assessment after acute upper gastrointestinal haemorrhage. Gut 38 : 316-321, 1996 より)

場合でも赤色のこともある．上部か下部か不明な場合には，経鼻胃管を挿入し，洗浄し，血液が混入するか否かでほぼ鑑別ができる．

下部消化管からの出血の鑑別としては，憩室炎や虚血性腸炎，感染性腸炎ではその部位に圧痛を認めることが多いが，腸炎では腹部全体の痛みであることもある．

腫瘍や腸重積では，便秘をともなったり，腫瘤を触知することもある．下痢をともなう場合には，感染性腸炎やCrohn病の増悪などを疑う．

4 治療

A ABCとバイタルチェック

下血の際にも，まず気道の開通，換気，循環とバイタルサインを，採血，輸液などを行いながらチェックする．バイタルサインが不安定な場合には，ただちに気道確保や輸液などにより対処することが必要で，A（気道）B（換気）C（循環）の安定化を図る（図3-82）[2]．

B 止血術

上部消化管からの出血を疑った場合には，前述の緊急上部消化管内視鏡検査を行い，診断と治療を行う．

下部消化管からの出血の場合には，腸管内容が残存する状況での緊急大腸内視鏡は詳細がわからないことが多く，また，バイタルサインまで崩れる出血は少ないため，①バイタルサインが崩れる，②大量の輸血を必要とする場合などを除いては，緊急大腸内視鏡を行うことは少なく，保存的に輸液，輸血，止血剤などで初期には対応するが，図3-82のようなアプローチも提案されている[2]．

● 参考文献

1) Rockall TA, Logan RF, Devlin HB, et al : Risk assessment after acute upper gastrointestinal haemorrhage. Gut 38 : 316-321, 1996
2) Zuccaro G Jr : Management of the adult patient with acute lower gastrointestinal bleeding. American College of Gastroenterology. Practice Parameters Committee. Am J Gastroenterol 93 : 1202-1208, 1998

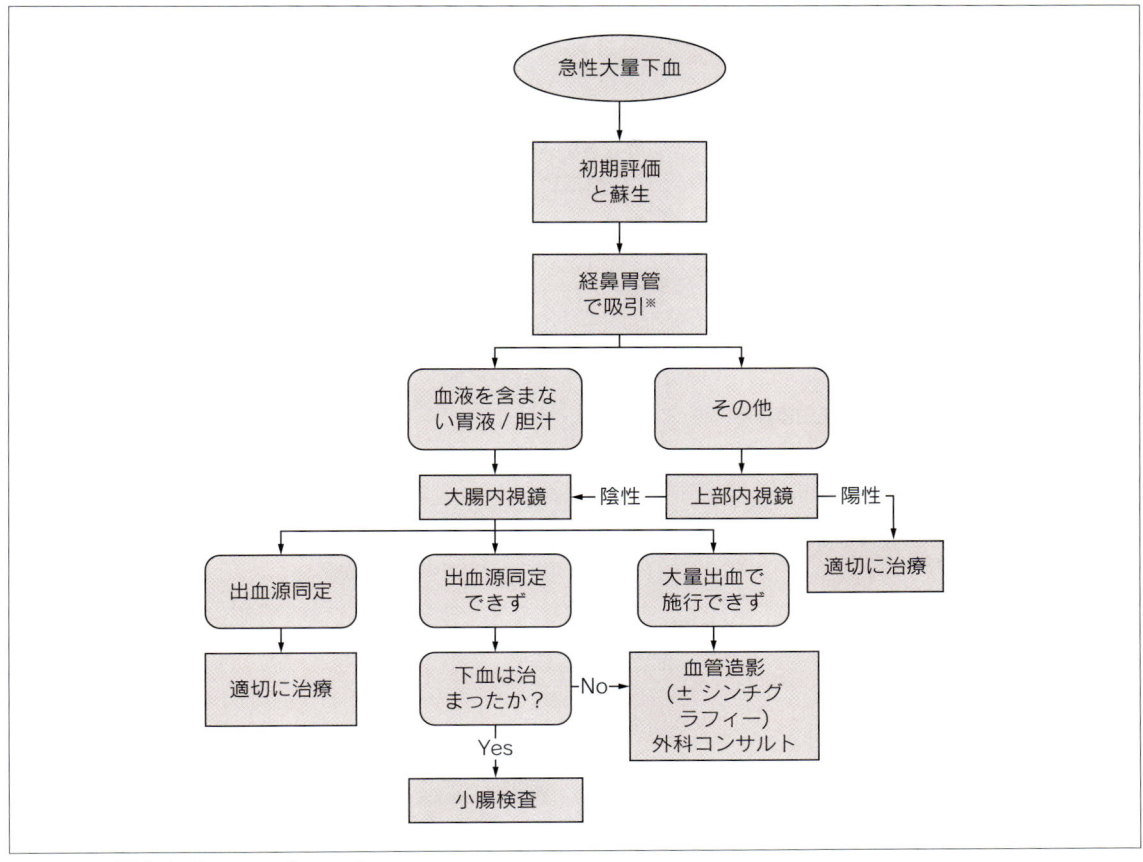

```
                    ┌─────────────┐
                    │  急性大量下血  │
                    └──────┬──────┘
                           ↓
                    ┌─────────────┐
                    │ 初期評価と蘇生 │
                    └──────┬──────┘
                           ↓
                    ┌─────────────┐
                    │ 経鼻胃管で吸引※│
                    └──────┬──────┘
```

図3-82　下血患者でのアプローチ
※著者注：日本では造影CTを行い，出血部位や炎症，腫瘍の有無を鑑別することが多い．
(Rockall TA, Logan RF, Devlin HB, et al : Risk assessment after acute upper gastrointestinal haemorrhage. Gut 38 : 316-321, 1996 より)

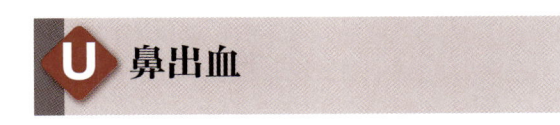

U 鼻出血

　鼻出血は救急外来で診療する頻度の高い徴候である．鼻をほじるなどでの鼻粘膜の機械的損傷による軽微な出血が多いが，なかには鼻腔後半部からの大量出血もあり，鼻腔の解剖学的特徴，鼻出血の病態，止血処置を理解しておくことが重要である．

　鼻腔内の血管は，鼻腔の下2/3は外頸動脈の枝である蝶口蓋動脈，大口蓋動脈などが分布し，鼻腔の上1/3は内頸動脈の枝である前および後篩骨動脈などが分布している（図3-83）．鼻中隔先端部のキーゼルバッハ部位は，外頸動脈系血管の終末部位であり，内頸動脈系血管とも毛細血管網を形成している．また，この部分の粘膜は薄く軟骨が直下にあるため，刺激を受けると容易に血管が破綻する．鼻出血の約90％がこの部位からの出血であり，外鼻孔から約1cmのため容易に出血するが止血もしやすい．同じ外頸動脈領域の鼻腔後半部からの後鼻出血は約10％程度と少ないが，この出血は時に大量出血をきたすことがあり，止血に難渋する．内頸動脈系領域の鼻腔上部からの出血はまれである．

1 分類

　鼻出血は原因により特発性鼻出血と症候性鼻出血に分類される．

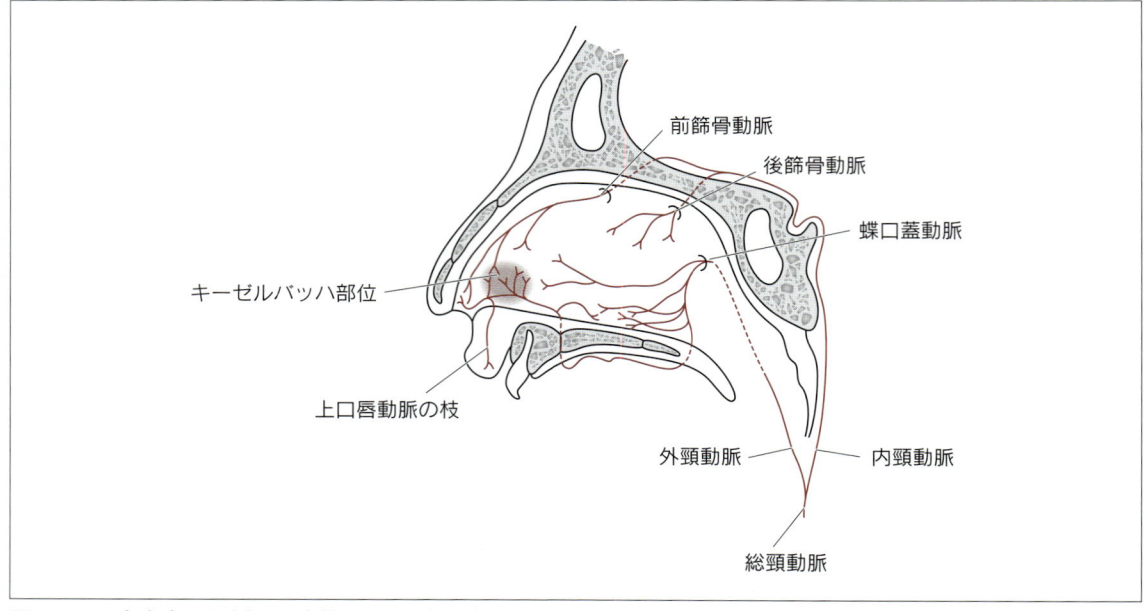

図3-83　鼻出血に関係する血管とキーゼルバッハ部位

Ⓐ 特発性鼻出血

　出血の原因が特にないのが特発性鼻出血で，鼻をかむ，くしゃみ，咳嗽，洗顔時の前屈による頭部のうっ血，運動時の血圧上昇などを契機に出血する．多くは鼻をほじるなど小さな外力の繰り返しで鼻腔内の粘膜や粘膜下の毛細血管が脆弱となり，出血するものと考えられている．

Ⓑ 症候性鼻出血

　局所に原因疾患が存在したり，出血傾向をきたすような基礎疾患を有する場合にみられる鼻出血が症候性鼻出血である．症候性鼻出血の原因を**表3-95**に示す．

表3-95　症候性鼻出血の原因

局所の原因疾患	全身的疾患
1. 鼻腔，副鼻腔，上咽頭などの腫瘍 2. 急性鼻炎，副鼻腔炎，乾燥性前鼻炎などの炎症 3. 外傷	1. 高血圧 2. 血友病，白血病，血小板減少症などの血液疾患 3. 抗凝固薬（ワルファリン，アスピリンなど）服用中 4. オスラー病（家族性出血性血管拡張症） 5. 肝炎，肝硬変など肝疾患など

❷ 症状

　鼻出血は鼻をかんだときに鼻汁に血液が混じるような軽度の出血もあるが，多くは，突然，鮮血が外鼻孔や後鼻孔から流出するような出血である．キーゼルバッハ部位からの出血は小児に多く，来院時にはすでに止血されていることも多い．後鼻孔からの出血は口腔より吐血することもある．外鼻孔から出血があるため上向きになったり，後鼻出血での大量出血では血液を大量に胃内に飲み込むと，気分不良や嘔吐などがみられる．また，出血量が多いと，頻脈，顔色不良，冷感，冷汗，血圧低下などをきたすこともあり，このような全身症状がみられるときは注意を要する．

❸ 診断

　まず，鼻腔内の出血部位を確認する．頻度の多いキーゼルバッハ部位などの鼻腔前半部からの出血では比較的容易に出血点を見出せるが，診察時に止血している場合や後鼻出血や大量出血の場合

は，出血部位の確認が困難となる．この場合は出血部位の確認よりも止血処置を優先する．

A 問診

鼻をほじったか，くしゃみの連発，鼻を何度もかむなど，どのような状態でいつから出血が始まったか，どのくらい続いているか，口腔内への血液の垂れ込みはあるかなどを聞き出す．既往歴として，顔面・頭部外傷の有無，鼻アレルギーの有無，高血圧，抗凝固薬の服薬の有無，血友病，血小板減少症，肝疾患など出血性素因をもつ疾患の有無などが重要である．また，鼻出血で医療機関を受診するのは出血が止まらないと感じたときなので，患者とその家族は興奮状態，不安状態にあることが多い．安心させることが肝要である．

B 鑑別診断

後鼻出血や大量の鼻出血では「血を吐いた」と訴えることもあり，吐血，喀血との鑑別も必要になる．既往歴や咳や嘔吐，消化器症状をともなっていたかなど注意深く問診する．頭部外傷で頭蓋底骨折があると血性の髄液鼻漏がみられ，鼻出血との鑑別が必要である．耳出血やパンダの眼徴候（ブラックアイ）がみられるときには，頭蓋底骨折を疑う．また，外鼻孔からの血液をガーゼや濾紙に滴下し，濃い赤と薄い赤の二重の輪（ダブリングサイン，図3-84）がみられるときは髄液鼻漏があると診断できる．

4 治療

「首の後ろを叩く」，「頭を後ろにそらす」などの対処法に医学的な根拠はなく，誤った応急処置である．頭を後ろにそらすと外鼻孔からの出血は減少してみえるが，口腔内に流れ込んだ血液を飲み込み，悪心・嘔吐を誘発する．

出血部位を確認して止血処置を行うことが原則であるが，大量の出血では止血処置を優先する．

①キーゼルバッハ部位からの出血で少量の場合は，坐位で軽く前屈し，鼻腔内に脱脂綿やコットンなどの柔らかいものを詰め，母指と示指で鼻翼を約10分間強めに挟むと大抵は止血できる．
②これで止血できないときには，5,000倍ボスミン液と局所麻酔作用のある4%リドカイン液を浸したガーゼか小さい綿球を前鼻孔に挿入し，指で鼻翼を圧迫する．
③さらに止血できないときには，抗菌薬軟膏を塗布したガーゼ片で出血部位を圧迫タンポンする．このとき，ガーゼ片を前鼻孔から丸めて挿入するのではなく，出血点を確実に圧迫するため層状に挿入する．
④大量の鼻出血：大量出血では，気道の確保，静脈路の確保，輸液を行い，心電図，血圧，動脈血酸素飽和度などをモニターして全身状態を頻回に確認しながら止血処置を行う．

ガーゼの塊を太い絹糸で結んで作ったベロックタンポンを口腔内から上咽頭に挿入することが昔から行われてきたが，この方法は患者にとって苦痛も大きい．最近はよりソフトなバルーンカテーテル（図3-85）を鼻腔から挿入して上咽頭を閉鎖する方法がよく行われている．バルーンカテーテルは尿道留置カテーテルの14Fr程度のものを使用する．より出血の多い側の外鼻孔から静かに挿入し，先端が咽頭後壁付近にみえるくらいまで挿入し，バルーン内に空気を5～8mL程度入れ，静かに引き戻し後鼻腔を塞ぐように上咽頭に留置する（図3-86）．バルーンカテーテルを膀胱に留置するときにはバルーンを膨らませるため，注射器で蒸留水などを入れるが，万が一，バルーンが破裂したときに誤嚥を起こす危険があるので蒸留水ではなく空気を入れる．また，ベロックタンポンやバルーンカテーテル挿入時には外鼻孔から鼻腔全体に抗菌剤を含んだ軟膏ガーゼを挿入し，鼻腔内を密閉・圧迫する．このようなパッキングを行うと中耳炎などの感染の危険性があるので，抗菌薬の投与など感染予防に留意する．

大量の鼻出血では早期に耳鼻咽喉科の専門医に依頼する．専門医は内視鏡的に出血点をピンポイントで凝固する止血術などを行う．他の止血法として，顎動脈や外頸動脈を結紮する手術的止血法や，外頸動脈の枝にゼルフォームなどを詰める経カテーテル動脈塞栓術などがある．

大量の鼻出血や成人で繰り返す鼻出血では，何らかの原因疾患が隠れていることがあるので，止血後に原因検索を行う．

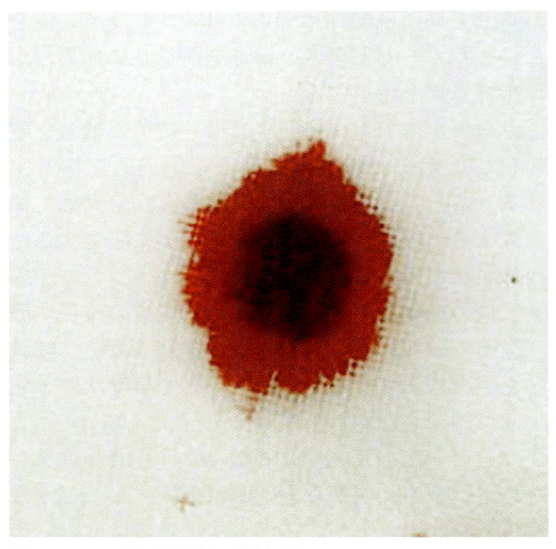

図 3-84　ダブルリングサイン

● 参考文献
1) 鈴木淳一, 他：標準耳鼻咽喉科・頭頸部外科学　第3版. pp325-327, 医学書院, 1997
2) 日本救急医学会(監), 日本救急医学会専門医認定委員会(編)：標準診療指針　改訂第4版. p584, へるす出版, 2011

V 尿の異常

　急性にみられる尿の異常には, 尿量の異常と尿成分の異常がある. 乏尿を 400 mL/日以下とする定義もあるが, 重症患者においては1日の総尿量よりも, 1時間ごとの尿量とその変化が重要である. 0.5 mL/kg/時より少ない状態が数時間以上継続する場合には, 何らかの対策が必要であり, これを放置すると急性腎不全を招くおそれがある.
　多尿についても, 多くの要因が考えられ, 原因に応じた対策が必要であるが, 乏尿ほどには緊急度が高いものではない.
　尿成分の異常は, 漫然と診療していると見逃されやすく, 患者の訴え以外に, 尿の色調, 尿の定性試験, 尿沈渣などから気づかれる. 救急診療には, 透析患者を含む慢性の腎機能障害が絡んでいることも多い. 初診の患者では, 問診, 病歴と血

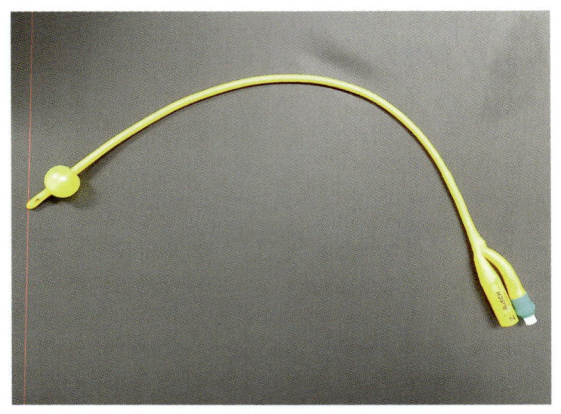

図 3-85　バルーンカテーテル

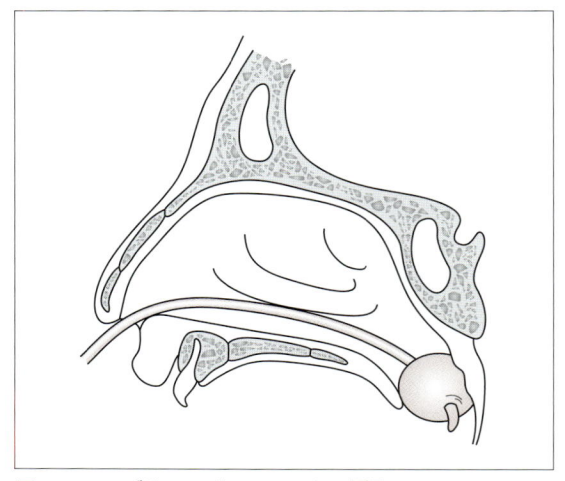

図 3-86　バルーンカテーテルの挿入
14 Fr 程度のバルーンを後鼻腔を塞ぐように上咽頭に留置する.
抗菌薬を含んだ軟膏ガーゼを鼻腔全体に挿入し, 鼻腔内を密閉・圧迫する.

清クレアチニン値によってもともとの腎障害の程度を推定する.

1 尿量の異常

A 乏尿

　外来患者では乏尿の診断は困難で, 入院後に導尿し, 時間尿を計測することから取り掛かる. 器質的な腎疾患による急激な乏尿は腎臓内科医に任せるとして, 救急医として対応すべきは, さまざ

まな原因による腎前性と尿路の通過障害が問題となる腎後性，また急性薬物中毒や横紋筋融解症，異型輸血などにともなう急性腎不全である．

1● 腎前性乏尿

十分な原尿を産生するだけの腎血流量と濾過圧が不足した状態である．広範囲熱傷，熱中症，重症膵炎，重症下痢，イレウスなどでみられる高度の脱水による腎前性乏尿では，心臓の前負荷が低下することにより心拍出量が減少するだけではなく，腎からの水分喪失を抑えるために尿細管再吸収が最大限に行われる．生理的な腎機能が保たれている範囲では，濃縮尿がごく少量みられる．

血液検査でヘモグロビンやBUN，総蛋白が正常以上を示し，黄褐色の尿で，尿比重や尿浸透圧が高いときは，まずは脱水と考え，経口または経静脈的に可能な方法で細胞外液の補充を急ぐ必要がある．

外傷や消化管出血による失血の場合でも，脱水と同様のメカニズムで腎前性乏尿となるが，単に輸液や輸血をするだけではなく出血性ショックに対し，出血源の止血を優先する．脱水や出血の場合に対し，単に血圧が低いからと安易に昇圧薬を使用することは，腎動脈を収縮させ腎血流量をさらに減少させることとなり，腎障害を増悪させるため避ける．

ループ利尿薬の使用は原則的に禁忌であるが，乏尿がしばらく持続し，その後必要な体液量を補給できたと判断された場合には，尿細管に停滞していた尿がwash outされることを期待し，1回だけ使用することは許される．

2● 腎後性乏尿

腎で十分な尿産生が行われていても，尿路の通過障害で尿が出ないことがある．一側の尿管が結石などで閉塞すると水腎症となるが，対側腎からの尿流出が良好であれば乏尿とはならないので気づかれにくい．

尿路結石を疑う症状があれば次に述べる方法で尿潜血を調べ，陽性なら超音波や腹部CTなどの画像で診断する．前立腺疾患などによる尿道の狭窄が無尿の原因である場合には，尿意，残尿感から疑いをもち，超音波検査にて膀胱の緊満により容易に診断できる．腎後性病変を長期間放置すると，腎実質障害を引き起こすため，早々に対策をとる必要がある．

3● 腎性乏尿

遷延性ショック以外に，急性腎不全が原因となる乏尿としては，急性中毒，横紋筋融解症，異型輸血，ヘモグロビン尿などが重要である．有害物質の過剰摂取による急性中毒では，物質の体外への主な排泄経路としては，尿と胆汁しかなく（一部呼気へ），尿は非常に重要な役割を果たす．尿細管内皮細胞では，有害物質の濃度が非常に高い尿と接しているため，中毒により容易に尿細管障害をきたす．

B 多尿

摂取水分量が正常範囲であるにもかかわらず，3〜4L/日を超えると多尿といえる．水中毒や体液過多を除くと，さまざまな多尿の病態は尿細管における尿の再吸収障害をともなっている．近位尿細管での再吸収障害は，尿細管内皮細胞の機能低下である．前述の尿細管障害などが原因で一過性に腎機能悪化をきたした後，近位尿細管での濃縮力低下により多尿となることがある．

遠位尿細管での再吸収には，抗利尿ホルモン（以下ADH）が重要である．ADHは脳下垂体後葉ホルモンであるが，遠位尿細管での尿濃縮に欠かせず，分泌不全やレセプターの異常などがあると尿濃縮が十分にできず，尿崩症と呼ばれる多尿となる．

尿崩症の特徴は，著しい多尿に加え，尿比重や尿浸透圧がきわめて低いことにある．見た目にも尿の着色はほとんどなく水様透明である．ADH分泌不全ではADH製剤の投与で反応するはずであるが，十分なADHを投与しても，生理的な最大レベルまでの尿濃縮は得られない．尿崩症の診断に水制限試験があるが，脱水による弊害が懸念される救急診療には適さない．

尿細管機能障害の診断には，尿中NAGや尿中低分子蛋白の測定があり，尿細管障害ではこれらが尿中に増加する．

重症救急患者の治療を行っていると，高度侵襲期に輸液負荷を行わざるを得ず，いわゆる"死蔵された細胞外液（third space）"が過剰な病態となる．このような患者が侵襲を克服でき回復期に入ると多尿となる（re-fillingに伴う利尿期）．この時期には利尿薬を投与されることも多いが，体液量が適正かどうかを多面的に検討し脱水に注意す

2 尿成分の異常

A 着色尿

尿の色調異常で赤褐色を呈する場合には，ヘモグロビン尿，ミオグロビン尿，（ヘマト）ポルフィリン尿（赤ブドウ酒色），ビリルビン尿やウロビリン尿（黄褐色），メトヘモグロビン尿，アルカプトン尿，メラニン尿（褐色），PSP，フェノールフタレイン含有緩下薬服用や人工着色料摂取などがある．

赤色調の尿の中で，血尿と診断するには，尿中に有意の赤血球数を確認することが第一歩で，この検査に用いる尿は新鮮尿が必須である．女性の場合には外陰部での汚染による尿中赤血球混入を除外するため，陰唇を十分広げて外尿道口周囲を清拭，中間尿を採取し検査を行う．

血尿とヘモグロビン尿の鑑別には，尿沈渣で赤血球があれば血尿，なければヘモグロビン尿である．ミオグロビン尿でも定性の尿潜血は陽性になるが，ヘモグロビン尿と同様に，尿沈渣で赤血球がなく，血中ミオグロビンが高値である．横紋筋の融解によるため，クレアチンキナーゼなどの筋原性酵素も高値である．着色尿の原因となる医薬品には，ビタミンB，下剤（センノサイド），ダイオウ末，エパルレスタット，鉄剤などがある[1]．

B 血尿[2]

血尿発生部位としては，膀胱頸部近傍や後部尿道からの出血では排尿終末時に，前立腺ないし，前部尿道からの出血では排尿初期に血尿がみられ，また腎，尿管および膀胱からの出血では全血尿となることが多い．

血尿を主訴として受診する場合の多くは，肉眼的血尿であり，血尿を診断する際には，排尿異常や排尿痛などをともなう症候性か，単なる着色尿で症状のない無症候性か，出血部位は上部尿路か下部尿路かなどを考慮する．

1 ● 尿潜血反応

オルトトリジン反応を応用した試験紙法による尿潜血反応をもって判定するのが一般的である．この潜血反応は非常に鋭敏で，尿沈渣毎視野5個以上の赤血球が存在すれば陽性を示す．仮に5個以下であっても時に偽陽性を示すので注意する．

本法は集団検診でも用いられ，短い時間内に多数の検体を調べるのに適している．ただし，ヘモグロビン尿，ミオグロビン尿でも陽性にでる点が問題である．

2 ● 尿沈渣による顕微鏡的血尿

新鮮尿の沈渣の鏡検による．10 mLの尿を1分間1,500回転で5分間遠心し，その沈渣を400倍で鏡検する．毎視野5個以上の赤血球を認める場合を顕微鏡的血尿という．これは上述の尿潜血反応と一致する所見である．鏡検で赤血球1個は尿1 mLあたり赤血球10個に相当し，健常者の赤血球は10個/mL以下とされる．これらを考慮すると1視野に5個以上の赤血球は病的である．

出血時間，血小板数の検査とともに部分トロンボプラスチン時間，プロトロンビン時間によって凝固障害の有無を検索する．

1 ● 血尿をきたす疾患

症候性血尿では，随伴症状から原因疾患の推定を行う．内因性で代表的なものとして，急性出血性膀胱炎，尿路結石症，急性腎炎症候群などが重要である．

急性出血性膀胱炎では，排尿痛，頻尿，残尿感を訴え，膿尿，細菌尿を認める．

尿路結石症では，特徴的な疝痛発作をともなうことが多い．腎疝痛は，尿管の急激な閉塞に伴い，腎筋膜に分布する交感神経を介して起こる関連痛であり，腰背部に出現する間欠性の激痛である．結石の尿管嵌頓により，尿管，腎盂の平滑筋がスパズムを生じ腎盂内圧が亢進する．

血尿を認める腎疾患は，糸球体腎炎や腎腫瘍など数多くある．

2 ● 外傷性血尿

腎から陰茎までの尿路のいずれかに損傷をともなうことで血尿を呈す．

a 腎外傷[3]

交通事故や墜落などの高エネルギー外傷では，多発外傷の1つとして鈍的外力による腎外傷が起こる．比較的軽微な腰背部の打撲や打撃，刃物などによる穿通外傷では，局所的外力による腎外傷が起こる．血尿の程度と腎外傷の重症度は，必ずしも一致しない．

日本外傷学会では，腎損傷を損傷形態と重症度

を考慮し，Ⅰ型を腎被膜下損傷，Ⅱ型を腎表在性損傷，Ⅲ型を腎深在性損傷，Ⅳ型を腎茎部血管損傷と分類している．腎外傷の診断には造影CT検査が最も有用で，ベッドサイドでのスクリーニングに超音波検査も併用される．

b 膀胱破裂

膀胱充満時に下腹部に鈍的な外力が加わると，膀胱頂部が破裂し，尿が腹膜内に溢流する．また骨盤骨折の際に，腹膜外破裂を生じる．特徴的な外傷により膀胱破裂を推測することができる．CTスキャン，点滴静注腎盂造影（drip infusion pyelography；DIP）によっても発見されるが，膀胱造影が確実である．

治療は開腹手術による膀胱破裂部の縫合が基本である．非吸収糸は，慢性期に結石を形成するため用いない．

c 尿道外傷

男性の会陰部強打やオープンブック型骨盤外傷で生じ得る．骨盤骨折の約10％に合併する．恥骨結合離解による膜様部尿道，球部尿道の損傷が多い．骨盤外傷で，肉眼的血尿や外尿道口からの出血を認める場合は，尿道カテーテルを留置する前に必ず尿道造影を行う．尿道の断裂は認められなくても，尿道からの造影剤の溢出を認めれば，外科的に膀胱瘻を造設し，後日尿道形成をするほうが予後がよい治療結果を得ることができる．

C ヘモグロビン尿

生理的あるいは病的な赤血球の破壊により生じたヘモグロビンが尿中に排泄される状態である．ある程度の遊離型酸化ヘモグロビンは血中のハプトグロビンと結合し処理されるが，それを超えた状態ではヘモグロビン尿となる．

臨床的には，重症熱傷，不適合輸血などでヘモグロビンが大量に放出されると，血液中のハプトグロビンがヘモグロビン代謝のために消費され，処理しきれない血液中の遊離ヘモグロビンが腎臓の糸球体を通過する．糸球体を通過したヘモグロビンは尿細管上皮細胞に取り込まれて尿細管の機能障害を引き起こす．

ヘモグロビン尿がみられればハプトグロビン製剤を投与し，ハプトグロビンを補う．このことにより，過剰の遊離ヘモグロビンは肝臓に運ばれ処理される．この結果，溶血にともなう腎障害を抑制できる．

D ミオグロビン尿

ミオグロビンは心筋や骨格筋にあるヘム蛋白で，筋細胞が障害されると血中および尿中へ流出する．熱中症，悪性症候群，悪性高熱，過剰な運動後，横紋筋融解症などいろいろな原因でミオグロビン尿が認められる．

尿の潜血反応は，ミオグロビンでも陽性となり，血尿と鑑別を要す．ミオグロビン尿をきたす疾患では，大量のミオグロビンが放出された後に，急性腎不全がしばしば認められる．ミオグロビン尿をみたら十分な補液を行い，時間当たり尿量を多めにして，尿中ミオグロビンを希釈する．

E 尿糖

糖尿病やステロイド剤の内服，ストレス，膵疾患，内分泌疾患，カテコラミン投与中など，血糖が上昇しやすい疾患では，高血糖の程度に応じ尿糖が検出される．血糖値170mg/dLが尿糖の排泄閾値とされる．血糖値が正常範囲でも尿糖が検出される場合には，腎性糖尿という．

さまざまな腎障害，妊娠，薬物中毒などで腎性糖尿がみられる．尿糖の診断は，尿定性反応で容易に行える．治療にあまり緊急性はないが，尿浸透圧が上昇し，多尿となるため，脱水の補正とインスリンなどによる血糖コントロールが必要である．

●参考文献

1) http://www.tomita-pharma.co.jp/members/pdf_ajisai/ajisai15-2.pdf
2) 木下順弘：血尿．日本救急医学会（監）：救急研修標準テキスト．pp250－253, 医学書院，2005
3) 日本外傷学会臓器損傷分類委員会：日本外傷学会臓器損傷分類2008.
http://www.jast-hp.org/archive/sonsyoubunruilist.pdf

第4章
重症救急患者の管理

本章の構成マップ

第4章 重症救急患者の管理		☞ 219
A	生体侵襲と生体反応	☞ 221
B	循環管理	☞ 225
C	呼吸管理	☞ 237
D	意識障害患者の管理	☞ 248
E	体液管理	☞ 253
F	血液浄化	☞ 265
G	血液凝固・線溶系の管理	☞ 272
H	栄養管理	☞ 280
I	感染症	☞ 286
J	敗血症	☞ 292
K	脳死	☞ 299

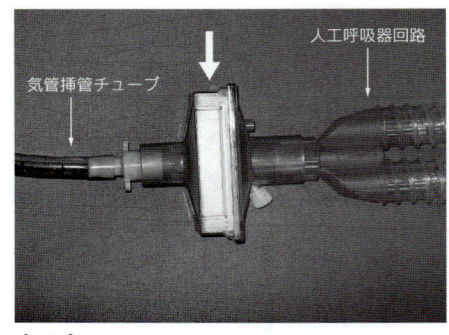

人工鼻

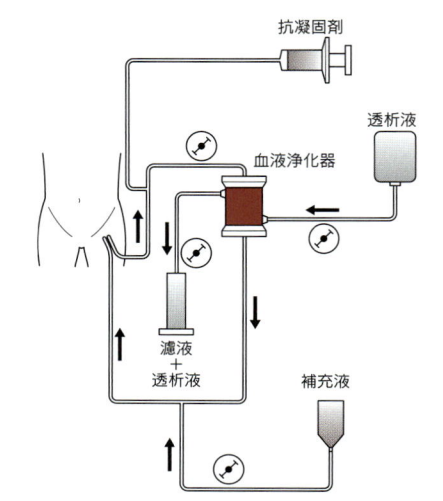

持続的血液濾過透析（CHDF）のフローダイアグラム

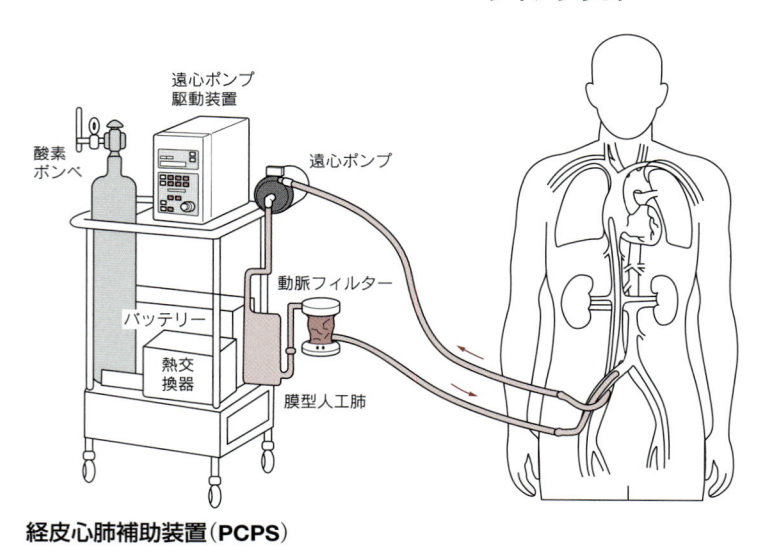

経皮心肺補助装置（PCPS）

A 生体侵襲と生体反応

生体侵襲は，救急医学において，緊急性と重症性を導く原因である．救急疾患のさまざまな症状や徴候において，その緊急性と重症性は，生体侵襲の程度により影響を受ける．この生体侵襲に対して，生体防御反応が生じるが，生体の環境維持についてはじめて提唱したのは，フランスの生理学者 Claude Bernard（1813〜1878）である．そして，Walter Cannon（1871〜1945）が，神経内分泌反応が生体環境維持に重要であることを明らかとし，生体環境をホメオスタシス（homeostasis）と命名した．このような生体侵襲と生体反応の潮流において，1936 年にはカナダの Hans Selye（1907〜1982）により，生体への刺激をストレッサー（生体侵襲），そして生体侵襲に対する生体反応が「ストレス」と定義された．この生体侵襲に対して適応しようとする症状群を，汎適応症候群（general adaptation syndrome）と定義し，ストレス学説が唱えられた．

生体侵襲においては，正常状態では産生されないさまざまな分子が転写段階から新たに産生される．このような過程で，蛋白や脂質が異なる分子に再編成され，やせが進行しやすい．このような状態を，異化と呼ぶ．スコットランドの栄養学者 David Paton Cuthbertson（1900〜1989）および米国の外科医 Francis Daniels Moore（1913〜2001）は，生体侵襲後の蛋白および脂質の異化についての概念を栄養と代謝の観点より整理した．

現在は，以上のような生体侵襲に対するホメオスタシスの維持は，視床下部-下垂体軸，交感神経・副交感神経反応，炎症性サイトカイン・抗炎症性サイトカイン反応として理解されている．本項では，このような生体侵襲と生体反応について理解することを目標とする．

1 生体侵襲の種類

Francis Daniels Moore は，1959 年の著書 "Metabolic Care of the Surgical Patient" などにおいて，生体侵襲の重症度を大きく 3 つに分類し（表 4-1），さらに外科的生体侵襲における生体反応を障害期，転換期，同化期，脂肪蓄積期（表 4-2）の 4 つに分類している．現在は，このような生体侵襲後の状態を調節する因子として，①交感神経緊張，②全身性炎症，③虚血が，独立した因子であると考えられている．このような状態を導く生体侵襲は，緊張や脱水などの内的な生理学的因子，外傷，手術，感染症などのような外的な物理的因子，さらに寒冷や高温などの環境因子などのようにさまざまである．

このような反応は，受容体と作動物質の関係として，特に作動物質の観点より PAMPs（pathogen-associated molecular patterns），Alermins，DAMPs（damage-associated molecular patterns）としてまとめられている（表 4-3）．これは，2006 年 2 月にミラノで開催された European Molecular Biology Organization 会議のワークショッ

表 4-1 生体侵襲と重症度

第Ⅰ群 軽度侵襲
- 恐怖，疼痛，冷感，疲労
- 軽度外傷
- 麻酔
- 静臥位
- 飢餓

第Ⅱ群 中等度侵襲
- 出血，血漿喪失
- 体液貯留
- 外傷性浮腫
- 低灌流，乏尿
- 低酸素血症
- 高炭酸ガス血症

第Ⅲ群 高度侵襲
- 敗血症
- 組織壊死
- ショック

表 4-2 外科的生体侵襲後の生体反応

第 1 相 障害期 injury phase
生体侵襲後 2〜4 日，交感神経緊張，副腎機能亢進，蛋白・脂質異化

第 2 相 転換期 turning point
生体侵襲後 4〜7 日，交感神経緊張が緩和されはじめ，腸蠕動が回復，蛋白合成が徐々に回復

第 3 相 同化期 muscle strength
生体侵襲後 7 日〜5 週間，筋力が徐々に回復

第 4 相 脂肪蓄積期 fat gain
生体侵襲後 7 日から数か月間，脂肪蓄積，体重増加

(Moore FD : The metabolic response to surgery. Ed by Charles C Thomas Publisher, Springfield, Illinois, 1952)

表4-3　damage-associated molecular patterns (DAMPs)の内訳

pathogen-associated molecular patterns(PAMPs)
- リポ多糖（グラム陰性菌）
- ペプチドグリカン（グラム陽性菌）
- フラジェリン（鞭毛）
- ジアシルリポペプチド（マイコプラズマ）
- β-グルカン（真菌）
- RNA（ウイルス）
- CpG DNA（細菌，ウイルス）

Alermins
- 蛋白：HMGB-1，フィブリノゲン，フィブロネクチン，サーファクタント蛋白，S100蛋白，好中球エラスターゼ，ラクトフェリン，アミロイドA
- 脂質：飽和脂肪酸
- プロテオグリカン：バイグリカン，ヒアルロン酸断片，ヘパラン硫酸断片
- ミトコンドリア構成成分：DNA，チトクロームC，ATP，CPS-1，N-フォルミルペプチド，カルジオリピン
- 鉱物：尿酸結晶，シリカ，アスベスト，水酸化アルミニウム

表4-4　全身性炎症反応症候群の定義

呼吸
　呼吸数＞20回/分
　あるいはPaCO₂＜32mmHg
循環
　心拍数＞90回/分
　体温＞38℃あるいは＜36℃
白血球数
　＞12,000/mm³ あるいは＜4,000/mm³
　あるいは未熟白血球＞10%

(Members of the American College of Chest Physicians/Society of Critical Care Medicine consensus conference committee. American College of Chest Physicians/Society of Critical Care Medicine Consensus Conference : Definitions for sepsis and organ failure and guidelines for the use of innovative therapies in sepsis. Crit Care Med 820：864-874, 1992)

プにおいて，外因性リガンドがPAMPs，内因性リガンドがalermin，生体侵襲における生体反応を導くものがDAMPsと定義されたものである．さまざまな生体侵襲のトリガーの本体はDAMPsであり，交感神経緊張や全身性炎症を惹起する受容体を活性化させ，受容体細胞内情報伝達を介して，生体侵襲反応や細胞死を惹起すると解釈された．表4-3は，DAMPsの代表例であり，生体侵襲における多くのDAMPsが解明されてきている．

A 交感神経緊張

交感神経系は，副交感神経系とともに自律神経を構成している．痛み，組織障害，循環血液量低下，血圧低下などの状態に対して，生体は交感神経活性を高め，生体のホメオスタシスを維持しようとする．寒冷，灼熱，疲労などの環境因子や精神的緊張感は交感神経緊張を高める．また，出血や嘔吐・下痢などのように，循環血液量が低下した状態でも，交感神経緊張が高まる．これらは，アドレナリン受容体を介して血圧と脈拍数を上昇させるように作用する．

B 全身性炎症反応症候群

全身性炎症反応症候群(systemic inflammatory response syndrome；SIRS)（表4-4）は，1992年に米国集中治療医学会と米国胸部疾患学会より定義された．呼吸数，脈拍数，体温，白血球数の4つのクライテリアのうち，2つ以上を満たす場合に，SIRSと定義される．このような全身性炎症を導く因子として，外傷，手術，感染症，熱傷，急性膵炎などが知られている．特に，感染症は生体侵襲による免疫低下の時期に，2次性侵害刺激としてSIRSを再燃させる傾向がある．現在，全身性炎症は炎症性サイトカインの過剰な産生にともなう症状として説明されている．

C 虚血

組織の酸素需要に対して，酸素需要が満たされない場合を虚血と呼ぶ．この虚血状態では，ミトコンドリアでの酸素を用いたアデノシン三リン酸の産生が低下し，嫌気性代謝が進行し，代謝性アシドーシスと乳酸蓄積が進行する．このような低酸素状態の組織局所では，炎症性サイトカインや血管拡張性物質などの産生がDNA上のhypoxia response elementや活性酸素種の産生を介して転写段階より高まる．虚血局所では，初期には血管拡張と血管透過性亢進が生じやすい．循環を原因として虚血が導かれる場合をショックと呼ぶ．

このような虚血の発症に影響する主因子は，①貧血，②低酸素状態，③低心拍出量である．末梢血1dL当たりの酸素含量(mL/dL)は，1.34×ヘモグロビン濃度(Hb)(g/dL)×酸素飽和度(SO_2)(%)/100 + 0.0031×血中酸素分圧(PO_2)(mmHg)で求められる．血液中の酸素含量は，この式より，

表4-5 生体侵襲のホルモン分泌への影響

亢進	不変または低下
ACTH	TSH
成長ホルモン	甲状腺ホルモン
コルチゾル	インスリン
エピネフリン	副甲状腺ホルモン
アルドステロン	エストロゲン
グルカゴン	アンドロゲン

HbとSO₂に強く依存することがわかる．Hb 7g/dL, SO₂ 98%, PO₂ 80mmHgの動脈血であれば，前項は約 9.19 mL/dL, 後項は約 0.25 mL/dL と，前項が後項より約36.8倍高い．Hb 7g/dLは，急性出血における赤血球輸血を必要とする限界値であり，この状態以下に貧血が進行し，動脈血酸素含量が 9 mL/dL となると虚血が進行しやすい．生体は，虚血にならないように交感神経緊張を高め，心拍出量を維持することで生体のホメオスタシスを維持させようとする．

2 生体侵襲による生体反応

生体侵襲に対する生体反応は，視床下部-下垂体-副腎系(HPA軸：hypothalamic-pituitary-adrenal axis)，交感神経活性とサイトカイン産生に影響を与える．生じる現象として特に重要なものは，①意識，②呼吸数，③血圧，④脈拍，⑤体温における変化であり，これらを基本バイタルとして観察する必要がある．その他，尿量，血糖値，白血球数，血小板数，消化管運動にも変化が認められる．このような生体反応は，内分泌，交感神経，サイトカインの3つの要因を個別に分けて説明できるものではなく，3つの要因の連動として生じている．

A 内分泌活性の影響

生体侵襲により，特に活性化が著しい内分泌系は，HPA軸を介した下垂体からのACTH(副腎皮質刺激ホルモン：adrenocorticotropic hormone)分泌を介した副腎皮質からのコルチゾル分泌である．生体侵襲の急性期に分泌が亢進するホルモンと，不変または低下するホルモンを表4-5に示した．これらの生体侵襲における主作用は，①血糖値上昇，②体液量増加・尿量減少，③消化管運動抑制，④心悸亢進である．生体侵襲が持続すると，組織低灌流や蛋白異化が進行し，初期に分泌が亢進していたホルモンも分泌が低下する傾向が認められる．

1 ● 血糖値上昇

下垂体前葉より分泌されるACTHと成長ホルモン，副腎皮質より分泌されるコルチゾルとアルドステロン，副腎髄質より分泌されるエピネフリン，膵α細胞より分泌されるグルカゴンは，インスリン受容体シグナルを抑制する作用をもち，血糖上昇に関与するホルモンである．さらに，エピネフリンは，心悸亢進作用に加えて，肝臓のアドレナリン作動性β_2受容体を介して，グリコーゲン分解を促進させ，血糖値を上昇させる．一方，血糖を低下させるインスリン分泌やインスリン受容体機能が低下するために，生体侵襲の急性期には血糖値が上昇しやすい．

2 ● 利尿減少と体液量増加

アルドステロンの分泌は，ACTH，アンジオテンシンⅡ，血中カリウム濃度の上昇により亢進する．ACTHやレニン・アンジオテンシン系を介したアルドステロンの上昇により，腎遠位尿細管からのナトリウムと水の再吸収が高まり，尿量が減少する原因となる．また，傍糸球体装置にはβ_2受容体があり，エピネフリンの分泌によりβ_2受容体が刺激されるとレニン分泌が亢進し，肝臓でのアンジオテンシンⅡの産生が高まり，副腎皮質からのアルドステロンの分泌を高める．一方，腎遠位尿細管と集合管に作用している抗利尿ホルモン(バソプレシン)は，生体侵襲で一時的に上昇することが知られているが，比較的すぐに緩徐な低下傾向を示し，回復期に正常化する．

3 ● 消化管運動低下

消化管平滑筋にはアドレナリン作動性β_1受容体が存在し，エピネフリンにより消化管運動が低下する．食欲増進，消化管運動活性化，抗炎症作用をもつグレリンは，生体侵襲において抑制させる傾向がある．ガストリンやセクレチンの分泌も，代謝性アシドーシスや絶食に依存して低下しやすい．

B 交感神経活性の影響

交感神経活性は，血圧，心拍数，呼吸数を増加させる．交感神経がきわめて強い場合には，瞳孔

散大や，四肢末梢に立毛筋緊張や水っぽい冷たい汗が観察できる．さらに，交感神経緊張は，①免疫低下，②凝固亢進，③脂肪異化，④高血糖，⑤利尿低下，⑥消化管運動抑制に関与する．

交感神経終末より分泌されるノルエピネフリンと，副腎髄質より分泌されるエピネフリンは，アドレナリン受容体を介して血圧上昇と心拍数増加に関与する．このようなアドレナリン受容体は，アドレナリン作動性 α_1 受容体，α_2 受容体，β_1 受容体，β_2 受容体，β_3 受容体の 5 つに大きく分類される．ノルエピネフリンは，主に α_1 受容体を介して血管収縮作用をもち，血圧を上昇させる．エピネフリンは，β_1 受容体と β_2 受容体を介して心拍数と心収縮性を増加させ，さらに，α_1 受容体を介して血管収縮させ，昇圧と頻脈を導く．

このようなアドレナリン受容体は，心血管系以外にもリンパ球などの免疫細胞，血小板，脂肪細胞，膵臓 β 細胞，さらに瞳孔散大筋に存在する．瞳孔径は，交感神経緊張で α_1 受容体を介して散大するため，交感神経活性の評価のための指標となる．リンパ球には，β_2 受容体などのアドレナリン受容体が存在し，交感神経緊張で減少する．また，交感神経緊張により，血小板は α_2 受容体を介して凝集反応を生じやすくなり，血小板数減少や凝固亢進の原因となる．褐色脂肪細胞には β_3 受容体が存在し，交感神経緊張でリパーゼが活性化し，脂肪が燃焼され，生体侵襲の急性期の脂肪異化の原因となる．交感神経緊張の持続は，ノルエピネフリンやエピネフリンの作用として，利尿低下と消化管運動抑制を導く．

C サイトカイン産生の影響

サイトカイン（cytokine）は，主にリンパ球やマクロファージなどの白免疫細胞から分泌される蛋白であり，細胞間の情報物質として炎症，免疫，増殖，分化，細胞死，創傷治癒などに広く関与している．1954 年に，長野泰一と小島保彦により報告されたインターフェロンが，世界ではじめて同定されたサイトカインである．炎症性サイトカインは，SIRS における呼吸数，脈拍数，体温，白血球数に影響を与えるばかりか，さまざまな生体反応を惹起する．

1 ● 体温変化について

SIRS における体温上昇は，視床下部での誘導型シクロオキシゲナーゼ（COX-2）の転写亢進によるプロスタグランジン E_2 の産生が関与する．視床下部には，tumor necrosis factor（TNF）などの炎症性サイトカインの受容体が存在し，炎症性受容体シグナルで活性化された転写因子 nuclear factor-κB（NF-κB）などが活性化し，COX-2 の転写が高まり，PGE_2 が産生され，発熱する．このため，解熱薬として COX 阻害薬や NF-κB 阻害作用のあるステロイドが効果を示す．

一方，生体侵襲で体温が低下する機序としては，老人などのように熱産生が低下している状態や，体血管抵抗の減弱が関与する．生体侵襲により産生される炎症性サイトカインは，誘導型一酸化窒素合成酵素の転写を高め，一酸化窒素（NO）の産生を高め，血管拡張作用を導く．また，同様な機序としてプロスタグランジンなどの血管内皮依存性血管拡張物質により，血管拡張性が高まる．意識下では交感神経緊張により，血漿カテコラミン濃度が上昇し，体血管抵抗を保ち，血圧を維持しようとするが，このような代償機構を保ちにくい老人などの脱力状態では，拡張した末梢血管より室内への熱放散が高まり，体温が低下する．また，鎮静された状態では，交感神経活性が抑制されるため，体血管抵抗の減弱により末梢より熱放散が高まり，体温が低下しやすい．脂肪やミトコンドリアなどの末梢性熱産生の低下も，生体侵襲が連綿と持続する場合の低体温の原因となる．

2 ● 頻脈について

生体侵襲では頻脈が惹起されるが，これは①カテコラミン，②心房筋でのオータコイド産生（プロスタグランジンやヒスタミン），③相対的循環血液量低下による反射性頻脈，④アドレナリン作動性 β_2 受容体の増加の 4 つの要因が関与する．心房筋には TNF 受容体などの炎症性受容体が存在し，生体侵襲では，これらの受容体を介して心房筋局所でのオータコイド濃度が高まり，頻脈となりやすい．

3 ● 呼吸数増加について

生体侵襲では，サイトカインの影響により血管拡張物質の産生が高まり，血流分布異常が生じやすい．組織の酸素需要増加に見合った酸素供給ができない場合には，虚血として嫌気性代謝が行進し，局所で H^+ や乳酸の産生が高まる．このような病態で進行する代謝性アシドーシスに対して，

延髄腹外側野の中枢化学受容野がH^+やCO_2増加を認識して，Henderson-Hasselbalchの式（$H^+ + HCO_3^- \Leftrightarrow CO_2 + H_2O$）が右方向にシフトするように，過換気応答で呼吸性にCO_2排泄を高め，生体内のH^+量を減少させるように代償する．このように，蓄積するH^+による代謝性アシドーシスを，呼吸性アルカローシスとして代償する機転として，呼吸数が増加しやすい．

4 ● 白血球数について

SIRSのクライテリアの1つである白血球数の上昇には，炎症性サイトカインの産生を介して，骨髄細胞でのG-CSF（granulocyte colony-stimulating factor）やM-CSF（macrophage colony-stimulating factor）の産生が高まることが関与する．このような場合において，幼若球が末梢血に認められやすく，一部は，多能性幹細胞として組織修復に寄与する．

一方，肺炎や腹膜炎などのような状態で局所炎症がきわめて強い場合，炎症局所においてケモカインや接着分子の発現が高められ，白血球が集積する．末梢での白血球集積が強い場合，末梢血採血の白血球数は減少する傾向がある．ステロイド投与後に末梢値での白血球数が増加するのは，主に生体侵襲局所における接着分子の発現を抑制し，白血球回収率が高まるためである．

③ 生体侵襲制御

生体侵襲と生体反応において，主病態はDAMPsを介したリガンド・受容体反応で惹起される．生体侵襲反応の制御において，交感神経緊張，全身性炎症と虚血の抑制が不可欠となる．全身性炎症については，炎症を惹起する①リガンド産生量，②リガンド・受容体反応の抑制，③リガンドの貪食，④リガンドの体外排出が必要である．創薬の観点からは，①DAMPsなどの受容体拮抗薬，②DAMPs阻害薬，③DAMPsの受容体を介した細胞内情報伝達系の抑制薬などの考案が必要である．しかし，DAMPs（表4-3）の種類はきわめて多く，共通の細胞内情報伝達分子を制御することが必要と考えられている．

A 交感神経緊張の抑制

交感神経緊張の適切な制御が，鎮痛と鎮静として施行されている．鎮痛にはフェンタニルや塩酸モルヒネなどのオピオイドが使用され，鎮静にはプロポフォールやミダゾラムが使用されている．さらに交感神経緊張や副腎からのエピネフリン放出の抑制を目的として，α_2受容体作動薬であるデクスメデトミジンが救命救急センターなどの集中治療室で使用されている．

B 炎症と虚血の制御

全身性炎症と虚血の管理として，適切な輸液と輸血が行われる．適切な輸液による循環管理により，利尿（0.5mL/kg/時以上）を絶やさない工夫が炎症を進展させないために不可欠である．慢性腎不全により利尿が得られない場合には，DAMPsやサイトカインの除去を目的とした持続濾過などの血液浄化法が選択される場合もある．多くのDAMPsを介した受容体反応は，輸液により緩和され，DAMPsの生体内局所濃度が低下し，排泄が亢進し，好中球などによる貪食も高まる．赤血球輸血は，全身への酸素運搬を改善し，虚血の進行を阻止する目的で行われる．心血管系に異常を認められない場合にはHb 7g/dL以上，心血管系に異常を認める場合にはHb 10g/dL以上を目標として，赤血球輸血が行われる．

● 参考文献

1) Moore FD：Metabolic Care of the Surgical Patient. W.B. Saunders, Philadelphia, 1959
2) Members of the American College of Chest Physicians/Society of Critical Care Medicine consensus conference committee. American College of Chest Physicians/Society of Critical Care Medicine Consensus Conference：Definitions for sepsis and organ failure and guidelines for the use of innovative therapies in sepsis. Crit Care Med 20：864-874, 1992

B 循環管理

生体において細胞が正常に機能するためには，細胞活動のエネルギー源となるATPが必要である．ATPは好気性代謝において効率的に産生される．好気性代謝には一定量の酸素が必要であり，酸素供給は血液循環を介して行われる．自律神経

系や内分泌系などにより血圧，心拍数，循環血液量，体液バランスが維持され，末梢組織血流は酸素分圧，水素イオン，一酸化窒素(NO)や各種メディエーターにより制御されている．

一方，敗血症，外傷，熱傷，中枢疾患，重症膵炎，心不全，呼吸不全，腎不全，肝不全，免疫不全，大手術後などの重症病態では，このような循環制御の仕組みが損なわれている．例えば，敗血症では血管拡張と血流の分布異常が，熱傷急性期においてはサードスペースへの血漿成分漏出による循環血液量減少が，そして心不全では心収縮力低下が発生する．共通して存在するのは，末梢の循環異常による組織への酸素供給量の減少である．酸素供給量の減少による組織の低酸素症は，嫌気性代謝を亢進させ，乳酸が増加する（ショックの項，145頁参照）．

重症患者治療（クリティカルケア）における循環管理は，さまざまな背景により循環の維持が困難となった状況において，至適に酸素が供給されるよう適切な末梢循環を保つ目的で行われる．

1 クリティカルケアにおける循環管理に必要な生理学

組織への酸素運搬量は，動脈血の酸素含量と血流量（心拍出量）により規定される．

A 動脈血酸素含量

動脈血酸素含量はヘモグロビン結合酸素量と血漿中溶存酸素量の和である．それぞれは以下の式により導き出される．

> ヘモグロビン結合酸素量(mL/dL) = ヘモグロビン濃度(g/dL)×ヘモグロビン酸素飽和度(/100)×1gのヘモグロビンに結合する酸素量(1.34mL/g)
> 血漿中溶存酸素量(mL/dL) = 0.0031 ×動脈血酸素分圧(PaO_2)

血漿中溶存酸素量はわずかであり，血液中の酸素含量はヘモグロビン濃度とヘモグロビン酸素飽和度に大きく依存している．例えば，ヘモグロビン濃度が15g/dL，ヘモグロビン酸素飽和度が100%（1.0）とすると，血液100mLあたり15g（×

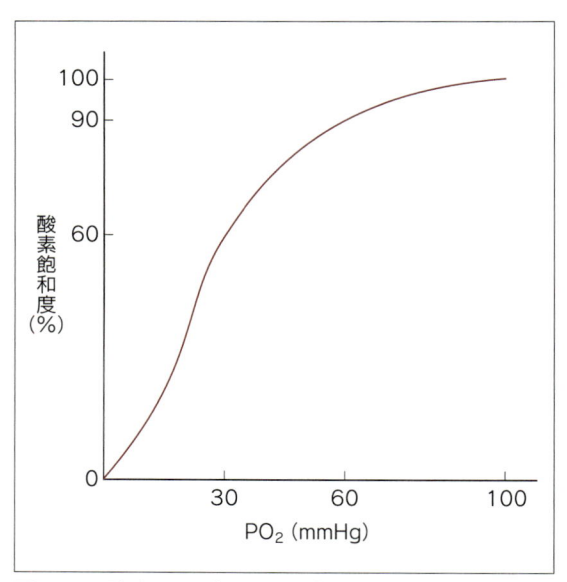

図4-1 酸素ヘモグロビン解離曲線

100/100)× 1.34 mL/g = 20.1 mL の酸素を含有することになる．一方，血漿中の溶存酸素量は仮にPaO_2が100mmHgだとしても，0.31 mL に止まる．つまり，血液中に存在する酸素のほとんどはヘモグロビンと結合したものなのである．

ヘモグロビン酸素飽和度とPaO_2とは酸素ヘモグロビン解離曲線に示されるように直線的な関係でなく，S状カーブを描いている（図4-1）．つまり，PaO_2が60mmHgのヘモグロビン酸素飽和度は，およそ90%である．仮に酸素分圧が500mmHgであったとしても，ヘモグロビン酸素飽和度の差はPaO_2 60mmHgと比較してわずか10%程度にとどまる．一方，PaO_2が60mmHg以下では急激にSaO_2が低下する．つまり，PaO_2が60mmHg以上であれば，吸入酸素濃度を上げたとしても臨床的メリットが少ないのに対して，PaO_2が60mmHg以下ではわずかなPaO_2の変化によっても動脈血酸素含量は急激に減少する危険性があることを示唆している．

B 心拍出量

心拍出量(cardiac output, L/分)は1回拍出量(stroke volume, mL)，心拍数そして心リズムにより規定される（表4-6）．1回拍出量は心収縮力，前負荷，後負荷により規定される．心収縮力は前負荷，後負荷の大きな影響を受けるが，臨床的に

は超音波心エコーを用いた左室駆出分画により間接的に評価される．前負荷は正確には拡張期末心室容量を指す．右心前負荷は頸静脈の怒張，中心静脈圧，超音波エコーを用いた下大静脈径（後述）などにより評価される．左心前負荷は努力様呼吸，起坐呼吸，肺動脈楔入圧（後述）などにより評価される．後負荷は正確には駆出期における心室壁へかかる壁張力を指す．一般的に，左室後負荷としては全身血管抵抗（平均動脈圧と中心静脈圧血圧との差を心拍出量で割ったもの）が指標とされる．

C 酸素運搬量

動脈血酸素含量と心拍出量の積が酸素運搬量である．健康成人の場合，動脈血酸素含量を20 mL/dL，安静時心拍出量を4〜5 L/分とすると，1分当たり800〜1,000 mLの酸素を全身の組織に供給している計算となる（図4-2）．一方，組織における安静時酸素消費量はおよそ200〜250 mL/分といわれている．つまり，全身へ供給された酸素の20〜30％が末梢組織に摂取されて

表4-6 心拍出量に影響を与える因子とその評価方法

心拍出量への影響因子			評価方法
1回拍出量	心収縮力		超音波心エコーを用いた左室駆出分画
	前負荷	右心前負荷	頸静脈の怒張，中心静脈圧 超音波エコーによる下大静脈径
		左心前負荷	努力様呼吸，起坐呼吸，肺湿性ラ音 肺動脈楔入圧
	後負荷		血圧，全身血管抵抗
心拍数，心リズム			心電図，パルスオキシメーター

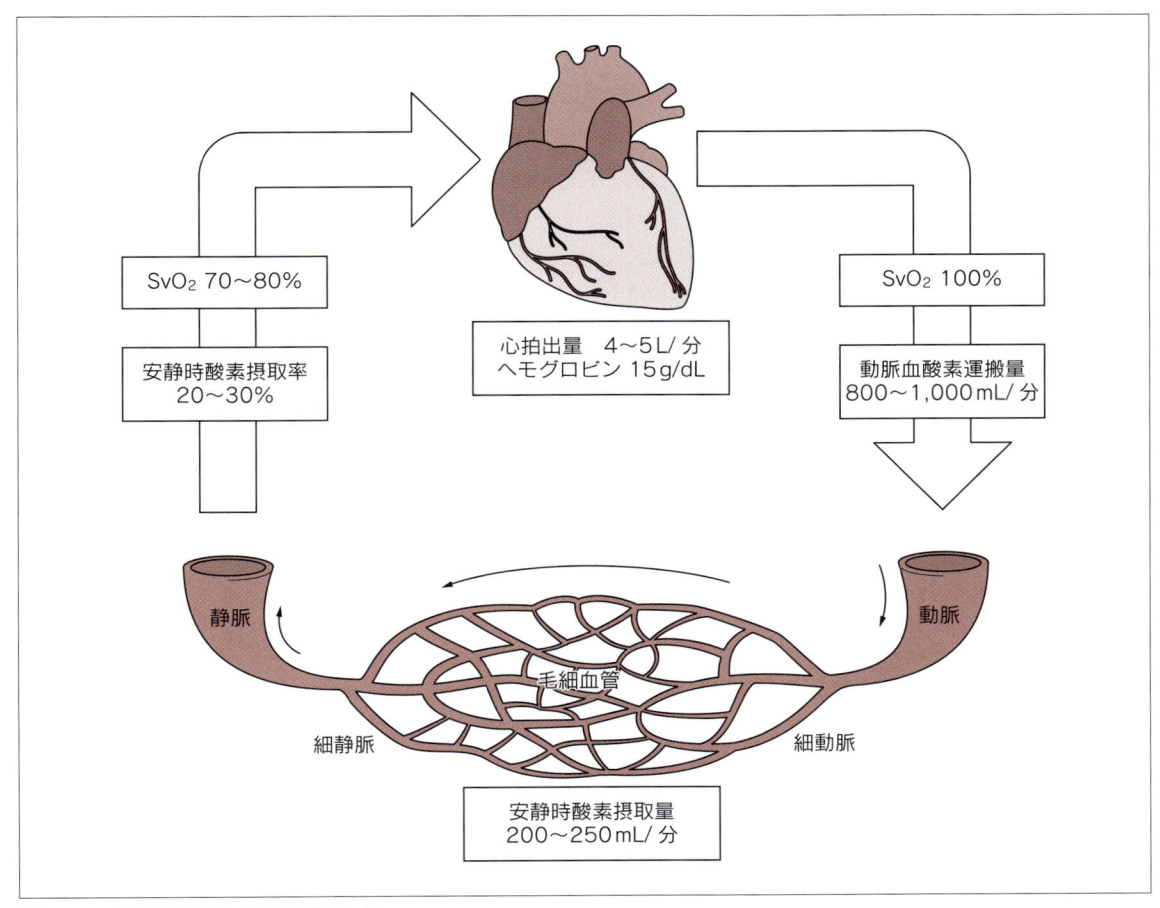

図4-2 酸素の供給・需要バランス

表4-7 クリティカルケアにおける循環の評価法

身体所見	モニター	血液検査	画像
皮膚温 頸静脈 胸部聴診音 CRT 血圧・脈拍 意識レベル 尿量	SpO₂ 心電図モニター 血圧モニター 中心静脈カテーテル 肺動脈カテーテル	血液ガス分析 ヘモグロビン 乳酸値	胸部単純X線撮影 超音波エコー

CRT : capillary refilling time

おり（酸素摂取率と呼ぶ），残りはそのまま心臓に戻ってくる．通常は組織酸素摂取量よりかなり多くの酸素供給を行っていることになる．しかしながら，ショックや心不全では酸素運搬量が減少し，結果として酸素摂取率は上昇する．一方，発熱やシバリングなどでは酸素運搬量が同じであっても，酸素摂取量の増加により酸素摂取率は上昇する．

2 循環の評価法（表4-7）

A 身体所見

身体所見から評価できる循環の指標としては，手指末梢の皮膚温，頸静脈怒張（右心前負荷の増加），聴診による湿性ラ音（左心前負荷の増加），毛細血管再充満時間（capillary refilling time；CRT，branch testともいう），血圧，脈拍，意識レベル，尿量がある．

敗血症など一部の病態を除いて，手指末梢が温かい場合には，末梢循環は良好と考えてよい．CRTは災害時のトリアージで用いられる手法であるが，日常臨床でも応用できる．指先などを5秒間圧迫し，血色の回復までの時間を観察する方法である．CRTが2秒以上である場合は，末梢循環が不良である可能性を示唆する．

脈拍は体表面の動脈を触知することにより観察される．拍動そのものの有無の他，動脈拍動の強さ，太さ，速さが指標となる．ゆっくりとした，強く，太い感じられる拍動は循環が良好であることを示唆する．一方で，脈拍数の増加は循環障害を示唆し，重篤な場合は末梢動脈の拍動を触知できない場合がある．

血圧は収縮期血圧，拡張期血圧そして平均血圧に分類される．血圧は1回拍出量と全身血管抵抗により規定される．1回拍出量が減少すると，血圧を維持するために代償機構として全身血管抵抗が上昇する．初期には収縮期血圧は低下しないが，拡張期血圧が上昇し，脈圧（収縮期血圧と拡張期血圧との差）が減少する．したがって正常な血圧が必ずしも良好な末梢循環状態を示すとは限らない．

意識レベルは重篤な循環異常がない限り維持される．しかし，クリティカルケア領域で人工呼吸管理のために鎮静・鎮痛薬が投与されている場合は，意識レベルから循環を評価する．

尿量と尿比重は，末梢循環のよい指標となる．循環障害が存在する場合には腎血流量が低下し，体液の喪失を防ぐために尿量の減少と尿比重の上昇をきたす．腎機能障害や尿崩症や糖尿病など一部の病態を除いて，時間あたり0.5～1 mL/kg以上の尿量が確保されている場合には，循環は維持されていると判断してよい．ただし，利尿薬など薬剤の影響により尿量のみで評価できない場合もある．

B モニター・検査

循環評価のための一般的なモニターには経皮酸素モニター（SpO₂），心電図モニター，血圧モニターなどがある．画像検査としては超音波エコー，胸部X線が一般的であり，血液検査としては血液ガス検査，ヘモグロビン値，血中乳酸値が循環管理の指標になる．侵襲的な循環モニターとしては，中心静脈カテーテルや肺動脈カテーテルを用いるものがある．

1 ● SpO₂モニター

SpO₂は，経皮的に動脈血ヘモグロビン酸素飽和度を測定する非侵襲的なリアルタイムモニター

表4-8 SpO₂値に影響を与える因子

検出困難	低値	異常高値
末梢血管収縮	マニキュア	COヘモグロビン
血圧低下	つけ爪	
低体温	色素(メチレンブルーやインドシアニングリーン)	

である.その使用法はきわめて簡便であり,クリティカルケアに限らず,広く一般臨床で使用されている.

SpO_2は拍動している末梢動脈成分を識別し,それ以外の部分との酸化ヘモグロビンと還元ヘモグロビンの吸光度の違いにより動脈血酸素飽和度を測定している.このため,末梢動脈拍動も感知し,動脈波形パターンとして表示する.つまり,SpO_2モニターは,酸素運搬量の重要な因子である動脈血ヘモグロビン酸素飽和度に加えて,末梢循環の指標ともなる.ショックなど末梢循環が不良な状態では,SpO_2は不正確であり,また動脈波形も検知できなくなる(表4-8).

2 ● 心電図モニター

心電図モニターは,心拍数と心リズムを監視するモニターである.モニターによってはST-T波の異常を検知するものもある.クリティカルケア領域における心電図異常で最も多いのは,洞性頻脈である.洞性頻脈は循環血液量減少や心不全などの徴候である一方,感染症による発熱や疼痛などによる交感神経緊張亢進による場合も多い.不整脈としてしばしば遭遇するのは,発作性心房細動である.心房細動では血圧の低下や頻脈の他に,脳塞栓症などの血栓性合併症をともなうことがあり,注意が必要である.

3 ● 血圧モニター

血圧モニターには,非観血的自動式血圧計と観血的動脈圧モニターとがある.

非観血式自動式血圧計としては,オシロメトリ法などを用いた自動血圧計が一般的である.測定時間を設定することにより自動的に血圧測定が行われる.しかしながら,ショックや不整脈,シバリングや体動などでは不正確な測定値を示すことがある.

観血的動脈圧モニターでは動脈内に直接カニューレを挿入し,圧トランスデューサーを介して,1心拍ごとの血圧を測定する.同時に,動脈圧波形を観察することができる(図4-3).また,血液ガスなどの採血ルートとしても利用される.穿刺する部位として橈骨動脈が選択されるが,足背動脈や大腿動脈にカニューレを挿入する場合もある.観血動脈圧波形と測定値は使用する動脈により異なる.ただし観血的動脈圧は,正確な血圧を反映しないことがある.このため適宜,非観血的血圧測定値と比較する必要がある.

4 ● 血液検査
a 血液ガス分析

動脈血ガス分析ではpH,$PaCO_2$,PaO_2,HCO_3^-(base excess;BE),SaO_2を評価する.循環障害では代謝性アシドーシス(HCO_3^-の低下)と呼吸性代償($PaCO_2$の低下)をきたしている場合が多い.SaO_2は酸素運搬量の計算に重要なパラメータである.

中心静脈血や混合静脈血ガス分析では,$ScvO_2$(central venous oxygen saturation)やSvO_2(mixed venous oxygen saturation)により組織での酸素需給バランス(酸素摂取率)を算出できる.

組織への酸素運搬量は,以下の式により導かれる.

$$酸素運搬量 = 心拍出量 \times 動脈血酸素含量$$

組織での酸素摂取量は,以下の式により導かれる.

$$酸素摂取量 = 心拍出量 \times (動脈血酸素含量 - 静脈血酸素含量)$$

なお,静脈血は中心静脈血または肺動脈血とする.したがって,組織での酸素摂取率は,

$$酸素摂取率 = 酸素摂取量 \div 酸素運搬量 = 1 - 静脈血酸素含量 / 動脈血酸素含量$$

となる.

ここで,血漿中に溶存した酸素含量は無視できるとした場合,動静脈血酸素含量は以下の式より導かれる.

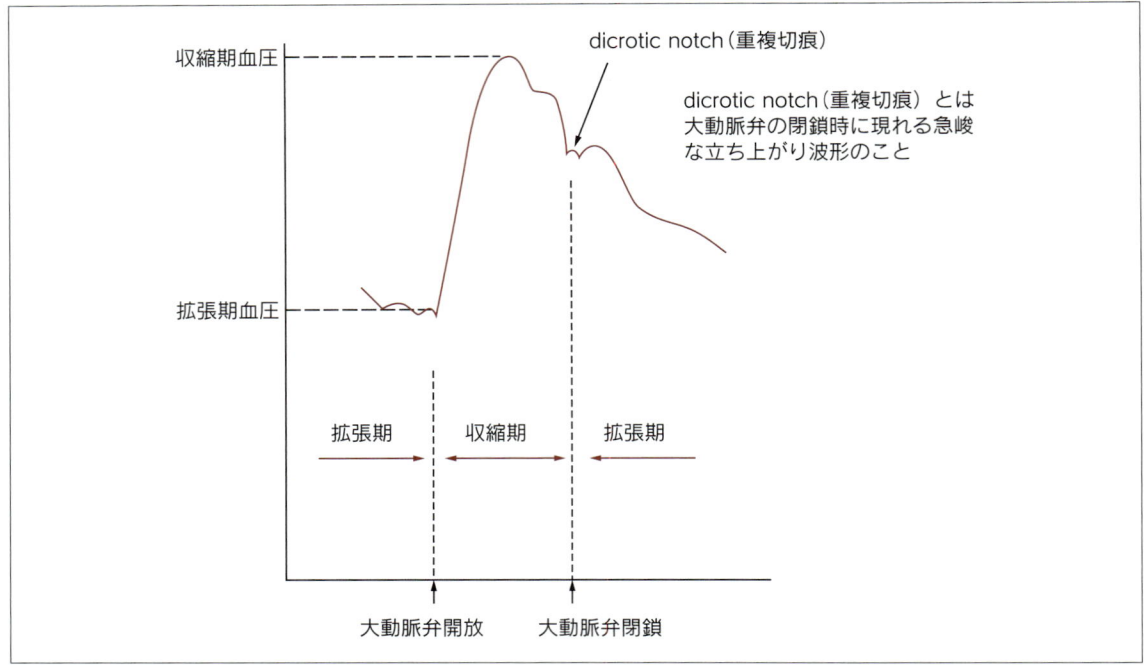

図 4-3 動脈圧モニターにおける圧波形

```
動脈血酸素含量 = ヘモグロビン濃度(g/dL)
  × SaO₂(/100) × 1.34
静脈血酸素含量 = ヘモグロビン濃度(g/dL)
  × ScvO₂(または SvO₂)(/100) × 1.34
```

したがって，静脈血酸素含量／動脈血酸素含量 = $ScvO_2$（または SvO_2）/SaO_2 となる．

つまり，酸素摂取率 = $1-ScvO_2$（または SvO_2）/SaO_2 となる．

酸素摂取率が高い場合は，組織への酸素運搬量が少ない（低心拍出量，高度の貧血，SaO_2 低下など）か，組織での酸素摂取量が多い（高熱，シバリング，努力呼吸など）ことが推測される．

b　血中乳酸値

末梢循環障害の指標となる血液検査として，血中乳酸値が一般的に使用されている．細胞内に取り込まれたブドウ糖は，解糖系によってピルビン酸まで分解される（ショックの項，145 頁参照）．細胞内に一定量の酸素が存在する場合には，ピルビン酸の多くはミトコンドリア内のクエン酸回路に取り込まれ，ATP となる．細胞内に十分な酸素が存在しない場合には，ピルビン酸はクエン酸回路に入らず，乳酸脱水素酵素（LDH）により乳酸に分解される．これが嫌気性代謝である．

血中乳酸値の上昇は末梢循環障害の存在を示唆するが，乳酸の主な代謝臓器である肝臓の障害やエネルギー代謝の著しい亢進でも上昇する．なお，乳酸値の正常値は測定機器により異なるが，一般的には 0.5〜1.9 mmol/L あるいは 3.3〜14.9 mg/dL とされている．

5 ● 画像検査

a　超音波エコー

超音波エコーでは，壁運動の異常，左室駆出分画（left ventricular ejection fraction；LVEF）などを評価する．LVEF は左室ポンプ機能の指標となる．LVEF は理論的には前負荷，後負荷の影響を受けるが，臨床で認められる程度の負荷の急性変化に対しては比較的変動が少ない．そのため，臨床において心収縮能の大まかな評価（良い，普通，悪い，極端に悪い）に適しているといわれている．

腹部エコーでは，下大静脈の直径と呼吸性変動を観察する．下大静脈径と右心房には一定の関係があるといわれている．下大静脈径は静脈圧の亢進にともない血管径が拡張し，同時に呼吸性変動

も少なくなる．正常上限を17mmとすることが多い．下大静脈径が18mm以上の場合，中心静脈圧は10mmHg以上である可能性が高い．

b　X線検査

胸部単純X線写真では，心胸郭比，肺門部陰影，全肺野の透過性，肋骨横隔膜角などが循環の指標となる．循環血液量が減少している場合には，心胸郭比は小さく，肺野の透過性も良好である．一方，左心不全や循環血液量過多では，心胸郭比の増大，肺門部血管陰影の増強，全肺野の透過性低下そして肋骨横隔膜角の鈍化を認める．

6● 侵襲的循環モニター

a　中心静脈カテーテル

中心静脈カテーテルにより，右室前負荷の指標である中心静脈圧（central venous pressure；CVP）が測定できる．正確には，右室前負荷は拡張期末右室容量を指すが，CVPはその間接的な指標である．一方，CVPは胸腔内圧によっても影響を受ける．このため，CVPの測定は呼気終末に行う必要がある．持続陽圧呼吸を行っている場合は気道内圧の影響を受けるため，その値の解釈には注意する必要がある．

近年，中心静脈血の$ScvO_2$が組織における酸素需給バランスの指標として用いられている．$ScvO_2$は中心静脈カテーテルからの採血によって間歇的に評価できる．また，センサー（オキシメータ）付の中心静脈カテーテルを用いることにより，連続的にモニターすることができる．正常値は$ScvO_2 > 65\%$である．通常，中心静脈カテーテルの先端位置は上大静脈内にあるため，その$ScvO_2$は上大静脈血のものを反映している．$ScvO_2$の低下は心拍出量の低下，ヘモグロビン値の低下，SaO_2の低下など酸素運搬量の低下や，発熱，シバリング，努力呼吸など酸素消費量（摂取量）の増加を示唆する．

b　肺動脈カテーテル

肺動脈カテーテル（Swan-Ganz catheter）は中心静脈から，右心房，右心室を介して肺動脈内に至る長いカテーテルである．カテーテル先端にはバルーンが付いている．カテーテルは2～3つの内腔（ルーメン）を有しており，先端部は肺動脈内に，1つは中心静脈内に開口している．

通常は内頸静脈が挿入部として選択される．中心静脈内にカテーテルを挿入後，先端バルーンを膨張させることによってカテーテル先端が静脈血流に流され，右心系を進んでいく（図4-4）．カテーテル先端が上大静脈，あるいは右心房内にあるときは，低く平坦な静脈波形を確認することができる．カテーテル先端が三尖弁を通過して右心室内に入ると，突然に圧が上昇し，動脈圧のような波形となる．ただし，右心室内での拡張期末圧は右心房と同じである．さらにカテーテルを進めると肺動脈弁を通り抜け，肺動脈内に入る．このとき，収縮期圧は右心室内と同じであるが，拡張期圧のみが突然に上昇する．さらにカテーテルを進めると急に圧が低下し，静脈圧のような波形となる．これはバルーンが肺動脈にはまり込み，バルーンより末梢部分の血流が途絶えて肺静脈および左心房と平衡状態になるためである．このときの圧が肺動脈楔入圧である．肺動脈楔入圧は間接的な左室前負荷の指標とすることができる．

また，肺動脈カテーテル先端にはセンサー（オキシメータ）が付いており，肺動脈の混合静脈血の酸素飽和度（SvO_2）を連続的にモニターすることができる．$ScvO_2$と同様に，酸素運搬量が低下した場合や組織での酸素消費量が増加した場合には，SvO_2は低下する．SvO_2は通常65％以上である．ショックなど心拍出量が低下した状況では，腎臓や腸管からの静脈還流量の減少によってSvO_2は$ScvO_2$より低くなる．

このように，肺動脈カテーテルモニターでは心拍出量，肺動脈楔入圧，中心静脈圧を測定することによって両心機能の評価を行うことができる．心不全においては，心拍出量（心係数）と肺動脈楔入圧からForrester分類が行える（後述）．後負荷である全身血管抵抗や肺血管抵抗を導き出すことができる（表4-9）．さらに，心拍出量とSvO_2より酸素運搬量や酸素摂取率が算出される．しかしながら，肺動脈カテーテルは侵襲的循環モニターであり，合併症も懸念されるため，その適応は重症心不全や種々の病態を合併した場合など，循環評価が困難な場合に限られている．

❸ 循環管理に用いられる薬剤

Ⓐ 細胞外液成分輸液剤

循環血液量やサードスペースへ逃げた体液の補

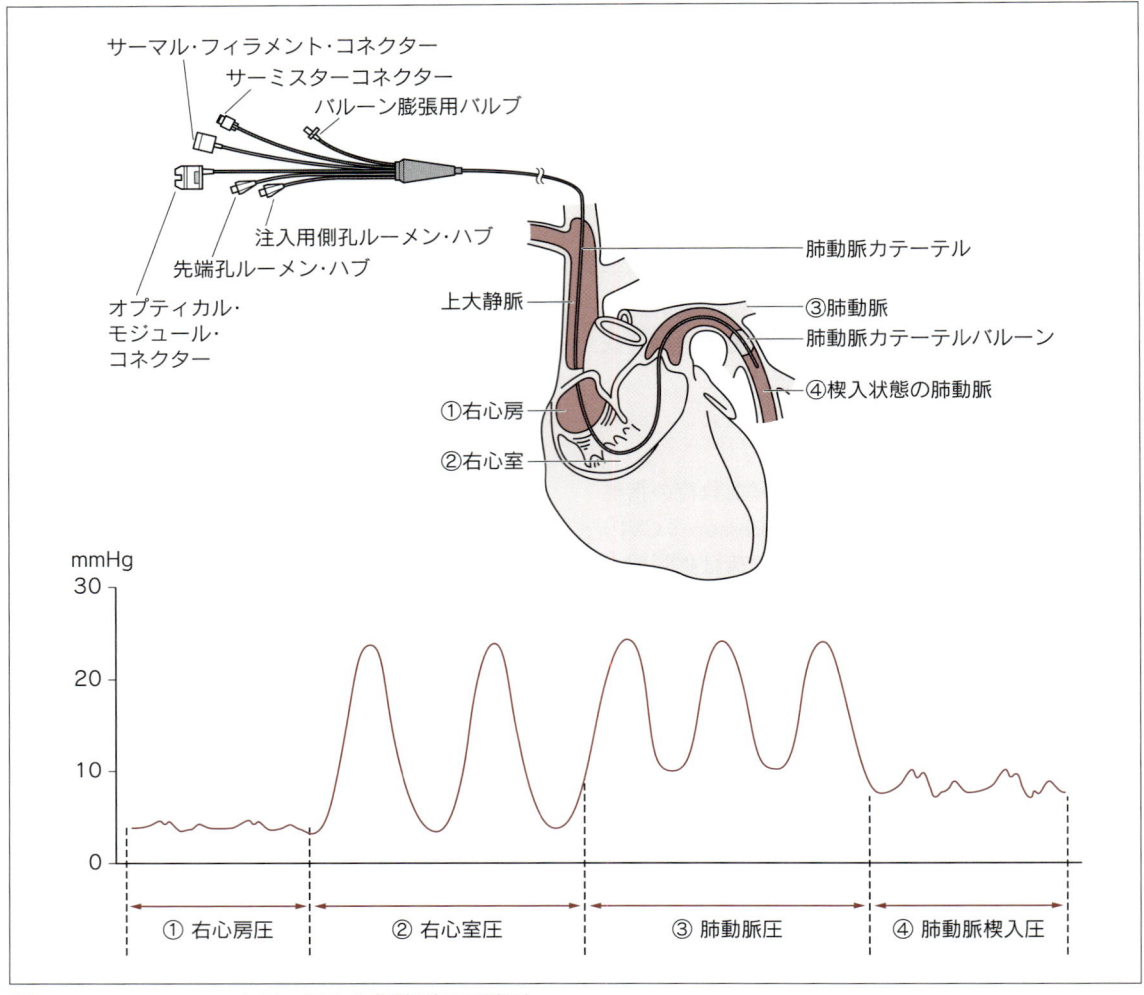

図 4-4　Swan-Ganz カテーテルと部位別の圧波形

表 4-9　Swan-Ganz カテーテルにより測定されるパラメータ

直接測定できるパラメータ	正常値
CVP	2〜8 mmHg
肺動脈圧（PAP）	20〜30/5〜15 mmHg
肺動脈楔入圧（PAOP）	2〜12 mmHg
心拍出量（CO）	4〜6 L/分
SvO_2	65〜75%

測定データから導き出されるパラメータ	正常値	計算式
全身血管抵抗（SVR）	1,200〜1,600 dyne・秒・10^{-5}	（平均血圧－CVP）÷心拍出量×80
肺血管抵抗（PVR）	120〜170 dyne・秒・10^{-5}	（平均肺動脈圧－肺動脈楔入圧）÷心拍出量×80

表4-10 循環管理に用いられる代表的な心血管作動薬

分類	一般名	主な作用	投与方法
カテコールアミン	ノルアドレナリン	血管抵抗↑	持続静注 0.05μg/kg/分〜1mLを生食20mLに稀釈して1〜2mL静注
	ドブタミン塩酸塩	心拍出量↑ 血管抵抗↓	持続静注 2.5〜20μg/kg/分
	ドパミン塩酸塩	低〜中用量：心拍出量↑ 高用量：血管抵抗↑	持続静注 5〜15μg/kg/分
	アドレナリン	心拍出量↑ 血管抵抗↑	持続静注 2〜10μg/kg/分 アナフィラキシーショック：0.3mg筋注または0.05〜0.1mg静注 気管支喘息：0.3mg皮下注（心拍数130/分以下，虚血性心疾患ない場合）
抗利尿ホルモン	バソプレシン	血管抵抗↑	0.03単位/分〜
ホスホジエステラーゼⅢ阻害薬	オルプリノン塩酸塩	血管抵抗↓ 心拍出量↑	持続静注 0.1〜0.4μg/kg/分 1日総量 0.6mg/kgまで
	ミルリノン		持続静注 0.25〜0.75μg/kg/分 最大1日総量 1.13mg/kgまで
心房性Na利尿ペプチド	カルペリチド	血管抵抗↓	持続静注 0.05〜0.1μg/kg/分
硝酸薬	ニトログリセリン	血管抵抗↓	持続投与 0.5μg/kg/分〜
カルシウムチャンネルブロッカー	ニカルジピン塩酸塩	血管抵抗↓	持続静注 0.5μg/kg/分〜

充には，細胞外液成分輸液剤を用いる．細胞外液成分輸液剤とは生理食塩水，乳酸リンゲル液，酢酸リンゲル液，重炭酸リンゲル液など細胞外液組成に類似した輸液剤である．ただし，これらの輸液剤は投与量の一部（およそ25％）が血管内に残留し，残りは血管外細胞外液となることに留意する必要がある．したがって，迅速な循環血液量の増加を期待する場合には，コロイド成分を含む製剤（アルブミン製剤や人工コロイド輸液剤）が用いられる．

B 心血管作動薬（表4-10）

クリティカルケア領域において使用される心血管作動薬は，微量でもきわめて強力な作用があり，微量持続投与が可能なインフュージョンポンプなどの医療機器を用いる必要がある．心血管作動薬には，心収縮力や心拍数を増やすもの，血管収縮作用をもつもの，血管拡張作用をもつものなどがある．

1 ● カテコールアミンとその他の血管収縮剤

a ノルアドレナリン

ノルアドレナリンは強いα作用による血管収縮作用をもつカテコールアミンである．輸液に反応しない敗血症性ショックなど血管抵抗が低下した場合に主として用いられる．また，高度なショックに対する一時的な昇圧剤としても用いられる．

b ドブタミン

ドブタミンは強いβ作用をもつカテコールアミンであり，心収縮力の増強と血管拡張作用を呈する．心機能低下による心拍出量の低下が適応となる．

c ドパミン

ドパミンは低用量ではβ作用，中等用量ではαおよびβ作用が，そして高用量ではα作用が主となる．ドパミンは頻拍や不整脈を合併することがあり，敗血症での使用は推奨されていない．

d アドレナリン

アドレナリンは強いα，β作用をもつカテコールアミンである．上記カテコールアミンへの反応が乏しい循環不全や小児領域における心血管作動薬として用いられる．また，重症のアナフィラキシーショックにおいても使用される．

e バソプレシン

バソプレシンは抗利尿ホルモンであり，V_1受容体を介して強力な血管収縮作用をもつ．高用量のノルアドレナリン投与にもかかわらず血管抵抗

が低下する敗血症において使用される．

f ホスホジエステラーゼⅢ阻害薬 (PDE Ⅲ)

PDE Ⅲはカテコールアミンではないが，cAMPを分解するホスホジエステラーゼⅢを阻害することにより細胞内cAMP濃度を上昇させる．これによって心筋収縮力を増大させ，血管を拡張する．肺動脈血管拡張作用ももつことから，肺高血圧を合併する心不全でも使用される．

2 血管拡張薬

a カルペリチド

カルペリチドはα型ヒト心房性ナトリウム利尿ペプチドであり，利尿作用とともに血管拡張作用を併せもつ．このため，心不全の前負荷軽減目的で使用される．

b ニトログリセリン

ニトログリセリンは硝酸薬であり，血管内皮から一酸化窒素(NO)を放出し，血管を拡張させる作用がある．特に容量血管の拡張作用が強く，心不全における前負荷軽減目的で使用される．

c ニカルジピン塩酸塩

クリティカルケア領域で使用されるカルシウムチャンネルブロッカーとしては，ニカルジピン塩酸塩がある．血管の平滑筋細胞内へのカルシウムイオンの流入を抑えることにより，血管の筋肉の興奮，収縮運動を抑制して血管を拡張させる．降圧作用が強く，血圧コントロール目的で使用される．

4 循環補助装置

A 大動脈バルーンパンピング (intra-aortic balloon pumping；IABP)

IABPとは下行大動脈内にバルーンカテーテルを挿入し，バルーンの膨張・収縮により冠血流量の増加と後負荷の軽減を図る方法である(図4-5)．IABPでは心周期の拡張期にバルーンは膨張し，バルーンより中枢側の拡張期圧を上昇させることで冠血流量の増加を図る(diastolic augmentation)．心周期の収縮期にはバルーンは収縮し，血管内血液量の減少により後負荷を軽減し，左室仕事量を減少させる(systolic unloading)．適応は急性左心不全，切迫心筋梗塞，心臓カテーテル時における冠動脈血流量の維持と後負荷軽減，虚

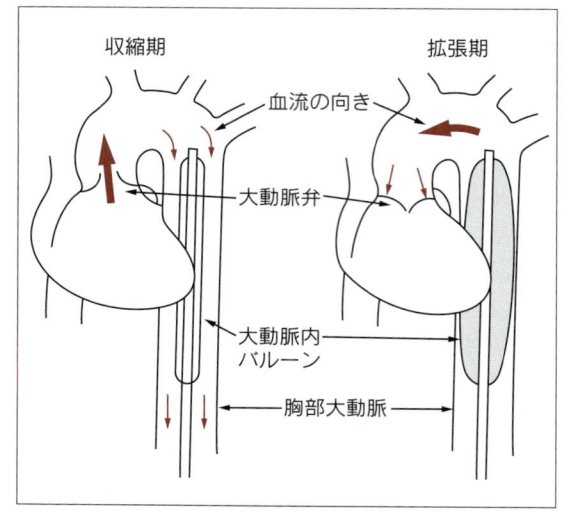

図4-5 大動脈内バルーンパンピング(IABP)
バルーンは心収縮期(大動脈弁開放)，拡張期(大動脈弁閉鎖)に同期して虚脱・膨張を繰り返す．収縮期にはバルーンは虚脱し，拡張期に膨張する．

血性心疾患による治療抵抗性不整脈である．禁忌としては，高度の大動脈閉鎖不全(3度以上)，閉塞性動脈硬化症(arteriosclerosis obliterans；ASO)，大動脈瘤，大動脈解離など血管性病変，重度の血液凝固異常がある．合併症としては，挿入部下肢虚血やバルーンカテーテルの破裂がある．

B 経皮心肺補助装置 (percutaneous cardio-pulmonary support；PCPS)

PCPSは経皮的アプローチによりベッドサイドにおいて施行できる人工心肺補助装置である(図4-6)．PCPS装置は遠心ポンプ，膜型人工肺および脱血・送血カニューレから成り立っている．脱血は右心房内に留置されたカニューレより行い，脱血された血液は膜型人工肺にて酸素化と二酸化炭素の除去を受けた後に大腿動脈より送血される．適応は心原性ショック，重症肺血栓塞栓症，大動脈狭窄症，心破裂，難治性致死性不整脈などである．禁忌は重度の大動脈閉鎖不全(3度以上)，ASO，大動脈瘤，大動脈解離など血管性病変，重度の血液凝固異常である．合併症としては下肢虚血，左心負荷増加がある．このため，重症心不全や難治性心筋梗塞に対しては，IABPを併用することが多い．

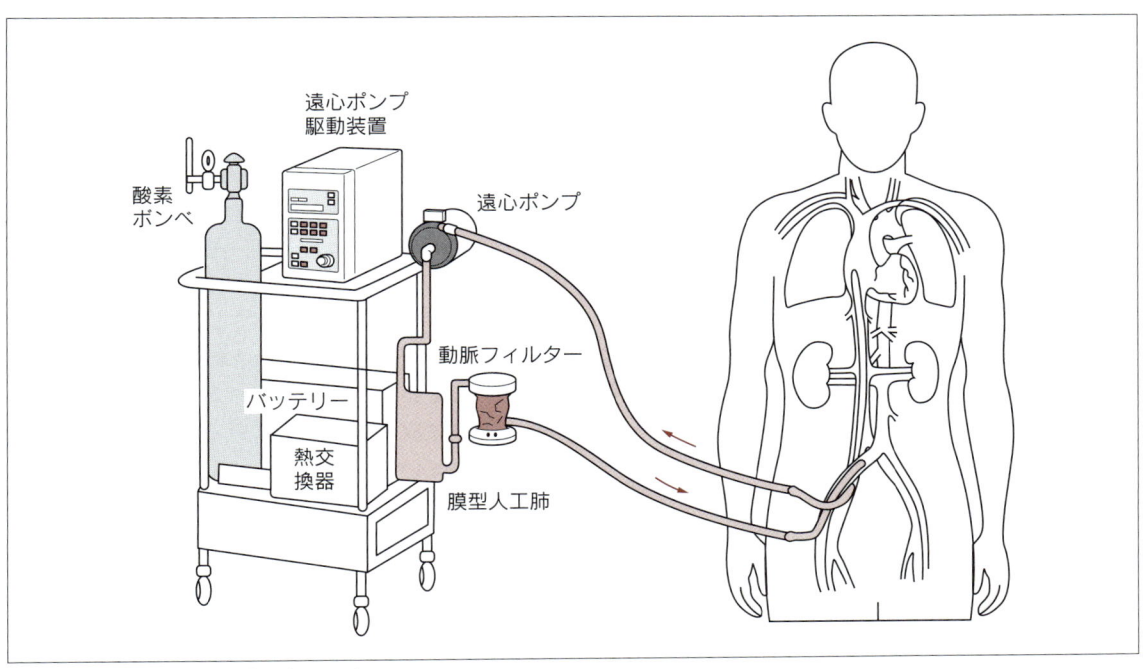

図 4-6　経皮心肺補助装置（PCPS）

5　クリティカルケアにおける一般的な循環管理

　管理目標は至適な組織酸素運搬量を確保することであり，その基本は循環血液量（前負荷），心収縮力，心拍数，血管抵抗（後負荷），ヘモグロビン濃度，水分バランスの管理である．一方，これらすべての指標となる，簡便で一般臨床に利用できる単独のモニターや検査はない．このため，身体所見，尿量，モニター，画像血液検査などを用いて総合的に評価する必要がある．

　まずは，循環血液量が適切か否かを評価する．呼吸による変動の少ない血圧，十分な脈圧（30～40mmHg），適正な心拍数（60～90/分），良好なSpO_2と動脈波形の描出，末梢の温感，CRTが2秒以下，十分な尿量の産生（0.5～1.0mL/kg/時以上）などの条件が揃っていれば，循環血液量は適切に維持されていると判断してよい．

　血圧の呼吸性変動が大きい，頻脈である，末梢が冷たくSpO_2の波形描出が不良である，尿量の流出が少ない，血清乳酸値が高い場合は，循環血液量が不足している可能性がある．この場合は250～500mLの細胞外液輸液剤の急速投与を行

う．輸液負荷により上記パラメータが改善する場合は，輸液量を増やし，引き続き上記の循環パラメータの推移を観察する．ヘモグロビン濃度が低い場合（7～8g/dL以下）には，赤血球製剤の輸血を考慮する．

　これらのパラメータによる循環血液量の評価が困難な場合は，心機能評価のための胸部単純X線検査や，超音波エコーによる下大静脈と心臓の壁運動の評価を行う．

　心血管作動薬の持続投与が必要な場合や循環が不安定な場合は，中心静脈カテーテルによる評価を行う．中心静脈圧および$ScvO_2$を確認する．さらに著しい心機能障害や循環動態の評価が困難な場合は，肺動脈カテーテルによるモニターを考慮する．

　日変動での循環管理の指標としては，水分バランスが重要である．安定した循環動態に加えて，1日あたりの輸液量と尿量のバランスが等しい，またはマイナスバランスに維持できる場合には，循環管理が良好に行われている印である．

　一方，血圧上昇，頻脈，不整脈を認める場合がある．血圧上昇の原因の多くは不穏や苦痛などによる交感神経緊張亢進であるが，低酸素血症や高

炭酸ガス血症など呼吸状態の悪化が原因であることもある．まれではあるが，脳血管障害を併発する場合があり，突然の血圧上昇，脈拍数の低下，意識レベルの低下や瞳孔不同として現れる．この場合には緊急頭部 CT 撮影検査を行う．

　急性期の不安定な循環期を乗り切った後には利尿期に入る．この時期には尿量の増加と浮腫の改善を認め，体液バランスがマイナスとなり，体重は減少傾向になる．サードスペースや体腔内の体液が血管内へ戻ってくるためであり，尿量に追随して輸液量が過剰にならないように注意する必要がある．

6 代表的な病態別循環管理

A 外傷後・大手術術後管理

　外傷後や大手術術後急性期は，出血やサードスペースへの細胞外液の喪失が起こりやすい時期であり，循環血液量の管理が中心となる．特に外傷や大手術直後は活動性出血の有無に注意を払っておく．活動性出血を認める場合は，外科的あるいは IVR による止血が最優先される．出血やサードスペースへの細胞外液の喪失に対しては，細胞外液製剤輸液による循環血液量の適正化と，輸血によるヘモグロビン濃度の補正が中心となる．血圧と呼吸性変動，脈圧，脈拍数，尿量の推移，尿比重は循環血液量と体液バランス評価のための指標となる．血中乳酸値の上昇は循環血液量の不足を示唆する．

B 敗血症

　敗血症では血管拡張による血液分布異常をきたしている．加えて，血管透過性も亢進し，循環血液量の減少も合併する．このため，細胞外液製剤を主とした輸液と血管収縮剤による血管抵抗の管理が中心となる．

　敗血症に対しては，日本版敗血症診療ガイドラインにより推奨されたアプローチがある．細胞外液製剤の輸液を中心とした初期蘇生により，中心静脈圧 8〜12 mmHg，平均血圧＞65 mmHg を目標とし，尿量＞0.5 mL/kg/時，$ScvO_2$＞70％が達成されるかどうかを評価する．十分な細胞外液輸液の補充にもかかわらず平均血圧が 65 mmHg 未満である場合には，ノルアドレナリンなど血管収縮薬の持続投与が開始される．初期蘇生目標が達成された後も，超音波エコーなどにより心機能と前負荷を評価することで，適宜輸液量を調整する．

　なお，心機能が低下した敗血症性ショックの治療では，ホスホジエステラーゼⅢ阻害薬の併用を考慮する．敗血症性ショックにおける心機能低下例では，ドブタミンやドパミンなどのアドレナリン作動性β受容体刺激では心機能を改善しにくいといわれている．また，ドパミンは頻拍や心房細動など不整脈の発生率を高めるため，敗血症では推奨されていない．

C 重症熱傷・重症膵炎

　体外への細胞外液の喪失やサードスペースへの体液のシフトによって，循環血液量減少および血液濃縮が起こる．このため大量の細胞外液製剤を中心とした輸液が必要である．

　熱傷初期については熱傷面積の評価により目標輸液量を設定し，尿量，ヘモグロビン濃度を参考に適宜輸液量を増減する方法が用いられる．熱傷面積（burn surface area；BSA）をⅡ度とⅢ度熱傷の合計とし，輸液量を Baxter の公式により計算し，投与する（熱傷の項，425 頁を参照）．

　重症熱傷・重症膵炎では適切な循環血液量を維持するためには，大量の輸液が必要である．一方で，過剰な輸液は肺水腫や全身浮腫を増悪させる．血圧とその呼吸性変動，脈圧，心拍数，尿量（0.5 mL/kg/時以上）に加えて，ヘモグロビン濃度，血中乳酸値，$ScvO_2$ そして胸部 X 線や超音波エコーなどを参考に輸液量を増減する．

D 心不全

　頸静脈怒張，湿性ラ音，超音波エコーでの LVEF の低下と下大静脈径の拡大，胸部 X 線検査における心陰影の拡大と肺うっ血所見などは心不全を示唆する．中心静脈カテーテルが留置されている患者では，$ScvO_2$ を確認する．これらの所見にて循環の評価が困難な場合は，肺動脈カテーテルによるモニターを行う．

　心不全は心収縮力の低下を原因とする心ポンプ機能低下によるものであり，循環管理の主体は前負荷の制御，心機能の改善とその補助にある．

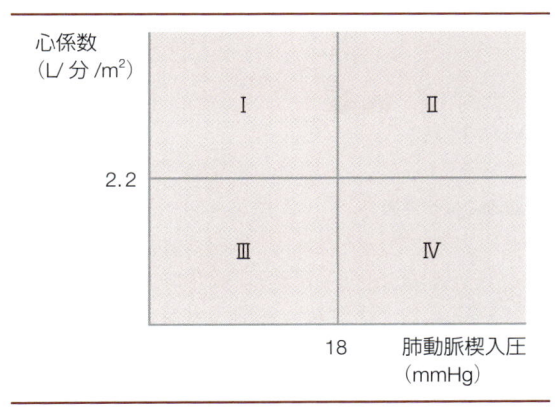

図 4-7 Forrester 分類

Forresterによる急性心筋梗塞患者の血行動態分類が心不全の循環管理において用いられる（図4-7）．Forrester分類では心係数（2.2L/分/m²）と肺動脈楔入圧（18mmHg）を指標とし，Ⅱ型では利尿薬や血管拡張薬による前負荷の軽減，Ⅲ型では輸液による前負荷の追加や心拍数の制御，Ⅳ型では血管拡張薬やカテコールアミンの使用に加えて，IABPなど機械的循環補助などを行う．肺動脈カテーテルモニターが行われている場合には，心拍出量，混合静脈血酸素飽和度を測定することができる．混合静脈血酸素飽和度と若干の差はあるが，中心静脈血酸素飽和度を参考にしてもよい．これらの静脈血酸素飽和度が低い場合には，酸素運搬量と酸素摂取量に影響を与える因子を確認し，補正を試みる．

● 参考文献
1) Zimmerman JL : Fundamental critical care support, fourth edition. Society of Critical Care Medicine, San Francisco, 2007
2) 日本集中治療医学会Sepsis Registry委員会：日本版敗血症診療ガイドライン．2012

C 呼吸管理

救急患者の診療では，最初にABC（気道・呼吸・循環）を確認することが強調されていることからもわかるように，呼吸は生命を維持するために不可欠な機能である．また，重症救急患者にみられる種々の臓器障害の中で呼吸（肺）障害は，最も頻度が高く，早期に出現することが知られている．このように呼吸管理は重症救急患者を救命するうえでの鍵を握っている．また，呼吸管理といえば人工呼吸器の使用を思い浮かべることが多いが，人工呼吸器を必要とする状態に至るまでの呼吸管理の重要性を忘れてはならない．

1 呼吸管理の基本

A 換気と酸素化

呼吸に関わる肺の機能は，換気と酸素化に大別される．呼吸管理においては，この2つを区別して理解することが必要である．

1 ● 換気
肺への空気の出入りを換気と呼ぶ．横隔膜や肋間筋などの呼吸筋が収縮すると胸郭の容積が増加し，胸腔内圧が大気圧よりも低くなることによって吸気が生じる．呼気は平常時には受動的に生じ，呼吸の筋が弛緩すると胸郭容積は減少するとともに，肺の弾性組織が収縮するため空気が呼出される．

換気される空気（ガス）の中で，口腔，咽頭，気管・気管支に含まれるガスは肺胞でのガス交換に関与しないので，死腔と呼ばれる．呼吸管理においては，死腔を除いた肺胞換気量が重要である．

2 ● 酸素化
呼吸の役割は生体内に酸素を取り入れ，二酸化炭素を排出することである．呼吸運動により肺胞に達した酸素は肺胞の膜を介して血液中に移行し，さらに赤血球内のヘモグロビンと結合して組織へ運ばれる．一方，血液中の二酸化炭素は肺胞へと移行して体外へ呼出される．動脈血中の酸素分圧（PaO_2）を維持し，適正なヘモグロビンの酸素化を得ることが重要である．

3 ● ガス交換障害（図4-8）
肺におけるガス交換には換気，拡散，血流の3つの要素が関与しており，これらのいずれか，あるいは複数の要素に問題が生じるとガス交換障害をきたす．特に問題となるのは低酸素血症で，その主要なメカニズムとしては，①肺胞低換気，②換気血流（$\dot{V}_A/\dot{Q}$）不均衡，③シャント，④拡散障

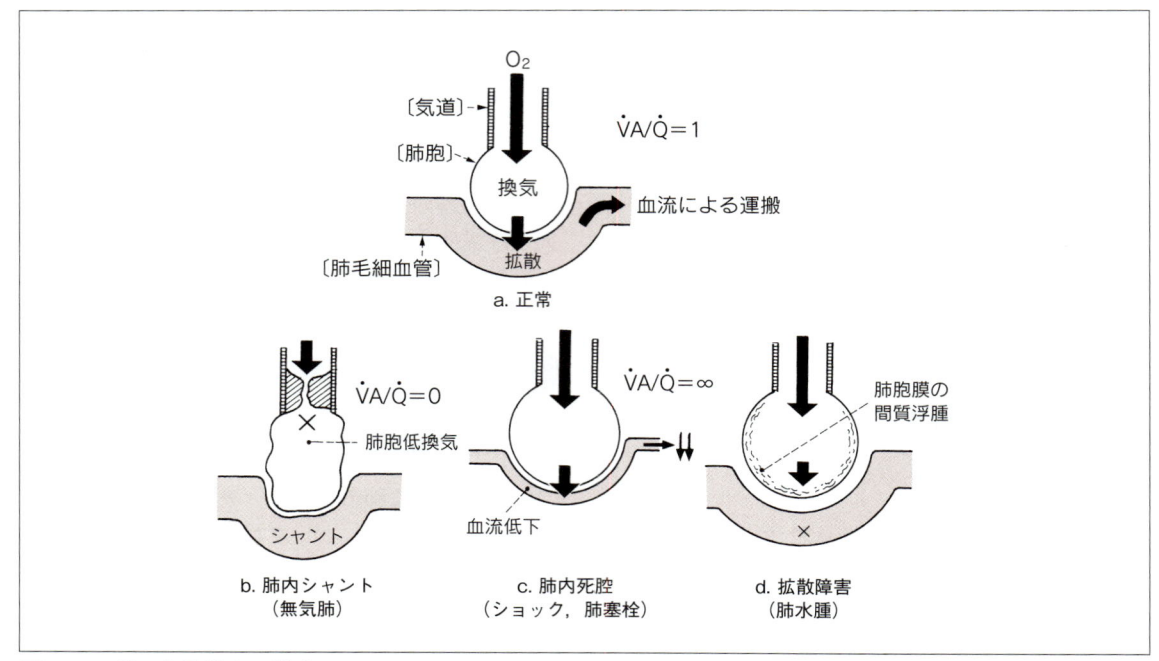

図 4-8 ガス交換障害の機序
正常な肺胞の換気と血流の比($\dot{V}A/\dot{Q}$ ratio)は約 1 である．換気血流比が 1 から偏位して不均衡を生じるとガス交換に障害をきたす．その極端な場合がシャント($\dot{V}A/\dot{Q}=0$)と肺胞死腔($\dot{V}A/\dot{Q}=\infty$)である．また，肺胞壁の浮腫や線維化によりガスの拡散障害が生じると，ガス交換に支障をきたす．

害が挙げられる．
　肺胞低換気では肺胞内の酸素分圧(PAO_2)が低下し，二酸化炭素分圧($PACO_2$)が上昇するので，低酸素血症とともに高炭酸ガス血症を生じる．正常な肺胞の換気と血流の比($\dot{V}A/\dot{Q}$ ratio)は約 1 である．換気血流比が 1 から変位して不均衡を生じると，ガス交換に障害をきたす．その極端な場合が，シャント($\dot{V}A/\dot{Q}=0$)と肺胞死腔($\dot{V}A/\dot{Q}=\infty$)である．$\dot{V}A/\dot{Q}$ が 1 より小さくなると，酸素は血液への溶解度が低いため，肺胞から血中への移行が減少し，酸素化の障害が顕在化する．一方，$\dot{V}A/\dot{Q}$ が 1 より小さくなっても，二酸化炭素は血液への溶解度が高く拡散も早いので，血液から肺胞への二酸化炭素の移行は障害されにくく，高炭酸ガス血症は生じにくい．一方 $\dot{V}A/\dot{Q}$ が大きくなると血中の二酸化炭素が排泄されにくくなり，特に血流のない肺胞(死腔)から二酸化炭素は排泄されない．また，肺胞壁に浮腫や線維化をきたすとガスの拡散障害を生じ，特に酸素の拡散障害が問題となる．

B 呼吸管理の指標とモニタリング

　呼吸管理の指標としては，呼吸数，呼吸音，胸郭運動，呼吸様式(鼻翼呼吸，下顎呼吸，努力様呼吸など)，チアノーゼの有無などの臨床所見が基本となる．同時に，さまざまな機器をうまく組み合わせて，より定量的な指標を用いて客観的に状態を把握することが望ましい．

1 呼吸管理の指標
a 呼吸数と換気量
　生体が低酸素状態に陥ると，呼吸は浅く促迫したものとなる．これを定量的に示すのが呼吸数と換気量である．救急の場では呼吸数が有用で，正常域から著しく偏った場合には呼吸管理が必要である．換気量には一回換気量と分時換気量とがあり，スパイロメーターにより測定される．換気量は人工呼吸器からの離脱，あるいは頸髄損傷やフグ中毒などの換気量が減少した病態において有用である．

b 動脈血液ガス分析〔詳細は3章A救急診断の緊急検査(109頁)を参照〕

測定項目の中でも酸素分圧(PaO_2),二酸化炭素分圧($PaCO_2$)とpHが特に重要である.PaO_2(正常値:80〜100 mmHg)は肺における酸素化の指標であり,$PaCO_2$(正常値:35〜45 mmHg)は換気の指標となる.また,pHは生体の酸-塩基平衡を示すもので,代謝および呼吸循環を含めた全身状態の総合的な指標である.

2● 呼吸管理中のモニタリング

気管挿管の有無にかかわらず,呼吸管理中にはさまざまなモニタリングが行われる.例えば,心電図モニターは必須であり,胸部X線写真や喀痰の細菌学的検査は呼吸管理と不可分である.近年では,呼吸機能の指標を継続的,かつ非侵襲的に評価するための機器が多数利用可能となっている.

a パルスオキシメーター

パルスオキシメーターは経皮的に動脈血酸素飽和度を測定する装置である.パルスオキシメーターにより測定された酸素飽和度は,SpO_2と略称される.プローブを指先や耳朶,鼻翼などに装着することにより,酸素飽和度を非観血的かつ連続的に測定することが可能である.集中治療や麻酔中にとどまらず,救急搬送中,救急初療時から一般病棟,在宅医療まで広く利用されているが,酸素化の指標として呼吸管理中には必須のモニタリングである.

パルスオキシメーター装着時は,体動,マニキュア(爪部の着色),一酸化炭素ヘモグロビン,メトヘモグロビン,装着不良,末梢循環不全などがあると正確な値が示されないので,注意が必要である.

b カプノメーター

カプノメーターは気体中の二酸化炭素(CO_2)の濃度を測定する機器で,呼吸にともなうCO_2濃度の変動を波形で示したものがカプノグラムである.カプノグラムからは換気および気道に関する情報を得ることができる.サンプルガスを呼吸回路から採取する必要があるので,非挿管患者には適用できないが,呼気中のCO_2濃度を非侵襲的,連続的に評価することができるので,人工呼吸管理においては換気の指標として不可欠なモニタリングである.

呼気終末CO_2分圧($ETCO_2$)は,正常では肺胞気CO_2分圧($PACO_2$)および動脈血CO_2分圧($PaCO_2$)と近似するので,$PaCO_2$の指標として有用である.また,カプノグラムの変化により挿管チューブの位置異常(食道挿管),気道狭窄,呼吸回路のリーク,肺塞栓症などを知ることができる.

c 換気メカニクス

呼吸(換気)にともなうガスの動きは,加えられた圧と変化したガスの流速,およびその結果生じたガスの容積変化として物理学的に記述することができる.これらの相互関係は換気メカニクスと総称され,その代表的な指標がコンプライアンスと気道抵抗である.

コンプライアンス(C)は「広がりやすさ」を表し,加えられた圧(ΔP)により生じた容積変化(ΔV)で示される.$C = \Delta V / \Delta P$.

肺水腫や呼吸不全の肺は硬くなっており,コンプライアンスは低下する.一般に肺コンプライアンス(Cl)という言葉が用いられるが,実際の換気には胸郭のコンプライアンス(Ccw)も関係しており,両者を含めた全肺コンプライアンス(Ct)を考慮する必要があり,$1/Ct = 1/Ccw + 1/Cl$の式で示される関係にある.また,コンプライアンスには静的Cと動的Cがあるが,ベッドサイドでは静的コンプライアンス(Cs)としてCs =(吸気プラトー圧－呼気終末肺胞圧)/換気量を用いることが多い(図4-9).

気道内圧(Paw)にはコンプライアンス(C)と換気量(V)で規定される圧に加えて,ガスが気道を通過する際に生じる圧も加わるので,$Paw = F \times R + V/C$の関係となる.ただし,Fはガスの流量を,Rは気道抵抗を示す.人工呼吸器を用いた呼吸管理においては気道内圧を低く保つことが重要であるが,気道抵抗が高い場合や流速を高く設定した場合,あるいはコンプライアンスが低下した状態では気道内圧の上昇を招く.

2 酸素療法

A 酸素療法の適応と注意

1● 適応

酸素療法は日常的に利用されているが,その目的は動脈血酸素分圧(PaO_2)を適切なレベル,あ

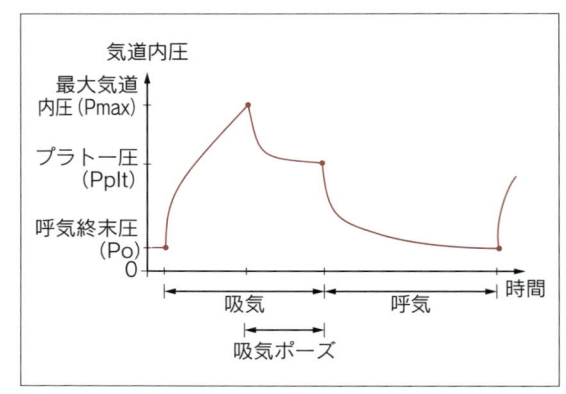

図4-9 人工呼吸時の気道内圧の変化（1回換気量を設定した場合）

1回換気量（TV）を設定して強制換気（従量式換気）を行った場合，気道内圧は最大値（Pmax）に達したのち吸気ポーズの間に圧が若干低下してプラトー圧（Pplt）となる．この差（Pmax-Pplt）が気道抵抗により生じた圧で，コンプライアンスにより生じた圧はプラトー圧と呼気終末圧の差（Pplt-Po）となる．静的コンプライアンスは（Pplt-Po）/TVであらわされる．

るいは患者にとって好ましいレベルに保つことである．したがって，その適応となるのは，①低酸素血症，②PaO_2を維持するために過換気となっている場合，③PaO_2を高めに維持することが望ましい場合である．

2 ● 酸素療法時の注意点

a 投与量の調節
酸素療法中は患者の状態の観察に加えて，血液ガス分析や種々のモニタリングを行い，酸素投与量を調節することが重要である．

b 換気の確保
酸素療法の適応の中でも低酸素血症に対しては，早急に必要かつ十分な酸素を投与することが必須である．しかし，低酸素血症の原因は肺での酸素化の障害だけではなく，換気量の低下や血流の低下によっても生じる．そのため意識障害や中毒などにより換気量が低下している場合には，酸素投与だけでなく，気道および換気を維持するための対策が不可欠である．

c CO_2ナルコーシス
慢性閉塞性肺疾患（COPD）などの基礎疾患により慢性の高炭酸ガス血症がある場合には，高濃度酸素を不用意に投与すると呼吸刺激の抑制を生じる．そのため，換気が低下してPCO_2のさらなる上昇と意識障害を招き，CO_2ナルコーシスに陥る

危険があるので注意を要する．しかし，著しい低酸素血症やチアノーゼを認める場合には，十分な量の酸素を投与するは不可欠で，同時に必要に応じて換気補助を行うことが重要である．

d 酸素中毒
高濃度酸素を長時間投与すると，気道や肺胞の上皮および血管内皮の障害を生じ，毛細血管透過性の亢進，肺浮腫，肺胞出血などをきたす．一般に，50％以上の濃度で2日以上酸素を吸入すると危険性があるといわれるが，酸素中毒を生じる濃度と使用時間の閾値は明確ではない．しかし，酸素中毒を恐れて治療に必要な酸素を投与しないことは本末転倒である．適切な治療を行って，できるだけ速やかに酸素濃度50％以下で適正なPaO_2（60〜80 torr以上）が得られるようにする．

e 低体重出生児
低体重出生児では高濃度酸素を長時間投与することにより網膜動脈が攣縮し，網膜血流の不足から網膜の線維化をきたし失明にいたる．定期的に酸素分圧を評価することが不可欠である．

f パラコート中毒
農薬のパラコート中毒では，酸素投与により活性酸素の産生が亢進して肺の線維化が進行する．できる限り低濃度の酸素を用いて呼吸管理を行う．

B 酸素の投与方法

吸入酸素濃度（FiO_2）は投与する酸素の濃度とその流量，および患者の換気量の影響を受ける．酸素投与を行うためにさまざまな器具が使用されるが，それらは適切に使用されなければ期待する吸入酸素濃度は得られない（表4-11）．それぞれの器具の特徴と患者の状態，必要とする吸入酸素濃度を考慮して適切な方法を選択することが必要である．

1 ● 鼻カニューレ
左右の鼻腔に短いチューブを挿入し，耳にかけて固定して用いる．鼻腔で加温・加湿がなされ，鼻腔内挿入の不快感が少なく，長時間の使用に適している．一方，外れやすいこと，吸入酸素濃度の正確な調節ができないこと，口呼吸をすると効果が少ないことが欠点である．体動，食事，会話が自由にできるので，軽度の低酸素血症に対する低流量の酸素療法の主体となっている．高流量の酸素を投与すると気道の乾燥をきたすこと，また

表4-11 酸素投与方法と期待される吸入気酸素濃度

器具	酸素流量(L/分)	吸入気酸素濃度(%)
鼻カニューレ	1	24
	2	28
	3	32
	4	36
	5	40
フェイスマスク	5〜6	40
	6〜7	50
	7〜8	60
リザーバ付きフェイスマスク	6	60
	7	70
	8	80
	10	90以上
ベンチュリーマスク	規定の流量	24〜50(設定を選択)

吸入酸素濃度は最大でも40％程度であることに留意する必要がある．

2 ● フェイスマスク

鼻と口を覆うプラスチック製のマスク(フェイスマスク)を介して酸素を投与する．マスクには側孔があり，吸気時には投与した酸素とともに側孔ならびにマスクと顔面との隙間から空気を吸入する．呼気は側孔およびマスクと顔面との隙間から出ていく．マスクの一部は死腔となるので，二酸化炭素の蓄積を防ぐために，一定以上の酸素流量(通常6L/分程度)を確保する必要がある．吸入酸素濃度は40〜60％程度であるが，顔面に密着させないと効果が得られない．比較的軽症から中等症の低酸素血症に対して用いられる．

3 ● リザーバ付きフェイスマスク

フェイスマスクよりも吸入酸素濃度を高めるためにリザーバが付加されたもので，非再呼吸弁の有無により2つの種類がある．投与した酸素はリザーバ内に蓄えられ，吸気時に吸入される．非再呼吸型ではリザーバとマスクの間およびマスク側孔に一方弁が設けられているので，吸入酸素濃度を高めることができる(60％以上)とともに，呼気がリザーバに混入しないので，二酸化炭素の蓄積を生じない．部分再呼吸型ではリザーバとマスクの間の一方弁がないので，二酸化炭素の蓄積をきたす可能性がある．いずれの種類を用いる場合でも，マスクを顔面に密着させること，リザーバが吸気時に虚脱しないよう十分な流量を確保することが必要である．

4 ● ベンチュリーマスク

フェイスマスクに酸素濃度調整用のアダプターが付加されたもの．このアダプターはベンチュリー効果によりまわりの空気を吸い込み，指定の酸素流量を流すことによって吸入酸素濃度を設定できる．吸入酸度濃度は最大50％であるが，投与酸素と吸い込んだ空気の総流量が大きい(約30L/分)ので吸入酸素濃度が保たれ，二酸化炭素の蓄積を生じない．慢性閉塞性肺疾患の急性増悪時など，吸入酸素濃度を細かく管理する必要のある場合が良い適応となる．

3 加湿・吸入療法と気道の清浄化

A 加湿

生理的な状態では，空気は上気道で加温・加湿されて肺胞に達するので，肺胞気は体温で相対湿度が100％に達している．これに対して医療用ガス(酸素)は乾燥しているため，適宜加湿を行わなければ，気道粘膜の乾燥や喀痰の固着などを生じて障害をきたす．これは気管挿管や気管切開を受けている患者で特に問題となるが，経鼻・経口で自発呼吸を行っている患者でも酸素流量が大きい場合や鼻呼吸が十分にできない場合には同様である．

吸入気の加湿のために，加温加湿器あるいはネブライザーが用いられる．自発呼吸下の患者の加湿には，一般に気泡型加湿器が用いられる．これ

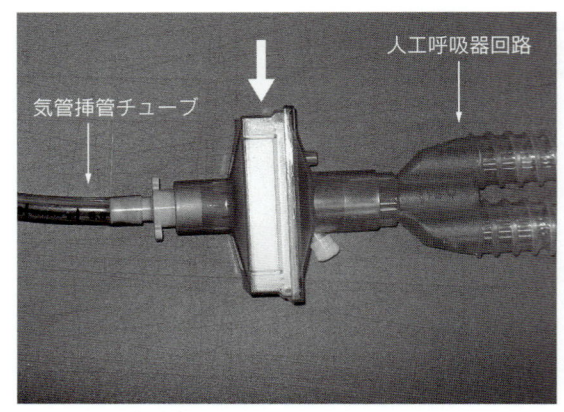

図4-10 人工鼻
人工鼻と気管挿管チューブおよび呼吸器回路の使用例.
矢印が人工鼻.

は酸素ガスが加湿器内を小気泡となって通過する間に水分子が気化するものである．吸気は水温（通常は室温）で水蒸気と飽和するだけなので，患者の気道において十分な加湿は得にくい．また，感染制御の観点から加温されずに用いられることも多い．加湿を目的としてネブライザーを用いることも可能である．一方，人工呼吸中の患者の加湿には加温式カスケード型，パスオーバー型，水蒸気透過膜型などの加湿器が用いられている．

気管挿管中の患者では，人工鼻が利用される場合も少なくない．人工鼻は呼気中の水蒸気をフィルターに蓄えるもので，大がかりな装置を必要としない利点があり，感染制御の面でも効果があるという報告がある（図4-10）．しかし，人工鼻を使用する際には，死腔および気道抵抗が増加すること，ならびに喀痰や分泌物により閉塞をきたす危険があることに留意する必要がある．

B 吸入療法

吸入療法は治療目的で薬物を直接気道から吸入させる方法で，薬物をエアロゾルやドライパウダーなどの微粒子として投与する．エアロゾルを発生させる装置として，ジェット・ネブライザーや超音波ネブライザーが用いられる．吸入療法は目的とする局所に直接投与できるので，迅速に効果が得られ，副作用が軽減されるとともに全身効果も期待できる．

吸入療法で用いられる主な薬剤は，気管支拡張剤，気道洗浄剤，粘液融解剤（去痰剤），ステロイド剤，抗菌剤・抗ウイルス剤，抗アレルギー剤などである．気管挿管の有無にかかわらず，気道系に作用する薬剤を経気道的に投与する吸入療法は呼吸管理の重要な手法の1つである．

C 気管吸引

気管吸引とは，カテーテルを用いて気道から機械的に分泌物や貯留物を除去することである．ここでいう気道には，口腔，鼻腔，気管および挿管チューブなどの人工気道が含まれる．上気道を清浄に保ち，窒息や嚥下性肺炎を防止するために不可欠な処置である．清潔操作で行い，吸引中に低酸素血症をきたさないように留意する．通常の手技で十分吸引ができない場合には，気管支ファイバースコープを用いて直視下に吸引を行う．

D 呼吸理学療法

呼吸理学療法は，薬物療法や人工呼吸療法とともに急性呼吸不全に対する重要な治療手段の1つである．理学療法により，肺容量の増大，虚脱した肺の再拡張，貯留した気道分泌物の移動と除去，換気の促進，早期離床が促進され，さらには酸素化の改善や新たな肺合併症の予防と早期改善が期待される．

気道浄化のためには，体位ドレナージ，胸郭の叩打（percussion）や振動（vibration）による分泌物遊離，咳嗽促進などの手法が用いられる．胸郭を呼気時に圧迫して呼気流速を高めて痰の移動を促す理学療法をスクイージング（squeezing）という．

臨床で広く取り入れられているが，現時点では，急性呼吸不全に対する理学療法の有効性が確立された病態は，急性肺葉無気肺や一側性肺病変などに限られている．また，状態の不安定な患者では体位変化や胸郭圧迫により血圧や呼吸状態の変動をきたすので，実施する手技とその適応に留意する必要がある．

4 人工呼吸療法

人工呼吸器を用いた呼吸管理は，重症患者を治療するうえで不可欠な技術である．一般に気管挿管下に実施されることが多いが，近年では適応に応じて気管挿管を行わない非侵襲的陽圧換気法の利用が普及しつつある．

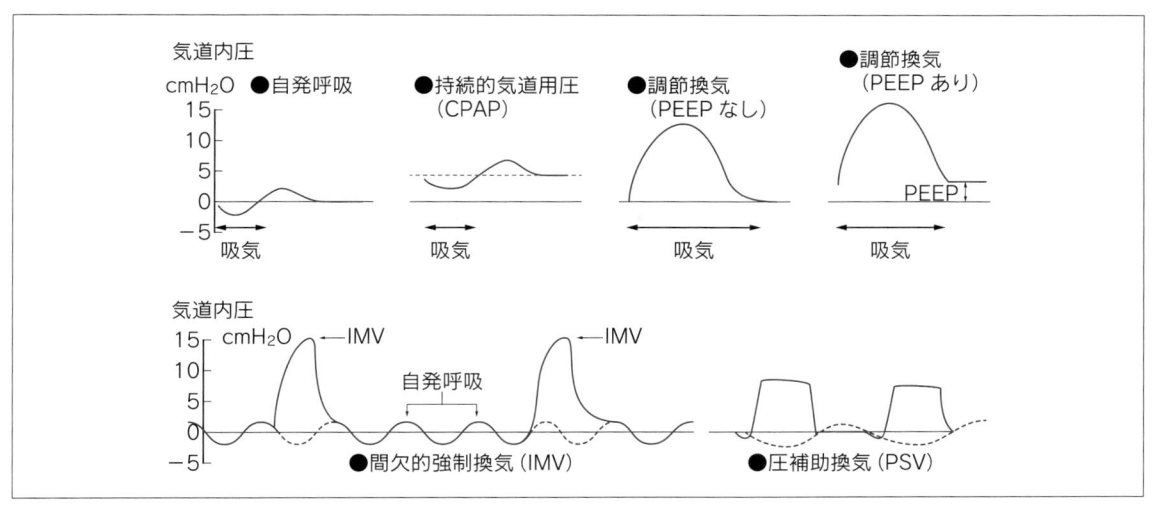

図4-11 呼吸様式と気道内圧
自発呼吸では吸気時に気道内圧が大気圧よりも陰圧となるのに対して,人工呼吸では吸気時に気道に陽圧をかけて肺胞に空気を送りこむ.

A 人工呼吸の目的と適応

人工呼吸の主な目的は,①換気量の維持,②酸素化の改善,③呼吸仕事量の軽減である.その適応は,自発呼吸下の酸素療法では対応困難な状態で,1)無呼吸あるいは換気が不十分な場合,2)通常の酸素吸入では改善しない低酸素血症,3)呼吸筋をサポートし酸素消費量の増大を防ぐことが有用な場合などである.すなわち,呼吸困難,不穏・興奮,疲労,発汗,浅い頻呼吸,心拍数の増大,不整脈の発生,血圧の動揺,PaO_2の低下,$PaCO_2$の漸増,アシドーシスの進行などが認められる場合は,呼吸不全の切迫した状態であり,人工呼吸器が必要となる(呼吸不全については3章 C.呼吸困難,152頁を参照のこと).

B 人工呼吸で用いられる換気モード

換気モードは,患者の自発呼吸の強さと病態に応じて選択する.人工呼吸器の機種によって異なる名称が用いられる場合もあるが,基本となる換気モードを以下に示す(**図4-11**).

1 ● 調節換気(control mode ventilation;CMV)

強制換気ともいい,患者の呼吸をすべて人工呼吸器で強制的に行う.呼吸中枢麻痺,呼吸筋麻痺や筋弛緩薬使用時など自発呼吸がまったくない場合に選択される.強制換気の方法には,従量式調節換気(volume control ventilation;VCV)と従圧式調節換気(pressure control ventilation;PCV)の2種類がある.

VCVは1回換気量あるいは分時換気量を設定するもので,設定された量のガスが確実に肺に供給される利点がある.肺胸郭コンプライアンスが低い病態(ARDS,肺水腫,肺線維症など)や気道抵抗が高い病態(喘息など)では,気道内圧と肺胞内圧が過度に上昇する危険性がある.その場合には,1回換気量を低下させる,気道内圧上限設定を行う,従圧式換気ないし圧補助換気(PSV,後述)に変更するなどの対応を行う.

PCVはあらかじめ決められた気道内圧に達するまで送気する換気モードで,設定された吸気圧に達すると呼気に移行するpressure cycled PCVと設定吸気圧に達しても設定された吸気時間の間は送気を続けるtime cycled PCVがある.PCVの利点は設定値以上に気道内圧が上昇しないことで,肺損傷を生じる危険性が低い.その反面,肺胸郭コンプライアンスが低い病態や気道抵抗が高い場合には,換気量は保証されない.

今日の人工呼吸器には,厳密な意味での調節呼吸(強制換気)だけというモードはなく,自発呼吸が出現した場合にも何らかの対応が可能となっている.

2 ● 補助/調節換気（assist/control mode ventilation；A/C）

患者が無呼吸の場合はCMVと同様に，設定された換気回数と換気量または気道内圧で換気を行うが，患者に自発呼吸がある場合には吸気努力に合わせて呼吸補助を行う．

3 ● 同期式間欠的強制換気（synchronized intermittent mandatory ventilation；SIMV）

IMVは自発呼吸を温存し，合間に強制的に調節換気を行うもので，人工呼吸器からの離脱のために考案された．今日では設定した呼吸回数だけ患者の吸気に同調して強制換気を行うSIMVが広く用いられる．この強制換気は，VCVでもPCVでも可能である．また，自発呼吸に対しては圧補助換気（PSV）を加えるのが一般的である．患者呼吸との同調性が良く，循環抑制も少ないので重症呼吸不全の初期管理や人工呼吸器からの離脱に広く用いられる．酸素化の改善のために通常はPEEP（後述）を併用する．

4 ● 圧補助換気（pressure support ventilation；PSV）

患者の吸気に合わせて設定した値まで圧補助を行う換気モードで，患者自身が吸気量と呼吸周期を決定することができる．プレッシャーサポート換気とも呼ばれる．人工呼吸器からの離脱に用いられることが多く，単独で適応される他にSIMVの自発呼吸時に併用して用いられる．自発呼吸に同調するので患者にとって快適であり，呼吸筋萎縮や鎮静剤の過度の使用を防止するうえで有用である．しかし，自発呼吸がない場合には適応とならず，肺胸郭コンプライアンスが低い病態あるいは気道抵抗が高い場合には，換気量は減少する．

5 ● 自発呼吸と持続的気道陽圧（continuous positive airway pressure；CPAP）

自発呼吸では吸気時に胸腔内圧（気道内圧，肺胞内圧）が大気圧よりも低くなって，口元から肺への吸気を生じる．呼気時には胸腔内圧が大気圧よりも高くなるため，肺から口元へと呼気を生じる．それとは反対に，人工呼吸時には吸気時の気道内圧は大気圧よりも高くなる．CPAPは自発呼吸を行いつつ持続的に気道内に一定の陽圧をかける呼吸様式で，機能的残気量を増加させて肺胞の虚脱を防ぐことにより，酸素化の改善が得られる．陽圧の負荷にはPEEP弁を用いる．

6 ● 呼気終末陽圧（positive end-expiratory pressure；PEEP）

PEEPとは呼気終末時に気道内を陽圧に保つ換気様式を指し，CMV，SIMVやPSVなど他の換気モードと組み合わせて使用される．自発呼吸にPEEPをかけたものがCPAPである．PEEPには肺胞の虚脱を防止する効果があり，さらに高いPEEPをかけると虚脱した肺胞が再開通して酸素化能を改善することを期待して使用される．一方で，正常な肺胞は過伸展をきたし死腔が増大する．また，PEEPを用いると胸腔内圧の上昇をきたすため，静脈還流が減少して心拍出量が減少することに注意を要する．なお，自発呼吸時に声門の開放に要する圧が約$5cmH_2O$なので，人工気道を介して呼吸を行う場合にこの圧を付加することは理にかなっている．

C 人工呼吸器の設定

さまざまな種類の人工呼吸器が用いられているが，基本的な設定は同様である．

最初に換気モード（強制換気の方法，自発呼吸の様式，トリガ方式などを含む）を選択する（図4-12）．続いて，種々の換気パラメータと吸入酸素濃度（FIO_2：0.21～1.0）を設定する．設定項目は従量式（VCV）と従圧式（PCV）で異なる．VCVでは1回換気量として6～10mL/kg，呼吸回数は10～20回/分，PEEPは$5cmH_2O$から開始するのが一般的である．血液ガスの当初の目標値は，$PaO_2 > 90$ mmHg，$SaO_2 > 95％$，$35 < PaCO_2 < 40$ mmHgである．患者の呼吸状態と血液ガス所見および気道内圧などの換気メカニクスを参考にして，それぞれの設定値を修正する．また，呼吸器のアラームの設定（最低分時換気量，最高・最低気道内，バックアップ換気）を忘れてはならない．

動脈血酸素分圧（PaO_2）を上昇させるための手段として，FIO_2を高めることとPEEPを上げること（通常は$20cmH_2O$程度まで）が利用可能であるが，高濃度酸素による障害を避けるために，FIO_2はできるだけ速やかに0.6以下にすることが望ましい．また，患者が苦痛を感じない範囲で，自発呼吸を温存するのが原則である．

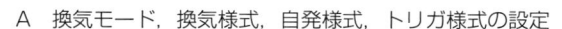

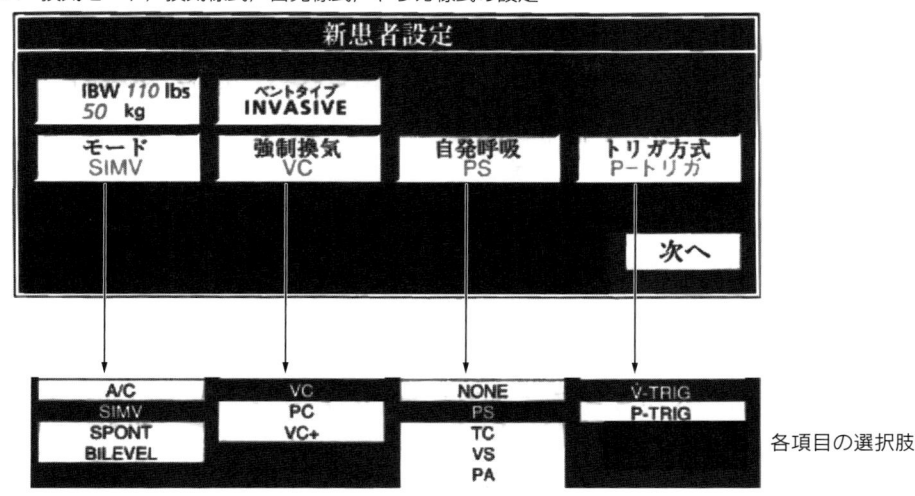

図4-12 人工呼吸器の設定
機種により電源投入後の表示は若干異なるが，呼吸器としての設定の手順は同様である．
A 新しい患者で使用する場合には換気モード，換気様式，自発呼吸様式，トリガ様式を設定する．
　各項目にはいくつかの選択肢があり，希望のものを選択する．
B 次に換気パラメータと吸入酸素濃度(FiO_2：0.21〜1.0)を設定する．設定項目は従量式(VCV)と従圧式(PCV)で異なる．それぞれの場合の各項目の設定可能範囲を図中に示す．なお，設定値はダイヤルやパネルの操作により入力する．
(図は Puritan Bennet Ventilator 840 の例を示す．図は同機のマニュアルより引用)

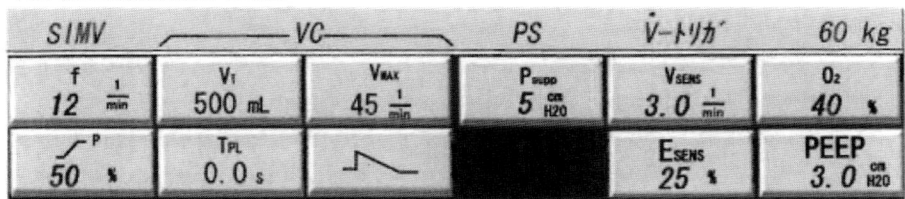

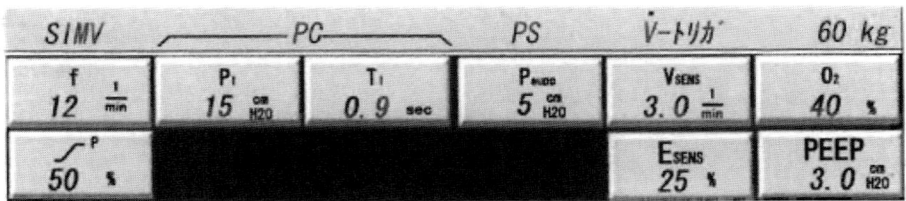

D 人工呼吸中の管理

1 ● 加湿

人工呼吸中の患者に対しても気道の乾燥を防止することは重要で,加温加湿は必須である.また,人工呼吸中であっても吸入療法により薬剤を投与することは可能で日常的に使用されている.

2 ● モニタリング

患者の呼吸循環動態の変化のみならず人工呼吸器の異常(回路の閉塞,リークなど)に対して迅速に対応するために,バイタルサインと動脈血液ガス検査を定期的に実施するとともに,心電図波形,動脈圧(観血的/非観血的),SpO_2(パルスオキシメーター),$ETCO_2$(カプノメーター),換気メカニクスの持続的なモニタリングが有用である.

3 ● 鎮静・鎮痛

人工呼吸管理中の患者に対しては適切な鎮静と鎮痛を行い,患者が快適にすごせるようにすることが重要である.一般に,気管挿管をして人工呼吸を行うには何らかの鎮痛・鎮静薬が不可欠である.鎮痛により体動,深呼吸,咳が容易になり人工呼吸による苦痛やストレスが軽減され,ひいては呼吸器合併症や静脈塞栓症のリスクが減少する.また,鎮静により気管チューブや陽圧呼吸による不快感が軽減され,人工呼吸器との同調が促進される.

鎮静を行う場合には,目標とする鎮静レベルを事前に決定し,鎮静レベルが達成できているかを毎日確認し,修正を行う.短時間作用性ベンゾジアゼピンや静脈麻酔薬の持続静脈投与が行われる.人工呼吸中の痛みの評価には種々の疼痛スケールを利用し,非麻薬系鎮痛剤や麻薬を投与する.鎮静薬,鎮痛薬には呼吸・循環系への抑制作用があるので注意を要する.また,筋弛緩薬はできる限り使用しないことが望ましいが,人工呼吸器との同調が得られない場合や不穏の著しい場合,重症呼吸不全などでは,適切な鎮痛・鎮静を行ったうえで使用する.

人工呼吸器からの離脱を促進するために,定期的(1日1回以上)に鎮静薬,鎮痛薬を中断して覚醒させることが推奨されている.

E 人工呼吸中の合併症と対応

1 ● 血圧低下

気管挿管時に使用された鎮静・鎮痛薬や筋弛緩薬の影響により,人工呼吸の開始後に血圧が低下することがある.また,陽圧換気やPEEPにより静脈還流が減少することも血圧低下の原因となる.これらに対しては輸液により前負荷を高めることが有用である.しかし,人工呼吸中に特に注意する必要があるのは緊張性気胸である.血圧低下が突然に生じ,気道内圧の上昇,SpO_2の低下,頸静脈の怒張,呼吸音の左右差などの所見をともなう場合には,積極的に緊張性気胸を疑い,直ちに胸腔穿刺を行うことが必要である.

2 ● 人工呼吸による肺損傷と肺保護戦略

人工呼吸は一般にARDSなどの病的肺に対して行われるが,病的肺ではコンプライアンスが低く,気道抵抗が高いため気道内圧の上昇をきたしやすい.人工呼吸器に起因する肺損傷(ventilator induced lung injury;VILI)として,圧損傷(barotrauma)と容量性損傷(volutrauma)が挙げられる.圧損傷は気道内圧の上昇により肺胞や気道が破綻するもので,気胸,縦隔気腫,皮下気腫などを生じる.容量性損傷では肺胞の過膨張が原因となって,血管透過性亢進,肺胞浮腫,無気肺,線維化などをきたす.また,病的肺において肺胞が呼気時に虚脱し,吸気時に再開通することを繰り返すと肺胞にずり応力(shear stress)を生じ,これもVILIの原因となる.

肺胞の過膨張を防ぐために,1回換気量を小さく(6〜8mL/kg)し,気道内圧を30〜35cmH_2O以下に保つことが推奨されている.また,肺胞を虚脱させないためには,十分なPEEPをかける(8〜15cmH_2O)ことが有効である(open lung approach).これらの換気法を行うと換気量は一般に低下するが,それにともなう高二酸化炭素血症は80mmHg程度(pHで7.2程度)までは許容して呼吸器の設定を行う(permissive hypercapnea).このような呼吸管理法を肺保護戦略(lung protective strategy)という.

3 ● 人工呼吸器関連肺炎(ventilator-associated pneumonia;VAP)

VAPは気管挿管による人工呼吸開始48時間以降に発症する肺炎と定義されている.すなわち,

表4-12 ウィーニング開始のための条件

1) **呼吸管理の原因となった呼吸障害が改善していること**
   a) 酸素化能の改善：$PaO_2/FiO_2 \geq 150\,mmHg$，または $FiO_2 \leq 0.4$ かつ $PEEP \leq 5\,cmH_2O$ で $SaO_2 > 90\%$
   b) 換気能の改善：呼吸数＜35回/分かつ1回換気量＞5mL/kg
   c) 十分な咳嗽反射があり，喀出ができる
2) **循環動態が安定していること**
   a) 脈拍と血圧が安定し，末梢循環が良好である
   b) 多量のカテコラミンを必要としない（ドパミン，ドブタミン＜5μg/kg/分）
3) **意識レベルが改善していること**
   a) グラスゴーコーマスケール（GCS）＞11
   b) 鎮静剤が投与されていない，または少量で覚醒が可能である
4) **貧血がないこと**
   ヘモグロビン＞8～10g/dL
5) **発熱がないこと**
   体温≦38～38.5℃

人工呼吸管理前には肺炎のないことが前提となる．発症時期によって早期発症VAP（48～96時間）と晩期発症VAP（96時間以降）に分類される．早期発症例の起炎菌としては，肺炎球菌，インフルエンザ菌，黄色ブドウ球菌（MSSA），腸内細菌などが多い．晩期発症VAPではこれらの他に緑膿菌やMRSAが多い．

VAPの誘因としては，気管挿管が最も重要とされている．わが国での院内感染対策サーベイランスによると，発症率は人工呼吸日数1,000日につき3.2例と報告されている．発症の危険因子として，ALI/ARDS，慢性呼吸器疾患，長期人工呼吸管理，熱傷・外傷・中枢神経疾患などの原疾患，明らかな誤嚥など多くが挙げられているが，患者の栄養状態や免疫能の低下も関与する．

VAPの診断に確立された基準はなく，臨床的診断として胸部異常陰影の新たな出現，肺酸素化能の低下，炎症反応（白血球増加や発熱），膿性気道分泌物が用いられる．起炎菌の診断には，気管支鏡を用いた肺胞洗浄液や検体保護ブラシによる方法，または気管チューブから直接吸引した気道分泌物が用いられる．

VAPを発症するとICU滞在日数が長期化し，予後も不良となる．早期に適切な抗菌薬が投与されたか否かが死亡率に影響するので，治療には原因菌を十分にカバーする抗菌薬の投与が必要である．しかし，抗菌薬の予防的投与は推奨されない．予防には標準感染予防策を実施すること，呼吸療法関連器具の適切な取り扱い，口腔ケアとカフ上部のケア，清潔操作での気管内吸引，セミファウラー体位，経鼻挿管の回避などが推奨されている．

F 人工呼吸器からの離脱（weaning）

患者を呼吸器から離脱させることをウィーニング（weaning）という．人工呼吸器の使用中はさまざまな合併症のリスクが高まるので，可能な限り早く呼吸器から離脱し，気管チューブを抜管することが望ましい．

ウィーニングを開始するための条件としては，まず呼吸機能が改善しており，酸素化と換気の両者が改善していることが必要である（表4-12）．さらに，全身状態が安定しており，呼吸に負荷を生じやすい状態ではないことが求められる．具体的には，循環動態が安定し，意識レベルが改善して，鎮静は不要ないし中止可能な状態であること，また，ヘモグロビン値が適正であり，発熱などの感染徴候のないことが必要である．

ウィーニングを行うための方法としては，SIMVやPSVなどの呼吸補助を行って補助を段階的に減らしていく方法と，人工呼吸器をはずして自発呼吸に切り替えて様子をみる方法とがある．いずれの場合でもモニタリングを行ったうえで，呼吸状態と全身状態を注意深く観察することが必要である．

G 非侵襲的陽圧換気（non-invasive positive pressure ventilation；NIPPV）

NIPPVは気管挿管を行わずに専用のマスクを用いて換気を行うもので，CPAPの延長線上にある補助呼吸法である．利点は患者がマスクの中で

自由に話ができることで，意思の疎通をはかりやすい．欠点は気道内分泌物の吸引ができないこと，誤嚥の可能性があることである．また，患者の協力が得られない場合には使用できない．

意識がはっきりしていて，自発呼吸があり，咳嗽反射と咳嗽力が保たれている患者が適応となる．特に，軽度から中等度までの低酸素血症で，マスクCPAPにより改善されるような気道閉塞が主な病態である場合に効果が期待される．COPDの急性増悪，心原性肺水腫，肺炎，喘息，周術期の呼吸不全での有用性が示されている．

5 体外式肺補助

体外式肺補助(extracorporeal lung assist；ECLA)は，部分的体外循環と膜型人工肺を組み合わせてガス交換を行う装置で，通常の人工呼吸器を用いた呼吸管理では救命できない呼吸不全に対して実施される．体外式膜型酸素化装置(extracorporeal membrane oxygenation；ECMO)と呼ばれることも多い．

小児の呼吸不全では救命率の改善が報告されているが，呼吸不全に対するECMOの具体的な適応基準は確立されていない．成人では人工呼吸器を厳しい条件で用いた管理が長期間に及び，そのままでは改善がみこめない場合に使用されることが多い．人工肺を用いるので血液の酸素化は改善されるが，肺病変自体を改善するわけではない．そのため，原因となった基礎疾患と肺障害が可逆的であることが適応の必須条件である．また，抗凝固薬を用いるので出血性疾患のある患者には原則として禁忌となる．

D 意識障害患者の管理

意識障害は，救急診療において最も多く遭遇する病態のひとつである．

重症患者管理の際には，まず目前の患者の病態を把握し，その後の変化を適切な方法を用いて評価を行いながら，同時に治療介入により回復に努めることが大切である．そのためには患者の意識状態，循環状態，呼吸状態を身体所見，検査所見，画像所見，既往歴などを収集しつつ，正確に評価しなくてはならない．

意識障害患者の管理のうえで最も重要な管理の基本は，意識障害の重症度の判定である．重度の意識障害は致命的となることもあり，緊急処置や緊急画像検査が必要となる．一方，軽症の意識障害は器質的疾患から内科的疾患，精神科的疾患に至るまで診断が容易でない場合も多い．このように患者の意識障害の程度は，救急室における緊急処置やその後の治療方針に関わると同時に，治療結果にも大きく影響する．

また意識障害の病歴は，原因疾患の診断に重要な情報となる．特に意識障害の起こり方，すなわち急激な意識障害の進行なのか，緩徐な進行なのかによって鑑別を行うこともできる．このため，病院に搬送される前の意識状態についても救急隊，家族，紹介先の担当医などから聴取する．同時に，現在の意識状態と比較することにより，障害の進行を判断することができる．

意識障害の原因となる疾患は，外因性・内因性ともに多岐にわたる(表4-13)．ここでは，意識障害の初期管理，入院後の治療，患者との関わり方について述べる．

1 初期管理の手順

意識障害を呈する原因にはさまざまなものがあるが，患者の初期管理として共通する点として，以下の項目について述べる．

A 病歴の聴取

まず意識障害の原因に関わる情報を集める．患者の現場での様子，環境，事故の様子などについて，現場で活動した救急隊や家族，目撃者から入念に聴取を行う．また現場でのバイタルサインや行われた処置，病院到着するまでの容体の変化などについても確認する．外傷による意識障害を疑う場合は，頭部外傷をともなうことが多く見られるが，痙攣の有無や低酸素，低血圧は予後に深く関わっているため，必ず聴取しておく．また患者の既往歴，家族歴は患者の病態解明の重要な鍵となる．既往疾患に対する処方の内容も必要な情報であり，心房細動や脳血管障害に対するワーファリンなどの抗凝固剤やアスピリンなどの抗血小板

表4-13 意識障害の原因となる疾患

頭蓋内病変	内因性	脳血管障害	脳出血，くも膜下出血など
		感染症	脳炎，髄膜炎など
		脳腫瘍	髄膜腫，神経膠腫など
		てんかん	意識消失発作など
		水頭症	くも膜下出血後など
	外因性	頭部外傷	急性硬膜下血腫，急性硬膜外血腫など
頭蓋外病変	内因性疾患	心循環器疾患	アダムス・ストークス(Adams-Stokes)発作，迷走神経反射，各種ショックなど
		電解質異常	低Na血症など
		血糖異常	低血糖性昏睡，高血糖性昏睡など
		内分泌代謝異常	急性副腎不全，肝性昏睡，尿毒症など
		呼吸器疾患	CO_2ナルコーシス，過換気症候群など
		ビタミン欠乏	ビタミンB_1欠乏症など
	外因性疾患	中毒	CO中毒，急性アルコール中毒，睡眠薬大量服用など
		環境異常	熱中症，偶発性低体温，悪性高熱症など
その他	精神疾患		ヒステリー，うつ病，睡眠障害など

薬，糖尿病に対する経口糖尿病薬，精神疾患に対する抗精神病薬は，意識障害の原因に大きく関わることがある．

病歴聴取のポイントとして，意識障害が急激に起こったか，数週間の経過かなど意識障害がどのようにして起きたかを考えることにより，原因疾患の想定ができる．例えば，日中の会話中に突然倒れた場合には高率に脳内出血を疑い，数日前からの高熱と吐き気から意識を徐々に失い項部硬直があれば，脳炎や髄膜炎などを疑うことができる．しかしながら，往々にして意識障害は突然であることが多く，病歴聴取が不十分な中で診療を開始しなくてはならないことも多い．

また特徴的な症状をもつ場合もあり，突然の激しい頭痛と嘔吐をともなった意識障害であればくも膜下出血を，頭部外傷後に意識清明期を有した意識障害であれば急性硬膜外血腫をともなっていることが多い．

救急隊は傷病者の救護を行ううえで，一定の活動基準に則って活動をしているので，現場での患者の状態やバイタルサイン，出血量や損傷の程度など重要な情報を多く有している．救急救命士より搬送前後に行った処置の内容や搬送中の変化などを聴取することによって，効率よく診断を行うことができることもある．病院前の状態を知るために，救急隊とのコミュニケーションを円滑に取ることを心がけなくてはならない．

B 搬入とバイタルサインの確認

救急車が到着する前に，救急車内での患者の情報を得ておき，処置に必要な物品の準備を行う．外傷など，血液や浸出液など汚染や感染症の恐れがある場合には，ゴーグルやマスク，手袋の装着などを行って，十分にプレコーションを行うことが大切である．

患者が病院に到着した際には，まず，第一印象を観察する．患者が横たわる様子，呼吸の状態，皮膚の色調が大切なポイントである．重度の意識障害の場合には，口蓋の緊張が緩み，上気道が閉塞しかけている場合が多い．このため，いびき呼吸や陥没呼吸を呈していることもある．さらに嘔吐をともなっていれば，吐物の状況から誤嚥や窒息の可能性についても配慮が必要となる．その他，顔面の色調，発汗の有無，嘔吐や失禁の有無なども注意して診察する．

治療室に搬入したら，救急隊や周囲のスタッフと協力し多人数で慎重に診察台へ移す．不十分な人数での移動は患者の身体に不要な衝撃を与えることになり，脳動脈瘤や腹部大動脈瘤などの出血性病変を増悪させることもあるため，十分な人数

を確保して，慎重に移動させる．

迅速に衣服を取り除き，同時に酸素投与を開始する．心電図モニターの装着，血圧測定用マンシェットを用いてバイタルサインの確認を行う．この際には，いかなる救急患者にも共通であるが，A（Airway：気道），B（Breathing：呼吸），C（Circulation：循環）に沿って落ち着いて，素早く判断と処置を行う．

1 ● Airway：気道の確保

意識障害を呈する患者，特に重度の意識障害により昏睡状態にある患者の場合には，舌根の沈下や口腔内分泌物により気道の開通が不十分であることが多い．用手的気道確保を行うとともに，気道の挿入や口腔内異物の除去を行う．バイタルサインの維持に十分な酸素化，換気が確保できない場合や，誤嚥による窒息や肺炎の増悪が憂慮される場合には，気管挿管を行う．また，顔面や頸部への外傷や急性喉頭蓋炎の際には，上気道閉塞により直視下に声門へのアプローチが困難となるため，輪状甲状膜切開や緊急気管切開により気道を確保することもある．

2 ● Breathing：呼吸の管理

気道確保を行いながら，呼吸の状態を観察する．呼吸の観察には，視診，聴診，打診の手法を用いる．呼吸の回数，呼吸の様式，呼吸音などを評価する．また胸鎖乳突筋の収縮や頸静脈の怒張，肋間開大など呼吸に付属する身体所見にも注意を払う．呼吸回数が少なく，浅い呼吸の場合や陥没呼吸，下顎呼吸，あえぎ呼吸などの場合，緊急度が高い．呼吸音では明らかな呼吸音の左右差，呼気や呼気にともなった気管支の狭窄音，吸気時の捻髪音などの異常を聴取する．重度の呼吸不全は低酸素をともない意識障害の原因となる．

以上の観察を行いながら，①呼吸不全の状態にあるかどうか，②酸素の取り込み（酸素化）に問題があるか，③二酸化炭素の吐き出し（換気）に問題があるか，④取り込んだ酸素が肺を通して拡散できているかをおおまかに推定する．これには動脈血液ガス分析が有用である．

緊張性気胸，喘息重積発作，気道異物などでは状態の進行が速く，気道閉塞から心肺停止におちいる．このため，これらの疾患を疑った場合にはX線撮影や動脈血液ガスの結果を待たずに，18ゲージ針による胸腔穿刺や輪状甲状膜切開，気管支鏡などの手法を用いた緊急処置を行うこともある．

3 ● Circulation：循環の管理

呼吸の安定化をはかりながら，循環系の観察と評価を行う．循環状態の主な指標として，血圧，脈拍数，皮膚末梢の色調などがある．血圧の測定を迅速に行い，異常な高血圧，低血圧の有無を確認する．特に低血圧の場合では十分な酸素が投与されていても脳への血流量が低下しているため，意識障害を起こす原因となる．

次に脈拍に致死的な不整脈がないかを判断する．徐脈あるいは頻脈の場合でも，十分な脳血液量が供給されない場合には，脳の正常な活動が維持できず，意識障害を呈する．末梢静脈路を確保し，適切な輸液を開始し循環の維持を開始する．

ただし，重篤な心不全により心拍出量が低下した結果，意識障害をともなっている患者に対しては急速な輸液により心不全を増悪させる可能性があるため，身体所見を十分に観察することが重要である．心電図を取り，心筋虚血の評価を行い急性心筋梗塞や狭心症などの診断がついた場合には，緊急冠動脈撮影を行いステント留置による形成術を行うこともある．

4 ● Dysfunction of Central Nervous System：意識障害の評価

バイタルサインが安定した後に，意識障害の正確な評価に努める．この際にはジャパン・コーマ・スケール（Japan Coma Scale；JCS）またはグラスゴー・コーマ・スケール（Glasgow Coma Scale；GCS）などのスケールを用いる．同時に瞳孔や対光反射など眼球，麻痺の有無などの診察を行う．その際，著しい眼振や眼球共同偏視を認めることがある．これらの眼球所見は意識障害の鑑別診断を行ううえで非常に重要であるため，必ず診察する．

また昏睡患者に瞳孔不同を認める場合，脳ヘルニアのサインであることが多く，切迫する頭蓋内圧亢進を有した状態である．この場合，気道確保，循環安定を確認し，緊急のCT撮影を行う必要がある．この時点で気管挿管がなされていなければ，気管挿管を行い，搬送中やCT撮影中の呼吸状態の悪化に備える．同時に高浸透圧利尿剤や過換気など頭蓋内圧を下げるための治療を開始しておく．

5 ● Exposure：全身観察および体温管理

呼吸状態や循環動態が安定化した後，血糖値を調べる．血糖値は異常に高くとも低くとも意識障害をきたしうるが，特に低血糖による意識障害はブドウ糖の投与により意識が回復する．低血糖が遷延した場合，意識障害や神経学的異常が不可逆となることもあり，可能な限り速やかに治療を行うべき状態である．糖尿病の既往に対して，インスリン自己注射や経口糖尿病薬を受けている患者にみられることが多く，既往歴から早いうちに血糖を調べるという判断もできる．低栄養，アルコール依存症者，妊婦ではビタミン欠乏による意識障害も起こすことがあるため，ビタミン B_1 を投与する．

最後に，改めて全身の診察を行い，外傷痕の有無，皮膚の色調，るい痩の有無，腹部膨満，浮腫，褥瘡，頸部硬直などの身体所見をまとめる．また体温は必ず測定し，平熱あるいは低体温の場合には体温が下がらないように留意する．

身体所見の観察と同時に，再度既往歴や家族歴，投薬治療の処方内容を確認する．さらに発症時の様子や現場の状況を救急隊や家族などより聴取する．また燃焼物や化学薬品への曝露など，環境要因についても病歴より推定し情報を集める．

外傷による意識障害の場合は，搬入後の迅速なABCDEの確認をプライマリ・サーベイ（primary survey；PS）という．PSにてバイタルサインの安定を確認した後に，丁寧な全身所見の診察を行う．これをセカンダリ・サーベイ（secondary survey；SS）という．ABCが安定したもとで行われた「D」の評価において，①GCS ≦ 8，②経過中にGCS 2以上の低下，③意識障害をともなう脳ヘルニア徴候（片麻痺，瞳孔不同，クッシング現象など）を有する場合を「切迫するD」と呼んでいる．「切迫するD」と評価された場合は気管挿管を行い，バイタルサインが安定しているのを再確認し，SSの最初に頭部CTを行う．

2 画像診断

A 頭部CT

意識障害の原因検索の評価を行うための画像診断のうち，頭部CTは最も有用かつ重要な検査法である．最新機器となるほど，撮像時間が短くかつ高画質であるため，比較的安全に撮影が行える．しかし撮影中にも常に呼吸循環のモニタリングを用いて患者の状態を観察し，もし異常を認めた場合には撮影を中止して状態の安定化を優先する．

重度の意識障害の場合には気管挿管が行われている場合が多いが，軽度から中等度の意識障害をともなわい，錯乱あるいは興奮状態にある患者の場合，患者の頭部が動きアーチファクトによりCT撮影が不可能となる．この場合，神経学的所見を確認のうえ，鎮静剤の使用を考慮することもある．

原則として単純頭部CTを実施するが，出血性病変の病変特定や，感染性疾患の描出に造影CTを撮影することもある．

頭部CTの異常を**表 4-14** に示す．

B 補助診断

頭部CTで異常がない場合，あるいは異常を認めても意識障害の原因とは考えられない場合，補助検査を行う．

1 ● 血液生化学検査

血液生化学検査により意識障害の原因となり得る異常値を確認する．特に電解質異常（低ナトリウム血症，低カルシウム血症），肝機能不全，腎不全，アンモニア，あるいは白血球上昇，核の左方移動，CRP上昇などにより炎症所見が明らかな場合は髄膜脳炎を疑うこともできる．

2 ● 髄液検査

腰椎穿刺により髄液を採取する．その際，圧測定装置を用いて髄液圧や呼吸性移動，色調を観察

表 4-14　頭部 CT の異常

器質的疾患群	画像上異常は認めない機能的疾患群
①急性硬膜下血腫や脳挫傷など外傷性病変 ②脳内出血やくも膜下出血などの出血性脳血管病変 ③脳血栓症や脳塞栓症など閉塞性脳血管病変 ④髄膜腫や膠芽腫など腫瘍性病変 ⑤脳炎，脳膿瘍など感染性病変	①痙攣重積発作 ②低血糖 ③ビタミン欠乏や電解質異常などに分類することができる．また，超急性期の脳虚血病変は頭部CTでは描出できない場合があるため，MRI撮影を考慮する．

する．細胞数，糖，蛋白などの一般検査用と細菌培養用に検体を採取する．

髄膜炎の場合，髄液の白濁や日光微塵などの所見が得られやすいが，脳炎の急性期には炎症の進展が髄液に反映されていない場合もある．このため総合的に脳炎の疑いが強い場合には，持続脳波によるモニタリングやMRIを用いた画像診断が推奨される．

3 ● 脳波

脳波により典型的な異常を呈する意識障害として，肝性昏睡や単純ヘルペス脳炎などがある．また痙攣発作にともなう棘波や発作後の徐波も描出が可能である．脳波は皮質における電気的活動の指標であるため，病変の範囲や深部の病変，緊急度を反映することは困難である．

4 ● MRI検査

CTにて明らかな病変が検出できない場合，多くの撮像法によりさまざまな中枢神経系の異常を描出することが可能である．特に閉塞性脳血管障害による脳虚血性病変の描出は，発症後1時間以内より信号変化を検出できる．また微小な出血性病変もヘモグロビン内の酸化鉄の信号変化より描出が可能である．

その他，撮像法の組み合わせにより，脳内出血性病変の急性期から慢性期，赤血球の状態変化，脳浮腫の種別（血管原性浮腫，細胞毒性浮腫），脳内深部病変（側頭葉内側部，小脳，脳幹病変），頭蓋頚椎移行部の病変，MRAによる血管撮影，perfusion MRIによる脳循環代謝の評価など，MRI検査は意識障害の鑑別診断において必須の検査法である．

3 入院後の管理

意識障害患者が入院となった場合の一般的な管理における注意点を述べる．意識障害を呈した患者は自分の訴えを表すことができない．状態の評価は他覚的所見により行うことになるため，観察する指標は数値や視覚的なものを用いることになる．バイタルサイン（血圧，脈拍数，呼吸数，体温），尿量，瞳孔径，眼球運動，その他の身体所見を記録する．また胸部X線撮影や頭部CTを定期的に評価する．血液ガスは全身酸素化や換気の状態を知る指標となる．尿量は全身循環動態の指標と

表4-15　ICU管理の意識障害患者に装着する機器

①気管挿管
②人工呼吸器
③経鼻胃管
④心電図モニター
⑤尿道バルーンカテーテル
⑥直腸温度センサー
⑦中心静脈ライン
⑧スワンガンツカテーテル
⑨頭蓋内圧センサー

して大切である．

ICUにて管理を受ける意識障害患者の場合，表4-15のような機器が身体に装着される．

このため，それぞれの機器の特性や取扱上の注意点についてひと通り学んでおくことが好ましい．特に酸素化や換気に大きく関わる気管チューブの閉塞や，人工呼吸器の接続には十分な注意を払う．一般的には入室5〜10日目の間にカテーテル類の入れ替えを行うことが多い．不明熱や頻脈，採血結果などから全身の炎症所見が認められた場合，これらの挿入物を一旦抜去し，血液培養や尿培養を提出しながら，敗血症の鑑別を行うことも大切である．

4 患者への配慮

意識障害の患者は自分の意思を表すことができない．また意思により体を動かすこともできない．もちろん衣服の状態や外観などを整えることもできない．このため患者に診察するときには，十分な敬意を払い，意識のある患者に対するときと同じように，声掛けや暖かい配慮をすることは医療従事者としての常識である．苦痛のともなう処置や手技を行う際にも可能な限り疼痛を減らすように努め，丁寧な診察を心がけるようにする．

また重篤な症状である意識障害を有した患者の家族は，その病状にきわめて憂慮している．簡潔であっても，定期的に時間を取り病状を説明することによって，よりよい医師-患者-家族間の信頼関係を築くことができることはいうまでもない．

A 合併症の予防

1 ● 深部静脈血栓症，肺塞栓症

意識障害の患者は臥床の時間が長いため，四肢

の運動が不十分となり静脈還流が停滞しがちである．下肢静脈に血栓を作ると，その血栓が肺動脈に塞栓し肺塞栓症を起こすことがある．この予防のためには，下肢静脈の血流を促進させる処置を行う．加圧ストッキングや空気圧ブーツを用いることが多い．またヘパリンやワーファリンの投与を行って血栓形成予防を行う．一度血栓を形成した場合には，下大静脈フィルターを用いることもある．

2 ● 呼吸器合併症

自身で体位交換ができないこと，口腔内分泌物の誤嚥や排痰ができないなどの理由から，呼吸器系の合併症，特に肺炎や無気肺を起こすことがある．酸素化や換気の悪化は意識障害自体を増悪させる可能性があるため，速やかに対処する．気管挿管や，体位交換などの理学療法，気管内吸引を用いる．人工呼吸器を用いて陽圧を掛ける，呼吸回数を調節することもできる．

3 ● 上部消化管出血

意識障害の患者ではさまざまな生体ストレスから胃粘膜の血流が低下し，粘膜表面にびらんを形成することがある．特に頭蓋内圧亢進時のクッシング(Cushing)潰瘍，熱傷時のカーリング(Curling)潰瘍がよく知られる．予防薬として胃粘膜保護剤の投与やH_2受容体拮抗薬，プロトンポンプ阻害薬などを使用する．

4 ● 皮膚合併症(褥瘡，水疱など)

意識障害患者は体感表面の感覚について訴えることができないため，仙骨部，前腸骨棘や足関節外踝などに褥瘡を作ることがある．長期間皮膚の同一部位に圧力が加わることにより形成され，重症例では皮膚移植となる．感染の温床となることもあり，十分な観察が必要である．体位交換などにより圧力を分散して対応する．

その他，静脈路の固定や気管チューブの固定にテープを使用する際にできる水疱や，静脈路からの輸液漏出による蜂窩織炎などにも十分注意する．

5 脳死について

脳幹を含む全脳機能が不可逆的に停止した状態を脳死という．脳死の原因疾患としては，重症の脳血管障害，頭部外傷など頭蓋内病変を原因とする一次性脳障害による脳死と，心肺停止蘇生後に生じる低酸素脳症など頭蓋外病変を原因とする二次性脳障害による脳死がある．前提条件と除外項目を満たす状態で，深昏睡，瞳孔散大，脳幹反射消失，自発呼吸の停止，脳の電気的無活動(いわゆる平坦脳波)を認めた場合，そしてそれらが一定の時間をおいた2回の検査でいずれもが消失(6歳以上は6時間以下，6歳未満は24時間以上)した場合，脳死と診断する(一般的脳死判定)．脳は身体の臓器機能を統合する臓器と位置付けられており，脳死により各臓器が正しい生命維持のために機能できない状態では血圧や呼吸の維持が不可能になり，一定期間をおいて心停止に至る．

なお，2010年7月に施行された「臓器の移植に関する法律(いわゆる改正臓器移植法)」では，脳死下臓器提供を患者本人が希望していることが明らかであって家族がそれを承諾している場合，および患者本人の脳死下臓器提供に関する意思が不明でも家族がそれを承諾する場合に，脳死下での臓器提供が可能である．

● 参考文献

1) Posner JB, Saper CB, Schiff ND, Plum F：Diagnosis of stupor and coma 4th edition. Oxford, New York, 2007
2) Young GB, Ropper AH, Bolton CF(eds)：Coma and Impaired Consciousness. McGraw-Hill, New York, 1998
3) 太田富雄，松谷雅生(編)：脳神経外科学第10版．金芳堂，2008

E 体液管理

1 体液の構成

水は人体の構成成分の中で最も多く，生命維持に不可欠なものである．成人男性の体水分量(体液量)は体重の約60%であり，そのうちの2/3が細胞内液(intracellular fluid；ICF)(体重の約40%)，1/3が細胞外液(extracellular fluid；ECF)(約20%)に分けられる(図4-13)．ECFはさらに組織間液(interstitial fluid；ISF)(体重の約15%)と血漿(plasma)(約5%)に分けられる．成人女性は男性より脂肪が多く，脂肪は水分を含

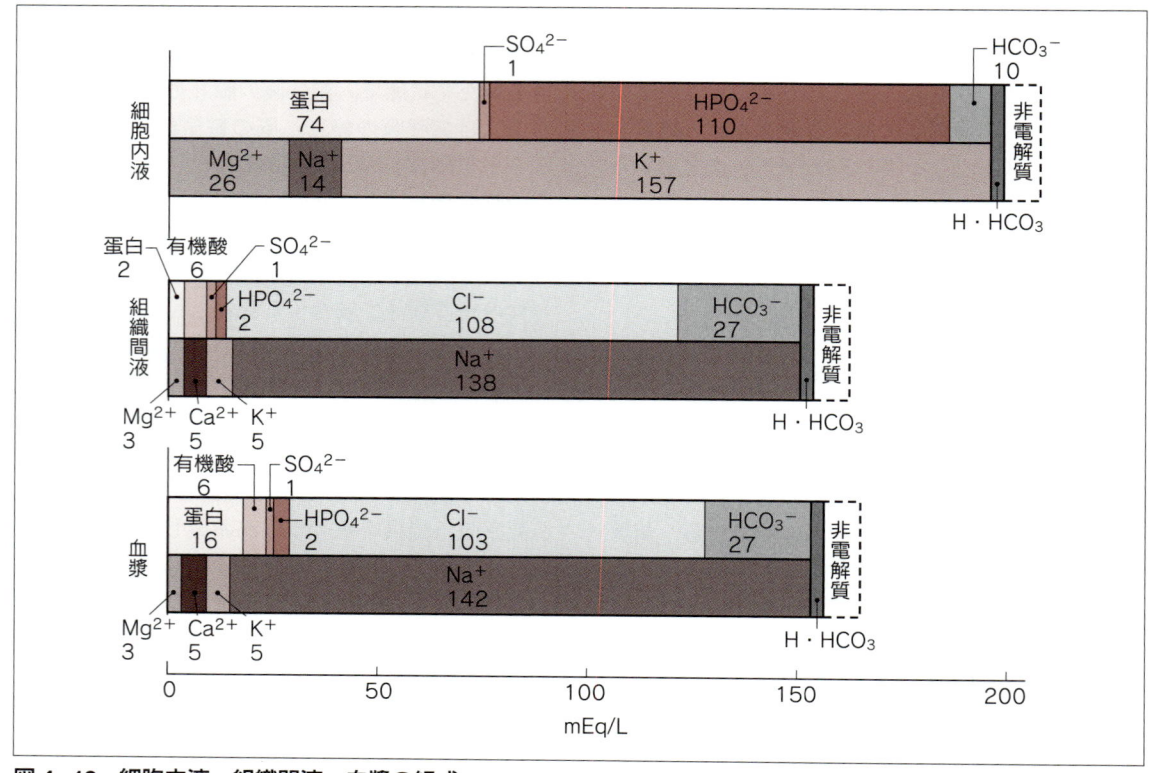

図 4-13 細胞内液，組織間液，血漿の組成

まないため，体液量は男性より少なく体重の約50％とされている．年齢によっても体液量は異なり，新生児期には 75〜80％と多いが，年齢とともに減少し，老人では約 50％と少なくなる．体液中には，生命を維持するために必要な電解質，アミノ酸，グルコース，脂質，タンパク質などのさまざまな溶質が存在しており，これらの分子が浸透圧を形成する．正常血漿の浸透圧は約 290 mOsm/kg・H_2O である．

A 細胞内液(ICF)

細胞内液の主な組成は，陽イオンとしてカリウムイオン(K^+)とマグネシウムイオン(Mg^+)，陰イオンとしてリン酸イオン(HPO_4^{2-})とタンパクである．イオンの総量は 200 mEq/L 程度であり，細胞膜で境された細胞外液(間質液)よりも高い．細胞内外の溶質の移動は，浸透圧差以外にエネルギーを必要とする能動輸送による．水分子の移動は Na や K イオンの移動にともなう受動的な移送と，アクアポリンという水チャネルを介した輸送が関わっている．

B 間質液(ISF)

間質液は，細胞内液と血液(血漿)との間に存在し，各種栄養素や代謝物質の運搬に関わっている．間質液を含めた細胞外液中の主な陽イオンはナトリウムイオン(Na^+)，陰イオンはクロールイオン(Cl^-)と重炭酸イオン(HCO_3^-)であり，細胞内液と大きく組成が異なっている．この細胞内外の組成の差が，細胞の代謝活動に大きな役割を果たしている．ちなみに，体液中の総陽イオン濃度は総陰イオン濃度と等しい．

C 血漿(plasma)

細胞外液の約 1/3 が，いわゆる循環血液量といわれる血漿を形成する．その組成は間質液に近いが，アルブミンやグロブリンなどによって形成される膠質浸透圧(colloid osmotic pressure；COP)によって血管内に維持されている．膠質浸透圧は 20〜25 mmHg 程度である．

表4-16 体液量調節系と浸透圧調節系の比較

	体液量調節系	浸透圧調節系
調節刺激	有効循環血液量	血清浸透圧
受容器	頸動脈洞 細動脈 心房	視床下部浸透圧受容器
調節系	交感神経系 レニン-アンギオテンシン-アルドステロン系 心房性ナトリウム利尿ペプチド 抗利尿ホルモン(ADH)	抗利尿ホルモン(ADH) 渇き
効果	腎におけるNa再吸収の調節	腎における水の再吸収 渇きによる水の摂取

2 体液量の調整

体液量や体液組成は，さまざまな機構によって一定の範囲内に調節され，その恒常性(ホメオスタシス)が保たれている．主な体液調整系として，体液量調節系と浸透圧調節系がある(表4-16)．いずれにおいても，体液量調節に最も重要な役割を果たすのは腎臓である．

通常，健常人は食事や飲水によって1日2,000〜2,500mL程度の水分を摂取し，尿として1日800〜1,500mLを排泄している．それ以外に，呼気や汗による不感蒸泄が，成人では約15mL/kg(約900mL)あり，体温や運動により変動する．水分は便としても排泄されるが，一方で体内でも代謝の結果として1日約5mL/kg(300mL程度)の水が作られる(代謝水)．

3 体液量の評価

体液量の増加あるいは減少は，さまざまな形で評価される．最も直接的な評価の方法は体重測定である．臨床的には，水分喪失(脱水)によって粘膜の乾燥や皮膚の張り(turgor)の低下，循環血液量の減少による心拍数の増加や血圧の低下，尿量低下が現れる．また，水分を喪失すると血液が濃縮されるため，血液検査で血色素(ヘモグロビン；Hb)や，血漿総蛋白(TP)が上昇する．画像検査では胸部X線写真の心胸郭比(CTR)の評価や，心エコーによる下大静脈径と呼吸性変動の評価などが有用である．侵襲的な検査としては，中心静脈圧(central venous pressure；CVP)の測定や，心拍出量の測定，動脈圧波形やパルスオキシメーターの波形における脈圧の変化(pulse pressure variation；PPVやstroke volume variation；SVV)などが有用とされている．しかし，これらの値の絶対値は個人差が大きく，すべての患者で絶対的な体液量を反映するわけではない．そこで最近，これらの静的データのみでなく，輸液負荷や体位変換による動的指標の有用性も報告されている．

4 体液量の異常

体液量の異常は救急領域で日常遭遇する頻度の高い病態であり，その異常が高度な場合は輸液や薬物，時には腎補助療法(透析など)による治療が必要となる．輸液管理は全身管理の基本であり，経口摂取ができないすべての患者がその対象となる．

体液量の異常はさまざまな原因で起こりうる．体液量の喪失は脱水症(dehydration)と呼ばれ，嘔吐・下痢，尿量の異常な増加(糖尿病による浸透圧利尿，尿崩症など)，高温環境下での作業(熱中症)，炎症，感染症などがその代表的なものである．一方，体液が過剰となった状態が浮腫(edema)や溢水(overhydration)であり，うっ血性心不全や腎不全，ネフローゼ症候群，肝硬変などで起こる．

A 脱水症

脱水症は通常，水分と電解質が正常体液組成と同じ割合で失われる等張性脱水，主に細胞外液か

表4-17 脱水の分類とその特徴・治療

1. **等張性脱水**
   - 病態：水分と電解質が，正常体液組成と同じ割合で失われた場合
   - 原因：細胞外液の急速な喪失（大量出血，熱傷，大量嘔吐，下痢，消化管瘻孔）
   - 特徴：血漿浸透圧・血清Na濃度：正常値範囲内
   - 治療：等張性輸液で補給

2. **高張性脱水**
   - 病態：水分が電解質よりも多く失われた状態
   - 原因：口渇があるが水分補給が不十分（高齢者，乳幼児に起こりやすい）
   - 特徴：血漿浸透圧・血清Na濃度：高値になれば細胞内脱水になっている
   - 治療：水分補給

3. **低張性脱水**
   - 病態：電解質が水分より多く失われた状態
   - 原因：医原性に生じやすい（水分のみが補給された場合に多い）
   - 特徴：血漿浸透圧・血清Na濃度：低値なら細胞外液量が減少している
   - 治療：高張性輸液剤で補給

表4-18 水分欠乏量の推定

血清Naからの推定

$$水欠乏量 = 健常時体重 \times 0.6 \times \left(1 - \frac{健常時 Na}{現在の Na 値}\right)$$

TPやHbからの推定

$$水欠乏量 = 健常時体重 \times 0.6 \times \left[1 - \frac{健常時 TP(Hb)}{現在の TP(Hb)}\right]$$

ら水が失われ血清Na濃度が上昇して血漿浸透圧が上昇する高張性脱水（水欠乏型脱水）と，主に溶質（電解質）が失われ細胞外液の浸透圧が低下する低張性脱水（Na欠乏型脱水）に分類される（表4-17）．しかし，体液から電解質のみが失われることは臨床上起こりえないため，低張性脱水は実際には水と電解質の両方を失い，水あるいは電解質濃度の低い低張液が補充されることで起こる．

等張性脱水では，循環血液量の減少によって頻脈，血圧低下，乏尿，意識レベルの低下などを生じる．高張性脱水では口渇が強く，血液は濃縮，尿量は減少し尿比重が上昇する．一方，低張性脱水では，水が浸透圧の低い細胞外から浸透圧の高い細胞内へ移動するため，循環血液量の減少をきたし，めまい，立ちくらみ，倦怠感，頻脈，低血圧などの循環不全症状を呈する．また低張性脱水では，口渇はなく尿量も比較的保たれていることが多い．

脱水症の治療の基本は輸液療法である．循環不全をともない，急速に循環血液量を増加させる必要がある場合は，生理食塩水や乳酸化リンゲル液（ラクテック®）などの細胞外補充液を投与する．高張性脱水に対しては水分の補給が第一である．最も水分の補給に適した輸液は5％ブドウ糖液などの等張糖質輸液剤であるが，電解質を含まないために大量に投与すると体液の希釈をきたし，低張性脱水の原因となる．その結果，脳浮腫を誘発するおそれがある．したがって，高張性脱水であっても電解質輸液を用いて徐々に補正することが重要である．低張性脱水に対しては，高張性輸液剤や細胞外補充液を投与する．

水欠乏量の推定には，**表4-18**のような式が用いられる．一般的には，臨床症状，意識レベルや血圧，脈拍，尿量などのバイタルサインや，中心静脈圧，心エコーなどによる評価を行い，輸液療法の効果をみながら投与する．脱水が補正された後は，病態や血中の電解質濃度をみて適切な維持輸液剤を投与する．

B 浮腫，溢水

浮腫は組織間液量の増加であり，局所性浮腫と全身性浮腫に分類される（**表4-19**）．局所性浮腫は，局所での炎症による血管透過性の亢進やリンパ流の障害などによって起こるが，全身性浮腫は主に体液の過剰によって起こり，下腿前面のpitting edemaや腹水，胸水などをきたす．全身の体液過剰状態が溢水であり，静水圧の上昇による心原性肺水腫を合併すると致命的になりうる．溢水の原因としては，腎不全が多いが，肝硬変やネフローゼ症候群による低蛋白血症，内分泌異常（甲状腺機能低下症，Cushing症候群），慢性心不全でも起こる．

溢水による肺水腫は高度の低酸素血症をきたし致死的となりうるため，緊急の治療が必要である．体内から水分を除去するためには，利尿薬の投与

表4-19 浮腫の原因

1. **局所性浮腫**
   1) 静脈還流障害：上大静脈症候群，深部静脈血栓症など
   2) リンパ流障害：リンパ管閉塞（リンパ節転移，術後），フィラリアなど
   3) 炎症：熱傷，蜂窩織炎，咬創，日焼け，打撲など
2. **全身性浮腫**
   1) 心性：うっ血性心不全
   2) 肝性：肝硬変，門脈圧亢進症
   3) 腎性：慢性腎不全，ネフローゼ症候群，腎炎など
   4) 内分泌性：甲状腺機能低下症，Cushing症候群など
   5) 栄養障害：低蛋白血症
   6) 薬剤性：副腎ステロイドホルモン薬
   7) 特発性

注）・腎不全：腎障害による水とNa貯留
・ネフローゼ症候群：血漿膠質浸透圧低下，腎での水とNaの再吸収の亢進
・うっ血性心不全：血漿流量減少による腎での水とNaの再吸収の亢進，毛細管静水圧上昇
・肝硬変：血漿膠質浸透圧低下，血漿流量減少による腎での水とNaの再吸収の亢進

表4-20 高Na血症の原因病態

1. **水分喪失型**
   1) 腎外性水分喪失
   ・過剰な不感蒸泄（＋飲水制限：乳幼児，老人）
   ・消化液の喪失（＋飲水制限）
   （飲水制限がない限り，飲水行動があるため高Na血症は生じない）
   2) 腎性水分喪失
   ・中枢性尿崩症：特発性，脳手術後，脳外傷後など
   ・腎性尿崩症：遺伝性，浸透圧利尿，高Ca血症，低K血症，リチウムなど
2. **Na過剰型**
   ・原発性アルドステロン症，Cushing症候群
   ・医原性Na過剰投与

により尿量増加を図るが，腎不全やうっ血性心不全で利尿薬の効果が期待できないときには，血液浄化法（血液透析や持続的血液濾過透析）で水分を除去することが必要になる．血液浄化法がすぐに施行できない場合の緊急時の処置として，瀉血が行われることがある．瀉血は血液を抗凝固剤入りの採血バッグに一時的に採取する方法であり，溢水の改善後には自己血輸血に使用することができる．

❺ 電解質異常の評価と治療

体液量の異常は，電解質の異常をともなう．また体内の電解質は，さまざまなホルモンによって適正な範囲に調節されているが，腎不全などのさまざまな病態やホルモン産生の異常などによって，体液量の変化をともなわなくても異常値を示すことがある．電解質の異常は，心臓の刺激伝導系や中枢神経，神経-筋接合部などの機能異常を引き起こし，時として致命的となるため，迅速な補正が必要となる．

Ⓐ ナトリウム（Na）代謝

Naは細胞外液中の主要な陽イオンであり，その移動には水をともなうため，体液量と密接な関連がある．また，有効浸透圧を形成する主な分子の1つである．血漿浸透圧（mOsm/kg・H_2O）は，$1.86 \times Na(mEq/L) + $ブドウ糖$(mg/dL)/18 + $尿素窒素$(mg/dL)/2.8$で近似できる．この予測浸透圧値は，氷点降下法を用いたosmometer（浸透圧計）による実測値（290mOsm/kg・H_2O前後）よりも正常で5～8ほど低い．浸透圧予測値と実測値の差をosmolality gap（OG）といい，血漿中に存在するNa，ブドウ糖，尿素窒素以外の物質の量を示している．

1 ● 高ナトリウム（Na）血症

高Na血症の原因を**表4-20**に示した．高張性脱水は，主に運動や発熱などにともなう過剰な不感蒸泄による水分の喪失に際し，十分な飲水を取らないことで生じる．腎からの水分喪失によるものとしては，尿崩症が代表的である．水分喪失をともなわないNa過剰型は，原発性アルドステロン症やCushing症候群などのホルモン異常で生じる．

高Na血症では血漿浸透圧が上昇するため，水分は細胞内から細胞外へ移動し，細胞内脱水となる．患者は口渇を訴え，目は落ちくぼみ皮膚のturgorは低下する．バイタルサインでは，頻脈，血圧低下，弱い脈や脈圧の低下，尿量減少，濃縮がみられる．臨床症状としては，中枢神経障害（傾眠，せん妄，昏睡など），痙攣，腱反射亢進，筋力低下などが現れる．治療の原則は原因の除去と，

表4-21　低Na血症の鑑別と原因疾患

1. Na・水分喪失型（Na 喪失＞水分喪失）
   1) 腎外性喪失（尿中Na＜10mEq/L）：嘔吐，下痢，熱傷など
   2) 腎性喪失（尿中Na＞20mEq/L）：鉱質コルチコイド欠乏，利尿薬乱用，浸透圧利尿薬，Na 喪失腎炎，尿細管性アシドーシスなど
2. 水分増加型（尿中Na＞20mEq/L）
   SIADH，糖質コルチコイド欠乏，甲状腺機能低下症など
3. Na・水分過剰型（Na 過剰＜水分過剰）（尿中Na＜10mEq/L）
   肝硬変，うっ血性心不全，ネフローゼ症候群

表4-22　高K血症の原因疾患と鑑別

1. 偽性高K血症
   溶血，血小板増加，採血ミス
2. 細胞内外K分布異常
   - アシドーシス，細胞崩壊（溶血，横紋筋融解，筋弛緩薬投与など）
   - アルドステロン低下，インスリン作用低下，交感神経α受容体刺激
   - βブロッカー，血漿浸透圧上昇（高血糖，浸透圧利尿薬投与時）
3. K過剰投与
   大量輸血，K急速輸液
4. 体内総K増加
   1) 腎不全
   2) 腎不全なし
      - 低アルドステロン症：Addison病，薬剤（NSAID，ACE阻害薬など）
      - 尿細管障害，スピロノラクトン投与など

輸液や経口補水液による水分・電解質の補充である．5％ブドウ糖液や低張，等張の輸液を用い，適宜電解質濃度を測定して補正する．ただし急激な補正は避けるべきである．

2● 低ナトリウム（Na）血症

表4-21に低Na血症の原因を示す．Na・水分喪失型（水分よりNaの喪失量が多い）は，嘔吐や下痢，熱傷などの腎外性喪失に加え，浸透圧利尿薬の投与など，医原性に生じることもある．尿中へのNa排泄増加はSIADHや甲状腺機能低下症で起こる．水分過剰による希釈性の低Na血症は肝硬変やうっ血性心不全，ネフローゼ症候群などで起こる．いずれの場合も原因に対する治療と，Naの補充，利尿薬投与による除水などの治療が必要である．低Na血症の急激な補正は，橋で脱髄性変化が起こる橋中心髄鞘崩壊症（central pontine myelinolysis；CPM）を引き起こし，しばしば不可逆的な中枢神経障害（痙攣，意識障害，運動障害など）を残す．そのためNaの補正は，130mEq/Lを目標に1日の補正が10mEq/Lを超えないようにする．

B カリウム（K）代謝

血清Kは細胞内で150mEq/L，血清中では3.5〜5.0mEq/Lの狭い範囲にコントロールされている．この細胞内外のK濃度の著明な差は，細胞膜に存在するエネルギー依存性の輸送系であるNa-K ATPaseによって維持されている．Kは細胞機能を維持するために必須の電解質であり，また細胞内で作られる水素イオン（H^+）の輸送と関連するため，酸-塩基平衡においても重要である．

1● 高カリウム（K）血症

血清K濃度が5.0mEq/L以上になった状態である．表4-22にその原因を示すが，臨床上重要なのは，アシドーシスや細胞崩壊などの細胞内外のK分布異常による高K血症と，腎からのK排泄の低下（腎不全）によるものである．Kの急激な上昇は心筋の細胞興奮性を高め致死的な不整脈を引き起こす．血清Kが6.0mEq/Lを超えるとテント状T波が出現し，PRの延長，QRS幅の増大がみられる．そして8.0mEq/L以上ではサインカーブ状の心室頻拍や心室細動となり，心停止に至る．高K血症に対する緊急治療を表4-23に示す．

2● 低カリウム（K）血症

表4-24に示すような原因で起こり得るが，高K血症ほど頻度は高くなく，緊急性も少ない．低Kは主に神経伝導，筋収縮に影響し，意識障害（昏迷），不整脈や筋力低下，麻痺性イレウスなどをきたす．ある種の薬剤（ジギタリス製剤など）では，その作用が増強され致死的な不整脈を生じる可能性がある．治療はKの補充であるが，高濃度のKを短時間に静脈内投与すると高K血症による致死的な不整脈をきたす場合があるため，1時間あたり20mEq/Lを超えないようにする．

表 4-23 高 K 血症に対する治療

基本事項
1. K 投与の中止
2. 血清 K を上昇させる薬剤投与の中止
3. 高 K 血症が心電図などで強く疑われれば検査を待たずに治療開始

軽症(〜6 mEq/L)
1. ケイキサレート 15〜30 g/20% ソルビトール 50〜100 mL 経口または注腸
2. フロセミド 1 mg/kg 緩徐に静注

中等症(6〜7 mEq/L)
1. 50% ブドウ糖 50 mL ＋レギュラーインスリン 10 単位, 15〜30 分で静注
2. 軽症と同様の K 除去治療
3. 炭酸水素 Na 50 mEq を 5 分で静注(腎不全以外)
4. 血液透析(腎不全)

重症(7 mEq/L 以上で心電図異常あり)
1. 2% 塩化 Ca 25〜50 mL もしくは 0.5 モル塩化 Ca 10〜20 mL (もしくは 8.5% グルコン酸 Ca 25〜50 mL) を 2〜5 分で静注
2. 中等症と同様の治療

心停止(通常 BLS と ALS を実施)
1. 2% 塩化 Ca 50 mL もしくは 0.5 モル塩化 Ca 20 mL 急速静注
2. 炭酸水素 Na 50 mEq 急速静注(重症アシドーシスまたは腎不全)
3. 50% ブドウ糖 50 mL ＋レギュラーインスリン 10 単位, 急速静注
4. 血液透析(薬物治療無効時)
   薬物治療が無効の場合

〔日本版救急蘇生ガイドライン策定小委員会(編著):救急蘇生法の指針 2005 医療従事者用, 改訂 3 版. pp74-75, へるす出版, 2007 より〕

表 4-24 低 K 血症の原因疾患と鑑別

1. **偽性低 K 血症**
   白血球増多症(K が白血球内に取り込まれる)
2. **細胞内外 K 分布異常(尿中 K 濃度 < 20 mEq/L)**
   - アルカローシス, インスリン作用増強, アルドステロン作用増加
   - 交感神経 β 受容体刺激, 薬剤(アスピリン, テオフィリン, エピネフリン)など
3. **腎外性 K 喪失(尿中 K 濃度 < 20 mEq/L)**
   下痢, 消化管瘻, 大量発汗など
4. **K 摂取不足(尿中 K 濃度 < 20 mEq/L)**
5. **腎性 K 喪失(尿中 K 濃度 > 20 mEq/L)**
   - 代謝性アシドーシス:尿細管アシドーシス, 糖尿病性ケトアシドーシス
   - 代謝性アルカローシス
     尿中 Cl < 10 mEq/L:嘔吐, 下痢など
     尿中 Cl > 10 mEq/L:レニン-アルドステロン系異常

表 4-25 高 Ca 血症の原因疾患

1. 内分泌疾患:原発性副甲状腺機能亢進症(腺腫, 過形成, 癌), 多発性内分泌腺腫症, 褐色細胞腫など
2. 悪性腫瘍:扁平上皮癌, 肺癌など
3. 肉芽腫性疾患:サルコイドーシス, 肺結核など
4. 薬剤性:ビタミン D, ビタミン A, サイアザイド系利尿薬など
5. 慢性腎不全
6. その他:横紋筋融解症, 原因不明

C カルシウム(Ca)代謝

Ca は骨の構成成分であるとともに, 細胞機能を維持するために必須の電解質である. Ca の血中濃度は, 副甲状腺ホルモンで調節されており, 腸管からの吸収には活性型ビタミン D が, 体外への排泄には腎が関わっている. 血清 Ca 濃度は 8.5〜10.5 mg/dL であり, そのうち約 50% がアルブミンと結合し, 残りの 50% が生理活性を有するイオン化 Ca である. 最近では, 血液ガス分析機でイオン化 Ca を直接測定できるようになったが, 以前は血中の総 Ca 濃度とアルブミン値から補正値を算出して評価していた〔補正 Ca ＝実測 Ca(mg/dL) ＋ 4 －アルブミン濃度(g/dL)〕.

1 ● 高カルシウム(Ca)血症

12 mg/dL 以上の高 Ca 血症は治療の対象となる. 表 4-25 に高 Ca 血症の原因疾患を示した. 原発性副甲状腺機能亢進症などの内分泌疾患によるものが多いが, 悪性腫瘍にともなう高 Ca 血症(malignancy associated hypercalcemia;MAH, または humoral hypercalcemia of malignancy;HHM)では, 急激に高 Ca 血症が進行し, 意識障害や脱水, 急性腎不全をきたすため緊急治療が必要となる. 基本的には十分な輸液とループ利尿剤投与による腎からの排泄, カルシトニンの投与が治療の原則である. これらの治療で反応性が乏しいときは, 破骨細胞の活動を阻害し骨吸収を防ぐビスホスホネート製剤が用いられる. また, 一時的ではあるが, 緊急に Ca 低下を図りたい場合は血液透析が有用である.

2 ● 低カルシウム(Ca)血症

表 4-26 に低 Ca 血症をきたす原因を示した. 通常, 副甲状腺ホルモンの機能低下が原因であるが, それ以外に慢性腎不全(腎によるビタミン D

表4-26 低Ca血症の原因疾患

1. 副甲状腺機能低下症
2. ビタミンD欠乏症(摂取不足,日光照射不足,吸収障害)
3. ビタミンD産生低下(腎不全,ネフローゼ症候群など)
4. ビタミンD受容体異常
5. 薬剤性:アルミゲル(制酸剤),ループ利尿薬,グルココルチコイドなど
6. 輸血(EDTA,クエン酸による)
7. 低Mg血症,高P血症
8. その他:急性膵炎など

表4-27 高P血症,低P血症の原因

1. 高P血症
   1) 腎排泄減少:腎不全,副甲状腺機能低下症
   2) ビタミンD中毒:ビタミンD過剰投与
   3) 細胞内P遊出:制癌剤療法時(腫瘍融解),横紋筋融解症,悪性高熱など
2. 低P血症
   1) 腎排泄増加:副甲状腺機能亢進症,利尿薬
   2) 腸管吸収障害:アルミゲル(制酸剤:P吸着),下痢,ビタミンD欠乏
   3) P投与不足の高カロリー輸液
   4) 大量インスリン投与:血糖を急激に下げるときに生じる

産生の低下)や急性膵炎などで合併する.まれな原因として大量輸血や血漿交換があるが,これは血液製剤に含まれる抗凝固剤とCaが結合して,血中のイオン化Caが減少するためである.臨床症状としては,口唇周囲や指先のしびれ,知覚障害に引き続くテタニー,けいれん発作が特徴である.また,呼吸困難感を訴えることがある.治療としては,補正用Ca製剤の投与が行われる.

D リン(P)代謝

Pは骨の構成成分であるとともに,生体内のエネルギー源であるATPの構成成分としても重要である.また,細胞膜を構成するリン脂質に含まれるなど,重要な役割を演じている.P代謝はCa代謝と連動しており,腸管からの吸収には活性型ビタミンDが,腎での排泄には副甲状腺ホルモン,カルシトニンなどが関わっている.また,血中でP濃度が上昇するとCa濃度が低下するなど,両者は反対の動きをするのもその特徴である.表4-27にP代謝異常の原因となる疾患を挙げた.高P血症は主に腎不全で起こり頻度も高い.高P血症の症状としては低Ca血症,テタニーが挙げられるが,重要なのは高Ca血症の存在下で異所性の石灰化を生じることである.高P血症に対する治療としては,Pの制限と腸管内でPを吸着する炭酸カルシウムや,最近では塩酸セベラマー,炭酸ランタンなどの経口投与が行われる.急速に血清Pを下げたい場合は血液透析が有効である.

低P血症は,副甲状腺機能亢進症や腎疾患,栄養不良で起こり得るが,それほど頻度は高くない.症状としては錯乱や昏睡などの中枢神経症状,乳酸アシドーシス,急性横紋筋融解,骨粗鬆症などが挙げられる.低P血症に対してはリン酸二カリウムの投与が行われるが,静脈栄養用の脂肪乳剤の中にもPは含有されているため,P補充の選択肢の1つとなり得る.

6 酸塩基平衡異常の評価と治療

pHは,溶液中に存在する水素イオン(H^+)の量を表す単位であり,水素イオンの逆数の常用対数($pH = -\log_{10}[H^+] = \log_{10}(1/[H^+])$)で表される.$H^+$濃度は通常の水のみの状態で,0.0000001 mole つまり 10^{-7} mole であり,pHは7である.水素イオン濃度が増加するとpHは7より小さくなり溶液は酸性,7より大きいとアルカリ性となる.体液のpHは,細胞活動を円滑に行うために7.35〜7.45の狭い範囲に厳密に維持されている.細胞は酸素を取り込んでエネルギーを産生するが,その結果として大量のCO_2を産生する.また,代謝の過程でさまざまな有機酸が作られる.そのため,細胞内のpHは7.0であり,細胞外液の7.4との差がCO_2や代謝産物の細胞外への輸送に役立っている.

生体内では大量の酸が常時産生されている.細胞呼吸で産生されるCO_2は水と結合してH_2CO_3(重炭酸)となるが,その産生量は1日15,000〜20,000 mEqとされており,肺で再びCO_2となって呼気中に排泄される.そのため,CO_2は揮発酸と呼ばれている.一方,細胞代謝で産生される硫酸や硝酸,リン酸などは1日1 mEq/kgとされており,これら不揮発性酸は腎から排泄される.

生体内にはこれらの大量の酸が生成されてもpHを一定に保つ仕組みが備わっている．それが緩衝系(buffer system)である．緩衝系は，多くが弱酸と強塩基の組み合わせで，H^+と結合したり，H^+を遊離したりして水素イオン濃度の変化(すなわちpHの変化)を最小限にするように働くシステムである．生体内では炭酸-重炭酸緩衝系が，pHの調節に主な役割を担っている(図4-14)．Henderson-Hasselbalchの式は，生体内の炭酸-重炭酸緩衝系を表した式であり，$pH = 6.1 + \log([HCO_3^-]/0.03 \times PCO_2)$で表される．この式からもわかるように，pHの変化は，二酸化炭素分圧(PCO_2)と血中の重炭酸イオン濃度(HCO_3^-)に依存し，その調節に関わるのが肺と腎臓である．すなわち，pHは呼吸性因子としてのPCO_2と，代謝性因子としてのHCO_3^-の2つで規定される．

A 酸塩基平衡異常の評価と治療

酸塩基平衡の評価には，血液ガス分析が用いられる．通常動脈血を採取して，pHと酸素分圧(PO_2)，PCO_2を血液ガス分析装置で測定する．HCO_3^-は，先の式から算出される．pH＜7.35をアシデミアといい，血液を酸性にするような病態をアシドーシスという．pH＞7.45をアルカレミアといい，その原因となる病態をアルカローシスという．動脈血中のPCO_2($PaCO_2$)の正常値は40mmHg程度，HCO_3^-の正常値は24mEq/Lである．酸塩基平衡異常は，これらのどちらが原因となっているかによって代謝性アシドーシス，アルカローシス，呼吸性アシドーシス，アルカローシスに分類される(表4-28)．

酸塩基平衡異常を評価するうえで考慮しなければならないのは，代償性変化である．生体はpHを一定の範囲に維持するために，一方がアシドーシスに陥れば他方をアルカローシスにしようとして代償性に反応する．例えば，PCO_2の蓄積によって呼吸性アシドーシスが起こると，腎ではHCO_3^-を増加させて代謝性のアルカローシスを作り，pHの変化を最小限に抑えようとする(代謝性代償)．一方，酸(例えば乳酸)産生の増加により代謝性アシドーシスが起きると，HCO_3^-は減少する．これによるpHの低下を最小限とするために，頻呼吸にしてPCO_2を低下させ呼吸性アルカローシスで代償しようとする．これらのCO_2とHCO_3^-の関係から，酸塩基平衡異常を説明しているのが，酸塩基平衡のノモグラムである(図4-15)．

1 ● 代謝性アシドーシス

表4-29に代謝性アシドーシスの原因を挙げた．代謝性アシドーシスの診断には，HCO_3^-とアニオンギャップ(AG)，ベースエクセス(base excess；BE)が用いられる．代謝性アシドーシスではHCO_3^-が減少する．アニオンギャップは，

```
重炭酸緩衝系        CO₂調節(肺)
CO₂ + H₂O ⇌ H₂CO₃ → H⁺ + HCO₃⁻
非重炭酸緩衝系  H⁺ + Buf⁻ ⇌ HBuf
 • Hb系        H⁺ + Hb⁻ ⇌ HHb
 • 蛋白質系    H⁺ + protein⁻ ⇌ H-protein
 • リン酸系    H⁺ + HPO₄²⁻ ⇌ H₂PO₄⁻
```

図4-14 血液中の緩衝系
〔日本救急医学会(監)：標準救急医学 第4版. p274, 医学書院, 2009より〕

表4-28 酸塩基平衡異常の分類

型	血液ガス		
	pH	PCO_2	HCO_3^-
正常	7.35〜7.45 (平均7.40)	35〜45 (平均40mmHg)	22〜26 (平均24mEq/L)
代謝性アシドーシス	↓	↓	**↓**
代謝性アルカローシス	↑	↑	**↑**
呼吸性アシドーシス	↓	**↑**	↑
呼吸性アルカローシス	↑	**↓**	↓

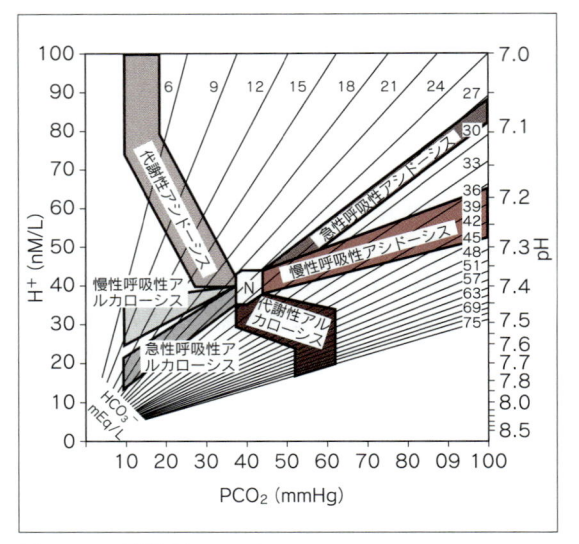

図4-15 酸塩基マップ
(Goldberg M, Green SB, Moss MI, et al：Computer-based instruction and acid-base disorders. JAMA 223：269-275, 1973 より邦訳)

表4-29 代謝性アシドーシスとアニオンギャップ

1. アニオンギャップ増加
 1) 不揮発性酸排泄障害：急性/慢性腎不全
 2) 酸産生亢進：糖尿病性ケトアシドーシス，飢餓，エタノール中毒
  乳酸アシドーシスなど
 ＊乳酸アシドーシス
  ①組織低酸素状態あり：ショック，四肢虚血，低酸素血症，CO中毒など
  ②組織低酸素状態なし：糖尿病，敗血症病態，ビタミンB_1欠乏症，各種薬剤中毒（エタノール，シアン，エピネフリンなど），フルクトース急速輸液など
  ③中毒性物質摂取；メタノール中毒，サリチル酸中毒，パラアルデヒド中毒，エチレングリコール摂取など

2. アニオンギャップ正常（高Cl血症）
 1) 腎からのHCO_3^-喪失：尿細管性アシドーシス，副甲状腺機能亢進症，低アルドステロン症，腎不全初期など
 2) 消化管からのHCO_3^-喪失：下痢，消化管瘻など
 3) 外因性H^+負荷：Cl含有酸（HCl，NH_4Cl，アルギニン-HClなど）
 4) 希釈性アシドーシス

血中の陽イオンである[$Na^+ + K^+$]と，陰イオンである[$Cl^- + HCO_3^-$]の差であり，この差が正常値の12±4mEq/L以上だと，測定されない陰イオン（乳酸やケトン体，陰イオン蛋白，その他の不揮発酸）が血中で増加していることを示しており，酸が増加したことによる代謝性アシドーシスと診断される．また，BEは，測定時のpHでPCO_2が40mmHgと仮定した場合のHCO_3^-濃度（standard bicarbonate；SB）を計算し，実際の測定から得られたHCO_3^-との差を算出したものであり，BEがマイナスなら代謝性アシドーシス，プラスなら代謝性アルカローシスと判断する．マイナスのベースエクセスのことをベースデフィシット（base deficit）と呼ぶこともある．

代謝性アシドーシスの原因として最も多く，臨床的にも重要なのは，乳酸アシドーシスである．乳酸は，細胞が低酸素状態に陥ると嫌気性代謝によって産生され，組織低酸素あるいは臓器低灌流の良い指標となる．最近では，ショックは組織へ十分な酸素が供給されない，あるいは酸素が利用できない状態と定義され，組織酸素代謝失調（dysoxia）がショックの本態であり，必ずしも低血圧である必要はないとされている．それ以外では，糖尿病性ケトアシドーシスや，腎不全による代謝性アシドーシスが臨床的によくみられる病態である．代謝性アシドーシスでは，呼吸性代償により，頻呼吸（PCO_2の低下）が認められる．

症状としては，pH＜7.2以下になると心拍出量低下，臓器血流の低下，不整脈，カテコラミン感受性の低下がみられ，中枢神経系では意識障害，昏睡，脳血管拡張による脳圧亢進などが起こる．致死的合併症としては，高K血症が起こりうるため，高度の代謝性アシドーシスは緊急治療の対象となる．

代謝性アシドーシスの治療は，その原因となった病態に対する治療が基本となる．ショックに対しては適正な循環血液量を維持するために，細胞外補充液の急速投与（fluid resuscitation）と貧血があれば輸血や昇圧剤投与，低酸素があれば酸素投与，必要ならば気管挿管下に人工呼吸管理を行う．糖尿病性ケトアシドーシスでは，インスリン静脈内投与による血糖コントロール，腎不全に起因する場合は血液浄化法による腎補助が行われる．

代謝性アシドーシスによるpHの低下は，重炭酸ナトリウムによって補正可能であるが，原因に対する治療が行われれば次第に改善する．しかし，pH＜7.25の高度アシドーシスでは，高K血症

表4-30 一次性酸塩基平衡異常の原因となる臨床病態

代謝性アルカローシスの原因
1. 細胞外液量欠乏（Cl⁻欠乏）：尿中Cl濃度＜10mEq/L
    1) 消化管からの酸喪失：大量嘔吐，下痢，胃液持続吸引など
    2) 腎からの酸喪失：利尿薬
2. 細胞外液量過剰：尿中Cl濃度＞20mEq/L
    1) 腎からの酸排泄増加：鉱質コルチコステロイド過剰
        アルドステロニズム，Cushing症候群など
        K欠乏，副甲状腺機能低下症など
    2) アルカリ過剰負荷：重曹投与，大量輸血，乳酸リンゲル液過剰など

呼吸性アシドーシスの原因
1) 呼吸中枢抑制：中枢神経系疾患（脳血管障害，脳外傷など），麻酔薬，鎮静薬，CO_2ナルコーシス
2) 呼吸筋障害/呼吸障害：重症筋無力症，破傷風，気胸，血胸など
3) 肺胞ガス交換障害：肺水腫，無気肺，気管支喘息，声門浮腫，気道内異物など

呼吸性アルカローシスの原因
1) 過換気症候群：不安，興奮など
2) 低酸素血症による過換気：肺水腫，気管支喘息，肺塞栓症など
3) 呼吸中枢（中枢神経系）障害
4) 呼吸中枢刺激薬：サリチル酸など
5) 人工臓器によるCO_2過剰排泄：人工呼吸器による分時換気量増大，血液透析/人工肺からの過剰排泄

を発症し，生命に危険を及ぼすことがあるため，重炭酸ナトリウム投与による積極的な補正が必要となる．投与量は，$NaHCO_3$必要量(mEq/L) ＝ －BE×体重×0.2とし，その半量で投与開始し，血液ガス結果を見ながら追加投与する．

2● 代謝性アルカローシス

HCO_3^-の増加による代謝性アルカローシスは，消化管からの酸の喪失（胃液の大量嘔吐や持続吸引）や，腎からの酸排泄増加，医原性に起こるアルカリの過剰投与（重炭酸ナトリウムの過剰投与や血液製剤の多量投与など）によって起こる（表4-30）．pH＞7.5以上のアルカレミアでは，換気の抑制，不整脈，意識障害，痙攣，低K血症，酸素解離曲線の左方移動が起こる．代謝性アルカローシスの治療は，原因の除去に加え，バッファー（乳酸，酢酸，重炭酸）を含まない輸液製剤の投与，クロール補正のためのKCL投与，抗アルドステロン剤投与が基本である．緊急治療が必要な場合は，1規定(N)の塩酸投与が行われる．

3● 呼吸性アシドーシス

肺からのCO_2排泄の減少，排泄量を超えた体内でのCO_2産生の亢進によって起こる．PCO_2の蓄積により，意識障害をきたしたり（CO_2ナルコーシス），さらに高度になると徐脈，血圧低下，心停止へ進展する．代表的な病態としては慢性閉塞性肺疾患（COPD），喘息発作，頭蓋内病変による中枢性呼吸抑制，重症筋無力症などの呼吸筋障害などが挙げられる（表4-30）．治療は，原因治療に加え，気道確保と1回換気量・呼吸数の増加による換気の増加である．

高炭酸ガス血症ではしばしば低酸素血症をともなう．CO_2ナルコーシスの患者に，いきなり高濃度酸素を投与すると，呼吸が停止したり，心停止を起こす場合がある．これは通常は動脈血中のCO_2が呼吸刺激となっているが，高CO_2血症が持続する患者では低酸素(PO_2)が換気刺激となっており，突然高濃度酸素を投与することでPO_2が上昇して換気刺激がなくなるために呼吸停止をきたすと考えられている．しかし，生体にとっては高炭酸ガス血症よりも低酸素のほうが重大な問題であり，低酸素血症が持続している患者に酸素投与を躊躇すべきではない．CO_2ナルコーシスの患者に酸素投与を行う場合は，徐々に酸素濃度を上げていくか，緊急の場合はバッグマスク換気による換気補助や気管挿管の準備をしたうえで，高濃度酸素を投与する．

最近，1回換気量を6mL/kg（標準体重）とし吸気プラトー圧が30cmH_2Oを超えない肺保護的な人工呼吸管理が推奨されている．このような換気条件では，PCO_2が高値となり，呼吸性アシドーシスになりやすい．しかし，呼吸性アシドーシス自体は高度（例えば70mmHg以上）とならない限りは容認できるとする考えがある．これをpermissive hypercapniaと呼ぶ．最近の呼吸管理においては，肺保護換気を行う場合はpH＞7.15までは容認し，これ以下になるようなら重炭酸ナトリウムやTHAMを用いて補正するとされている．

4● 呼吸性アルカローシス

臨床的には頻度が少ないが，換気が過剰となり

表 4-31　AKI の診断基準と分類

AKI の診断基準

急激な（48 時間以内）腎機能の低下 S－Cre　≧0.3 mg/dL（≧26.4 μmol/L）または≧50%（ベースラインの 1.5 倍）の上昇 または，尿量≦0.5 mL/kg/ 時の乏尿の 6 時間以上の持続

AKI の分類とステージング

Stage	S－Cre	尿量
1	≧0.3 mg/dL（≧26.4 μmol/L）の上昇 または ベースラインから 150～200%（1.5～2 倍）の上昇	≦0.5 mL/kg/ 時が 6 時間以上
2	ベースラインから 200～300%（2～3 倍）の上昇	≦0.5 mL/kg/ 時が 12 時間以上
3	ベースラインから＞300%（＞3 倍）の上昇 または S－Cre≧4.0 mg/dL（≧354 μmol/L）で少なくとも 0.5 mg/dL（44 μmol/L）の急増をともなう	≦0.3 mL/kg/ 時が 24 時間 または 12 時間の無尿

〔Mehta RL, Kellum JA, Shah SV, et al：Acute kidney injury network：report of an initiative to improve outcome in acute kidney injury. Crit Care 11：R31（doi：10.1186/cc5713），2007 より引用〕

PCO_2 が低下することで起こる．過換気症候群はその代表的な病態である．四肢のしびれやテタニー，意識障害が主な症状である．過換気に対しては，紙袋を用いた呼気ガスの再吸入と鎮静剤投与が行われる．

7　腎機能の評価と急性腎不全対策

腎臓は体液調節において最も重要な臓器であり，体液量や電解質組成，酸塩基平衡，浸透圧調節に欠かせない．腎機能が正常であれば，ある程度の負荷に対しては正常範囲に維持されるが，腎不全に陥るとホメオスタシスを維持できなくなり，溢水，高 K 血症，高窒素血症，代謝性アシドーシスなどを呈し，さらに進行するとうっ血性心不全や不整脈，意識障害に陥り死に至る．一方で，体液量の異常や電解質異常を発症した際には，腎機能の維持を考慮した適切な管理が行われないと，腎機能の低下をきたし腎不全へと進展することになる．

A 腎機能の評価

腎機能の最も簡便な評価法は，時間尿量である．尿量の低下は体液量の不足や腎血流の低下を反映する．体液管理においては，1 mL/kg/ 時，最低でも 0.5 mL/kg/ 時の尿量が得られることを目標にする．血中尿素窒素（UN）やクレアチニン（Cre）の上昇も腎機能低下の指標となるが，これらの指標が上昇する以前から腎機能は異常をきたしていることが明らかになっている．

最近，腎機能の低下を軽微な異常から完全な機能不全（腎不全）までの連続した病態としてとらえ，軽度の腎障害の時点から適切な治療を行うことで腎不全への進展を予防するという考えから，急性腎傷害（acute kidney injury；AKI）という概念が導入された（表 4-31）．AKI は 48 時間以内に，S－Cre が 0.3 mg/dL 以上の上昇，あるいは時間尿量≦0.5 mL/kg/ 時が 6 時間以上持続する場合と定義される．そして，尿量またはクレアチニン上昇の程度により，stage 1～3 に分類するものである．この国際的な診断基準の提案によって統一された基準で，疫学調査や臨床研究が行われるようになり，いくつかのエビデンスが報告されつつある．

B AKI の予防と治療

体液管理において，AKI を避けるためには，十分な循環血液量を保つことがまず第一である．そして，造影剤や腎傷害をきたすような薬物をできるだけ避けることが重要である．現時点で，急性腎傷害を予防できる薬剤はない．逆に，従来腎保護効果があるとされ，永年使用されてきた低用量のドパミン（～5 μg/kg/ 分）は，大規模 RCT によってその効果が否定され，推奨されなくなっ

た．また，利尿薬は腎障害をかえって悪化させることから使用しないように推奨されている．最近，人工膠質液（hydroxyethyl starch；HES）の使用が，乳酸リンゲル液と比較して敗血症患者の転帰を悪化させ，腎補助療法の必要性を増加させることが報告された．

AKIは，多臓器不全（multiple organ failure；MOF）の一分症として発症することが多い．体液管理が不十分だと，AKIのみでなく急性肺損傷や循環不全などのさらなる悪化を招く．しかし慢性腎不全と異なり，多くの場合，AKIは可逆的である．原疾患の治療を行っても，十分な体液管理が行えない場合は，持続的血液濾過透析（continuous hemodiafiltration；CHDF）などの腎代替療法を早期に導入することが，心，肺など他臓器への悪影響を最小限にとどめ，多臓器不全への進展を防ぐ意味で重要であると考えられる．

●参考文献
1) Medical Practice 編集委員会（編）：新・輸液ガイド—すぐ役立つ手技・手法のすべて．文光堂，2007
2) 北岡建樹：よくわかる輸液療法のすべて（改訂第2版）．永井書店，2010

F 血液浄化

1 血液浄化とは

血液浄化（法）〔blood purification（therapy）〕とは，主に体外循環を行って透析（dialysis），濾過（filtration），吸着（adsorption）などの原理を用いて，血液中の不要物質や病因物質を除去することで治療効果を上げようとする治療手段である．

血液浄化の開発は，慢性腎不全に対する腎代替療法（renal replacement therapy）としての腹膜透析（peritoneal dialysis；PD），血液透析（hemodialysis；HD）が最初であるが，その後さまざまな血液浄化法が開発され，現在では腎補助以外の目的でも，さまざまな疾患や病態に対して施行されるようになった．

救急領域で，急性期の病態に施行される血液浄化法を，急性血液浄化法（acute blood purifica-

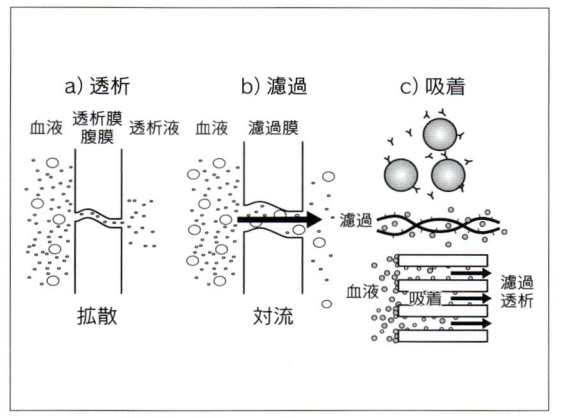

図4-16 血液浄化法の原理

tion）と称している．ICUで管理される重症救急患者では，体外循環を行うこと自体が困難な場合が多く，従来の間歇的に行う血液透析（intermittent HD；IHD）では管理できないことがあった．そこで，ベッドサイドで緩徐に施行する持続的血液濾過（continuous hemofiltration；CHF）や持続的血液濾過透析（CHDF）が開発され，現在ではこれら持続腎代替療法（continuous renal replacement therapy；CRRT）が救急患者の腎補助療法として広く行われるようになっている．また，わが国で開発されたエンドトキシン吸着カラムは，直接血液灌流（direct hemoperfusion；DHP）によって血液中のエンドトキシンを吸着除去する治療法であり，グラム陰性菌による敗血症性ショックやエンドトキシン血症の治療に用いられる．この他，人工肝補助療法（人工肝臓）としての血漿交換（plasma exchange；PE）や血液濾過透析（hemodiafiltration；HDF）などが，急性血液浄化法の代表的なものである．

2 血液浄化の原理

現在行われている血液浄化法は，透析，濾過，吸着のいずれかの原理を用いている（図4-16）．

透析（dialysis）は，半透膜を介して溶液中の濃度差によって物質が移動する拡散（diffusion）の原理を応用したものである．小分子量の物質は半透膜を介して，拡散によって濃度の高い方（血液側）から低い方（透析液側）へと移動する．移動する物質は，半透膜に存在する膜孔（ポアサイズ）に規定

表4-32 血液浄化法の種類

体外循環を使用するもの			
・間欠的血液浄化法		・持続的血液浄化法	
血液透析	HD	持続的血液透析	CHD
血液濾過	HF	持続的血液濾過	CHF
血液濾過透析	HDF	持続的血液濾過透析	CHDF
血漿交換	PE	緩徐血漿交換	SPE
2重膜濾過血漿交換	DFPP		
血液吸着	HA		
血漿吸着	PA		
白血球除去療法	LCAP, GCAP		
体外循環を使用しないもの			
腹膜透析	PD	持続腹膜透析	CAPD

される．腎不全で高値となる尿素窒素（UN）やクレアチニン（Cre）は，分子量100 dalton前後であり，濾過や吸着よりも透析で効率よく除去される．

濾過（filtration）は，半透膜（濾過膜）を介する圧力差によって溶液を強制的に移動させ，その溶液の移動に載せて物質を除去する対流（convection）の原理を用いたものである．拡散を用いる透析と比べ，中〜大分子量の物質（数千〜1，2万dalton）を除去するのに適している．除去される物質は透析と同様，濾過膜のポアサイズに規定される．濾過では血液中から大量の水分を除去するため，その水分を補うための補充液が必要である．血漿交換（PE）も濾過の原理を用いている．血漿交換で用いられる血漿分離膜（plasma separator）の膜孔は，血球成分以外の免疫グロブリンやフィブリノーゲンなどの大分子量物質をすべて通過させ除去できる．そのため，血漿中のあらゆる物質を除去可能であるが，一方では必要な物質も除去されるため，5％アルブミン液や新鮮凍結血漿（fresh frozen plasma；FFP）を補充液として投与する必要がある．

血液透析でも，水分の除去には濾過の原理を用いている（限外濾過）．濾過のみで溶質の除去を行うには大量の補充液を必要とするが，透析を同時に行うことで小分子量から中・大分子量物質まで幅広い除去が可能である．これを血液濾過透析（hemodiafiltration）と呼んでいる．

吸着（adsorption）は，吸着剤を充填したカラムに直接血液や血漿分離器で分離した血漿を灌流させ，目標とする物質を選択的に吸着除去する方法である．最も特異的な吸着は抗原-抗体反応を利用したものであるが，蛋白を吸着材として使用することによる保存の問題や特異抗体を大量に必要とするなどコストの問題があり，臨床応用されているものは少ない．現在臨床応用されている吸着器は，多くが疎水結合や静電結合などの物理学的吸着特性を利用したものである．吸着剤としては，非特異的な吸着を行う活性炭以外に，ビーズ上の担体にリガンドを固定して，ある種の自己抗体を吸着除去するものが代表的である．エンドトキシン吸着に用いられるポリミキシンB固定化カラムは，ポリスチレン線維にリガンドとしてのポリミキシンBを固定化したものである．ポリミキシンBは，グラム陰性桿菌に抗菌活性をもつ抗菌薬であり，エンドトキシンを選択的に吸着する性質をもつ．また，最近血液透析や濾過に用いられるポリメチルメタクリレート（PMMA）膜やAN69（ポリアクリルニトリル膜）などの膜が，濾過を行う際にサイトカインなどの低分子量蛋白を吸着除去することが明らかにされており，この吸着を利用して，血中のサイトカインを除去する治療が試みられている．

3 血液浄化の種類

主な血液浄化法の種類を，**表4-32**に示した．体外循環を行う血液浄化法として，血液透析（hemodialysis；HD），血液濾過（hemofiltration；HF），透析と濾過を同時に行う血液濾過透析（hemodiafiltration；HDF）がある．これらの血液浄化法は主にUNやCreなどの尿毒素や肝性昏睡物質，透析アミロイド症の原因物質であるβ_2ミ

クログロブリン（分子量 11,800）などの低分子量蛋白（分子量数千〜3万）の除去を目的として施行される．

血漿交換（plasma exchange；PE）や二重膜濾過血漿交換（double filtration plasmapheresis；DFPP），血漿吸着（plasma adsorption；PA）は，血液から血漿を分離し，血漿中の自己抗体や免疫複合体，アルブミン結合物質，LDLなどの大分子量物質の除去を目的としており，プラズマフェレシス（plasmapheresis）と総称される．血液吸着（hemoadsorption；HA，または direct hemoperfusion；DHP）は，血液を直接吸着体と接触させ選択的に目的とする物質を除去する方法であり，活性炭や β_2 ミクログロブリンを選択的に吸着するカラム，エンドトキシン吸着カラム（PMX）などがある．また，最近血液中の血漿成分のみでなく，白血球を除去するカラムも開発され臨床応用されており，これらは血球除去療法（cytapheresis）と総称されている．血液中の白血球を不織布のメッシュで非特異的に除去するLCAP（lymphocytapheresis）とセルロースビーズで活性化好中球を選択的に除去するGCAP（granulocytapheresis）があり，いずれも炎症性腸疾患や自己免疫疾患の治療に用いられる．**表4-33**に各種血液浄化法とその除去原理を示した．

図4-17は，各種血液浄化法の除去可能物質（縦軸は分子量）と，効率（横軸は除去効率）を図示したものである．血液透析では小分子量物質が効率よく除去され，血液濾過ではより分子量の大きな物質まで除去可能であるが，効率はあまりよくない．血液濾過透析では，分子量の大きいものまで効率よく除去できる．血漿交換はすべての血漿成分を除去可能であるが，あまり大量に置換できないため除去効率はよくない．二重濾過膜血漿交換や血漿吸着はある程度の分子量の物質を選択的に除去可能であり，効率もよい．

救急領域では，循環動態不安定な重症患者にも安全に施行可能な持続的血液浄化法が普及してい

表4-33　各種血液浄化法の除去原理

血液浄化法		主な原理
血液透析	HD	透析，一部吸着と濾過
血液濾過	HF	濾過，一部吸着
血液濾過透析	HDF	透析，濾過，一部吸着
血漿交換	PE	濾過
二重膜濾過血漿交換	DFPP	濾過
血液吸着	HA	吸着
血漿吸着	PA	吸着
血球除去	Cytapheresis	吸着または濾過
腹膜透析	PD	透析，一部濾過

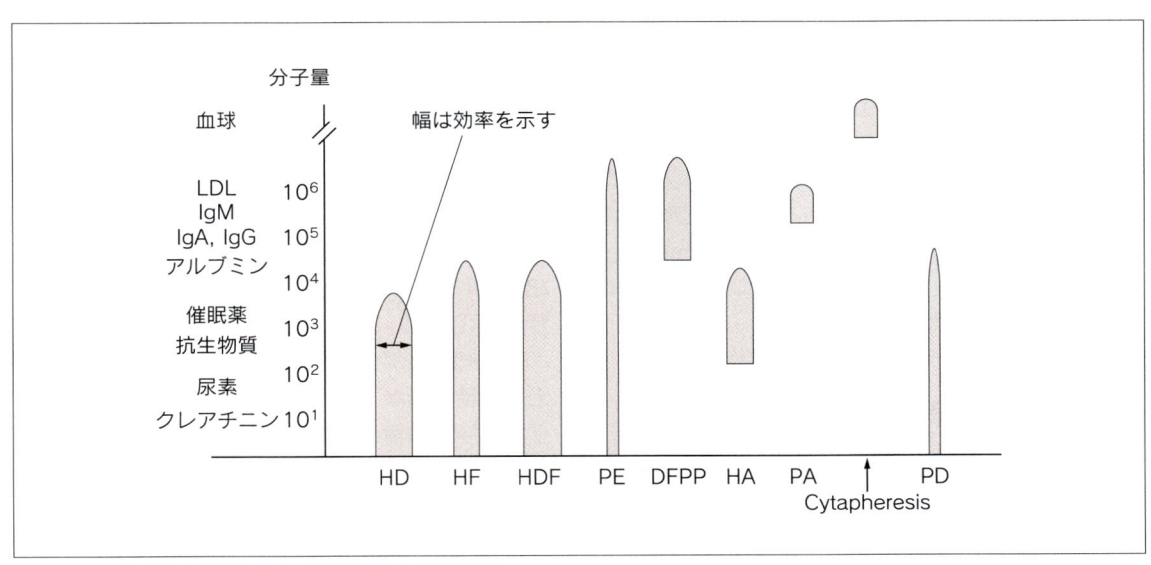

図4-17　各種血液浄化法における除去可能物質

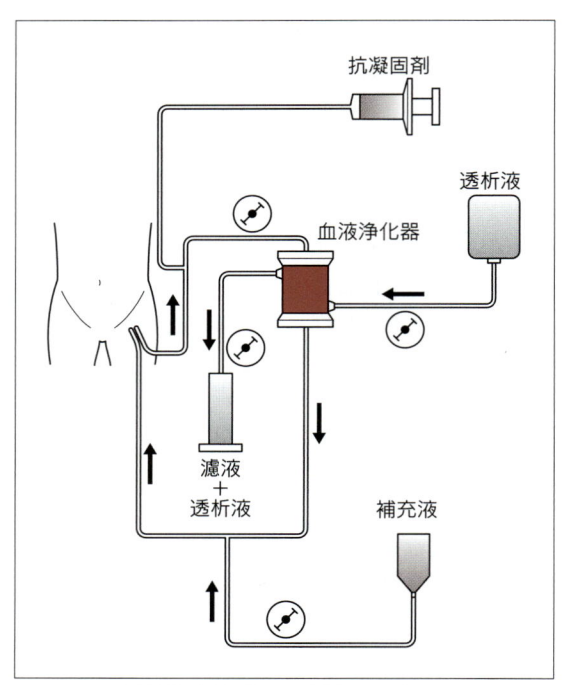

図 4-18 持続的血液濾過透析（CHDF）のフローダイアグラム

表 4-34 CRRT の長所・短所

長所
- 簡便な装置で施行可能
- 循環動態に与える影響が少ない
- 組織内に広く分布した不要物質の除去効率が良い
- 短時間に行う透析と比較して時間あたりの溶質の除去は緩徐であり，homeostasis の維持に有効
- メディエータの除去が期待できる

短所
- 施行中に長期にわたる監視が必要
- 患者の動きが制限される
- 抗凝固薬長期投与による出血の危険をともなう
- 血液回路や血液浄化器内での血液凝固の危険をともなう
- コストがかかる
- 医療スタッフに対する負担が大きい

る．CBP には，持続的血液透析（continuous hemodialysis；CHD），持続的血液濾過（CHF），持続的血液濾過透析（CHDF）などがある．また，血漿交換を緩徐に行う緩徐血漿交換（slow plasma exchange；SPE）が，主に劇症肝不全に対して施行される．

体外循環を必要としない血液浄化法として，腹膜透析（peritoneal dialysis；PD）がある．PD は，カテーテルを腹腔内に留置して，このカテーテルを介して透析液を注入・排除することで，腹膜を半透膜として水分および溶質の除去を行う方法である．体外循環を必要としないこと，自己管理が可能なことから，CAPD（continuous ambulatory peritoneal dialysis）が家庭透析として主に慢性腎不全患者の治療に用いられている．

4 急性血液浄化の種類と適応

従来，腎不全に陥った場合の腎代替療法としては，HD か PD しかなかった．しかし，循環動態不安定な重症患者に短時間で除水や溶質除去を行う HD を施行すると，循環が維持できなくなったり，不均衡症候群を生じたりして施行困難となることも少なくなかった．不均衡症候群（disequilibrium syndrome）とは，UN や Cre などの体内に広く分布している溶質を，HD で短時間に血中のみから除去することで，血液と間質あるいは細胞内との間に浸透圧較差（血清浸透圧が間質より低くなる）を生じ，血中の水分が間質や細胞内へ移動することで間質の浮腫や脳圧亢進，肺水腫などを生じる状態である．

1977 年ドイツの Kramer らは，患者のベッドサイドで小さな血液濾過器（hemofilter）を用いて動脈-静脈の圧較差で持続的に濾過（除水）を行う continuous arterio-venous hemofiltration（CAVH）を開発し，うっ血性心不全の患者にはじめて用いた．これが，CRRT の始まりである．その後，血液ポンプを用いて静脈-静脈で行う continuous veno-venous hemofiltration（CVVH あるいは CHF）へと発展し，さらに最近では中空糸の外側に滅菌透析液を緩徐に灌流させて溶質の除去効率を高めた CHDF へと発展してきた（図 4-18）．現在では CHDF が重症救急患者の持続腎代替療法（CRRT）として，広く普及している．

表 4-34 に示すように，CRRT は循環動態に与える影響が少なく，溶質や水分の除去を緩徐に行うため，不均衡症候群をきたしにくい．また，単位時間あたりの溶質除去効率は低いが，持続的に行われるため体内に広く分布した溶質の除去効率がよいなどの利点がある．一方で，24 時間行うことを前提としているため患者の動きが制限され

表4-35 救急領域で施行される血液浄化法と主な適応疾患・病態

血液浄化法	適応疾患・病態
血液透析(HD) 血液濾過透析(HDF) On line HDF	・慢性腎不全急性増悪 ・急性腎不全(循環動態が安定している場合) ・急性肝不全
SLED(slow low efficiency daily dialysis)	・慢性腎不全 ・急性腎不全
持続的血液濾過(CHF) 持続的血液濾過透析(CHDF)	・急性腎不全 ・重症急性膵炎 ・急性肝不全 ・多臓器不全,ARDS,重症敗血症,敗血症性ショック(高サイトカイン血症) ・小児の先天性代謝異常
血漿交換(PE)	・急性肝不全 ・TTP ・自己免疫疾患急性増悪,薬物中毒
二重濾過血漿交換(DFPP) 血漿吸着(PA)	・自己免疫疾患(SLE,PN など) ・神経・筋疾患(重症筋無力症,Guillain-Barré症候群,CIDP など)
血液吸着(HA)	・急性薬物中毒(活性炭カラムによる DHP) ・エンドトキシン血症(PMX-DHP)

たり,スタッフの負担やコストがかかること,長時間体外循環を行うために抗凝固薬の持続投与が必要であり,出血性合併症をきたしやすいなどの欠点もある.

CHF や CHDF は,急性腎不全や ICU 管理が必要な慢性腎不全患者(周術期や心機能低下例,脳血管障害時など)の腎補助療法として広く行われている.また,体内に広く分布した病因物質(メディエーターなど)の除去が期待できるため,急性肝不全や重症急性膵炎に保険適応が認められている.

血液吸着(DHP)の中で,活性炭を用いた血液吸着(charcoal DHP)は,薬物中毒の治療に用いられる.また,先に述べたポリミキシン固定化ファイバーを用いた血液吸着(PMX-DHP)が,エンドトキシン血症やグラム陰性菌による敗血症性ショックの治療に用いられる.

表4-35 に救急領域で施行される血液浄化法と主な適応疾患・病態をまとめた.循環動態が安定していれば,短時間に行う従来の間歇的血液透析(intermittent hemodialysis;IHD)や血液濾過透析(hemodiafiltration;HDF)も施行される.特に,透析液を清浄化して補充液として用いる on-line HDF は,溶質の除去効率を飛躍的に高めることができるため,肝性昏睡からの覚醒を目的に,劇症肝不全の治療応用が試みられている.

その他,血漿交換(PE)や二重濾過膜血漿交換,血漿吸着などの血液浄化法が施行されることもある.

5 主な血液浄化法の施行の実際

体外循環をともなう血液浄化法を行うには,血液の出入口としてのバスキュラー・アクセスが必要である.慢性腎不全患者では,前腕の動静脈を吻合して作製する内シャントを用いるのが一般的であるが,急性血液浄化では,中心静脈に血液浄化用ダブルあるいはトリプルルーメンカテーテルを留置して行うのが一般的である.血液浄化を行うための装置(コンソール)は,施行する血液浄化に応じてさまざまなタイプが市販されている.なかでも多目的血液浄化装置は,CRRT から血液吸着,血漿交換まで幅広く対応可能なため,急性血液浄化で頻用されている.

体外循環のためには抗凝固薬が必要である.通常,IHD ではヘパリンや低分子ヘパリンが用いられるが,CRRT や出血傾向のある患者では蛋白分解酵素阻害薬の1つであるメシル酸ナファモスタット(NM)が用いられる.NM は作用部位が限定的で出血傾向が出にくく,半減期が短いため

に調節性に富むことから好んで用いられる．

最近では，血液浄化法が多様化し，使用する機器や回路も複雑化しているため，安全に施行するためには臨床工学技士の関与が不可欠である．また，重症患者に血液浄化を行うときには厳密な監視と十分な精神的・肉体的ケアが必要なため，看護師の協力も欠かせない．

A 間歇的血液透析（IHD）

慢性腎不全に対する腎代替療法として最も広く普及しており，標準的治療法となっている．腎機能が廃絶した患者では，通常1回4時間，週3回のHDが施行される．一般に血流量200 mL/分，透析液流量500 mL/分で施行する．バスキュラー・アクセスは，内シャントに脱血，送血の2本のカニューレを穿刺して用いる．透析液は，水道水を純水化して濃縮原液あるいは粉末を希釈することで供給される．そのため，純水生成装置（RO装置）や透析液供給装置などの大掛かりな設備が必要となる．溶質の除去は透析で，水分の除去は透析液側に陰圧をかけることにより（限外濾過）行われる．1回あたり2～3Lの除水量が一般的である．

透析膜の素材としては，従来のセルロース系の膜に代わって，合成高分子膜であるポリスルホン（PS）膜，ポリアクリルニトリル（PAN）膜や，ポリメチルメタクリレート（PMMA）膜などが頻用される．近年の高機能の透析膜（high performance membrane）の開発により，尿素やクレアチニンのクリアランスは，ほぼ180～190 mL/分と，ヒトの腎臓の2倍に近く，短時間に効率の良い血液浄化が可能である．また，先に述べたように膜孔を大きくした透析膜の開発により，長期透析患者の合併症として問題になっている透析アミロイドーシスの原因物質β_2ミクログロブリン（分子量11,800）を効率よく除去可能となった．現在，透析器はβ_2ミクログロブリンのクリアランスにより，Ⅰ～Ⅴ型に分類されている．

B 血液濾過（HF）

従来の透析器で除去できなかった低分子量蛋白を除去する目的で開発された．大量の置換液を投与しながら，濾過による除水を行い，同時に溶質を除去する．β_2ミクログロブリンなどの大分子量物質の除去効率は高いが，小分子量物質の除去は濾過量に依存するため，体内に広く分布した尿素窒素やクレアチニンをHDと同程度の効率で除去するためには，40～50Lの濾過が必要となる．そのため，広く多くの患者に施行することが困難であり，あまり普及していない．

C 血液濾過透析（HDF）

血液濾過を行いながら，中空糸の外側に透析液を流し，濾過と透析を同時に行う治療法である．透析による小分子量の除去と濾過による大分子量物質の除去も行えるため，効率の良い血液浄化法といえる．維持透析においては，主にβ_2ミクログロブリンの除去を目的として施行される．従来，置換液として輸液製剤と同様の滅菌重炭酸補充液が用いられていたが，最近透析液の一部をエンドトキシン除去フィルタで清浄化してエンドトキシンフリーとし，補充液の一部として用いるon-line HDFが施行されている．on-line HDFの導入により高効率の血液浄化を多人数に実施可能となった．現在，人工肝補助療法としても劇症肝不全患者への適応が試みられている．

D 持続的血液濾過（CHF），持続的血液濾過透析（CHDF）

主にICUで施行される血液浄化法であり，膜面積の小さな血液濾過器を用いて24時間持続的に施行する治療法である．通常，膜面積1.0 m²程度の血液濾過器を用い，血流量80 mL/分，透析液流量300～1,000 mL/時，濾過流量（補充液量）300～500 mL/時程度で緩徐に施行される．補充液としては，バッグ製剤の滅菌重炭酸補充液を用いる．

体外循環量が少なく緩徐に施行するため，循環動態に与える影響が少なく，循環動態が不安定な重症患者や小児でも施行可能である．また，大量の透析液を必要としないため，透析設備のないICUでも施行できるという利点がある．当初，CHFの形で行われていたが，溶質の除去効率が悪いため，透析液として血液濾過用の滅菌重炭酸補充液を灌流するCHDFの形で施行されるようになった．急性腎不全や多臓器不全などの重症患者の腎補助を目的に行われるが，大量濾過を行うhigh volume CHFや，吸着特性のあるPMMA膜ヘモフィルタを用いたCHDF（PMMA-CHDF）

表4-36 アフェレシス治療の適応疾患

適応疾患	回数	PE	DFPP	PA
多発性骨髄腫	週1回，3月	○	○	―
マクログロブリン血症	週1回，3月	○	○	―
劇症肝炎	10回	○	―	○
薬物中毒	8回	○	―	―
重症筋無力症	月7回，3月	○	○	○
悪性関節リウマチ	週1回	○	○	○
全身性エリテマトーデス	月4回	○	○	○
血栓性血小板減少性紫斑病	週3回，3月	○	○	○
重度血液型不適合妊娠	―	○	○	○
術後肝不全	7回	○	○	―
急性肝不全	7回	○	○	―
多発性硬化症	月7回，3月	○	○	○
慢性炎症性脱髄性多発根神経炎	月7回，3月	○	○	○
Guillain-Barré症候群	月7回，3月	○	○	○
天疱瘡，類天疱瘡	週2回，3月	○	○	―
巣状糸球体硬化症	12回，3月	○	○	○
溶血性尿毒症症候群	―	○	○	○
家族性高コレステロール血症	週1回	○	○	○
閉塞性動脈硬化症	10回，3月	○	○	○
中毒性表皮壊死症	8回	○	○	―
Stevens-Johnson症候群	8回	○	○	―
インヒビターを有する血友病	―	○	○	―
同種腎移植	術前4回，術後2回	○	○	○
慢性C型ウイルス肝炎	5回	○	○	―

が各種サイトカインをはじめとするメディエータ除去を目的として，重症急性膵炎，重症敗血症，敗血症性ショック，ARDSなどの重症病態に対しても試みられている．また，劇症肝不全に対する肝補助療法としても施行される．

E 血漿交換（PE）

血漿分離器（plasma separator）を用いて血漿を分離・廃棄し，新鮮凍結血漿やアルブミン液で置換する血液浄化法である．血球成分以外のすべての血漿中の物質を除去できるため，自己抗体や免疫複合体などの大分子量物質まで除去できる．しかし，置換液を投与しながら分離・廃棄を行うため，効率自体はそれほど良くない．さまざまな疾患に応用可能であるが，血液製剤を大量に必要とするため，その適応は制限される．主に劇症肝不全に対する肝補助療法として施行されるが，それ以外には血栓性血小板減少性紫斑病（TTP）や中毒性表皮壊死症（TEN），他の治療法で効果がない自己免疫疾患，神経筋疾患が適応である（表4-36）．

F 二重膜濾過血漿交換（DFPP）

DFPPは，血漿分離器で分離した血漿を，さらに膜孔の小さな血漿分画器で分離し，免疫グロブリン分画以上の大分子量物質を選択的に除去して，アルブミン以下の分子量の物質と水分は体内に返す血液浄化法である．血漿分画器には数種類

あり，除去目的とする物質の分子量に応じて選択できる．通常，アルブミンもある程度除去されるため，補充液としてアルブミンが必要である．高脂血症におけるLDLの除去，関節リウマチやSLEなどの自己免疫疾患や，Guillain-Barré症候群や重症筋無力症，CIDPなどの神経・筋疾患における免疫複合体，自己抗体の除去，また最近ではC型肝炎ウイルスの除去（VRAD）にも用いられる．

G 血漿吸着（PA）

血漿分離器で分離した血漿を，吸着剤を充填したカラムに通し，目的とする物質を選択的に吸着する治療法である．補充液や血液製剤投与の必要がなく，目的とした物質のみを選択的に除去できるという意味では，理想に近い血液浄化法といえる．吸着カラムとして，特定の自己抗体や免疫複合体を吸着除去するカラムやLDLを吸着するカラム，ビリルビン吸着カラムなどが市販されている．SLEやリウマチなどの自己免疫疾患，Guillain-Barré症候群や重症筋無力症，高脂血症，高ビリルビン血症などが適応となる．

H 血液吸着（HA）

HAは，吸着材を充填したカラムに血液を直接灌流させる治療法であり，比較的簡単に施行できる．活性炭（activated charcoal）カラムを用いた直接血液灌流（AC-DHP）は，主に薬物中毒の治療に用いられる．エンドトキシンを選択的に吸着するPMX-DHPは，グラム陰性菌による敗血症性ショック，エンドトキシン血症に適応がある．PMX-DHPはこれら病態における循環動態の改善効果が認められている．その他に，β_2ミクログロブリンを選択的に吸着するリクセルが，維持透析患者の透析アミロイドーシスの治療に用いられる．

6 血液浄化施行中の観察

多くの血液浄化法は体外循環を必要とするため，十分な観察のもとで施行しないと生命に危険を及ぼす可能性がある．特に，重症患者に施行する場合は，呼吸・循環動態を厳密に監視できるICUで施行することが原則である．

A 患者観察

体外循環施行中はもちろん，開始時や終了時にはバイタルサインを厳密にモニターする．特に体液バランスの管理は重要であり，イン・アウトバランスや体重測定を行う．電解質や酸塩基平衡，血液ガス分析，活性化凝固時間などの測定を定期的に実施する．施行中の看護師や臨床工学技士の協力は不可欠である．また，血液浄化によって栄養や薬剤などの有用物質も除去されることに留意しなければならない．

B 施行中の合併症

短期の合併症としては，バスキュラー・アクセスや回路のトラブル，除水や補充液の設定，抗凝固薬投与による出血性合併症などに注意が必要である．長期の合併症としては，カテーテル関連血流感染が重要であり，カテーテル感染が疑われたり，血液浄化が不要になった場合は，ただちにカテーテルを抜去する必要がある．

●参考文献
1) 秋澤忠男，佐中孜，他（編）：血液浄化療法．東京医学社，2008
2) 平澤博之（監）：急性血液浄化法―あんな症例・こんな症例．医学図書出版，2006
3) 日本アフェレシス学会（編）：アフェレシスマニュアル改訂第3版．学研メディカル秀潤社，2010

G 血液凝固・線溶系の管理

救急医療の現場では，出血傾向・血栓傾向を呈する病態，各種病態に対する凝固線溶療法，血液浄化装置・補助体外循環装置など，血小板および凝固線溶系の管理を必要とする疾患・病態，治療法，そして医療機器が数多い．このため，救急医療従事者には血栓止血学の知識が必須であり，その理解に基づいた重症患者の凝固線溶系集中治療管理を行う必要がある．

1 出血傾向と血栓傾向

救急集中治療領域では出血傾向をきたす病態, 血栓傾向をきたす病態, あるいは播種性血管内凝固症候群(disseminated intravascular coagulation；DIC)のように前二者が病型・病期により混在している病態などが多数存在している. これらの診断および治療に血小板, 凝固線溶系のモニタリングが実施され, その結果に基づいて血小板および凝固線溶系の集中治療管理が実施される.

A 出血傾向

軽微な外力ではわれわれの身体は出血をきたさないし, 出血しても止血・創傷治癒過程が正常に作動して短時間で止血する. 通常では出血をもたらさないような軽微な外力で, または外傷などの誘因がなく出血をきたす場合, あるいは出血に対して正常な止血機能が働かない状態を出血傾向という. 外力により血管・組織損傷が生じると, 血管壁は収縮し損傷血管内に露出したコラーゲンにより, 血小板が活性化し粘着凝集が開始される. 同時に外因系凝固機序が作動して, 組織因子(tissue factor；TF)を起点とする各種凝固因子活性化反応を経てフィブリン血栓が生じる. 血小板血栓およびフィブリン血栓により血管損傷部位は修復され, その修復が数日で完成すると, 線溶系が賦活化されて残存するフィブリン血栓の溶解が起こり, 損傷血管の止血創傷治癒過程が終了する.

このように正常の止血・創傷治癒には血管, 血小板, 凝固系因子, 線溶系因子が関与するが, 出血傾向はこれらの一部あるいは複数箇所に障害が起きた場合に発症する. 通常, ①血管壁・毛細管異常, ②血小板数・血小板機能異常, ③凝固反応異常(凝固因子減少・機能異常など), ④線溶反応過剰亢進が出血傾向の機序として考えられ, その原因は先天性と後天性に分類される. 表4-37に出血傾向をきたす病態および疾患を提示した.

出血傾向は, 皮下出血(点状出血, 紫斑など), 皮膚・粘膜出血(鼻出血など), 関節・筋肉内出血, 臓器内出血(頭蓋内出血など), 血腫形成, そしてoozing型(にじみ出るような)出血に対する止血困難などで気づかれる. 出血傾向の治療は, その原因となる病態・疾患の治療が重要かつ優先すべきであり, 実際の出血に対しては血小板および凝固因子の補充や抗線溶薬投与が行われる.

B 血栓傾向

血栓傾向は動脈, および静脈内に血栓が生じやすい状態と定義される. 動脈血栓は動脈硬化が主体となり形成され, 血流うっ滞・遅延, 血管壁損傷, 血液凝固反応活性化は静脈血栓形成の三大要因であるが, 同時に動脈内にも血栓を生じる原因となる. 救急集中治療領域では, 感染症・外傷などに起因する炎症反応亢進に基づく白血球-血管内皮細胞活性化と血管内皮細胞傷害がこれらの三大要因と相乗的に作用して血栓傾向を増強することが多い. 炎症反応が亢進する病態では, 線溶阻止因子である plasminogen activator inhibitor-1 (PAI-1)が増加し, PAI-1による線溶抑制が血栓傾向をさらに加速する. 生理的凝固阻止因子としてアンチトロンビン, プロテインC・プロテインSなどが知られている. これらの因子の先天性異常が知られているが, 救急集中治療領域ではDICなど後天的減少をきたす病態が多く, 凝固阻止因子減少による凝固制御不全が血栓傾向を加速する. 表4-38に血栓傾向をきたす原因と, それらの代表的病態・疾患を示した.

動脈血栓症は, 当該動脈支配末梢領域の虚血性壊死を引き起こす(腸間膜動脈血栓症による腸壊死など). 心房細動により形成される心房内血栓遊離は, 脳をはじめとする重要臓器の虚血性病変の原因として重要である. 静脈血栓では深部静脈血栓症が重要であり, その結果として起こる肺塞栓症は致死的である. 集中治療の対象となる患者は血栓傾向が強く, 高率に深部静脈血栓症を生じるため, その予防として下肢の間歇的空気圧迫法や抗凝固薬(ヘパリンなど)投与が行われる.

2 血小板・凝固線溶系管理が必要な病態, 治療法と医療機器

急性冠症候群に対する冠動脈インターベンション後の抗血小板療法, 心房細動症例の血栓塞栓予防としての抗凝固療法, 虚血性脳血管障害, および肺塞栓症に対する急性期線溶療法(血栓溶解療法), 開心・大血管手術後の抗凝固療法, 臓器移植術後吻合血管管理としての抗凝固療法, 外傷急性期・周術期止血目的としての抗線溶療法などが,

表4-37 出血傾向をきたす病態と疾患

Ⅰ．血管壁の異常
  1. 単純性紫斑病，老人性紫斑病
  2. アレルギー性紫斑病（Schönlein-Henoch 紫斑病）

Ⅱ．血小板の異常
 1）量的異常
  A　血小板産生障害（骨髄抑制・障害あるいはトロンボポエチン産生低下）
    1. ウイルス感染症（風疹，ムンプス，パルボ，EBV，HIV など）
    2. 薬剤あるいはトキシン（アルコール，化学療法，放射線治療）
    3. 栄養障害（ビタミン B_{12}，葉酸）
    4. 先天性・後天性造血障害（骨髄異形成症候群 MDS など）
    5. 肝障害（葉酸不足，トロンボポエチン低下，HCV，ADAMTS13 活性低下など）
  B　血小板破壊亢進（免疫・非免疫学的機序による）
    1. 特発性血小板減少性紫斑病（ITP）
    2. 薬剤性血小板減少症（ヘパリン：HIT，キニン，キニジン，バルプロ酸，PDE inhibitor，バンコマイシンなど）
    3. DIC，TTP/HUS，HELLP 症候群，抗リン脂質抗体症候群
    4. 血小板抗体（血小板同種抗原：血小板特異抗原および HLA クラスⅠ抗原に対する同種抗体）
      血小板輸血不応状態（PTR）
    5. 機械的破壊（体外循環など）
  C　希釈・喪失・分布異常
    1. 大量出血，大量輸血
    2. 脾腫，脾機能亢進にともなう貯留
  D　偽性血小板減少
    1. EDTA 採血にともなう減少
 2）機能異常
    1. 薬剤性（NSAIDs，抗菌薬，抗精神病薬，抗うつ薬など）
    2. 血液疾患（CML，MDS など）
    3. 腎不全，肝疾患，自己免疫疾患（SLE など）

Ⅲ．凝固線溶系異常
  A　凝固因子欠乏，凝固因子に対するインヒビター
    1. 先天性（血友病など）
    2. 後天性血友病（凝固因子Ⅷ，Ⅸなどに対する自己抗体：インヒビター）
    3. 後天性（ワルファリン，ビタミンK欠乏，肝疾患）
  B　消費・破壊・希釈など
    1. DIC，ネフローゼ症候群
    2. 体外循環，血漿交換など
    3. 大量輸血・輸液
  C　線溶亢進
    1. DIC にともなう二次線溶亢進
    2. 血栓溶解療法（t-PA，ウロキナーゼなど）にともなう一次線溶
    3. 組織破壊にともなうプラスミノゲンアクチベータ放出にともなう一次線溶（前立腺癌，前立腺・肺・肝の手術）
    4. ショック・虚血による血管内皮細胞直接刺激にともなうプラスミノゲンアクチベータ放出にともなう一次線溶

EBV：Epstein-Barr virus, HIV：human immunodeficiency virus, MDS：myelodysplastic syndrome, HCV：hepatitis C virus, ADAMTS：a disintegrin-like and metalloproteinase with thrombospondin type 1 motifs, ITP：idiopathic thrombocytopenic purpura, HIT：heparin-induced thrombocytopenia, PDE：phosphodiesterase, DIC：disseminated intravascular coagulation, TTP：thrombotic thrombocytopenic purpura, HUS：hemolytic uremic syndrome, HELLP：hemolysis elevated liver enzyme low platelets, HLA：human leukocyte antigen, PTR：platelet transfusion refractoriness, EDTA：ethylenediaminetetraacetic acid, NSAIDs：non steroidal anti-inflammatory drugs, CML：chronic myelogenous leukemia, SLE：systemic lupus erythematosus, t-PA：tissue-type plasminogen activator.

（丸藤 哲，他：救急集中治療における血小板・凝固線溶系モニタリングの実際．日本救急医学会雑誌 20：1-15, 2009 をもとに作成）

表4-38 血栓傾向を生ずる病態と疾患

Ⅰ. 血流うっ滞・遅延
1. 肥満, 長期臥床, 長時間手術・麻酔, 妊娠
2. 心房細動, 心不全, 静脈瘤, 四肢麻痺, 下肢ギプス固定
3. 鎮静薬, 筋弛緩薬

Ⅱ. 血管壁損傷
1. 組織損傷(手術, 外傷, 熱傷)
2. 重症感染症, 虚血・低灌流状態(ショック)
3. 血管内異物(カテーテル, ペースメーカ, 人工弁, 補助循環装置)

Ⅲ. 血液凝固活性化・亢進
1. 組織損傷(手術, 外傷, 熱傷)
2. 重症感染症, 虚血・低灌流状態(ショック)
3. 悪性腫瘍, 高血圧, 糖尿病
4. 妊娠・産褥中毒症と子癇
5. 薬剤(ステロイド, 抗悪性腫瘍薬, 経口避妊薬など)
6. その他(DIC)

Ⅳ. その他
1. 生理的凝固阻止因子の減少
   アンチトロンビン, プロテインC・プロテインS, ヘパリンコファクターⅡなど
2. 生理的線溶阻止因子の増加
   PAI-1

DIC：disseminated intravascular coagulation, PAI-1：plasminogen activator inhibitor-1.
(丸藤 哲, 他：救急集中治療における血小板・凝固線溶系モニタリングの実際. 日本救急医学会雑誌 20：1-15, 2009 を改変して引用)

表4-39 血小板・凝固線溶系管理を必要とする病態, 治療法および医療機器

1. 抗凝固療法
   1). 深部静脈血栓症, 肺血栓塞栓症
   2). 人工弁置換術後, 臓器移植後吻合血管管理
   3). 心房細動, 心臓弁膜症
   4). DIC
2. 線溶療法(血栓溶解療法)
   1). 超急性期虚血性脳血管障害, 急性肺血栓塞栓症, 急性冠症候群
3. 抗線溶療法
   1). 外傷・手術後急性期, 体外循環下開心術
4. 抗血小板療法
   1). 急性期虚血性脳血管障害, 急性冠症候群
   2). 冠動脈インターベンション
5. 補助体外循環装置
   1). CHD, CHF, CHDF, DHP, PE など
   2). IABP, PCPS, ECLA, VAD など

DIC：disseminated intravascular coagulation, CHD：continuous hemodialysis, CHF：continuous hemofiltration, CHDF：continuous hemodiafiltration, DHP：direct hemoperfusion, PE：plasma exchange, IABP：intra-aortic balloon pumping, PCPS：percutaneous cardiopulmonary support, ECLA：extracorporeal lung assist, VAD：ventricular assist device.
(丸藤 哲, 他：救急集中治療における血小板・凝固線溶系モニタリングの実際. 日本救急医学会雑誌 20：1-15, 2009 を改変して引用)

血小板・凝固線溶系の管理を必要とする代表的病態とその治療法である. このように治療あるいは予防目的で施行される抗血小板療法, 抗凝固療法, 抗線溶療法に加えて, 線溶療法(血栓溶解療法)が救急集中領域では増加している. さらに, 持続血液濾過透析(continuous hemodiafiltration；CHDF)などの血液浄化療法に加えて, intra-aortic balloon pumping(IABP), percutaneous cardiopulmonary support(PCPS), extracorporeal lung assist(ECLA)など, 抗凝固薬が必要な医療機器が救急集中治療領域には数多い. 表4-39 にこれらの病態, 治療法および医療機器を提示した.

❸ 血小板および凝固線溶系のモニタリング

血小板数, prothrombin time(PT), activated partial thromboplastin time(APTT), フィブリノゲン, FDP(fibrin/fibrinogen degradation products), Dダイマーを検査することによりほとんどの血小板・凝固線溶系異常の診断が可能である.

Ⓐ 血小板

救急集中治療領域における血小板モニタリングは血小板数により行われることが多く, 持続する血小板数低下は予後不良の予測因子として重要である. 血小板数は多くの病態で減少する. 血小板の量的・機能的異常をきたす病態を表4-37 に掲げる.

救急集中治療領域では血小板数減少に対して頻回の血小板輸血が施行されることが多いが, 血小板輸血にともない同種抗体が産生される. 血小板輸血で血小板数の増加を認めない状態を, 血小板不応性あるいは血小板輸血不応状態(platelet transfusion refractoriness；PTR)と称するが, 血小板同種抗原(血小板特異抗原 human platelet antigen；HPA および, human leukocyte antigen；HLA class Ⅰ抗原)に対する血小板同種抗体(それぞれ, 抗HPA抗体および抗HLA抗体)が原因である. PTRの多くはHLA適合血小板輸血

		外因系凝固経路：PT	
		正常	延長
内因系凝固経路：APTT	正常	FXIII	FVII
内因系凝固経路：APTT	延長	FVIII FIX FXI FXII プレカリクレイン 高分子キニノゲン	FI（フィブリノゲン） FII（プロトロンビン） FV FX

図 4-19　PTとAPTTを使用した凝固因子欠乏, 低下, インヒビターの存在の確認
当該因子の量的減少, 活性化低下, インヒビター形成により, PTあるいはAPTTが延長する. 図ではXIII因子異常が生じないようにみえるが, 後天性FXIIIインヒビターが存在するので注意が必要である.
（丸藤 哲, 他：救急集中治療における血小板・凝固線溶系モニタリングの実際. 日本救急医学会雑誌 20：1-15, 2009 を改変して引用）

の施行により血小板数は上昇するが, 数％にHPAの関与するものがあり, HPA適合輸血が必要となる.

B PTとAPTT

PTおよびAPTTはそれぞれ外因系凝固反応と内因系凝固反応をモニタリングする. 両者を同時に測定することにより, それぞれに関与する凝固因子欠乏と低下, 凝固因子インヒビターの存在が診断される（図4-19）.

PTとAPTTが乖離する特殊な病態として, リン脂質に対する自己抗体である抗リン脂質抗体（抗カルジオリピン抗体, ループスアンチコアグラントなど）陽性となる抗リン脂質抗体症候群が知られている. 本症候群におけるループスアンチコアグラントは, リン脂質依存性のAPTTを延長させてPT（正常値）と乖離することから, その存在を疑うことが可能である. 同様にPT正常, かつAPTT延長を示す重要な病態に先天性および後天性血友病があるが, 救急集中治療領域では後者が重要である.

後天性血友病は老齢, 分娩後, 自己免疫疾患に合併して, あるいは誘因なく健常人に各種凝固因子に対する自己抗体（インヒビター）が発現し止血が困難となる病態であり, この病態を知らないと患者を出血死させる可能性が高く, 注意が必要である. PT・APTTの乖離から, インヒビターの存在が疑われる場合は, APTT交差混合試験（ミキシング試験）でスクリーニングを行い, 凝固因子活性測定（原因因子活性は10％未満となる）とベセスダ法を使用してインヒビター力価を定量して確定診断する.

C 国際標準（PT）比（International Normalized Ratio；INR）

PT測定は, 使用する組織トロンボプラスチンの相違による誤差が大きく, 各施設での測定値に互換性を求めることが困難であった. この解決法として, WHOがヒト由来の組織トロンボプラスチンを国際標準品として作製した. この国際標準品に対する市販組織トロンボプラスチンの相対感度がInternational Sensitivity Index（ISI）であり, 独自に測定されたISIが各社市販組織トロンボプラスチンに表示されている. INRは国際標準品の組織トロンボプラスチンを使用したPT比, あるいはISIにより換算補正されたPTを用いて算出されたPT比と定義される. 具体的には, INR＝（検体PT秒/正常血漿PT秒）^{ISI}＝PT比^{ISI} として求めることができる. 現在, クマリン系抗凝固薬ワルファリンの凝固能モニタリングは, INRが使用され全世界の経口抗凝固薬服用患者管理に一貫性が与えられた.

D FDPとDダイマー

両指標ともにtissue-type plasminogen activator（t-PA）がプラスミノゲンに作用してプラスミンが産生されたことを示す線溶亢進のマーカーである. プラスミンはフィブリノゲン, 非架橋化フィブリン, XIII因子によって架橋化したフィブリンに作用するが, FDPはこれら三者の分解産物総体を反映し, Dダイマーは架橋化フィブリン分解産物を反映する.

線溶反応には, フィブリン血栓が血管内皮細胞からt-PAを放出させてフィブリン分解を起こす二次線溶と, 血管内皮細胞の直接的虚血刺激が放出するt-PAあるいは治療目的で投与されたt-

PAなど，フィブリン血栓の存在なしで増加したt-PAがフィブリノゲンを分解する一次線溶とが知られている．Dダイマーは二次線溶亢進の正確な指標であり，FDPは一次および二次線溶で増加する．純粋に一次線溶のみをきたす病態はほとんどなく両線溶亢進が混在するがことが多いが，FDP/Dダイマー比の増加で一次線溶亢進の存在を推定することが可能である．

4 血小板・凝固線溶系異常をきたす代表的病態

A 播種性血管内凝固症候群（DIC）

1 ● 病態

DICは，種々の基礎疾患に起因する全身性血管内凝固亢進が起こり，微小血管内血栓と血管内皮細胞傷害から出血と臓器不全をきたす後天性症候群である．

播種性血管内凝固による血栓形成にともない血小板および血液凝固因子が消費性に減少して出血症状が出現し（消費性凝固障害），多発する血小板・フィブリン血栓が末梢組織への酸素供給を減少させて虚血性臓器障害が起こる．同時に炎症性サイトカインが全身性炎症反応症候群（systemic inflammatory response syndrome；SIRS）を引き起こして白血球と血管内皮細胞を活性化し，活性化白血球が放出する各種細胞傷害性因子が血管内皮細胞を傷害して組織酸素代謝失調（酸素摂取障害）から炎症性臓器障害が起こる．このように，DICは全身性凝固炎症反応異常としてとらえることが可能である．

DICでは炎症性サイトカインが単球・マクロファージなどにTFの発現を誘導して外因系凝固反応が開始される（凝固亢進）．通常，この反応はアンチトロンビン，トロンボモジュリン，プロテインCなどで制御されるが，DICではこれらの消費性減少および炎症性サイトカインによる不活化のために機能不全に陥る（凝固制御機能不全）．産生されたフィブリン血栓はt-PAにより分解されるが，DICでは炎症性サイトカインがPAI-1の遺伝子発現を強力に誘導するために線溶阻害が起こる（線溶抑制）．このように，凝固の持続的亢進，凝固制御機構不全，線溶抑制，そしてSIRSとして認識可能な炎症反応亢進がDICの本態である．

2 ● 診断と治療

DICの診断と治療は，それぞれ日本救急医学会DIC委員会が作成した急性期DIC診断基準（**表4-40**）および日本血栓止血学会が公表した治療指針に準拠して行う．

B ヘパリン起因性血小板減少症（heparin-induced thrombocytopenia；HIT）

1 ● 病態

血小板活性化にともない放出されるplatelet factor 4（PF4）がヘパリンと結合した複合体（ヘパリン・PF4）抗原に対して，抗ヘパリン・PF4複合体抗体（HIT抗体）が産生される．HIT抗体はヘパリン・PF4複合体（抗原）と免疫複合体（抗原抗体複合体）を形成し血小板活性化を引き起こすが，活性化血小板が粘着・凝集し血小板血栓を形成する過程で消費性血小板減少が起こる．さらに，活性化血小板に発現したリン脂質上で凝固亢進が起こり，活性化血小板が放出する向凝固活性をもつマイクロパーティクルと相乗的に作用して血栓形成が促進する．以上がHITの病態であり，臨床上は血小板数の減少（HIT）と全身性の動静脈血栓・塞栓症（脳梗塞，心筋梗塞，深部静脈血栓症，肺塞栓症など）（HIT with thrombosis syndrome；HITTS）として認識される．

2 ● 診断と治療

HITは臨床症状，4Tスコアリング（4Ts，Thrombocytopenia，Timing，Thrombosis，oTher cause）（**表4-41**），HIT抗体検出を組み合わせて診断する．治療の基本はすべてのヘパリン投与の中止であり，中止後約100日でHIT抗体は消失するといわれており，抗体の減少・消失にともない血小板数が回復する．血栓塞栓症に対しては，直接トロンビン阻害薬アルガトロバンを使用し，その後ワルファリンへ切り替えた抗凝固療法を行う．

● 参考文献

1) 丸藤　哲，他：救急集中治療における血小板・凝固線溶系モニタリングの実際．日本救急医学会雑誌 20：1-9, 2009
2) 丸藤　哲，他：急性期DIC診断基準．多施設共同前

表 4-40　急性期 DIC 診断基準

1. 基礎疾患（すべての生体侵襲は DIC を引き起こすことを念頭におく）

1. 感染症（すべての微生物による）
2. 組織損傷
　外傷
　熱傷
　手術
3. 血管性病変
　大動脈瘤
　巨大血管腫
　血管炎
4. トキシン／免疫学的反応
　ヘビ毒
　薬物
　輸血反応（溶血性輸血反応，大量輸血）
　移植拒絶反応
5. 悪性腫瘍（骨髄抑制症例を除く）
6. 産科疾患
7. 上記以外に SIRS を引き起こす病態
　急性膵炎
　劇症肝炎（急性肝不全，劇症肝不全）
　ショック／低酸素
　熱中症／悪性症候群
　脂肪塞栓
　横紋筋融解
　他
8. その他

2. 鑑別すべき疾患および病態：診断に際して DIC に似た検査所見・症状を呈する以下の疾患および病態を注意深く鑑別する

1. 血小板減少
　イ）希釈・分布異常
　　1）大量出血，大量輸血・輸液，他
　ロ）血小板破壊の亢進
　　1）ITP，2）TTP/HUS，3）薬剤性（ヘパリン，バルプロ酸など），4）感染（CMV, EBV, HIV など），
　　5）自己免疫による破壊（輸血後，移植後など），6）抗リン脂質抗体症候群，7）HELLP 症候群，8）SLE，9）体外循環，他
　ハ）骨髄抑制，トロンボポイエチン産生低下による血小板産生低下
　　1）ウイルス感染症，2）薬物など（アルコール，化学療法，放射線療法など），3）低栄養（Vit B_{12}，葉酸）
　　4）先天性／後天性造血障害，5）肝疾患，6）血球貪食症候群（HPS），他
　ニ）偽性血小板減少
　　1）EDTA によるもの，2）検体中抗凝固剤不足，他
　ホ）その他
　　1）血管内人工物，2）低体温，他
2. PT 延長
　1）抗凝固療法，抗凝固剤混入，2）ビタミン K 欠乏，3）肝不全，肝硬変，4）大量出血，大量輸血，他
3. FDP 上昇
　1）各種血栓症，2）創傷治癒過程，3）胸水，腹水，血腫，4）抗凝固剤混入，5）線溶療法，他
4. その他
　1）異常フィブリノゲン血症，他

3. SIRS の診断基準

体温	＞38℃あるいは＜36℃
心拍数	＞90/分
呼吸数	＞20回/分あるいは $PaCO_2$ ＜32 mmHg
白血球数	＞12,000/mm³ あるいは＜4,000/mm³ あるいは幼若球数＞10%

（つづく）

表 4-40 急性期 DIC 診断基準（つづき）
4. 診断基準

	SIRS	血小板（mm³）	PT 比	FDP（μg/mL）
0	0〜2	≥12 万	<1.2 <秒 ≥%	<10
1	≥3	≥8 万，<12 万 あるいは 24 時間以内に 30%以上の減少	≥1.2 ≥秒 <%	≥10，<25
2	—	—	—	—
3		<8 万 あるいは 24 時間以内に 50%以上の減少		≥25

DIC 4 点以上

注意
1) 血小板数減少はスコア算定の前後いずれの 24 時間以内でも可能．
2) PT 比（検体 PT 秒/正常対照値）^ISI ＝ 1.0 の場合は INR に等しい．各施設において PT 比 1.2 に相当する秒数の延長または活性値の低下を使用してもよい．
3) FDP の代替として D-ダイマーを使用してよい．各施設の測定キットにより以下の換算表を使用する．

5. D-ダイマー/FDP 換算表

測定キット名	FDP 10μg/mL	FDP 25μg/mL
	D-ダイマー（μg/mL）	D-ダイマー（μg/mL）
シスメックス	5.4	13.2
日水	10.4	27.0
バイオビュー	6.5	8.82
ヤトロン	6.63	16.31
ロッシュ	4.1	10.1
第一	6.18	13.26

（丸藤 哲：急性期 DIC 診断基準，多施設共同前向き試験結果報告．日本救急医学会雑誌 16：188-202, 2005 より引用）

表 4-41 4Ts を使用した HIT のスコアリング

	2	1	0
血小板数減少 血小板数	前値から 50%以上 2 万〜10 万/mm³	前値から 30〜50%以上 1 万〜1.9 万/mm³	前値から 30%未満 1 万/mm³ 未満
血小板数減少あるいは続発症の発症時期	投与開始 5〜10 日以内，あるいは 100 日以内にヘパリン使用歴がある場合の再投与後 1 日以内の減少	投与開始直後の減少，血小板測定なく減少時期不明，あるいは投与開始 10 日以降の減少	ヘパリン投与既往歴がない急激な減少
血栓症，他の続発症	新たな血栓症，皮膚壊死，静注後の急性全身性反応	進行性，再発性血栓症，皮膚発赤，血栓症疑い	なし
他の血小板減少の原因が明確でない	血小板減少を起こす明確な他の原因がない	他の血小板減少の原因が疑われる	他の明確な血小板減少の原因がある

スコア：6〜8，HIT の可能性高い；4〜5，可能性がある；0〜3，可能性は低い
注：1) HIT の血小板減少は絶対値のみではなく減少率も考慮する，2) HIT の血小板数は 2 万〜10 万/mm³ のことが多く，2 万未満になることが少ないために上記のようなスコアリング点数が与えられている．

（Warkentin TE：Heparin-induced thrombocytopenia：pathogenesis and management. Br J Haematol 121：535-555, 2003 を翻訳して引用）

表4-42 重症救急患者に対する栄養管理の開始時期

ガイドライン	米国(ASPEN・SCCM)	ヨーロッパ(ESPEN)	カナダ(CCPG)
開始時期 (経腸栄養,EN)	・ICU入室後24〜48時間以内に開始する ・その後48〜72時間かけて目標投与量へ移行する ・1週間以内に目標量の50〜65%以上を達成することは臨床的に有益である	・24時間以内に開始する ・投与量が目標に達しない場合にはENに加えてsupplemental PNを検討する	・ICU入室後24〜48時間で開始する
開始時期 (経静脈栄養,PN)	・EN不可能な場合に7日以降に開始,予定エネルギー量の80%を目標とする	・ENが不可能な場合に2日以内に開始する	・PN自体,推奨されていない

EN:enteral nutrition(経腸栄養),PN:parenteral nutrition(経静脈栄養)

向き試験結果報告.日本救急医学会雑誌 16:188-202, 2005
3)丸山征郎,他:科学的根拠に基づいた感染症に伴うDIC治療のエキスパートコンセンサス.日本血栓止血学会雑誌 20:77-113, 2009

H 栄養管理

重症患者を救命するために,人工呼吸器や血液浄化法など種々の治療が開発され臨床応用されてきた.栄養管理も重症患者管理の基本となる重要な治療の1つであり,「万病に効く薬はないが,栄養管理は万病に効く」とか,「最も有効な抗生物質は栄養である」といわれている.

しかし,重症患者に対する栄養管理においては,いまだ明確な治療指針が定まっていないのが現状である.重症患者においては糖代謝,脂肪分解,蛋白異化が亢進し,その程度が原因疾患や病期で異なっている.さらに,エネルギー代謝が亢進しているにもかかわらず,エネルギー基質の利用障害も同時に起こしていることが多く,適切な栄養管理に関して十分なエビデンスを得ることが困難であることが治療方針決定の妨げとなっている.

重症患者の病態生理の解明が進むにつれ,重症患者に対する栄養管理も変化してきた.至適投与カロリー量の見直し,経静脈栄養と経腸栄養のどちらを選択すべきか,免疫賦活栄養素や,免疫調節栄養素を病態に応じて投与する免疫栄養療法の重要性,厳密な血糖管理の重要性などさまざまな議論が活発になされている.最近になって,各国から重症患者の栄養管理に関するガイドライン[1-4]がようやく報告されるようになってきた.わが国においても日本独自の重症患者に対する栄養ガイドラインを策定中である.本項では,これらのガイドラインを基本に,重症救急患者に対する栄養管理の開始時期,投与方法,投与する栄養素の種類と量,最近注目を集めている免疫栄養療法や厳密な血糖管理について簡単にまとめる.

1 重症救急患者における栄養管理の開始時期

まず,重症患者における栄養管理の開始時期について,米国[1],ヨーロッパ[2,3]およびカナダ[4]の重症患者に対する栄養管理ガイドラインを表4-42に簡単にまとめた.

表4-42に示すように,いずれのガイドラインにおいても,数日間経口摂取が不可能と考えられる症例において腸管の使用が可能ならば,経静脈栄養(parenteral nutrition;PN)ではなく,経腸栄養(enteral nutrition;EN)を強く推奨している.開始時期については,血行動態が安定した後,可能な限り早期(24〜48時間以内)から経腸栄養を開始すべきとしている.つまり重症救急患者といえども,可能な限り早期から経腸栄養を開始することが現時点での世界の潮流といえる.

では,ENが使用不可能な循環動態の不安定な重症患者や消化管術後でPNが不可能な患者においては,どのようにすべきであろうか? 米国では7日目までPNは施行しないことを推奨してお

表4-43　投与カロリーと重症度指数

ハリス・ベネディクトの式（HBC）
男性：66.47＋（13.75×体重[kg]）＋（5.0×身長[cm]）−（6.76×年齢[歳]）
女性：655.1＋（9.56×体重[kg]）＋（1.85×身長[cm]）−（4.67×年齢[歳]）

重症患者の1日の総エネルギー消費量＝HBC×ストレス係数：

	ストレス係数
1. 術後（合併症なし）	1.0
2. 長管骨骨折	1.15〜1.30
3. 癌/COPD	1.10〜1.30
4. 腹膜炎/敗血症	1.10〜1.30
5. 重度感染症/多発外傷	1.20〜1.40
6. 多臓器不全症候群	1.20〜2.00
7. 熱傷	1.20〜2.00

り，カナダにおいてはPN自体は推奨すらされていない．ヨーロッパにおいては，ENが不可能な重症患者に対しては2日以内にPNで栄養管理をすることを薦めている．さらに，ENはPNに比較して低コストであること以外に，ENの優位性を示す確固たるエビデンスが十分でないことから，PNもENと同等の効果で使いこなすことが可能であると述べている．また同ガイドラインでは，ENからの投与量が目標に達しない場合にENに加えてsupplemental PNを検討しても良いとしており，PNの位置づけについては米国やカナダと一線を画している．

栄養管理の方法や開始時期1つとっても，重症患者に対する栄養管理にはいまだ混乱している．

❷ 重症救急患者に対する栄養投与カロリー量と投与経路

次に重症救急患者に対する栄養投与カロリー量と投与経路について述べる．

自ら経口摂取不可能な重症患者に対して栄養管理する際の投与カロリー量は，**表4-43**に示すハリス・ベネディクトの式を用いてまず計算する．そして重症患者の病態によって，**表4-43**に示すストレス係数を乗じて投与カロリー量を決定していた．しかし，この方法では計算が煩雑なことや，肥満患者においてはカロリー過多になる可能性があり，現在では各ガイドラインで簡易な計算法を推奨している．

ここで各国のガイドラインにおける重症患者に対する栄養投与カロリー量のまとめを**表4-44**に示す．米国では，重症患者に対する推奨エネルギー量は簡易的に25〜30kcal/kg/日とし，体格指数（body math index；BMI）30以上の肥満患者においては11〜14kcal/kg/日とするか，間接熱量測定も有用であるとして推奨している．そして，ICU入室後24〜48時間以内に栄養管理を開始し，その後48〜72時間かけて目標投与量へ移行するべきとしている．たとえ目標カロリー量に達しない場合でも，1週間以内に目標量の50〜65％以上を達成することが臨床的に有益であるとしている．また，ENが不可能な症例においては，発症前の栄養状態に問題がなければ，7日間は通常の末梢静脈路からの輸液を行い，7日以降にPNを開始すべきとしていることは先に述べた．しかし，発症前の栄養状態が悪いと思われる場合は，7日以内に注意深くPNを導入し，当面は予測式，間接熱量計から計算した予定エネルギーの80％を投与するよう推奨している．

ヨーロッパでは，ENにおいて重症患者に対するエネルギー投与量を急性期と回復期とに分け，急性期においては20〜25kcal/kg/日以内で投与し，回復期においては25〜30kcal/kg/日が望ましいとしている．PNを投与する際には，間接熱量測定を用いて消費カロリーを測定し，投与量を決定することを推奨している．間接熱量測定ができない施設では，25kcal/kg/日を2〜3日以内に達成させることを推奨している．

カナダでは，エネルギー投与量の記載がない．その理由として，エネルギー投与量については病態によって異なることや，投与エネルギーの算定方法として，間接熱量計測と推定計算式の優劣を

表 4-44　重症救急患者に対する栄養投与カロリー量と投与経路

ガイドライン	米国（ASPEN・SCCM）	ヨーロッパ（ESPEN）	カナダ（CCPG）
推奨カロリー量と算定方法	・25〜30 kcal/kg/日以下を EN で ・肥満症例においては間接熱量計測を推奨 ・栄養状態の悪い症例においては PN も可 ・投与量が目標に達しない場合に EN に加えて supplemental PN を検討	・急性期：20〜25 kcal/kg/日以下を EN で ・回復期：25〜30 kcal/kg/日を EN で ・PN の場合には間接熱量計測を推奨	・投与エネルギーの算定方法として，間接熱量計測と推定計算式の優劣を示す十分な根拠はない ・したがって，推奨エネルギー投与量の記載はしない
投与経路	・血行動態が安定していれば EN を推奨 ・EN の開始にあたって腸音や排便などの確認は必須ではない	・EN を強く推奨 ・PN との併用は否定	

EN：enteral nutrition（経腸栄養），PN：parenteral nutrition（経静脈栄養）

示す十分な根拠がないためとしている．いずれにせよ，至適投与カロリー量についてもいまだはっきりとした結論は出ていない．

次に投与経路であるが，まず，各国のガイドラインにおける重症患者に対する栄養投与経路のまとめを表 4-44 に示す．すべてのガイドラインにおいて，PN よりも EN が強く推薦されている．まず米国では重症患者に対する栄養投与経路は血行動態が安定していれば，まず EN を推奨している．特筆すべきは，EN の開始にあたって腸音や排便などの確認は必須ではないと明記していることである．その根拠として，腸運動があっても気体が腸内に存在しない場合には腸音の消失を認めることから，腸音の消失は腸管運動の消失を意味しているとは限らないことを挙げている．

ヨーロッパにおいても血行動態が安定していれば，EN を 24 時間以内に開始すべきであるとしている．またカナダにおいても EN を強く推奨しており，EN が不可能な症例においても，PN を併用するのではなく，小腸栄養チューブなどを用いて，できる限り EN を継続する努力をすべきと強調している．

3　重症救急患者に対する蛋白質と脂肪投与量

次に重症患者に対する蛋白質・脂肪投与量について，各国ガイドラインを比較検討する（表 4-45）．

米国では蛋白質は BMI < 30 で 1.2〜2.0 g/kg/日，BMI 30〜40 で 2.0 g/kg/日以上，BMI > 40 で 2.5 g/kg/日以上投与すべきとしている．またヨーロッパでは，アミノ酸で 1.3〜1.5 g/kg をすべきで，PN 施行時には 0.2〜0.4 g/kg の L-グルタミンを入れることを強く推奨している．さらにカナダでは半消化態であるペプチドには下痢が少ないというメリットがあるが，それ以上のメリットを示すデータはなく，高価であることから，非消化態蛋白質を推奨している．具体的な投与量については，病態によって異なることや，十分な根拠がないために推奨量は記載されていない．

脂肪製剤については，米国では入院後 1 週間，EN ができず PN が必要な場合に検討するが，大豆脂肪製剤は使用すべきではないと注意喚起している．ヨーロッパにおいては，長期 ICU 入室患者では PN での脂肪投与を検討すべきで，脂肪投与速度は 0.7〜1.5 g/kg とし，12〜24 時間かけて入れるべきとしている．さらに長鎖脂肪酸（long-chain triglycerides；LCT）や中鎖脂肪酸（medium-chain triglyceride；MCT）およびその混合製剤（いずれもわが国では発売されていない）の有用性については海外を中心に多数報告されているが，大豆脂肪製剤との優位性についてはランダム化試験（randomized controlled trial；RCT）が必要と注意喚起している．カナダにおいては，脂肪製剤の選択については十分な知見がないことから，入院

表4-45 重症患者に対する蛋白質・脂肪の投与量

ガイドライン	米国(ASPEN・SCCM)	ヨーロッパ(ESPEN)	カナダ(CCPG)
蛋白質	・BMI＜30で1.2～2.0g/kg/日、BMI 30～40なら2.0g/kg/日以上、BMI 40以上なら2.5g/kg/日以上をENで投与する	・アミノ酸で1.3～1.5g/kg/日投与 ・PNなら0.2～0.4g/kg/日のグルタミンを投与する	・ENの場合、ペプチド蛋白は下痢が少ないこと以外に優位性を示すデータはなく、非消化態蛋白を推奨している． ・投与量の記載なし
脂肪	・入院後1週間、ENができず、PNが必要な場合に検討されるが、大豆脂肪製剤は使用しない	・長期ICU入室患者はPNでの脂肪投与を検討する ・脂肪投与速度は0.7～1.5g/kgを12～24時間かけて投与する ・LCT/MCTの大豆脂肪製剤に対する優位性についてはRCTが必要	・脂肪製剤の選択については十分な知見がない ・したがって、入院前の低栄養がなく、ある程度ENを認容している、PNが10日以内の場合は、脂肪製剤は使用しない

BMI：body math index(体格指数)，EN：enteral nutrition(経腸栄養)，PN：parenteral nutrition(経静脈栄養)，LCT：long-chain triglycerides(長鎖脂肪酸)，MCT：medium-chain triglyceride(中鎖脂肪酸)，RCT：randomized controlled trial(無作為化試験)

表4-46 免疫栄養素

	免疫栄養素(immunonutrient)
免疫増強栄養素 (immuno-enhancing nutrient)	アルギニン(Arg)，グルタミン(Gln)，核酸(RNA/DNA)
免疫調整栄養素 (immuno-modulating nutrient)	n-3系脂肪酸(EPAなど)，n-6系脂肪酸(GLAなど)，微量元素(Zn, Cu, Mn, Se)，ビタミンE, C, A，βカロテン，CoQ10，ポリフェノール

EPA：eicosapentaenoic acid(エイコサペンタエン酸)，GLA：gamma-linolenic acid(γ-リノレイン酸)

前の低栄養がなく，ある程度ENが認容されている場合，PN開始後10日以内では脂肪製剤は使用しないと述べられている．

4 免疫栄養

ここで近年注目を集めている免疫栄養療法について述べる．最近の研究でアルギニン(Arg)，グルタミン(Gln)，n-3系脂肪酸，抗酸化物質，ビタミンなどの栄養素が生体防御能を高めることがわかってきた[5,6]．そこで免疫栄養素の不足分を補うという考え方ではなく，積極的に投与し，免疫力を高めようとする免疫栄養療法が試みられるようになってきた．

免疫栄養素としては，表4-46に示すごとく，Arg，Glnや核酸に代表される免疫増強栄養素(immuno-enhancing nutrient)とn-3系脂肪酸であるエイコサペンタエン酸(eicosapentaenoic acid；EPA)やn-6系脂肪酸であるγ-リノレイン酸(gamma-linolenic acid；GLA)に代表される免疫調節栄養素(immuno-modulating nutrient)の大きく二種類に大別できる．本項で示す3大ガイドラインにおいても，それら特殊栄養素が評価されているが，推奨の程度はさまざまである(表4-47)．

米国では，ENにおいて，Arg，Gln，核酸，n-3系脂肪酸などが強化された特殊経腸栄養剤は待機的大手術，外傷，熱傷，頭頸部癌，人工呼吸管理中の重症患者において重症敗血症に注意しながら使用することが推薦されている．さらに，これら免疫栄養素の効果を得るために目標エネルギー投与量の50～65%以上を投与することが必要であり，先の症例以外には通常の経腸栄養剤を推奨するとしている．また，PNにおいてはGln投与を検討するとしている．

ヨーロッパでは，Arg，Gln，核酸，n-3系脂

表 4-47 免疫栄養素に対する各種ガイドラインの比較

ガイドライン	米国（ASPEN・SCCM）	ヨーロッパ（ESPEN）	カナダ（CCPG）
免疫栄養素	・EN：Arg，Gln，核酸，n-3系脂肪酸などが強化された特殊経腸栄養剤は，待機的大手術，外傷，熱傷，頭頸部癌，人工呼吸管理中の重症患者において，重症敗血症に注意しながら使用する ・上記以外の症例には通常の経腸栄養剤を推奨する ・PN：Gln 投与を検討する	・EN：Arg，Gln，核酸，n-3系脂肪酸などが強化された特殊経腸栄養剤は上部消化管術後，中等度の敗血症症例（APACHE Ⅱ スコア＜15）に使用すべきであるが，熱傷症例については使用しない ・EN：通常の経腸栄養剤を投与している熱傷，外傷症例に対しては Gln の追加投与を考慮する	・EN：免疫増強栄養として Arg は使用しない ・EN：通常の経腸栄養剤を投与している熱傷，外傷症例に対し Gln の追加投与を考慮する ・それ以外の症例において日常的に Gln を追加することの有効性について十分なデータはない ・PN：Gln 投与を推奨する
EPA/GLA	ALI/ARDS 症例に使用すべき	ALI/ARDS 症例に使用すべき	ALI/ARDS 症例に使用を検討する

EN：enteral nutrition（経腸栄養），PN：parenteral nutrition（経静脈栄養），APACHE Ⅱ スコア：acute physiology and chronic health care スコア，EPA：eicosapentaenoic acid（エイコサペンタエン酸），GLA：gamma-linolenic acid（γ-リノレイン酸），ALI：acute lung injury（急性肺障害），ARDS：acute respiratory distress syndrome（急性呼吸窮迫症候群）

肪酸などの免疫増強作用のある栄養素は上部消化管術後，中等度の敗血症症例〔acute physiology and chronic health care score（APACHE Ⅱ スコア）＜15〕に使用すべきであるが，熱傷症例については使用しないとされており，米国と対象病態が異なる．さらに通常の EN を投与している熱傷，外傷症例に対しては，Gln の追加投与を考慮するとしている．

カナダでは米国やヨーロッパと異なり，免疫増強栄養として Arg は使用しないことを推奨している．一方，通常の EN を投与している熱傷，外傷症例に対しに Gln の追加投与を考慮する．それ以外の症例において日常的に Gln を追加することの有効性について十分なデータはないとしているものの，PN 施行中においては Gln の経静脈投与を推奨している．

最後に，急性肺障害（acute lung injury；ALI）や急性呼吸窮迫症候群（acute respiratory distress syndrome；ARDS）に対しては，すべてのガイドラインで EPA と GLA の投与を推奨している．

以上，免疫栄養素とその使用法について各国のガイドラインを解説した．表 4-47 に示すように，免疫栄養療法においてもその有用性についての研究は開始されたばかりである．

5 血糖コントロール

最後に，世界で現在大論争を巻き起こしている血糖コントロールについて解説する．

ストレスに応じて分泌されるカテコラミンや糖質コルチコイド，グルカゴン，成長ホルモンなどの糖新生を促すホルモンや IL-1β，IL-6，TNF-α などのサイトカインの過剰産生により，重症患者においては高血糖が惹起されることが以前から知られている．しかし，重症患者管理において血糖値をいかにコントロールすべきかについては不明瞭であった．

2001 年，Van den Berghe らは主に心臓血管外科手術，術後の ICU 症例を対象とした RCT で，血糖値を 80〜110 mg/dL を目標としたいわゆる強化インスリン療法（intensive insulin therapy；IIT）を行うことによって，重症患者の死亡率が有意に低下することを報告した（Leuven Ⅰ 研究）．さらに 2006 年，内科 ICU 症例を対象とした RCT では，対象症例全体では死亡率に有意差は認められなかったものの，3 日以上 ICU に滞在している症例のサブ解析では在院死亡率が有意に減少したことを報告した（Leuven Ⅱ 研究）．

しかし，脳卒中，心臓手術後，心不全などの特殊な病態を対象とした小規模 RCT では，IIT による死亡率の低下を認めたとする報告がある一方，IIT は死亡率を低下させないばかりか，IIT

【エビデンスレベル】
Ⅰ. 明白な結果をともなった大規模ランダム化比較試験；偽陽性 or 偽陰性の危険性が低い
Ⅱ. 明白な結果をともなわない小規模ランダム化比較試験；偽陽性 and/or 偽陰性の危険性が中-高
Ⅲ. 非ランダム化同時対照試験
Ⅳ. 非ランダム化過去症例比較試験
Ⅴ. 症例報告，非コントロール試験，専門家意見

【推奨グレード】
A. 少なくとも2つ以上のレベルⅠ研究により支持される
B. 1つのレベルⅠ研究により支持される
C. レベルⅡ研究のみにより支持される
D. 少なくとも2つ以上のレベルⅢ研究により支持される
E. レベルⅣあるいはレベルⅤ研究により支持される

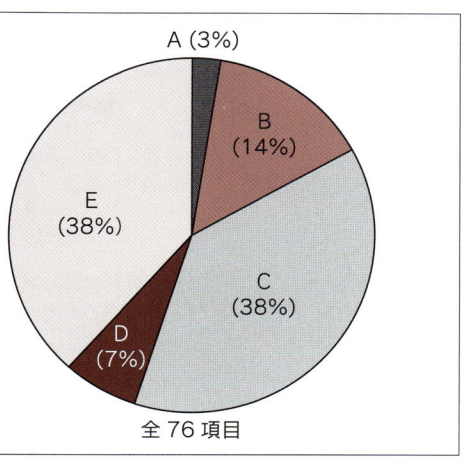

A (3%), B (14%), C (38%), D (7%), E (38%)　全76項目

図4-20　米国ガイドラインにおける各項目の推奨度

群において低血糖が高頻度に認められ危険であるといった報告も相次いだ．

現在では，外科ICU・内科ICUいずれにおいてもインスリン療法を行うならば，低血糖の危険性を考慮し150～180 mg/dL以下を目標とすることが世界の主流となっている．人工膵島などによる厳密な血糖管理が容易となったあかつきには，新たなガイドラインが作成されると予想される．

6 栄養管理ガイドラインの信頼性

これまで，重症患者に対する栄養管理について，米国，ヨーロッパおよびカナダの重症患者に対する栄養管理ガイドラインに基づいて解説してきた．しかし，これらのガイドラインは果たして絶対的なものであろうか？　どれほどの信頼性があるのであろうか？　これらの疑問に答えるために，2009年に発表された最も新しい米国ガイドライン[1]を例にとり，その信頼性について解説する．

まず，本ガイドラインで使用されたエビデンスレベルと推奨グレード基準を図4-20に示した．さらに本ガイドラインに取り上げられた全76項目の推奨グレード割合も同時に示した．

図4-20に示すとおり，エビデンスレベルの高いとされる大規模ランダム化試験の結果を踏まえて推奨されたグレードA，Bの推奨項目は全体のわずか17%にすぎない．一方，エビデンスとは認め難いとされている非ランダム化試験や症例報告，専門家の意見によって推奨されたグレードD，Eの推奨項目は全体の45％にも上っている．このことからもわかるように，国際的なガイドラインだからといってエビデンスレベルが必ずしも高いとはいえず，これらガイドラインを盲目的に信用すべきではない．

重症患者に対する栄養管理はガイドラインを理解したうえで，個々の症例にどう応用するかが一番重要なことであると十分認識すべきである．

重症救急患者といえども可能な限り早期から栄養管理を開始することが現時点での世界の潮流といえる．しかし，栄養管理の詳細については明解な回答がいまだ得られておらず，今後さらなる検討が必要と考える．

●参考文献

1) McClave SA, Martindale RG, Vanek VW, et al：Guidelines for the provision and assessment of nutrition support therapy in the adult critically ill patient：Society of Critical Care Medicine(SCCM) and American Society for Parenteral and Enteral Nutrition(A.S.P.E.N.). JPEN 33：277-316, 2009
2) Kreymann KG, Bergerb MM, Deutzc NEP, et al：ESPEN guidelines on enteral nutrition：intensive care. Clin Nutr 25：210-223, 2006
3) Singer P, Berger MM, Van den Berghe G, et al：ESPEN Guidelines on Parenteral Nutrition：Intensive care. Clin Nutr 28：387-400, 2009
4) Heyland DK, Dhaliwal R, Drover JW, et al：Canadian clinical practice guidelines for nutrition support in mechanically ventilated, critically ill adult pa-

表 4-48　臓器・部位で分類した感染症と特徴的な臨床症状・所見，検査，治療

感染臓器・部位	特徴的な臨床症状・所見	検査	抗菌薬治療以外の治療
頭頸部			
髄膜炎，脳炎	頭痛，けいれん，意識障害	腰椎穿刺，頭部 CT，頭部 MRI	ドレナージ，手術
副鼻腔炎	後鼻漏，鼻閉，副鼻腔の叩打痛	副鼻腔 X 線，副鼻腔 CT	
咽頭・扁桃周囲膿瘍，	咽喉頭痛・腫脹，嚥下痛	A 群溶連菌迅速テスト，頸部側面	切開排膿
喉頭蓋炎		軟線撮影，頸部 CT	
胸部			
肺炎，胸膜炎	咳嗽，呼吸困難，喀痰，肺雑音	胸部 X 線，胸部 CT	
心内膜炎	雑音，胸痛，動悸，呼吸困難	血液培養 3 セット　心エコー	手術
腹部			
腹腔内感染症（腹膜炎）	腹痛，腹膜刺激状	腹部 X 線，腹部エコー，腹部 CT	手術，ドレナージ
腸管内感染症	嘔気・嘔吐，腹痛，下痢，粘血便	入院 3 日までなら便培養，それ以降なら CD トキシン	
尿路感染症	尿意切迫，頻尿，排尿時痛	尿検査，尿培養，腹部 X 線，腹部造影 CT	ドレナージ
婦人科系感染症	下腹部痛，悪臭・異常帯下	内診，腹部 CT，腹部 MRI	
前立腺炎	排尿痛，会陰痛	直腸指診	
肛門周囲膿瘍	肛門周囲圧痛・腫脹	視診，直腸肛門指診	手術
体幹・四肢			
皮膚・軟部組織感染症	発赤，腫脹，疼痛	単純 X 線，CT，吸引針生検	手術，デブリドマン
関節炎	疼痛，熱感，腫脹	関節液穿刺，単純 X 線，CT，MRI	穿刺吸引，ドレナージ
骨髄炎，化膿性脊椎炎	疼痛，脊椎叩打痛	単純 X 線，CT，MRI	手術

CT：computed tomography, MRI：magnetic resonance imaging, CD：*Clostridium difficile*

tients. JPEN 27：355-373, 2003
5) 松田兼一，森口武史，針井則一，他：重症感染症・敗血症．日本臨床栄養学会（編）：臨床栄養医学．南山堂，p456-461, 2009
6) 松田兼一，森口武史，針井則一，他：市販されている経静脈栄養用・経腸栄養用製剤．平澤博之（編）：クリティカルケアにおける栄養管理．克誠堂出版，pp108-129, 2009

I 感染症

1 重症救急患者における感染症診療

　感染症診療は，救急・集中治療の日常診療においてきわめて重要な位置を占める．感染症診療の手順のポイントとしては，①感染巣の検索，②重症度の判定，③感染巣の管理，④病原微生物の想定と同定，⑤適切な抗菌薬の選択，⑥感染症以外の発熱の原因検索が挙げられる．

A 感染巣の検索

　感染巣を決定するためには，各臓器・部位ごとにチェックすべき病歴・身体所見・検査を整理しておく（**表 4-48**）．A の臓器には感染の疑いはない，B の臓器には感染があるというように分別できると，診断と治療への道筋が明らかとなる．

B 重症度の判定

　時に「血液検査で白血球数や CRP（C 反応性蛋白）値が上昇するほど感染症は重症である」という誤った判断をすることがある．確かに感染症が進行すると，白血球数が 1 万／mm^3 を超えることは多い．しかし，重症化がさらに進むと正常値あるいはそれより低下する場合がある．病態に基づいて検査結果を解釈することが重要である．

C 感染巣の管理

　感染部位を決定した後には適切な抗菌薬を使用するが，抗菌薬を投与すればすべての感染症が治癒するわけではない．膿瘍など抗菌薬の移行性の悪い部位に対しては，デブリドマン（debride-

表4-49 グラム染色の手順と鏡検の実際

グラム染色の手順
①検体をスライドグラスに薄く伸ばす.
②乾燥後,火炎中を2～3回通過させて固定.
③クリスタルバイオレットで1分染色し水洗い.
④ルゴール液を1分間浸し水洗い.
⑤アルコールを30秒浸し脱色.ただちに水洗いして風乾.
⑥サフラニン液で1分染色し水洗い.
⑦濾紙で水分を吸収,ドライヤーで乾燥.

鏡検の実際
①光学顕微鏡を用いて100倍で観察部位を絞る.
②スライドグラスにオイルを滴下後,1000倍で細菌を観察する.
③グラム陽性菌は濃紫色,グラム陰性菌は赤色に染まる.

表4-50 代表的な細菌のグラム染色性による分類

	グラム陽性	グラム陰性
球菌	ブドウ球菌,レンサ球菌,腸球菌	淋菌,髄膜炎菌,モラキセラ・カタラーリス
桿菌	ジフテリア菌,破傷風菌,ボツリヌス菌,リステリア	大腸菌,緑膿菌,肺炎桿菌,サルモネラ,インフルエンザ菌,セラチア,バクテロイデス,コレラ菌,アシネトバクター

表4-51 血液培養の手順

(1)消毒
- 採血前に採血部の皮膚を十分に消毒
- 培養ボトルの血液注入部を十分に消毒

(2)ペアボトル採用の厳守
- 好気性菌培養ボトル1本と嫌気性菌培養ボトル1本の計2本で1セットとする
- 1回(1セット分)の採血で20mLの血液を採取し,各ボトルに10mLずつ注入

(3)血液培養の回数
- 左右の静脈から1セットずつ(計2セット)時間を空けずに採取
- 心内膜炎を積極的に疑う場合は,3セット以上採取
- 初回抗菌薬投与前に血液培養を行う
- 持続的菌血症を疑ったら繰り返し行う

---

ment,デブリドマン,デブリードメントとも呼ばれる),ドレナージ(drainage),手術などを適切に組み合わせる必要がある.デブリドマンとは感染した組織や壊死部を外科的に切除し,創部を清浄化することである.感染・壊死組織は正常な肉芽組織の成長を妨げるので,デブリドマンは創傷外科治療の原則である.ドレナージとは体内の閉鎖腔に貯留した滲出液・膿・血液を誘導し排出することである.主な感染症と考慮すべき感染巣の管理法を**表4-48**に示す.

D 病原微生物の想定・同定

代表的な細菌検査法に塗抹検査と培養検査がある.塗抹検査とは喀痰・尿・便・膿・血液などの検体中に感染の起因菌がいるかどうかについて,検体を直接スライドガラスに塗り顕微鏡で観察する検査である.培養検査は検体中に感染源となる生菌がいるかどうかを調べる検査で,菌の発育に適した培地で培養する.

起因菌を考える際,まず最初に患者の年齢,感染巣,基礎疾患などの臨床情報から原因微生物を想定する.そして,塗抹検査の一種であるグラム染色を行うと,短時間でグラム陽性・陰性,球菌・桿菌の区別ができ,起因菌を絞り込むことができる(**表4-49,50**).さらにグラム染色で白血球の細菌貪食像が観察されれば,起因菌と決定できる.

発熱の原因精査をする場合,まず血液培養2セット以上,胸部X線写真,尿一般検査,尿培養を行う.血液培養の手順を**表4-51**に示す.血液培養で菌が検出されると,その菌が起因菌である場合が多い.しかし,皮膚常在菌による汚染(contamination)を区別するためには,最低2セットの血液培養を行う必要がある.血液培養を行うタイミングは発熱時に限るべきではない.悪寒戦慄がみられるとき,意識状態や代謝性アシドーシスが悪化したときなど,少しでも菌血症(bacteremia)を疑えば血液培養を施行する.

E 適切な抗菌薬の選択

感染巣がみつかり起因菌が推定されると,起因菌の確定前に用いる抗菌薬(empiric therapy)は自ずと決まる.菌が同定され感受性が判明した後は薬剤耐性菌の出現を防ぐため,広域抗菌薬から狭域抗菌薬に必ず変更する(de-escalation).抗菌薬の投与量に関しては,十分量を十分な期間使用するのが原則である.グラム陰性桿菌の薬剤感受性は地域や医療機関で大きく異なるため,培養結果を重視し感受性のある抗菌薬を選択する.

表4-52　感染症以外の発熱の原因

- 輸血後発熱（血小板輸血など）
- 薬剤熱（抗菌薬，フェニトインなど）
- 心筋梗塞
- 中枢性発熱（頭蓋内出血，脳梗塞，頭部外傷後など）
- 肺血栓塞栓症
- 脂肪塞栓
- 甲状腺クリーゼ
- 膵炎
- 痛風，偽痛風
- 手術後の発熱
- せん妄状態
- 薬物離脱状態（アルコール，覚醒剤，麻薬など）
- 無石性胆嚢炎
- 副腎不全
- 腫瘍崩壊症候群
- 悪性症候群（抗パーキンソン薬や向精神薬の増減時）
- 静脈血栓症
- Dressler症候群（心外膜傷害症候群）
- 痙攣後
- 急性呼吸促迫症候群（ARDS）の線維増殖期
- Mendelson症候群（胃液誤嚥による化学性肺炎）
- サイトカイン関連熱
- 非感染性肺臓炎
- その他

F 感染症以外の発熱の原因検索

発熱や白血球数・CRP値の上昇の原因は感染症に限らない．集中治療室における発熱の原因の半数は，非感染性ともいわれる．外科手術後3日以内の発熱は内因性発熱物質の影響によるもので，通常は感染性ではない．感染症以外の発熱の原因を表4-52に示す．

2 薬剤耐性菌感染症

近年，抗菌薬耐性菌の増加が問題となり，メチシリン耐性黄色ブドウ球菌，多剤耐性緑膿菌，バンコマイシン耐性腸球菌，βラクタマーゼ産生グラム陰性桿菌，多剤耐性アシネトバクターなどが注目されている．多くの重症患者は基礎疾患を有し，各種の侵襲的医療機器が用いられ，広域スペクトラムをもつ抗菌薬の使用頻度が高いことから，耐性菌が分離される頻度が高い．

A メチシリン耐性黄色ブドウ球菌（methicillin-resistant *Staphylococcus aureus*；MRSA）感染症

MRSAはβラクタム薬の作用部位であるペニシリン結合蛋白（PBP）の変異型蛋白であるPBP2'を産生し，多くのペニシリン系やセフェム系抗菌薬に耐性となった黄色ブドウ球菌である．MRSAは常在細菌で，主に医療従事者の手指を介して感染する．医療従事者の保菌率は3～20％といわれる．主な病型には敗血症をはじめ，呼吸器，中枢神経，尿路，皮膚・軟部組織，骨・関節，心・血管感染症がある．黄色ブドウ球菌全体における分離頻度は40～80％である．MRSAは健常人に対しての病原性は低いが，易感染状態にある重症救急患者では重篤化することが多い．抗菌薬の第一選択はバンコマイシンで，テイコプラニン，アルベカシン，リネゾリドも有効である．

感染症法により保健所に届出ることが義務付けられた感染症を表4-53に示す．感染力や罹患した場合の重篤性などに基づき，危険性が高い感染症から順に1～5類に分類されている．MRSAは，基幹定点医療機関（全国約500か所の病床数300以上の医療機関）が週単位（月～日）で届出する，5類感染症に指定されている．

B 多剤耐性緑膿菌（multidrug-resistant *Pseudomonas aeruginosa*；MDRP）

緑膿菌は自然界に広く分布するグラム陰性桿菌で，湿潤環境下で長期生存する．保菌者や患者の手指，医療器具，日常品を介した接触感染をする．小児病棟の風呂場にあるおもちゃを介して集団感染した事例もある．緑膿菌における分離頻度は1～5％である．緑膿菌が検出されたら必ず感受性試験を施行し，イミペネム，アミカシン，シプロフロキサシンの3剤に耐性であるとMDRPと診断される．感染症法の5類感染症に含まれる．国内に単剤で有効な抗菌薬はない．

3 真菌症

重症救急患者の多くは免疫低下状態にあるうえに，人工呼吸器による管理，血管内カテーテル・尿道カテーテル・胸腔ドレーンの長期留置，抗菌薬の投与が行われるため，真菌感染症の発生リス

表 4-53 感染症法上の感染症の分類

区分	疾病	区分	疾病
一類感染症	(1)エボラ出血熱 (2)クリミア・コンゴ出血熱 (3)痘そう (4)南米出血熱 (5)ペスト (6)マールブルグ病 (7)ラッサ熱	五類感染症	(60)アメーバ赤痢 (61)ウイルス性肝炎(E型肝炎およびA型肝炎を除く) (62)急性脳炎(ウエストナイル脳炎,西部ウマ脳炎,ダニ媒介脳炎,東部ウマ脳炎,日本脳炎,ベネズエラウマ脳炎およびリフトバレー熱を除く)
二類感染症	(8)急性灰白髄炎 (9)結核 (10)ジフテリア (11)重症急性呼吸器症候群(病原体がコロナウイルス属SARSコロナウイルスであるものに限る) (12)鳥インフルエンザ(H5N1)		(63)クリプトスポリジウム症 (64)クロイツフェルト・ヤコブ病 (65)劇症型溶血性レンサ球菌感染症 (66)後天性免疫不全症候群 (67)ジアルジア症 (68)髄膜炎菌性髄膜炎 (69)先天性風疹症候群 (70)梅毒 (71)破傷風 (72)バンコマイシン耐性黄色ブドウ球菌感染症 (73)バンコマイシン耐性腸球菌感染症 (74)風しん (75)麻しん
三類感染症	(13)コレラ (14)細菌性赤痢 (15)腸管出血性大腸菌感染症 (16)腸チフス (17)パラチフス		
四類感染症	(18)E型肝炎 (19)ウエストナイル熱(ウエストナイル脳炎を含む) (20)A型肝炎 (21)エキノコックス症 (22)黄熱 (23)オウム病 (24)オムスク出血熱 (25)回帰熱 (26)キャサヌル森林病 (27)Q熱 (28)狂犬病 (29)コクシジオイデス症 (30)サル痘 (31)腎症候性出血熱 (32)西部ウマ脳炎 (33)ダニ媒介脳炎 (34)炭疽 (35)チクングニア熱 (36)つつが虫病 (37)デング熱 (38)東部ウマ脳炎 (39)鳥インフルエンザ(H5N1を除く) (40)ニパウイルス感染症 (41)日本紅斑熱 (42)日本脳炎 (43)ハンタウイルス肺症候群 (44)Bウイルス病 (45)鼻疽 (46)ブルセラ症 (47)ベネズエラウマ脳炎 (48)ヘンドラウイルス感染症 (49)発しんチフス (50)ボツリヌス症 (51)マラリア (52)野兎病 (53)ライム病 (54)リッサウイルス感染症 (55)リフトバレー熱 (56)類鼻疽 (57)レジオネラ症 (58)レプトスピラ症 (59)ロッキー山紅斑熱		
		新型インフルエンザ等感染症	(102)新型インフルエンザ (103)再興型インフルエンザ
		定点把握(五類)	(76)RSウイルス感染症 (77)咽頭結膜熱 (78)A群溶血性レンサ球菌咽頭炎 (79)感染性胃腸炎 (80)水痘 (81)手足口病 (82)伝染性紅斑 (83)突発性発しん (84)百日咳 (85)ヘルパンギーナ (86)流行性耳下腺炎 (87)インフルエンザ(鳥インフルエンザおよび新型インフルエンザ等感染症を除く) (88)急性出血性結膜炎 (89)流行性角結膜炎 (90)性器クラミジア感染症 (91)性器ヘルペスウイルス感染症 (92)尖圭コンジローマ (93)淋菌感染症 (94)クラミジア肺炎(オウム病を除く) (95)細菌性髄膜炎 (96)ペニシリン耐性肺炎球菌感染症 (97)マイコプラズマ肺炎 (98)無菌性髄膜炎 (99)メチシリン耐性黄色ブドウ球菌感染症 (100)薬剤耐性アシネトバクター感染症 (101)薬剤耐性緑膿菌感染症
		定点把握(疑似症)	(104)摂氏38℃以上の発熱および呼吸器症状(明らかな外傷または器質的疾患に起因するものを除く.) (105)発熱および発しんまたは水疱(ただし,当該疑似症が二類感染症,三類感染症,四類感染症または五類感染症の患者の症状であることが明らかな場合を除く)

クは高い．これらのハイリスク患者において，感染症が疑われるものの抗菌薬には反応しない原因不明の発熱が持続する場合には，積極的に真菌症を疑う．

真菌培養は検出感度こそ低いものの，診断・抗菌薬選択をするうえで重要な検査である．血清診断にはカンジダ抗原・アスペルギルス抗原・β-Dグルカンがある．血清β-Dグルカン検査は臨床で汎用されるが，感度と特異度はともに70％程度にすぎない．救急領域の真菌症の8割以上はカンジダ属による．深在性真菌症の死亡率は40〜60％と高いため，真菌が検出されなくても抗真菌薬の投与を開始することがある．治療薬にはフルコナゾール，ミカファンギン，アムホテリシンBなどがある．カンジダ血症の10〜30％に真菌性眼内炎を合併し，眼底鏡で網脈絡膜の白色円形の病巣を認める．

4 特殊感染症

救急医学の領域では，破傷風とガス壊疽は特殊感染症として位置づけられてきた．

A 破傷風

破傷風(tetanus)は，破傷風菌(*Clostridium tetani*)により生じる．日本では1950年に年間1,915人が発症し，死亡率も81％であったが，予防接種の導入により，2000年以降の患者数は年間約50〜100人，死亡者数は年間数名に減少した．破傷風菌は偏性嫌気性菌のグラム陽性桿菌で，菌体の両端に円形の芽胞を有し太鼓ばち状の形を示す．栄養型の菌は消毒剤や熱で死滅するが，芽胞は乾燥，100℃の熱処理，薬剤，消毒薬にも耐え，広く土壌中に常在する．芽胞は創内の汚染した異物，壊死組織，混合感染のある嫌気的環境で発芽増殖し，破傷風毒素(テタノスパスミンなど)を産生する．テタノスパスミンは血行性に全身の筋へ運ばれ，運動神経終末から軸索内に取り込まれて脊髄前角細胞に達し，運動神経系の活動を亢進させ，骨格筋の強直性痙攣を引き起こす．この毒素は自律神経中枢にも作用する．

1 症状と経過

多くは外傷創からの感染が原因となる．臨床経過は4期に分類される．

(1) 第1期：潜伏期．通常3日〜3週間で，初期症状の開口障害(咬痙)が出現するまでの期間をいう．首筋の突っ張り，飲食物が呑み込みにくいなどの前駆症状が出現する．

(2) 第2期：onset timeと呼ばれ，開口障害から全身痙攣(後弓反張，後ろ向きに体がそる)出現までの期間で，通常1〜数日である．破傷風様顔貌(痙笑)，発語障害，嚥下障害，項部硬直がみられる．

(3) 第3期：痙攣持続期(1〜4週間)．意識は晴明で，軽度の音や光刺激で痙攣が誘発される．痙攣の持続により呼吸障害が生じる．重症例では血圧と脈拍の急激な変動を呈し，これを自律神経過剰反応(autonomic overactivity)という．

(4) 第4期：回復期と呼ばれ，痙攣が徐々に軽減する．

2 診断

特徴的な臨床症状(開口障害と痙攣)から診断する．創培養で破傷風菌が検出される頻度は低い(5〜30％)．破傷風は感染症法で5類・全数把握対象疾患に類型され，診断後7日以内の届出が義務づけられている．

3 治療

創を十分に開放して洗浄し，異物や壊死組織を除去する．破傷風トキソイドと抗破傷風ヒト免疫グロブリンを投与する．抗菌薬としてはペニシリンG大量療法を行う．痙攣には抗痙攣薬を使用する．呼吸障害が強い場合には，鎮静薬と筋弛緩薬を投与のうえ，気管挿管と人工呼吸を行う．

B ガス壊疽

軟部組織の重篤な感染症に対しては，組織内にガス像をともなう場合をガス壊疽(gas gangrene)，ガスを認めないものを壊死性筋膜炎(necrotizing fasciitis)と慣習的に呼んできた(図4-21)．しかし，ガス壊疽(狭義)は本来クロストリジウムによるガス産生性筋炎を指す用語であり，壊死性筋膜炎は病理学的な診断名である．このような混乱を避けるために，今日では壊死性軟部組織感染症(necrotizing soft tissue infections)と総称される．

1 クロストリジウム性ガス壊疽

クロストリジウムは土壌や動物の糞便に常在し，大部分は非病原性である．原因菌には *Clostridium perfringens* などがあり，通常は他の嫌気

図 4-21 壊死性軟部組織感染症と従来の分類
*劇症型A群溶連菌感染症，ビブリオ・バルニフィクス，アエロモナス属など

1) ガス壊疽（広義）（ガス像をともなう）
　a) クロストリジウム性ガス壊疽（狭義）
　b) 非クロストリジウム性ガス壊疽
2) 壊死性筋膜炎（通常ガス像をともなわない）
　a) 通常の壊死性筋膜炎
　b) 特殊な壊死性筋膜炎*

表 4-54 クロストリジウム性と非クロストリジウム性ガス壊疽の鑑別

	クロストリジウム性	非クロストリジウム性
原因	汚染創，異物の混入，不十分な創の処置	原因は不定（う歯，扁桃炎，虫垂炎，痔核，鶏眼）
基礎疾患	特になし	糖尿病，肝疾患，悪性腫瘍，ステロイド使用，免疫抑制
起炎菌	クロストリジウム属	大腸菌，バクテロイデス，嫌気性レンサ球菌など
局所症状 疼痛	初期に激痛，後に消失	軽度
色調	黒色，暗赤色	通常の発赤，浮腫
臭	特有の強烈な腐敗臭	通常の感染臭
膿	腐肉汁様，ドブの水様	膿様
X線・CT所見	皮下から筋肉内へのガス像	皮下に限局したガス像
進展	きわめて急速	緩徐
全身状態	急速に悪化	ゆっくりと悪化

性菌や好気性菌との混合感染を示す．発症には創内の汚染した異物，壊死組織，血行障害の存在が不可欠である．

a 症状と病態

多くは外傷後の下肢に発症する．クロストリジウムは発育が速く，多くの外毒素（ホスホリパーゼ，溶血毒素など）を産生する．潜伏期間は6時間から3日程度で，局所症状とともに全身の重篤感が強く，循環不全，呼吸不全，腎機能障害に陥ることが多い（表4-54）．

b 診断と治療

感染局所の膿汁，壊死組織のグラム染色を行い，鏡検で芽胞を有するグラム陽性桿菌を認めたら，クロストリジウムを疑う．感染創の広範な切開と開放，時には四肢の切断も考慮する．抗菌薬としてはペニシリンGの大量投与を行う．

2 非クロストリジウム性ガス壊疽

基礎疾患のある高齢者に発生することが多く，死亡率は30％以上である（表4-54）．発生部位は下肢，頸部に多いが，会陰部（Fournier壊疽），上肢，体幹にもみられる．クロストリジウム性ガス壊疽と同様に外科治療を行い，想定される菌に対して適切な抗菌薬を選択する．

3 壊死性筋膜炎

壊死性筋膜炎の病態，起因菌，臨床像，治療は非クロストリジウム性ガス壊疽と同様であるが，重篤で急激な経過をたどる劇症型A群溶連菌感染症「人食いバクテリア」もある（図4-21）．

5 infection control

infection controlは，感染制御，感染対策，感染予防と訳され，診断・治療よりも予防を重視する領域である．近年は infection prevention ともいわれる．重症救急患者の治療中には医療行為が原因となって感染症が発生することがある．その代表的なものとして，人工呼吸器関連肺炎，カテーテル関連血流感染症，カテーテル関連尿路感染症が含まれる．薬剤耐性菌が起因菌であることも多い．医療関連感染症の予防の基本は医療従事者の手指衛生と清潔操作である．

A 標準予防策と手指衛生

標準予防策（standard precautions）とは，医療従事者がいかなる患者の血液・体液・排泄物に触れる場合でも標準的に実施すべき対策のことで，手袋，マスク，ガウン，ゴーグルを着用し，医療従事者への感染，患者から患者への感染（交差感染）を防ぐことを目的とする．なかでも手指衛生は重要で，流水と石鹸による手洗い，アルコール式速乾性手指消毒剤によるもの，消毒剤と流水による手洗いの3種類がある．

一方，患者の体表面やベッド回りには患者由来の病原体が無数に存在する．これらの病原体は医

療従事者の手指を介して交差感染の原因となる．重症患者の診療を行う場合は，患者に接する前，患者に無菌的処置を行う前，体液曝露の可能性があった後，患者に接した後など，その都度適切な手指衛生の方法を選びつつ，何回も手指衛生を実行することが重要である．

B 人工呼吸器関連肺炎（ventilator associated pneumonia；VAP）

VAPは人工呼吸開始後48時間以降に発生した肺炎と定義される．VAPの原因は，①挿管チューブのカフ周辺から口腔内・咽頭内の微生物が気道内に流入する，②汚染された操作により呼吸器回路内へ微生物が混入するなどである．予防のためには，①医療従事者が手洗いと清潔操作を励行する，②患者を半臥位（30～45°頭部挙上）にする，③カフ上分泌物の吸引ができる挿管チューブを使用する，④定期的に口腔ケアを行うことが推奨される．

C カテーテル関連血流感染症

カテーテル関連血流感染症とは，血管内に留置したカテーテルが原因となった血流感染で，とりわけ中心静脈カテーテル関連血流感染症が重要である．発生機序としては，①カテーテル皮膚挿入部位の汚染，②カテーテル連結部の汚染，③汚染された輸液や薬物の投与などが挙げられる．起因菌は皮膚の常在菌が多い．予防には，①カテーテル挿入時の清潔操作，②大腿静脈からの挿入を避ける，③点滴・薬剤投与を行う際にはアクセス部位の消毒を行う，④挿入部の皮膚消毒にはクロルヘキシジンを用いるなどがある．

D カテーテル関連尿路感染症

膀胱内に留置したカテーテルが原因となった尿路感染症である．原因微生物は，尿道，直腸や腟に存在する菌による内因性の場合と，汚染された医療従事者の手指や医療器具を介した外因性の場合がある．予防には，①本当に必要なときのみ尿路カテーテル挿入を行う，②カテーテル挿入は無菌テクニックで行う，③尿の逆流を防ぐため尿バッグは患者の膀胱より低い位置に保つ，④尿バッグを床におかない，⑤必要がなくなれば直ちに抜去するなどがある．

●参考文献
1) 青木　眞：レジデントのための感染症診療マニュアル　第2版．医学書院，2008
2) 大野博司：感染症入門レクチャーノーツ．医学書院，2006
3) Gilbert DN, et al：The Sanford Guide to Antimicrobial Therapy 2012. Antimicrobial Therapy Inc, Sperryville, USA, 2012

J 敗血症

敗血症（sepsis）が，米国胸部疾患学会（American College of Chest Physicians；ACCP）と米国集中治療医学会（Society of Critical Care Medicine；SCCM）の合同会議で，感染症による全身性炎症反応症候群（systemic inflammatory response syndrome；SIRS）と定義されたのは1991年である．敗血症は，外傷や手術後などの全身性炎症の2次性侵害刺激（図4-22）としてSIRSを増悪させるばかりではなく，心不全や癌などの慢性疾患に合併し，SIRSを誘導する．敗血症は，わが国でも年間約5万人以上の死因であり，世界レベルでは脳卒中や癌を抜いた死亡者数である．

世界全体では年間2,000万～3,000万人が敗血症に罹患し，年間で約1,000万人以上の成人，約600万人の小児が敗血症により死亡している．先進国では高齢化，高度先端医療にともなう免疫機能低下，多剤耐性菌の出現など，一方，発展途上国では栄養失調，貧困，ワクチン不足，治療タイミングの遅れなどの問題により，敗血症罹患率と死亡者数が増加している．

敗血症は，病態が刻々と増悪するために急性期に緊急対応を必要とするため，30～60％の院内死亡率として施設差や地域差が生じやすい特徴がある．このような観点より，敗血症診療に携わる救急・集中治療の専門医などが世界規模で集結し，Global Sepsis Alliance（http://www.globalsepsis-alliance.com/world/）として，敗血症に関する5つの世界的到達点（global goals）（表4-55）と，2020年までに達成させる5つの目標（表4-56）を掲げた．2012年より，毎年9月13日を「世界敗血症デー（World Sepsis Day）」と設定し，敗血

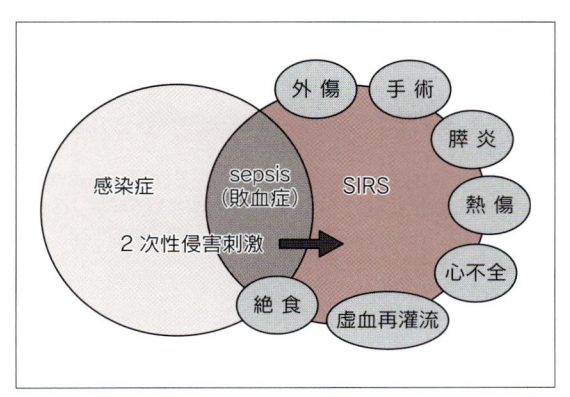

図4-22 全身性炎症反応症候群と敗血症
敗血症は,感染症による全身性炎症反応症候群(SIRS)である.外傷,手術,膵炎,熱傷,心肺蘇生後などの虚血再灌流,長期絶食などの非感染性SIRSに対して,感染症は2次性侵害刺激(2nd hit)として作用し,SIRSを重症化させやすい.SIRSの重症化により,意識障害,急性肺傷害,急性循環障害,急性腎傷害,血管内皮細胞障害,全身性浮腫などを合併し,播種性血管内凝固症候群として多臓器不全が深刻なものとなる.

表4-55 WSAの掲げる5つの世界的到達点(global goals)
1) 敗血症の政策課題化
2) 敗血症診療への関係者の動員
3) 敗血症診療ガイドラインの実施へのサポート
4) 敗血症発症率と敗血症死亡率の低下
5) 敗血症に対する適切な治療とリハビリテーション

表4-56 WSAの敗血症に対する5つの具体的目標
1) 感染症予防により発症率を20%以上減少させる
2) 早期発見と緊急治療により生存率を10%以上増加させる
3) 一般市民および診療従事者への敗血症への注意喚起を徹底する
4) リハビリテーションサービスとの連動を充実させる
5) 敗血症症例登録の国際化を推進する

症では少なくとも4時間以内に抗菌薬投与などの治療を開始することを重視している.毎年9月13日には公共の場で4時間キャンドルを点火し,敗血症についての疫学や診療についての知識を広く公開し,マスコミも動員し,国内外に敗血症の理解を広める活動が展開されている.

敗血症は,さまざまな基礎病態の免疫低下を基盤として,SIRSを誘導する.敗血症は緊急性と重症性の高い生体侵襲であり,急性相反応を進行させ,蛋白異化,脂肪異化,痩せとして生体のホメオスタシスを損なわせる.このような敗血症による多臓器不全の病態生理学的機序が,分子レベルで明らかとされてきている.

1 敗血症の定義と診断

敗血症は,SIRSを導く病態である.SIRSは,①呼吸数,②脈拍数,③体温,④白血球数の4つのクライテリアのうち,2つ以上に異常を認める場合に診断される.感染症は,さまざまな基礎疾患や外傷などの2次性侵害刺激として,多臓器不全を導く病態である(図4-22).感染症によりSIRSが導かれた場合,敗血症(sepsis)と定義する.

一方,これまで日本では,敗血症は血液中に菌が検出された場合に限定されて定義されていたが,これは菌血症であり,敗血症の一病態に過ぎない.敗血症は,菌やウイルスなどの病原体が受容体を介して新たに炎症性物質を産生させることにより進行する病態である.敗血症は,血液中に菌が検出される菌血症と,肺などの感染症による場合とを含む疾患概念である.また,敗血症により臓器不全を合併したものを「重症敗血症(severe sepsis)」,さらにショック(急性循環不全)を合併したものを「敗血症性ショック(septic shock)」と定義する.

敗血症に関する定義と診断は,現在,1989年にRoger C. Boneらが提唱したsepsis syndromeの概念,1992年のSociety of Critical Care Medicine(SCCM)/American College of Chest Physicians(ACCP)の合同カンファレンスのSIRS定義,さらに2003年に公表された国際学会の合同カンファレンス[1]の敗血症定義を基準とするのがよい.敗血症は世界レベルで,感染誘導型SIRS(infection-induced SIRS)として認識されており,SIRSの診断項目と,感染症を診断するための臨床徴候と検査値を参考として,敗血症が診断できる(表4-57).

表4-57 敗血症の診断指標

全身的指標
- 発熱（深部温＞38℃）
- 低体温（深部温＜36℃）
- 心拍数（＞90/分，または年齢の基準値よりも＞2SD：標準偏差）
- 頻呼吸（＞20回/分）
- 精神状態の変化
- 著明な浮腫または体液増加（24時間で＞20mL/kg）
- 高血糖（血糖値＞120mg/dL，ただし非糖尿病患者）

炎症反応の指標
- 白血球増多（WBC＞12,000/μL）
- 白血球減少（WBC＜4,000/μL）
- 幼若球＞10％
- CRP（＞基準値の2SD）
- プロカルシトニン（＞基準値の2SD）

循環動態の指標
- 低血圧（成人では収縮期血圧＜90mmHgもしくは平均血圧＜70mmHg，または収縮期血圧40mmHg以上の低下，小児では収縮期血圧の年齢基準値よりも2SD以上の低下）

臓器障害の指標
- 低酸素血症（PaO_2/FiO_2＜300）
- 尿量減少（尿量＜0.5mL/kg/時）
- 血中クレアチニン濃度上昇（＞0.5mg/dL）
- 凝固異常（PT-INR＞1.5またはAPTT＞60秒）
- イレウス（腸蠕動音の消失）
- 血小板減少（＜100,000/μL）
- 高ビリルビン血症（T-Bil＞4mg/dL）

臓器灌流の指標
- 高乳酸血症（＞2mmol/L）
- 毛細血管リフィリング時間の延長またはまだらな皮膚

表4-58 敗血症で産生される代表的な炎症性物質の特徴

NO（一酸化窒素）
誘導型NO合成酵素（iNOS）の転写段階からの過剰な産生により，NO産生量が高まる．
作用：①殺菌作用，②血管拡張による血流分布異常，③血管透過性亢進，④リンパ流抑制による浮腫，⑤細胞内情報伝達蛋白のニトロ化による細胞機能不全，⑥ミトコンドリア機能低下など．

プロスタグランジン
誘導型シクロオキシゲナーゼの転写段階からの過剰な産生により，プロスタグランジンの産生が高まる．作用：①血管拡張，②頻脈，③血管透過性亢進など．

ケモカイン
interleukin-8（IL-8），macrophage inflammatry protein 1α（MIP1α），macrophage chemotactic protein 1（MCP1）などの転写段階からの過剰な産生により，白血球遊走が肺などに高まる．

接着分子
intracellular adhesion molecule-1（ICAM-1；CD54），vascular cell adhesion molecule-1（VCAM-1；CD106）などの転写段階からの過剰な産生により，白血球接着が炎症局所に高まる．

凝固線溶関連因子
von Willebrand factor（vWF），組織因子（tissue factor；TF），plasminogen activator inhibitor 1（PAI-1）などが，血管内皮細胞などで転写段階からの過剰に産生される．vWFとTFの発現により炎症局所の血管内皮への血小板凝集が高まり，PAI-1により線溶が抑制され，線溶抑制型播種性血管内凝固症候群が誘導される．

2 敗血症の病態生理

A DANPs受容体シグナル

　Toll-like受容体（TLR）の解析が進み，敗血症を導く細胞内情報伝達の理解が進んだ．TLR，nucleotide oligomerisation domain（NOD）およびNOD containing leucine-rich repeats（NLR）などは，細菌の含有する病原体関連分子パターン（pathogen-associated molecular patterns；PAMPs）を認識する受容体である．敗血症病態を形成する炎症性物質は，PAMPsとそれらの受容体の細胞内情報伝達を介して，新たに産生される．

　さらに敗血症病態を進展させる受容体として，TNF受容体，interleukin受容体，C-typeレクチン受容体，receptor for advanced glycation end product（RAGE），protease activated receptor（PAR）などが関与する．これらの非病原体性リガンドは，Alerminと総称されており，AlerminとAlerminの受容体を介した細胞内情報伝達として，炎症が増幅される．PAMPsとAlerminsを総称して，damage-associated molecular patterns（DAMPs）と呼ぶ．

　DAMPsを感受する受容体は，その細胞においてnuclear factor-κB（NF-κB），activator protein-1（AP-1），CRE binding protein（CREB）/activating transcription factor（ATF），interferon regulatory factor（IRF），signal transducer and activator of transcription（STAT）などの転写因子を活性化させ，敗血症病態を形成する．これらの新たに産生された物質（**表4-58**）は，急性相反応蛋白として，炎症を形成する．

　このような敗血症の細胞内情報伝達に対して，著効する阻害薬はいまだに認められない．現在の敗血症治療は，抗菌薬の適正使用と免疫正常化を基盤として，急性相反応の軽減，輸液と利尿の管

理などの全身管理であり，早期医療介入が必要とされている．

B 多臓器不全の病態

肺，心房筋，腎臓，肝臓，消化管，血管などを構成する細胞の一部は，DAMPsを感受するDAMPs受容体を発現しており，ケモカインなどを産生し，免疫細胞を局所に誘導する能力をもつ．さらに，これらの細胞よりNOが過剰に産生され，殺菌に働く一方で，血管透過性を高め，リンパ流を抑制し，水分貯留を間質にもたらし，炎症局所に浮腫性変化をもたらす．肺では，これが酸素化低下の原因となり，ARDS(acute respiratory distress syndrome：急性呼吸促迫症候群)が誘導される．

このような敗血症の炎症は，さまざまな臓器機能を障害するばかりか，血管内皮機能を障害し，播種性血管内凝固症候群(disseminated intravascular coagulation；DIC)が進行する．敗血症の進行により血管内皮細胞には，転写因子NF-κB活性などによりvon Willebrand因子(vWF)，組織因子(tissue factor)，PAI-1(plasminogen activator inhibitor-1)の発現が高まる．vWFにより血小板の1次凝集が高まり，組織因子によりトロンビンが産生され，結果としてフィブリン産生が高まり，血小板が血管内皮細胞に2次凝集し，末梢血での血小板減少が認められるようになる．さらに，トロンビンはPARを介して，血小板凝集，血管内皮細胞の炎症，線維芽細胞の増幅に関与する．敗血症に合併するDICは，SIRS-associated coagulopathy(SIRS誘導型凝固異常)であり，PAI-1の発現により線溶が抑制されるため，線溶抑制型DICとなる．敗血症の急性期では血管内皮細胞などに付着した血栓は溶けにくく，FDP(フィブリン分解産物)やD-ダイマーが上昇しない傾向がある．

このような血小板の血管内皮への凝集は，肺(図4-23)や脾臓などのさまざまな臓器で認められる．血管内皮機能の低下により，血流の減少した臓器では，組織機能が損なわれ，多臓器不全が不可逆的となるため(図4-24)，血管内皮細胞傷害の進展を阻止することが敗血症治療において不可欠となる．

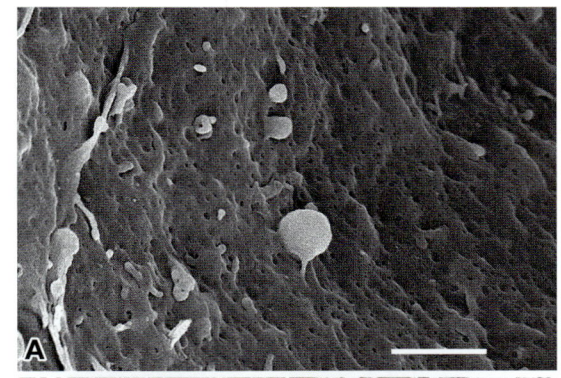

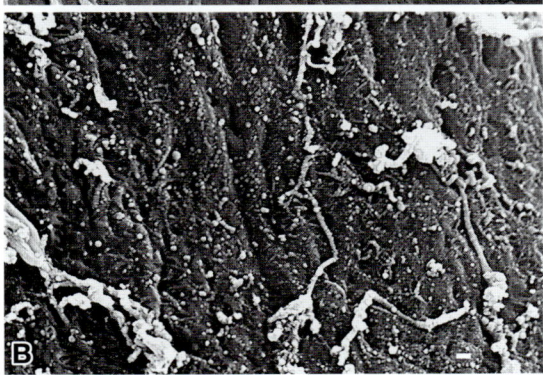

図4-23 敗血症における肺の毛細血管の走査型電子顕微鏡像
写真は，雄性BALB-Cマウスの盲腸結紮穿孔による敗血症時系列における肺毛細血管の走査型電子顕微鏡像である．(A)敗血症10時間，(B)敗血症24時間．敗血症の時系列に従い，直径2μm程度の血小板の血管内皮細胞への接着の増加が観察される．敗血症の進行により，血管内皮細胞は膨隆化し，さらに血小板や好中球などの血球とともにフィブリン塊が血管内皮細胞に沈着する．Bar：5μm．

3 治療

敗血症が疑われた場合の治療は，①ただちに初期蘇生を行うこと，②ただちに血液を細菌培養検査に提出すること，③ただちに抗菌薬を投与することの3つが基本であり，救命には緊急対応が必要である．

A 培養検体の採取

すべての症例において，抗菌薬投与開始前に，血液培養検体を2セットと，疑わしき部位の培養検体を採取し，細菌検査に提出する．原因が不明な場合は，CT検査を行い，巣部を認めた場合にはドレナージを考慮する．また，意識障害などに

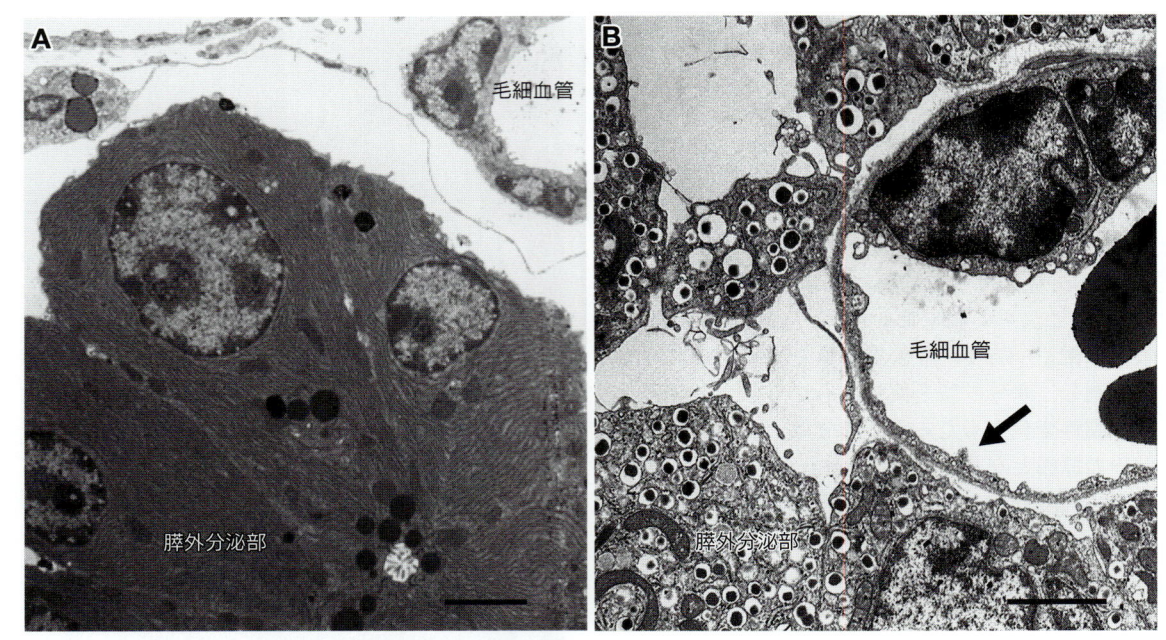

図4-24　膵組織および毛細血管の透過型電子顕微鏡像
写真は，正常BALB-Cマウス(A)と盲腸結紮穿孔による敗血症24時間のBALB-Cマウス(B)の膵外分泌部の透過型電子顕微鏡像である．敗血症の時系列に従い，膵外分泌部の分泌顆粒密度の減少と組織崩壊が観察される．毛細血管においても，血管内皮細胞の膨隆や基底膜からの脱落傾向(矢印)が観察される．血管内皮細胞の構造と機能の変化により，さまざまな組織における低灌流が生じ，多臓器不全は不可逆的となりやすい．このような膵臓に限らず，肺，腎臓，副腎，甲状腺などのさまざまな臓器で同様の変化が観察できる．Bar：2μm．

より髄膜炎を疑う場合には，髄液検査を行う．呼吸症状として肺炎を疑う場合には，喀痰や気管支肺胞洗浄液(bronchoalveolar lavage fluid；BALF)を回収し，細菌培養検査とする．中心静脈カテーテル関連菌血症を疑う場合には，血液培養のうち1セットはカテーテルから採取し，抜去したカテーテルの先端を細菌検査に提出する．このような細菌培養検査は，①感染症の診断，②抗菌薬の適正使用，この2つの目的のために重要となる．

B 抗菌薬の適正使用

敗血症が疑われる場合，培養検体をただちに提出し，1時間以内の抗菌薬投与が推奨される．抗菌薬の投与タイミングを検討した大規模臨床研究において，敗血症診断から抗菌薬投与までの時間が短いほど死亡率が低い傾向があり，診断後1時間以内の投与群で有意に死亡率が低いことが示されている．さらに，原因菌の検討では，メチシリン耐性黄色ブドウ球菌(MRSA)，アシネトバクター，肺炎球菌，カンジダ属による血液培養検査陽性の菌血症では，抗菌薬投与の遅れが死亡率の増加と関連することが示されている．

抗菌薬の使用においては，菌種と薬剤感受性が同定できていない場合には，原因菌を十分にカバーできるように広域抗菌薬を選択する．院内感染が疑われる場合は，MRSAと緑膿菌をカバーできるように，グラム陽性菌とグラム陰性菌に対応する2剤以上の抗菌薬を選択する．

細菌培養検査の結果に基づいて，抗菌薬スペクトラムを多剤・広域より，単剤・狭域に選択性を高める方法を，de-escalation(ディ・エスカレーション)と呼ぶ．これにより，長期にわたる広域スペクトルの抗菌薬の使用を制限し，薬剤耐性化を減少させる．抗菌薬中止の判断は，敗血症の改善，バイタルサインの安定化，臓器機能の改善，免疫の改善などを考慮した総合判断が必要となる．抗菌薬中止の前提として，炎症を含めた急性相反応の落着が不可欠であり，敗血症管理における腸管虚血などの非感染性SIRSの合併を阻止する必要がある．

```
平均血圧＜65 mmHg
血中乳酸値上昇，代謝性アシドーシスの進行

酸素投与，非侵襲的人工呼吸・人工呼吸の導入の検討
輸液療法：晶質液≧2L/時，5％アルブミン液≧1L/時
　　　　輸液ボーラス投与の検討
血液培養検査2検体以上の採取と提出
抗菌薬の1時間以内の投与

心エコー評価
中心静脈カテーテル挿入
```

```
中心静脈圧≧8mmHg ──NO──→ 輸液療法継続
       │YES
       ↓
平均動脈圧≧65mmHg ──NO──→ ノルアドレナリン
       │YES                あるいは
       ↓                    バゾプレシン併用
尿量≧0.5mL/kg/時      Hb＜7g/dL
乳酸クリアランスの評価    │YES    │NO
ScvO₂＞70%            赤血球輸血  血液浄化法の検討
       │YES                      (renal indication)
       ↓                              │NO
目標達成               ←─YES─ 尿量≧0.5mL/kg/時
代謝性アシドーシスの改善
血中乳酸値の正常化
```

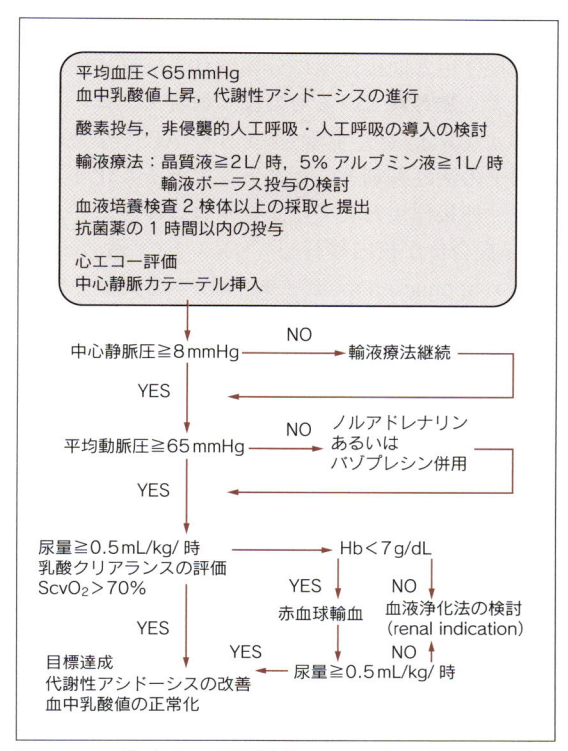

図4-25 敗血症の初期蘇生のアルゴリズムの1例

C 初期蘇生

　敗血症の初期蘇生は，診断と並行して，速やかに行われることが原則である．敗血症の初期蘇生のアルゴリズムの1例を，図4-25に示した．敗血症の初期蘇生の目標は，組織代謝失調の改善であり，具体的内容は，①代謝性アシドーシスの進行の抑制，②乳酸アシドーシス進行の抑制（乳酸クリアランス），③利尿の維持にある．このために，血圧は連続測定が望ましく，観血的動脈圧測定を行い，さらに動脈血ガス分析を時系列で行い，代謝性アシドーシスの進行が抑制されていること，血中乳酸値が改善していることを確認する．利尿薬を使用せずに，6時間以上にわたり0.5mL/kg/時以上の利尿が得られない場合は，持続濾過透析などの血液浄化法の併用を考慮する．

　特に，急性循環不全を併発した敗血症性ショックでは緊急性が高く，early goal-directed therapy（EGDT）[2]に準じた緊急蘇生が行われる．輸液量2L/時以上の晶質液を中心とした輸液療法により，ただちに中心静脈圧8〜12mmHg，平均血圧＞65 mmHgの目標を達成し，尿量＞0.5mL/kg/時，中心静脈血酸素飽和度＞70％が達成されるかどうかを評価する．さらに，エコーなどにより心機能，心前負荷，弁機能を評価することで，輸液管理を適正化する．

　一方，このような敗血症性ショックでは，カテコラミンを併用する場合が多い．敗血症初期の特徴となる温暖なwarm shockでは，血管作動薬としてノルアドレナリン（$0.05\mu g/kg/$分〜）を持続投与で用いる．さらに，敗血症性ショックではサイトカインやNOの影響により心収縮性低下が進行するが，アドレナリンβ_1受容体を介した心室筋細胞内情報伝達が障害されるため，ドブタミンなどのアドレナリンβ受容体作動薬の心収縮性改善の効果は乏しく，β受容体刺激により心房細動などの不整脈が増加する．心機能が低下した敗血症では，β受容体作動薬ではなく，ホスホジエステラーゼⅢ阻害薬やカルシウム感受性増強薬の有効性と効果性が検討されている．

D 乳酸クリアランス

　敗血症治療における時系列診断おいて，乳酸クリアランスを重視する．敗血症や虚血の進行により，嫌気性代謝が持続すると血中乳酸値が上昇してくる．敗血症性ショックや重症敗血症では，6時間の乳酸クリアランス〔（初回血中乳酸値−6時間後血中乳酸値）／初回血中乳酸値×100〕（％）が30％以上，2時間の乳酸クリアランス〔（初回血中乳酸値−2時間後血中乳酸値）／初回血中乳酸値×100〕であれば10％以上が，治療効果として期待される．血中乳酸値は時系列で評価する必要があり，敗血症初期蘇生の治療効果判定として，乳酸クリアランスを評価する．

E 敗血症補助療法

1 鎮痛・鎮静・せん妄管理

　敗血症による急性相反応を軽減するために，適切な鎮痛と鎮静を行い，せん妄の対策を行う．急性相反応の管理に準じる．

2 呼吸管理の適正化

　敗血症では，ARDSを合併しやすく，肺酸素化能が低下しやすい．肺血管透過性が亢進した肺では，末梢気道と肺胞の拡張性が低下するため，酸素投与のみでは酸素化が得られにくい．この補

助療法として，BiPAP(biphasic positive pressure ventilation)を用いた非侵襲的人工呼吸管理や，人工管理が施行される．人工呼吸管理においては，まず，PEEP(positive end-expiratory pressure)を用いて肺酸素化改善を行い，換気においては，①1回換気量6mL/kg(予測標準体重)のlow tidal ventilation，②最大吸気圧≦30cmH$_2$Oによる肺保護換気を基盤とする．PaO$_2$/FiO$_2$≦100の重症ARDSでは，①換気・血流比の改善，②下葉背側に沈下しやすい喀痰などの肺内分泌物の体位ドレナージを目的として，腹臥位を考慮する．

3 ● 早期経腸栄養と血糖コントロール

重症患者の管理に共通する管理として，栄養管理が重要となる．経腸栄養を早期より施行し，中心静脈栄養は7日以上にわたり低栄養が持続し，腸管栄養が行えない場合に限定する．これにより，①非感染性SIRSの回避，②腸管免疫の維持，③腸管虚血の回避，④一般病棟管理への早期移行を目標とする．

このような経腸栄養は，24時間以内の早期経腸栄養を目標とし，3日間をかけて25kcal/kg/日の投与目標カロリーに近づける．敗血症病態においては，急性相反応として蛋白異化が亢進するため，アミノ酸投与量≧1.2～1.5g/kg体重を目標としてアミノ酸投与を行う．脂質は，総投与カロリーの20%レベルとする．炎症活性が強い場合には高血糖となりやすく，血糖コントロールが必要となる．高血糖を認める敗血症患者に対しては，血糖値≦180mg/dLを目標として，速効型インスリンの経静脈的持続投与を行う．

4 ● 糖質ステロイドの厳格使用

糖質ステロイドは，抗炎症症をもつため，敗血症治療薬として期待されていた．この糖質ステロイドの歴史は，コルチコステロイドの同定に始まる．糖質ステロイドは1936年にMasonらが副腎皮質組織からコルチゾール(cortisol)の前駆物質であるコルチゾン(cortisone)を抽出したことに始まる．1949年から1950年にかけてHenchらは関節リウマチにコルチゾンが劇的な改善効果を示すことを報告した．後にこれらは，鉱質ステロイド作用の少ないプレドニゾロン(prednisolone)，メチルプレドニゾロン(methylprednisolone)の薬剤開発に受け継がれ，敗血症やSIRSの炎症抑制に期待された．

これら糖質ステロイドの抗炎症性作用は，大きく直接作用と間接作用に分類される．直接作用としてよく知られているものは，糖質ステロイド受容体α(GRα)を介するNFκBやAP-1などの転写因子の活性抑制と，ヒストンアセチル化作用である．間接作用としては，グルココルチコイド・GRα複合体が核内移行し，DNA上のglucocorticoid response elementと結合し，抗炎症性分子であるlipocortin-1, MAPK phosphatase 1, inhibitory-κB, IL-1 receptor antagonistなどの転写を亢進させ，抗炎症効果をもたらす．しかし，敗血症初期段階では，急性相反応として内因性にコルチゾールの分泌が高まっており，臨床研究でもメチルプレドニゾロンなどの大量投与療法は，むしろ感染増悪に働くものとして推奨されていない．

敗血症においては，初期輸液と循環作動薬に反応しない成人敗血症性ショックに限定されており，投与量300mg/日以下のヒドロコルチゾン(hydrocortisone)によるステロイドカバーとして，ステロイド少量投与が推奨されている．

5 ● DICの診断と治療

敗血症病態で進行する血管内皮細胞傷害と血小板凝集(図4-24)に対して，急性期DIC診断基準を用いて，線溶抑制型DICの治療を開始する．アンチトロンビンⅢやリコンビナントトロンボモジュリンの補充療法を行う．

6 ● 腎機能管理

敗血症管理において，EGDTによる初期蘇生により利尿薬を使用せず尿量≧0.5mL/kg/時を目標とすることが大切だが，糸球体濾過が期待できない患者では炎症の進行が急激となる．重症敗血症，あるいは敗血症性ショックにおいて，6時間にわたり利尿が維持できない場合には，患者・家族への説明により急性血液浄化を併用する場合がある．

このような敗血症における血液浄化法は，①代用腎としてのrenal indication，②サイトカイン除去目的のnon-renal indication(NRI)の2つに目的を分けて考える．NRIでは6L/時以上の持続濾過と，ポリメタクリル酸メチル樹脂(PMMA)膜などのサイトカイン吸着膜を使用するのが実践的である．また，敗血症性ショックなどのエンドトキシン吸着療法として，ポリミキシンB吸着

カラム（PMX-DHP）を用いる場合がある．

さらに，循環動態が不安定な場合や炎症強度の強い場合には，体液・代謝管理を行いやすくするために，IRRT（間歇的腎代替療法，intermittent renal replacement therapy）ではなく，CRRT（持続的腎代替療法，continuous renal replacement therapy）やSLED（sustained low-efficiency daily dialysis）が選択される．

7 ● 静注用免疫グロブリン

静注用免疫グロブリン（IVIG）には，細菌や毒素，ウイルス，サイトカインに対する特異抗体が含まれている．IVIGは，これらの抗原と結合することにより，①オプソニン効果や補体の活性化，②毒素・ウイルスの中和，③炎症性サイトカイン抑制作用，④病原微生物の細胞壁への直接作用などを示し，感染症の補助療法として用いることができる．重症感染症，敗血症，敗血症性ショック，低ガンマグロブリン血症に対して，必要であれば早期より，総投与量を0.2g/kg以上として，3日間以上の投与期間として用いる．

F 敗血症の診断と治療のバンドル

敗血症では，上述のように早期診断と早期治療が重視され，診断と治療を同時に行う．このような敗血症の診断と治療は，1つひとつの治療を区分けして行うのではない．急性相反応に対する対応を含めて，①SIRS診断の時系列評価，②培養検体提出による感染源と病原体の同定，③1時間以内の抗菌薬投与，④EGDTに準じた初期蘇生の施行，⑤乳酸クリアランスの評価，⑥適切な鎮痛と鎮静，⑦呼吸管理の適正化，⑧呼吸管理の適正化，⑨早期経腸栄養，⑩血糖コントロール，⑪ステロイドの厳格使用，⑫DICの診断と治療，⑬尿量≧0.5mL/kg/時の維持，⑭IVIGの適応評価などの，上述した治療を束（バンドル）として管理し，治療効果を評価する必要がある．敗血症は，患者の基本バイタルに急激な変化をもたらし，ショックや多臓器不全に進展するために，治療には緊急性が必要となる．治療に盲点がないように，バンドルを用いて治療する．

● 参考文献

1) Levy MM, Fink MP, Marshall JC, et al：2001 SCCM/ESICM/ACCP/ATS/SIS International Sepsis Definitions Conference. Crit Care Med 31：1250-1256, 2003
2) Rivers EP, Nguyen B, Havstad S, et al：Early goal-directed therapy in the treatment of severe sepsis and septic shock. N Engl J Med 345：1368-1377, 2001
3) Dellinger RP, Levy MM, Carlet JM, et al：Surviving Sepsis Campaign：international guidelines for management of severe sepsis and septic shock：2008. Crit Care Med 36：296-327, 2008

K 脳死

従来，一般臨床医学の現場では，呼吸の停止，脈拍の不触知，瞳孔散大の三徴候をもって，ヒトの死を診断していた．しかし，人工呼吸器や体外補助循環装置が用いられる重症救急・集中治療領域では，脳幹機能が廃絶して呼吸中枢機能停止により自発呼吸が停止した場合でも，人工的にヒトの呼吸を管理することができるようになった．心臓はその自動性によって動くので，人工呼吸器で呼吸を維持すれば，脳機能が廃絶していても，呼吸と循環は一定期間維持し得る事態が生まれた．これが脳死である．

ヒトの死とは，生命現象が時間経過を経て停止していく一連の過程であり，どの時点をもって死と判定するかについては，医学の進歩に応じるとともに，一般の人々にも了解することができる適切な基準が必要である．日本救急医学会は「脳死は人の死であり，それは社会的，倫理的問題とは無関係に医学的な事象である」と提言している．脳死の判断は，不幸にも脳死状態に陥った患者さんに対する医学的な診断であるが，同時に脳死下での臓器摘出に基づいた移植医療に深く関わっている．

1 定義

脳死とは，脳がその機能を不可逆的に喪失した状態である．大脳，小脳，脳幹を含む全脳が不可逆的に機能を停止した状態が全脳死（図4-26a）で，日本を含む多くの国が全脳死を脳死とする立場をとっている．一方，従来の生命徴候の主体で

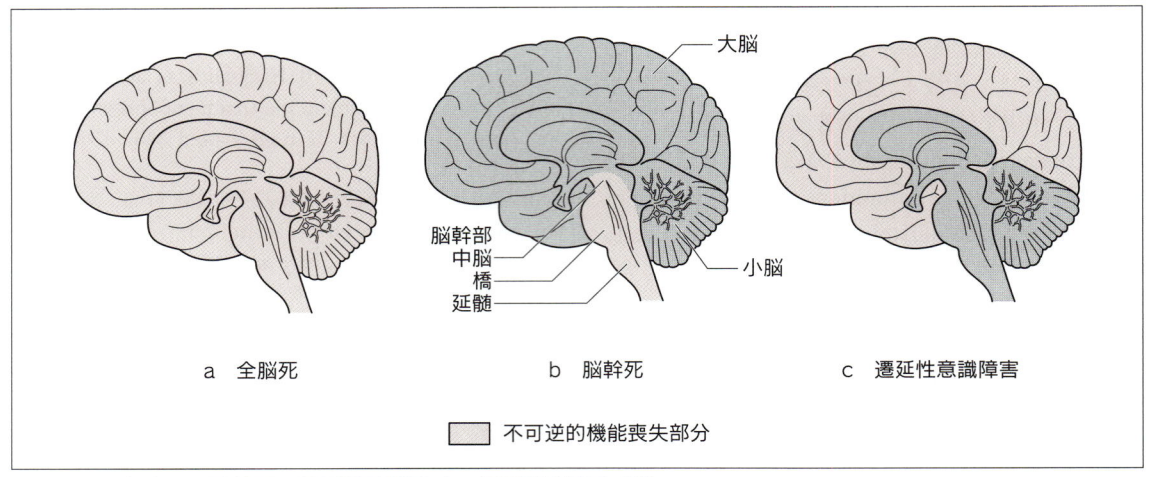

図 4-26　全脳死，脳幹死，遷延性意識障害の不可逆的障害部位

あった自発呼吸，脈拍触知，瞳孔反応はいずれも脳幹機能が維持されることで観察される所見なので，脳幹の不可逆的な機能停止をもって脳死とする脳幹死（図4-26b）の概念もあり，イギリスなどヨーロッパの一部の国で受け入れられている．反対に脳幹機能が保たれているにもかかわらず，大脳や間脳が広範に機能停止した状態（図4-26c）は，摂食，発語，自力運動，追視などが障害された遷延性意識障害を呈するが，脳死とは全く異なる病態である．

2 法的脳死の歴史

わが国で最初に脳死を定義した臓器移植法は，1997年に施行された．同法の中で脳死判定基準として用いられたのは，1985年に刊行され1991年に改訂された，いわゆる竹内基準である．2年後の1999年には，同基準の適用を正確・円滑に実施する目的で，脳死判定手順に関するマニュアル（「法的脳死判定マニュアル」）も刊行されている．

一方，1985年の竹内基準で対象から除外された6歳未満の小児に対して，当時の厚生省は，同様の基準を適用しうるかを検討して，「小児における脳死判定基準に関する研究班」を発足させ，2000年に小児の脳死判定基準が刊行された．同基準の基本的考え方は竹内基準と同じであるが，CT検査による画像検査が必須であること，「年齢による除外」を修正齢12週未満としたこと，体温・血圧・瞳孔所見などをより具体的に記載するとともに，判定間隔を竹内基準の6時間から24時間以上とするなどいくつかの変更が含まれていた．

上記2つの基準を踏まえて，2009年7月に「臓器の移植に関する法律の一部を改正する法律（いわゆる，改正臓器移植法）」が公布され，2010年7月17日から，本人の臓器提供に関する生前意思が存在しなくても，家族の承諾があれば脳死下臓器提供が可能になった．それにともなって，15歳未満の小児を対象とした法的脳死判定も行われるようになり，その対象となる施設や判定医に関する新たな取り決めがなされた．

3 "脳死とされうる状態"の判断

脳が不可逆的にその機能を喪失し，人工的に呼吸や循環が維持されていても，数日から数週間の経過で心停止に至ることが明らかな状態が，医学的な脳死状態である．不可逆的な器質的脳障害の原因には頭部外傷，脳血管障害などの一次性脳損傷と，蘇生後脳症に代表される二次性脳損傷がある．いずれの状態でも，脳死下臓器提供を前提とした法律に基づく脳死判定は，改正臓器移植法と法律施行規則並びに法律の運用に関する指針に基づいて日本臓器移植ネットワークのコーディネーターなどの関与を得て実施される．

下記の前提条件を満たし，除外条件に当てはま

らないことが確認されたうえで，①深昏睡，②瞳孔が固定し両側とも4mm以上，③脳幹反射消失，④平坦脳波の4項目すべてが確認された状態を，脳死とされうる状態と判断する．

前提条件
①器質的脳障害により，深昏睡および無呼吸を呈している症例であること
②脳死になり得る原疾患がCTなどの画像診断により確実に診断されていること
③②で診断された原疾患に対して，現在行いうるすべての適切な治療手段を行っても，回復の可能性が全くないと判断される症例であること

除外条件
①生後12週未満の者
②急性薬物中毒により深昏睡，自発呼吸消失の状態にあると認められる者
③直腸温32℃未満（6歳未満では35℃未満）の状態にある者
④代謝・内分泌障害により深昏睡，自発呼吸消失の状態にあると認められる者

　脳死とされうる状態の患者が発生した場合，その担当医は，家族などが脳死という状態をどのように理解しているかを十分に考慮したうえで，臓器提供の機会があること（オプション提示）と，臓器提供の承諾や手続きには担当医師以外の移植コーディネーターなどが関わることについて説明する．ただし，その説明は強要されるものではない．

4 法的脳死判定

A 判定医と施設

　法的脳死判定は，脳神経外科医，神経内科医，救急医，麻酔・蘇生科・集中治療医または小児科医であって，それぞれの学会の専門医または認定医の資格をもち，かつ脳死判定に関して豊富な経験を有して，しかも移植に関わらない医師が2名以上で行うことになっている．また脳死下臓器提供は，以下の①〜③のすべてを満たす施設に限定されており，各施設では脳死判定を行う医師についてあらかじめ倫理委員会などの委員会で選定を行うとともに，選定された医師の氏名，診療科目，専門医などの資格，経験年数などについて，その情報開示を求められた場合には提示できるようにしておくことが必要である．

①臓器摘出の場を提供するなどのために必要な体制が確保されており，当該施設全体について，脳死した者の身体からの臓器摘出を行うことに関して合意が得られていること．なお，その際，施設内の倫理委員会などの委員会で臓器提供に関して承認が行われていること．
②適正な脳死判定を行う体制があること．
③救急医療などの関連分野において，高度の医療を行う次のいずれかの施設であること．すなわち，大学附属病院，日本救急医学会の指導医指定施設，日本脳神経外科学会の基幹施設または研修施設，救命救急センターとして認定された施設，日本小児総合医療施設協議会の会員施設．

B 判定前の確認事項

　改正臓器移植法では，従来必要であった本人の臓器提供に関する生前意思を必ずしも必要とせずに，脳死判定を行うことができるようになったが，以下の項目を確認しておかなければならない．
①意思表示カードなど，脳死の判定に従い，かつ臓器を提供する意思を示している本人の書面（存在する場合）
②法的脳死判定対象者が18歳未満である場合は，虐待の疑いがないこと
③知的障害などの臓器提供に関する有効な意思表示が困難となる障害を有する者でないこと
④臓器を提供しない意思，および脳死判定に従わない意思がないこと
⑤脳死判定承諾書（家族がいない場合を除く）
⑥臓器摘出承諾書（家族がいない場合を除く）
⑦小児においては，年齢が生後12週以上（在胎週数が40週未満であった者にあっては，出産予定日から起算して12週以上）

C 前提条件と除外項目

　"脳死とされうる状態"の判断を行う場合と同様の3項目，すなわち①器質的脳障害により深昏睡および無呼吸を呈している症例，②原疾患が確実に診断されている症例，③現在行いうるすべての適切な治療をもってしても回復の可能性が全くないと判断される症例，であることが法的脳死判定の前提条件である．

また改正臓器移植法に基づく法的脳死判定から除外される例として，具体的に以下の5項目が定められている．

1 ● 脳死と類似した状態になりうる症例
(ア) 急性薬物中毒：周囲からの聴き取り，経過，臨床所見などで薬物中毒により深昏睡，および無呼吸を生じたと疑われる場合は脳死判定から除外する．可能ならば，薬物の血中濃度の測定を行い判断する．ただし，薬物の半減期の個人差は大きいことを考慮する．

(イ) 代謝・内分泌障害：肝性昏睡，糖尿病昏睡，尿毒症性脳症，その他の代謝・内分泌障害で昏睡を呈している場合は判定から除外する．

2 ● 知的障害者等の臓器提供に関する有効な意思表示が困難となる障害を有する者

3 ● 被虐待児，または虐待が疑われる18歳未満の児童

4 ● 年齢不相応の収縮期血圧
(ア) 1歳未満　　＜65 mmHg
(イ) 1歳以上13歳未満＜(年齢×2)＋65 mmHg
(ウ) 13歳以上　＜90 mmHg

5 ● 低体温（直腸温，食道温などの深部温）
(ア) 6歳未満　　＜35℃
(イ) 6歳以上　　＜32℃

脳死判定時に，これら除外項目に定められた深部体温，収縮期血圧の値に一致しないことを実測して確認し，さらに心拍，心電図などを確認して重篤な不整脈がないことを確かめる．

D 判定項目

1 ● 深昏睡の確認
JCS 300，GCS 3が必須条件である．意識判定のための痛み刺激は，顔面（三叉神経領域）に与える．痛み刺激時にみられる脊髄反射や，無呼吸テスト時にみられることがある上肢や体幹の動き（ラザロ徴候）は，自発運動ではないので注意する．

2 ● 瞳孔散大，固定の確認
室内の通常の明るさの下で測定し，左右ともに瞳孔径が4 mm以上で刺激に対して反応がないことを確認する．

3 ● 脳幹反射の消失
脳幹機能が消失していることを，中脳から延髄に至る7つの反射弓を用いて判断する．すべての反射はベッドサイドで観察することができる．

a 対光反射
一側の瞳孔に光を当てた際に，同側（直接対光反射），対側（間接対光反射）両方の瞳孔が縮瞳するのが正常であり，中脳機能を反映している．脳死判定では両側の直接・間接反射の消失を確認する．

b 角膜反射
三叉神経の知覚入力に対して顔面神経の運動出力が生じる反射弓で，中脳から橋の機能を反映する．両側とも角膜刺激により瞬目がみられない場合に角膜反射消失と判断する．

c 毛様脊髄反射
顔面の疼痛刺激に対して両側の瞳孔が散大する反射で，入力は角膜反射と同じ三叉神経だが，疼痛刺激は三叉神経脊髄路核に入るので，主知覚核を中継路とする角膜反射弓より下位脳幹の機能を反映する．両側とも疼痛刺激による瞳孔散大がみられないときのみ，毛様脊髄反射なしと判断する．

d 眼球頭反射
眼瞼を挙上して開眼状態とし，頭部を正中位から急速に回転したとき，眼球が頭部とは反対の方向に偏位する反射で，主な入力路は前庭神経である．内側縦束を介して動眼神経，滑車神経，外転神経が出力となり，橋延髄移行部背側から上部脳正中部の機能を反映した反射である．左右それぞれの方向に頭部を回転したときに，両側眼球が固定しており，逆方向への偏位がみられないときに，反射なしと判断する．

e 前庭反射
1側の検査に氷水50 mLを用いて行う．耳鏡を用いて，施行前に外耳道の異物や，鼓膜損傷がないことを確認するが，鼓膜損傷を認める場合は氷温の滅菌生理食塩水を用いれば実施することができる．入力路は前庭神経で，出力系は動眼神経，滑車神経，外転神経なので反射弓は眼球頭反射に類似している．通常の耳鼻科領域で行われるカロリック・テストでは20℃の冷水が用いられるが，脳死判定は0℃の氷水刺激で行われるので注意が必要である．両側の外耳道へそれぞれ氷水注入を行っても，眼球偏位がみられないときに前庭反射なしとする．

f　咽頭反射

舌咽神経，迷走神経を入力路として三叉神経，迷走神経，副神経，舌咽神経を出力路とする反射で，咽頭後壁への刺激で誘発される嘔吐反応を観察する．左右差はなく，咽頭後壁を繰り返して刺激しても，咽頭筋の収縮がみられない場合を咽頭反射なしとする．

g　咳反射

気管チューブ内に挿入した十分に長い吸引用カテーテルを用いて，気管・気管支粘膜を刺激した際に咳が誘発されるかどうかを観察する．咽頭反射と同様に，繰り返しの刺激に対して，咳がみられないときに消失とする．

4 ● 脳波活動の消失

脳波検査でいわゆる平坦脳波(electrocerebral inactivity；ECI)を確認する．意識障害の脳波分類では Hockaday らの Vb に相当するが，記録はアーチファクト対策が施された個室で測定されることが望ましく，少なくとも4誘導の同時記録を単極および双極導出で，全体として30分以上連続記録する．電極間距離は7cm以上（乳児では5cm以上）とし，標準感度の $10\,\mu V/mm$ に加えて，$2.5\,\mu V/mm$ 以上の高感度記録でも脳波活動がみられないことを確認する．

5 ● 自発呼吸消失の確認（無呼吸テスト）

人工呼吸器による換気条件をあらかじめ $PaCO_2$ 35〜45mmHg とした状態から，人工呼吸器をはずして，6L/分の100%酸素を気管内に流し，$PaCO_2$ が60mmHg以上になっても自発呼吸が再開しなければ，自発呼吸は消失していると判断することができる．ただし，$PaCO_2$ は80mmHgを超えないことが望ましいとされており，このテストは血圧，心電図，経皮酸素飽和度のモニター下に実施する．テスト中に酸素化能低下や，脳死判定の除外項目で定められた血圧を維持できずにテスト継続が危険と判断した場合は，判定を中止する．本テストは脳幹反射の観察や脳波検査と異なり，侵襲的であるので，その他の条件がすべて脳死状態の場合に限って，最後に実施すべきである．

6 ● 判定間隔

第1回目の脳死判定が終了した時点から，6歳以上では6時間以上，6歳未満では24時間以上を経過した時点で，第2回目の脳死判定を行い，すべての項目が満たされた場合，法的脳死と判定する．死亡時刻は第2回目の判定時刻とする．

5 脳死状態を判断する補助検査

脳死は全脳がその機能を不可逆的に停止した状態であるが，重篤な脳障害から脳死に至る過程では，脳機能の部分的な停止が徐々に拡大してやがて全脳死となる．深昏睡，無呼吸状態であっても，脳幹機能の一部が残されている場合，その機能を客観的に評価して経時的な変化を記録する手段として，電気生理学的検査や脳循環検査が有用である．

A 電気生理学的検査

脳波は大脳皮質の電気的活動を記録した生理学的検査であるが，聴性脳幹反応(ABR)により脳幹中部の電気活動を，短潜時体性感覚誘発電位(SSEP)の記録により脳幹下部の活動をそれぞれ評価することができる．

1 ● 聴性脳幹反応

聴性脳幹反応(ABR)はクリック音刺激により頭皮上から得られる主に5つの脳幹由来の遠隔電場電位(far-field potentials)を記録するもので，各反応波の起源は，Ⅰ波：第8脳神経遠位部(末梢)，Ⅱ波：蝸牛神経核または蝸牛神経近位部(延髄上部)，Ⅲ波：上オリーブ核または台形体(橋下部)，Ⅳ波：外側毛帯(橋上部)，Ⅴ波：中脳下丘(中脳)と解釈されている．したがって，Ⅱ波からⅤ波が脳幹由来の成分であり，脳死状態で消失する．脳死症例では波形の全消失，または，Ⅰ波のみが残存するパターンがみられる．しかし，聴力障害や外傷による頭蓋底骨折，耳孔出血など聴神経障害が疑われる場合には，聴性脳幹反応を評価指標にできないことがある．また，脳幹下部の延髄機能の評価には適さないという難点がある．

2 ● 短潜時体性感覚誘発電位

短潜時体性感覚誘発電位(SSEP)は上肢または下肢の末梢神経を刺激することによって得られる体性感覚誘発電位(somatosensory evoked potential)のうち，20msec以内に出現する遠隔電場電位である．通常検査では主に上肢の正中神経刺激を行い，末梢神経から大脳皮質感覚野(C3b)に至るまでの反応を記録する．各成分の起源は，N9・P9：腕神経叢付近の末梢神経由来，N11：頸

表4-59 脳死下臓器提供件数

年	件数
1999	4
2000	5
2001	8
2002	6
2003	3
2004	5
2005	9
2006	10
2007	13
2008	13
2009	7
2010	32
2011	44
2012	45
2013	47
計	251

表4-60 脳死下臓器提供者の年齢分布（1997〜2013年）

年齢	件数
15〜19	4
20〜29	22
30〜39	36
40〜49	54
50〜59	56
60〜69	34
70＜	5
計	211

髄後索，P11：脊髄入口部または脊髄後角，N13：頸髄後角，P13：内側毛帯起始部，N18：延髄楔状束核，N20：皮質一次感覚野（中心溝後壁3b野）である．N11からN18にいたる成分は，ABRではあまり評価のできない延髄部分に由来する反応なので，ABRと組み合わせて記録することにより，脳幹背側部の機能を広く観察することができる．

B 脳循環検査

脳循環停止は脳死判断の最も信頼すべき所見であるが，ベッドサイドでの検査が困難であることにより，標準的な脳死判断の手段としては用いられていない．しかし従来の脳血管撮影に変わるDSA脳血管撮影や，核医学検査の普及により今後脳死判定の要件として取り上げられる可能性もある．

DSA脳血管撮影では脳循環停止の所見として，内頸動脈，椎骨動脈それぞれのレベルで造影剤の途絶が観察され，脳深部動脈（脳梁近傍），末梢の大脳皮質動脈，脳深部静脈（Galen大静脈，内大脳動脈）などは全く描出されない．

脳循環停止はダイナミックCTでも評価可能で，造影剤静注後の動脈相でDSAと同様に動脈構造が描出されなければ，脳循環の停止を意味する．

脳虚血の評価に臨床で広く用いられている脳循環SPECTでは，後頭蓋窩を含む脳組織灌流を半定量的に測定することができ，脳死状態の所見として頭蓋と副鼻腔のみに血流が残存する特徴的なempty skull signがみられる．MRIやMRAも脳血流の評価に優れているが，脳死状態の患者には人工呼吸器や複数の輸液ポンプが不可欠であり，金属装置の持ち込みが制限される検査室への入室は難しい．

ベッドサイドで簡便に施行可能でかつ非侵襲的な脳循環検査として，経頭蓋ドップラー（TCD）がある．脳循環が維持されている状態から，頭蓋内圧上昇などにともない，頭蓋内主幹動脈の血流が減少していく経過を観察するのに本法は優れた検査であるが，血流の描出が術者の技術に強く依存するため，客観的な脳循環停止を判定するには困難がある．

6 脳死と移植医療

A 脳死移植の現状

わが国では，臓器移植法が施行された1997年から2013年末までに，251件の脳死下臓器提供が行われた．年ごとの脳死下臓器提供件数を表4-59に示すが，2010年7月に施行された改正臓器移植法以降，脳死判定・臓器提供件数は倍増した．2013年末までに実施された211例の年齢は30〜50歳代が多く（表4-60），54%が男性であっ

表4-61 脳死下臓器提供者の原因疾患（1997～2013年）

疾患	件数
脳血管障害	146
頭部外傷	45
呼吸器疾患	4
その他の内因死	7
その他の外因死	44
計	246

表4-62 脳死下臓器提供者の意思表示方法（1997～2013年）

意思表示方法	件数
意思表示カード	98
カード以外の意思表示	28
意思表示なし	124
計	250

た．脳死の原因となった病態は脳血管障害と頭部外傷を併せると全体の3/4を占めていた（表4-61）．改正臓器移植法により，脳死とされうる状態の患者は，本人の生前意思がなくとも，臓器を提供しない意思が明らかでなく，家族の承諾があれば脳死下臓器提供が可能となったが，意思表示なしに脳死下臓器提供が行われた割合は50%であった（表4-62）．意思表示カード（いわゆるドナーカード）以外の意思表示方法には，運転免許証や健康保険証の記載が含まれている．

B 小児脳死判定

虐待を受けて死亡した児童から臓器が提供されることがないように，「脳死下臓器提供者から被虐待児を除外するマニュアル」が定められている．被虐待児でないことが確実であるための要綱として，外因性疾患の場合は，①第三者の目撃のある家庭外事故で受傷機転に不審な点などがない，②乗り物乗車中の交通事故，③誤嚥による窒息事故で第三者の目撃があるという三項目が，内因性疾患の場合は，④原疾患が先天性疾患，あるいは明らかな疾患で不審なところがないことと記載されている．

C 脳死下臓器提供の実際

重症救急病態の患者を救命して社会復帰させることが救急医療の目的であるが，病態によっては，治療の経過中に救命不能な状態が明らかとなり，その目的を断念せざるを得ないこともある．人工臓器を用いた高度な医療を提供できる状況においても，わが国古来からの死生観や倫理感覚を踏まえたうえで，患者の生前意思や家族の意向，周囲の感情を配慮した総合的な意思決定がなされなければならない．

しかし，社会全体の益を考え，移植医療を国として受け入れる体制がある以上，その実施にあたっては判断の公正さと透明性を担保したうえで，移植医療の成績向上に努めなければならない．重篤な脳障害症例に対する治療中は，比較的脱水状態を維持して患者管理が行われる傾向にあるので，脳死判定後には摘出される臓器の機能をよりよい状態に保つことにも考慮する必要がある．また，同時に患者本人と家族に対しては畏敬の念をもって接し，家族も医療者とともに移植医療を通じて社会に関わっていることを忘れてはならない．

●参考文献

1) 「臓器の移植に関する法律の運用」に関する指針（ガイドライン）．平成24年5月1日一部改正
2) 横田裕行：平成21年度厚生労働科学研究費補助金（公正労働科学特別研究事業）小児の脳死判定及び臓器提供等に関する調査研究　小児脳死下臓器提供に関する研究．
3) （社）日本臓器移植ネットワークホームページ　移植に関するデータ．
http://www.jotnw.or.jp/datafile/offer/index.html

第5章

内因性の救急疾患

本章の構成マップ

```
第5章  内因性の救急疾患 ☞ 307
    ├─ A  中枢神経系                    ☞ 309
    ├─ B  呼吸器系                      ☞ 322
    ├─ C  循環器系                      ☞ 328
    ├─ D  消化器系                      ☞ 338
    ├─ E  内分泌代謝系                  ☞ 342
    └─ F  腎泌尿器系, 産婦人科, 小児科, 精神科  ☞ 348
```

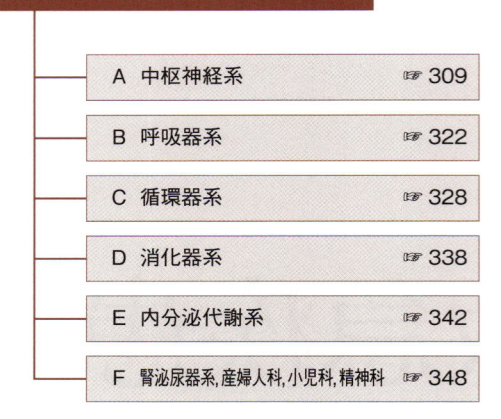

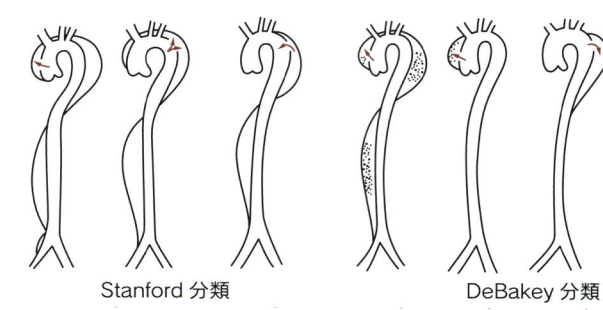

Stanford 分類　　　　DeBakey 分類

急性大動脈解離の病型

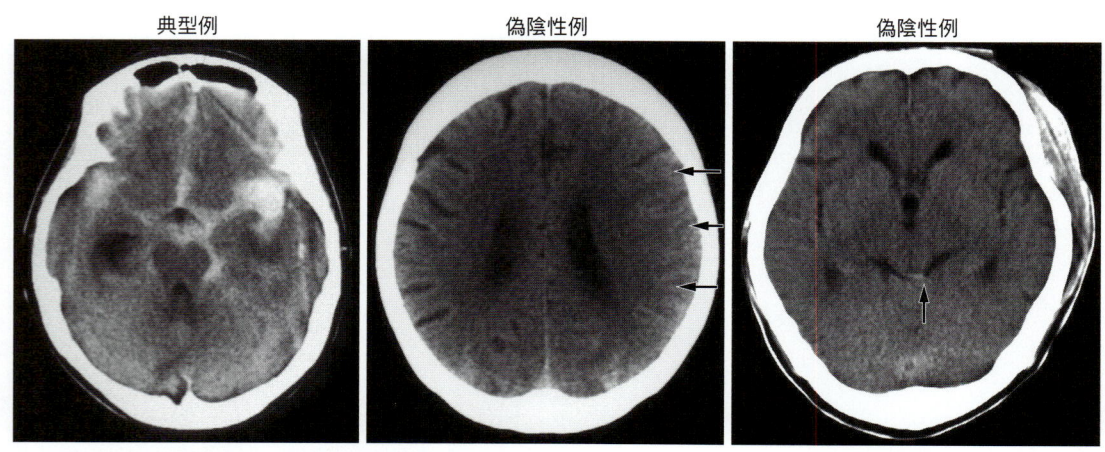

典型例　　　　　偽陰性例　　　　　偽陰性例

くも膜下出血の急性期 CT（典型例と偽陰性例）

A 中枢神経系

1 脳血管障害

　脳卒中は，元来，脳の病気で突然に何かにあたったように倒れることを意味し，正確には脳血管障害と異なるが，しばしば同義語的に用いられる．脳卒中による死者数は年間約13万人でわが国の死因第3位であるが，死亡率と発症率は主な単一臓器疾患としては最も高い．脳卒中による死亡と障害を減らすため，警告サインと危険因子について，市民の社会的状況に応じた認識改善に取り組む必要がある[1]．

脳血管障害一般

A 原因，病態

　表5-1に示す脳血管障害の分類からもわかるように，冠動脈疾患と異なり，脳血管障害には出血性病変もしばしば認め，さらに脳は頭蓋骨に覆われているため，脳血管障害にはアプローチ上の大きな制約がある．

B 症状，診断

1● 脳血管障害を疑うべき症候

　まず脳血管障害か否かを鑑別する．病歴上，突然の激しい頭痛や意識障害，急な構音障害，片麻痺，複視の存在は，強く脳血管障害を思わせる．急な感覚障害，めまい，運動失調，失語症や認知障害のみの例もあり注意を要する．

　救急隊による病院前脳卒中評価にあたっては，Cincinnati Prehospital Stroke Scale, Los Angeles Prehospital Stroke Screen, Melbourne Ambulance Stroke Screen または Kurashiki Prehospital Stroke Scale などの病院前脳卒中スケールの使用が有益である[1]．

2● 脳血管障害の診かた

　くも膜下出血(SAH)の診断は，突然の激しい頭痛，項部硬直(6～48時間後に出現，重症例では消失し得る)，複視以外の局所神経症候の乏しさ，意識障害，眼底出血(網膜前出血)から比較的

表5-1 脳血管障害の主な分類

病型		臨床カテゴリー	機序
虚血性脳血管障害	脳梗塞	ラクナ梗塞	微小血栓性 微小塞栓性 血行力学性
		アテローム血栓性脳梗塞	血栓性 血行力学性 動脈原性
		心原性脳塞栓症	
	一過性脳虚血発作(TIA)		
出血性脳血管障害	脳出血 くも膜下出血		

〔National Institute of Neurological Disorders and Stroke(NINDS)分類(1990)を一部改変〕

容易である．精神症候が前景に立つ例など，非定型例も約5％にみられる．

　脳出血例と脳梗塞例の多くは，構音障害，片麻痺などの運動障害と感覚障害(多くは半身)，錐体路徴候，運動失調，視野障害，失語症などの局所神経症候や頭痛，意識障害などを呈するが，両者の鑑別は病歴と症候のみからでは困難なことも多い．診察上，意識障害，構音障害，病的反射，髄膜刺激徴候，血管雑音 bruit の聴取の有無に注意する．

　脳血管障害を疑う例の診察にあたっては，米国National Institutes of Health(NIH)のmodified NIH Stroke Scale(NIHSS, 脳血管障害評価スケール)を使用して重症度を判断する．

3● 脳血管障害を疑う場合の初期検査

　救急搬送例では血管確保時に採血用検体を同時に採取する．脳出血やSAHを疑う例ではまずCTを行う．脳梗塞を疑う例では，即座に可能であればまずMRI，特に拡散強調像を行い，血栓溶解薬の組織プラスミノゲンアクチベーター(t-PA)投与のために時間を有効に活用する．

　SAHを疑う臨床経過にもかかわらずCTで異常を認めない場合，MRI検査(FLAIR像で高信号域で低信号域)，少量の髄液検査(眼底確認後)にてSAHが診断されることもある．

4● 脳血管障害と鑑別すべき疾患・状態

　脳血管障害と間違われやすい疾患と状態には以下がある．前庭機能障害，脱水や感染症をともなう高齢者，てんかん，急性脳症，頸椎病変，食後性低血糖症，食後性低血圧症など．

C 治療[1,2]

　病院前の救急搬送先決定にあたり，発症現場からの距離のみならず，脳血管障害の急性期専門治療を行うことが可能な施設であることを考慮する．

1● 体位
　脳梗塞を疑う場合，頭部を挙上する必要はない．

2● 呼吸管理
　低酸素血症が明らかでない軽症～中等症の例に対して，ルーチンに酸素投与する必要はない．意識障害の原因の1つが呼吸障害と考えられる例には，気道確保や人工呼吸管理を行う．JCS（Japan Coma Scale）3桁の意識障害例や高度誤嚥合併例，球麻痺を呈する例には，まず昏睡体位（側臥位），吐物除去，用手的気道確保で対応し，引き続き気管挿管，人工呼吸管理を行う．

3● 循環管理
　脳卒中を疑う例の血圧上昇に対する管理は，高血圧性脳症，SAH，高血圧性脳出血が強く疑われる場合以外は，病型が確定してから行う．降圧薬使用前に，痛み，嘔気，膀胱の充満などにより血圧が上昇していないかを検討する．

脳梗塞

A 原因，病態

　脳梗塞は，National Institute of Neurological Disorders and Strokeの分類により，脳実質内の小動脈病変が原因のラクナ梗塞，頸部から頭蓋内の比較的大きな動脈のアテローム硬化が原因のアテローム血栓性脳梗塞，心房細動にともなう左房内血栓などによる心原性脳塞栓症の3群に大別される．病型別には各病型が約1/3ずつを占め，アテローム血栓性脳梗塞が増加しつつある．

B 症状，診断

1● 脳梗塞急性期の臨床像

a　ラクナ梗塞
　近代ラテン語lacune（小さな穴）に由来する本病型の特徴は，①基底核，脳幹など脳深部の直径15mmまでの小梗塞，②多くは高血圧症に基づく小動脈血栓によるが，まれに塞栓や分岐部アテローム血栓により，③各種ラクナ症候群を呈するが約2/3は無症状，である．

b　アテローム血栓性脳梗塞
　血栓性，塞栓性（動脈原性），血行力学性の3種類がある．塞栓例を除く本病型の特徴は，①動脈硬化促進因子を有し，②睡眠中や安静時に発症しやすく，③症候が段階的に進行したり動揺する場合が多いことである．内頸動脈系の本症の症候は一側性で，片麻痺，半身感覚障害に失語症などの高次脳機能障害，視野障害，痙攣が加わりうる．椎骨脳底動脈系の本症の症候は，時に両側性で，運動・感覚障害に小脳・脳神経・意識・呼吸などの障害が加わりうる．
　頭蓋内外の狭窄性動脈病変を有する例に血圧低下や脱水が加わると，脳灌流圧低下により血行力学性に脳梗塞が生じうる．

c　心原性脳塞栓症
　本病型の特徴は，①心房細動他の心疾患を基礎とし，②突発完成し，③血管支配領域に合致する比較的大きな脳梗塞を呈し，④出血性梗塞となりやすく，⑤左右両側に再発しやすく予後不良なことである．
　塞栓源では，左房（特に左心耳内）血栓が最も多い．例え心内血栓が検出されなくても，臨床像から本病型と診断して治療開始することも多い．逆に，心房細動や心内血栓を合併していても，必ずしも心原性とは限らない．

2● 脳梗塞急性期の初期検査
　CTでは脳梗塞発症後6時間以内でも低吸収域を観察し得るが，これらの所見は見落とされやすい（図5-1, 2）[3]．MRI上，梗塞巣はT1強調像で低信号域（黒色），T2強調像とFLAIR像で高信号域（白色），責任病巣を最も早く描出する拡散強調像で，高信号域に描出される．
　塞栓源の検索は脳梗塞急性期の治療法の選択に直結するので，24時間心電図モニターの他，心臓（経胸壁，経食道），頸動脈，下肢などの超音波検査を適宜行う．

3● 脳動脈解離
　脳動脈解離では脳主幹動脈壁に動脈解離が生じ一過性脳虚血発作（TIA）や脳梗塞を生じるのみならず，解離性脳動脈瘤破綻によりSAHの原因にもなる．単独の場合と大動脈解離が進展した結果発症する場合がある．若年発症脳梗塞，特にWallenberg症候群や発症時に頭痛や頸部痛をと

A. 中枢神経系 ● 311

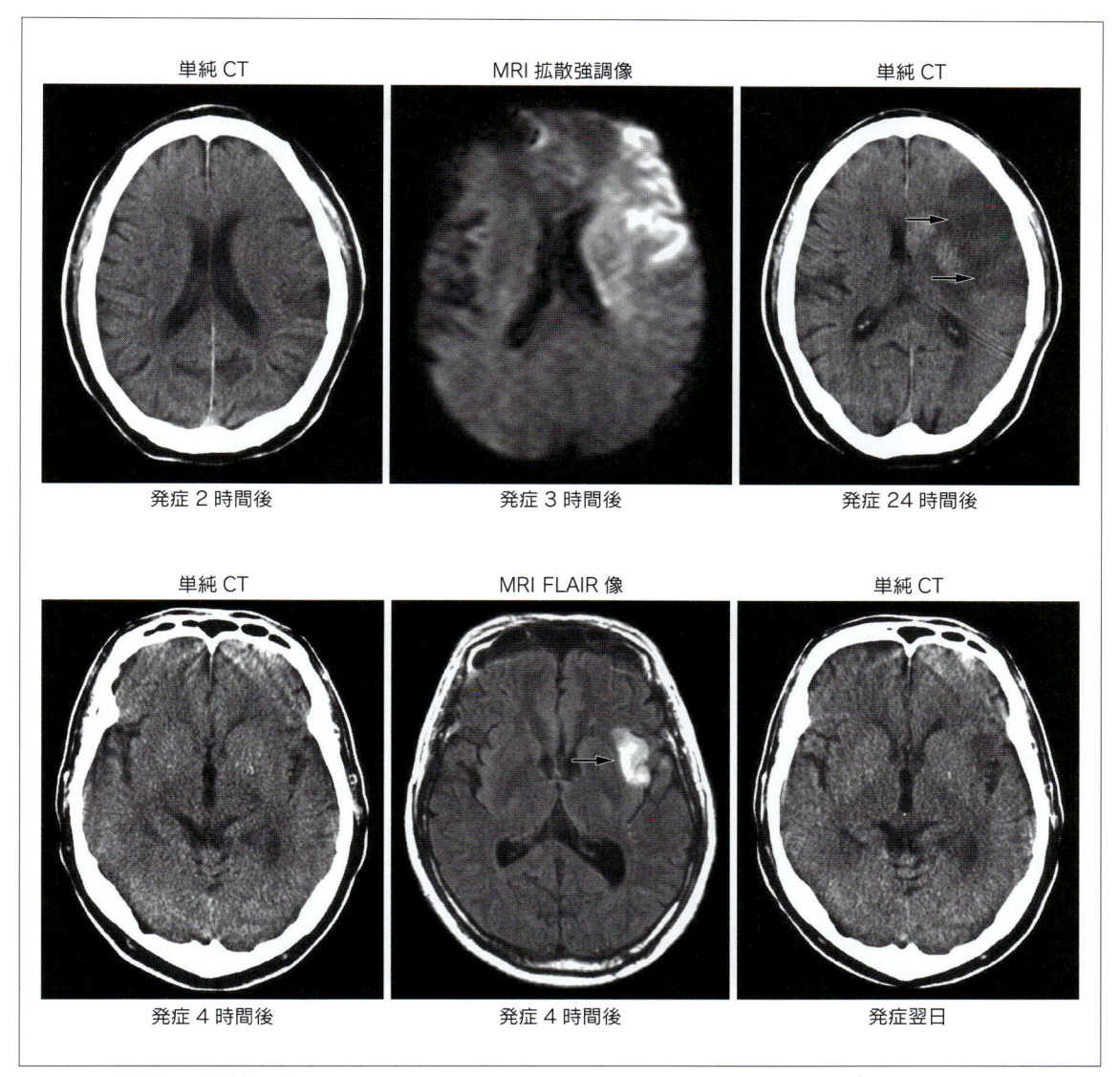

単純 CT	MRI 拡散強調像	単純 CT
発症 2 時間後	発症 3 時間後	発症 24 時間後

単純 CT	MRI FLAIR 像	単純 CT
発症 4 時間後	発症 4 時間後	発症翌日

図 5-1　脳梗塞の急性期画像
上段：皮髄境界の不明瞭化
71 歳男性．内頸動脈閉塞例．図左：発症 2 時間後の CT．前頭葉と側頭葉の皮髄境界の不明瞭化がみられる．図中：発症 3 時間後の MRI 拡散強調像．同部の急性期脳梗塞と考えられる．図右：発症 24 時間後の CT．同部の広範な出血性梗塞がみられる（→）．
下段：島皮質皮髄境界の不明瞭化
54 歳男性．図左：発症 4 時間後の CT．わずかに島皮質皮髄境界の不明瞭化が疑われる．図中：MRI FLAIR 像．同部の急性期脳梗塞を認める（→）．本例では失語症のみを認めた．このような例でも島皮質周辺の障害を推定し，CT 像を慎重に評価すれば早期診断は十分可能である．図右：翌日の CT．同部の梗塞巣が CT でも明瞭化． (つづく)

もなう脳梗塞，TIA 例では脳動脈解離を疑う．頭部外傷，スポーツ，過度整体，ヨガ，頸の急激・過剰な回旋・伸展などが脳動脈解離の原因となる．画像上，double lumen や血管壁内血腫を確認できれば診断確定できる．

4 ● 若年・非定型・原因不明・家族性の脳梗塞

これらの例では，以下の病態の原因鑑別を行う．脳動脈解離，Willis 動脈輪閉塞症，先天性血栓性素因，多血症，膠原病，播種性血管内凝固症候群（DIC），薬剤性（経口避妊薬など），妊娠，諸種塞

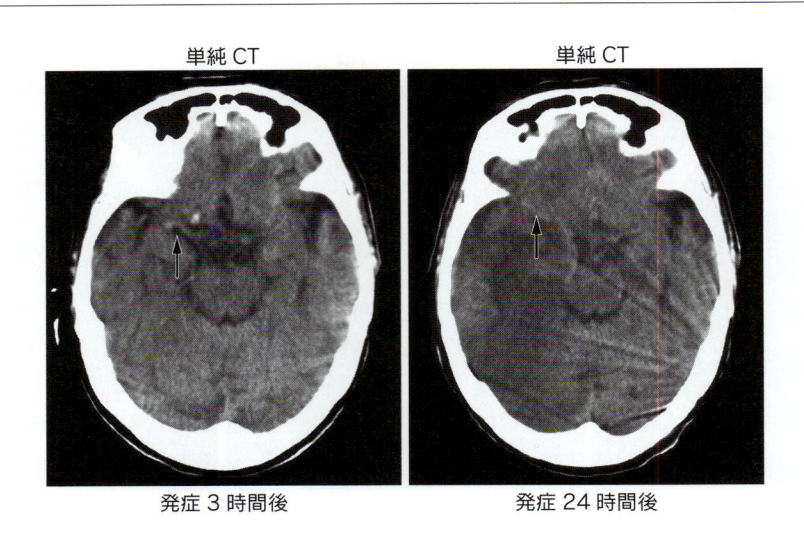

図 5-1 脳梗塞の急性期画像（つづき）
Dense artery sign
89歳女性．洞不全症候群例．突然の意識障害で発症．図左：発症3時間後のCT．中大脳動脈は一部高吸収を呈し（→），皮髄境界も一部不明瞭．図右：翌日のCT．広範な出血性梗塞を認め，同側の中大脳動脈もより明瞭に認められる（→）．
〔永山正雄，濱田潤一（編）：神経救急・集中治療ハンドブック．医学書院，2006 より〕

栓症（腫瘍，空気，脂肪）など．

C 治療[1, 2]

1 ● 循環管理
収縮期血圧＞220 mmHg または拡張期血圧＞120 mmHg 持続例や，大動脈解離・急性心筋梗塞・心不全・腎不全などの合併例に限り，慎重に降圧する．

2 ● 脳浮腫の管理
浸透圧治療薬である高張グリセロール（10％）は，頭蓋内圧亢進をともなう大きな脳梗塞の急性期に適応となる．

3 ● 血栓溶解療法
血栓溶解薬の遺伝子組み換え t-PA（rt-PA，アルテプラーゼ）の静脈内投与は，脳梗塞の臨床病型を問わず可能であるが，頭蓋内出血などの出血性合併症のリスクを軽減するために，日本脳卒中学会の rt-PA 静注療法適正治療指針第2版（2012）を遵守する．本指針には，対象症例（発症後4.5時間以内に治療開始可能な例など），除外項目（出血性合併症につながる病歴，所見，治療開始前の収縮期血圧≧185 mmHg，拡張期血圧≧110 mmHg，PT-INR＞1.7，CTで広汎な早期虚

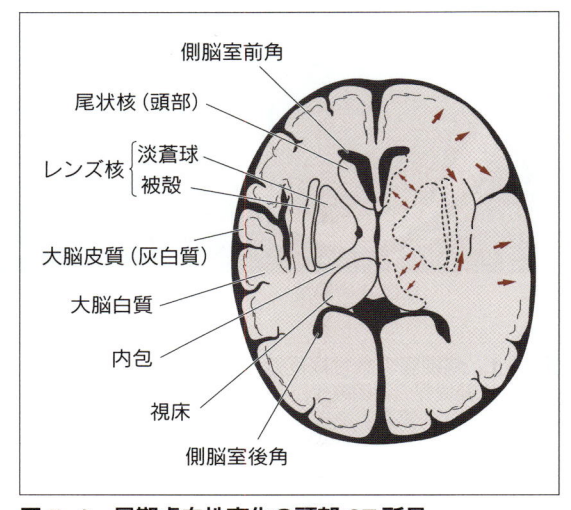

図 5-2 早期虚血性変化の頭部 CT 所見
早期虚血性変化のうち early parenchymatous CT sign は，細胞性浮腫による主に灰白質 CT 値の軽度低下により基底核や視床辺縁の不明瞭化，脳実質の淡い低吸収域，皮髄境界の不明瞭化（太矢印）を生じるもので，発症1～3時間後からみられうる．特に尾状核，視床やレンズ核辺縁が不明瞭となった結果，内側へ凹んだように見える所見はしばしばみられる（細矢印）．
〔永山正雄，濱田潤一（編）：神経救急・集中治療ハンドブック．医学書院，2006 より〕

血性変化，CT/MRI 上の圧排所見など）などが明記されている．なお大動脈解離の合併例では，本療法は禁忌である．

4 ● 抗凝固療法

わが国では急性期心原性脳塞栓症に対してしばしばヘパリンが用いられる．非心原性脳塞栓症例の一部では，選択的トロンビン阻害薬アルガトロバンも有用である．

5 ● 抗血小板療法

脳血栓症例の一部では，抗血小板薬オザグレル Na の点滴静注，アスピリン内服を行う．

6 ● 脳保護薬

抗酸化薬エダラボンは，発症後 24 時間以内の脳梗塞例に使用される．しかし，重篤な腎機能障害例には禁忌である．

7 ● 手術療法

一側大脳半球梗塞（減圧開頭術），小脳梗塞（脳室ドレナージ術あるいは減圧開頭術）の一部は，手術適応を有する．

■ 一過性脳虚血発作 (transient ischemic attack；TIA)

欧米では，TIA の定義は 2002 年以降に見直され発作持続時間よりも画像上，急性期脳梗塞所見がないという脳組織の状態を重視した定義に変わった．ただちに入院治療を開始する．

A 原因，病態

TIA の多くは頸動脈，脳動脈のアテローム血栓または心腔内塞栓源などからの微小栓子による．

B 症状，診断

1 ● TIA 急性期の臨床像

発作持続時間は 2〜15 分程度が多い．発作回数は 1 日数回から数年に 1 回まで多様である．crescendo TIA は，症状の持続が長くなり間歇期が短くなりつつ発作反復するもので，脳梗塞発症が近いことを示唆する．

内頸動脈系 TIA の症候は，片麻痺，単麻痺，半身感覚障害に失語症などの高次脳機能障害，半盲，痙攣，一側眼の失明（一過性黒内障）である．椎骨脳底動脈系 TIA の症候は多彩である．めまい，特に回転性めまいが多く，両側性視力消失，

表 5-2 非定型的 TIA 症候および TIA と考えられない症候

TIA 症候として特徴的でないもの	a. b. c. d.	他の椎骨脳底動脈系の虚血症状をともなわない意識障害 強直・間代性痙攣 身体の数か所にマーチして遷延する症状 閃輝性暗点
TIA と考えられない症候	a. b. c. d. e. f. g. h. i. j. k. l.	感覚障害のマーチ 回転性めまい（vertigo）のみ ふらつき（dizziness）のみ 嚥下障害のみ 構音障害のみ 複視のみ 糞尿失禁 意識レベルの変化をともなう視力消失 片頭痛にともなう局所症状 錯乱のみ 健忘のみ 転倒発作（drop attack）のみ

（NINDS-Ⅲ分類，1990）

半盲，複視，構音障害，嚥下障害，半身または両側筋力低下，失調性歩行，一側へのよろめき，半身または両側の異常感覚がみられる．TIA 発作として非定型的な症候と TIA と考えられない症候を，表 5-2 に示す．

2 ● TIA 急性期の初期検査

病歴から TIA が疑われ，MRI 拡散強調像上，急性期脳梗塞所見を欠き，原因が脳血管病変と考えられれば TIA と診断する．

C 治療[1,2]

発症 48 時間以内の非心原性 TIA 例では脳梗塞との治療的区別は事実上困難なため，非心原性脳梗塞急性期に準じて治療する．非弁膜症性心房細動に伴う心原性 TIA 例に対しては，早期からのヘパリン持続点滴静注を考慮する．crescendo TIA 例では，ヘパリンにより APTT が 1.5〜2.0 倍になるように用量を調節する．

■ 脳出血

A 原因，病態

脳出血は，脳深部に至る穿通動脈の破綻により脳実質内に出血するもので，脳室内やくも膜下腔

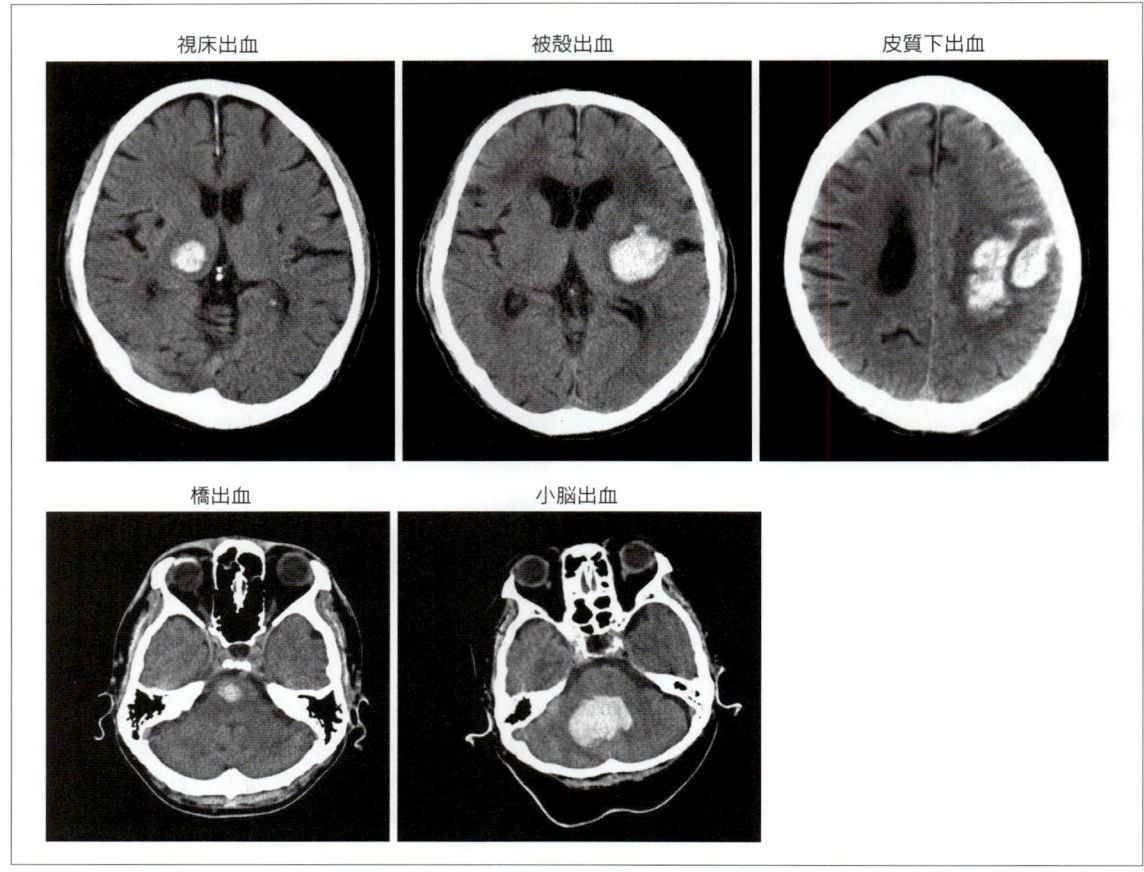

図5-3 脳出血の急性期CT

にも進展する．約80％は高血圧症持続による細動脈病変，血管壊死に基づく脳内微小動脈瘤破綻により，高血圧症，過度の飲酒が危険因子となる．また脳血管奇形，脳動脈瘤，脳アミロイド血管症，Willis動脈輪閉塞症（もやもや病），抗血栓症薬（血栓溶解薬，抗血小板薬，抗凝固薬，他）なども原因となる．

初回CT後1時間以内に26％の例で血腫増大がみられ，12％の例で入院後20時間以内に血腫が増大するので，厳格な血圧管理を行う．

B 症状，診断

1 ● 脳出血急性期の臨床像

急性期の症候には出血部位特有の脳局所症候と脳圧亢進などによる脳全般症候がある．通常，頭痛や構音障害，片麻痺，意識障害などが突発し，数分〜数時間で急速に増悪する．しばしば急な感覚障害，めまい（回転性，非回転性），嘔吐，複視，運動失調，痙攣がみられ，時に不随意運動も呈する．尾状核頭部出血では頭痛が突発しSAHと鑑別を要する．

高血圧性脳出血の出血部位は，被殻（外側型），視床（内側型），混合型（被殻＋視床），（大脳）皮質下，脳幹部，小脳，尾状核の順に多い（図5-3）．表5-3に初期症候による脳出血部位の鑑別を示す[4]．

2 ● 脳出血急性期の初期検査

病歴と症候から脳出血と鑑別することは困難な例が多く，緊急CTを行う．血腫は高吸収域として容易に検出される．スリット状脳室などの脳圧亢進像や水頭症の評価も行う．血腫容積は，「最大径×（最大径の）垂線径×高さ×1/2」により推定する．

頭部MRI・MRAは，発症時期不明な例の出血

表 5-3 初期症候による脳出血部位の鑑別

	被殼出血	視床・視床下出血	橋出血	小脳出血
発症直後の意識障害	通常（−）	通常（−）	（＋）	（−）
発症直後の嘔吐	通常（−）	通常（−）	通常（−）	（＋）
瞳孔の大きさ	通常正常	左右不同や縮瞳のことあり	縮瞳	縮瞳のことあり
対光反射	（＋）	（−）のことあり	（＋）	（＋）
側方注視麻痺	（＋） 病巣反対方向へ	まれに（＋） （病巣反対方向へ）	（＋） （あれば病巣方向へ）	（＋） （病巣方向へ）
眼球下方偏倚	（−）	（＋）	（−）	（−）
初期の運動麻痺（四肢）	片麻痺	片麻痺	片麻痺または四肢麻痺	（−） （運動麻痺がないのにうまく歩けないなどの失調症候）
顔面神経麻痺	中枢性 （病巣反対側）	中枢性 （病巣反対側）	末梢性 （病巣側）	末梢性 （あっても軽度）
初期の感覚障害	（＋）	（＋）	（＋）	（−）
半盲	（＋）または（−）	（＋）または（−）	（−）	（−）
網膜前出血	まれに（＋）	（−）	（−）	（−）

色で示す症候が特に鑑別に重要である.
〔篠原幸人：脳出血．高久史麿，尾形悦郎，黒川　清，他（監）：新臨床内科学　第9版．医学書院，2009より〕

時期の推定や脳血管奇形の評価に有用である. T2*（T2スター）強調像は, 脳微小出血（microbleeds）をとらえる.

C 治療 [1,2)]

1● 循環管理

血圧は, 収縮期血圧180 mmHg未満または平均血圧130 mmHg未満を維持することを目標に管理するが, 収縮期血圧140 mmHg未満を目標として降圧することもある.

2● 脳浮腫の管理

頭蓋内圧亢進例では上半身を30°挙上してもよいが, 血圧低下に注意する. 頭蓋内圧亢進をともなう大きな血腫例には高張グリセロールを投与する. マンニトールは, 進行性頭蓋内圧亢進例やmass effectに随伴して臨床所見が増悪する例で投与を考慮する.

3● 止血学的管理

血小板高度減少例や凝固因子欠乏例では, 出血傾向を是正するために血小板輸血や, 新鮮凍結血漿, プロトロンビン複合体などの血液製剤の投与を考慮する. 抗凝固療法中の発症例などPT-INR高値例では, ただちに抗凝固療法を中止し, 血液製剤とビタミンKにより可能な限り速やかにPT-INRを正常化する. ヘパリン使用に伴う脳出血例には, 硫酸プロタミンを考慮する.

4● 高血圧性脳出血の手術適応

血腫量10 mL未満の小出血または神経所見が軽度な例では, 手術適応はない. 血腫除去術や脳室ドレナージ術を考慮する例は, 神経所見が中等症, 血腫量31 mL以上で血腫による圧迫が高度な被殻出血, 脳室拡大の強い視床出血や脳幹出血例, 小脳出血で神経症候増悪や水頭症をともなう例などである.

くも膜下出血（SAH）

SAHは脳血管障害の約10％を占める. 外傷例を除けばSAHの約75〜90％は脳動脈瘤破裂により, 40〜60歳に好発する. SAH例全体の死亡率は, 約10〜67％である. 脳動脈瘤破裂によるSAHの予後悪化因子として, 再出血と遅発性脳血管攣縮による脳梗塞が重要であり, 特に脳動脈瘤破裂後の再出血例の死亡率は, 40〜50％に達する.

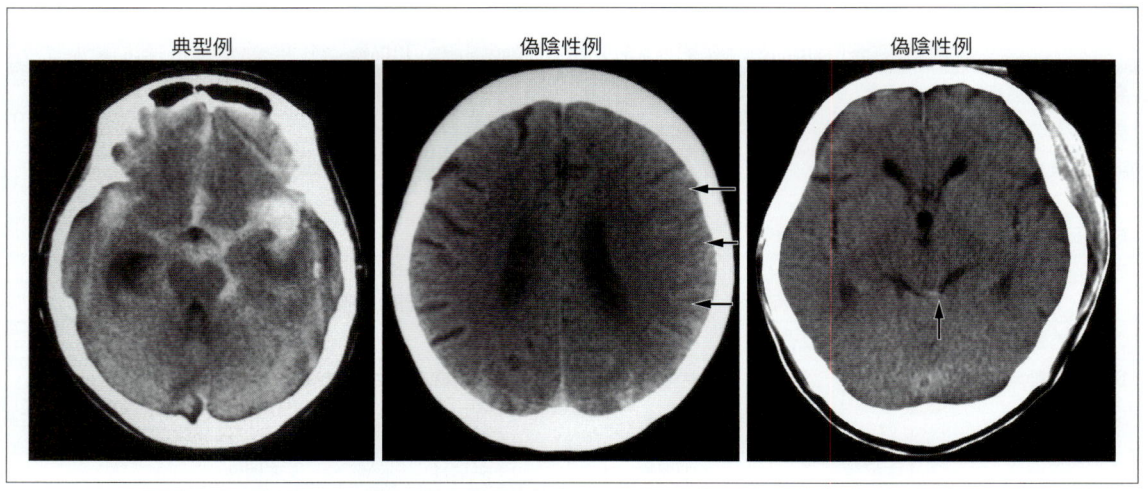

図5-4 くも膜下出血の急性期CT(典型例と偽陰性例)
図左：典型例．脳内血腫合併．図中：偽陰性例．71歳女性．突然の頭痛のため来院．眼底・髄膜刺激徴候を含めて異常所見なし．CTにて脳溝の左右差(矢印)に気付けば，診断は可能である．図右：偽陰性例．脳槽の一部(四丘体槽)に少量の血腫(矢印)がみられる．
〔永山正雄，濱田潤一(編)：神経救急・集中治療ハンドブック．医学書院，2006より〕

A 原因，病態

脳動脈瘤は前交通動脈，内頸動脈後交通動脈分岐部，中大脳動脈第1分岐部に好発する．若年例では，脳動静脈奇形破裂例が比較的多い．

B 症状，診断

1 ● SAH急性期の臨床像

経験したことのない突然かつ激しい頭痛が特徴である．診察上，軽症例，重症例，超急性期例では，項部硬直やKernig徴候などの髄膜刺激徴候が明瞭でない例もしばしばある．頭痛以外では動眼神経麻痺，片麻痺，四肢麻痺，精神症候，意識障害，全身痙攣などを呈する．頭蓋内圧亢進をともなう例では圧徐脈(Cushing現象)がみられる．

2 ● SAH急性期の初期検査

CTで脳槽，Sylvius裂などに高吸収域を認めれば診断は容易である(図5-4)．しかし脳溝，脳槽，くも膜下腔内に限局したSAHは見逃されやすい(偽陰性例)[3]．出血の有無が微妙な例では，MRIのFLAIR像(高信号域)あるいはT2*強調像(低信号域)が有用である．

破裂脳動脈瘤の評価にはMRA，CTA，造影CTを行うが，特に3D-CTAは脳動脈瘤の80〜90％以上を診断可能である．

C 治療[1,2]

診断確定後の治療は血圧・脳浮腫・脳圧の管理，外科的治療，脳血管内治療，遅発性脳血管攣縮(第4〜14病日に発生する脳主幹動脈の可逆的狭窄)の管理が主体となるので，脳神経外科専門医のいる施設に至急転送する．

1 ● 呼吸循環の管理

多くの例で血圧上昇がみられるので積極的に降圧するが，重症例では降圧は慎重に行う．重症例では，しばしば交感神経系緊張による心肺合併症がみられ，神経原性肺水腫，巨大陰性T波などの心電図異常，心筋逸脱酵素の上昇，たこつぼ型心筋症を合併する．

2 ● 再出血の予防

脳動脈瘤からの再出血は発症後24時間以内，特に発症早期に多い．したがって発症直後は十分な鎮痛，鎮静，降圧を行い侵襲的な検査や処置を避ける．再出血の危険因子は，Hunt and Hess Ggradeが IV もしくは V (表5-4)，大きい動脈瘤，1か月以内の警告頭痛の存在である．

3 ● 頭蓋内圧の管理

重症例では脳循環の維持改善が重要であり，頭位挙上，鎮静，高張グリセロール投与を行う．脳ヘルニアなどの例では，緊急避難的な軽度過換気

表5-4 Hunt and Hess 分類と WFNS 分類

Hunt and Hess 分類（1968）

Grade	
Grade I	無症状か，最小限の頭痛および軽度の項部硬直をみる
Grade II	中等度から強度の頭痛，項部硬直をみるが，脳神経麻痺以外の神経学的失調はみられない
Grade III	傾眠状態，錯乱状態，または軽度の巣症状を示すもの
Grade IV	昏迷状態で，中等度から重篤な片麻痺があり，早期除脳硬直および自律神経障害をともなうこともある
Grade V	深昏睡状態で除脳硬直を示し，瀕死の様相を示すもの

（Hunt WE, Hess RM：Surgical risk as related to time of intervention in the repair of intracranial aneurysms. J Neurosurg 28：14-20, 1968）

WFNS 分類（1963）

Grade	GCS score	主要な局所神経症状（失語あるいは片麻痺）
I	15	なし
II	14〜13	なし
III	14〜13	あり
IV	12〜7	有無は不問
V	6〜3	有無は不問

（Report of World Federation of Neurological Surgeons Committee on a Universal Subarachnoid Hemorrhage Grading Scale. J Neurosurg 68：985-986, 1988）

療法や減圧開頭術を行わざるを得ない場合がある．急性水頭症や脳内血腫合併例でも，外科的処置が必要となりうる．

4 ● 脳動脈瘤治療法の選択

治療方針決定上，重要となる主な重症度分類には Hunt and Hess 分類，世界脳神経外科連合（World Federation of Neurosurgical Societies；WFNS）分類（**表5-4**），Hunt and Kosnik 分類がある．Grade が高いほど予後不良である．

脳動脈瘤破裂例では，再出血予防処置として開頭クリッピング術または血管内治療（コイル塞栓術）を行う．非重症例（Grade I〜III）では，年齢，全身合併症，治療の難度などの制約がない限り，発症72時間以内に再出血予防処置を行う．比較的重症例（Grade IV）では，年齢，動脈瘤部位などを考え判断する．最重症例（Grade V）では，再出血予防処置の適応は乏しいが，状態改善がみられれば再出血予防処置を行う．

近年，コイル塞栓術は開頭クリッピング術の成績よりも良いとする報告がみられるが，論文の結論は必ずしも一定していない．現時点では，治療方針は個々の例の重症度や年齢，全身合併症，動脈瘤の局在や形状などにより判断するが，血管内治療が可能と判断された場合，外科的治療が困難な場合，手術または全身麻酔のリスクが高い場合は，血管内治療を考慮する．

2 てんかん

国際抗てんかん連盟（1981）により，てんかん発作は「脳における過剰または同期した異常ニューロン活動による一過性症候発現」，てんかんは「てんかん発作を生じる持続的病態とこの病態による神経生物学的，認知的，心理的，社会的結果を特徴とする脳障害」と定義される．脳または脳以外の障害にてんかん発作が続発した場合，症候性てんかんと呼ぶ．

A 原因，病態

てんかん発作は部分発作，全般発作，分類不能の発作に分類される．単純部分発作と異なり，複雑部分発作は意識障害をともなう．全身痙攣では，前兆，局所性発症，Todd 麻痺（発作後の一過性麻痺）があれば，二次性全般化を疑う．一般に痙攣発作が30分以上持続するか，意識回復なく30分以上反復する状態を全身痙攣重積状態と呼ぶ

が，公式な定義はない．

てんかん発作には痙攣発作をともなわない発作があり，非痙攣性てんかん発作が持続，反復する状態を非痙攣性てんかん重積状態（nonconvulsive status epilepticus；NCSE）と呼ぶ．NCSE は，従来知られた凝視，反復性の瞬目・咀嚼・嚥下運動，自動症のみならず，突然死，昏睡，認知症，失語症，他の神経症候も呈することが近年明らかになった．

B 症状，診断

1 ● てんかん発作の臨床像

多くの全身痙攣は 1〜2 分で終息するために，病院到着前に発作は止まっており意識消失発作としてとらえられることも多い．したがって，病院到着時に痙攣が持続している場合は，全身痙攣重積状態と考えてただちに呼吸管理と抗てんかん薬投与を行う．

全身痙攣重積状態にともなう主な全身合併症には，肺水腫，急性呼吸促迫症候群，神経原性肺水腫，誤嚥性肺炎，血圧上昇，頻脈，発汗，カテコラミン心筋症，たこつぼ型心筋症，呼吸性アシドーシス，代謝性アシドーシスなどがある．また運転中や入浴中の発症例，誤嚥や窒息の合併例は重篤となる．

NCSE に関しては，発作間歇期の顔面や四肢のミオクローヌスや意識レベル変動，凝視，眼球共同偏倚が診断の手掛かりとなる．

2 ● てんかん発作時の初期検査

緊急検査として，末梢血，血清 Na，血漿浸透圧，血糖，尿素窒素，Cr，Ca，Mg，I-P，肝機能，NH_3，血液ガスを行う．必要に応じて，ビタミン $B_1 \cdot B_6$，薬物血中濃度，副腎・甲状腺機能，急性中毒スクリーニング，検体保存を行う．画像検査では，単純 X 線，頭部 CT の他，必要に応じて頭部 MRI を行う．生理機能検査では，必要に応じて心電図，髄液検査（眼底，CT 所見を確認後に施行），脳波検査を行う．脳波検査では，発作時以外には必ずしも異常を認めないが，発作があれば治療を行う．脳波異常があっても発作がなければ治療の必要はない．

3 ● 全身痙攣・痙攣重積状態の原因病態

全身痙攣・痙攣重積例で鑑別を要する主な原因病態には，諸種急性離脱症候群，抗てんかん薬減量・中止，抗てんかん薬過剰，薬物過剰（抗不整脈薬，気管支拡張薬，抗菌薬など），脳血管障害，急性代謝異常（特に低 Na 血症），真性てんかん，頭部外傷後，熱中症がある．高齢者のみならず，てんかん発作初発例では症候性てんかんを考慮する．

C 治療[1)]

全身痙攣発作時は，投薬開始を待つ間に側臥位とし，吐物を口から出す．

1 ● 発作時の治療

ビタミン B_1 欠乏や低血糖が疑われる場合は，採血後にチアミン 100 mg あるいはブドウ糖約 20 g の静脈内投与を行う．全身痙攣には呼吸と血圧に注意しつつジアゼパム 5〜10 mg を 1 分以上かけて静注する．重積状態の場合は，3 分ごとに計 20 mg まで反復する．ジアゼパムの効果持続時間は短いため，投与 5〜10 分後にフェニトイン 250 mg もしくはホスフェニトイン 22.5 mg/kg を心電図監視下に 5 分以上かけて点滴静注する．フェニトイン投与直後は，血圧低下がないことをできるだけ約 5 分ごとに確認する．静注用フェノバルビタール 20 mg/kg が用いられることもある．以上によっても痙攣が止まらない場合，ICU 管理下でミダゾラム投与を考慮する．子癇による全身痙攣重積状態例に対しては，硫酸マグネシウムを投与する．

2 ● 発作予防薬物治療

a　全般発作に対して

第 1 選択薬はバルプロ酸，第 2 選択薬は大発作でフェノバルビタール，ミオクロニー発作にクロナゼパム，欠神発作にエトスクシミドであるが，ラモトリギン，トピラマート，ゾニサミドも有効である．

b　部分発作，二次性全般発作に対して

第 1 選択薬はカルバマゼピン，第 2 選択薬はラモトリギン，トピラマート，ゾニサミド，バルプロ酸，レベチラセタムである．

3 中枢神経系感染症[1)]

中枢神経系感染症はしばしば致命的で重篤な後遺症を残しうる．

単純ヘルペス脳炎

わが国では，年間約350人が単純ヘルペス脳炎を発症する．散発性に起こる脳炎の中で最も多く，急速に重症化することも多い．

A 原因，病態

本症は，小児や成人では三叉神経節などに潜伏するウイルスが再活性化し，逆行性に神経を上行し脳炎を起こすと考えられている．

B 症状，診断

発熱，髄膜刺激徴候，意識障害（意識レベルの障害，意識変容），精神症候，痙攣，嗅覚異常，記憶障害などが出現する．脳幹型では眼振，脳神経麻痺，運動失調などを認める．

髄液では圧上昇，赤血球・キサントクロミー（約30％），細胞数増加（リンパ球・単球主体），蛋白増加を示すが糖正常である．CTでは側頭葉の低吸収域や圧排所見，MRIでは側頭葉，海馬，帯状回などの異常信号域（図5-5），脳幹型では橋・延髄病変を認めうる．血清，髄液中の単純ヘルペスウイルス（HSV）に対する抗体測定を経時的に行うが，早期診断にはPCR法による髄液からのHSVゲノムの検出を試みる．

C 治療

意識障害が高度になる前の治療が重要で，病因確定診断を待たずに，臨床的に本症を疑った段階で抗ウイルス療法を開始する．第1選択薬アシクロビルは，少なくとも2週間の投与を行うが，死亡と高度後遺症を含めた転帰不良率はいまだ33～53％に達する．

細菌性髄膜炎

わが国における年間発症者は，約1,500人で，約7割が小児である．きわめて重篤な疾患であり，劇症型では数時間で亡くなることもある．死亡率は15～35％，後遺症率は10～30％である．

A 原因，病態

市中感染の起炎菌は，成人例で最も頻度が高いのは肺炎球菌である（院内感染ではブドウ球菌が

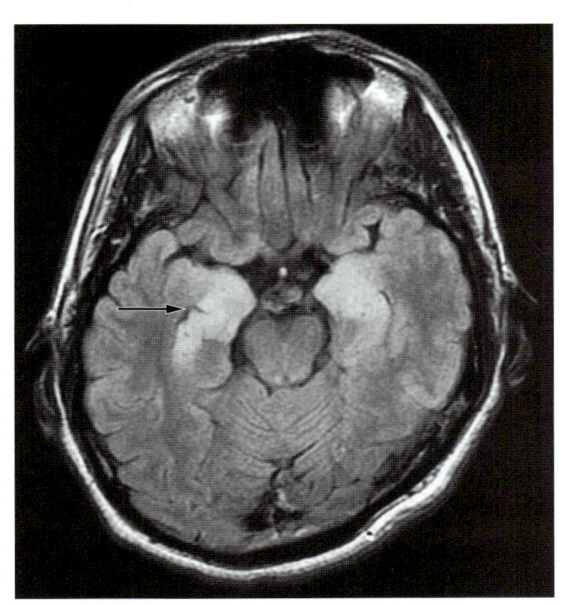

図5-5 単純ヘルペス脳炎例のMRI FLAIR画像
45歳男性．両側側頭葉内側，海馬に特徴的な異常信号域（矢印）を認める．

多い）．高齢者ではグラム陰性桿菌やリステリア菌が多い．

B 症状，診断

急性に激しい頭痛，悪寒，発熱，髄膜刺激徴候を認める．一般に髄膜炎は意識障害，脳局所症候を示さないが，脳実質へ病変が及ぶ髄膜脳炎ではこれらの症候を認める．

髄液は混濁，時に膿性で，細胞数増加（多形核白血球優位），圧上昇，蛋白増加，糖低下（髄液糖/血糖値比0.3以下）を認める．

C 治療

本症を疑う場合は，ただちに抗菌薬を開始する．抗菌薬による強力な治療が必要である．成人例の市中感染で最も多い起炎菌は肺炎球菌である（院内感染ではブドウ球菌が多い）．免疫能が正常な16～49歳の例には，パニペネム/ベタミプロン（PAPM/BP）4g/日またはメロペネム（MEPM）6g/日，あるいはセフトリアキソン（CTRX）4g/日＋バンコマイシン（VCM）2g/日，あるいはセフォタキシム（CTX）8～12g/日＋VCM 2g/日を開始する．免疫不全や基礎疾患を有する例や50歳以上の例には，CTRX 4g/日＋VCM 2g/日＋アンピシリ

ン(AMPC)12 g/日，あるいは CTX 8〜12 g/日 + VCM 2 g/日 + AMPC 12 g/日を開始する．

生後4か月以降の小児例の市中感染起炎菌ではインフルエンザ菌の頻度が著しく高く，次いで肺炎球菌が多い．抗菌薬に耐性化している場合が多く，PAPM/BP や CTRX を用いる．またリステア菌は新生児の主要起炎菌の1つであるが，高齢者でも主要起炎菌の1つとして考慮する．リステア菌には AMPC を選択する．抗菌薬開始当初にデキサメタゾンを併用する．

結核性髄膜炎

わが国における年間発症者は約250例である．死亡率は，現在でも軽症例で約25%，HIV 感染例で約61%である．発症は亜急性で脳底髄膜炎の形をとりやすい．罹患した場合は，予後不良で重篤な後遺症を残すことが多い．

A 原因，病態

発症は主に他の結核病巣からの血行性播種（粟粒結核）による．原発巣は肺が最も多いが，リンパ節，骨，腎などの例もある．

B 症状，診断

発病は比較的緩徐で，頭痛，嘔吐，発熱などで発症する．髄膜刺激徴候を認め，脳底髄膜炎の進行とともに水頭症による脳圧亢進，意識障害や動眼・外転神経麻痺などを認める．

髄液では，圧上昇，リンパ球・単球と蛋白の増加，アデノシンデアミナーゼ活性上昇，糖 40 mg/dL 以下，クロール低下，トリプトファン反応陽性，髄液放置によるフィブリン網形成を認める．CT，MRI では脳底槽の異常，血管炎，水頭症が特徴的である．結核既往，胸部 X 線所見，ツベルクリン反応，頭部 CT・MRI 所見，髄液塗抹（Ziehl-Neelsen 染色）・培養結果，PCR 法による結核菌ゲノムの迅速検出により診断する．

C 治療

本症を疑う場合は，確定診断を待たずに治療を開始する．結核菌に感受性があり髄液への移行も良好なイソニアジドとリファンピシン，ピラジナミド，エタンブトールの4剤併用療法で2か月，その後，イソニアジドとリファンピシンの併用を7〜10か月間行う．HIV 非感染者では，全例で副腎皮質ホルモン薬を併用する．

4 急性脳症

急性脳症に関する公式の定義はないが，中枢神経系に炎症，血管障害などの明確な病態が存在しない，あるいは疑われないにもかかわらず広範な脳機能障害により譫妄状態(可逆的な注意と意識の障害，幻覚や妄想，興奮などの精神症候から急性錯乱状態を呈することがある)や意識障害，痙攣などが急激に出現した場合，急性脳症と呼ぶ．頭部画像上，責任病変がみられない例も多く，診断不明とされる例が実際には急性脳症に起因することが多い．

A 原因，病態

広義の急性脳症には以下のさまざまな種類がある．糖尿病関連脳，肝性脳症・高アンモニア血症性脳症，尿毒症性脳症，肺性脳症，敗血症性脳症および敗血症関連脳症，膵性脳症，Wernicke 脳症，低 Na 血症関連脳症，橋中心髄鞘崩壊症，腫瘍随伴症候群，薬剤関連脳症，可逆性後白質脳症症候群，心臓手術後の脳症，血栓性血小板減少性紫斑病などがある．

B 症状，診断

原因と病態の鑑別上，病歴と診察が最も重要である．意識障害〔意識レベルの障害あるいは意識変容(せん妄状態などの精神症候)〕，てんかん発作重積状態など多彩で重篤な神経症候がみられることが多い．

意識障害，片麻痺，痙攣の例には，ただちに簡易血糖測定器で血糖を検査する．血算・生化学：血清 Na，血漿浸透圧，血糖，BUN/Cr，Ca/Mg，肝機能，凝固系を検査する．必要に応じてアンモニア，ビタミン B_1，甲状腺機能，副腎機能，血液ガス分析，髄液検査，血液培養，急性中毒スクリーニング，検体保存を行う．

頭部 CT，MRI(特に急性期病変の検出に優れる拡散強調像と炎症性変化の描出に優れる FLAIR 像)，MRA，脳波，他の各検査を行う．

C 治療

短時間での原因診断と治療の同時進行が必要である．

5 Guillain-Barré 症候群（GBS）[1]

発病は人口10万人に対して，年間0.6～2.0人である．急速に発症する四肢筋力低下と腱反射消失・低下を主徴とする運動優位の末梢神経疾患である．当初軽症でも急速に呼吸停止に至ることもあり，厳重な呼吸管理を行う．

A 原因，病態

GBSは，末梢神経ミエリンに対する自己免疫性機序が背景にあると考えられる炎症性脱髄性ニューロパチーである．

B 症状，診断

発症1～3週間前に前駆感染がある例が多く，発症後4週間以内に症候はピークに達する．髄液は細胞数正常で蛋白のみ増加する蛋白細胞解離を認めるが，発症2～3週間後に漸く発現する場合もあるため，病歴と腱反射消失・低下から本症を疑うことが重要である．約60％で諸種IgG抗ガングリオシド抗体を認める．

気管挿管を要する呼吸不全（約25％）と自律神経障害による重篤な心血管系障害（不整脈，徐脈，心停止，著明な血圧変動など）は，死因として重要である．*Campylobacter jejuni* 腸炎後GBSは軸索が傷害され重症となりやすい．Fisher症候群はGBSの亜型であり，眼球運動障害，運動失調，深部反射消失が三徴である．IgG抗GQ1b抗体を約90％の陽性率で認める．

C 治療

免疫グロブリン静注療法（IVIg）と単純血漿交換療法（PE）には，回復を早め後遺症を軽減する同等の効果がある．発症後2週間以内で歩行不能または呼吸不全を呈する重症例では，IVIgまたはPEを行う．PEに代えて二重膜濾過血漿交換，免疫吸着を行ってもよい．軸索型GBS例や抗GM1抗体陽性例では，IVIg・メチルプレドニゾロンパルス療法併用を考慮する．

6 重症筋無力症（myasthenia gravis；MG）[1]

MGは骨格筋の神経筋接合部が抗体により破壊される自己免疫疾患である．

A 原因，病態

約7割の例で抗アセチルコリン受容体（AChR）抗体が陽性で，陰性例の約1/3で抗筋特異的チロシンキナーゼ（MuSK）抗体が陽性である．クリーゼは呼吸筋麻痺や球麻痺のために気道確保が必要となった状態で，わが国では，MG例の10～15％が生涯に一度は経験する．抗MuSK抗体陽性例は特に球症候が強く重症な傾向があり，クリーゼに至りやすい．

B 症状，診断

日内変動と易疲労性をともなう筋力低下を主症候とする．眼瞼下垂や複視で発症することが多く（眼筋型），全身型に進展すると顔面筋，頸筋や四肢近位筋が障害されやすい．診断は，エドロホニウム静注試験（テンシロンテスト），低頻度反復刺激試験での漸減現象（waning）や抗AChR抗体や抗MuSK抗体の検出，他による．

重症例では呼吸筋も障害されクリーゼに至る．本症のクリーゼには，本症自体の悪化による筋無力症性クリーゼと抗コリンエステラーゼ薬が過剰なコリン作動性クリーゼがある．

C 治療

救急病態ではクリーゼを早期に認識し治療を行うことが肝要である．クリーゼの鑑別はエドロホニウム静注試験により，陰性であれば抗コリンエステラーゼ薬投与を中止し，陽性であればステロイドパルス療法やIVIg，PEを行う．呼吸管理上，特に肺活量と陰性吸気圧は重要な指標となる．抗菌薬（特にアミノ配糖体系），抗不整脈薬，筋弛緩薬，精神安定薬など多くの薬物は，MGの症候を悪化させることがある．

●参考文献

1) ガイドライン作成合同委員会：JRC蘇生ガイドライン2010．へるす出版，2011
2) 篠原幸人，他：5学会合同脳卒中合同ガイドライン委

員会. 脳卒中治療ガイドライン 2012. 協和企画, 2012
3) 永山正雄, 濱田潤一(編): 神経救急・集中治療ハンドブック. 医学書院, 2006
4) 篠原幸人: 脳出血. 高久史麿, 尾形悦郎, 黒川 清, 他(監): 新臨床内科学 第9版. 医学書院, 2009

B 呼吸器系

急性呼吸器疾患は, 一般に呼吸促迫や呼吸不全をともない, 緊急度が高い. したがって, 鑑別診断を行ううえで, ①解剖学的アプローチ, ②発生機序・原因, ③患者背景, の3点を念頭におきながら迅速に診療を進める.

1 肺炎

A 原因・病態

肺炎とは肺実質の, 急性の, 感染性の, 炎症である. すなわち, 何らかの病原微生物(細菌やウイルスなど)が肺に侵入して, 急性の炎症をきたした状態である. 肺炎はわが国の死因順位では, 悪性新生物, 心疾患, 脳血管障害に次いで第4位であり, 高齢者ほどその罹患率, 死亡率ともに高い. 発症場所による分類(市中肺炎, 院内肺炎, 医療・介護関連肺炎)が治療上も有用である.

1 ● 市中肺炎
日常生活の中で発症する肺炎. 市中肺炎の病原微生物の頻度は, 肺炎球菌が最も多く, 次いでインフルエンザ菌, マイコプラズマ・ニューモニエ, クラミドフィラ(クラミジア)・ニューモニエの頻度が高い.

2 ● 院内肺炎
入院48時間以降に新しく出現した肺炎. 基礎疾患をもち, 免疫能や全身状態など, 患者の条件が悪いため, 診療には注意を要する. MRSA, 緑膿菌をはじめとする耐性菌が原因菌となることが多く, 院内肺炎が重症化しやすい一因である.

3 ● 医療・介護関連肺炎
市中肺炎と院内肺炎の間に位置する肺炎. 介護を受けている高齢者肺炎の要素が強い. リスク因子として嚥下障害・誤嚥が重要であり, 基礎疾患として中枢神経疾患, 認知症などが多い. 院内肺炎と同様に耐性菌が肺炎の原因菌になりやすい.

一方, 肺膿瘍(肺化膿症)は, 肺炎の化膿性炎症部が膿瘍を形成し, 壊死に陥った状態をいう. 化膿性病原菌(黄色ブドウ球菌, 緑膿菌, 口腔内嫌気性菌など)により肺実質が壊死に陥り, 気管支と交通し空洞を形成し, 空洞内に浸出物の貯留を認める.

B 症状・診断

肺炎の典型例では, 咳嗽, 喀痰, 胸痛, 呼吸困難などの局所症状と, 発熱, 全身倦怠感などの全身症状が組み合わさって急激に出現する. 胸膜炎に進展すると, 同側の強い胸膜痛が出現する. 高齢者などでは, 肺炎の症状が潜在性であったり, 食欲減退, 不活発, 会話の欠如などの症状で現れる場合もあり, 注意を要する. 患者の現病歴に加え, 既往歴, 家族歴, アレルギー歴, 薬剤歴, 職業歴, 海外渡航歴, ペット飼育歴など, 患者の背景因子を十分に把握する.

身体所見では, 呼吸数の増加, 脈拍の増加, 血圧の低下, SpO_2の低下, チアノーゼの有無を, 診察所見では胸部身体所見の異常を観察し, 低酸素血症やショックがみられる場合は早急な治療を要する.

肺炎の診断は, 胸部X線写真における新しい浸潤影の出現を確認することによってなされる. ただし, 肺炎様の臨床症状ならびに胸部異常陰影を呈する疾患は数多く存在するため, 陰影の性状, 拡がりなどを詳細に知るためには, CT検査が有用である. また, 急性炎症を反映する血液検査(白血球数, CRP, プロカルシトニン, 赤沈など)も評価する.

肺炎様の胸部X線陰影をきたす病原微生物以外の要因による肺疾患として,
①心不全, 肺水腫による肺陰影
②肺癌腫瘤による閉塞性陰影・無気肺
③びまん性肺疾患(薬物性肺炎, 特発性間質性肺炎, 過敏性肺炎, 好酸球性肺炎, 器質化肺炎, サルコイドーシス, 膠原病肺, その他)
の頻度が高く, 鑑別を要する.

市中肺炎では, A-DROP分類(表5-5)に従い, 重症度を判定する. 院内肺炎では, さらに悪性腫

表 5-5 成人市中肺炎の重症度分類（A-DROP 分類）

使用する指標	
A（Age）：	男性 70 歳以上，女性 75 歳以上
D（Dehydration）：	BUN 21 mg/dL 以上，または脱水あり
R（Respiration）：	SpO_2 90%（≒ PaO_2 60 mmHg）以下
O（Orientation）：	意識障害あり
P（Blood Pressure）：	血圧（収縮期）90 mmHg 以下

重症度分類と治療の場の関係		
軽症：	上記 5 つの項目のいずれも満足しないもの	→外来治療
中等症：	上記項目の 1 つまたは 2 つを有するもの	→外来または入院治療
重症：	上記項目の 3 つを有するもの	→入院治療
超重症：	上記項目の 4 つまたは 5 つを有するもの	→ ICU 入院
	ただし，ショックがあれば 1 項目のみでも超重症とする	

瘍または免疫不全状態，血中 CRP 値，胸部 X 線写真陰影の拡がりも加味して重症度を判定する．医療・介護関連肺炎では，基礎疾患や合併症，栄養状態，精神的・身体的活動性，社会的条件なども考慮し，治療を選択する．

原因菌種の生物学的特徴から細菌性肺炎と非定型肺炎に分類され，マイコプラズマ・ニューモニエ，クラミドフィラ（クラミジア）・ニューモニエは非定型肺炎の代表的な原因菌種である．細菌性肺炎と非定型肺炎の鑑別を**表 5-6** に示す．

C 治療

肺炎に対する治療は，発症場所や重症度によって治療を優先すべき起炎菌群が推定できるため，初期治療にはそれらをカバーする広域スペクトル抗菌薬で治療を開始し，起炎菌の同定および薬剤感受性試験の結果が判明した段階で狭域スペクトルに変更する治療戦略がとられる（deescalation system）．その際，喀痰グラム染色が有用であり，好中球に貪食された菌体が確認できれば原因微生物の可能性は高く，抗菌薬の選択に役立つ．

例えば，成人市中肺炎のエンピリック（経験的）治療として，細菌性肺炎が疑われる場合は，β-ラクタマーゼ阻害薬配合ペニシリン系薬を中心に，非定型肺炎が疑われる場合は，マクロライド系，テトラサイクリン系，またはニューキノロン系の抗菌薬を使用する．

呼吸不全をきたしている症例では，迅速に酸素投与，人工呼吸療法を行い，肺理学療法で積極的に喀痰排出を促す．

表 5-6 細菌性肺炎と非定型肺炎の鑑別

1. 年齢 60 歳未満
2. 基礎疾患がない，あるいは軽微
3. 頑固な咳嗽がある
4. 胸部聴診上所見が乏しい
5. 喀痰がない，あるいは迅速診断で原因菌らしきものがない
6. 末梢血白血球数が 10,000/μL 未満である．

1.～5. の 5 項目中　3 項目以上陽性　非定型肺炎疑い
　　　　　　　　　　2 項目以下陽性　細菌性肺炎疑い
1.～6. の 6 項目中　4 項目以上陽性　非定型肺炎疑い
　　　　　　　　　　3 項目以下陽性　細菌性肺炎疑い

2 気管支喘息（喘息発作）

A 原因・病態

気管支喘息は，臨床的には繰り返し起こる咳，喘鳴，呼吸困難，生理学的には可逆性の気道狭窄と気道過敏性の亢進が特徴で，気道が過敏なほど喘息症状が著しい傾向がある．組織学的には気道の炎症が特徴で，好酸球，リンパ球，マスト細胞などの浸潤と，気道上皮の剥離をともなう慢性の気道炎症が特徴的である．免疫学的には，多くの患者で環境アレルゲンに対する IgE 抗体が存在するが，IgE 抗体をもたない患者でも同様の気道炎症とリンパ球の活性化を認める．

気道炎症は，気道平滑筋の収縮，気道の浮腫，気道分泌亢進，気道壁のリモデリング（気道粘膜の線維化，平滑筋肥厚）により，気流制限を起こす．この気流制限が進行するに従って，呼吸困難・喘鳴などの喘息症状が悪化する．気道狭窄は中枢気道から末梢気道まで広範にみられるが，その程度

は部位により不均一である．気道狭窄の進行にともなって，残気量の増加のため肺活量(VC)の減少がみられ，高度の低酸素血症と高炭酸ガス血症は意識障害を生じ，さらなる換気の低下，呼吸停止を引き起こす．

B 症状・診断

喘息の臨床診断は，
① 発作性の呼吸困難，喘鳴，胸苦しさ，咳などの症状の反復

夜間，早朝に出現することが多く，発作は反復し，安静時にも出現する．
② 可逆性の気流制限

気道狭窄は広範な気道に起こり，肺全体にわたって連続性ラ音を聴取し，気道狭窄が進行すると呼気延長が認められる．喘息でみられる喘鳴は，下気道由来の呼気性の高調性喘鳴(wheeze)が特徴的である．気流制限が進行すると呼吸困難，喘鳴などの喘息症状が悪化し，呼気も吸気も努力性となり，胸郭内圧変動が大きくなり，吸気時には収縮期血圧が低下して奇脈を生じる．また，呼吸に呼吸補助筋を用い，胸骨上窩陥凹がみられるようになる．
③ 他の心肺疾患などの除外

による．

症状から，喘息発作の強度判定を速やかに行う（表5-7）．呼吸困難感があるが，横になれる程度は軽度，苦しくて横になれず，かろうじて歩行できる程度の発作は中等度，苦しくて動けず，歩行不能で会話も困難な程度の発作は高度，チアノーゼ，意識障害，さらに呼吸停止などを認める場合は重篤となる．胸部X線，心電図，血算に加えて，パルスオキシメーターによる酸素飽和度(SpO_2)の評価，動脈血液ガス分析やピークフローなどの客観的評価も適宜行う．

発作強度を考慮し，迅速に要領よく問診する．発症時間，労作の可能な程度，服薬状況，喘息による入院，救急外来受診状況，心肺疾患および合併症の有無，アスピリン喘息や薬物アレルギーの有無などを確認する．

C 治療

喘息発作に対する治療目標は，
① 重篤な低酸素血症を補正する（酸素吸入，人工呼吸管理など）
② 気流閉塞を速やかに解除する（短時間作用型吸入$β_2$刺激薬吸入，アドレナリン皮下注，アミノフィリン点滴静注，抗コリン薬吸入など）
③ 重症の気流閉塞の再発を予防する（ステロイド薬の全身投与など）
である．

成人の喘息発作の強度に応じた管理法は，表5-7のとおりである．呼吸管理としては，状態に応じて酸素投与(SpO_2 90％程度を目標)，NPPV (non-invasive positive pressure ventilation)，挿管，人工呼吸を考慮する．薬物療法に抵抗する場合は，気管支拡張効果を有する麻酔薬を用いた全身麻酔も考慮する．

3 慢性閉塞性肺疾患(COPD)の急性増悪

A 原因・病態

慢性閉塞性肺疾患(chronic obstructive pulmonary disease；COPD)は，細気管支病変や肺気腫にともなう気管支ならびに肺胞性の閉塞性肺障害であり，気管支拡張薬投与後のスパイロメトリーで1秒率(FEV_1/FVC)が70％未満であること，他の気流閉塞をきたし得る疾患が除外できること，により診断される．病期分類には，予測1秒量に対する比率(対標準1秒量：％FEV_1)を用い，気流閉塞の程度を評価する．

COPDの増悪とは，呼吸困難，咳，喀痰などの症状が日常の生理的変動を超えて急激に悪化し，安定期の治療内容の変更を要する状態をいう．COPDの病期が進行しているほど増悪の頻度は高い傾向にあり，COPDの増悪は，患者の予後を悪化させる．

増悪の原因としては，呼吸器感染症(50〜60％；インフルエンザウイルス，パラインフルエンザウイルス，アデノウイルス，ライノウイルスなどのウイルス感染：インフルエンザ菌，モラクセラ・カタラーリス，肺炎球菌の頻度が高く，重症例では緑膿菌の割合が増加)と大気汚染(約10％；オゾン，窒素酸化物吸入)であるが，約30％の症例では増悪の原因は特定できない．

表5-7 成人喘息発作の強度とその治療

発作強度	呼吸困難	動作	検査値				治療
			ピークフロー	SpO$_2$	PaO$_2$	PaCO$_2$	
喘鳴/胸苦しい	急ぐと苦しい 動くと苦しい	ほぼ普通	80%超	96%以上	正常	45mmHg未満	β$_2$刺激薬吸入，頓用 テオフィリン薬頓用
軽度（小発作）	苦しいが横にはなれる	やや困難					β$_2$刺激薬吸入，頓用 テオフィリン薬頓用
中等度（中発作）	苦しくて横になれない	かなり困難 かろうじて歩ける	60〜80%	91〜95%	60mmHg超	45mmHg未満	β$_2$刺激薬ネブライザー吸入反復 エピネフリン皮下注 アミノフィリン点滴静注 ステロイド薬点滴静注 酸素 抗コリン薬吸入考慮
高度（大発作）	苦しくて動けない	歩行不能 会話困難	60%未満	90%以下	60mmHg以下	45mmHg以上	エピネフリン皮下注 アミノフィリン点滴静注 ステロイド薬点滴静注反復 酸素 β$_2$刺激薬ネブライザー吸入反復
重篤	呼吸減弱 チアノーゼ 呼吸停止	会話不能 体動不能 錯乱 意識障害 失禁	測定不能	90%以下	60mmHg以下	45mmHg以上	上記治療継続 酸素吸入にもかかわらずPaO$_2$ 50mmHg以下および/または意識障害をともなう急激なPaCO$_2$の上昇のとき 挿管 人工呼吸 気管支洗浄 全身麻酔（イソフルラン，セボフルラン，エンフルラン）を考慮

B 症状・診断

自覚症状としては呼吸困難の増悪，喀痰量の増加，喀痰の膿性化に加えて，体熱感，動悸，不眠，傾眠，食欲低下，全身倦怠感などを訴えることが多い．

他覚的身体所見としては，発熱，頻脈，頻呼吸に加え，発汗，顔面紅潮，呼気時に増強する頸静脈怒張，吸気時の鎖骨上窩・肋間陥凹，さらに重症度が増すにつれて起坐呼吸や意識障害を認める．聴診所見では，wheezeやcrackleを聴取することが多いが，肺気腫や重症度が高い場合には，むしろ呼吸音が減弱することがあるので注意を要する．体重増加，下肢浮腫などは右心不全悪化の可能性を示唆する．

COPD増悪時には，治療方針の決定と入院適応の決定や他疾患の鑑別のための検査を要する．検査としては，①パルスオキシメトリーと動脈血ガス分析，②胸部単純X線写真，③心電図，④血液検査（血算，CRP，電解質濃度，肝腎機能）が必要であり，胸部CT，血液培養，喀痰グラム染色と培養，心臓超音波検査なども有用である．呼吸不全を呈している患者および安定期にも，高度の気流閉塞を有する患者では，入院治療が勧められる．

C 治療

COPD急性増悪期の薬物療法の基本は，ABCアプローチ，すなわち抗菌薬（antibiotics），気管支拡張薬（bronchodilator），ステロイド（corticosteroids）である．特に気管支拡張薬，ステロイドの有効性のエビデンスは高く，気道分泌物の除去

（ネブライザー，体位ドレナージなど）にも効果がある．

呼吸困難の増悪に対する第一選択薬は，短時間作用性β_2刺激薬の吸入である．吸入薬の効果が不十分な場合には，アミノフィリン静脈内投与が行われることがある．

ステロイドの全身性投与は，安定期にも高度の気流制限を呈する症例の急性増悪，入院管理が必要な症例，呼吸困難が高度な症例で勧められる（プレドニゾロン30～40mg/日の7～10日間の使用が一般的）．

抗菌薬を使用するかどうかの判断には，呼吸困難の悪化，喀痰量の増加，喀痰の膿性化を指標とした重症度分類が有用であり，喀痰膿性化を含む2項目以上がみられる症例では，抗菌薬の使用を考慮する．

呼吸管理としては，酸素投与にともなうCO_2ナルコーシスのリスクを考慮し，酸素濃度は徐々に上昇させ，意識レベル，呼吸状態などをチェックする．換気補助療法としては，有効性が証明されているNPPV（non-invasive positive pressure ventilation）をまず考慮する．

4 肺血栓塞栓症

A 原因・病態

急性肺血栓塞栓症は，わが国で増加傾向にあり，突然死の原因の1つである．静脈，心臓内で形成された血栓が遊離して，急激に肺血管を閉塞することによって生じる疾患であり，その塞栓源の約90％以上は，下肢あるいは骨盤内静脈である．肺血管床を閉塞する血栓の大きさ，患者の有する心肺予備能，肺梗塞の有無などにより，発現する臨床症状の程度も，無症状から突然死をきたすものまでさまざまである．急性肺血栓塞栓症の主たる病態は，急速に出現する肺高血圧および低酸素血症である．肺高血圧をきたす主な原因は，血栓塞栓による肺血管の機械的閉塞，および血栓より放出される神経液性因子（セロトニン，トロンボキサンA_2など）と低酸素血症による肺血管攣縮である．また，低酸素血症の主な原因は，肺血管床の減少による非閉塞部の代償性血流増加と，気管支攣縮による換気血流不均衡が原因である．

血栓形成の要因としては，Virchow 3徴（血流の停滞，血管内皮障害，血液凝固能の亢進）が重要である．肺血栓塞栓症の重要な危険因子として，高齢，長期臥床，悪性疾患，静脈血栓塞栓症の既往，うっ血性心不全，呼吸不全，下肢麻痺，下肢ギプス固定，また周術期患者では手術にともなう血液凝固亢進などがある．

B 症状・診断

呼吸困難，胸痛，頻呼吸が主要症状であり，ショック，低血圧，失神，心停止で発症することもある．他に説明できない突然の呼吸困難で，危険因子がある場合には急性肺血栓塞栓症を鑑別診断に挙げ，迅速に診断する．急性心筋梗塞症，うっ血性心不全，急性大動脈解離，肺炎，胸膜炎などの胸部症状と類似するため，鑑別を要する．

緊急検査としては，血液検査，胸部X線，心電図，心エコー検査を施行し，除外診断，重症度判定を行う．急性肺血栓塞栓症の重症度としては，臨床指標（ショック，低血圧の有無），右室機能不全の指標（心エコー上の右室拡張，壁運動低下，圧負荷などの有無），心筋損傷の指標（心臓トロポニンTあるいはI陽性の有無）などを考慮する．

血液検査上，特に重要なマーカーとしてD-ダイマーがあり，肺血栓塞栓症のほとんどの症例で増加し，正常の場合には否定できる．動脈血液ガス分析では，低酸素血症とともに低炭酸ガス血症，心電図では，Ⅰ誘導のS波とⅢ誘導のQ波（SⅠQⅢ），V_1-V_3の陰性T波，右脚ブロック，胸部X線写真では，肺動脈陰影の拡大や一側肺野の透過性亢進などがみられる．

造影CT検査は，肺血栓塞栓症を早期に確定診断するゴールドスタンダードである（図5-6）．同時に深部静脈血栓症の有無も確認しておくことが望ましい．

C 治療

急性肺血栓塞栓症では，急性呼吸循環不全が基本病態であり，広範囲型血栓塞栓症では発症1時間以内の死亡率がきわめて高い．したがって，呼吸循環管理，診断，治療を同時に進める．

急性肺血栓塞栓症の治療の中心は，薬物的抗血栓療法である．重症度により，抗凝固療法と血栓溶解療法を使い分ける．抗凝固療法は，急性肺血

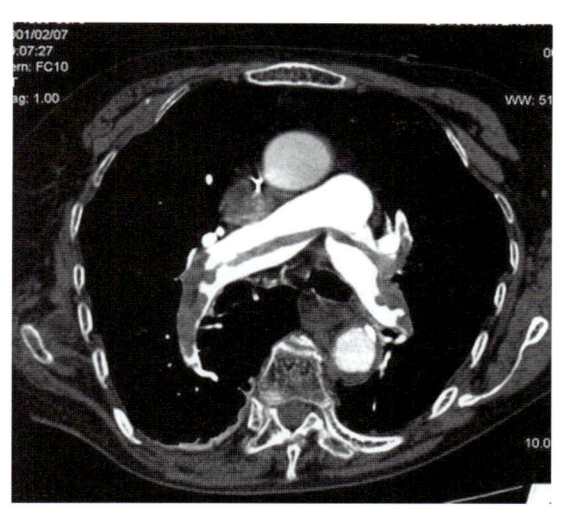

図 5-6 肺血栓塞栓症の胸部造影 CT 所見
両側肺動脈内に広範な血栓塞栓を認める(multiplanar reconstruction 法による再構成画像).

栓塞栓症の死亡率と再発率を減少させるので第一選択薬である.未分画ヘパリンを開始し,ワーファリンの内服へ継続する.治療法の選択には出血リスクも考慮する.循環虚脱をともなう重篤な症例では,血栓溶解療法,さらにはカテーテル治療や外科的血栓摘除術を選択して,より積極的に肺動脈血流の再開を図る.循環動態が保てない場合は,経皮的心肺補助装置(PCPS)を導入し,心肺停止に陥るのを防ぐ.その際,外科的血栓摘除術も視野に入れて治療を進める.

一方,残存する下肢深部静脈血栓の状態などを早急に評価し,下大静脈フィルターの適応も判断する.

5 気胸

A 原因・病態

気胸とは,胸腔に気体が貯留した状態であり,肺が部分的あるいは完全に虚脱した状態をいう.原因により,自然気胸(特発性気胸)と続発性気胸に分類される.

自然気胸は,肺尖部や肺の末端部に発生した小さなブレブが破裂することで生じる.他に先行する病変がなく,痩せ型で肩幅が広く胸郭が薄い若年男性(15～25歳)に多く発生する.肺に基礎疾患があり,気胸を起こす場合を続発性気胸といい,原因疾患として肺癌,肺結核,リンパ脈管筋腫症,肺ランゲルハンス細胞組織球症,子宮内膜症などがある.

緊張性気胸は,吸気時に空気が胸腔内に流入し,呼気時に一方向弁が形成されて空気が排出されない状態が形成され,呼吸を繰り返すたびに胸腔内圧が上昇し,呼吸・循環に悪影響を及ぼす.緊急の減圧術を要し,減圧によって病態が改善する.

B 症状・診断

自然気胸の症状は,突然の胸痛,呼吸困難,乾性咳嗽である.痛みははじめ胸膜痛であるが,時間がたつと鈍痛に変わることが多い.強い呼吸困難やチアノーゼ,頻脈,頸静脈怒張,血圧低下,意識障害などの症状が現れた場合は,緊張性気胸や両側気胸を疑う.身体所見では,聴診と打診が有用である.聴診では,患側の呼吸音が減弱・消失する.打診では患側に鼓音を呈する.心収縮期に胸膜と心膜がすれ合って生じる雑音を聴取することもある.胸部 X 線検査では,臓側胸膜辺縁に肺紋理を欠く透明域がみられ,虚脱肺と胸腔内の空気貯留を認めれば診断できる.気胸の存在を確認するために超音波検査も有用である.また,CT 検査では,軽微の気胸の確認や肺の基礎疾患(ブラ,ブレブなど)の検索など多くの情報が得られる.ドレナージを行う位置を決定する場合にも役立つ.

C 治療

初回の気胸で肺に基礎疾患がなく,軽症(虚脱率が20%以下,虚脱した肺の頂点が鎖骨上)であれば,安静で経過を観察する.

胸腔ドレナージは,気胸の治療として最も一般的な方法であり,胸腔ドレーンを挿入し,低圧持続吸引により胸腔内を持続的に吸引する.長時間虚脱していた症例では,再膨張性肺水腫(re-expansion lung edema)に注意する.肺の再膨張が得られ,通常数日から1週間のうちに air leak が消失すれば,ドレーンの抜去が可能になる.胸腔ドレーンで改善しない場合や再発気胸の場合は,手術が必要である.自然気胸は,胸腔鏡下手術(video assisted thoracic surgery;VATS)の良い適応であり,ドレーン留置を長期間行うよりも

早期に退院，社会復帰ができる．
　一方，緊張性気胸における治療の遅れは致命的であり，バイタルサイン，身体所見などから速やかに診断し，18G以上の太い注射針を用いて第2肋間鎖骨中線から穿刺脱気を緊急で行い，続いて胸腔ドレナージを行う．

6 過換気症候群

A 原因・病態

　過換気症候群は，体内の代謝に対して必要以上の肺胞換気を行うことで$PaCO_2$が正常値以下に低下し，呼吸性アルカローシスを呈する病態である．好発年齢は若年で，女性に多く，既往に同様の発作を経験していることが多い．不安や精神的ショックなどのストレスに誘発され，不随意的に過換気となり，呼吸性アルカローシスとなるために，呼吸器系のみならず全身に多彩な症状を生じる．呼吸性アルカローシスによる脳血管，末梢血管の収縮，あるいは血清カルシウムイオンの低下によるテタニー様筋硬直を呈する．

B 症状・診断

　臨床症状はさまざまで，代表的なものに呼吸困難感，窒息感，心悸亢進，四肢顔面のしびれ，筋痙攣，テタニー，意識障害，不安感，めまいなどがある．一般的には狭義の過換気症候群（器質的疾患をともなわない心因性過換気）を示すことが多いが，器質的疾患の鑑別，除外は必要である．鑑別疾患として呼吸器系，循環器系，肝疾患，中枢神経系，薬物などの関与が挙げられ，特に中高年の初発患者では診断に注意が必要である．

C 治療

　狭義の過換気症候群の場合は，安静呼吸を促し，状態の改善を待つ場合が多いが，改善後に一時的な低酸素血症を呈する場合もあり，モニタリングが必要である．ペーパーバッグ法は低酸素血症のリスクがあり，安易に行うべきではない．不安の除去に努めるが，症状が強い場合は鎮静も考慮する．心因的な原因に対する治療も必要であり，心療内科との連携が望まれる．

●参考文献

1) 日本呼吸器学会：成人市中肺炎ガイドライン，第2版. 日本呼吸器学会，2010
2) 日本アレルギー学会：喘息予防・管理ガイドライン2009. 協和企画，2009
3) 日本呼吸器学会：COPD診断と治療のためのガイドライン，第3版. メディカルレビュー社，2010
4) 日本循環器学会：肺血栓塞栓症および深部静脈血栓症の診断，治療，予防に関するガイドライン（2009年改訂版）.
http://www.j-circ.or.jp/guideline/pdf/JCS2009

C 循環器系

1 急性冠症候群

A 原因・病態

　急性心筋梗塞の発症前後の経過を調べると，繰り返す狭心症発作が先行してから心筋梗塞を発症する例や，胸痛を訴えた直後に病院外で心肺停止となる例がある．不安定狭心症，急性心筋梗塞，心肺停止（虚血性突然心停止）と病名は異なるが，これらは一連の病態である．

　冠動脈の粥状硬化を基盤として，不安定プラーク（大きな脂質コアを有する粥腫が脆弱化したもの）が形成され，プラークが崩壊すると内皮下組織や粥腫内容が血流に曝露し，血小板や凝固系が活性化して血栓形成や血管収縮物質の産生が促され，内腔の狭窄／閉塞のために冠動脈血流が減少／途絶して心筋虚血となる（図5-7）．血流減少（心筋虚血）が一過性に胸痛発作を作る病態が不安定狭心症，血栓形成から壊死に至る病態が，急性心筋梗塞，致死的不整脈のために心肺停止となる病態が虚血性突然心停止である．この一連の病態を総称して，急性冠症候群と呼ぶ．

B 症状・診断

1 ● 不安定狭心症

　心筋虚血による胸痛発作が新規に発症し，あるいは進行性に増悪し，急性心筋梗塞に移行する危険がある病態である（表5-8）．臨床経過が進行性でない安定狭心症と対比して，不安定狭心症と

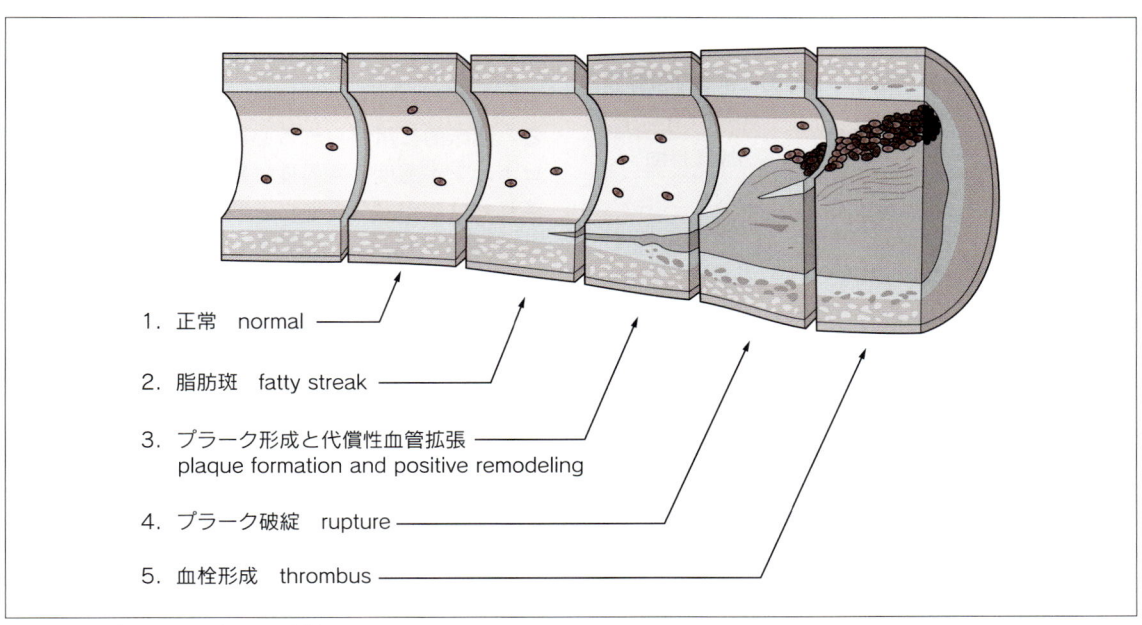

1. 正常　normal
2. 脂肪斑　fatty streak
3. プラーク形成と代償性血管拡張　plaque formation and positive remodeling
4. プラーク破綻　rupture
5. 血栓形成　thrombus

図5-7　プラークの進展と破綻
〔合同研究班：急性心筋梗塞(ST上昇型)の診療に関するガイドライン．Circulation Journal 72(Suppl Ⅳ)：1347-1442, 2008 をもとに作成〕

表5-8　不安定狭心症の分類(Braunwald, 1989)

＜重症度＞
Class Ⅰ：新規発症の重症または増悪型狭心症
- 最近2か月以内に発症した狭心症
- 1日に3回以上発作が頻発するか，軽労作にても発作が起きる増悪型労作狭心症．安静狭心症は認めない．

Class Ⅱ：亜急性安静狭心症
- 最近1か月以内に1回以上の安静狭心症があるが，48時間以内に発作を認めない．

Class Ⅲ：急性安静狭心症
- 48時間以内に1回以上の安静時発作を認める．

＜臨床状況＞
Class A：二次性不安定狭心症(貧血，発熱，低血圧，頻脈などの心外因子により出現)
Class B：一次性不安定狭心症(Class A に示すような心外因子のないもの)
Class C：梗塞後不安定狭心症(心筋梗塞発症後2週間以内の不安定狭心症)

＜治療状況＞
1) 未治療もしくは最小限の狭心症治療中
2) 一般的な安定狭心症の治療中(通常量のβ遮断薬，長時間持続硝酸薬，Ca拮抗薬)
3) ニトログリセリン静注を含む最大限の抗狭心症薬による治療中

呼ばれる．胸痛の持続時間は20〜30分以下で，発作中には心電図にST低下など，心エコーでは虚血心筋の収縮低下を認める．確定診断には冠動脈造影により重症狭窄や冠攣縮を証明する．運動負荷検査は禁忌とされている．

2● 急性心筋梗塞

冠動脈内腔に血栓が形成され，心筋虚血が遷延して壊死に至る病態である．主訴の80％は胸痛であるが，その他に上腹部痛，呼吸困難，嘔気，頸部や下顎の痛み，失神などを主訴とする場合がある．高齢者や糖尿病では胸痛をともなわない場合が多い．胸痛の発症から心筋壊死が始まるまでの時間は30〜40分で，進行性に壊死が増加する．急性心筋梗塞は，12誘導心電図(隣接する2つ以上誘導)に0.1mV以上のST上昇，あるいは新規の完全左脚ブロックを認めるST上昇型心筋梗塞(ST elevation myocardial infarction；STEMI)と，ST上昇を認めない非ST上昇型心筋梗塞(non-ST elevation myocardial infarction；NSTEMI)とに分類される．STEMIは冠動脈血流が途絶して心筋内層から外層まで全層性に虚血となる病態であり，NSTEMIは冠動脈血流が途絶せず，あるいは側副血流が保たれて虚血が心筋内層にとどまる病態である．ST上昇型心筋梗塞では，十二誘導心電図が診断根拠の基本となる．ST上昇の誘導部位は罹患した冠動脈の支配領域に一致する(**表5-9，図5-8**)．

表5-9 ST上昇型心筋梗塞の心電図による部位診断

ST上昇を示す誘導	虚血部位	責任冠動脈
I aV_L V_1〜V_4	前壁	左前下行枝
I aV_L V_5〜V_6	側壁	回旋枝
II III aV_F	下壁	右冠動脈
II III aV_F V_3R V_4R	下壁 右室	右冠動脈近位部
I aV_L	高位側壁	回旋枝

NSTEMIの心電図所見はST低下やT波陰転が大部分であるが,まれに正常心電図のこともある.心筋マーカーの上昇により心筋壊死を診断する.臨床的に用いられる心筋マーカーの中で,トロポニンが感度と特異度に優れる点から最も信頼されているが,発症から6時間未満の感度は高くない(表5-10).したがって,受診時には正常値でも,経時的追跡がNSTEMIの診断では大切である.例えば,受診時に不安定狭心症と判定して

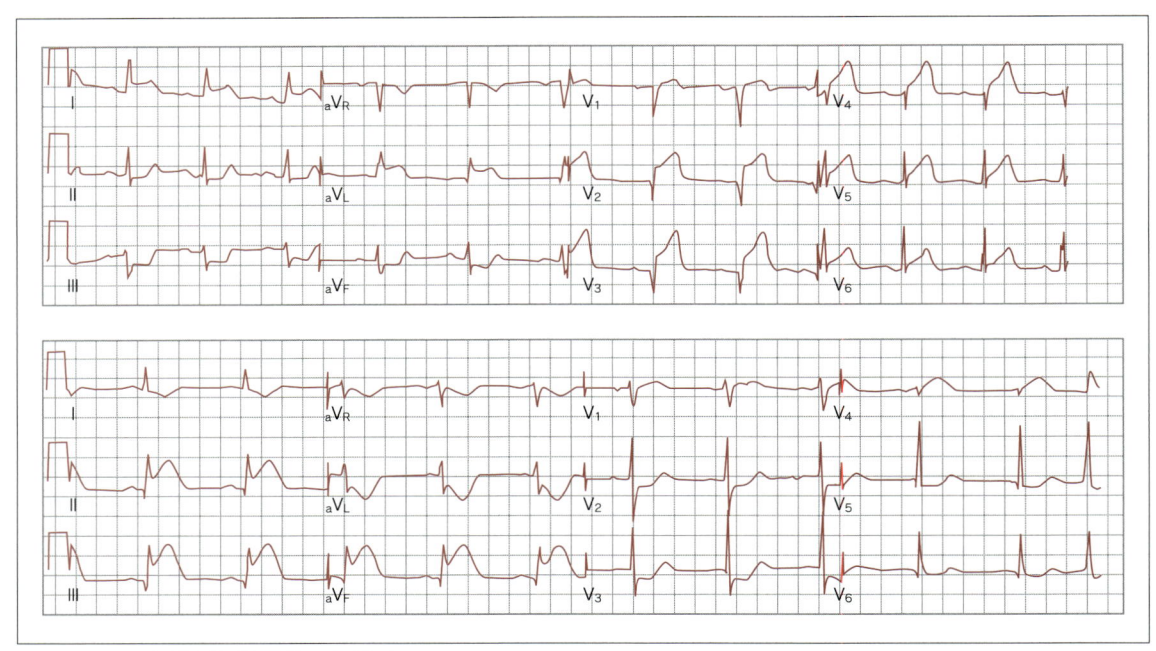

図5-8 ST上昇型心筋梗塞の心電図
上段は前側壁(左冠動脈前下行枝),下段は下壁の急性心筋梗塞(右冠動脈)

表5-10 発症からの経過時間別に見た各心筋傷害マーカーの診断精度

	<2h	2〜4h	4〜6h	6〜12h	12〜24h	24〜72h	>72h
ミオグロビン*	○	○	○	○	○	△	×
心臓型脂肪酸結合蛋白(H-FABP)*	○	○	○	○	○	△	×
心筋トロポニン*	×	△	◎	◎	◎	◎	◎
CK-MB	×	△	◎	◎	◎	△	×
CK	×	△	○	○	○	△	×
ミオシン軽鎖	×	△	○	○	○	○	○

◎感度,特異度ともに高く診断に有用である ×診断に有用でない
○感度は高いが,特異度に限界がある *全血迅速診断が可能である
△感度,特異度ともに限界がある

〔合同研究班:急性心筋梗塞(ST上昇型)の診療に関するガイドライン.Circulation Journal 72(Suppl Ⅳ):1347-1442, 2008 より引用〕

も，その後に心筋マーカーが上昇し，診断がNSTEMIと訂正される場合がある．

3 ● 心肺停止（虚血性突然心停止）

急性冠症候群による虚血性突然心停止は，心筋虚血の発症直後に致死的不整脈によって心肺停止となる病態で，心室細動が多い．他の心原性心肺停止，すなわち虚血とは関わりないブルガダ症候群やQT延長による心室細動との鑑別には，心拍再開後に施行する12誘導心電図や冠動脈造影による判定が必要である．

C 治療

1 ● 不安定狭心症

a 発作時の治療
胸痛発作には，硝酸薬（ニトログリセリン，錠剤：舌下投与，スプレー：口腔内噴霧）を投与する．

b 非発作時の治療
安静，血管拡張薬（硝酸薬，カルシウム拮抗薬），抗血小板薬，スタチン，ACE阻害薬，アンジオテンシンⅡ受容体拮抗薬（ARB），β遮断薬などによる薬物治療で安定化を図り，待機的に経皮的冠動脈インターベンション（PCI）を行う．

2 ● 急性心筋梗塞

発症12時間未満では，心筋壊死量を少なくするためPCIにより再灌流療法を行う．PCIが普及しているわが国では，血栓溶解療法による再灌流療法はPCIを施行できない場合に限定される．

3 ● 心肺停止

心肺停止の発見と救急要請，目撃者による心肺蘇生とAEDの実施，二次救命処置，集中治療（冠動脈インターベンション，低体温療法）から構成される救命の連鎖を，迅速に実施することが救命に必要である．

2 心不全

A 原因・病態

心臓は前負荷（静脈圧）に応じて心室の拡張期容量が増加し，心拍出を増加する（フランクスターリング機構）．心不全は，心機能が低下したために正常な静脈圧では十分な血液量を拍出できない状態である．心機能低下の原因は多岐にわたるが，冠動脈疾患によるものが最も多い（表5-11）．心

表5-11 急性心不全の原因疾患および増悪因子

1. 慢性心不全の急性増悪：心筋症，特定心筋症，陳旧性心筋梗塞など
2. 急性冠症候群
   - a) 心筋梗塞，不安定狭心症：広範囲の虚血による機能不全
   - b) 急性心筋梗塞による合併症（僧帽弁閉鎖不全症，心室中隔穿孔など）
   - c) 右室梗塞
3. 高血圧症
4. 不整脈の急性発症：心室頻拍，心室細動，心房細動・粗動，その他の上室性頻拍
5. 弁逆流症：心内膜炎，腱索断裂，既存の弁逆流症の増悪，大動脈解離
6. 重症大動脈弁狭窄
7. 重症の急性心筋炎（劇症型心筋炎）
8. たこつぼ心筋症
9. 心タンポナーデ，収縮性心膜炎
10. 先天性心疾患：心房中隔欠損症，心室中隔欠損症など
11. 大動脈解離
12. 肺（血栓）塞栓症
13. 肺高血圧症
14. 産褥性心筋症
15. 心不全の増悪因子
    - a) 服薬アドヒアランスの欠如
    - b) 水分・塩分の摂取過多
    - c) 感染症，特に肺炎や敗血症
    - d) 重症の脳障害
    - e) 手術後
    - f) 腎機能低下
    - g) 喘息，慢性閉塞性肺疾患
    - h) 薬物濫用，心機能抑制作用のある薬物の投与
    - i) アルコール多飲
    - j) 褐色細胞腫
    - k) 過労，不眠，情動的・身体的ストレス
16. 高心拍出量症候群
    - a) 敗血症
    - b) 甲状腺中毒症
    - c) 貧血
    - d) 短絡疾患
    - e) 脚気心
    - f) Paget病

〔日本循環器学会：循環器病の診断と治療に関するガイドライン（2010年度合同研究班報告）急性心不全治療ガイドライン（2010年改訂版），p12，2011より引用〕

拍出量を維持するために，生体は神経体液性因子（交感神経，レニン・アンギオテンシン・アルドステロン系）を活性化させ，頻脈，心収縮性亢進，末梢血管収縮や乏尿による血液量（前負荷）増加などの代償機序を作動させる．その結果，静脈圧上昇に基づく肺うっ血（呼吸困難）や浮腫（肝腫大，下腿浮腫）を生じる．

表 5-12　急性心不全の症状，所見

うっ血症状，所見
- 左心不全
  - 症状：呼吸困難，頻呼吸，起坐呼吸
  - 所見：湿性ラ音，喘鳴，ピンク色泡沫状痰，Ⅲ音やⅣ音の亢進
- 右心不全
  - 症状：右季肋部痛，食思不振，腹満感，心窩部不快感，易疲労感
  - 所見：頸静脈怒張，肝腫大，肝胆道系酵素の上昇

低心拍出量による症状，所見
- 症状：意識障害，不穏
- 所見：冷汗，四肢チアノーゼ，低血圧，乏尿，身の置き場がない様相

表 5-13　急性心筋梗塞における心機能障害の重症度分類（Killip 分類）

クラスⅠ	心不全の徴候なし
クラスⅡ	軽度〜中等度心不全，ラ音聴取領域が全肺野の 50%未満
クラスⅢ	重症心不全，肺水腫，ラ音聴取領域が全肺野の 50%以上
クラスⅣ	心原性ショック，血圧 90mmHg 未満，尿量減少，チアノーゼ，冷たく湿った皮膚，意識障害をともなう

B 症状・診断

1 ● 症状（表 5-12）

うっ血：静脈圧の増加にともない間質水分量が増加する．左心不全では肺うっ血により呼吸困難を認める．重症では起坐呼吸となり，肺野に異常呼吸音（不連続音，ラ音）を聴取し，ピンク色の泡沫状痰を認めることもある（表 5-13）．右心不全では，頸静脈の怒張，肝腫大，下腿浮腫を認め，肝機能異常（うっ血肝）を認める．

低心拍出量：低血圧，意識障害，不穏，乏尿などが出現する．

過剰心音：過剰心音（Ⅲ音，Ⅳ音の亢進）を聴取する．

合併症状：心不全の原因疾患による症状で，例えば急性心筋梗塞による心不全では胸痛をともなう．

2 ● 診断

心不全は病歴と身体所見から診断することが基本である．補助検査として 12 誘導心電図，胸部 X 線写真，動脈血液ガス分析，血液検査，心エコー図検査を行う．12 誘導心電図では原因心疾患を検索する．胸部 X 線写真では，肺うっ血や原因となる心疾患の所見（心室拡大など）を検索する．動脈血液ガス分析では低酸素血症および換気の程度，乳酸の増加を評価する．呼吸不全を呈する他の疾患との鑑別が必要な場合がある．血液検査では貧血，腎機能，BNP を評価する．心不全では前負荷増加（心室拡張）のために，BNP が増加するので補助診断に用いられる．心不全を否定するには，BNP < 100 pg/mL が有用とされている．

心エコー図検査は，心機能低下と心疾患の原因検索に有用である．左心不全では左室収縮性の低下（左室拡張末期径の拡大，左室駆出率低下）を認めるが，収縮能が保持され，拡張能が低下して肺うっ血をきたす場合がある（拡張不全）．

3 ● 心不全の病型

心不全の大部分は左室機能低下による左心不全（肺うっ血）である．その他に，右心不全（浮腫，肝腫大をともなう），および両心不全の病型がある．日本循環器学会の急性心不全ガイドラインでは，6 つの病型に分けている．

①急性非代償性心不全：心不全症状が軽度で，以下の②〜④を満たさない新規発症の心不全．
②高血圧性急性心不全：高血圧を原因として，胸部 X 線写真で急性肺うっ血や肺水腫を認める．
③急性心原性肺水腫：呼吸困難や起坐呼吸を認め湿性ラ音を聴取する．胸部 X 線写真で肺水腫を認め，治療前酸素飽和度は 90% 未満が多い．
④心原性ショック：心機能低下が重症でショックとなる病態．
⑤高拍出性心不全：甲状腺中毒症，貧血，敗血症性ショック，シャント疾患，脚気心，Paget 病などによる心不全で，肺うっ血を認める．
⑥急性右心不全：頸静脈圧上昇，肝腫大をともなう低血圧，低心拍出量症候群．

C 治療

1 ● 酸素投与

低酸素血症に対して酸素を投与し，SpO_2 を 95〜99% とする．

2 ● 体位管理

血圧低下がなければファーラー位〜起坐位とする．

3 ● 前負荷(静脈圧)の調節

利尿薬の静注により尿量を増加して静脈圧を低下させ，肺うっ血や浮腫の軽減を図る．

4 ● 後負荷(収縮期血圧)の調節

急性心不全で血圧が高い患者には，降圧が有用である．硝酸薬や他の血管拡張薬の持続静注を行う．

5 ● 呼吸管理

多くの例では以上の治療で呼吸状態は改善するが，重症例では非侵襲的陽圧換気法(non-invasive positive pressure ventilation；NPPV)あるいは気管挿管を行い，陽圧換気と呼気終末陽圧(positive end-expiratory pressure；PEEP)を行う．

6 ● 原因疾患の治療

急性心筋梗塞(発症 12 時間未満)が心不全の原因である場合には，冠動脈インターベンションにより再灌流療法を行う．

③ 致死的不整脈

A 原因・病態

致死的不整脈は，心肺停止となる不整脈(心室細動／無脈性心室頻拍，無脈性電気活動，心室静止)，および極端な徐脈や頻脈のために失神やショックを呈する不整脈(心室頻拍，torsades de pointes，完全房室ブロック，病的洞症候群)である．原因はさまざまであるが，心疾患によるもの(冠動脈疾患，心筋炎や弁膜症など形態学的異常をともなう器質的心疾患，イオンチャンネルなどの機能的異常をともなう心疾患)，他の心外因子(低酸素血症，アシドーシス，電解質異常，内分泌疾患，中毒・薬物副作用，環境障害，外傷，電撃症など)によるものに大別される．

1 ● 心室静止

心肺停止の最終像で，心室の電気活動が失われ，心電図波形は平坦である．

2 ● 無脈性電気活動

心電図では正常 QRS 波形を示すが，脈を触れない状態である．心筋の収縮不全，外傷などによる出血，心タンポナーデ，緊張性気胸，肺塞栓などが原因となる．

3 ● 心室細動(図 5-9)

心周期の受攻期(心電図 T 波の頂点付近)に発生した心室性期外収縮などを契機として，広範囲の心室筋に多数のリエントリーが発生し，個々の心筋細胞が無秩序に脱分極と再分極を繰り返す状態である．ポンプ機能は失われ，心肺停止となる．原因は心筋虚血，心不全，QT 延長症候群，ブルガダ症候群などの心疾患，電解質異常，低体温症，外傷，電撃症などである．

4 ● 無脈性心室頻拍

心電図波形は，脈を触れる心室頻拍と同じである(図 5-10)．心室頻拍における収縮期血圧は，心機能と心拍数に依存する．無脈性心室頻拍では，収縮期血圧が脈拍触知の限界(頸動脈で 40 mmHg 程度)より低いので脈を触れない．心拍数は 120〜250 回/分で，心電図では幅広い QRS 波を示す．放置すると心室細動に移行する．

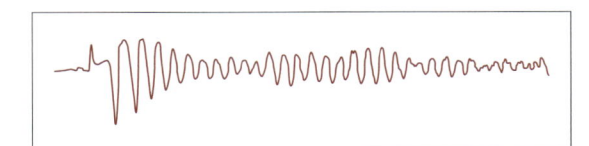

図 5-9　心室細動

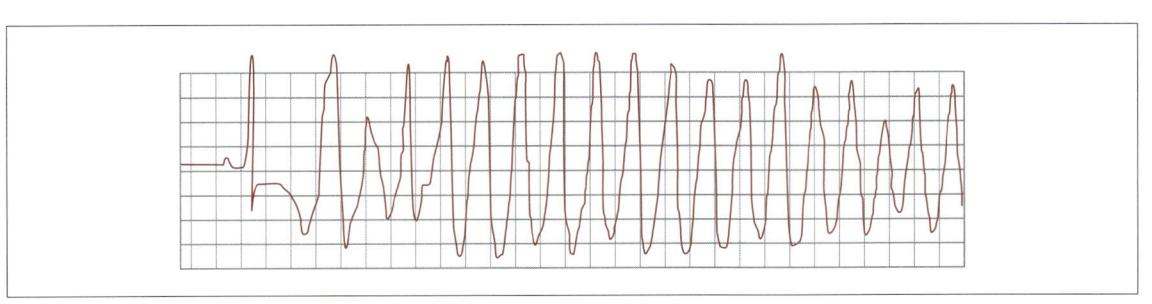

図 5-10　心室頻拍

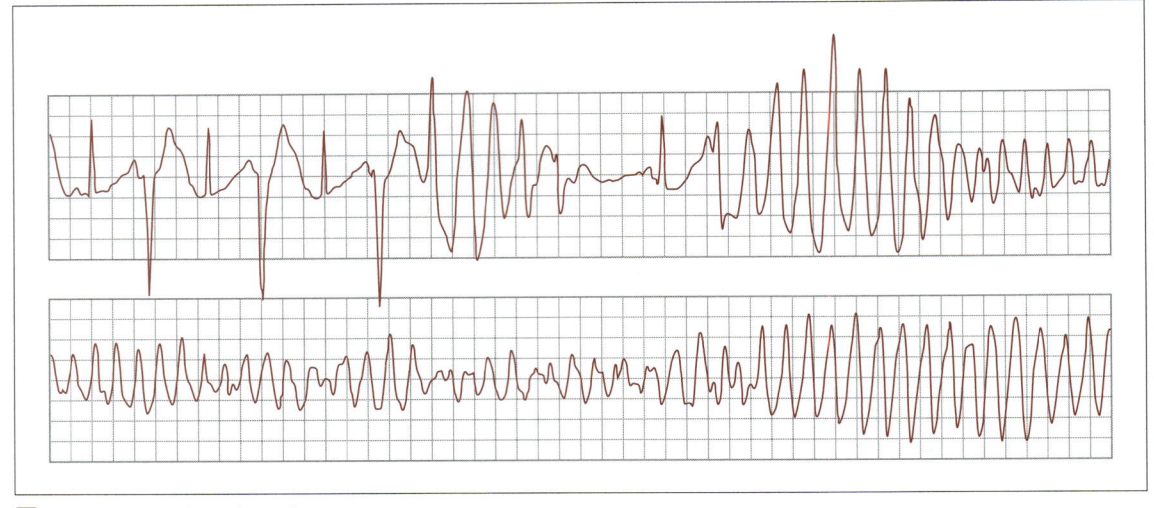

図 5-11　torsades de pointes

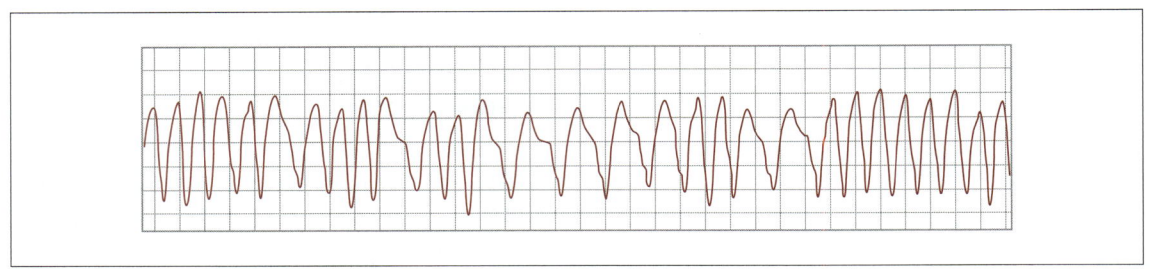

図 5-12　偽性心室頻拍

5 ● 心室頻拍

脈を触知する場合，無脈性の場合の両者を含み，原因は心室細動と同じ．197 頁（3 章 P. 動悸の項）を参照．

6 ● torsades de pointes（TdP）（図 5-11）

心室頻拍の中でも，多源性で QRS 波の形状が 1 拍ごとに変化するものを多形性心室頻拍と呼び，その代表が TdP である．心電図波形は，幅広い QRS 波が捻じれるように極性が変化する．非発作時の心電図で QT 間隔が延長し，先天性（Romano-Ward 症候群など）および後天性（薬物中毒，電解質異常など）のものがある．発症時には心拍出量減少のため失神や痙攣発作をきたすが，短時間に自然停止し回復することもある．持続すると心室細動に移行する．

7 ● WPW 症候群にともなう心房細動（図 5-12）

WPW（Wolff-Parkinson-White）症候群では房室副伝導路が存在し，心房興奮が房室結節を通るより早く副伝導路を介して心室に伝導して頻拍発作を起こす．心房が洞調律の場合は房室回帰性頻拍（197 頁，3 章 P. 動悸の項を参照）を呈することが多いが，心房細動の場合は心電図で心室頻拍に似た幅広い QRS 波の頻拍を呈する（偽性心室頻拍）．副伝導路は房室結節よりも不応期が短いので，心室興奮のレートも大きくなる．頻拍のためショックを呈し，さらに心周期の受攻期（心電図 T 波の頂点付近）に心房興奮が伝達すると心室細動に移行する．

8 ● 完全房室ブロック（図 5-13）

房室ブロックは，房室間の伝導が完全に遮断された状態で，心室は補充調律により収縮する．心房と心室が別個の調律で収縮することとなり，心電図では P 波と QRS 波は関連がなくなる．急性心筋梗塞，高 K 血症，薬物中毒／副作用，浸潤性炎症疾患，刺激伝導系の変性などが原因である．急性発症の極端な徐脈（30〜40 回／分以下）では

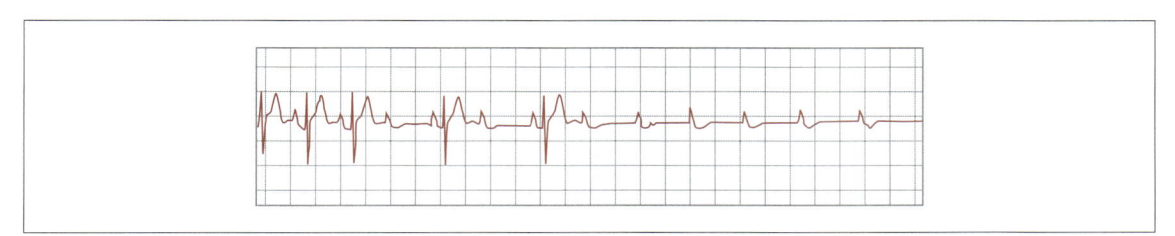

図 5-13　完全房室ブロック

ショックとなる．

9 ● 洞機能不全症候群（sick sinus syndrome）

洞徐脈，洞房ブロック，洞停止，徐脈頻脈症候群が含まれる．徐脈頻脈症候群では，頻脈発作が停止して洞調律に戻る過程で洞結節の回復に時間がかかるため，時に 10 秒以上の心停止をきたし，失神や痙攣を呈する．原因は刺激伝導系の変性，薬物中毒などである．

B 症状・診断

致死性不整脈は心拍出の低下を招き，失神，ショック，心肺停止の原因となる．心電図モニターあるいは十二誘導心電図記録から診断する．

C 治療

1 ● 心静止⇨〔2 章 B. 1 心停止への対応（37 頁）参照〕

心肺蘇生を行いながら，アドレナリン 1 mg を 3～5 分ごとに静注する．予後は不良である．

2 ● 無脈性電気活動⇨〔2 章 B. 1 心停止への対応（37 頁）参照〕

心肺蘇生を行いながらアドレナリン 1 mg を 3～5 分ごとに静注し，治療可能な原因（心タンポナーデや緊張性気胸など）を検索する．

3 ● 心室細動⇨〔2 章 B. 1 心停止への対応（37 頁）参照〕

心肺蘇生を行いながら，早期に電気的除細動を行う．電気的除細動が遅れると 1 分ごとに 7％，救命率（長期生存）が低下する．数回の通電でも除細動されない場合には，アドレナリン 1 mg を静注し，大動脈圧上昇により冠動脈血流を増加して，電気的除細動を繰り返す．あるいは抗不整脈薬（アミオダロン，ニフェカラントなど）を投与して，電気的除細動を繰り返す．

表 5-14　徐脈緊急症アルゴリズム

血行動態不安定の場合の緊急処置
● 硫酸アトロピン 0.5 mg 静注
● 経皮ペーシング
● ドパミン持続静注（2～10 μg/kg/分）
● アドレナリン持続静注（2～10 μg/分）

4 ● 無脈性心室頻拍⇨〔2 章 B. 1 心停止への対応（37 頁）参照〕

心室細動と同様に治療する．

5 ● 心室頻拍〔2 章 B. 3. A 頻脈（43 頁）参照〕

血行動態がショックの場合には，心電図同期・電気的除細動（カルディオバージョン）を行う．血行動態が安定している場合には，薬物治療を行う（201 頁，3 章 P. 動悸の項の表 3-83）．

6 ● Torsades de pointes（TdP）

TdP が持続する場合には電気的除細動の適応である．心室頻拍が停止したら硫酸 Mg の静注を行う．徐脈性の場合には，ペーシングあるいはイソプロテレノールの持続静注により心拍数を上昇させる．電解質異常は，緊急に補正する．QT 延長をきたす薬剤が投与されている場合には，中止する．

7 ● WPW 症候群にともなう心房細動

ショックでは心電図同期・電気的除細動（カーディオバージョン）を行う．血行動態が安定している場合には，薬物治療を行う．根治的治療として，副伝導路遮断術（カテーテル焼灼法，外科的処置）を行う．

8 ● 完全房室ブロック⇨〔2 章 B. 3. B 徐脈（44 頁）参照〕

血行動態不安定の場合には，徐脈緊急症アルゴリズム（表 5-14）に従い血行動態を安定させ，経静脈的ペーシングを留置する．原因検索を行い治療可能な原因（高カリウム血症，薬物中毒，甲状

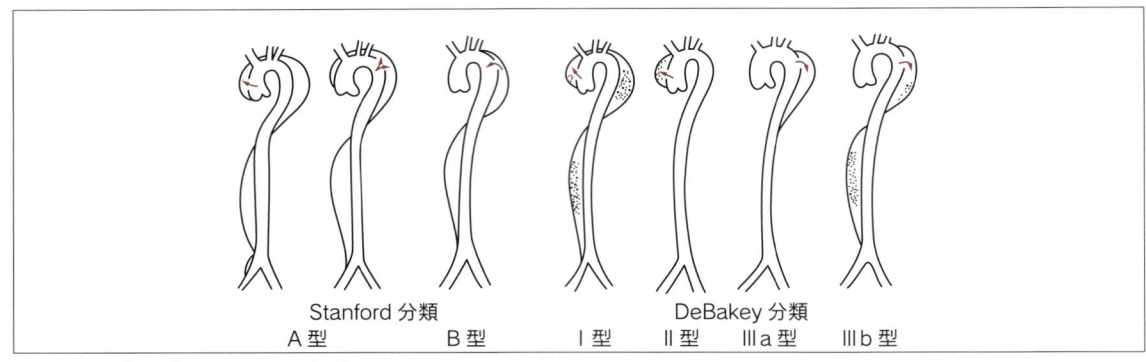

図 5-14 急性大動脈解離の病型
〔相川直樹, 堀 進悟：救急レジデントマニュアル第4版. p107, 医学書院, 2009 より引用〕

腺機能低下など)が判明しない場合には, 永久ペースメーカー植え込みを考慮する.

9 ● 洞機能不全症候群(sick sinus syndrome)

発作性に心停止をきたすが, 自然に回復することが多い. 徐脈緊急症アルゴリズムが必要になることは少ない. 経静脈的ペーシング, 永久ペースメーカー植え込みを考慮する.

4 急性大動脈解離

A 原因・病態

大動脈の中膜が内外2つの部分に解離し, その間に血液あるいは血栓が充満した状態である. 病態の詳細は 178 頁(3章J. 胸痛の項)を参照. 解離の部位により Stanford 分類や DeBakey 分類が行われ, 前者は治療法の選択に, 後者は手術方法の選択に有用である. (**図 5-14**). 解離腔の血流が保たれる場合を解離腔開存型, 解離腔に流入した血液が血栓化した場合を血栓閉鎖型と呼ぶ.

B 症状・診断

急激に発症する背部痛や胸痛を主訴とすることが多い. 心タンポナーデを合併すると失神, ショックとなる. 大動脈主要動脈分枝の閉塞により, 脳梗塞(意識障害, 麻痺), 心筋梗塞(胸痛), 上腸間膜動脈閉塞(腹痛), 急性腎不全, 四肢動脈閉塞などを呈する. しばしば, 高血圧, 四肢の血圧左右差を認める. 解離進展に伴う移動痛(例：背部痛から腰痛へ)は, 感度は低いが特異度の高い所見である.

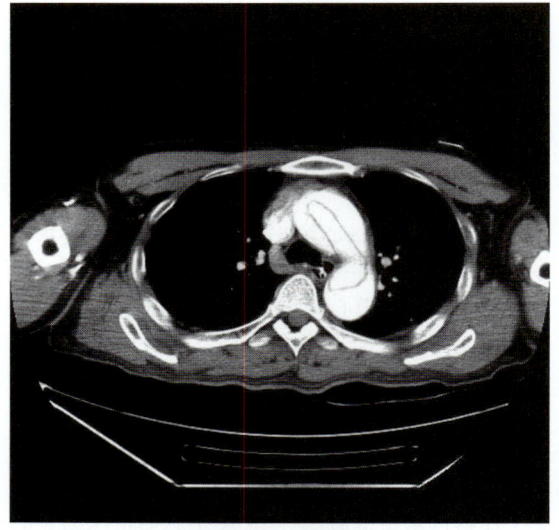

図 5-15 急性大動脈解離の造影 CT
上行大動脈から下行大動脈にかけて, 真腔と解離腔を隔てるフラップを認める.

胸部 X 線写真で縦隔の拡大を認めることが多いが, 緊急時の撮影はポータブルのため判定困難な場合が多く, あまり有用ではない. 確定診断には体部 CT スキャン(単純, 造影)を用いる(**図 5-15**). 食道エコー検査, MRI も有用であるが, 急性期の実施は危険である.

急性大動脈解離では, ほとんどの例で D ダイマーや FDP が上昇する. 感度は高いが特異度が低いので, 解離を除外する場合に有用である. しかし, D ダイマーや FDP が上昇しない解離も報告されている.

C 治療

血圧管理：解離の進展を防ぐため，降圧療法を開始する．血圧モニター下に，硝酸薬，カルシウム拮抗薬，β遮断薬を用いて収縮期血圧を110 mmHgに制御する．

手術適応：A型は保存的治療では生命予後が不良である．緊急手術を行う．B型は降圧療法が基本で，主要動脈分枝の閉塞，切迫破裂（ショック，血胸）を認める場合に，緊急手術を行う．

5 大動脈瘤

A 原因・病態

大動脈瘤は大動脈壁が瘤状に拡張し，前後径が50％以上の限局的拡張を示す病態である．腹部，次いで胸部に多く，腹部大動脈瘤では3 cm以上のものをいう．大動脈瘤では，内腔拡大が壁に働く張力を増加するため（Laplaceの法則），径が進行性に拡大し，周囲臓器への圧迫，さらには瘤破裂によりショックや心肺停止の原因となる．真性，仮性，解離性（大動脈解離にともなうもの），あるいは感染性（感染による炎症をともなう）に分類され，真性は大動脈壁の構造を保って拡大した病態，仮性動脈瘤は大動脈壁が全層あるいは外膜の一部を残して破綻し，瘤壁が周囲組織で構成される状態である．真性のほとんどは動脈硬化が原因である．

B 症状・診断

1 ● 胸部大動脈瘤

まれに胸痛，左反回神経麻痺（嗄声），気管や食道の圧迫症状などを認めるが，ほとんどの例は無症状である．臓器穿破すると喀血（気管）や吐血（食道）を認め，胸腔内に破裂すると心肺停止に陥る．

2 ● 腹部大動脈瘤

無症状のことが多い．圧迫症状として，尿管閉塞（水腎症），下肢動脈閉塞，十二指腸を圧迫閉塞して腹痛（上腸間膜動脈症候群），腸骨静脈圧迫（深部静脈血栓症）を呈することがある．臓器穿破すると下血（腸管），心不全（下大静脈）を発症する．破裂した場合，腹部大動脈が後腹膜腔に位置するため，タンポナーデ作用（圧迫）による止血効果が

表 5-15 高血圧緊急症の原因

頻度の高いもの
- 急性の臓器障害をともなう重症高血圧
血栓性脳梗塞，脳出血，くも膜下出血，頭部外傷，急性大動脈解離，急性左心不全，急性冠症候群（急性心筋梗塞，不安定狭心症），急性または進行性の腎不全
重症鼻出血

まれなもの
- 乳頭浮腫をともなう加速型－悪性高血圧
- 高血圧性脳症
- カテコールアミンの過剰
褐色細胞腫のクリーゼ，モノアミン酸化酵素阻害薬と食品・薬物と相互関係，交感神経作動薬の使用，降圧薬中断による反跳性高血圧，脊髄損傷後の自動性反射亢進
- 子癇

あり，心肺停止には至らずショックを呈することが多い．

腹部大動脈瘤では，腹部に拍動性腫瘤を触知する．確定診断には造影CTが有用であるが，腹部大動脈瘤では超音波検査が簡便でかつ有用である．

C 治療

臓器穿通や破裂（ショックの場合）を認めたら，緊急手術を行う．無症状で，偶然発見された場合には，必ず専門医に紹介して，経過観察が必要であることを指導する．瘤径による手術適応の目安は，胸部では最大短径50～55 mm，腹部では40～50 mmとされている．

6 高血圧性緊急症

A 原因・病態

1 ● 高血圧緊急症（hypertensive emergency）

血圧の高度上昇（多くは180/120 mmHg以上）により，脳，心，腎，大血管などの標的臓器に急性の障害が生じた病態で，症状をともなう異常高血圧である．放置すると生命に危険が及ぶため，迅速な原因診断と降圧が必要である．原因を**表5-15**に示した．

2 ● 高血圧切迫症（hypertensive urgency）

相対的な血圧上昇により，明らかな臓器障害は認めないが，病態進行の危険があり，治療を要する状態．

3 ● acute hypertensive episode

収縮期血圧 180 mmHg 以上，または拡張期血圧 110 mmHg 以上の高血圧が存在し，標的臓器障害進行の徴候がないもの．

4 ● transient hypertension

不安，アルコール離脱症候群，服薬中断，中毒物質などにより一時的に高血圧を示す．治療は原因に対して行う．

B 症状・診断

症状，診断は原疾患による．

C 治療

1 ● 高血圧緊急症 (hypertensive emergency)

薬物治療（持続静注）により，はじめの1時間以内に平均血圧25％以上は降圧させず，次の2〜6時間で160/100〜110 mmHgを目標とする．降圧目標に達したら，内服薬を開始し，静注薬を漸減中止する．

2 ● transient hypertension

治療は原因に対して行い，降圧療法の適応ではない．経過観察を行う．

● 参考文献

1) 合同研究班：急性心筋梗塞（ST上昇型）の診療に関するガイドライン．Circulation Journal 72(Suppl Ⅳ)：1347-1442, 2008
2) 急性心不全治療ガイドライン（2011年改訂版）．http://www.j-circ.or.jp/guideline/pdf/JCS2011_izumi_h.pdf
3) 大動脈瘤・急性大動脈解離診療ガイドライン（2011年改訂版）．http://www.j-circ.or.jp/guideline/pdf/JCS2011_takamoto_h.pdf

D 消化器系

1 消化管出血

A 原因，病態

食道・胃静脈瘤破裂では，肝硬変などに起因する門脈圧亢進から胃，食道粘膜下層の静脈が拡張し静脈瘤を形成し，これが破綻し出血をきたす．胃十二指腸では主に潰瘍や腫瘍から，小腸や大腸では憩室，腫瘍，感染性／炎症性／虚血性腸疾患などから出血を生じる．以前は，上部消化管出血の原因として胃十二指腸潰瘍が過半数を占めていたが，近年，内服薬の進歩もあり，2000年以降の報告ではその頻度は21〜33％といわれ，そのリスクファクターとしてヘリコバクター・ピロリ (*Helicobacter pylori*) 感染，非ステロイド性抗炎症薬 (nonsteroidal anti-inflammatory drugs；NSAIDs)，ストレス，胃酸が挙げられる．

B 症状，診断

吐血は，食道から十二指腸までの上部消化管からの出血で生じるが，下血は，下部消化管だけではなく，大量あるいは持続的な上部消化管出血の場合にも生じる．大量の吐下血では，ショックをきたす．

表5-16に示したような国際コンセンサス2010に基づく上部消化管出血の管理法を参考に対処する．問診を行い身体所見を取りつつ，輸液，採血，血液型，クロスマッチを行う．

C 治療

内視鏡に先立って，まずは蘇生とリスク評価を行う．気道，換気，循環（ABC）を確保し，酸素投与，（急速）輸液，必要であれば輸血を行う．バイタルサインが安定していなければ，緊急内視鏡により診断と止血を行う．バイタルサインが安定していても，上部消化管出血は準緊急で，下部消化管出血は速やかに内視鏡を行う．食道静脈瘤からの出血の場合で緊急内視鏡が施行できなければ，セングスターケン・ブレークモア (Sengstaken-Blakemore) チューブ (S-Bチューブ) を挿入し，止血を行う．胃十二指腸潰瘍からの出血の場合には，プロトンポンプ阻害薬 (proton pump inhibitor；PPI) の静注を行う．

2 消化管穿孔

消化管穿孔では，消化管に炎症，虚血，外傷などが加わることによって消化液や細菌が消化管外へ流出する．腹膜炎の多くは細菌性であるが，上部消化管穿孔では化学的炎症反応が主体であるこ

表 5-16　食道静脈瘤を除いた上部消化管出血での推奨の要約（国際コンセンサス 2010）

A.　リスクアセスメントと内視鏡検査前処置
A1.　ただちに評価し，適切な蘇生術を開始する．
A2.　再出血と死亡のリスク分類に予後スケールが推薦される．
A3.　所見が予後を示唆する可能性があり，ある群では経鼻胃管挿入を考慮する．
A4.　ヘモグロビンが 7.0g/dL 以下の患者では輸血を行う．
A5.　抗凝固薬が投与されている患者では，凝固異常の補正は推奨されるが，内視鏡検査を遅延させてはならない．
A6.　診断率向上のため，蠕動促進薬は，内視鏡検査の前にルーチンに使用しない．
A7.　臨床および内視鏡判定で再出血のリスクが低ければ，急性潰瘍性出血のある患者群では，内視鏡検査後すぐに退院することも可能である．
A8.　内視鏡検査前のプロトンポンプ阻害薬によって，病変を小さくし，内視鏡検査の必要性を減少させる可能性があるが，内視鏡検査を遅延させてはならない．

以下，
B.　内視鏡的処置
C.　薬理学的処置
D.　院内での非内視鏡的および非薬理学的処置
E.　退院後，アセチルサリチル酸，非ステロイド性抗炎症薬と続く．詳細は原著を参照

（Alvarado A：A practical score for the early diagnosis of acute appendicitis. Ann Emer Med 15：557-564, 1986 より）

とも少なくない．

　診断，治療の遅延は，腹膜炎から敗血症を生じ，致命的となることがある．問診，腹膜刺激症状などの身体所見や X 線検査，腹部 CT 検査などで，迅速かつ的確に診断する必要がある．

上部消化管穿孔（胃，十二指腸）

A 原因，病態

　胃・十二指腸潰瘍や胃癌の穿孔による．穿孔しても肝臓や小網などで被覆されることや，胃後壁では膵臓に穿通し，遊離穿孔とならない場合がある．

B 症状，診断

　突然の激しい上腹部痛で発症し，痛みのために前屈位や側臥位をとることが多い．圧痛，腹膜刺激症状（反跳痛，筋性防御）は時間とともに腹部全体に及ぶ．

　診断は，腹部単純 X 線（立位，撮れなければ左側臥位）や CT スキャン，超音波検査（US）などで，遊離ガス像を証明する．

C 治療

　以前は，幽門側胃切除など胃切除術が行われていたが，近年では，穿孔部閉鎖術や大網充填術が開腹により，あるいは腹腔鏡下で行われることが多くなっている．

　全身状態が安定しており，高齢などのリスクファクターがなく，発症から時間が経過していない，腹水が少ないなど炎症所見が軽微な場合には，PPI などを使用し，手術を行わない場合もある．

下部消化管穿孔（小腸，大腸）

A 原因，病態

　小腸穿孔は，外傷，異物（魚骨，義歯など），特発性小腸潰瘍など，大腸穿孔は，憩室，癌，クローン（Crohn）病，潰瘍性大腸炎，医原性（内視鏡検査や浣腸）などによる．下部消化管（特に大腸）穿孔は，腸内細菌が腹腔内に散布されることにより，早期から敗血症性ショック，多臓器不全に陥り，死亡率も 20〜40％と高い．

B 症状，診断

　痛みと腹膜刺激症状で疑う．診断は，腹部単純 X 線撮影（立位，撮れなければ左側臥位）や CT スキャン，US などで遊離ガス像を証明する．上部消化管穿孔の場合よりもその検出率は低い．

C 治療

　緊急手術が行われるが，穿孔時には腸管切除，腹腔洗浄，人工肛門造設術で対処し，後日，腸管吻合，人工肛門閉鎖術を行うことが多い．

3 急性虫垂炎

A 原因，病態

糞石，リンパ小節の増殖など何らかの機序による虫垂内腔の閉塞が誘因となる．閉塞によって虫垂内腔や壁内の圧が上昇し，微小血管の閉塞をきたす．そして，リンパ流もうっ滞し，虫垂は虚血から壊死となる．

B 症状，診断

初期には特徴的な所見は少なく，腹部膨満感や気分不快が生じ，その後，上腹部や臍周囲に強くはないが一定で局在がはっきりしない疼痛が生じる．炎症が壁側腹膜に及ぶと，右下腹部に限局する．嘔気や嘔吐は腹痛出現後に生じるのが一般的である．発熱は病期の最後に生じ，通常38℃以下であり，39℃を超える発熱は腹膜炎の併発を疑う．

腹部所見は虫垂の位置によって異なる．前方に位置する場合には，右下腹部の圧痛が著明であるが，骨盤内や後方に変位している場合には，軽度の圧痛しか認めない．所見としてあれば診断確定に有用なものは，右下腹部の硬直〔尤度比(LR)：3.2〕，筋性防御(LR：2.3)，マックバーニー(McBurney)点の圧痛(LR：3.4)，ローヴシング徴候(Rovsing's sign)(LR：2.5)，腰筋徴候(psoas sign)(LR：2.0)であり，所見がなければ除外診断に有用なものは，右下腹部の硬直(LR：0.2)，マックバーニー点の圧痛(LR：0.4)，cough test(LR：0.4)であると報告されている．USで虫垂の位置を確認してからのマックバーニー点の圧痛は感度87％，特異度90％，陽性LR 8.4，陰性LR 0.1とより優れているという[1]．これらをスコア化したAlvarado Clinical Decision Rule(MANTRELS)では感度81％，特異度74％，陽性LR 3.1，陰性LR 0.26との報告があるが(表5-17)，女性や子どもでは感度がやや低いとの報告もある．

約80％の虫垂炎の患者で，白血球数の増加や左方移動を認める．通常，他の疾患を除外するために，検査が行われる．尿管結石や尿路感染症を除外するために尿検査，腹部X線撮影をする．診断が確定あるいは除外できない場合には，さらに超音波検査や造影CTスキャンを行うが，造影CTの感度，特異度は各々92〜98％，85〜100％で，先述のMANTRELSのみでの感度91.6％，特異度84.7％が，CT併用により感度98.3％，特異度95.8％となったという報告がある．

急性虫垂炎は頻度も多く，また，虫垂の走行によって症状，徴候に相違があり，診断に難渋する症例も少なくないので注意が必要である．

表5-17 急性虫垂炎におけるAlvarado Clinical Decision Rule(MANTRELS)

M	Migration of pain(心窩部，臍周囲部痛→右下腹部への移動)	1
A	Anorexia(食欲不振)	1
N	Nausea(嘔気)	1
T	Tenderness in RLQ(右下腹部圧痛)	2
R	Rebound(反跳痛)	1
E	Elevated BT(発熱＞37.3℃)	1
L	Leukocytosis(WBC＞10,000/μL)	2
S	Shift(WBCの左方移動)	1

7点以上は虫垂炎の可能性大，5点以上は要経過観察
(Alvarado A：A practical score for the early diagnosis of acute appendicitis. Ann Emer Med 15：557-564, 1986 より引用)

C 治療

軽症であれば，抗菌薬投与によって保存的に経過観察することも可能であるが，穿孔すると手術創が大きくなり，入院期間も長くなるため，小児，妊婦，高齢者，合併症併存例などでは，確定診断例のみならず疑診例でも虫垂摘出術を行うことがある．

4 急性膵炎

A 原因，病態

過剰な膵外分泌刺激，エンテロキナーゼを含む十二指腸液の逆流，膵管閉塞，炎症などにより，膵内でトリプシノーゲンがトリプシンに活性化され，連鎖的に他の消化酵素前駆体が活性化されて，膵の自己消化が生じる病態である．重症症例では他の隣接する臓器や遠隔臓器にも影響を及ぼし得る．

胆石とアルコールが2大成因であるが，その割合は年齢や性，地域(国)によって異なる[2]．

表 5-18　急性膵炎の新重症度判定基準

Ⓐ予後因子（予後因子は各 1 点とする．）

1. Base Excess ≦ − 3 mEq/L または
   ショック（収縮期血圧 ≦ 80 mmHg）
2. PaO_2 ≦ 60 mmHg（room air）または
   呼吸不全（人工呼吸管理を必要とする）
3. BUN ≧ 40 mg/dL（または Cr ≧ 2 mg/dL），乏尿
   （輸液後も 1 日尿量が 400 mL 以下）のいずれか
4. LDH ≧ 基準値上限の 2 倍
5. 血小板数 ≦ 10 万 /mm^3
6. 総 Ca 値 ≦ 7.5 mg/dL
7. CRP ≧ 15 mg/dL
8. SIRS 診断基準*の陽性項目数 3 以上
   *（1）体温 > 38℃ または < 36℃,
   　（2）脈拍数 > 90 回 / 分,
   　（3）呼吸数 > 20 回 / 分または $PaCO_2$ < 32 mmHg,
   　（4）白血球数 > 12,000/mm^3 もしくは < 4,000/mm^3
   　　　または 10％超の幼若球出現
9. 年齢 ≧ 70 歳

Ⓑ造影 CT Grade

1. 炎症の膵外進展度

前腎傍腔	0 点
結腸間膜根部	1 点
腎下極以遠	2 点

2. 膵の造影不良域

各区域に限局している場合，または膵の周辺のみの場合	0 点
2 つの区域にかかる場合	1 点
2 つの区域全体をしめる，またはそれ以上の場合	2 点

膵を便宜的に 3 つの区域（膵頭部，膵体部，膵尾部）に分け，判定する．

1・2 スコア合計　1 点以下：Grade 1
　　　　　　　　2 点　　：Grade 2
　　　　　　　　3 点以上：Grade 3

重症の判定

Ⓐ 予後因子が 3 点以上または
Ⓑ CT Grade 2 以上

（2008 年 10 月改訂，厚生労働省難治性膵疾患に関する調査研究班）
〔急性膵炎の診療ガイドライン作成出版委員会編：エビデンスに基づいた急性膵炎の診療ガイドライン 2010．金原出版，2009 より引用〕

Ⓑ 症状，診断

急性膵炎患者の 90％以上が腹痛を訴え，上腹部の急性腹痛発作と圧痛が特徴である．腹痛以外では，背部への放散痛，食欲不振，発熱，嘔気・嘔吐，腸雑音の減弱などの頻度が高い[2]．

診断については厚生労働省の診断基準があるが，実際には，他の急性腹症を除外しなくてはならない[2]．

血液検査ではリパーゼが感度，特異度ともに優れており，これが測定できない場合には，アミラーゼアイソザイムやアミラーゼを測定する．また，US や CT スキャンなどで急性膵炎に特徴的な所見の有無を確認し，また，他疾患の除外を行う[2]．

胆石性膵炎では治療方針が大きく異なることがあり，急性膵炎と診断した場合には，次いで成因診断を行う．また，重症度判定基準を用いて重症度を評価する（**表 5-18**）が，発症 72 時間以内では経時的に増悪する場合があり，繰り返し重症度を評価する[2]．重症例では重症膵炎を診療できる施設への搬送も検討する．

Ⓒ 治療

初期には呼吸循環動態のモニタリングのもとに，十分な輸液を行い，除痛に努める．ガベキセートメシレートの大量持続投与，抗菌薬の予防的投与，早期からの経腸栄養を行う．症例によっては，蛋白分解酵素阻害薬と抗菌薬の持続動注療法や，持続血液透析濾過を行う場合もある．

5 急性胆管炎・急性胆囊炎

Ⓐ 原因，病態

急性胆管炎は，総胆管結石などによる総胆管の閉塞にともなう胆道内圧上昇により細胆管が破綻し，胆汁内容物や細菌の類洞への流出と血中への移行が起こり，胆管内に急性炎症が発生した病態である．炎症の進展により，敗血症や肝膿瘍などの重篤かつ致死的な感染症に進展しやすい．

一方，急性胆囊炎は胆囊に生じた急性の炎症性疾患で，多くは胆石に起因するが，発症に関与する要因は胆囊の血行障害，化学的な傷害，感染など多彩である．

Ⓑ 症状，診断

急性胆管炎では腹痛，黄疸，発熱のシャルコー(Charcot)3徴が最も有名で，診断基準ともなっているが，実際には急性胆管炎でこの3徴すべてを満たす場合は50〜70％といわれ，これらにショックと意識障害をともなうレイノルズ(Reynolds)5徴は10％未満と報告されている[3]．一方，急性胆嚢炎では上腹部痛(右季肋部痛，心窩部痛)，悪心・嘔吐，発熱などを認める[3]．

急性胆道炎を疑った場合には，血液検査とUSやCTスキャンなどの画像診断で急性胆管炎か急性胆嚢炎かを鑑別する．胆嚢炎ではマーフィー(Murphy)徴候やUS所見が特に有用である．各々の診断基準があるので，これらを用いて診断する[3]．

診断後には重症度判定基準を用いて重症度評価を行い，重症度に応じた治療を行う[3]．

Ⓒ 治療

急性胆管炎では胆道ドレナージを前提とした対応が，一方，急性胆嚢炎では早期の手術，可能であれば腹腔鏡下の胆嚢摘出術が推奨されている[3]．

❻ 腸閉塞（イレウス）

Ⓐ 原因，病態

機械的イレウスと機能的イレウスに分類され，消化管の機械的あるいは機能的な閉塞，あるいは蠕動の消失により消化管内容物を排出できない状態である．前者のうち，血流障害をともなうものを絞扼性イレウスという．

Ⓑ 症状，診断

通常は腹痛とともに腹部膨満感，嘔気・嘔吐をともなう．血流障害をともなう絞扼性イレウスでは循環血液量減少性ショックないし敗血症性ショックをともなうこともある．

立位と臥位の腹部X線を撮影し，小腸ニボーを確認する．閉塞部位や絞扼性イレウスの診断のためには，腹部の単純および造影CTスキャンを行う．

Ⓒ 治療

絞扼性イレウスの場合には緊急手術を行う．一方，絞扼をともなわない場合には，イレウス管を挿入し，流出する量と内容に応じた十分な輸液を行い保存的に経過観察を行う．機能的なイレウスでは，原因の解除に努める．絞扼性か否かの鑑別が最も重要である．また，大腸癌によるイレウスやヘルニア嵌頓などは，手術の既往がなくても生じるので注意する．

❼ その他の急性腹症

上記以外では，急性冠症候群，腸間膜血管障害〔上腸間膜動脈塞栓症，非閉塞性腸管虚血(non-occlusive mesenteric ischemia；NOMI)など〕，腹部大動脈瘤破裂／解離，婦人科疾患，泌尿器科疾患などの病態もあり，問診，症状，身体所見などから疑われた場合には，確定診断のための検査を行う．また専門医へのコンサルテーションも行う．

● 参考文献

1) McGee S：Abdominal pain and tenderness. Evidence based physical diagnosis 2nd ed. Saunders Elsevier, St. Louis, 2007
2) 急性膵炎の診療ガイドライン作成出版委員会(編)：エビデンスに基づいた急性膵炎の診療ガイドライン2010. 金原出版，2009
3) 急性胆道炎の診療ガイドライン作成出版委員会(編)(厚生労働省科学研究班，日本腹部救急医学会，日本胆道学会，日本肝胆膵外科学会)：科学的根拠に基づいた急性胆管炎，胆嚢炎の診療ガイドライン．医学図書出版，2005

Ⓔ 内分泌代謝系

❶ 甲状腺クリーゼ（バセドウ病クリーゼ）

Ⓐ 病態

甲状腺ホルモン過剰による代謝亢進・交感神経

系亢進が，主要臓器の代償能を超えることで生命が危険となる状態を，甲状腺クリーゼという．未治療または不完全治療のバセドウ病に，感染，外傷，手術，出産，脱水や糖尿病などの代謝異常，精神的ストレスなどの誘因が加わって発症することが多い．

B 症状と診断(表5-19)

種々の程度の中枢神経症状，高熱，著しい頻脈，多汗，心不全，消化器症状が，同時多発的に1人の患者でみられることが特徴である．中枢神経症状は，興奮・せん妄などの精神神経症状や，さまざまな程度の意識障害を呈し進行すると昏睡に至る．心不全は心疾患を基礎にもつ場合に比べ特異な循環動態を示すことが多く，治療にあたっては注意が必要である．診断は日本甲状腺学会の甲状腺クリーゼの診断基準を以てなされる．クリーゼの場合，中等度以上の甲状腺ホルモン過剰があることが多いが，検査値上は軽度異常域に留まるクリーゼもあったり(低T_3/低T_4症候群共存のため)，異常高値なのに症状のほとんどない非クリーゼ例もあったりするので，臨床症状を含めた判断が重要である．

C 治療

治療開始の遅れは致死的なので，甲状腺クリーゼが疑われた際には，甲状腺ホルモン検査の結果を待たずに治療を始める．具体的には以下を組み合わせて行う．

1 ● 抗甲状腺薬投与

甲状腺ホルモン合成阻害薬であるチアマゾール(MMI)またはプロピルチオウラシル(PTU)を投与する．$T_4 \rightarrow T_3$転換抑制作用を併せ持つという理由でPTUが推されることもあるが，実際には確実な作用が期待できるMMI静注製剤が使用されることが多い．なお，経口～経鼻胃管投与が可能ならMMI経口製剤でも大きな問題はない．

2 ● 無機ヨード投与

抗甲状腺薬投与と並行して無機ヨードを投与する．ヨードは甲状腺ホルモンの原料である一方，ホルモン分泌阻害作用があり即効性が期待できるからである．ヨードアレルギーがある場合は，炭酸リチウムを投与することもある．

表5-19 甲状腺クリーゼ診断基準(日本甲状腺学会)

<必須項目>
甲状腺中毒症の存在(FT_3およびFT_4の少なくともいずれか一方が高値)
<症状>(注1)
1. 中枢神経症状(注2)
2. 発熱(38℃以上)
3. 頻脈(130回/分以上)(注3)
4. 心不全症状(注4)
5. 消化器症状(注5)
<確実例>
必須項目および以下を満たす．(注6)
a. 中枢神経症状＋他の症状項目1つ以上または
b. 中枢神経症状以外の症状項目3つ以上
<疑い例>
a. 必須項目＋中枢神経症状以外の項目2つ，または
b. 必須項目を確認できないが，甲状腺疾患の既往・眼球突出・甲状腺腫の存在があって確実条件のaまたはbを満たす場合

(注1)明らかに他の原因があって発熱，意識障害，心不全，肝障害を呈する場合は除く
(注2)不穏，せん妄，精神異常，傾眠，けいれん，昏睡．Japan Coma Scale(JCS)1以上またはGlasgow Coma Scale(GCS)14以下．
(注3)心房細動などの不整脈では心拍数で評価．
(注4)肺水腫，肺野の50%以上の湿性ラ音，心原性ショックなど重篤な症状．NYHA分類4度またはKillip分類Ⅲ度以上．
(注5)嘔気・嘔吐，下痢，黄疸を伴う肝障害
(注6)高齢者は典型的クリーゼ症状を呈さない場合があり，診断の際に注意する．

3 ● 循環動態のコントロール

高拍出性心不全とされるが，同時に全身的には脱水になっていたりもするし，頻脈・肺高血圧による右心不全が前景に立つ例も少なくないなど，複雑・多様で，心原性の心不全とは病態が異なることへの留意は必要である．治療でも脈拍制御のためのβブロッカー投与が主軸となり，これに利尿薬や強心薬を細心の注意のもとに併用する．なお，βブロッカーにはT_4からT_3への転換抑制作用も期待できるが，喘息の既往やうっ血性心不全があるときは，原則として使用しない．

4 ● 副腎皮質ステロイド

3つの作用，すなわち，①相対的副腎不全対策，②末梢における$T_4 \rightarrow T_3$への転換抑制，③自己免疫抑制を期待して用いる．

その他，体温管理，鎮静薬投与なども含めた全身管理が必要で，感染症，糖尿病などの誘因除去も重要である．

❷ 粘液水腫性昏睡

Ⓐ 病態

粘液水腫性昏睡は，甲状腺機能低下症（原発性または中枢性）が基礎にあり，直接あるいは何らかの誘因が重なることにより，循環・呼吸不全，低体温などを介した中枢神経機能障害に至る致死的救急疾患である．橋本病・甲状腺全摘術・放射性ヨード治療などを基盤として，感染症・外傷・寒冷曝露・心筋梗塞・脳梗塞・手術などを契機に発症し，進行性の意識障害を呈する．頻度はまれだが，1990年以後でも死亡率が20～50％と高い[1]．粘液水腫とはムコ多糖の皮下組織蓄積で，甲状腺機能低下症の臨床徴候の1つだが，本症診断名においては「甲状腺機能低下症の通称」的に用いられている．

Ⓑ 症状と診断

中枢神経症状は本症の根幹をなすもので，傾眠から昏睡までさまざまな程度の意識障害をきたし一般に進行性である．甲状腺機能低下を反映し，粘液水腫顔貌（顔面は無気力で浮腫状，眉毛の外側が薄い，舌腫大など），皮膚の乾燥，徐脈，低血圧，低体温，深部腱反射弛緩相の遅延，低Na血症低血糖などを認める．その他に，呼吸障害からCO_2ナルコーシスを生じたり，腸管の蠕動運動障害から麻痺性イレウスを生じることがある．診断は，患者の病歴や臨床所見から総合的に判断する．表5-20に，日本甲状腺学会による診断基準案を示す．

Ⓒ 治療

甲状腺ホルモン投与が第一義的に重要であり，並行して呼吸循環管理・発症誘因対策・副腎皮質ステロイド補充を行う．ICUにて全身管理する．

1 ● 甲状腺ホルモン投与

投与するホルモンの種類・用量・投与ルートなどにつき，種々の意見があるが，$L-T_4$中等量と$L-T_3$の少量頻回投与を併用するのが最も迅速・安全・確実と思われる．わが国には市販の静注製剤がないので，一般には経口薬を経鼻胃管で投与することになるが，院内調製で静注薬を常備している専門施設もある．

表5-20 粘液水腫性昏睡診断基準（第3次案）

＜必須項目＞
1. 甲状腺機能低下症の存在
2. 中枢神経症状（JCSで10以上，GCSで12以下）

＜症候・検査項目＞
1. 低体温（35℃以下：2点，35.7℃以下：1点）
2. 低換気（$PaCO_2$ 48 Torr以上，動脈血 pH 7.35以下，あるいは酸素投与：どれかあれば1点）
3. 循環不全（平均血圧75 mmHg以下，脈拍数60回/分以下あるいは昇圧剤投与例：どれかあれば1点）
4. 代謝異常（低Na血症130 mEq/L以下1点）

＜確診＞
必須項目2項目＋症候・検査項目2点以上

＜疑い例＞
a. 必須項目（1, 2）および症候項目1点
b. 甲状腺機能低下症を疑う所見があり必須項目の1は確認できないが，必須項目の2に加え症候・検査項目2点以上
c. 必須項目の1があり，軽度の中枢神経系の症状（JCSで1～3またはGCSで13～14）があり，症候・検査項目2点以上

2 ● 呼吸循環管理

高CO_2・低O_2血症・呼吸性アシドーシスが昏睡原因となるので，早期から人工呼吸管理を考慮する．心拍出量・循環血漿量の低下による血圧低下やショックに対しては中心静脈圧を測定しながら輸液や昇圧剤を投与する．

3 ● 副腎皮質ステロイドの投与

副腎不全を合併することがあり，なくても相対的副腎不全となっている可能性があるので，ハイドロコーチゾンがしばしば投与される．

4 ● 低体温対策

毛布や室温の調節などによる保温を行う．電気毛布による急激な加温は末梢血管拡張により低血圧や循環の虚脱を招く危険性がある．

5 ● 電解質異常の補正

水排泄の低下や糸球体濾過率の低下により低Na血症をきたすことがある．重度な低Na血症（＜120 mEq/L）は意識レベル低下に関連するので補正する．

6 ● 抗菌薬の使用

低体温のため，発熱などの感染症徴候がマスクされてしまうというピットフォールがある．感染症が否定されるまで，広域スペクトラムの抗菌薬投与を躊躇しないことが重要である．

❸ 急性副腎不全

Ⓐ 病態

急性副腎不全はさまざまな要因により，副腎皮質ホルモン不足が急激に露呈することによる救急疾患である．慢性的な（下垂体〜）副腎不全患者に外傷，感染，手術などのストレスが加わったときに起こることが多いが，髄膜炎菌により副腎皮質が急速に破壊される Waterhouse Friderichsen 症候群もよく知られる．その他，下垂体の急激な障害，長期ステロイド投与患者における急激な投薬中止も原因となる．なお，糖質コルチコイドと鉱質コルチコイドの双方が障害される原発性副腎不全と，鉱質コルチコイドには影響しない中枢性副腎不全とでは，病像も治療法も大きく異なる．前者は循環虚脱・ショックが中心となり，後者は低 Na 血症・低血糖などが主体となる．また両者とも低 Na 血症を呈するが，前者は鉱質コルチコイド不足による Na 喪失が，後者では糖質コルチコイド不足による水利尿不全が主病態である．

Ⓑ 症状と診断

欠乏するホルモンの種類と落ち方によって，ショック，脱水，代謝異常（低 Na 血症・低血糖）を呈し，それらが複合的に意識障害をきたす．全身倦怠感，発熱，頭痛，悪心・嘔吐，下痢などもしばしば認められる．口唇〜口腔粘膜の色素沈着は長期の ACTH 過剰の，高 K 血症は鉱質コルチコイド不全の結果であり，いずれも原発性副腎不全を示唆する．

Ⓒ 治療

副腎不全を疑ったらただちに治療を開始する．ショック（低血圧・脱水）を認め原発性副腎不全が主体の場合は，ハイドロコーチゾンの中等〜大量静注と輸液を行う．中枢性副腎不全（長期ステロイド服用者の怠薬時を含む）が原因の低 Na 血症性脳症でショックがない場合は，ハイドロコーチゾン投与量は少量に留める．少量で十分に効くためと，多すぎた際の急速な水利尿や後になっての精神症状出現が煩わしいからである．低血糖昏睡の場合，まずは通常どおりのブドウ糖静注を行うが，ハイドロコーチゾンを併用しないと低血糖は遷延〜再発する．なお，いかなる場合も，並行した原因の検索と除去（例：感染症に対する抗菌薬など）も重要である．

❹ 糖尿病性ケトアシドーシス
diabetic ketoacidosis；DKA

Ⓐ 病態

高度のインスリン作用不足を背景としたケトン体の蓄積によるアシドーシスが主病態である．高血糖も必発だが，定義上，高浸透圧血症の存在は問わない．インスリン絶対欠乏が生じる 1 型糖尿病の初発時・インスリン中断時・感染症合併時に多く，インスリン枯渇によって脂肪分解が亢進し，ケトン体産生が亢進し AG 開大型代謝性アシドーシスに至るが，2 型でも感染症合併・清涼飲料水多飲（ソフトドリンクケトーシス〜PET ボトル症候群と呼称される）などで類似の病態をきたす．DKA 全般に適切な治療をすれば予後は良い．なお，高血糖高浸透圧症候群（次項）が共存することもあり，この場合は，その前提で病態解析と治療を行う．

Ⓑ 症状と診断

ケトン体蓄積による代謝性アシドーシスが主体で，症状としてはさまざまな程度の意識障害・倦怠感・腹痛・悪心・嘔吐，所見としては呼気アセトン臭・Kussmaul 大呼吸（アシドーシスに対する呼吸性代償）を認める．検査ではアニオンギャップ（AG）開大型代謝性アシドーシス・血中ケトン体増加・尿中ケトン体の軽〜強度陽性・高 K 血症（インスリン作用不足とアシドーシスを反映）がみられる．他に，高血糖〜脱水による症状として，口渇，多飲，多尿，血圧低下，頻脈が生じうる．DKA の診断は，特徴的な背景または症状をもつ患者に，尿・血清ケトン体強陽性＋高 AG 性代謝性アシドーシス＋高血糖を認めることを以て下す．重症度は，ケトアシドーシスの程度（pH，重炭酸濃度）と意識障害の程度による．なお超急性の DKA の発症を見逃すと，致死的となることがある劇症 1 型糖尿病の初発症状は感冒症状や腹痛であることが多く，共存症状への問診と初診患者一般への尿検査の重要性を強調したい．

表 5-21　DKA と HHS の鑑別

	糖尿病性ケトアシドーシス（DKA）	高浸透圧高血糖症候群（HHS）
誘因	インスリン絶対欠乏	高度脱水
発症年齢	若年の 1 型糖尿病に多い	高齢の 2 型糖尿病に多い
症状	多飲，多尿，消化器症状	特異的なものなし
身体所見	脱水，アセトン臭，Kussmaul 呼吸	脱水，アセトン臭なし，痙攣・振戦などの神経学的所見
血糖	250 mg/dL〜	600 mg/dL〜
尿中ケトン体	陽性〜強陽性※	陰性〜弱陽性
pH	7.3 未満	7.3〜7.4
HCO_3^-	10 mEq/L 以下	16 mEq/L 以上
浸透圧	軽度上昇（正常〜330 mOsm/L）	著明に上昇（335 mOsm/L 以上）
Na	正常〜軽度低下	上昇（140 mEq/L 以上）

※尿ケトン体陰性でも，ケトアシドーシスを否定できない．血中ケトン体が上昇しても尿に排泄されないことがあるため．

C 治療

インスリン投与が第一義的に重要である．アシドーシス補正，脱水補正，電解質異常是正を治療目標とし，必要十分な検査で改善に努める．感染症などの増悪因子の対処も当然である．

1 ● アシドーシス補正

インスリンを以てアシドーシスを補正することが肝要で（通常，速効型インスリンの初期量静注＋少量持続点滴で行う），重炭酸 Na は用いない（強度 acidemia の場合には用いることがある）．AG の正常化，血中・尿中ケトンの消失が本質的だが，簡便さからは血糖値を眼前の目標とすることが多い．ケトン体やアシドーシス消失前に血糖が正常化した場合は，ブドウ糖を並行投与して低血糖を防ぎながらインスリンも継続する．

2 ● 脱水

体重の 10％ 程度の脱水が存在するといわれており，生理食塩水を点滴静注する．

3 ● 電解質異常

ほとんどの DKA は高 K 血症で来院するが，実際には体内 K は欠乏状態にある．インスリン投与（とそれにともなうアシドーシスの改善）により，K は細胞内にシフトし血清 K は治療中急速に低下するので，K 低下傾向がみえ始めたら，正常域であっても K の補充を開始する．

5 高浸透圧高血糖症候群
hyperosmolar hyperglycemic syndrome；HHS

A 病態

種々の原因による高血糖により脱水＋浸透圧補正機構の不全となり，高浸透圧血症になるという流れが病態の中心である．脳神経系の細胞内脱水と循環虚脱による酸素供給不足により意識障害が起こり，昏睡・痙攣などに至る．血清浸透圧＝2Na＋血糖値/18＋尿素窒素/2.8 で概算されるが，血糖上昇時に健常個体は血清 Na を下げることで血漿浸透圧上昇を防いでいる．この代償機構の弱い高齢者・心腎機能低下者・経口摂取不可能時（下痢・嘔吐・IVH など）では，この補正が利かず，高血糖＋正常 Na →高浸透圧となり本症を発症する．したがって，意識障害の程度は，血糖値ではなく血漿浸透圧（や Na）と相関する．なお以前は高浸透圧非ケトン性昏睡と呼ばれたが，病態の本質は非ケトンではないことから，最近は HHS と呼称される．

B 症状と診断

さまざまな程度の意識障害，脱水に基づく多飲・多尿・体重減少・倦怠感などが生じる．身体所見として，血圧低下・頻脈・皮膚や口腔粘膜の乾燥が認められる．検査所見としては，高血糖（≧600 mg/dL）・高浸透圧血症（≧320 mOsm/L）を

認める．アシドーシスやケトン体は定義上はない．血漿浸透圧は，直接測定もできるが，上述の概算値（正常：288）で臨床的には十分代用できる．

DKAとHHSの特徴を**表5-21**に示す．一般に，血糖値や血清NaはDKAに比較して高く，HHSのほうが予後が悪いことには留意すべきである．ただ両者の要素を併せ持つ例も少なくなく，「鑑別」というよりも個々の症例にいずれの要素がどの程度存在するかを考えるほうが現実的である．

ⓒ 治療

補液＋インスリンが中心となるなどDKAと類似してみえるが，HHSの治療指標は血漿浸透圧改善（とそれを通じた脳機能と循環動態の安定）であり，DKAのそれはアシドーシス，と実は異なることに留意すべきである．HHSでは脱水が著明であるため，輸液（等張〜やや低張液を用い急速な浸透圧低下は避ける）がより重要である．インスリン分泌は比較的保たれていることが多いうえに，インスリンによる血糖の積極的低下は血清Naの反跳的上昇（糖の細胞内シフトにともなう自由水移動による）を引き起こして判断を紛れさせるので，インスリン投与量はDKAより少量に抑えるほうが賢明である．HHSをもたらした誘因の除去も重要である．

6 低血糖症

Ⓐ 病態

以下の諸病態が原因となるが，現実に最も多いのは治療中の糖尿病患者に起きるものである．応急対処法は同じだが，根本治療のためには病態理解に基づく正しい診断が必須である．

1 ● 低血糖の原因
a　薬物
インスリン，インスリン分泌促進薬（スルホニル尿素薬・グリニド薬），アルコール，ACE阻害薬，ARB，ニューキノロン

b　高インスリン血症
インスリノーマ，インスリン自己免疫症候群，胃切除術後

c　高インスリン血症をともなわないもの
下垂体〜副腎不全，腎不全，肝不全，心不全，

表5-22　血糖値と低血糖症状

血糖値	症状
70 mg/dL以下	不安感，空腹感，発汗，動悸，頻脈，手指振戦，顔面蒼白など
50 mg/dL以下	無気力，倦怠感，頭痛，眼のかすみ
30 mg/dL以下	異常行動，意識低下，痙攣，昏睡

敗血症，飢餓状態

Ⓑ 症状と診断

血糖値と低血糖症状は**表5-22**のとおりである．血糖値が60 mg/dL以下に低下すると，インスリン拮抗ホルモンやアドレナリンが動員されるため，交感刺激症状（頻脈・発汗・振戦）が出現する．さらに血糖値が50 mg/dL以下になると，脳へのブドウ糖供給不足から，中枢神経症状（意識レベル低下，異常行動，痙攣，麻痺）が出現し，最終的には昏睡に至る．交感神経動員は，脳のガス欠を回避するための重要な拮抗力かつ警告であるわけだが，高齢者・βブロッカー投与中・自律神経障害者・低血糖反復者ではこれを欠くため，突然の意識障害に至る（無自覚性低血糖）．低血糖症としての診断は，特有の症状または意識障害の患者において疑って低血糖を証明することに尽きる．なお，後の病型鑑別には，①血糖を下げているのはインスリンか否か，②低血糖発現時期は空腹時か食後か，③体重や全身状態が大きな参考になる．低血糖時の血清が後の原因検索に極めて有用なので冷凍保存しておく．

Ⓒ 治療

迅速に行わないと脳に不可逆的な障害を与える．
1 ● 意識がある場合
ブドウ糖10 gを経口摂取させる．糖質を含むジュースであれば350 mL 1缶が目安となるが，αグルコシダーゼ阻害薬服用者の場合，砂糖が分解されるまで低血糖は治らないので，ブドウ糖投与が必須である．低血糖症状が改善しても，腎機能低下例でのSU薬，長時間作用インスリン製剤投与ではさらに低血糖を繰り返す可能性があり，注意が必要である．5〜10分で改善がなければ，さらに10 gを追加投与する．

2 意識がない場合

20％以上の濃度のブドウ糖注射液を静脈投与する．従来より50％ブドウ糖20mL（ブドウ糖として10g）が頻用されてきているが，血管を傷めるという理由から避けられる傾向にある．血糖が正常化することにより意識レベルは通常，速やかに改善するが，重度の低血糖が一定期間以上，持続していた場合，意識障害が遷延したり不可逆の場合もある．回復が不十分であれば，再度静注または10％ブドウ糖液の点滴を行う．意識障害をきたす他の疾患との鑑別も必要である．静注投与ができない場合，グルカゴン筋注も代用として使える．昏睡を繰り返す患者では，家族がグルカゴンを渡されている場合もあり，電話問い合わせに対し筋注を指示すれば済むことも多い．それもない場合は，蜂蜜やゼリー状食品を口の端から流し込むと誤嚥の危険が少なく処置ができる．

●参考文献
1) 田中祐司，他：粘液水腫性昏睡．日本内科学会雑誌 99：769-775, 2010
2) 吉岡成人，他：内分泌代謝疾患レジデントマニュアル，第3版. pp 32-34, 47-50, 126-128, 254-264, 314-326, 医学書院，2010
3) 門脇 孝，他（編）：糖尿病研修ノート．pp314-326, 診断と治療社，2010

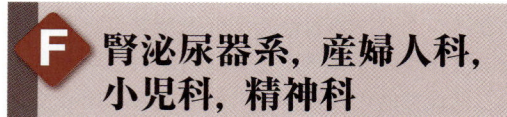

F 腎泌尿器系，産婦人科，小児科，精神科

腎泌尿器系

1 尿管結石

A 原因，病態

尿管に結石が嵌頓し，尿の通過障害，炎症を生じて疼痛が生じる．蓚酸カルシウムが最も多い．尿管結石の90％はX線に写るものの，シスチン結石，尿酸結石はX線には写らない．家族歴は相対リスク2.7倍となる．尿管結石の既往歴も重要で，1年以内の再発が15％，5年以内は35〜40％，10年以内は50％となる．珊瑚状結石はまれだが，感染との関連が深い．

B 症状，診断

尿管に沿って痛みが出るため，側腹部痛が典型的．膀胱尿管移行部の結石の場合は，下腹部や鼠径部，陰部まで疼痛や放散痛を生じる．半数に嘔気・嘔吐を認める．

尿管結石における尿潜血は，感度69〜84％，特異度27〜48％であり，尿潜血の有無で診断したり，除外したりしてはいけない．発熱に加え，尿中白血球数の増加を認めた場合には，腎盂腎炎の合併を考慮する．閉塞性尿路感染は緊急疾患であり，早急に泌尿器科的処置を要する．

KUBやIVPは感度，特異度ともに高くなく，あまり行われない．

腹部エコーでは，直接結石を認めることは少なく（感度19％），間接所見として水腎症を認める（感度85〜98％，特異度95〜97％）．5％は水腎症にならないので，疑わしい場合はCTを追加する．腹部CTが感度，特異度ともに高く，他の疾患との鑑別にも有用であるが，被曝の影響も考慮する必要がある（表5-23）．

鑑別診断は，腹部大動脈瘤，腎梗塞，腎細胞癌，精巣捻転，精巣上体炎，卵巣茎捻転，異所性妊娠破裂，骨盤内腹膜炎，卵巣出血，急性虫垂炎，鼠径ヘルニア，憩室炎，消化管穿孔など．特に腹部大動脈瘤は尿潜血をともなうことが多く，尿管結石と誤診されやすい．

C 治療

尿管結石の疼痛に対してはNSAIDsが推奨される．無効な場合は，ペンタゾシンを使用する．抗コリン薬の効果はエビデンスに乏しい．閉塞性尿路感染をともなう場合は，可及的に泌尿器科的処置を要する．排石促進を目的とする種々の薬物療法（α遮断薬，Ca拮抗薬）がある．閉塞をともなわない尿酸結石やシスチン結石には結石溶解療法がある．敗血症，腎不全，無尿は緊急泌尿器科緊急である．

長径4mm以下の尿管結石は，自然排石が期待できるため，経過観察してよい．長径が10mmを超える場合は，自然排石が期待できない．2〜4週間結石が留まる場合，5mm以上の結石などは泌尿器科的治療を行う．体外衝撃波結石破砕術

表 5-23 尿管結石の画像検査

検査	感度(%)	特異度(%)	検査の特徴
US	19(直接所見) 85～98(直接所見)	97	結石自体の描出困難も水腎症の検出に優れる．被曝なし
KUB	45～59	71～77	静脈石や尿路系以外の石灰化の可能性あり
IVP	64～87	92～94	造影剤の使用
CT	95～100	94～96	高い精度を誇り，他の病態も診断可能

(extracorporeal shock wave lithotripsy；ESWL)，経皮的腎砕石術(percutaneous nephrolithotripsy；PNL)，経尿道的尿管砕石術(transurethral ureterolithotomy；TUL)，開腹術などが行われる．

2 精巣捻転

A 原因，病態

精巣が固定されていない場合があり，陰嚢内で精巣が捻転してしまうために，精巣の虚血症状が生じる．思春期(12～18歳)と新生児期にピークがあるが，高齢者も含め全年齢で起こりうる．多くは急性発症であるが，25％は緩徐発症となる．

B 症状，診断

精巣痛，嘔気，食欲低下を訴える．精巣捻転に外傷が先行する場合が4～8％あり，夜間など勃起した際や外傷などにともなって発症することが10～20％ある．以前にも同様な痛みがあったという既往は41％に認める．

精巣捻転では患側の精巣が挙上し，精巣は横位となる．急速な精巣腫脹，圧痛の進行，びまん性の圧痛(感度92.7～100％)を認める．Prehn徴候(用手的に精巣挙上で疼痛増悪)は信頼性が低い．精巣挙筋反射は精巣捻転の99％以上において消失している．精巣が5mm以上上昇すれば正常．

尿検査は必ずしも当てにならない．精巣捻転でも排尿痛，膿尿などは50％においてみられ，安易に精巣上体炎と診断してはならない．カラードプラと高解像度エコーの組み合わせでは，感度100％，特異度99％といわれている．カラードプラはむしろ精巣上体炎や精巣垂捻転でみられるような血流増加に対して非常に感度が高い検査であるが，精巣捻転でみられる患側睾丸の血流低下ま

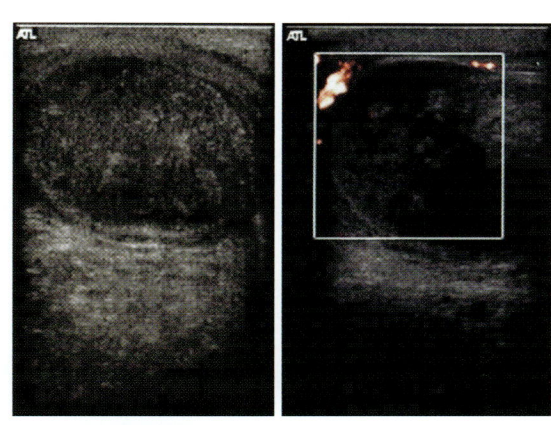

図 5-16 精巣捻転のカラードプラ
精巣の血流を認めない．

たは消失という所見をみつける感度は83～100％と完全に否定しきれるものではない(図5-16)．術者の手技に大きく依存する．精巣捻転を疑ったら，至急泌尿器科にコンサルトする．急性陰嚢痛の鑑別点を表5-24に示す．

C 治療

精巣捻転を疑った時点で泌尿器科へただちにコンサルトが必要である．精巣捻転は6時間以内に手術的に解除する．確定診断は手術による直視下で確認する．すぐに泌尿器科医の診察が困難な場合には，用手的に捻転解除を試みる．成功率は68～86％．

3 精巣上体炎

A 原因，病態

精巣上体炎は14～35歳に多い(16～30歳，51～70歳と2峰性)．緩徐発症で，消化器症状をともなうことは少なく，下腹部への放散痛を認め

表 5-24 急性陰嚢痛の鑑別点

	精巣捻転症	精巣上体炎	精巣垂捻転
病歴			
好発年齢	新生児，思春期	思春期後，＜2歳	思春期以前
睾丸痛 発症 睡眠中発症 来院までの期間	多くの場合，急性 時にあり 多くは＜12時間	緩徐 まれ 多くは＞24時間	時に急性 時に 多くは＞12時間
同様な疼痛の既往（2週以上前）	時に＋	精巣上体炎の既往あれば＋	まれ
嘔気・嘔吐・食欲不振	あり	まれ	まれ
発熱	まれ	あり	まれ
外傷，運動の既往	時にあり	まれ	まれ
排尿痛，分泌物，導尿既往	まれ	まれ	あり
尿路感染，尿路奇形の既往	まれ	危険因子としてあり	まれ
身体所見・検査			
睾丸所見	睾丸挙上 睾丸軸の異常 副睾丸の位置異常 Bell clapper deformity	精巣上体に圧痛	結節の触知 blue-dot sign 捻転睾丸垂が皮膚を通して青く透けてみえる
精巣挙筋反射	通常なし（＞99％）	通常あり	通常あり
圧痛部位	睾丸全体 時に捻転精索に圧痛	初期は副睾丸に圧痛 続いて全体に	初期は捻転睾丸垂に 続いて全体に
睾丸腫脹，発赤	＋（if＞12時間）	＋（if＞12時間）	＋（if＞12時）
膿尿	比較的まれ（0〜30％）	あり（20〜95％）	まれ
尿培養結果	−	＋	−
血液白血球増加	あり（30〜50％）	あり（30〜50％）	まれ
カラードプラエコー （慣れないと難しい）	血流減少〜消失	血流正常〜増加	血流正常〜増加
治療	手術	抗菌薬	鎮痛剤 10〜14日で石灰化または変性してくる

表 5-25 精巣上体炎の診断基準（Knight-Vassy Criteria）

1. 緩徐な発症
2. 排尿痛，尿道分泌物，泌尿器系医療行為（膀胱鏡，導尿など）
3. 既往歴：尿路感染，尿道裂手術，肛門閉鎖，神経因性膀胱，前立腺肥大
4. 38.3℃以上の発熱
5. 副睾丸限局の圧痛，硬結
6. 尿沈渣 WBC/hpf ≧ 10 または RBC/hpf ≧ 10

6項目のうち3つ以上あれば精巣上体炎，または2項目＋ドプラ検査で血流確認すれば診断

ることがある．リスクファクターは性活動性が高い，自転車，バイク，長時間の坐位（旅行），35歳以上と思春期前，最近の尿路手術，器具使用，解剖学的異常（前立腺肥大，後部尿道弁，外尿道口狭窄）など．高齢者では大腸菌によることが多く，青壮年では性行為感染症（淋病，クラミジア）と関連が高い．

B 症状，診断（表 5-25）

症状は，精巣および精巣上体の腫脹，圧痛（感度 90〜97％），精巣後部の限局性疼痛を認める．また発熱や，頻尿，血尿，排尿困難など下部尿路感染症状を認める．りんご大以上に陰嚢腫大を認

めることがある．同時に尿路感染や前立腺炎をともなうこともあり，排尿異常も出現する．精巣上体炎では精巣の軸異常はともなわず，精巣上体に限局した圧痛を認める．

通常膿尿，細菌尿をともなうが，クラミジアでは，症状が軽度で膿尿もみられないことがある．精巣捻転でも膿尿を認めることあり，膿尿のみで精巣上体炎の診断はできない．血液検査では炎症反応（CRP, ESR）を確認する（感度96.2％，特異度94.2％）．

カラードプラで血流増加した腫大，肥厚した精巣上体を確認することができる（感度70％，特異度88％，図5-17）．

C 治療

治療のポイントは，①感染症治療，②症状の改善，③感染伝播の予防，④合併症予防である．難治性疼痛，嘔吐（経口困難，抗菌薬内服困難），膿瘍形成あるいは敗血症が疑われるときは入院適応となる．淋菌，クラミジア感染が疑われる場合（14〜35歳）は，セフトリアキソン1g点滴静注に加えて，ドキシサイクリン経口100mgを1日2回，10日間またはアジスロマイシン2g1回経口投与する．腸内細菌が疑われる場合は，レボフロキサシン経口500mgを1日1回，10日間．①症状の改善のために鎮痛剤，活動制限（安静），冷却，陰嚢挙上を行う．性行為感染症が関与する場合は，パートナーも治療．

4 精巣垂捻転

A 原因，病態

7〜14歳に多く，20歳以上はまれである．発症は突然で精巣捻転に似ている．精巣垂や精巣上体垂が捻転し，炎症をきたす．

B 症状，診断

精巣と精巣上体の間に圧痛を認めることが多く，精巣上部に青色の2〜3mmの有痛性小硬結（blue dot sign）を触れることがある（23％）．動脈血流は保たれるが静脈血流が遮断されるため精巣垂が腫脹し，皮膚の下にblue dotとしてみえる．

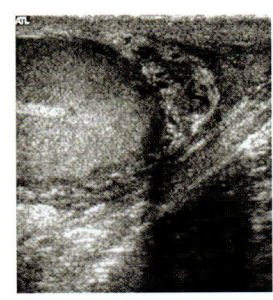

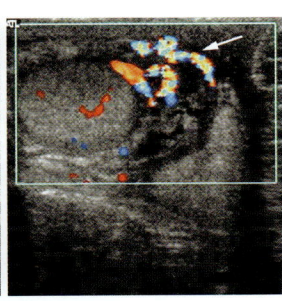

図5-17 精巣上体炎のカラードプラ
精巣上体の血流増加所見を認める．

C 治療

抗炎症剤による対症療法．

産婦人科

1 異所性妊娠

A 原因，病態

受精卵が子宮ではなく異所性に着床することによって発症する．卵管膨大部妊娠が最も多い．妊娠可能年齢女性の腹痛では，常に異所性妊娠を考える．妊娠初期の母体死亡の最も一般的な原因で，10〜15％を占める．危険因子として，骨盤腹膜炎，異所性妊娠既往，卵管や子宮の手術歴，器具使用，子宮や卵管の解剖学的異常，喫煙，異所性妊娠の既往などが挙げられる．

B 症状，診断

異所性妊娠の古典的三徴として，腹痛，不正出血，無月経がある．三徴を認めるのは45％のみである．妊娠可能女性の腹痛に加え，失神，説明のつかない血圧低下やショックでは，異所性妊娠破裂の可能性があるため，早急な対応が必要である．

7週前後でみつかることが多いが，早くても遅くても否定はできないため，妊娠反応検査を施行しつつ，腹部エコーを施行する．妊娠初期では妊娠反応が偽陰性になることがあり，経時的に追跡を要する．経腹（経腟）エコーでは子宮外の胎児心拍，卵黄嚢を含む胎嚢が子宮外にある，付属器に腫瘤確認（卵管が95％を占める），isoあるいは

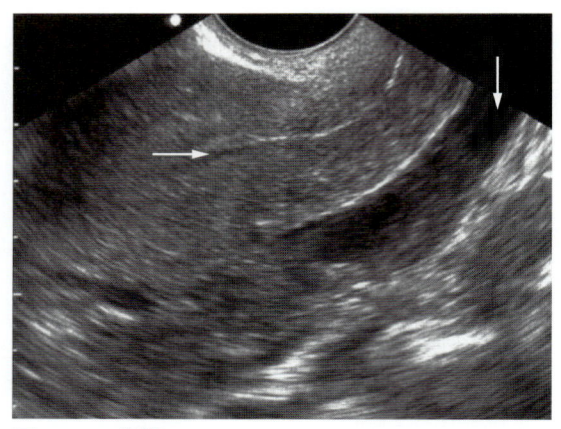

図 5-18　経腟エコー
子宮腔内に何もなく，背側にエコーフリースペースが確認できる．

表 5-26　PID のリスクファクター

- 性活動のある若年女性
- 初回の性行為が若年
- 避妊をしない性行為
- 複数のパートナーあるいは新たなパートナー
- パートナーが性感染症に罹患している
- 骨盤腹膜炎の既往
- 生理中の性行為
- 細菌性腟炎
- 子宮内避妊具

high echo の腹水などを確認する（**図 5-18**）．

C 治療

開腹手術．その他の治療として薬物治療（メソトレキセート）がある．

2 骨盤腹膜炎
pelvic inflammatory disease；PID

A 原因，病態

子宮，子宮付属器への急性感染症および近傍の骨盤腔内へ波及した炎症性疾患を総称して骨盤内炎症性疾患（pelvic inflammatory disease；PID）と呼ぶ．

B 症状，診断

骨盤領域の疼痛，腟からの分泌物異常，発熱（50％），不正出血（30％）などを訴える．その他，性交痛，排尿時痛，月経の開始と関連のある発症，悪心・嘔吐など，非常にさまざまな症状を示す．また無症状患者も多い．
内診による子宮付属器の圧痛は，PID に感度が高く，膿性帯下を認める．また直腸診では子宮頸部，子宮の圧痛がある．骨盤腹膜炎では，約10％に肝周囲炎（Fitz-Hugh-Curtis 症候群）の合併があり，下腹部痛よりもむしろ右季肋部痛や右側腹部痛を主訴に来院する場合がある．腹部 CT では，初期は骨盤底筋膜の不鮮明化，子宮仙骨靱帯の肥厚，子宮頸管炎，卵巣炎，卵管炎，子宮内・卵管内・骨盤腔への液体貯留を認め，進行すると骨盤腔膿瘍などに進展する．PID の診断に高い感度と特異度をもつ検査，画像所見はない．リスクを評価する（**表 5-26**）．

C 治療

治療は原則入院加療のうえ，抗菌薬を投与する．起因菌はクラミジア，淋菌，腸内細菌，嫌気性菌などであり，子宮内避妊具（IUD）などの異物は除去する．淋菌のみならずクラミジアの合併も多く，2週間の投与を要することが多い．

3 卵巣茎捻転，卵巣出血，黄体出血

A 原因，病態

卵巣茎捻転は，卵巣腫瘍などで腫大した卵巣が捻転を起こし，虚血症状として腹痛が発症する．
卵巣出血は月経1週間前に黄体が破裂して出血する黄体出血（80％）と，排卵期に卵胞が破裂して出血する卵胞出血（20％）がある．

B 症状，診断

腹痛をきたす疾患であり，異所性妊娠をまず除外する．妊娠反応は陰性．卵巣茎捻転は腫大した卵巣をもつ既往を確認する．時々腹痛を呈する既往をもつことがある．卵巣出血は性交を契機に発症することが多い．
腹部エコーを施行し，ダグラス窩の液体貯留の有無を確認し，卵巣茎捻転では直径5cm 以上で捻転しやすい．捻転した卵巣は子宮より頭側に位置することが多い．必要に応じて腹部骨盤 CT を

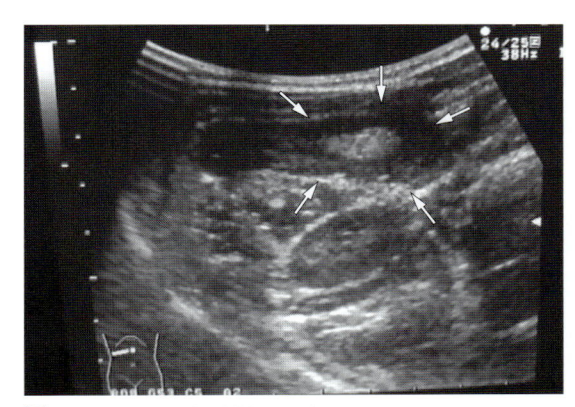

図 5-19　pseudo-kidney sign

行う.

小児科

1 腸重積

A 原因，病態

　腸重積とは，腸の一部分(嵌入部)が遠位の腸(外筒)にはまり込んだ状態のことである．回盲部が上行結腸に入り込むことが最も多い．3か月〜6歳までが多く，80％が2歳未満で発症する．男児が女児より2倍多い．この年齢群における腸閉塞の原因として，最も多くみられる．90％は特発性である．アデノウイルスなどの感染による腫脹した回盲部リンパ節が先進部となることがある．年長児や再発例では8％の患者に"リードポイント"，すなわち嵌入を誘発する腫瘍やポリープ，リンパ腫，メッケル憩室，ヘノッホ-シェーンライン紫斑病などがみられる．

B 症状，診断

　間欠的啼泣(突然激しく泣き出し，その後ぐったりする発作を繰り返す)，腫瘤触知，いちごゼリー様粘血便が3徴であるが，すべて揃うのは25〜50％のみ．重積した腸管を右上腹部に触れることがある．右下腹部が空虚になることがある(Dance 徴候)．
　エコーで皮膚直下に重積した腸管を認める〔長軸：腎臓様 pseudo-kidney sign (図 5-19)，短軸：標的様 target sign (図 5-20)，多層同心円様 con-

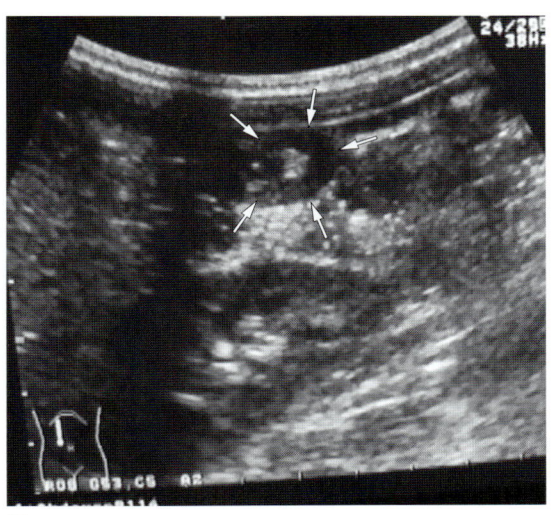

図 5-20　target sign

centric sign〕．注腸検査で蟹爪様所見．

C 治療

　血流障害により発症24〜72時間で不可逆的な壊死を起こすので，発症から8時間以内に整復を要する．非観血的治療として，高圧浣腸法(①超音波監視下高圧浣腸法，②透視下造影剤注入法，③空気注腸)がある．24時間以内なら80〜90％の整復率がある．状態が不安定な場合(ショック状態，敗血症，気腹症など)や経過時間が長く腸管壊死が予想される場合，高圧注腸法が無効な場合には，手術による観血的整復術が施行される．手術は Hutchinson 法(肛門側から口側に向かって押し戻す．重積した腸管を引っ張ってはいけない)を行う．手術を行わない場合，再発率は10％．

2 髄膜炎

A 原因，病態

　細菌性髄膜炎は死亡率も高く(約5〜10％)，難聴など神経障害を残す率も高い(16〜36％)．原因となる起炎菌は患者年齢により違いがあり，4〜5か月未満では大腸菌とB群連鎖球菌，リステリアが多く，3か月〜6歳までの乳幼児ではインフルエンザ桿菌と肺炎球菌が多い．

B 症状，診断

成人と異なり，細菌性髄膜炎の3徴である発熱，項部硬直，意識障害が揃うことは小児ではむしろ少ない．特に2か月以下の新生児では「なんとなく元気がない」，「ミルクの飲みが急に減った」というものが唯一の症状であることがある．その他，痙攣（30％），大泉門膨隆など．

白血球やCRPといった炎症所見は非特異的であり，疑ったら腰椎穿刺を行う．髄液検査，髄液グラム染色，髄液培養，血液培養を行う．細菌性髄膜炎では髄液の糖は血糖の半分以下になる（表5-27）．脳圧亢進時に腰椎穿刺を行うと脳ヘルニアをきたすため，うっ血乳頭，神経局在所見，痙攣など脳圧亢進が疑われる場合には，腰椎穿刺前に頭部CTを施行する．

C 治療

髄膜炎の際には高用量の抗菌薬で治療し，原因菌が判明したら抗菌薬を適宜変更する．起炎菌不明の場合は以下のとおり．

1 ● 4か月未満

起炎菌としては大腸菌，B群連鎖球菌の頻度が高いことから，第三世代セフェム系を選択し，リステリア菌に対して広域ペニシリンを併用する．

2 ● 4か月以降

起炎菌としてはインフルエンザ桿菌，肺炎球菌が多いことから，耐性菌を考慮しカルバペネム系と第三世代セフェム系を併用する．

3 小児虫垂炎

A 原因，病態

小児急性腹症で発生頻度が高く，緊急手術を要する代表的な疾患である．糞石や糞便のうっ滞，感染に対するリンパ組織の局所的反応などにより，虫垂内腔の閉塞とそれにともなう感染により局所の内腔閉塞をきたす．小児急性虫垂炎は年長児ほど頻度が高く，5歳以下の症例は比較的まれで，6〜14歳に最も多い．幼児の虫垂炎診断は難しく，3歳以下の虫垂炎は診断時約80％が破裂している．

表5-27 髄液所見による鑑別

	細菌性	ウイルス性	結核性
細胞数/mm³	＞1,000 多核球優位	＜500 単核球優位	＜500 単核球優位
蛋白	50〜1,000	50〜200	50〜500
糖	低下（血糖の1/2以下）	正常	低下

B 症状，診断

糞石で閉塞し炎症を起こした虫垂内圧が高まり，内臓痛（心窩部痛や臍周囲痛）で発症する．その後，炎症が腹膜まで波及し体性痛（右下腹部痛）になるのが特徴．その他，発熱，嘔吐，下痢，食思不振など．

診察時にMcBurney点，Lanz点の圧痛を触診する．McBurney点は，臍と右上前腸骨棘を結ぶ線の外1/3の部位である．Blumberg徴候（圧痛部を徐々に圧迫し，急に指を離したときに痛みが増強すること）などの腹膜刺激症状がないか確認する．heel drop signは感度93％と高い．psoas sign（腸腰筋サイン）はまれだが，陽性なら虫垂炎の可能性が高い．

血液検査は非特異的（白血球増多，CRP上昇など）で約30〜50％は正常値となる．CTが最も信頼性のおける検査であるが，被曝を考慮してまずエコーを行う．エコープローベによる圧迫で圧痛を認める部位の直下に，圧迫しても潰れない蠕動運動のないソーセージ様の構造物（直径6mm以上）としてみえる．エコーでみえなければCT（単純または造影）を行う．

C 治療

基本的に外科的虫垂切除術を行う．軽症の場合，抗菌薬による保存的加療も可能．

4 ウイルス性胃腸炎

A 原因，病態

ノロウイルス，ロタウイルス，コクサッキーウイルスなどによる．ウイルス性胃腸炎が集団発生し重篤化しやすい．

表 5-28 脱水の症状，身体所見

軽症脱水	中等症脱水	重症脱水
3〜5%の体重減少 意識清明 母親と目が合う 皮膚・粘膜の乾燥はありえるが，大泉門の陥凹はない	6〜9%の体重減少	10%以上の体重減少 傾眠〜昏睡 新生児　血圧＜60mmHg 乳幼児以降　血圧＜70mmHg CRT≧3秒 頻脈，多呼吸，呼吸抑制 皮膚・粘膜の乾燥かつ大泉門/眼瞼の陥凹

表 5-29 食材と潜伏期

菌	潜伏期	食材
黄色ブドウ球菌毒素	1〜6 時間	手作業の加工食品：調理人の指からの感染
ノロウイルス	24〜48 時間	生牡蠣，手作業の加工食品
ウェルシュ菌	8〜16 時間	鶏肉
毒素原性大腸菌，赤痢	1〜3 日	便に汚染された食材
キャンピロバクター	2〜5 日	鶏肉，低温殺菌のない牛乳
サルモネラ	1〜3 日	卵，鶏肉，低温殺菌のない牛乳，生鮮食品
腸炎ビブリオ	2〜48 時間	生貝

B 症状，診断（表 5-28）

嘔気・嘔吐，頻回の水様下痢が 3 徴．嘔気・嘔吐が必ず下痢に先行する．下痢がない場合に安易に胃腸炎と誤診し，虫垂炎などが見逃されることがある．微熱が多いが，高熱もある．腹痛はあっても軽度．

脱水程度を推測する．capillary refill time（爪を 5 秒圧迫して離したとき，ピンク色に戻るのに 2 秒を超えれば異常），ツルゴール低下（皮膚の皺をつまんでも戻らない），涙が出ない，口腔粘膜乾燥，眼球陥没，尿が出ない，大泉門陥没，多呼吸など．

C 治療

ウイルス感染であり，脱水などの全身管理を行い，プロバイオティクス投与．抗菌薬は不要．軽症〜中等度脱水では経口補液を少量頻回に投与．中等度〜高度脱水は輸液を行う．ショックの場合は，生理食塩水またはリンゲルでバイタルサインを安定化する．バイタルサインが安定していたら，腎前性腎不全を予防するために，まずカリウムの入らない開始液（ソリタ-T1 など）で輸液を行い，尿が出たらカリウムを含む維持輸液（ソリタ-T3 など）を投与する．維持輸液に脱水量を加えて輸液を行う．低血糖の合併を見逃さない．

5 細菌性腸炎

A 原因，病態

サルモネラ，病原大腸菌，エルシニア，キャンピロバクター，腸炎ビブリオ，コレラ，赤痢などが腸管感染を起こす（表 5-29）．

B 症状，診断

嘔吐はないか，あっても軽度．小腸型腸炎は水様便が頻回に出る．大腸型腸炎は高熱，激しい腹痛，粘血便・粘液便（1 回の量は少ない），しぶり腹（便意が強い）が特徴的．高熱で血便があったら，必ず細菌性腸炎を疑う．便培養，超音波，腹部 CT を施行．必要に応じてベロ毒素．

3 日以上入院した患者が下痢を呈したら，クロストリジウム・ディフィシル感染を疑い，便の CD 抗原検査を行う．

C 治療

小腸型腸炎は全身管理で，原則抗菌薬は不要．

表5-30 単純性熱性痙攣と複雑性熱性痙攣

	単純性熱性痙攣	複雑性熱性痙攣
痙攣持続	持続＜15分	持続≧15分
痙攣合計時間	断続的に起こったら合計30分以内	断続的に起こったら合計30分以上
24時間以内	24時間以内に痙攣は1回のみ	24時間以内に痙攣が2回以上
痙攣部位	全身性痙攣	局所性
基礎疾患	神経学的基礎疾患なし	神経学的基礎疾患あり（脳性麻痺など）

大腸型腸炎は抗菌薬を考慮．ただし，ベロ毒素を排出する腸管出血性大腸菌（EHEC）では，抗菌薬投与により溶血性尿毒症性症候群（hemolytic-uremic syndrome；HUS）になることがあり，抗菌薬は投与しない．

プロバイオティクスは病期を短縮する．止痢薬や抗コリン薬（腸蠕動抑制薬）は，病原菌の排泄を遅らせるため原則として使用しない．

6 熱性痙攣

A 原因，病態

発熱時に痙攣を起こしたもの．6か月から5歳までに多い．突発性発疹やインフルエンザによることが多い．

B 症状，診断（表5-30）

単純性熱性痙攣は痙攣の持続時間は短く，左右対称で神経局在所見を示さず，自然に回復してくる予後の良い疾患であり，後遺症を残すことはまれである．それ以外は複雑性熱性痙攣に分類され，脳炎や髄膜炎の合併などの精査を要する．

C 治療

痙攣が持続している場合は気道確保，呼吸，循環管理をしつつ，薬剤（ベンゾジアゼピン系薬剤（ミダゾラム）やフェニトイン，フェノバルビタールなど）で痙攣を止める．

精神科

1 せん妄

A 原因，病態

せん妄とは見当識障害，注意力と思考力の低下，意識レベルの変化をともなう認識障害が急性に発症し，変動する状態で，さまざまな基礎疾患により発症してくる．救急では生命を脅かす病態を見逃さないように，原疾患を検索する必要がある．

B 症状，診断

急性発症で意識レベルが変動し，注意力が散漫になっている．加えて，支離滅裂思考または意識障害をともなう場合に，せん妄と診断する．特に40歳以降で初発の精神症状は器質的疾患を疑う．AIUEOTIPSで鑑別を進める（表5-31）．慢性硬膜下血腫の半数は精神症状で来院する．器質的疾患と精神科疾患の鑑別ポイントを表5-32に示す．

C 治療

原疾患による．

2 悪性症候群

A 原因，病態

悪性症候群は，主に抗精神病薬によって引き起こされる．他にも抗うつ薬，抗不安薬，パーキンソン病治療薬，制吐剤などにでも発症する．ドパミン神経系に加わる急激な変化が発症に関連していると考えられている．

表 5-31 AIUEOTIPS による鑑別

A	Alcohol	アルコール	T	Trauma	外傷（慢性硬膜下血腫など）
I	Insulin	低・高血糖		Temperature	低・高体温
U	Uremia	尿毒症	I	Infection	感染症
E	Encephalopathy	脳症（高血圧性，肝性）	P	Psycogenic	精神疾患
	Endocrine	内分泌疾患		Porphilia	ポルフィリア
	Electrolytes	電解質異常（特に低 Na，高 Ca）	S	Shock	ショック
O	Oxygen	低酸素，異常ヘモグロビン症		Stroke, SAH	脳血管障害，くも膜下出血
	Overdose	中毒		Seizure	痙攣

表 5-32 器質的疾患と精神科疾患の鑑別ポイント

器質的疾患	精神科疾患
年齢：＜12 歳，＞40 歳	年齢：13～40 歳
急性発症（数時間～数日）	緩徐発症（数週～数か月）
症状が変動する	症状はいつも一定
失見当識	思考奔逸
意識低下	意識清明
幻視	幻聴
精神科疾患の既往なし	既往あり
感情の変動	平坦な感情
バイタルサイン異常	身体所見正常
身体所見異常	薬物依存，アルコール依存の既往

表 5-33 悪性症候群の診断

major	高体温，筋固縮，CPK 高値
minor	頻脈，異常血圧，頻呼吸，意識障害，発汗，白血球高値

表 5-34 セロトニン症候群をきたす薬剤

セロトニン前駆物質を増加	L-ドーパ，リチウム，LSD（リゼルグ酸ジエチルアミド），トリプトファン，トラゾドン
セロトニン放出促進	アンフェタミン，コカイン，MDMA（エクスタシー），フェンフルラミン，レセルピン
セロトニン再吸収阻害	SSRI（選択的セロトニン再吸収阻害薬），三環系抗うつ薬，トラゾドン
セロトニン代謝遅延	MAO 阻害薬

B 症状，診断（表 5-33）

高体温，脳症，筋固縮が 3 徴である．薬剤歴を聞き，これらの症状がみられた場合には診断される．血液検査で CPK，白血球数の上昇がみられる．LDH，GOT や CRP の上昇がみられることもある．

major 3 つ，または major 2 つ＋minor 4 つで診断．

C 治療

死亡率は約 10 % 以上と高い．治療はダントリウム，ブロモクリプチン，ベンゾジアゼピンで行う．また横紋筋融解症が併発している場合，その治療も行う．ほとんどの例で 2 週間以内に治癒するが，それ以降にも高熱が持続する場合には，感染などの合併を考慮する．

3 セロトニン症候群

A 原因，病態

セロトニン症候群とは，セロトニンの過剰により，自律神経系，神経運動系，精神（認知行動）系に異常をきたす急性疾患である．その多くは薬剤投与または増量してから 24 時間以内に発症する．また，多剤併用時に発現することが多い．原因薬剤として，表 5-34 のものがある．

B 症状，診断

セロトニン症候群の臨床症状は多彩で，①神経・筋症状（腱反射亢進，筋クローヌス，筋強剛など），②自律神経症状（発熱，頻脈，発汗，振戦，下痢，

表 5-35 セロトニン症候群と悪性症候群の比較

	セロトニン症候群	悪性症候群
発症	急性：薬剤投与後＜24時間	緩徐：薬剤投与後＜7日
症状	興奮，下痢	嚥下困難，流唾，失禁
徴候	散瞳，ミオクローヌス，腱反射亢進	高体温，無動，筋固縮
治療	薬剤中止で多くは24時間以内に軽快 シプロヘプタジン	ダントリウム，ブロモクリプチン，ベンゾジアゼピン

皮膚の紅潮)，③精神症状(不安，焦燥，錯乱，軽躁)である．抗うつ薬服用中にこれらの症状がみられた場合に，セロトニン症候群の可能性を疑う．診断に有用な検査所見はなく，症状から臨床診断する．セロトニン症候群と悪性症候群を比較する(**表 5-35**)．

C 治療

まずは原因薬剤を中止することが重要となる．それにより，多くは24時間以内に軽快する．治療薬としては，抗セロトニン作用のあるシプロヘプタジン(ペリアクチン®)を使用する．筋肉痛や筋固縮には，ベンゾジアゼピン系薬剤が用いられる．

第6章 外因性の救急疾患

本章の構成マップ

第6章 外因性の救急疾患 ☞ 359

- A 外傷総論 ☞ 361
- B 多発外傷 ☞ 368
- C 頭部外傷 ☞ 376
- D 顔面・頸部外傷 ☞ 386
- E 胸部外傷 ☞ 391
- F 腹部外傷 ☞ 401
- G 骨盤外傷 ☞ 410
- H 四肢・脊椎外傷 ☞ 415
- I 皮膚・軟部組織損傷 ☞ 419
- J 熱傷 ☞ 425
- K 化学損傷 ☞ 436
- L 電撃傷 ☞ 437
- M 急性中毒 ☞ 439
- N 熱中症・低体温症 ☞ 452

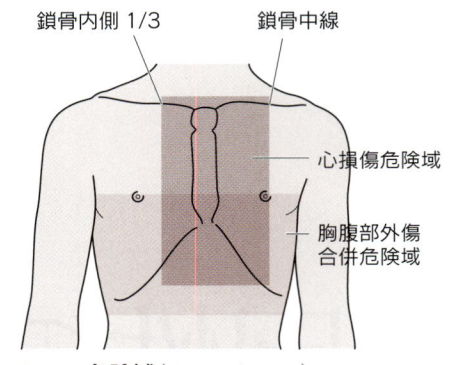

Sauer危険域(danger zone)
- 鎖骨内側1/3
- 鎖骨中線
- 心挫傷危険域
- 胸腹部外傷合併危険域

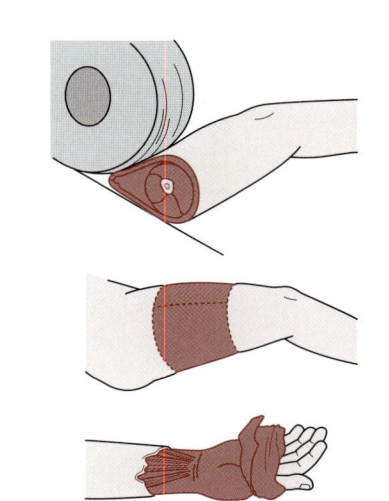

degloving injury(手袋状剝皮損傷)

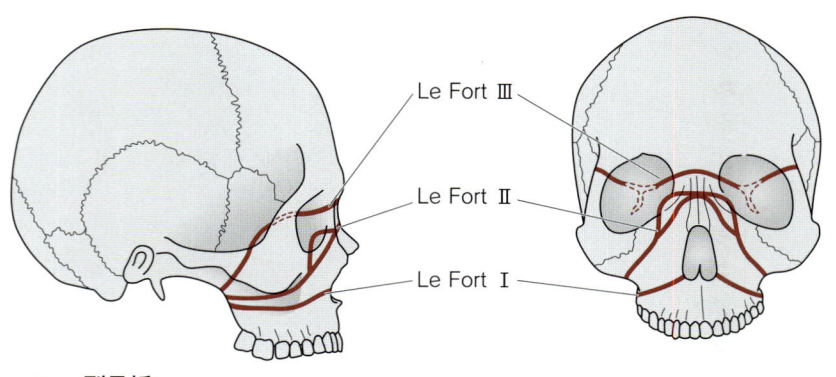

Le Fort型骨折
- Le Fort Ⅲ
- Le Fort Ⅱ
- Le Fort Ⅰ

A 外傷総論

1 外傷の定義

原因によらず身体の組織や臓器への形態的，機械的な障害を"損傷"と呼ぶが，"外傷"は損傷の中でも，機械的な外力により身体に形態的，機械的な障害が生じた状態を指す．通常は，力学的エネルギーによって生じる場合に限定し，熱・電気エネルギーによる熱傷・電撃傷や，化学・放射性物質などのエネルギーによる損傷と区別して使用することが多い．また，皮膚や軟部組織など表在性損傷には，"創傷"という医学用語を用いるのが適当で，さらに"創"は，皮膚の連続性が絶たれた開放性損傷を指し，"傷"は連続性が維持された非開放性損傷を意味する．

2 外傷の疫学

A 受傷機転

外傷は受傷機転の外力の種類によって，鈍的外傷と鋭的外傷に分類される．鈍的外傷は，鈍的な形状の物性体によって生じる外傷と定義され，日本の現状において経験する外傷の大半を占める．具体的には，交通事故，高所墜落，転落・転倒などがある．鈍的な外力により組織や臓器を直接圧挫したり，急な減速により間接的に臓器損傷を引き起こしたりする．ただ，体表面からの観察のみでは，内臓損傷の重症度が過小評価となる危険性がある．

鋭的外傷は，刃物や銃弾，杙など鋭的な物体によるもので，多くは傷害事件や戦闘で生じる．刃物による刺創は，創の身体部位と深達度合により大よその重症度が決まってくるが，銃創は損傷を受けた部位とともに，弾丸の速さ，すなわち銃器の威力により重症度が決定される．

B 致命的な病態

外傷において致命的となる病態としては，大量出血によるショックと，中枢神経系の広範囲な損傷の二者が大半を占める．しかし，頻度としては少ないが，気道閉塞，気道・肺胞内出血による呼吸不全，心タンポナーデや緊張性気胸による閉塞性ショックといった病態も致命的となる．診療では常にこれらの致命的な病態を念頭に置き，速やかな把握と解決を心がける．中枢神経損傷については，直接の外力による一次的な脳組織の破壊と，それが引き起こす頭蓋内血腫や浮腫による頭蓋内圧亢進や，脳への酸素供給不足などによる間接的な二次的損傷とがある．前者は，現時点の医学水準では解決することは全くといってよいほど不可能だが，後者は，防ぐことが可能な部分も少なからず存在し，それによるダメージが最小限になるように救急診療を進める．ショック患者では，低体温はさらなる細胞機能の低下や凝固障害を引き起こし，病態を大いに悪化させる．また高体温は，脳損傷部周囲の浮腫を増強し頭蓋内圧の亢進を引き起こす．体温を適切な範囲に保つことは，外傷診療においてきわめて重要である．

腹部の管腔臓器が損傷した場合には，内容物が腹腔内に漏れ，放置されると腹膜炎から敗血性ショックとなる．また，動脈損傷や圧挫などにより虚血を生じた場合にも，放置されると組織は壊死に陥り，虚血解除時の再灌流障害により循環障害や腎不全を引き起こす．これらの病態は，前述の病態に比し緊急性はやや低いが，診断の遅れが致命の割合を高くする．

外傷の診療においては，致命的な病態，それも緊急性の高い病態から対処することが原則であり，これらが解決してから機能的障害を引き起こす損傷，その次に美容的な問題となる創傷に対処していく．

C 重症度

外傷の重症度は，バイタルサインなどの生理学的指標や，個々の損傷形態から得られる解剖学的指標，もしくはこれらを統合することにより評価する．年齢や既往症も重症化をまねく重要な因子である．重症度の評価法にはさまざまな方法があるが，それらは外傷診療の質の評価や多数の負傷者が発生した際のトリアージなどに用いられる．

D 外傷死

外傷患者の死亡は，①病院前で即死または数分で死亡する群，②数時間以内に死亡する群，③脳

死や多臓器不全で数日から2〜3週後に死亡する群がある．①の原因には気道断裂や極短時間で何Lも失血することなどが原因となる．震災時に長時間の圧挫が不用意に解除された直後に，心停止になる場合もあるが，再灌流障害による循環障害が原因である．②の原因には，先に述べた気道閉塞，気道内出血による呼吸不全，心タンポナーデや緊張性気胸による閉塞性ショック，出血性ショックが挙げられる．③の原因には，頭蓋内圧亢進などによる広範な脳のダメージや，腹膜炎などからの敗血症や多臓器不全が多い．また，破傷風や壊死軟部組織感染，肺炎などの2次的な感染症が重篤になれば，③の原因となりうる．

先に述べた重症度指標（生理学的指標，解剖学的指標および年齢など）から外傷患者の予測生存確率を統計学的に算出することが可能であり，予測される生存確率が0.5以上であるにもかかわらず起こった死亡は，unexpected trauma death（予期せぬ外傷死）と呼ばれ，その中でも死亡を回避できたと専門家間で判断されたものをpreventable trauma death（防ぎ得た外傷死）と呼んでいる．

❸ 外傷の診療

外傷診療おける目標は，診療を進めていく各段階において先に述べたpreventable trauma death（以下PTD）を回避していくことにある．

Ⓐ 外傷診療の原則

重症外傷患者の初期診療を始めるに当たって，以下の5原則を念頭に置く必要がある．
①迅速に限られた時間内で初期診療を行う．
②生命を脅かす緊急度の高い（＝全身への酸素供給が途絶えかねない）病態から対処する．
③生理学的徴候の把握を，症候学的・解剖学的評価より優先する．
④詳細な損傷部位の確定診断は，生命の危機を回避してからでよい．
⑤医療行為や搬送の過程において，余計な侵襲を加えない．

以上を実践するために考えられたのが，これから述べる呼吸・循環の評価に優先したsurveyを基本にした方法論である．

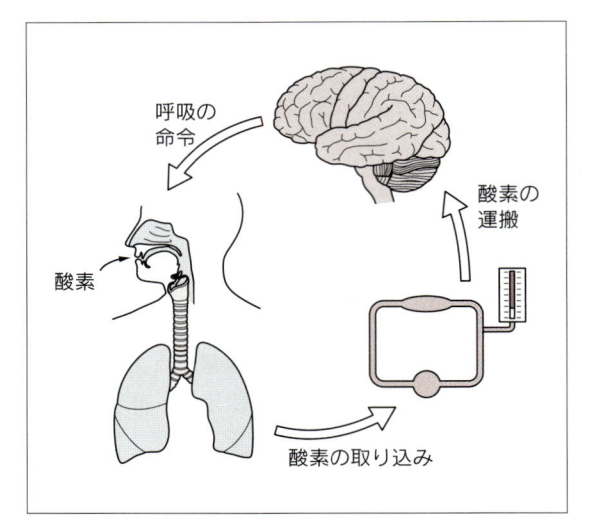

図6-1　生命維持の仕組み

Ⓑ 初期診療の手順（ABCDEアプローチ）

外傷診療の初期段階においてPTDを回避するための診察法を身につけるためには，生命維持の生理と蘇生の手順を整理しておく必要がある．人間は大気中の酸素を体内に取り込み，中枢神経系を中心に全身へ酸素を供給する一連の仕組みによって維持されている（図6-1, 2）．この仕組みのどの部分が障害を受けても，生命維持はただちに困難になる．

障害を受けた場合は，ただちにこの仕組みを立て直さなければならず，初療を進める順番は酸素の流れに従うのが理にかなっている．すなわち，空気を吸い込む気道が最初であり，次に呼吸器系，循環器系，中枢神経系といった順になる．現時点での医療レベルにおいて，初療が簡便かつ確実なのは，気道ならびに呼吸器系に対してであり，次に循環器系である．残念ながら先に述べたように中枢神経系の治療については，行えることは限られている．よって確実で迅速な方法という点でも，順番を気道の開放（Airway），呼吸管理（Breathing），循環管理（Circulation）とするのが合理的である．また，呼吸・循環の安定が，頭蓋外因子による中枢神経系の二次損傷を回避することにつながるため，ABCを確保することが，中枢神経系に対する初療そのものとなる．

ABCの安定に引き続き，致命的な中枢神経障害（Dysfunction of Central Nervous Systemまた

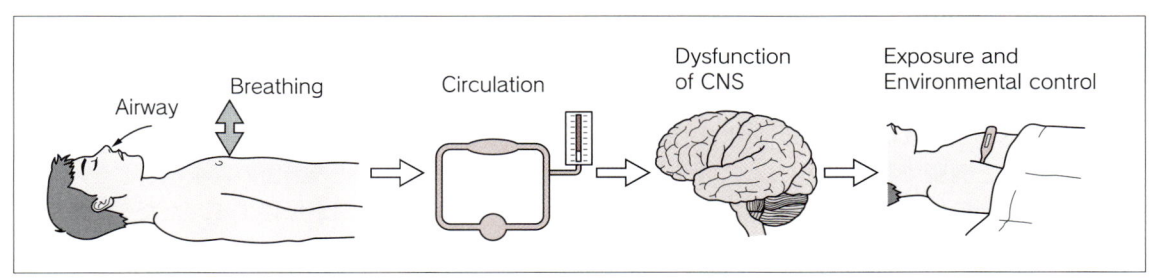

図 6-2　ABCDE アプローチ

はDisability)の把握を優先することにより，頭部に対する可及的早期の治療が可能となる．以上のABCDの観察や蘇生を行うためには，着衣をとり全身を露出(Exposure)する必要がある．しかし，脱衣により患者は外気温にさらされ，体温が低下しやすい．低体温に陥ると生理的な代償機構が破綻して初療に対する反応が低下し，生命予後が著しく悪くなる．したがって，診療の開始より低体温の回避が不可欠であり，体温の評価と保温(Environmental control)も重要となる．

C 診療手順の構成

生命を脅かしかねない外傷に対する初期診療の手順として，まず生命維持のための生理学的機能を迅速に評価する ABCDE アプローチと，死に至らしめないよう行う処置(気道確保，呼吸の維持・管理，止血や輸液による循環管理，二次的脳損傷を回避する管理を含む)を最優先する．この最初の手順を外傷初期診療における primary survey と蘇生と呼んでいる．primary survey と蘇生により生命の安全を保証したうえで，全身の損傷を系統的に検索する．これを外傷初期診療における secondary survey と呼んでいる．secondary survey の目的は，全身に存在する損傷を探し出し，根本治療の必要性を決定することにある．

primary survey および secondary survey の各 survey で重要なことは，自らの診療技量や，自施設の対応能力を超えるか否かを判断し，応援医師や転院搬送の判断を早い時期に行うことである．ただし病院間搬送する場合，重症外傷の初期診療を担当する医師は，少なくとも primary survey と蘇生を行わなければならない．自施設での対応が可能であれば，手術などの根本治療や経過観察を行い，その過程で tertiary survey と呼ばれる見落とし回避検索を繰り返し行う．

4 外傷診療の実際

A 病院前救護患者と受け入れの準備

病院前救護にあたる救急隊員には，標準化されている救護・搬送法および病院選定規準が普及しているが，先に示した病院で行う primary survey と secondary survey を簡略化したものと考えてよい．救急隊もしくは救急指令室からの電話連絡には医師自らが対応し，重症と評価される場合は，簡潔な情報のみでただちに収容を受諾する．より詳しい情報は救急隊が搬送体制に入った後で聴取する．

医師はただちに救命処置室を確保し，気道確保に必要な器具，太い静脈留置針，加温してある細胞外液組成の輸液，各種モニター類の準備をする．また応援医師や看護師，技師には，緊急時には招集する旨の事前連絡も必要である．ポータブルX線撮影装置と超音波診断装置を使用可能な状態にしておく．医師や看護師は，標準感染予防策を行うことも忘れてはならない．

B primary survey と蘇生

ABCDE アプローチを行い，異常を認知した場合には，ただちに蘇生を行う．医師が1人で行う場合には，ABCDE の優先順位に従うが，能力のある医師が複数いる場合には，役割を分担し各々の評価を同時に進める．

1 ● 緊急度の第一印象とモニタリング

患者に接し次第，簡便な方法で緊急度の第一印象をつかむ．具体的には，「わかりますか？」「お名前は？」などと話しかけ，それに対する反応に

より，AとDに異常がないかを判断する．耳を鼻口に近づけ，鼻口からの気流を感じないか通常の発声がなければAの異常もしくはDを示唆する．明確な応答があれば，意識は清明で，気道は開放していると判断できる．

呼びかけと同時に，前頸部や胸郭に目をやり，呼吸（B）を観察する．速すぎる（30回/分以上）もしくは遅すぎる（10回/分未満）場合は，Bは異常である．また，浅表性で努力様であればやはり異常と判断する．一方，並行して手で末梢の皮膚や爪・脈を触れ，循環（C）と体温（E）を観察する．末梢が蒼白で冷たく，脈が触知しにくい場合には，Cに異常があるものと判断する．体幹も冷たければ，低体温の可能性がある．

このように，医師は五感を働かせてABCDEの異常を短時間で感じとり，異常なら，周りの医療スタッフに緊急度の高いことを伝える．以上の観察は，通常，患者を救急車から処置室へ移送する間に行うのがよい．救命処置室に移したら，心電図，パルスオキシメーター，自動的非観血的血圧測定など患者のモニタリングを開始する．

2 ● 気道評価・確保と頸椎保護

緊急度が高いと判断した外傷患者観察の第一は，気道閉塞の有無を調べ，確実な気道確保を行うことである．このためには，再度話しかけ，明瞭に発語ができる場合は気道が開放されていると考えてよい．同時に，ゴロゴロ音，狭窄音，嗄声，動揺のある胸郭運動などを観察する．気道が開放していれば，100％酸素の投与を開始もしくは続行する．気道が閉塞もしくは閉塞するおそれがある場合には，気道を確保する．用手的には，頸椎の動揺を最小限に抑えるために下顎挙上法で行う．吸引操作を併用し，異物があれば除去する．ただし無呼吸，上気道閉塞などの気道緊急の場合，マスクによる酸素投与では低酸素血症・高二酸化炭素血症が十分に改善されず陽圧換気・補助換気が必要な場合，重症ショック時，意識レベル低下など蘇生の一環として確実な気道確保が適当な場合には，確実な気道確保が必要となる．確実な気道確保法として最初に試みるべきは，経口気管挿管であり，挿管が困難な気道緊急なら輪状甲状靭帯穿刺・切開を行う．

高いエネルギーが加わったと考えられる受傷機転の外傷患者には，頸椎損傷が隠れているものとして，primary surveyと蘇生中，頸椎は必ず愛護的に扱う．病院前では救急隊により，すでに頸部は固定されているので，primary survey中は固定を継続する．頸部の観察や気道確保を行う場合には，頸椎カラーの前面のみをはずし，用手的に正中中間位で頭部を保持する．ただ，頸椎の保護に努めはするが，決して気道確保を犠牲にしてまで頸椎固定が優先されることはない．

3 ● 呼吸評価と致命的な胸部外傷の処置

視診で呼吸数，呼吸補助筋の動き，奇異性呼吸の有無を観察する．聴診では左右差や肺野全体の呼吸音を聴く．穿通創があれば呼吸時の吸い込み音に注意し，開放性緊張性気胸の有無を素早く把握する．皮下気腫や頸部気管の偏位がないか触診する．陽圧換気が必要な場合には，緊張性気胸に進展する可能性に注意を払う．緊張性気胸は原則的に身体所見で診断するが，超音波の使用でより確定的になる．陽圧換気の前に緊急事態を回避するため，静脈留置針による胸腔穿刺で脱気する．しかしこれは一時的な対処であり，胸腔ドレナージの施行が必要で，胸部外傷の85％において根治的である．穿通創からの空気の出入がある場合には，胸腔ドレーンを挿入したうえで，穿通創を観察し，洗浄して閉鎖する．ポータブル胸部X線撮影は必ず行い，この段階でも大量気胸，大量血胸，肺挫傷をともなう多発肋骨骨折の有無などを確認しておく．チューブ類が挿入されているなら，位置を必ず確認し，不適切であれば是正する．

4 ● 循環の評価および蘇生と止血

外傷患者ではさまざまな程度に循環が障害され，重症例ではショックとなる．ショックとは全身の重要臓器において有効な血流が維持できず，組織灌流の低下のため細胞機能が保てなくなるときに呈する症候群である．外傷では，いかなる部位の損傷であっても血管の破綻が生じ，量の多寡を問わず血液を失う．大血管や実質臓器損傷は単独でも大量の失血をきたすが，一損傷が少量の出血でも多数重複すると大量の出血となる．さらに，組織に損傷が起こると毛細血管の透過性が亢進し，血管外に血漿成分が漏出することも，循環血液容量を低下させることに拍車をかける．外傷では出血性ショックが起こりえるショック全体の90％以上を占めるが，血圧低下のみならず，皮膚所見，脈拍，capillary-refill time（CRT）および意

識レベルなどで総合的に判断する．皮膚蒼白は低灌流を示唆し，湿性な冷感はショックの所見として特異度が高い．

次いで末梢の脈が触れるか触れないか，弱いか強いか，速いか遅いか，整か不整かを観察する．弱い促迫した脈は，通常低容量を示している．ただ脈拍数が正常であることが，必ずしも循環血液量が正常であることを意味しないので注意する．特に，高齢者，スポーツ選手，降圧剤服用患者などは低容量，ショックでも頻脈を呈しがたい．CRTは，爪床または小指球を圧迫し，再充満までの時間が2秒以上かどうかを観察する．ただし，年齢，外気温，血管作動薬，脊損の合併などで修飾を受けるので注意する．相当量の出血があっても初期には脳血流は保護されるため，意識は消失しないが，カテコールアミン分泌による不安，不穏，攻撃的な態度といった意識の変調を認める．無反応や昏睡は脳血流の自己調節機構の破綻を意味し，心停止寸前の危険な状態である．

重症外傷におけるショックの最大の原因は出血であるため，他の原因が証明されるまで，まずは低容量であると考えて蘇生を行う．ショック徴候があれば，輸血や何らかの止血が必要となる可能性が高いと考えて治療を進める．出血性ショックを治療する原則は，出血源をみつけ，一刻も早く出血を止めることである．外出血は直ちに滅菌ガーゼ，手指で直接圧迫し止血する．圧迫で出血を制御できない場合を除いては，止血帯を使用すべきでない．また鉗子による盲目的な止血も避ける．静脈路は，太いものを2ルート以上確保する．静脈路の第一選択は，上肢の肘静脈である．静脈路を確保する際に採血し，39℃に加温してある細胞外液の急速投与を開始する．小児の場合，末梢静脈の確保が困難であれば，骨髄内輸注路を確保する．成人では1L，小児では20mL/kgを3回まで急速輸液し，循環の反応を観察して治療方針を決定する．

循環の安定化の指標は，SBP，HRに加え，皮膚色調，CRT，意識レベル，酸塩基平衡，乳酸値，尿量などで総合的に判断する．輸液に反応し，循環が安定するようであれば，そのまま経過を観察する．輸液療法にても循環動態が不安定なら，輸血療法を開始する．輸血は，総輸液量が成人では3L，小児では60mL/kgを超えるまでに開始でき

るよう努力する．クロスマッチならびに照射をした血液が最も望ましいが，多くの施設で30分から1時間は要すため，救命のためには，血液型の適合のみで輸血を開始することもやむをえない．超緊急時に，赤血球輸血のみO型を数単位用いることは，わが国でも容認されている．

ショックに至る出血源の同定では，身体の観察から推定できる外出血や長管骨骨折を除けば，体幹部の内出血として，胸腔，腹腔，後腹膜腔の3部位に焦点を当てて検索を行う．すなわち，単純X線（胸部，骨盤）撮影と迅速簡易超音波検査であるfocused assessment with sonography for trauma（FAST）を組み合わせて，血胸，腹腔内出血および骨盤骨折（後腹膜出血の最大の原因）の有無を確認する．この3部位以外に内出血をきたす部位として，縦隔血腫と高位の後腹膜血腫がある．特に，膵臓，腎臓，腹部大血管損傷および腰椎破裂骨折にともなう後腹膜出血は，FASTおよび胸部・骨盤X線では認知困難な部位である．

出血で説明のつかないショックでは，心タンポナーデと緊張性気胸を再度検索する．両者とも超音波検査で診断可能であり，心タンポナーデは心嚢穿刺または開窓術にて，緊張性気胸は胸腔穿刺またはドレナージにて解除する．脊髄損傷でも神経原ショックをきたすが，この場合は徐脈となり，四肢の麻痺，損傷レベル以下の冷汗の欠如などから鑑別がつく．多くの場合，輸液にて循環動態は回復するが，前述したような急速輸液を行っても血圧が保てない場合には，カテコールアミンの投与を考慮する．

5 ● 致命的な中枢神経障害の評価

低酸素血症や循環不全は脳への酸素供給を悪くし，一次的損傷が深刻にはならなかった脳に二次的な損傷を与え，予後を一層悪くする．このため頭部外傷の評価は，呼吸機能や循環動態の安定化を図りながら行うのが原則である．primary surveyで必ず観察すべき神経学的所見は，意識レベル，瞳孔所見および片麻痺である．意識レベルは，Glasgow Coma Scale（GCS）スコアで評価することが原則である．GCSスコア合計点が8以下（JCSが30以上）の場合，意識レベル（GCSスコア2点以上）が急速に悪化した場合，瞳孔不同，片麻痺やCushing現象などから脳ヘルニアを疑う場合は，Dがあるとする．この場合，ABCの安定を

再確認し，脳外科医のコールと頭部CT検査の準備を依頼する．気道の安定的確保や誤嚥を防止するため，CT検査室への患者移動の前には，原則として気管挿管を施行する．

6 ● 脱衣と体温管理

ABCDとほぼ並行して，全身の衣服を取り活動性出血や開放創の有無をみる．着衣は四肢，体幹の前面で切り，体幹前面がすべて観察できるように着衣を抜き取る．背面の観察は，secondary surveyで行うのを原則とするが，循環動態が安定せず，背面から血液がしたたる鈍的外傷，銃創や刺創など穿通性外傷では，この時点で観察する．背面に外出血を認めれば，直接圧迫により止血を図る．銃創が腹部を貫いていることが明らかとなれば，開腹が必要である．また成傷器が残っている場合は，全身観察で成傷器を動揺させないように注意し，この時点では抜去しない．穿通性外傷により腸管脱出を認めれば，還納を試みるのではなく温生理食塩水ガーゼで被覆し，開腹の準備を行う．こういった状況では，ただちに外科医をコールする．

重症外傷時は，輸液の影響や脱衣で急激に体温が下がる．低体温は出血傾向を助長し，代謝性アシドーシス，凝固異常とともに生命を脅かす危険な因子である．したがって体温測定は必須であり，診療の早期から蘇生の妨げにならない方法で保温に努める．体温測定には鼓膜温のほうが腋窩温より信頼性が高いが，蘇生を必要とする患者では，直腸温や膀胱温のモニターを可及的早期に開始する．

7 ● 検査およびその他の処置

高エネルギー外傷が疑われる患者では，胸部X線写真と骨盤X線写真は撮影することが望ましい．FASTは，初期には循環に異常を認めなくても，後にショックを引き起こしかねない潜在する損傷を検索する意味でルーチンに行うのがよい．また，最初に液体貯留が認められなくても，必ず時間をおいて繰り返して再評価することが肝要である．静脈路の確保と同時に採血を行い，血算，電解質・肝・膵・筋細胞からの逸脱酵素などを含む生化学検査，血液型，輸血のためのクロスマッチなどの検査を緊急でオーダーする．循環動態が不安定もしくは頻回に動脈血ガス分析が必要な患者では，可及的に動脈ラインを確保して観血的に動脈圧を連続モニターする．

尿道バルーンカテーテルを挿入する目的は，循環の異常の指標として尿量をモニターすることと，無理なく挿入された場合の血尿の有無を確認することである．尿量のモニターは全身の臓器灌流の指標として重要であるため，15～30分ごとに測定し，毎時0.5mL/kg以上を維持するように輸液を調節する．血尿の存在は腎を中心とした泌尿器系の損傷による後腹膜出血の可能性を示唆し，出血源の検索の一助となる．急性胃拡張が呼吸・循環の異常に関与する場合があり，必要に応じて胃管を挿入する．高度の顔面骨骨折や頭蓋底骨折では，鼻から挿入すると胃管が篩骨板を貫き頭蓋内に進む危険性があるので，特別な理由がない限り，口から挿入する．体幹部の穿通性外傷の場合，胃吸引物に血液が混入し，それが鼻腔・口腔からでない場合には，上部消化管損傷を示唆する．

C 転院搬送の判断

primary surveyと蘇生にて患者の安定化を目指すが，この段階で循環の安定化のために，手術もしくは経カテーテル動脈塞栓術が必要な場合や，呼吸・循環の安定化はできたが，生命を脅かす中枢神経障害があると判断した場合には，院内医師の応援を要請する．必要な治療法が自施設の対応能力を超える場合には，転院の判断ならびに準備をし，安全な病院間搬送を図る．

D secondary survey

1 ● secondary surveyの開始

secondary surveyはprimary surveyの完了と蘇生の継続により，バイタルサインが安定していることを確認してから開始する．primary surveyで致命的な中枢神経障害と判断した場合，頭部外傷の精査を優先したsecondary surveyを行う．頭部CT検査に行く前には，再度患者の呼吸循環が安定していることを確認する．CT室搬入時には患者の状態を頻回に観察し，異変があればただちにABCの確認を行い，蘇生が必要な場合にはCT検査を遂行せず，一旦救急処置室に引き返す．状態が安定していれば，引き続き全身の造影CTを撮影してもよい．

生命を脅かしかねない中枢神経系のダメージが

なければ，病歴の聴取から開始し，以下に示す手順で診察を進める．secondary survey の進行過程において，病態の変化時や体位変換時，新たな所見がみつかった際には，必ずバイタルサインを調べ，悪化傾向が認められれば，ABCDE アプローチを繰り返し，必要に応じて蘇生を行う．

2● 病歴の聴取

病歴聴取は，漏れがないよう迅速かつ簡略に行う．患者から聴取できない場合は，救急隊や家族その他の関係者から可能な範囲で聴取する．聴取はアレルギー歴，服用中の治療薬，嗜好品，既往歴，妊娠，最終の食事，受傷機転や受傷現場の状況について，本人もしくは家族や救急隊に問診する．また侵襲に弱い患者の因子を把握し，重症化しやすくなることを念頭に置く．

3● 身体の診察

身体は頭から始まり，抜けのないように足の爪先まで観察する．すなわち，まず腹側の頭部，顔面，頸部，胸部，腹部，骨盤，四肢の順に損傷検索を進め，次いで背側を観察し，最後に神経学的所見をとる．各部位の診察は，訴えを聴取しつつ，見落としを最小限にとどめるため，視診，聴診，触診（打診も含む）の順に進めることを心がける．身体所見の記載は，チェックリスト的なものとなり，重要な所見がないときは「なし」と必ず記載する．

4● 創処置と感染予防対策

開放創は，汚染度，深達度などの損傷度合いを観察し，愛護的に洗浄する．汚染がひどい場合や骨折をともなう場合は，応急的に迅速に施行し，後に手術室などで徹底的に洗浄し，必要に応じてデブリドマンを行う．骨折などで不安定な身体部位は，副子（スプリント）を当てておく．破傷風の予防，ならびに抗菌薬の予防的投与については忘れずに行う．

5● 検査

必要に応じて CT 検査（基本は選択した身体部位を撮影するが意識障害のため身体所見がとり難い患者では，trauma pan-scan として頭部から骨盤までの撮影を行ってもよい），骨傷が疑われる四肢の単純 X 線撮影，さらに適応があれば止血治療にも繋がる血管造影などを行うが，救急処置室を長時間も離れて行う画像検査には，大きなリスクがともなうことを銘記すべきで，患者の状態が安定している，もしくは蘇生を行い安定化しつつあることが原則である．よって，必要最低限のものを迅速に行うよう心がける．高エネルギーによる外傷患者では，血算，血液ガス分析，血液型などの血液検査は，ほぼルーチンで行うべきである．また，必要最低限の生化学検査，心電図検査も同時に行う．

E 患者の引継ぎならびに転院搬送の判断

secondary survey にて検索した損傷に対し，どのような根本治療が必要を判断し，適切な診療科の医師に引き継ぐ．自施設で根本治療対応が困難な場合，他施設の専門医のほうが相応しいと判断した場合は，速やかに病院間搬送の準備を行う．搬送に際しては，紹介先の医師と密接な連携をとり，それまで施行した診療内容などを正確に伝えなければならない．さらに安全な搬送手段を選択し，継続して観察や処置が必要なら自らが搬送に同乗する．

F 根本治療

手術や経カテーテル動脈塞栓術など，専門の医師による治療も複数必要な場合は，原則的に ABCD の優先の優先順位に従う．その次に虚血や感染に対しての根本治療が優先される．機能回復のための根本治療の緊急性は，これらよりも低く，美容形成的な目的の根本治療はさらに低い．ただ，施設の能力により個体への侵襲が過度にならなければ，同一麻酔下にて連続して根本治療を行うこともある．各々の根本治療については，各論を参照されたい．

G 損傷の見落とし回避

外傷患者に対する初期診療は，生命を脅かす損傷の順に把握し，対処していく方法論であるため，必然的に生命予後にあまりかかわらない損傷の検索が不十分となる傾向があるといわざるを得ない．また，さまざまな理由で症候や身体所見の把握が困難な場合に，潜在している損傷が見落とされることがある．よって生命の危機を脱し，状態が安定した患者に対しては，初期診療の終了時，主たる損傷の根本治療終了時や経過観察中に，繰り返し隠れた損傷を探し出す努力が必要となる．

●参考文献
1) 日本外傷学会外傷研修コース開発委員会（編）：外傷初期診療ガイドライン，改訂第4版．へるす出版，2012

B 多発外傷

1 定義

多発外傷とは，「外力によって，身体の各部位のうち2か所以上に生命を脅かすような損傷を受けたもの」をいう．

「身体の各部位」の分類や，「生命を脅かすような損傷」について，国際的に統一された基準はなく，報告者がそのつど明記することが多い．一般的には，米国で作成された損傷分類であるAIS（Abbreviated Injury Scale）を使って外傷の重症度としてのISS（Injury Severity Score）を算出する際に用いる6つの身体部位のうちの2部位以上とすることが多い（AIS，ISSについては後述）．ISSにおける6つの身体部位とは，頭頸部，顔面，胸部，腹部・骨盤内臓器，四肢・骨盤，および体表である．肝損傷と脾損傷や，心筋挫傷と肺裂傷の場合のように，同一の部位に複数の外傷が存在する場合は，多発外傷とは呼ばない．

「生命を脅かすような損傷」の基準も統一されたものはないが，1～6点で評価されるAISの重症度スコアが3点以上の損傷とする場合が多い．AISによる各部位の臓器損傷は，解剖学的に評価されるものであるため，CTスキャンや手術，根本治療などを行った後に初めて損傷の有無，重症度を確定することができる．このため，診療の最初には多発外傷か否かは判断できるものではなく，通常は，診療がある程度実施された後に確定される．

2 受傷機転

診療を始めるに当たり，多発外傷を疑うきっかけとなるのが，受傷機転である．多発外傷は，身体の複数の部位に重篤な損傷を負うものであり，強い外力が広範囲に作用するような受傷機転で生じることが多い．

表6-1 高エネルギー事故の例

自動車事故
- 時速60km以上での事故
- 車両の横転
- 車体に50cm以上の変形
- 乗車空間に20cm以上の変形
- 同乗者の死亡
- 車両からの投げ出し
- 救出に20分以上要す

バイク事故
- 時速30km以上での事故
- バイクからの投げ出し

自転車事故や歩行者事故
- 轢過
- 衝突車両のバンパーが変形

その他
- 6m以上からの墜落
- 圧挫外傷（crush injury）

具体的な受傷機転としては，交通事故，高所からの墜落などがある．これらの受傷機転は，強い外力が身体に作用することから高エネルギー事故と呼ばれる（表6-1）．自動車運転中の衝突事故では，フロントガラスで頭部や顔面を強打する．これに加え，ハンドルによる外力が胸部と腹部に作用し，ダッシュボードやペダルが下肢の外傷を引き起こす．また，高所からの墜落では，着地部位となった四肢や骨盤の損傷が生じる．さらに，着地にともない急速な減速が身体に生じることから，内臓に剪断力が加わり心損傷や肝損傷が生じる．また，爆発事故では，衝撃波や飛来物，地面への落下という一連の機序が多発外傷を引き起こす．銃弾や杙創といった穿通性外傷も，身体の複数部位に到達した場合には，多発外傷となりうる．

3 特徴

A 病態における特徴

多発外傷は，強い直接外力や減速力，衝撃波など全身に大きなエネルギーが作用して起こる．このため，個々の臓器の解剖学的損傷が大きく，臓器機能障害が生じやすい．さらに，同時に損傷を受けた複数臓器の機能障害が相互に影響を及ぼしあうことで，一層重篤化しやすい．

例えば，胸部外傷では，出血による低血圧に加え，換気障害にともなう低酸素血症，高二酸化炭

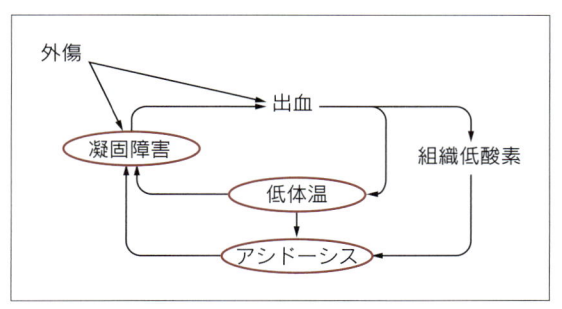

図6-3 外傷死の三徴
外傷により受傷部位からの出血，凝固障害が生じる．大量出血は組織低酸素を引き起こし，代謝性アシドーシスを生じさせる．また，組織での熱産生の低下，大量輸液や輸血により低体温となる．低体温，代謝性アシドーシスは凝固障害を増悪させ，さらなる出血を引き起こす．

素血症が生じる．また，頭部外傷は，脳腫脹とともに，意識低下による気道閉塞，呼吸抑制を引き起こす．両者が同時に存在する多発外傷では，胸部外傷による低血圧・低酸素血症・高二酸化炭素血症が脳腫脹を増悪させるとともに，頭部外傷による気道閉塞と呼吸抑制は換気障害をより一層重篤化させる．

また，強いエネルギーが作用することにより解剖学的損傷が大きくなると，損傷部からの大量出血が生じやすい．多発外傷では，複数部位の損傷から大量の出血が同時に生じるため，出血量が多くなり「外傷死の三徴」に陥りやすい．「外傷死の三徴」は，代謝性アシドーシス，低体温，凝固障害の三徴候で，それぞれが影響しあって生理学的機能を障害し，外傷患者を死への悪循環に陥らせる（図6-3）．

このように，多発外傷には，作用する外力が大きく1つ1つの損傷が重篤であることに加え，損傷臓器間の相互作用により相乗的に重症化しやすいといった特徴がある．多発外傷では，単に1つの部位の外傷が重複した（相加した）以上に重症となる．

B 診断と治療における特徴

1 ● 迅速性

多発外傷にともなう重篤な病態の多くは，適切な初期対応が実施されなければ時間とともに急速に悪化する．いったん悪化して致命的になると，その病態を改善するのは困難であるため，診断と治療に際しては迅速性が要求される．出血にともなう病態はその典型例である．単独外傷であっても，受傷後1時間以内に手術などによる止血操作が開始されなければ，救命率は低下する．このため，受傷後1時間は外傷診療における golden hour ととらえられている．多発外傷では，短時間で複数部位の損傷に対応しないとならないため，単独の外傷に比較して，より一層迅速な診断と治療が必要となる．

2 ● 優先順位の決定

多発外傷の治療では，複数の部位の外傷に対し，どの損傷から治療を開始するかという優先順位の決定が必要となる．優先順位における誤りは，「防ぎえる外傷死」の原因となることが多い．四肢の開放骨折など目を奪われやすい損傷や，患者が痛みを訴える部位から診療を開始するのではなく，生命を維持するために必要な生理学的機能を改善し，維持することを最優先とする．このため，受傷機転から多発外傷が疑われる患者に対しては，後述する外傷初期診療に則った診療を進める．

3 ● 診療担当医

通常，単独の頭部外傷であれば脳神経外科が，四肢外傷であれば整形外科が診療を担当する．しかしながら複数の部位に損傷のある多発外傷では，単独の診療科のみで対応することは困難で，脳神経外科，胸部外科，腹部外科，整形外科，救急科など関係各科の協力が必要となる．多発外傷にともなう生理学的機能の異常を改善するために，いつ，どの部位に，どのような治療を行うかを迅速に決定しながら，これら複数の診療科が加わったチーム医療が実践される．このため，多発外傷が疑われる患者の搬入に対し，多診療科・多職種からなる外傷チームが組織される医療機関もある．よりよいチーム医療を実施するためには，外傷チーム全体を統括し，診療方針を決定するリーダー的医師の存在が不可欠である．

4 病態生理

生命を維持するためには，酸素を全身に供給するという生理学的機能の安定化が不可欠である．この生理学的機能は，気道，呼吸，循環，中枢神経，体温といった各機能により支持される（図6-4）．多発外傷は，この酸素供給の生理学的機能に複合的に影響を及ぼす（表6-2）．

A 気道の障害

気道は，生体への酸素の最初の取り込み口であり，肺での血液への酸素受け渡しまでの通路である．気道の障害は，頭部・顔面外傷や頸部外傷で生じる．頭部外傷での意識障害にともなう舌根沈下は，気道閉塞の原因として最も頻度が高い．頭蓋底骨折，顔面外傷，頸部外傷による出血，歯牙などの異物，誤嚥した吐物なども気道閉塞の原因となる．頸部外傷では，気管周囲に形成される血腫が気道を圧迫し気道が狭窄する．

気管が完全に閉塞すると，酸素を取り入れることができなくなり短時間で心停止にいたる．心停止を回避できても，重篤な低酸素血症は全身の臓器機能障害の原因となる．また，高二酸化炭素血症は，頭部外傷における脳腫脹を増悪させ，救命を困難にする．

B 呼吸の障害

吸気中の酸素を血液に受け渡す呼吸機能は，換気とガス交換からなる．換気は呼吸中枢からの刺激が脊髄を介して横隔膜と肋間筋を収縮させることにより，空気の吸入と排出を行うものである．また，肺胞では，血液とのガス交換により酸素の取り込みと二酸化炭素の排出が行われる．

換気障害は，頭部外傷による呼吸抑制に加え，

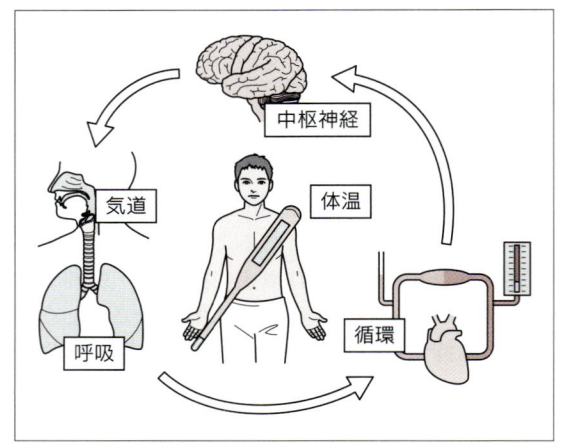

図6-4 生命維持の機能
生命は酸素を取り込み，これを全身に供給することにより維持されている．このため，気道，呼吸，循環，中枢神経，さらに体温の機能が維持されることが生命維持に不可欠である．

表6-2 各部位の損傷が引き起こす生理学的機能障害

	頭部・顔面	頸部	胸部	腹部・骨盤内臓器	四肢・骨盤	体表
気道の障害	頭部外傷による舌根沈下 頭蓋底骨折 上顎骨骨折 下顎骨骨折 口腔内の外傷(舌損傷，歯牙損傷)	喉頭損傷 気管損傷 頸部の打撲・血腫などによる気管圧迫				
呼吸の障害	頭部外傷による呼吸抑制 顔面損傷からの出血の誤嚥	頸髄損傷	肋骨骨折 肺挫傷 気胸・血胸 フレイルチェスト 横隔膜損傷	腹腔内出血による横隔膜圧迫	骨折による脂肪塞栓	
循環の障害	頭蓋底骨折による出血	血管損傷による出血 頸髄損傷(神経原性ショック)	肺損傷による出血 心・大血管損傷による出血 心タンポナーデ(閉塞性ショック) 緊張性気胸(閉塞性ショック)	腹腔内臓器損傷による出血 後腹膜臓器損傷による出血	骨折部からの出血 血管損傷による出血	裂創からの出血
中枢神経の障害	脳挫傷(一次性脳損傷) 頭蓋内血腫	血管損傷	肺挫傷による低酸素血症 出血によるショック	出血によるショック	出血によるショック 脂肪塞栓	出血によるショック
体温の障害(低体温)	出血によるショック	出血によるショック	出血によるショック	出血によるショック	出血によるショック	出血によるショック

頸髄・胸髄損傷にともなう横隔神経・肋間神経障害，多発肋骨骨折や横隔膜損傷などの胸郭の異常で生じる．多発肋骨骨折にともなうフレイルチェストは，その典型例である．さらに，大量の気胸や血胸も肺の拡張を障害し換気不全の一因となる．

肺胞でのガス交換は，肺そのものの損傷である肺挫傷により引き起こされる．また，頭蓋底骨折や顔面外傷からの出血が気道内に誤嚥され，無気肺を生じることでも酸素化は障害される．四肢骨折にともなう脂肪塞栓症は，骨折部の脂肪滴が血液中に流入することで発症する．なかでも肺での脂肪塞栓はガス交換障害の原因となる．

換気とガス交換の障害は低酸素血症，高二酸化炭素血症を引き起こし，多発外傷の病態をさらに悪化させる．

C 循環の障害

全身の末梢組織に酸素が供給されるためには，酸素化された血液が全身に灌流される必要がある．全身の循環を司る因子として，血液量，心拍出量，血管抵抗の3つがあるが，外傷はこれらいずれの因子にも影響し，循環障害を引き起こす．

循環障害では，全身への酸素供給が不十分となり，全身の臓器機能障害が生じる．なかでも中枢神経系への影響は呼吸中枢を障害し，生命維持のためのサイクルを止めてしまう．

1 ● 血液量の減少（出血性ショック）

いずれの外傷であっても，損傷を受けた組織は出血をともなう．外傷におけるショックの多くは出血が原因である．重要な出血部位としては，体外への外出血と，胸腔内，腹腔内，後腹膜，その他軟部組織などへの内出血である．多発肋骨骨折にともなう肋間動静脈からの出血や，心・大血管損傷，肺の損傷は，胸腔内出血の原因となる．成人男性の場合，一側の胸腔内容量は約2.5 Lあり，全身血液量の50%を貯留することができる．

また，腹部臓器である肝臓，脾臓，腸間膜などの損傷は，大量の腹腔内出血を引き起こす．腹腔内出血では，腹部の膨隆がなくても1.5 L程度の血液貯留をみることがある．骨盤骨折からの出血や腎損傷，副腎損傷では，後腹膜出血をきたす．腹部大動脈や下大静脈の損傷は，腹腔内に出血することもあれば，後腹膜での出血にとどまることもある．

大腿骨の骨折や体幹の打撲部からの出血は，軟部組織に広がり思わぬ大量出血となる．胸腔，腹腔への出血がcavitary hemorrhageと呼ばれるのに対し，このような軟部組織への出血はnon-cavitary hemorrhageといわれる．頭皮などの体表損傷，開放骨折，頭蓋底骨折からの出血は外出血となる．

2 ● 心拍出量の減少

a 閉塞性ショック

肺裂傷や気管・気管支損傷にともなう緊張性気胸では，損傷側の胸腔内圧が上昇することに加え，縦隔が反対側に偏位することから，静脈還流が障害され閉塞性ショックに陥る．また，心損傷にともなう出血が心嚢内に貯留し心タンポナーデとなると，心臓の拡張障害から閉塞性ショックとなる．これら緊張性気胸と心タンポナーデは，外傷における閉塞性ショックの二大原因である．

b 心原性ショック

心筋の挫傷，冠動脈の損傷にともなう心筋梗塞，弁損傷や乳頭筋断裂は，心拍出量の低下や重篤な不整脈により心原性ショックを引き起こす．

3 ● 血管抵抗の減少

a 神経原性ショック

頸髄を主とした高位脊髄損傷による血管運動性交感神経の緊張低下により，神経原性ショックが生じる．血圧が低いにもかかわらず脈拍は正常か徐脈で，皮膚は温かく乾燥している．神経原性ショックに出血をともなうと，血管収縮や心拍数増加による代償機転が作用せず，重篤なショックとなる．

b 敗血症性ショック

敗血症性ショックは，感染により生じるもので，外傷の場合，受傷直後に起こることはほとんどない．腸管損傷による腹膜炎など，受傷後数時間以上経過すると認められることがある．

D 中枢神経の障害

頭部外傷では，急性硬膜外血腫や急性硬膜下血腫，脳挫傷による脳ヘルニアが脳幹機能を障害し呼吸を抑制する．受傷時の外力による一次性脳損傷に加え，低血圧，低酸素血症，高二酸化炭素血症は，二次性脳障害を引き起こし，脳腫脹を増悪させる．頭蓋内出血や脳腫脹にともなう脳圧の上昇は，脳ヘルニアをきたし，中枢神経に不可逆的

な障害をもたらす．中枢神経の障害は，舌根沈下により気道を閉塞するとともに，呼吸中枢の障害により換気を障害し，酸素供給サイクルを止めてしまう．

E 体温の障害

ショック，なかでも大量出血にともなう出血性ショックでは，末梢組織での熱産生の低下により体温低下が生じる．さらに出血に対する大量の輸液や輸血，全身の観察のための脱衣により体温が低下しやすい．低体温に加え，末梢組織での嫌気的解糖による代謝性アシドーシス，凝固障害が生じると（外傷死の三徴），その後の止血処置がきわめて困難となり，多発外傷の救命率を低下させる．

F その他

1 ● 機能障害

多発外傷では，生命維持に必要な気道，呼吸，循環，中枢神経，体温といった急性期の生理学的機能障害に加え，日常生活を送るための機能障害が重篤化する．胸部と四肢の多発外傷では，胸部外傷にともなう呼吸機能の低下が，四肢外傷のリハビリテーションを困難にし，単独の四肢外傷に比較して社会復帰は遅延しがちである．

2 ● 整容の障害

顔面外傷や四肢開放骨折，広範囲の体表損傷は美容的な障害をもたらす．多発外傷では，救命のための治療が優先される結果，整容面への治療は不十分となりやすい．整容の障害は，機能的に異常がなくても，患者にとって大きな精神的負担となることもある．

3 ● 多臓器不全

多発外傷では，長期間の集中治療を必要とするため，急性期を乗り越えた後も多臓器不全に陥りやすい．臓器障害の発生には，集中治療管理中の感染症，栄養状態の悪化，外傷そのものによる凝固線溶異常，サイトカインなどを中心とした炎症反応が関与する．多臓器不全の合併は，多発外傷患者の急性期以降の主な死亡原因の1つである．

5 診断と治療

A 優先順位の決定

外傷の治療においては，生命，機能，整容の順に対応する．そして生命を維持するための治療は，酸素の流れと，治療の確実性および迅速性から，気道，呼吸，循環，中枢神経系の順に優先される．日本外傷学会と日本救急医学会により作成された外傷初期診療ガイドライン（JATEC™）は，このような診療の優先順位に基づいて構成されている．

B 外傷初期診療

生命維持のための診療は，主に初期診療の段階で実施されるものであり，診療における優先順位は，気道（A：Airway），呼吸（B：Breathing），循環（C：Circulation），中枢神経（Dysfunction of CNS），体温管理（Exposure and Environment）である．外傷初期診療ガイドラインではこれらをABCDEアプローチとしてまとめている．生命を脅かす生理学的異常に対し，ABCDEアプローチを実践する段階が外傷初期診療のprimary surveyと蘇生である．

身体の複数の部位に損傷をともなう多発外傷においては，ABCDEアプローチを抜けなく順に実践する．さらに，ABCDEのそれぞれに影響を及ぼしている病態を見極め，最も確実かつ迅速な解決法を優先する．例えば，呼吸（B）の異常が，頭部外傷にともなう換気障害と胸部外傷によるガス交換障害によってもたらされている場合，それぞれの損傷に対応するのではなく，呼吸（B）に影響を及ぼしている換気，ガス交換への対応を行う．すなわち，気道確保と人工呼吸，酸素投与，胸腔ドレナージによる血気胸の解除を実施する．また多発外傷患者では，循環（C）の異常としての出血性ショックには複数部位からの出血が関与しており，どの部位の出血を優先して止血すべきかを判断しなければならない．実際には，出血の程度（量とスピード），止血操作の確実性，用いる止血法などを考慮しながら，それぞれの患者で判断する．

damage control

damage controlは大量出血によって引き起こされる，低体温，代謝性アシドーシス，凝固異常といった生理学的異常（外傷死の三徴）を改善する

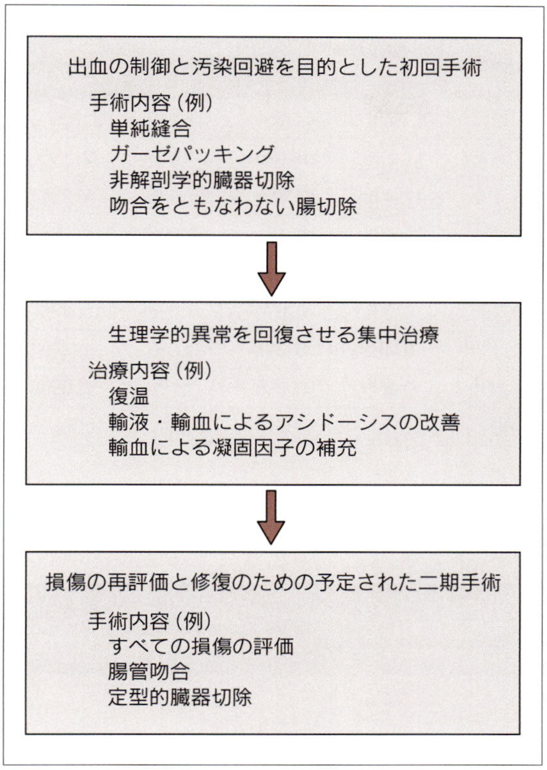

```
出血の制御と汚染回避を目的とした初回手術
  手術内容（例）
    単純縫合
    ガーゼパッキング
    非解剖学的臓器切除
    吻合をともなわない腸切除
              ↓
生理学的異常を回復させる集中治療
  治療内容（例）
    復温
    輸液・輸血によるアシドーシスの改善
    輸血による凝固因子の補充
              ↓
損傷の再評価と修復のための予定された二期手術
  手術内容（例）
    すべての損傷の評価
    腸管吻合
    定型的臓器切除
```

図 6-5 damage control
damage control は，出血の制御と汚染回避を目的とした初回手術，生理学的異常を回復させる集中治療，損傷の再評価と修復のための予定された二期手術からなる．損傷部位によっては最後の二期手術が不必要なこともある．

ことを目標とした治療戦略である．「damage control」は，米国海軍で用いられていた軍事用語であったが，1993 年に Rotondo らが外傷医療に導入した．damage control は，外傷死の三徴という生理学的異常に対し，①出血の制御と汚染回避を目的とした初回手術，②生理学的異常を回復させる集中治療，③損傷の再評価と修復のための予定された二期手術の 3 ステップから構成される（図 6-5）．

C 根本治療

ABCDE アプローチにより生命を脅かす生理学的異常に対応した後に，全身の損傷を検索し，根本治療を実施する．この段階が初期診療における secondary survey と初期診療に続いて実施する根本治療である．身体のすべての部位の損傷を，身体所見や画像診断から評価し，その根本治療の計画を立てる段階であり，この時点になって初めて多発外傷であるとの診断がなされる．多発外傷の各損傷の優先順位は，今後生命を脅かす可能性のある損傷への対応が最優先で，次いで機能，最後に整容の順となる．症例によって各損傷の重症度に差があるため，定められた優先順位や治療法があるわけではなく，それぞれの損傷に対し，バランスを図りながら最良の結果が得られるように治療法が選択される．

6 重症度評価と予後

多発外傷の重症度評価には，解剖学的指標として ISS（Injury Severity Score），生理学的指標として RTS（Revised Trauma Score），さらに両者の統合的指標としての TRISS（Trauma Injury Severity Score）がある．

A ISS

ISS を算出するもととなるのは，米国で作成された AIS（Abbreviated Injury Scale）である．AIS は，すべての損傷に対してコーディングを行い，その解剖学的損傷程度を 1～6 にスコア化したもので，6 が最も重症となる．日本外傷データバンクの 2005～2009 年の集計では，頭部，胸部，四肢の外傷の頻度が高く，また，重症度の高い損傷が多いのは頭部と胸部である（表 6-3）．

ISS は，AIS をもとに算出される．算出にあたっては，身体を頭部・顔面，頸部，胸部，腹部・骨盤内臓器，四肢・骨盤，体表の 6 つの部位に分け，それぞれの部位における損傷のうち最も高い AIS を決定する．ISS は，重症度の高い順から 3 つの部位の AIS を 2 乗したものの和として算出される（表 6-4）．ISS の算出法からもわかるとおり，多発外傷は単独外傷の単純な合計ではない．それぞれの単独外傷を 2 乗することにより，より重篤な外傷を重く評価して，その結果を予後に反映している．ISS の値は，死亡率と相関し，生命予後の観点から，多発外傷の重症度指標として広く使用されている（図 6-6）．

B RTS

RTS は外傷の生理学的重症度の指標であり，多発外傷に限らず外傷全体に用いられる．GCS

表 6-3　身体各部位の損傷と最大 AIS の頻度

		頭部	顔面	頸部	胸部	腹部・骨盤内臓器	脊椎・脊髄	上肢	下肢	体表・その他
症例数		14,081	6,347	601	10,209	4,821	5,778	8,395	13,116	3,165
最大 AIS	1	15.3%	62.9%	51.0%	10.6%	17.3%	11.2%	29.9%	17.0%	62.1%
	2	12.8%	32.7%	19.0%	7.1%	34.1%	41.4%	52.0%	25.4%	8.2%
	3	27.4%	3.5%	19.0%	40.1%	29.1%	21.9%	18.1%	47.3%	11.2%
	4	23.4%	0.7%	4.7%	29.2%	14.2%	15.6%	0.0%	5.2%	6.3%
	5	19.1%	0.0%	2.3%	10.8%	3.7%	6.9%	0.0%	5.0%	10.4%
	6	1.0%	0.0%	0.0%	1.3%	0.1%	2.4%	0.0%	0.0%	1.8%
	不明	1.0%	0.2%	4.0%	0.9%	1.5%	0.6%	0.0%	0.1%	0.0%
	平均	3.18	1.42	1.76	3.24	2.49	2.71	1.88	2.55	2.00

(Japan Trauma Data Bank Report 2005－2009 より算出)

表 6-4　ISS の算出法

身体部位	損傷	各損傷の AIS コード AIS コードはそれぞれの損傷に対して決定され，最後の数値が重症度を示す．	AIS での重症度 （太字は各部位での最大重症度）
頭部・顔面	頭蓋骨骨折 脳挫傷	150400.2 140606.3	2 **3**
頸部	第 6 頸椎骨折	650230.2	2
胸部	右肺挫傷 両側多発肋骨骨折 両側血胸	441406.3 450242.5	3 **5**
腹部・骨盤内臓器	脾損傷 小腸破裂	544224.3 541424.3	**3** 3
四肢・骨盤	骨盤骨折 右脛骨骨折 右肩甲骨骨折	852602.2 853420.2 753000.2	2 **2** 2
体表	右胸部擦過創	410202.1	**1**

$$ISS = 3^2 + 5^2 + 3^2 = 43$$

すべての損傷の AIS コードを選択する．各コードの最後の数字が AIS での重症度である．6 つの各部位での最も重症な AIS（最大 AIS）のうち，上位 3 つを二乗したものの和が ISS となる．また，AIS の重症度が 6 のものが 1 つでもあれば，ISS は 75 とする．このため，ISS の値は 1～75 に分布する．

の合計点，収縮期血圧(SBP)，呼吸数(RR)から，それぞれのコード（点数）を求める（**表 6-5**）．計算式は RTS ＝ GCS コード点数× 0.9368 ＋ SBP コード点数× 0.7326 ＋ RR コード点数× 0.2908 であり，診療開始時点での RTS は，生命予後と関連する．

TRISS

TRISS 法は，ISS，RTS，および年齢を独立項目とし，鈍的外傷と穿通性外傷で別々の回帰係数を用いて算出した予測生存率(probability of survival；Ps)により重症度を表したものである（**図 6-7**）．多発外傷に限らず，すべての外傷で算出可能である．また Ps は，外傷診療の質の評価にも用いられ，Ps が 0.5 以上であるにもかかわらず死亡した症例は，「防ぎえる外傷死」の可能性があると判断される．

D 予後

外傷のうち死亡率の高いのは，頭頸部，胸部，腹部・骨盤外傷であるが，多発外傷のように複数部位の外傷を合併すると予後はさらに不良となる．また，ISSで示されるように，損傷部位が多いほど死亡率は高い．

急性期の死亡原因は，出血による循環不全，呼吸不全などであるが，受傷後1週間以降の死因は，敗血症による多臓器不全や脳死である．

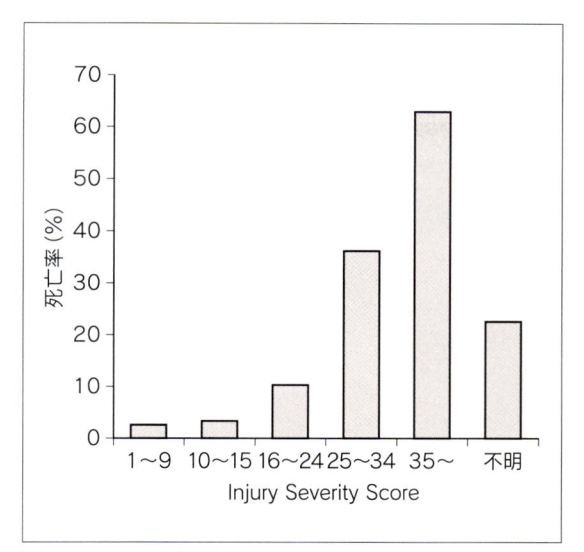

図6-6 ISSと死亡率
ISSが高くなるほど死亡率は上昇する．
(Japan Trauma Data Bank Report 2005-2009 より)

表6-5 RTS算出のためのコード

GCS	収縮期血圧(mmHg)	呼吸数(/分)	コード
13〜15	90以上	10〜29	4
9〜12	76〜89	30以上	3
6〜8	50〜75	6〜9	2
4〜5	1〜49	1〜5	1
3	0	0	0

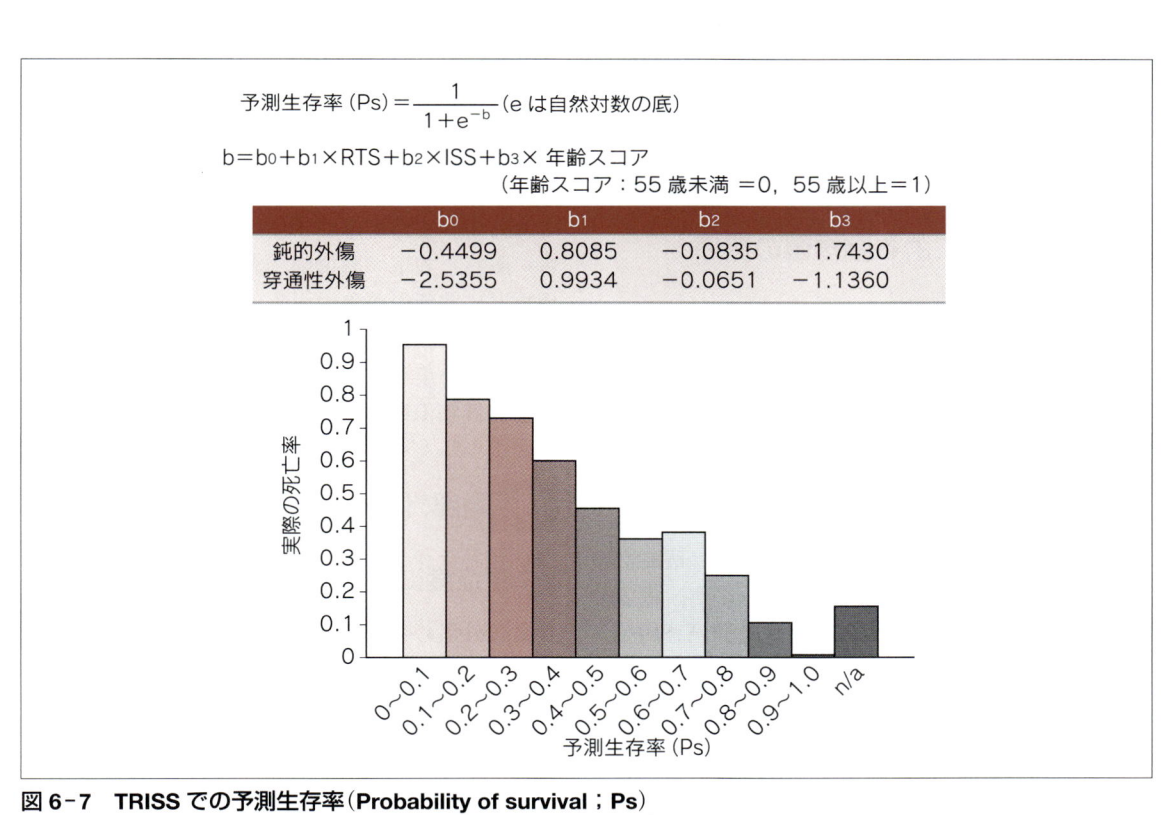

予測生存率 $(Ps) = \dfrac{1}{1+e^{-b}}$ （e は自然対数の底）

$b = b_0 + b_1 \times RTS + b_2 \times ISS + b_3 \times$ 年齢スコア
（年齢スコア：55歳未満＝0，55歳以上＝1）

	b_0	b_1	b_2	b_3
鈍的外傷	−0.4499	0.8085	−0.0835	−1.7430
穿通性外傷	−2.5355	0.9934	−0.0651	−1.1360

図6-7 TRISSでの予測生存率（Probability of survival；Ps）
PsはRTS，ISS，年齢から算出される．予測生存率は実際の死亡率とよく相関する．
(Japan Trauma Data Bank Report 2005-2009 より)

●参考文献
1) 日本外傷学会，日本救急医学会(監)，日本外傷学会外傷研修コース開発委員会(編)：外傷初期診療ガイドラインJATEC 第4版．へるす出版，2012
2) 日本外傷学会，財団法人日本自動車研究所(監訳)，日本外傷学会 Trauma registry 検討委員会(翻訳)：AIS Update 98 日本語対訳版．へるす出版，2003

C 頭部外傷

1 頭部外傷の疫学

　人口動態調査によると平成22年におけるわが国の外傷死は17,775人で，その中で頭部外傷による死亡は11,087人で62.7%を占めている．また，わが国の代表的な外傷診療施設が登録している日本外傷データバンクの統計(2007〜2011年)では，全外傷登録79,576名中，頭部外傷は29,876人であり，部位別では下肢外傷31,209人に次いで多い．また，頭部外傷は救命されてもさまざまな後遺症が残存することがあり，その支援のために多くの社会資源を必要とすることが大きな課題である．

2 頭部外傷による脳損傷の機序

A 外力方向と脳損傷

　強大な外力が頭部に作用したとき，打撲直下の頭蓋内に生じる脳損傷が直撃損傷(coup injury：クーインジュリー)で，打撲部位の対角線上に生じる頭蓋内損傷が反衝損傷(contre-coup injury：コントラクーインジュリー)である．直撃損傷は頭蓋のどこにでも発生するが，反衝損傷は後頭部に強大な外力が作用した際の前頭葉の損傷，側頭部に強大な外力が作用した際の対側の側頭葉内損傷が代表的である(図6-8)．
　このように直撃損傷や反衝損傷は頭蓋の特定部位に局所的な外力が作用したことで発生する損傷で，後述の局所性損傷の原因となる．直撃損傷では脳実質や頭蓋内血管が損傷した結果に生じる血腫やその周辺に生じた脳浮腫のため，片麻痺など

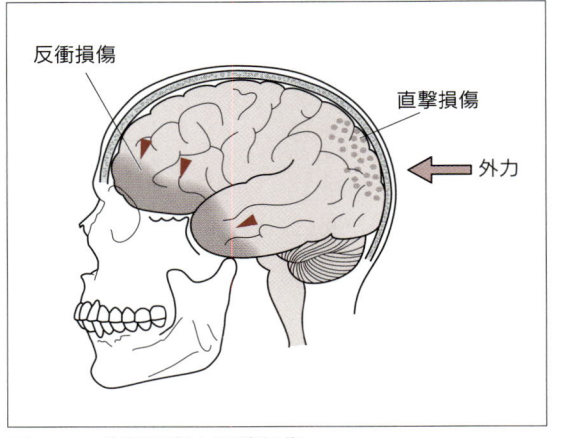

図6-8 直撃損傷と反衝損傷
打撲直下の頭蓋内に生じる直撃損傷(coup injury)と打撲部位の対角線上に生じる反衝損傷(contre-coup injury)
(Ben Selladurai, Peter Roilly：Initial Management of Head Injury. p13, Mc Graw Hill Australia Pty Limited, 2007 より一部改変)

の巣症状や頭蓋内圧亢進症状(頭痛，嘔吐，意識障害)を生じる原因となる．

B 加速度損傷による脳損傷

　ヘルメット装着下でのオートバイ転倒やエアバッグが作動した事故などでは頭蓋の特定部位には強力な外力は作用しないものの，負の加速度や回転加速度が頭蓋内に作用して脳組織にズレの力(剪断力)が作用する．脳実質は一様な密度を有しておらず，また複雑な神経線維の走行から大脳白質，脳室上衣下，脳梁部，大脳基底核，脳幹部背側などに剪断力が集中する．その結果，同部位の神経線維に損傷を引き起こして，さまざまな神経学的症状を生じる．このような損傷形態が後述のびまん性脳損傷の本体である(図6-9)．

3 頭部外傷の分類

A 重症度による分類

　頭部外傷の重症度は意識状態で評価する．疼痛刺激で覚醒しない意識状態は重症，自然開眼がある場合を軽症，その中間を中等症と表現するが，一般的には来院時の Glasgow Coma Scale(GCS)で評価することが多い．すなわち，来院時GCSが3〜8を重症，9〜13を中等症，14〜15を軽症と定義する．

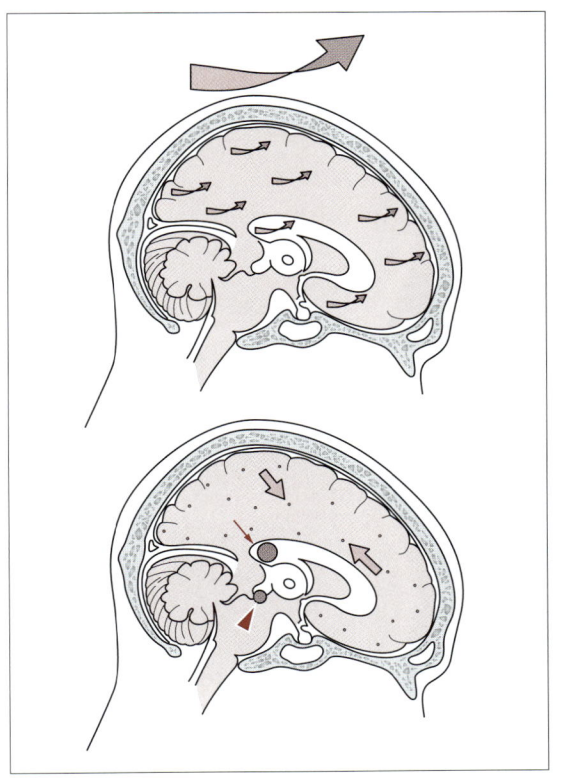

図6-9 加速度，剪断力による脳損傷
負の加速度や回転加速度が頭蓋内に作用して脳組織にズレの力（剪断力）が作用する．
（Ben Selladurai, Peter Roilly：Initial Management of Head Injury. p17, McGraw Hill Australia Pty Limited, 2007 より一部改変）

図6-10 頭皮の損傷
頭皮は外側から皮膚，皮下組織，帽状腱膜，疎な蜂窩織，骨膜の5層構造からなる．皮下血腫は数日で消失する．骨膜下血腫は頭蓋骨縫合線を超えることはない．帽状腱膜下血腫は縫合線を越えて大きくなる．

これらの重症度分類の根拠は，死亡率や後遺症，画像上頭蓋内病変を有する割合である．ちなみに，GCS 3〜8の重症は，9〜13の中等症と比較して死亡率は約3倍高値である．また，GCS 13では頭蓋内病変を有する割合が，GCS 14と比較して2倍高値である．

重症度別の頻度は統計によってさまざまであるが，医療機関へ受診する頭部外傷の重症度割合は，軽症80％，中等症10％，重症10％であるといわれている．

B 外界と頭蓋内の交通性による分類

受傷部位の頭皮と直下の頭蓋骨が損傷され，外界と頭蓋内が交通された損傷を開放性頭部外傷と呼び，それ以外を非開放性頭部外傷という．さらに，硬膜が損傷され脳実質と外界が交通された場合は穿通性頭部外傷という．開放性頭部外傷や穿通性頭部外傷では創部から頭蓋内への細菌感染の可能性があり，放置すると細菌性髄膜炎や脳膿瘍の原因となる．創部のデブリドマンや創部の閉鎖を早急に行う必要がある．

C 損傷形態による分類

1 頭皮下血腫

頭皮は外側から皮膚，皮下組織，帽状腱膜，疎な蜂窩織，骨膜の5層構造からなる（図6-10）．頭皮下血腫は，いわゆるこぶと呼ばれるが，皮下血腫，帽状腱膜下血腫および骨膜下血腫に分類される．皮下血腫は小さい場合が多く，数日で消失する．一方，帽状腱膜下血腫や骨膜下血腫は大きく，触診するとブヨブヨとしている．骨膜は頭蓋骨の縫合線で強く結合しているので骨膜下血腫が頭蓋骨縫合線を越えることはなく，縫合線を越えて大きくなる帽状腱膜下血腫と鑑別することが可

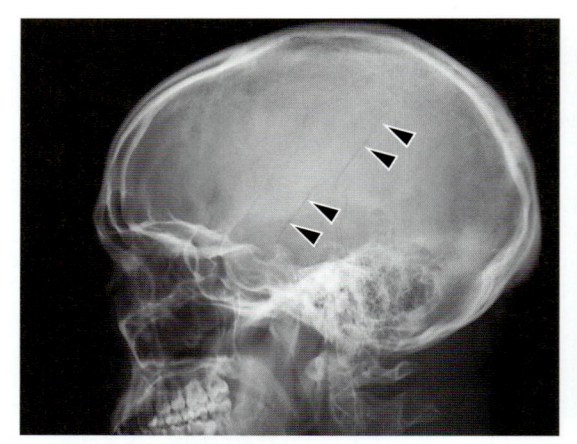

図6-11　線状骨折
頭蓋骨円蓋部線状骨折(矢頭)のX線写真.

2 ● 頭蓋骨骨折

　頭蓋骨の骨折はさらに円蓋部と頭蓋底骨折に分類される．頭蓋骨円蓋部骨折の診断は頭部単純撮影で可能である．診断が困難な頭蓋底骨折や陥没骨折の手術適応に関係する陥没度の評価には骨条件の頭部CTが有用である．

a　頭蓋骨円蓋部

　頭蓋骨円蓋部の骨折は線状骨折と陥没骨折に分類されるが，頭部単純撮影にて診断可能な場合が多い(図6-11)．頭蓋骨円蓋部骨折が血管溝や静脈洞を横切った場合，直下に走行する硬膜動静脈や静脈洞が損傷され，急性硬膜外血腫の原因となる．

　陥没骨折は受傷部位に対し接線方向の頭部単純撮影や骨条件CTによる診断が有用である(図6-12)．しかし，陥没の程度や脳実質損傷の有無は頭部単純撮影では十分な情報が得られないので，CTによる診断と評価が重要である．なお，陥没の程度が1cmを超える場合，開放性陥没骨折の場合，静脈洞を圧迫する場合は手術による整復が必要である．

b　頭蓋底骨折

　頭部単純撮影では診断が困難で，臨床症状や骨条件のCTから診断されることが多い．中頭蓋底の骨折でBattle's sign，前頭蓋底の骨折では「パンダの眼」徴候が出現する(図6-13)．また，耳孔や鼻孔から脳脊髄液瘻が認められることもある．その際，有力な検査法はダブルリング試験で

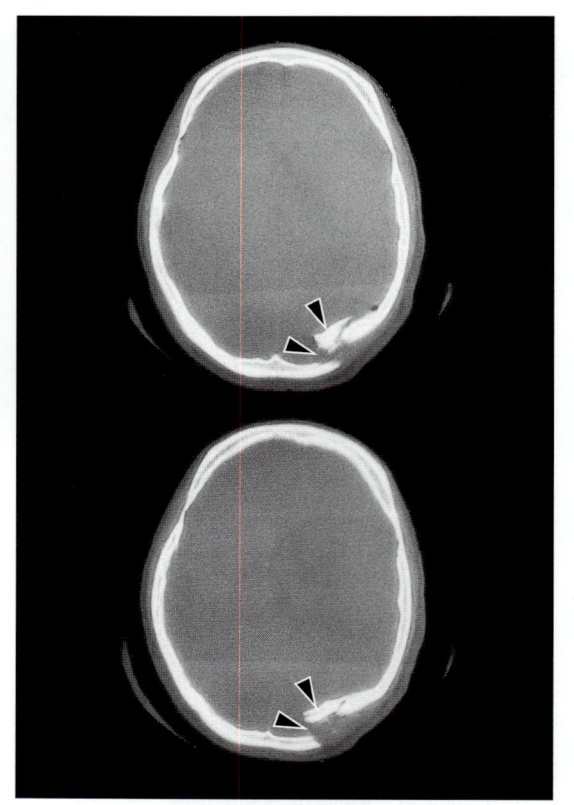

図6-12　陥没骨折の頭部CT(矢頭)

ある．この試験は鼻や耳からの出血に髄液が混じているか，そうでないかを見分ける方法で，脳脊髄液が混じている場合に，ガーゼや濾紙に滴下した跡が「2重の輪」にみえる(図6-14)．

　前頭蓋底骨折では嗅神経損傷による嗅覚障害，中頭蓋底骨折では聴神経障害による聴力障害，顔面神経損傷による末梢性顔面神経麻痺を合併することがある．また，逆行性感染による細菌性髄膜炎の注意が必要である．

3 ● 頭蓋内病変

a　急性硬膜外血腫

　受傷直後は意識が清明であるが，その後意識障害をきたす意識清明期(lucid interval)が存在する．頭蓋骨と硬膜の間に生じるが，頭蓋骨と硬膜は強固に癒着しているために血腫は圧排性に増大し，血腫の形状は両側凸レンズ型を呈する(図6-15)．硬膜外血腫の出血源は硬膜の動静脈，特に中硬膜動脈の破綻，静脈洞，あるいは骨折した頭蓋骨自体であるため，前述のごとく頭部単純撮影で骨折線が血管溝や静脈洞を横断する際には留意

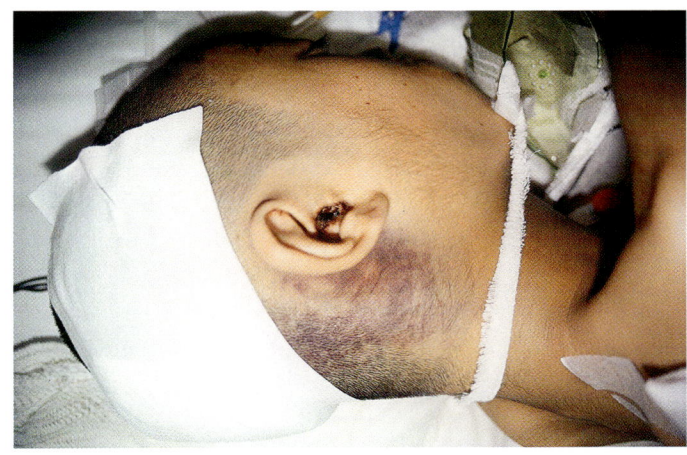

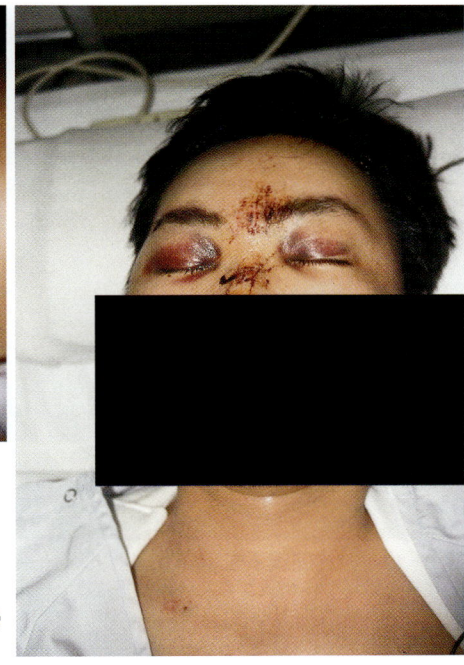

図6-13 Battle's signと「パンダの眼」徴候
中頭蓋底骨折後に耳介後部に出現するBattle's sign(左)と前頭蓋底骨折後に出現する「パンダの目」徴候(右).

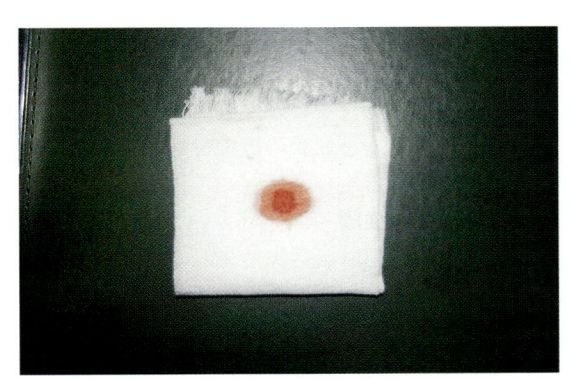

図6-14 頭蓋底骨折を示す「ダブルリングサイン」
脳脊髄液が混じている場合に、ガーゼや濾紙に滴下した跡が「2重の輪」にみえる.

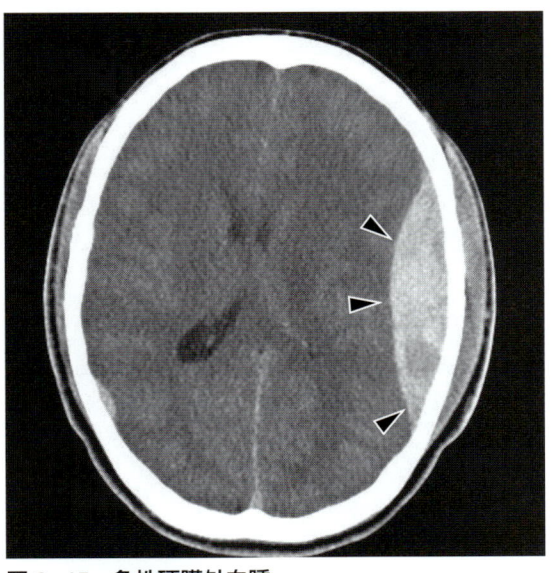

図6-15 急性硬膜外血腫
急性硬膜外血腫の形状は両側凸レンズ型を呈する(矢頭).

が必要である. 脳損傷は存在しても軽度なことが多く、適切な治療で良好な予後が期待される.

b 急性硬膜下血腫

重症頭部外傷の約30%が急性硬膜下血腫である. 硬膜と軟膜の間に生じる硬膜下血腫は三日月型に増大する(図6-16). 血腫の出血源は架橋静脈(bridging vein)や脳表面の動静脈である. 脳自体の損傷、すなわち脳挫傷を伴い、受傷当初から意識障害をともなうことが多い. 予後は急性硬膜外血腫と比較すると不良である.

c 脳挫傷

脳挫傷は脳実質が外傷により直接、あるいは間接的に損傷された結果生じ、前頭葉、側頭葉に好発する. 多くは小出血をともない、CTでは低吸収領域と高吸収領域が混在する(図6-17). また、

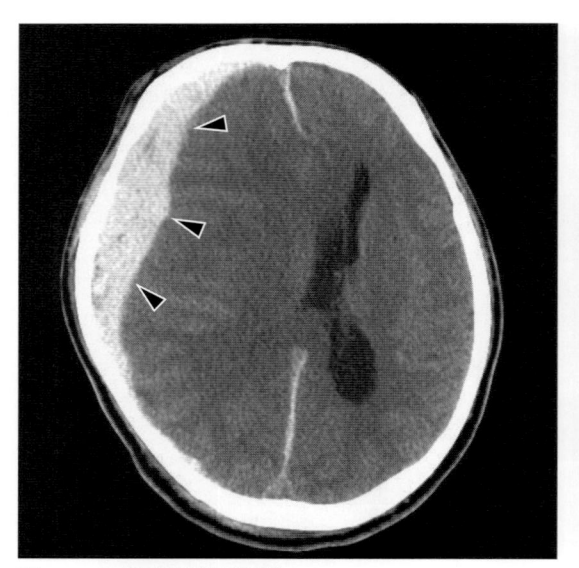

図6-16 急性硬膜下血腫
血腫は三日月型に増大する急性硬膜下血腫（矢頭）．

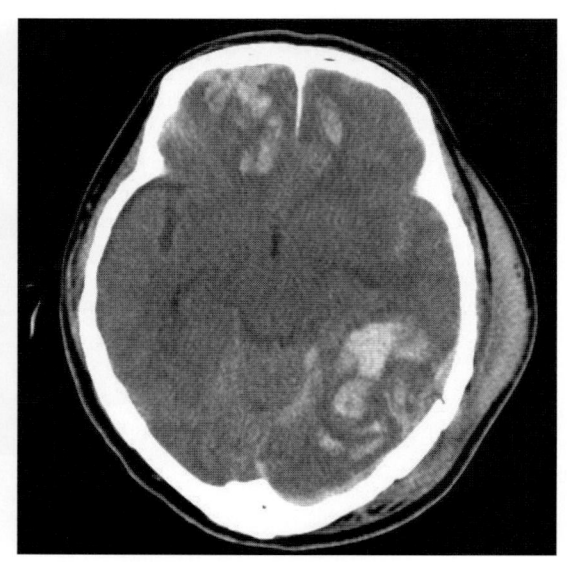

図6-17 脳挫傷
脳挫傷は出血と脳浮腫が混在し，CTでは低吸収領域と高吸収領域として描出される．

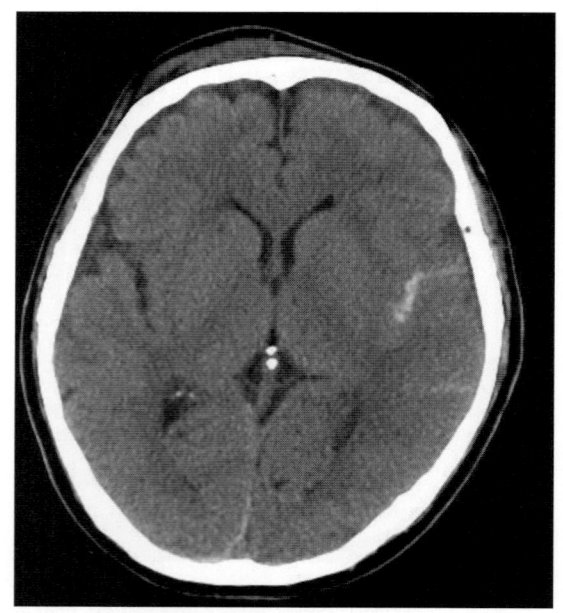

図6-18 外傷性くも膜下出血
左シルビウス裂に外傷性くも膜下出血を認める．

これらの小出血が癒合して脳内血腫となることがある．

d 外傷性くも膜下出血

外傷により直接，あるいは剪断力や回転加速度により脳表の動静脈が破綻してくも膜下腔に出血する（図6-18）．占拠性病変として頭蓋内圧亢進の原因となることはないが，脳底槽に認められる場合は脳幹周囲の小血管の破綻を示唆しており，予後は不良である．

e 外傷性脳内血腫

外傷性脳内血腫は脳挫傷で生じる小出血の癒合や脳内血管の破綻が原因となる．前頭葉や側頭葉に好発する（図6-19）．頭蓋内圧亢進の原因となっている場合には，血腫除去の適応となることがある．また，受傷後早期CTにて血腫を認めず，その後の経時的CTにて血腫が確認される場合を遅発性外傷性脳内血腫という．

f びまん性脳損傷

回転加速度や減加速度で生じる剪断力による損傷で生じる．剪断力に対して脳血管は抵抗性があり，脳内に出血することは少ない．一方，神経線維（軸索）は剪断力で容易に損傷されるため，受傷時から意識障害が存在する．びまん性脳損傷は脳震盪のような意識障害が一過性であるものから，脳幹症状を呈し高度の意識障害が遷延する，いわゆるびまん性軸索損傷重症型までその程度はさまざまである．頭部CTでは病巣を特定することは困難で，臨床症状とMRI所見が診断に有用である．

・脳震盪

受傷直後は一過性の混乱や見当識障害，あるいは昏睡状態となる．その後，6時間以内に意識は回復する．減加速度や回転加速度による剪断力による脳幹網様体の一時的な機能障害といわれている．多くの場合，後遺症を残さない．

・びまん性軸索損傷

受傷当初から高度の意識障害が存在し，遷延する．また，瞳孔不同や除脳硬直など脳幹症状をきたす場合もある．強大な剪断力が脳実質に作用し，大脳白質，大脳基底核，脳室周囲の脳室上衣下，脳梁，脳幹背側などの神経線維（軸索）が損傷される（図6-20）．受傷当初から高度の意識障害が存在し，遷延する．

4 頭部外傷の管理と治療

A 軽症頭部外傷

頭部外傷の80％は軽症頭部外傷である．軽症頭部外傷であっても頭蓋骨骨折を有している場合，抗血小板薬や抗凝固薬を服用しているときには，その後，頭蓋内に出血をきたす場合がある．

B 中等症頭部外傷

中等症の約10〜20％が重症化する．退院後に後遺症として記憶力障害や記銘障害などの高次脳機能障害により職場復帰が困難であったり，学業

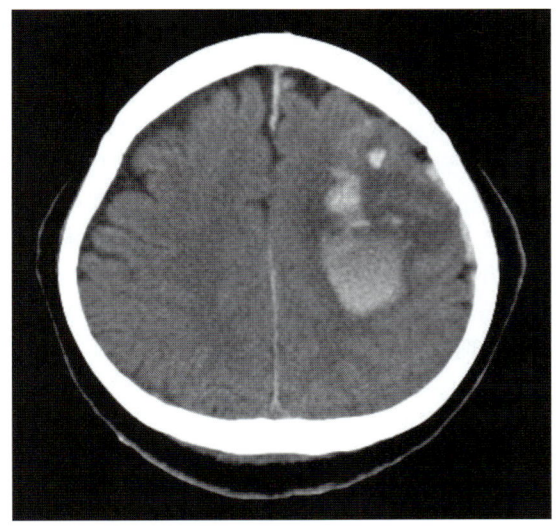

図6-19 外傷性脳内血腫
左前頭葉に外傷性脳内血腫を認める．

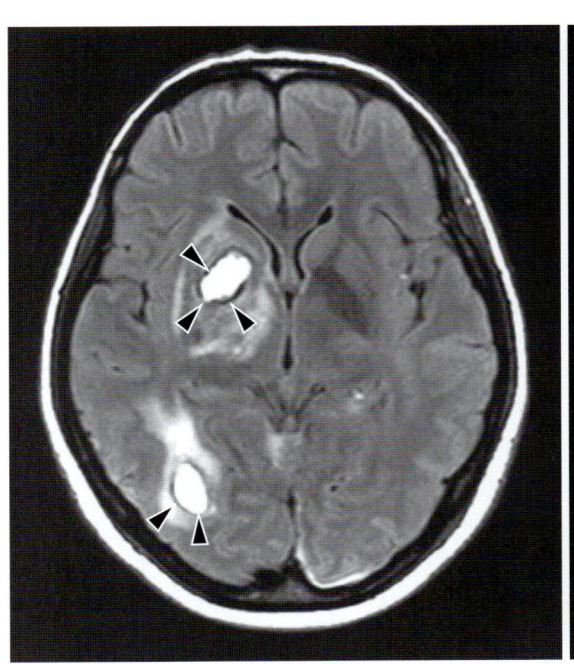

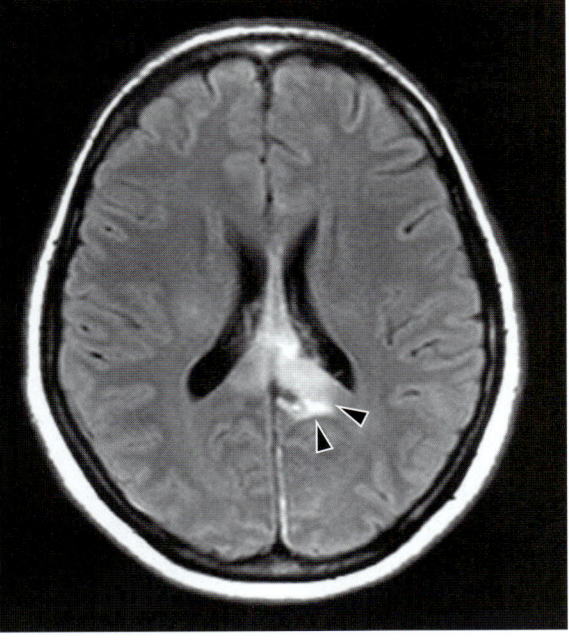

図6-20 びまん性軸索損傷
MRIにて大脳白質，大脳基底核，脳室周囲の脳室上衣下，脳梁などの損傷が描出される（矢頭）．

成績が低下したりすることがある．

C 重症頭部外傷

血腫などの占拠性病変が存在し，かつ脳ヘルニア徴候が進行しているときには，頭蓋内圧を正常化させるための管理が必要となる．

1 バイタルサインの安定化

高度の意識障害が合併し，気道分泌物や嘔吐物での気道閉塞や合併する多部位の損傷によって出血性ショックを併発することがある．そのため，脳に十分な酸素が供給されないと重症頭部外傷の病態をさらに悪化することが知られ，呼吸や循環などバイタルサインの安定化が重要である．血圧の安定化とともに，適切な酸素投与，時に気管挿管を施行した呼吸管理を行う．

2 頭部挙上

頭部を15〜30°挙上することにより静脈還流が改善され，頭蓋内に存在する静脈側の血液量が低下する．その結果，頭蓋内圧が低下する．

3 高浸透圧利尿薬の投与

マンニトールやグリセオールなどの高浸透圧利尿剤を静脈内投与する．循環血液の浸透圧を上昇させることで，脳実質から水分を移動させ，脳浮腫を改善させる．一方，その効果は一時的で，投与終了後再び頭蓋内圧が上昇する反跳現象（rebound phenomenon）も知られている．

4 軽度過換気療法

過換気状態は脳血管を収縮し，その結果頭蓋内の血液量が減少し，頭蓋内圧を低下させる．重症頭部外傷急性期に動脈血中二酸化炭素分圧（$PaCO_2$）を30〜35 mmHg（基準値：35〜45 mmHg）に維持する軽度過換気療法を施行する．しかし，脳血流を低下させるおそれがあるため，急性期のみの短時間にすべきとされている．また，$PaCO_2$が上昇する低換気状態は頭蓋内圧を亢進させるので，気道の閉塞により低換気にならないように急性期の治療の際には特に注意を払うことが必要である．

5 脳室ドレナージ

脳脊髄液は主として側脳室の脈絡叢で1日500 mL産生され，脳表のくも膜顆粒で吸収される．脳浮腫や血腫によって髄液の循環が障害されると急激な頭蓋内圧亢進が生じる．脳室を穿刺し，カテーテルを留置して，脳脊髄液を対外に排出させ頭蓋内圧を低下させる．しかし，頭蓋内圧亢進時に腰椎穿刺による脳脊髄液ドレナージは脳ヘルニアを悪化させ，施行してはならない．

6 バルビツレート療法

頭部外傷後の頭蓋内圧亢進使用されることがある．しかし頭蓋内圧の低下と同時に血圧の低下作用があること，バルビツールによる強い麻酔作用のために人工呼吸器などの全身管理が必要であるなどの問題点もある．

7 外科的治療

頭部外傷急性期における外科的治療の目的は，①血腫や浮腫による頭蓋内圧亢進の予防（減圧），②感染予防，③脳や神経組織の二次的破壊を抑制することである．頭蓋内圧亢進の原因が血腫である場合には血腫除去術を施行するが，その際，直上の頭蓋骨を除去し，硬膜に余裕をもたせるための減圧開頭硬膜形成術が行われる．

◆参考

1 低体温療法

海外の多施設共同研究で重症頭部外傷に関する低体温療法の有効性は明らかにならなかった（Clifton 2001, 2011）．有効性が明らかでない理由の1つとして，合併症としての肺炎が死亡率を上昇させたためであった．

2 ステロイド

ステロイドの作用として細胞膜の安定化が血液脳関門の防衛や修復，あるいは脳血管における透過性亢進の防止が頭蓋内圧の安定化に作用するものと推察されていたが，頭部外傷に対しては無効であるとの報告が多い．

3 画像上の脳ヘルニア徴候

頭蓋内占拠性病変でモンロー孔の断面で中心構造の偏位（mid-line shift）が5 mm以上の場合（図6-21），あるいは脳底槽が圧排，消失した場合を画像上の脳ヘルニアと呼んでいる．正常な脳底槽は中脳の断面が描出されるためミッキーマウスの顔が認められるが（ミッキーマウスサイン，図6-22）．頭蓋内圧が亢進すると脳底槽が圧排，消失し中脳が側頭葉でされた結果，ミッキーマウスの顔が変形，あるいは消失する（図6-23）．

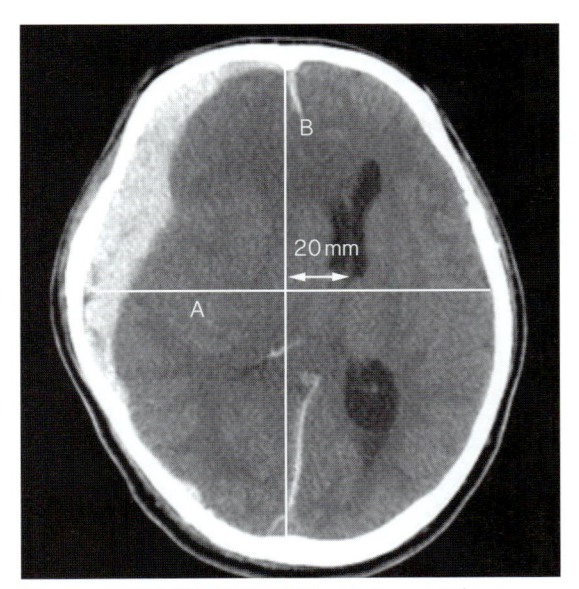

図 6-21 正中線構造の偏位（mid-line shift）
モンロー孔と左右の頭蓋骨内板を結んだ線（A）の中点から垂直に引いた直線から（B）正中線構造（モンロー孔）の距離が正中偏位である．本例では20mmで画像上の脳ヘルニアが認められる硬膜下血腫である．

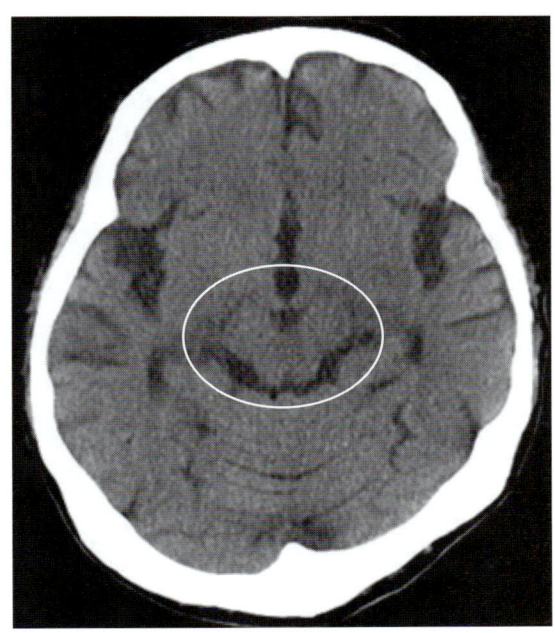

図 6-22 ミッキーマウスサイン
正常な脳底槽は中脳の断面が描出されるためミッキーマウスの顔（円内）が認められる．

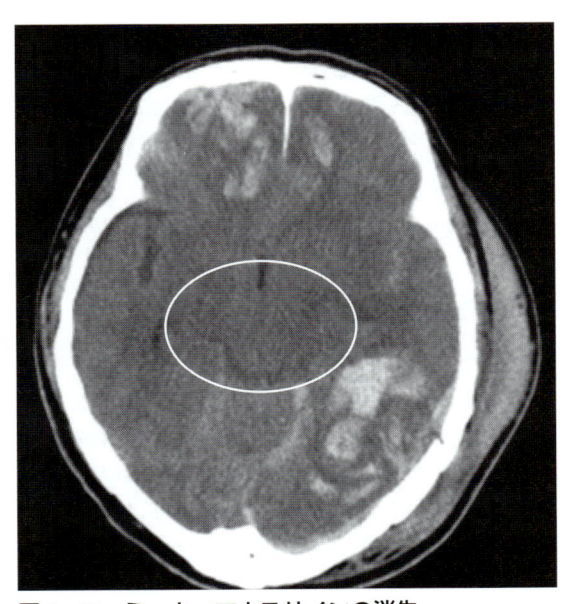

図 6-23 ミッキーマウスサインの消失
脳底槽が圧排，消失し中脳が側頭葉でされた結果，ミッキーマウスの顔が消失する．

5 小児と高齢者の頭部外傷

A 小児頭部外傷の特徴

1 頭蓋骨骨折

　頭蓋骨が成人に比較して軟らかいので，頭蓋骨に作用した物体の形状に近い形で陥没骨折が生じる．球状の物体が作用して起こるピンポンボール骨折は代表的である．また，乳幼児では線状骨折の間隙に硬膜やくも膜，時に脳実質までもが徐々に入り込んで，線状骨折の間隙が拡大する現象（進行性頭蓋骨骨折）がまれに生じる．

2 脳損傷

a 若年性頭部外傷症候群

　学童期から思春期の小児が頭部を打撲した場合，直後の症状はないものの，受傷2時間後位から頭痛，嘔吐の他に失語，片麻痺，視野障害などの脳局所症状（巣症状）が出現することがある．外傷の程度は通常軽微であり，症状は6～24時間持続し，その後はなんらの後遺症も残さず回復する病態である．CTやMRI所見は正常である．

b 揺さぶられっこ症候群

　乳児を強くゆすった後，嘔吐や意識障害が出現しくも膜下出血や硬膜下血腫を生じる．出血源は激しくゆすられた際に断裂した架橋静脈である．被虐待児に起こる病態として知られている．

c 被虐待児頭部外傷

頭蓋内病変のほとんどが急性硬膜下血腫で，高率に眼底出血をともなう．新旧の混在した全身皮下出血の有無，四肢骨折の有無，小児標準体重と比較しての発育評価などの所見が診断に重要である．

3● 後遺症

小児頭部外傷の予後は成人に比して良好である．しかし，学業成績の低下や運動機能の低下，情動面での不安定など，何らかの後遺症を有する例も多く生じることも知られている．

小児は早期てんかんを生じやすい．早期てんかんは後期てんかん，いわゆる外傷性てんかんに移行することがあるので留意が必要である．

B 高齢者頭部外傷の特徴

加齢による組織や血管の老化，循環器疾患や脳血管障害，あるいは生活習慣病，抗血小板薬，抗凝固薬服用などを背景に若年者に比較して重症化する傾向が高い．また，脳萎縮を有する場合，脳実質と頭蓋骨の間隙が広くなるために，直撃損傷や反衝損傷が若年者より強くなる傾向がある．

また，軽微な頭部外傷の数週間〜数か月後に，頭痛，片麻痺，意識障害などを主訴に慢性硬膜下血腫と診断されることがある．

6 頭部外傷の合併症と後遺症

A 慢性硬膜下血腫

軽微な外傷後，数週を経過してから頭痛や嘔吐などの頭蓋内圧亢進症状，片麻痺などの巣症状で発症する．急性硬膜下血腫が慢性化したものではない．中高年以降の高齢者，男性に多いが，若年者や小児でも生じることがある．CT上は高吸収領域，低吸収領域，あるいは等吸収領域として描出される．血腫周囲に被膜を有し，血腫内容は液状である（図6-24）．治療は穿頭術を行い，血腫内容を吸引し，血腫腔を生理食塩水などで洗浄，置換する．約10%で再発し，難治性の場合には開頭術を行い，血腫除去を行うこともある．

B 外傷性脳血管障害

頭部外傷に伴い頭蓋内血管に破綻や閉塞が起こ

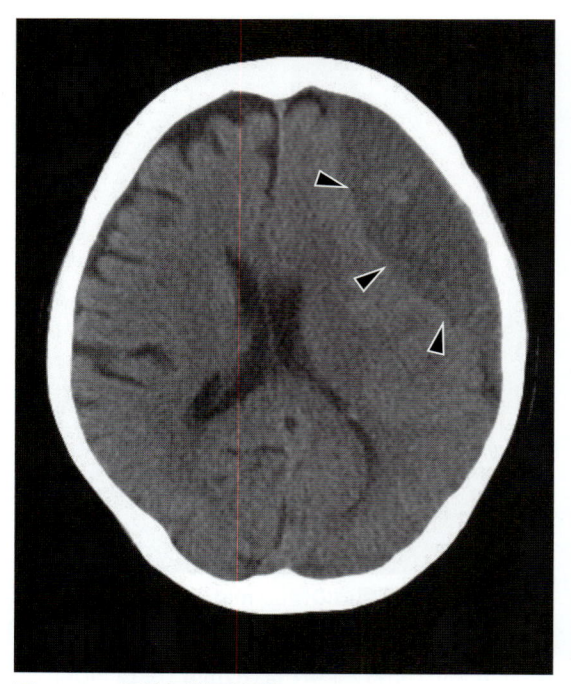

図6-24 慢性硬膜下血腫
低吸収領域として描出された慢性硬膜下血腫（矢頭）．

ることで，出血や虚血性病変をきたす．外傷性脳動脈瘤，脳血管攣縮，外傷性内頸動脈海綿静脈洞瘻が代表的である．

1● 外傷性脳動脈瘤

骨折部の骨片が直下の脳血管壁を損傷したり，外力による脳血管の伸展力や剪断力により脳血管壁が損傷された結果，脳血管の破綻が生じ小出血をきたす．凝固機転が作用し，出血部周囲は線維性に器質化され，出血部から中心部には線溶機転が作用する．その結果，生じるのが外傷性脳動脈瘤で，血管壁構造がない線維性の壁で構成される仮性脳動脈瘤である（図6-25）．まれではあるが，動脈壁構造を有する真性脳動脈瘤，解離性脳動脈瘤も生じるといわれているが，画像診断だけではその判断は困難である．外傷性脳動脈瘤は放置すると高率に破裂し，くも膜下出血や脳出血をきたすので，外科的治療を行うことが原則となる．

2● 外傷性内頸動脈海綿静脈洞瘻

頭蓋底を走行する内頸動脈が外力により破綻し，海綿静脈洞との間に瘻孔を生じることで発生する．内頸動脈に接する中頭蓋底骨折をともなっていることが多く，拍動性眼球突出，結膜充血，

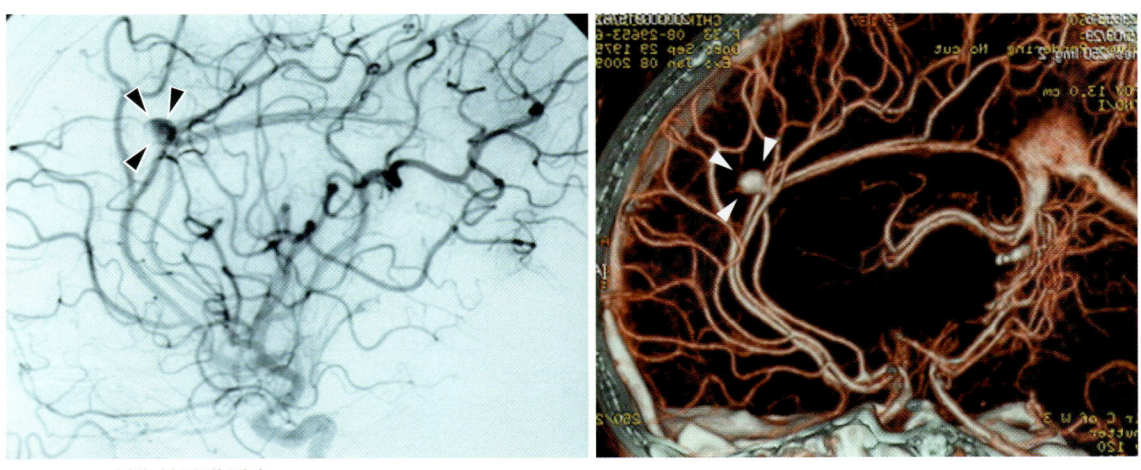

図6-25 外傷性脳動脈瘤
前大脳動脈に発生した外傷性脳動脈瘤(矢頭)(左：脳血管撮影　右：3D-CT).

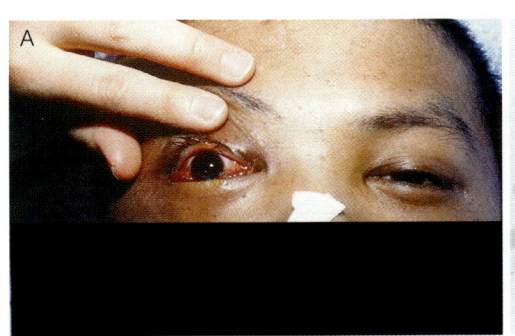

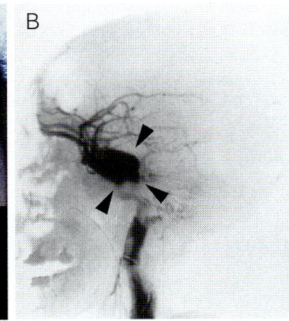

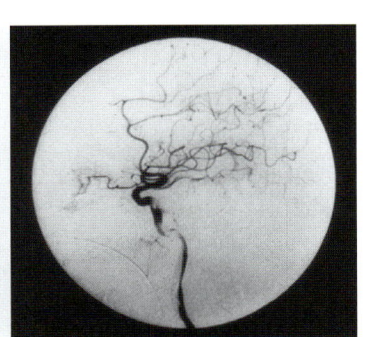

図6-26 外傷性内頸動脈海綿静脈洞瘻
A：拍動性眼球突出，結膜充血，血管雑音の三徴をきたす．
B：外傷性内頸動脈海綿静脈洞瘻の血管撮影．内頸動脈の血流の多くが海綿静脈洞へ流出し(矢頭)，本来の前大脳動脈や中大脳動脈の血流が乏しくなっている(左)．塞栓術後は瘻孔が閉鎖され，前大脳動脈や中大脳動脈が良好に描出されている．

血管雑音の三徴をきたす(図6-26)．治療は瘻孔部を閉塞することが必要で，主として血管内治療で瘻孔部の塞栓術が行われる．さらに，海綿静脈洞の損傷が副鼻腔へも及んでいるときには，内頸動脈から副鼻腔へ出血し，大量の鼻出血や口腔内出血をきたし，死亡することもある．

3● 脳血管攣縮

脳表を走行する脳血管に攣縮が生じ，脳血流が低下し，さまざまな虚血性症状をきたす．症状が一過性の場合と脳梗塞に進行する場合があるが，外傷性くも膜下出血をともなうことが多い．治療は脳動脈瘤破裂によるくも膜下出血後の脳血管攣縮に準じる．

○外傷性てんかん

外傷直後に起こる直後てんかん(immediate epilepsy)，1週間以内に起こる早期てんかん(early epilepsy)，その後に起こる晩期てんかん(late epilepsy)に分類される．受傷後急性期の痙攣は呼吸運動障害による低酸素血症や高二酸化炭素血症を招き，脳実質へ二次的な脳損傷を引き起こす．したがって，脳実質損傷が存在する場合には直後てんかん，早期てんかんを予防するため抗てんかん薬を使用する．しかし，一般的に外傷性てんかんと呼ばれるのは晩期てんかんであり，発症因子として早期てんかん発作，若年者，頭蓋内血腫の

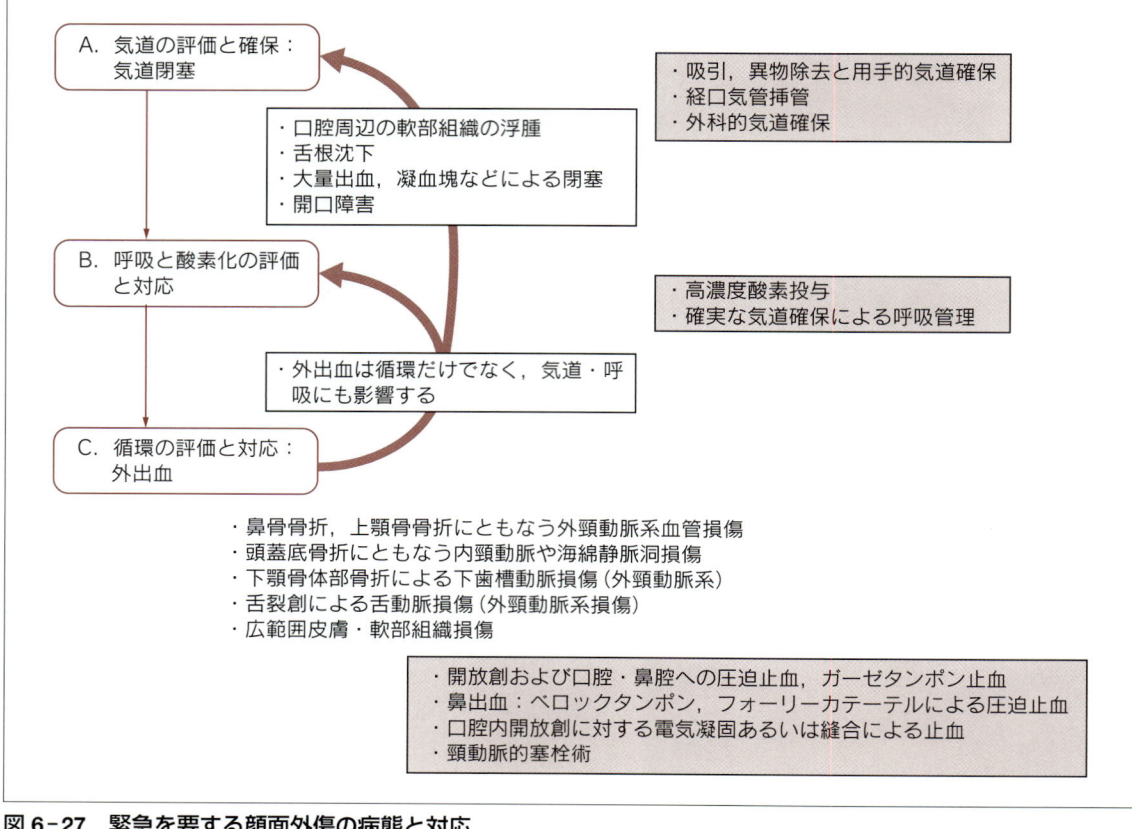

```
A. 気道の評価と確保：      ・吸引，異物除去と用手的気道確保
   気道閉塞               ・経口気管挿管
                         ・外科的気道確保
        ・口腔周辺の軟部組織の浮腫
        ・舌根沈下
        ・大量出血，凝血塊などによる閉塞
        ・開口障害

B. 呼吸と酸素化の評価      ・高濃度酸素投与
   と対応                 ・確実な気道確保による呼吸管理

        ・外出血は循環だけでなく，気道・呼
         吸にも影響する

C. 循環の評価と対応：
   外出血
        ・鼻骨骨折，上顎骨骨折にともなう外頸動脈系血管損傷
        ・頭蓋底骨折にともなう内頸動脈や海綿静脈洞損傷
        ・下顎骨体部骨折による下歯槽動脈損傷（外頸動脈系）
        ・舌裂創による舌動脈損傷（外頸動脈系損傷）
        ・広範囲皮膚・軟部組織損傷
            ・開放創および口腔・鼻腔への圧迫止血，ガーゼタンポン止血
            ・鼻出血：ベロックタンポン，フォーリーカテーテルによる圧迫止血
            ・口腔内開放創に対する電気凝固あるいは縫合による止血
            ・頸動脈的塞栓術
```

図 6-27　緊急を要する顔面外傷の病態と対応

存在，開放性脳損傷，脳外科手術例などがいわれている．

D 顔面・頸部外傷

顔面・頸部外傷における緊急度の高い病態は，気道閉塞と出血である．顔面と頸部外傷では，それぞれ異なる機序と損傷臓器・器官により気道閉塞と出血が生じるが，いずれも正しい病態認識に基づく迅速な診断により，致死的病態を回避することが求められる．顔面・頸部は，比較的狭い解剖学的範囲であるが，重要な器官が集中している．致死的な病態を回避した後には，視診において目立つ体表面の損傷や変形，骨傷のみにとらわれることなく，各器官の機能障害の有無を評価することが必要である．さらに，顔は個人の識別や感情表現など，社会生活上きわめて重要であり，機能的問題だけでなく整容的側面にも十分な対処が求められる．

1 顔面外傷

A 病態

露出していることの多い顔面は，主として前方からの外力により外傷が生じやすい．治療上，緊急性の最も高い病態は，気道閉塞と大量出血（制御困難な外出血）である．さらに，治療上の緊急性は高くないが，機能障害（視覚，聴覚，咬合など），感染（副鼻腔炎，髄膜炎など）および整容的問題を挙げることができる．

◀緊急を要する病態とその原因（図6-27）

1● 気道閉塞

顔面外傷では，さまざまな原因により気道閉塞を生じる．主な原因を示すが，複数の要因が関連

しうる.
①口腔周辺の軟部組織の浮腫.
②舌根沈下：下顎骨多発骨折でオトガイ部に動揺性が生じた場合，舌の支持性が低下する．このために仰臥位では舌が背側に落ち込む．
③大量出血，凝血塊，義歯や歯牙脱落による閉塞.
④開口障害：頬骨弓骨折では，弓部内側を走行して咀嚼に関与する側頭筋が，転位骨片により運動制限を受けること，下顎骨関節突起骨折では，関節運動の支点を失い，強い疼痛をともなうことから開口障害をきたす．

2● 出血

顔面外傷にともなう大量の外出血はショックの原因となり，気道閉塞とともに緊急度が高い．顔面や頭部の皮膚軟部組織は血流が豊富であるため，広範な開放創はショックの原因となるが，以下のような出血源が挙げられる．
①鼻骨骨折，上顎骨骨折，Le Fort 型骨折に伴う顎動脈などの外頸動脈系血管損傷.
②頭蓋底骨折にともなう内頸動脈や海綿静脈洞損傷.
③下顎骨体部骨折による下歯槽動脈損傷（外頸動脈系損傷）．

大量出血をともなう場合，喀出障害や嚥下障害により気道内に血液が入りやすい．血液の誤嚥は，気道閉塞とともに低酸素症にもつながる．

3● 機能障害

顔面の上2/3の外傷では，眼球および網膜・視神経損傷，外眼筋群機能障害などの眼外傷と視機能障害をともないやすい．眼窩吹き抜け骨折（blow-out骨折）では，眼球運動制限から複視の原因となる．

耳外傷では，外耳道出血，髄液耳漏，鼓膜損傷による聴力障害をきたす．

頬骨弓骨折では，弓部内側を走行して咀嚼に関与する側頭筋が運動制限を受けること，下顎骨関節突起骨折では，関節運動の支点を失い，強い疼痛をともなうことから開口障害をきたす．

顔面の下2/3の外傷では，骨折や歯牙損傷から咬合障害をきたす可能性がある．

4● 感染

骨折や出血が前頭洞，篩骨洞，蝶形骨洞，上顎洞などの副鼻腔に及んだ場合，感染（副鼻腔炎）を生じることがある．特に，頭蓋底骨折に髄液漏をともなう場合には，髄膜炎の発生を予防するように努める．

B 初期評価と蘇生

ABC，すなわち気道，呼吸，循環の評価を行い，異常を認めればただちに蘇生（治療）を行う．

1● 気道の異常：気道閉塞

気道閉塞の原因が，口腔内出血，凝血塊，義歯や歯牙脱落による閉塞などによる場合には，まず吸引，異物除去と用手的気道確保を行う．しかし，これらの操作で改善が認められないことが多く，迅速・確実な気道確保が必要である．さらに顔面外傷では解剖学的変形と持続する出血により気道閉塞に陥っているため，気管挿管そのものが困難なことが多い．

顔面外傷による気道閉塞に対して気道確保が必要な場合は，以下の順に対処する．
①口腔内出血，凝血塊，義歯や歯牙脱落などの吸引，異物除去と用手的気道確保．
②経口気管挿管．
③外科的気道確保（輪状甲状靱帯切開）―緊急気管切開ではない．

2● 呼吸の異常

低酸素症が認められれば，高濃度酸素の投与を行う．

酸素投与のみで改善が得られない，あるいは，低酸素症の原因が血液の誤嚥による場合には，十分な酸素化とさらなる誤嚥の予防と吸引のために，気管挿管などによる確実な気道確保による呼吸管理を行う．

3● 循環の異常：大量出血

循環の異常の原因としてのみでなく，気道，呼吸の異常にもつながる病態としての対処が必要である．

・開放創および口腔・鼻腔からの出血：まず，圧迫止血，ガーゼタンポン止血を行う．
・著しい鼻出血：ベロックタンポン，フォーリー（バルーン）カテーテルによる圧迫止血を行う．
・口腔内開放創からの出血：電気凝固あるいは縫合による止血を行う．
・圧迫および縫合などにより止血が困難な場合：経動脈的塞栓術―鼻出血および顔面骨などからの出血は外頸動脈系血管の破綻によるものであり，外頸動脈系に対する塞栓術を行う．

C 見落としてはいけない知っておくべき外傷

顔面外傷では，緊急度の高い病態としての気道閉塞と大量出血とともに，機能障害（視覚，聴覚，咬合など）と整容性，感染（副鼻腔炎，髄膜炎など）が問題となる．専門医へのコンサルテーションが必要な損傷と症候を表6-6に示す．

1 ● 骨折

代表的な顔面骨骨折を以下に示す．

a Le Fort型骨折

上顎骨骨折のうち，両側性に水平型骨折を生じた場合は，顔面下部と頭蓋底との安定性が失われる．出血とともに開口・咬合障害をきたすため重視されており，Le Fort型骨折として分類される（図6-28）．実際には骨折の型はさまざまであり，左右が別々に骨折していることも多く複雑化している．圧痛，腫脹，皮下出血などとともに開口障害および咬合不全がほぼ必発である．上顎骨上方は解剖学的に頭蓋底となるため，II，III型骨折では頭蓋底骨折の合併による髄液漏をきたすこともある．

b 下顎骨骨折

下顎骨は顔面骨の中で唯一関節を有した骨である．そのため，外力が加わった部位に骨折をきたす直接型と，対側に骨折をきたす間接型骨折が生じる．骨折部位により，関節突起，筋突起，下顎枝，角部，体部などに分けられるが，前方での下顎体部骨折と関節突起骨折には特に注意する．

体部骨折：下顎骨が前方で骨折した場合，同部に付着し下顎を開く作用のある咀嚼筋群が骨折部を後方（舌側）に転位させようと作用する．このため，下顎部に変形が生じ，気道閉塞症状が生じることがある．

関節突起骨折：介達外力により生じることが多く，1/2以上が体部骨折などに合併しているため，見落としに注意を要する骨折である．骨折した関節突起は付着した外側翼突筋により内側前方に牽引され転位し，開口障害をきたす．

c 眼窩吹き抜け骨折（blow-out骨折，眼窩壁あるいは眼窩床骨折）

眼球を入れる骨の窪みである眼窩壁の鼻側〜下壁（床）は，薄い骨で形成される．そのため，ボールなどの外力による圧力が強いと，眼の周りの骨に骨折は認めなくても，歪みや圧力によって弱い眼窩壁が骨折する（図6-29）．眼窩内の脂肪組織や外眼筋が骨折部から眼窩外に脱出するため，眼球陥没，眼球運動制限と複視が生じる．下壁骨折による下直筋の機能制限では上転障害を認める．

2 ● 眼外傷

最も緊急性の高い眼外傷は，眼球破裂である．視力障害に加えて，眼圧低下や瞳孔変形を認める場合が多い．眼球破裂が疑われる場合には，眼球に圧が加わらないような患側眼球の保護が必須である．

3 ● 顔面皮膚・軟部組織損傷

整容面への配慮とともに，他部位の皮膚軟部組織損傷と異なり，比較的浅部に位置する神経，唾液腺，涙腺などの損傷の見落としと処置にともなう副損傷の予防に十分な注意が必要である．

顔面皮膚・軟部組織損傷処置における注意点を以下に示す．

表6-6 専門医へのコンサルテーションが必要な損傷と症候

- 眼球・眼瞼・涙管・視神経などの損傷
- 整容的に高度な醜形が予想される損傷
  耳介損傷，鼻の欠損，眼瞼欠損，口唇断裂，広範囲損傷など
- 顔面骨骨折
- 顔面神経麻痺
- 耳下腺・耳下腺管損傷
- 鼓膜損傷，聴力障害
- 髄液漏：髄液鼻漏，髄液耳漏
- 舌・歯肉・咽頭損傷
- 歯牙損傷，咬合障害

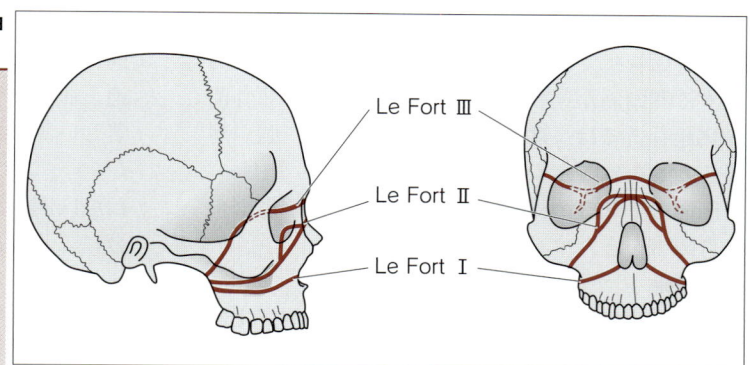

図6-28 Le Fort型骨折

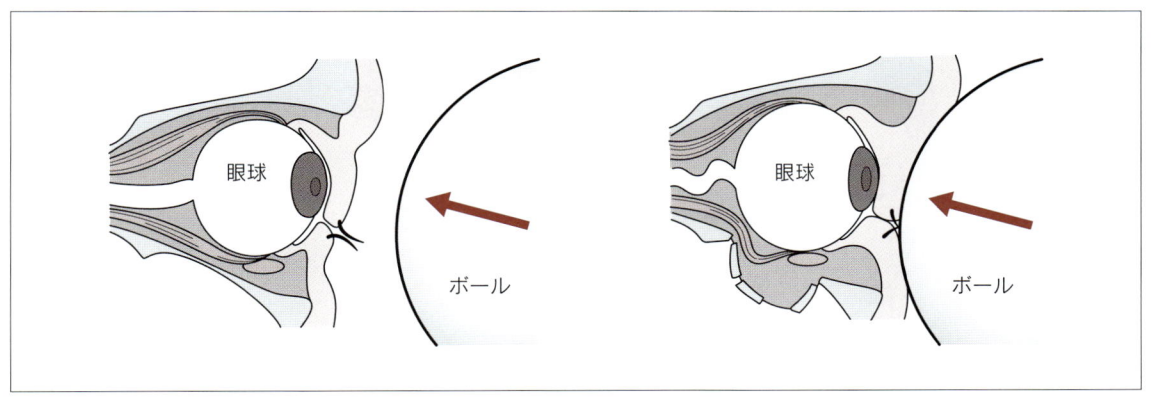

図6-29 眼窩吹き抜け骨折

①挫滅組織のデブリドマンは最小限とする．
②神経，唾液腺，涙腺などを配慮した止血，縫合を行う．
③眉毛，眼瞼縁，口唇縁，鼻翼などのランドマークに段差やずれが生じないように縫合する．

2 頸部外傷

A 解剖学的特徴と穿通性外傷におけるゾーン分類

頸部とは解剖学的に下顎下縁，後頭骨下縁，上胸骨切痕と鎖骨上縁に囲まれた領域で，その狭い範囲に気道，血管，神経，頸椎，食道など多くの重要器官を含む．特に，左右の胸鎖乳突筋と下顎骨体部下縁を三辺とする正中前面（頸部前方三角）に主要器官が集中している（図6-30）．

広頸筋を貫く穿通性損傷は穿通性頸部損傷（penetrating neck injury）といわれ，頸動脈などの血管や気管，食道などの重要臓器が損傷する可能性がある．損傷に対するアプローチの相違から3つのZone（Ⅰ，Ⅱ，Ⅲ）に分ける．

B 病態

主要器官が集中している頸部では，鈍的外傷および穿通性外傷のいずれの機序によっても重篤な損傷を生じるが，緊急性の最も高い病態は，気道閉塞と大量出血（制御困難な外出血）である．

さらに，頸部外傷に特有の病態として脳梗塞，感染（食道・咽頭損傷などによる深頸部感染，縦隔炎など），および神経・筋損傷（腕神経叢損傷，

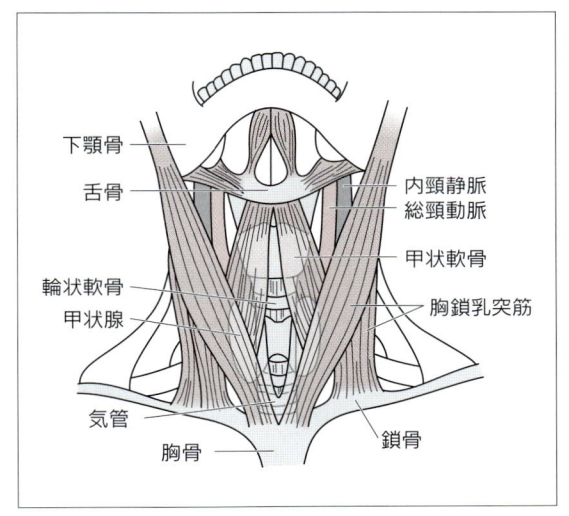

図6-30 頸部外傷の解剖学的特徴

斜頸など）を挙げることができる．

◆主要病態とその原因（図6-27）

1 ● 気道閉塞

頸部外傷では，さまざまな原因により気道閉塞を生じる．主な原因を以下に示す．
①喉頭・気管の損傷：喉頭損傷による粘膜浮腫による気道狭窄や完全閉塞（主として鈍的外傷による），気管損傷による気道の連続性破綻のいずれによっても生じる．
②血管損傷による血腫形成：主要血管損傷により血腫を形成・増大し，気道を外側から圧排閉塞する．

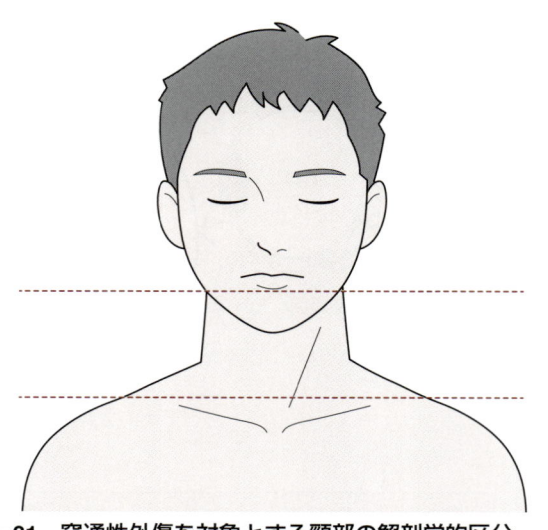

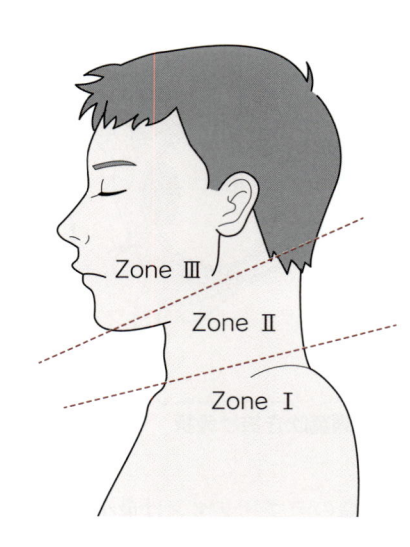

図6-31 穿通性外傷を対象とする頸部の解剖学的区分
Zone Ⅰ：鎖骨と輪状軟骨との間（椎骨動脈と総頸動脈近位側），肺，気管，食道，胸管，脊髄，主要な頸髄神経幹）
Zone Ⅱ：輪状軟骨と下顎角との間（頸静脈，椎骨動脈，頸動脈，気管，食道，脊髄，喉頭）
Zone Ⅲ：下顎角から頭蓋底までの間（咽頭，頸静脈，椎骨動脈，内頸動脈遠位部）

2● 出血

主要血管損傷により外出血となれば，急速に重篤なショックとなる．

3● 脳梗塞

頸動脈や椎骨動脈への鈍的外傷では内膜損傷や血栓形成により脳梗塞を引き起こす．

頸部主要血管損傷は，①血腫による外側からの気道圧排（気道閉塞），②外出血による循環不全，③内膜損傷や血栓形成による脳梗塞などの重篤な病態に関係する．

C 初期評価と蘇生

ABC，すなわち気道，呼吸，循環の評価を行い，異常を認めればただちに蘇生（治療）を行う．

1● 気道の異常：気道閉塞

確実な気道確保が必要であれば，まず経口気管挿管を試みる．気管挿管が困難であり，損傷部位が喉頭であれば外科的気道確保として輪状甲状靱帯切開（または穿刺）が適応となる．鈍的外傷，穿通性外傷のいずれにおいても頸部気管損傷の場合，不用意に気管挿管を行うとチューブが断裂部から逸脱し，気道を完全に閉塞させることがある．

頸部外傷による気道閉塞に対する気道確保の方法として，次の3つがある；①経口気管挿管，②喉頭損傷では第2選択として外科的気道確保（輪状甲状靱帯切開または穿刺），③気管損傷では気管支ファイバースコープを用いた挿管．

2● 循環の異常：大量出血

頸動脈損傷などにより開放創からの著しい動脈性出血がみられる場合は，出血部位を圧迫止血しつつ，蘇生と並行して手術の準備を循環の異常の原因としてのみでなく，気道，呼吸の異常にもつながる病態としての対処が必要である．

そこで頸動脈損傷に対する治療は，血行の温存・再建を前提とした血管修復術が原則である．内頸静脈損傷で，循環動態が不安定な場合，単純縫合術あるいは静脈結紮を選択する．なお，外頸静脈は結紮可能である．

D 穿通性頸部外傷に対するアプローチ

穿通性損傷の場合，広頸筋を穿通していなければ縫合処置を行ってもよい．

広頸筋を穿通する場合には，穿通創のZoneにより治療方針が異なる（図6-31）．

Zone ⅠおよびⅢでは手術的アプローチが難しく複雑であるため，CT，血管造影，内視鏡（気管および食道）などの検査を行い，損傷を特定した上で手術方針を決定する．

Zone Ⅱは手術的アプローチが容易であるが，不必要な手術を避けるためにも，蘇生を必要とす

表6-7 蘇生を必要とする頸部所見
- 進行する広範囲の皮下気腫
- 拍動性に増大する血腫
- ショックをともなう外出血
- 閉塞性ショックの症候：経頸静脈怒張，気管偏位など

る頸部所見（表6-7）がなければzone I, IIIと同様の評価とともに縫合処置を行う．

● 参考文献

1) 日本外傷学会外傷初期診療ガイドライン改訂第4版編集委員会（編）：改訂第4版外傷初期診療ガイドライン．へるす出版，2012
2) 日本救急医学会専門医認定委員会（編）：救急診療指針改訂第4版．へるす出版，2011

表6-8 胸部外傷で死に至る12の損傷（deadly dozen）

1. 身体所見で判断する6つの損傷
   1) 気道閉塞（Airway obstruction）
   2) 緊張性気胸（Tension pneumothorax）
   3) 開放性気胸（Open pneumothorax）
   4) フレイル・チェスト（Flail chest）
   5) 大量血胸（Massive hemothorax）
   6) 心タンポナーデ（Cardiac tamponade）
   「タフな3X」（TAF：tamponade, airway, flail；3X：語尾がxの3つ）という覚え方がある．
2. 検査で確定する6つの損傷
   1) 胸部大動脈損傷（Thoracic aortic injury）
   2) 気管・気管支損傷（Tracheobronchial injury）
   3) 横隔膜損傷（Diaphragmatic disruption）
   4) 心筋挫傷（Myocardial contusion）
   5) 肺挫傷（Pulmonary contusion）
   6) 食道損傷（Esophageal injury）

E 胸部外傷

1 概念

胸部には呼吸と循環，いわゆるABCに直接関与する臓器が集中し，迅速かつ的確な判断と処置が要求される．

胸部外傷は，転倒やコンタクトスポーツのような軽微な外力でも生じるが，その際は数本の肋骨骨折のみか，軽度の気胸・血胸ですむことが多い．一方，交通事故・墜落・重量物圧挫のような大きな外力は，多数の肋骨骨折とともに臓器損傷を生じやすい．特に車両乗車中の衝突事故や墜落のように，人体が高速で動いて対象物に衝突した場合，人体は瞬時に止まるが内臓は慣性の法則でさらに動き，前方では体壁衝突，後方では牽引が起きる．これにより生じる損傷を減速損傷（deceleration injury）といい，鈍的外傷の理解には重要である．さらに，胸部では急激に胸腔・気道内圧が上昇し，肺や気管に損傷が生じることもある（圧外傷，barotrauma）．わが国では鋭的損傷は少ないが，その中では刺創が多く，まれに杙創や銃創も発生する．鋭的損傷では，創と損傷臓器が密接に関係する．本項では主に鈍的外傷について概説する．

胸部の致命的損傷は12あり，死に至る1ダースの損傷（deadly dozen）と呼ばれる．それらは身体所見で判断して緊急手術・処置が必要な6つと，画像検査などで診断される6つに分けられる（表6-8）．

2 損傷と病態，重症度

A 胸郭損傷

1 ● 肋骨骨折，多発肋骨骨折，フレイルチェスト（flail chest, 動揺胸郭）

肋骨骨折は胸部外傷の中で最も多い．臓器損傷の多くは肋骨骨折をともなうので，肋骨骨折は臓器損傷の可能性を示唆する．ただし骨折のない臓器損傷もあり，特に小児では骨が軟らかいために，これが生じやすいことには注意する．

多発肋骨骨折とは，片側4本以上の骨折をいう．フレイルチェストとは，連続する3本以上の肋骨に，1本につき2か所以上の骨折が生じ，その間が浮いた状態（動揺区画，flail segment）になり，呼吸による胸郭運動とは逆方向の運動（奇異性運動）を呈するものをいう（図6-32）．呼吸障害を生じやすく，臓器損傷をともなうことが多い．

重度のフレイルチェストを除けば，骨折自体では呼吸障害は生じない．呼吸障害があれば，原因は疼痛による胸郭運動制限か，肺挫傷や気胸・血胸の合併による．

肋骨骨折部からは出血が生じ，血胸を生じやすい．肋間動静脈損傷や内胸動脈損傷をともなえば出血量は多くなり，特に多発肋骨骨折に動脈損傷

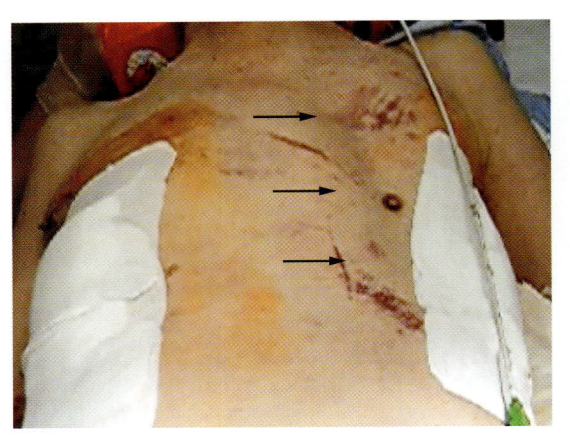

図 6-32　フレイルチェスト
左前胸部の吸気時の陥没所見．気管挿管前で，両側胸腔ドレナージが施してある状態．

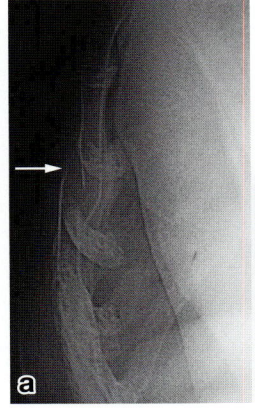

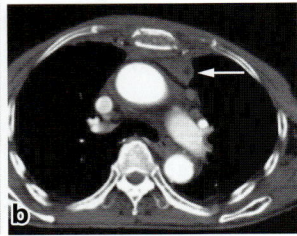

図 6-33　胸骨骨折．
a．単純 X 線写真側面像．b．CT 像で骨折部内側に縦隔血腫を認める．

表 6-9　肺表面の損傷の発生機序

1. 骨折端による損傷：肋骨骨折が壁側胸膜を破り，内部に接する肺を損傷する．
2. 胸腔・気道内圧の急激な上昇：肺が破裂する．
3. 減速損傷：肺の固定性が高い部位に生じる．
4. 肺の脆弱性：ブラ，肺気腫など．
5. 医原性：中心静脈穿刺，胸腔穿刺・ドレナージ，鍼灸治療などにともなう．

をともなうと重篤になることがある．

2● 胸骨骨折

頻度は比較的少ない．体部の横骨折が多い（図 6-33）．縦隔臓器損傷をともなうことがあり，なかでは心筋挫傷が多い．骨折からの出血は前縦隔血腫を生じる（図 6-33）．

B 肺損傷

肋骨骨折に次いで多い．表面に損傷をともなうもの（肺裂傷，肺刺創）とともなわないもの（肺挫傷）がある．

1● 肺裂傷，肺刺創

鋭的損傷は成傷器の直接刺入により生じるが，鈍的損傷は表 6-9 に示す 5 つの機序で発生する．1 では骨折部直下に損傷が生じる．2 では骨折部と関係なく破裂し，損傷は比較的大きい．3 は肺門や下肺靭帯部，あるいは胸膜癒着部などに発生する．

肺表面の損傷は気胸を生じる．重症度はさまざまで，無処置で済むものから，緊張性気胸で短時間に心停止するものまである．緊張性気胸とは，気胸による呼吸障害に加え，胸腔内圧過剰による循環障害が起きていることをいう（閉塞性ショック）（図 6-34）．これは，損傷部が一方通行弁になり肺内から肺外への漏出が優位であったり，気管支損傷で空気漏出量が多量なときに，肺が高度に虚脱して生じる．胸腔内圧過剰により縦隔が圧排され，右では大静脈系が圧迫されて静脈還流量が減少し，左では心臓が圧迫されて心臓そのものの運動障害が生じ，循環に影響する．

2● 肺挫傷

鈍的外傷に特有で，肺の間質や肺胞レベルに起きた細かい損傷が集積して出血斑をともなっているものをいう．重症度は範囲で決まり，無症状のものから，人工呼吸でも換気を保てず致命的になるものまである．肺胞損傷が大きいと肺内に空洞を作ることがあり（外傷性肺嚢胞），出血をともなうこともある（肺内血腫）（図 6-35）．

C 気管・気管支損傷

頻度は少ないが重篤なことが多い．好発部位は主気管支で，気管分岐部から 2.5 cm 以内であるが，葉気管支や膜様部の損傷もある．気管や主気管支の損傷は縦隔気腫を生じる．気腫は縦隔内から前胸部や頸部に移動し，皮下気腫を生じる（図 6-36）．肺門以遠の気管支損傷では気胸が生じる．軽度な縦隔気腫のみで保存的に治療可能なものから，短時間に死亡するものまである．

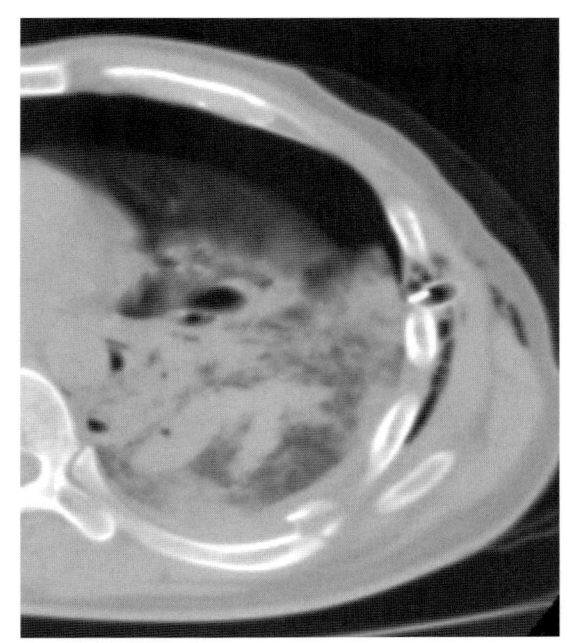

図 6-35 肺挫傷の CT 像.
左肺挫傷，外傷性肺囊胞，肺内血腫の他，気胸，血胸，肋骨骨折，皮下気腫がみられる．

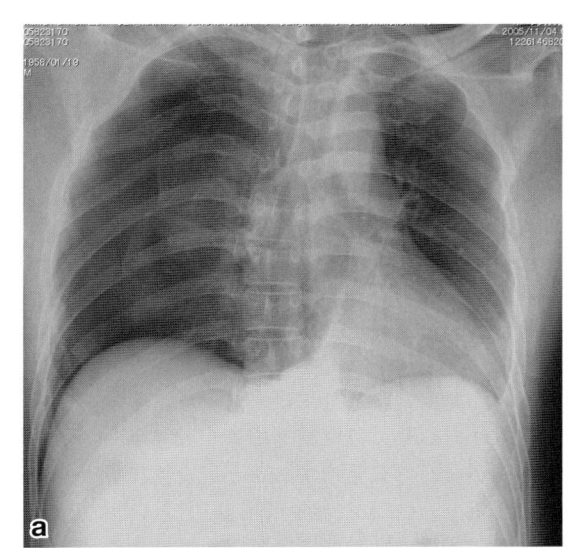

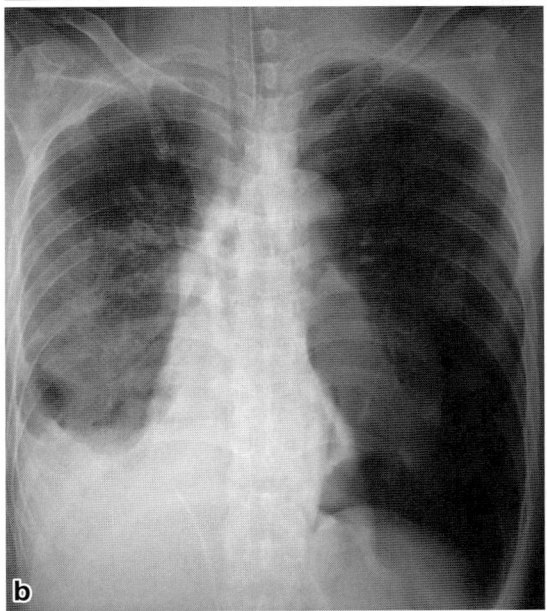

図 6-34 緊張性気胸の単純 X 線写真
a：右第 3〜6 肋骨骨折・気胸がみられ，縦隔臓器を左に圧排しつつ空気が脊椎前面に入り込み，脊椎の透過性が亢進している．右横隔膜外縁は深く切れ込んでいる（deep sulcus sign）．
b：a と左右逆のパターン．横隔膜低下もみられる．右肺には肺挫傷がある．肋骨骨折は認められない．

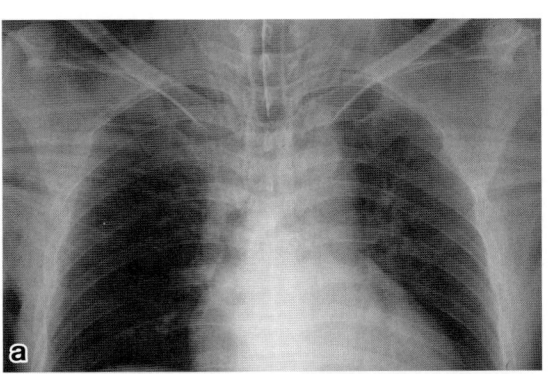

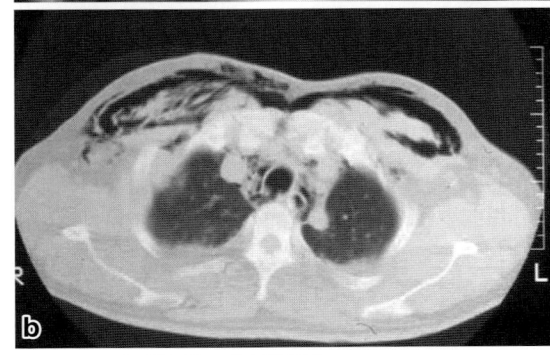

図 6-36 気管損傷の画像所見
a：単純 X 線写真で縦隔気腫，頸部皮下気腫，両側前胸部の大胸筋間気腫がみられ，左右対称である．
b：CT でも同様である．大量の皮下気腫があるが気胸はないことに注意する．

表 6-10 胸部大動脈損傷の発生機序

1. 減速損傷：下行大動脈は固定性が高いのに対して弓部の固定性は少なく，急激な減速力により上部の下行大動脈に損傷が生じる．動脈管索が影響している可能性もある．
2. 急激な外力により胸郭が変形し，血管が圧迫されて損傷する．
3. 急激な外力により縦隔が圧迫され，血管内圧が上昇して破裂する．

80％）（図 6-37a）．次に弓部に多く（5～15％），上行大動脈や，下行大動脈の肺門交差部以遠には少ない．発生機序としては表 6-10 に示す 3 つが考えられており，特に減速損傷が強調される．胸部打撲がなくても発生することは念頭に置かなければならない．まれには肋骨骨折の刺入で生じる．

弓部・下行大動脈損傷は縦隔血腫をきたす．上行大動脈損傷では心タンポナーデを生じる．

2 ● 肺動脈損傷

頻度は少ない．肺動脈幹損傷は減速損傷で生じる．一方肺動脈枝損傷は，前胸部強打により胸郭前後径が短縮し両肺が瞬時に外側に牽引されて生じると考えられている．

3 ● 上・下大静脈損傷

減速損傷により起きる．多くは右房流入部近傍で起き，心タンポナーデを生じる．

4 ● その他

腕頭動脈損傷，内頸動脈損傷，鎖骨下動脈損傷がある．

E 心損傷

1 ● 心破裂

非全層性と全層性がある．多くは出血により心タンポナーデをきたす．心室破裂の多くは短時間で心停止するが，心房破裂の場合は生命が維持されることも少なくない．損傷部位の頻度は右心系が 7 割を占め，その 6～7 割が右房である．

2 ● 心筋挫傷（Ⅰb）

例えていえば心臓壁（特に心室壁）の打ち身で，心臓が体壁に強く打ちつけられて生じる．肉眼的には壁に変化を認めないものから，内出血や多数の小出血斑を生じるものまである．不整脈を生じやすく，外傷患者の不整脈ではこれを念頭に置く．

3 ● 心臓震盪

特殊な外傷で，前胸部の軽微な打撲により突然の心室細動が生じるものである．原因としては野

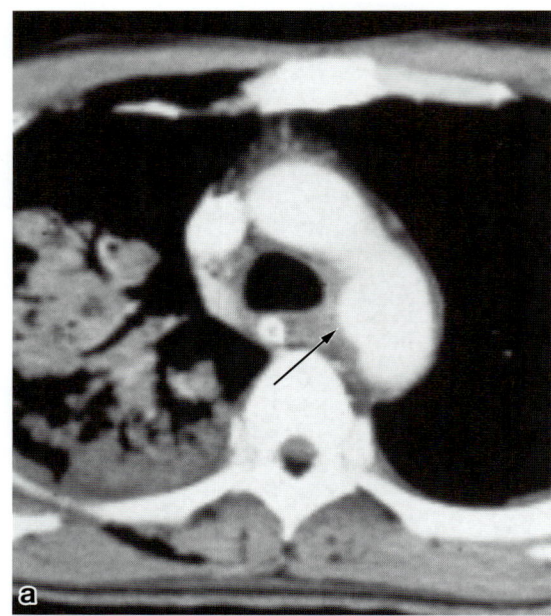

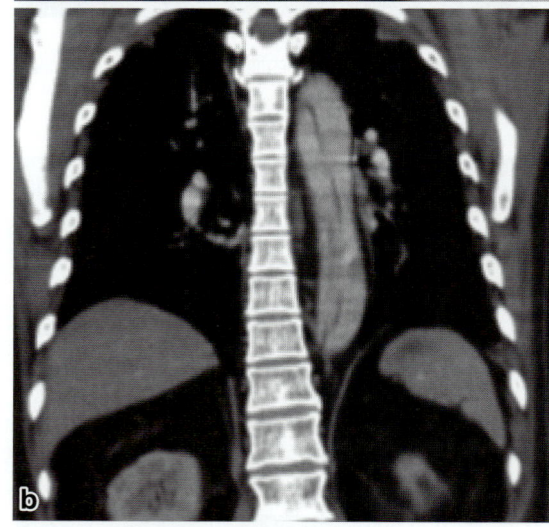

図 6-37 胸部大動脈損傷の CT 像
a：水平断における仮性瘤所見（矢印）．
b：冠状断における内膜解離所見．

D 大血管損傷

心周囲の大血管損傷で，死亡率は高い．生存して搬送されてくる症例では，縦隔や心嚢のタンポナーデ効果により"仮止血"の状態にあり，迅速な診断と処置が要される．

1 ● 胸部大動脈損傷

全鈍的外傷の死因の 1 割を占める．仮性瘤が多いが，高齢者には内膜解離も生じやすい（図 6-37）．好発部位は大動脈峡部近傍である（60～

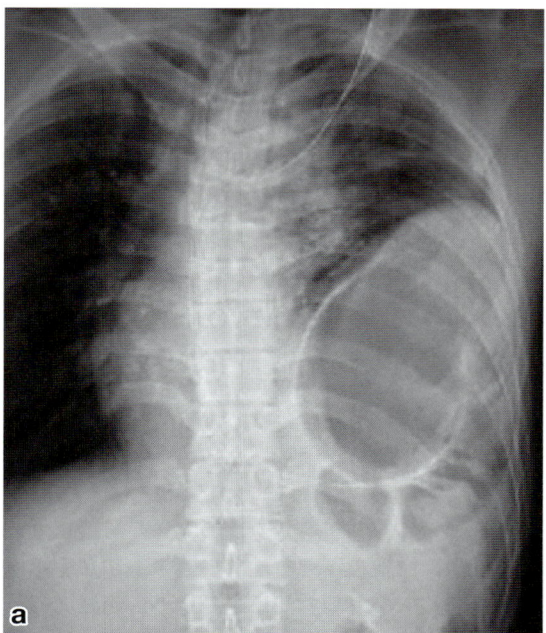

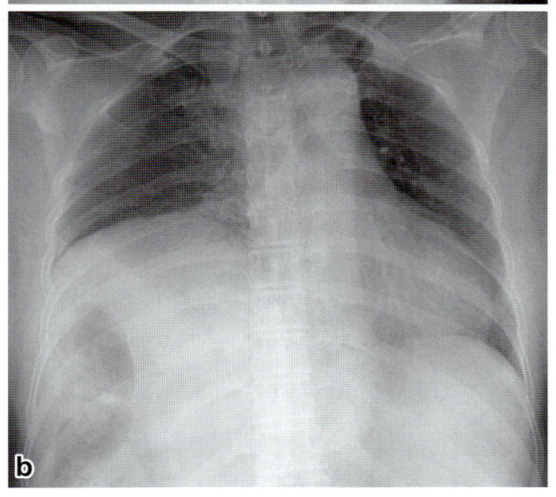

図6-38 横隔膜ヘルニアの胸部単純X線像
a：左横隔膜ヘルニア：胸腔内に突出した胃泡と結腸ガスがみられ，経鼻胃管は反転している．縦隔は右方に圧排されている．
b：右横隔膜ヘルニア：右横隔膜挙上と結腸ガス高位がみられるが，横隔膜ヘルニアとは断定できない．右第1弓消失は参考所見になるが，心陰影拡大は縦隔圧排と心肥大のどちらによるものか判断できない．

球やソフトボールが多い．打撲が偶然，心電図上のT波頂上の直前で起きるとR on Tと同様になり，心室細動が生じやすいといわれる．心臓に肉眼的な変化は認めない．

4 ● その他

心室中隔損傷や弁・腱索損傷，冠動脈損傷など

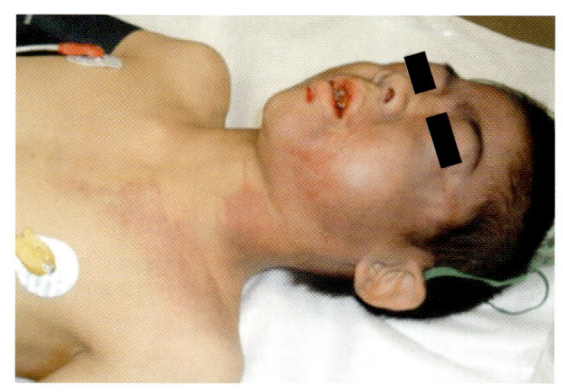

図6-39 外傷性窒息
自動シャッターの下に胸を挟まれ，約30分間そのままの状態であった．顔面から左肩にかけての無数の点状皮下出血斑と，顔面浮腫がみられる．

がある．

F 横隔膜損傷

腹腔内臓器が胸腔に嵌入し，肺や心臓が圧迫されて呼吸障害やショックを生じる（図6-38）．左側に多く，破裂孔が小さくても嵌入は生じやすい．嵌入臓器では胃が最も多く，大網や脾臓，結腸，腎臓が嵌入することもある．右側だと肝臓が嵌入するが，破裂孔が小さいと嵌入は起きにくい．

G 食道損傷

鈍的外傷ではきわめてまれで，銃創や医原性，食道異物（有鈎義歯など）が多い．短時間には致命的とはならないが縦隔炎を生じるため，診断，治療が遅れると致命的になる．

H 外傷性窒息（traumatic asphyxia）

胸部が，ある一定時間，重量物で圧挫されることで発生する．胸郭運動制限により窒息が生じ，また胸腔内圧上昇により静脈還流障害が起きて，頭頸部や肺の毛細管圧が過剰になり，皮下に無数の微小出血をきたす（図6-39）．

3 診断

A 身体所見

1 ● 問診

外傷では受傷機転が重要である．詳細は割愛するが，例えば乗用車同士の衝突事故ならば，何の

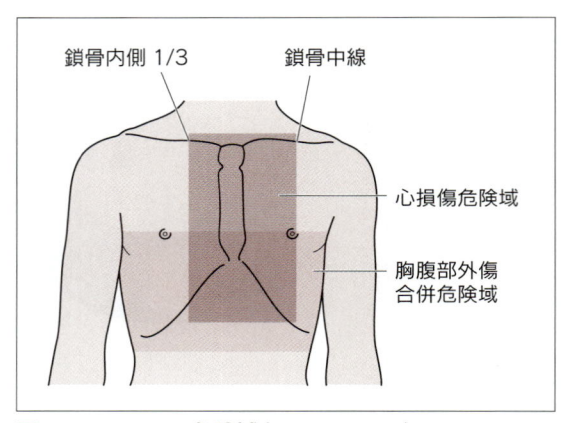

図6-40 Sauer 危険域(danger zone)
（鎖骨内側1/3、鎖骨中線、心損傷危険域、胸腹部外傷合併危険域）

車種に乗ってどのように衝突したのか，スピードはどれくらいだったのか，車体のみならず車内の変形はどうなのか，シートベルトやエアバッグは作動したのかなどを把握する．また墜落では高さだけでなく，地面の性状，途中に当たったものはないか，目撃者がいれば墜落した姿勢などを把握する．

2 ● 視診

不穏は重度のショックを示唆し，特に心大血管損傷により心停止が近い可能性がある．

顔面ではまず苦悶表情やチアノーゼの有無をみる．顔面・頸部に点状皮下出血斑があれば外傷性窒息を疑う（図6-39）．頸静脈怒張は緊張性気胸や心タンポナーデを示唆する（閉塞性ショック）．心タンポナーデでは他に血圧低下・心音減弱をともなうことがあり，ベックの三徴（Beck's triad）という．奇脈（吸気時に脈圧が小さくなる）を呈することもある．

衣服は外して診察し，打撲痕・胸郭運動・胸郭膨隆を観察する．フレイルチェストは前方や側方でみられ（図6-32），背側では軟部組織が厚いため観察できないことが多い．緊張性気胸の典型では，損傷側の胸郭膨隆と，呼吸性運動の消失がみられる．

鋭的損傷では刺入口と出口を観察する．刺創・杙創では創の位置と，成傷器が刺入した方向と深さを考え，成傷器があれば血糊の長さをみて深さを推測する．創の位置によっては，縦隔臓器損傷や腹部臓器損傷を疑わなければならない（Sauer 危険域）（図6-40）．

3 ● 触診

圧痛・軋音・皮下気腫の有無を観察する．肋軟骨骨折はX線に写らないので触診が重要である．皮下気腫は握雪感（雪を握る感触）として認識され，気胸を示す重要な所見であるが，発生機序を理解する必要がある．すなわち，皮下気腫は肋骨骨折にともなう壁側胸膜損傷を通って気胸の空気が筋層に漏出するか（図6-35），縦隔気腫が前胸部に漏出した病態（図6-36）である．脂肪層にはほとんど出ず，肺に癒着があると気胸よりもむしろ皮下気腫が優位に出やすい．したがって皮下脂肪が厚い人では触れにくく，皮下気腫の程度と気胸の程度は相関しない．

4 ● 聴診

呼吸音・心音を観察する．呼吸音が減弱していたら気胸・血胸を疑う．皮下気腫の上から聴診すると減弱しやすいので注意する．心音が減弱していれば心タンポナーデを疑い，I・II音の異常や心雑音，不整脈があれば心損傷を疑う．

5 ● 打診

鼓音・濁音を観察する．鼓音では気胸を疑い，濁音では血胸を疑う．聴診と打診の組み合わせで，気胸か血胸かを鑑別することは重要である．

B 心電図

不整脈があれば，心筋挫傷を含む心損傷を疑う．低電圧と徐脈があれば，心タンポナーデを疑う．

C 胸部単純X線写真

胸部外傷診断の基本で，肋骨骨折，気胸，血胸，縦隔気腫，皮下気腫，肺挫傷，横隔膜ヘルニア，異物などの診断に有用である．患者の体位に留意して読影し，臥位であれば気胸・血胸は偽陰性になりやすく，縦隔陰影は開大しやすいことに注意する．皮下気腫は胸部だけでなく頸部にも出現する．大動脈損傷は単純X線で疑わなければならない（図6-41）．

D CT検査

最も強力な診断ツールで，CT室に移動できる状態であれば必須の検査である．肋骨骨折は単純X線で読めないものも明瞭に描出され，特に近年の multidetector CT（MDCT）では3Dを作製することにより立体的に把握できる（図6-42）．気

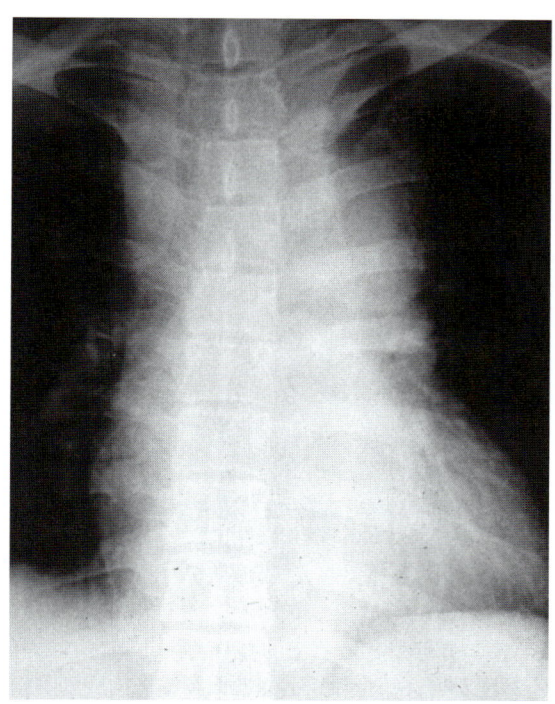

図6-41 胸部大動脈損傷の単純X線所見
上縦隔開大，左第1弓(aortic knob)鈍化，気管右方偏位，左主気管支下方圧排，左傍脊柱線(paraspinal line)開大がみられる．

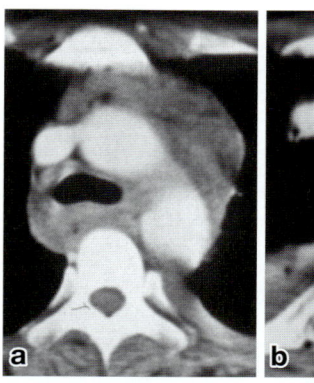

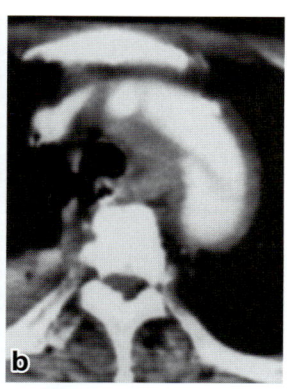

図6-43 大動脈損傷を示す造影CT所見
a：仮性瘤所見(pseudoaneurysmal sign)
b：内膜剥離所見(intimal flap sign)

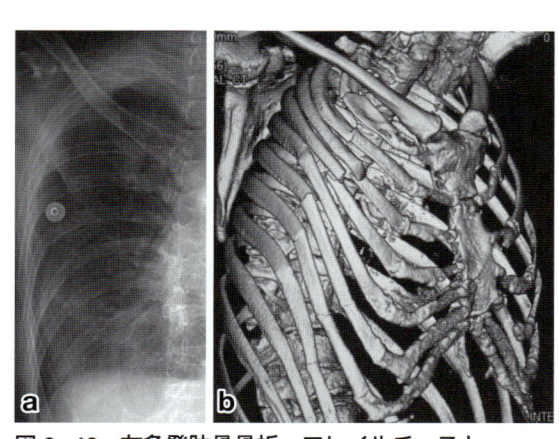

図6-42 左多発肋骨骨折・フレイルチェスト
a：胸部単純X線写真：左第3～8肋骨の側方骨折がみられる．
b：同症例の3DCT像：左第1～8肋骨骨折があり，6～8ではフレイルを生じている．

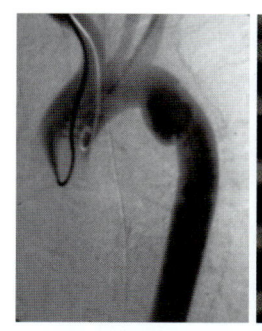

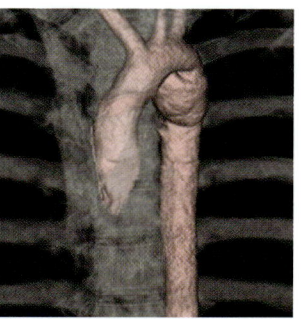

図6-44 胸部大動脈損傷の血管造影像と3DCT像

胸・血胸・肺挫傷も，単純X線では認識できない微細な程度でも認識できる．大動脈損傷は造影CTの水平断で診断できる(図6-43)が，3DCTでは立体的にも把握できるようになった(図6-44)．肋間・内胸動脈損傷は，造影で早期相を撮影することにより血管外漏出像としてとらえられる．横隔膜損傷は，胸腔内に嵌入した臓器を認識でき，冠状断で立体的に把握しやすく，従来は読影しにくかった軽度な臓器嵌入や右横隔膜ヘルニアも認識しやすい(図6-45)．気管・気管支損傷は水平断では認識できず，従来は縦隔気腫を認識するにとどまっていたが，3DCTでは気管支レベルの損傷まで同定できることもある．心損傷はタンポナーデを同定するにとどまる．

■E 超音波検査

初療時にベッドサイドで心タンポナーデと大量血胸の有無を確認する．心損傷が疑われる場合は，心エコーで壁運動や弁の動きを観察する．

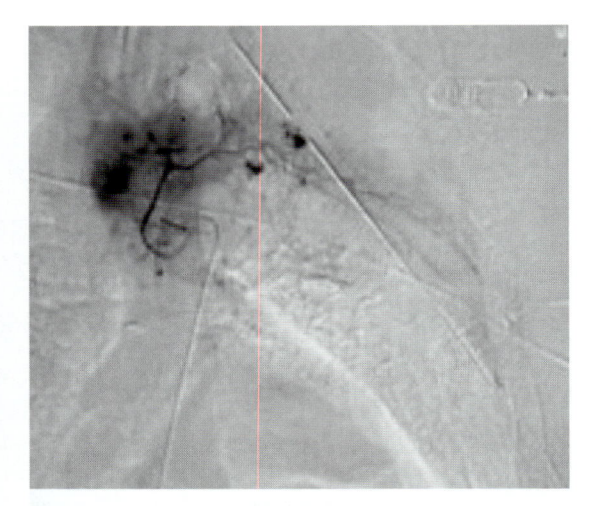

図 6-46 肋間動脈損傷の血管造影像
比較的中枢側に数か所の造影剤漏出像がみられる.

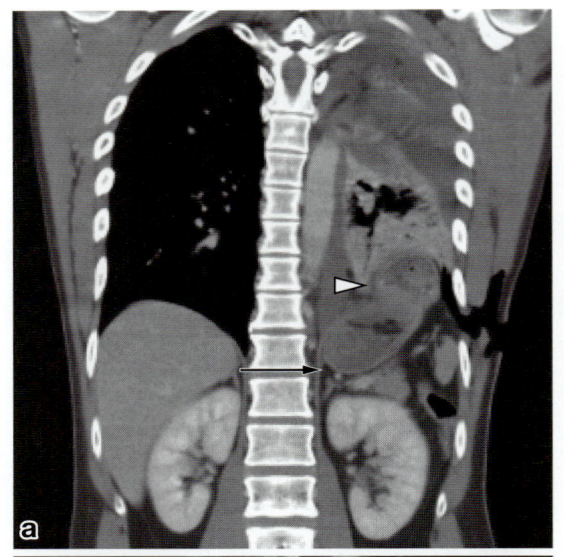

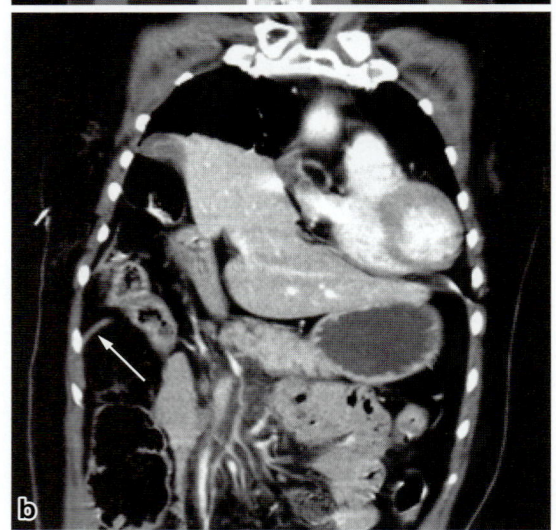

図 6-45 横隔膜損傷の CT 像
a：Sauer 危険域の刺創による左横隔膜損傷：第 7 肋間に皮膚・軟部組織損傷がみられる．胃は瓢箪状に胸腔内に突出し（矢頭），横隔膜線（矢印）は瓢箪の首の部分で途絶している．
b：図 6-38b と同一症例の右横隔膜損傷：途絶した横隔膜線（矢印）がみられ，胸腔内に肝右葉，十二指腸，結腸肝彎曲が嵌入している．心臓は左方へ圧排されている．

TAE に移行できる治療的な目的のために行われる頻度が増え，止血すべき肋間動脈・内胸動脈損傷が疑われるときに行われることが多い（図 6-46）．

G 消化管造影

　食道損傷が疑われるときに行われ，食道から造影剤漏出が認められれば損傷が確定する．従来は横隔膜ヘルニアが疑われるときにも行われたが，近年は CT が取って代わった．

4 治療

A 初療室における緊急処置

1 ● 気管挿管，胸腔ドレナージ，心嚢ドレナージ，心膜開窓

　治療を要する胸部外傷の約 9 割は，気管挿管と陽圧換気，胸腔ドレナージ，鎮静で管理できる．フレイルチェストも，気管挿管を行って十分な鎮静下で換気すれば良好に管理できる（内固定）．気管挿管を行うには気胸の判断が重要である．あれば先立って胸腔ドレナージを行わないと，陽圧換気により緊張性気胸になり，心停止に至る可能性がある．患者がショック状態にあれば，その原因が気胸か血胸かを判断することも重要である．前者ならドレナージで改善するが，後者の場合には

F 血管造影

　大動脈損傷に関しては，MDCT で短時間に 3D 像を作製できるようになったため（図 6-44），患者移動と時間的なリスクを勘案し，近年は行われなくなりつつある．診断的な意義よりはむしろ，

表6-11 蘇生的開胸術の適応

1. 心停止かそれに準ずる状態.
2. 気管挿管・胸腔ドレナージと輸液・輸血だけではバイタルが保てない状態.
3. 気道内出血により気道が確保されない場合.
4. 換気ができず気管・気管支損傷が強く疑われる場合.
5. 胸腔ドレーンを複数挿入しても緊張性気胸が解除されない場合.
6. 胸腔や心嚢ドレーンからの出血量が多く手術室へ移動できない場合.

表6-12 胸腔ドレーンからの出血量と開胸適応（括弧内は米国の基準）

1. 挿入時に1,000 mL（1,500 mL）以上の出血を認めるもの.
2. 挿入後1時間で1,500 mL以上の出血を認めるもの.
3. 挿入後に時間当たり200 mL（250 mL）以上の出血が4〜6時間持続するもの.

心停止に陥る可能性がある．鑑別には聴診と打診を併せる．呼吸音減弱は気胸または血胸を示唆するが，打診で前者は鼓音，後者は濁音である．

胸腔ドレーンは通常，第5〜6肋間の前〜中腋窩線から挿入する．肋間動静脈を損傷しないよう，肋骨上縁に沿って入れる．わが国では，サイズは20〜28 Frが選択されることが多い．初療で重要なことは気胸の改善なので，気胸がある場合は先端が腹側に向くように意図する．血胸に対してもドレナージが必要であれば，改めて背側に挿入する．胸腔ドレーンの挿入については，皮膚切開の位置だけでなく，先端をどこに置くかの意識が重要である．

気管支損傷で換気不能な場合や，制御不能な気道内出血がある場合には，通常の気管挿管では気道・呼吸が確保されないので，意図的片側挿管や分離肺換気を行う．

初療で心タンポナーデが診断されればタンポナーデを緊急に解除し，引き続き緊急の根治術を行う．タンポナーデ解除は剣状突起下からの心嚢穿刺（またはドレナージ），または剣状突起部から心膜を直視下切開する心膜開窓により行うが，外傷では後者が好まれる．鋭的損傷では，開放創で血液が空気に触れているため凝血塊であることが多く，心膜開窓か開胸手術が好ましい．心停止が近い状態では開胸術が選択される．

2 ● 蘇生的開胸術，ER開胸

気管挿管と胸腔ドレナージで呼吸・循環が保てない場合，ER開胸が余儀なくされる．これは蘇生的開胸術（resuscitative thoracotomy）と呼ばれ，適応を表6-11に示す．

B 緊急手術

胸腔ドレナージから出血が持続し，循環動態が安定しない場合は緊急開胸の適応である．判断基準を表6-12に示す．出血の原因は，肺裂傷や肋間動静脈損傷であることが多い．肺裂傷の場合，部分切除や出血部縫合で対処できることが多いが，肺切除に至ることもある．肋間あるいは内胸動脈損傷の場合，出血部の前後を結紮する．

胸腔ドレナージから大量の空気漏出が持続し，ドレーンを複数本挿入しても気胸が改善しない場合も緊急手術の適応である．多くは肺損傷が原因であるが，まれに気管支損傷もある．

気管・気管支損傷は必ずしも大量の空気漏出をともなうとは限らないが，診断できていれば緊急手術の適応である．時に画像診断で縦隔気腫があるものの，気管支鏡で損傷部位が同定できず，呼吸にも影響しない損傷があるが，この場合は経過観察のみでよい．手術に至った場合，中枢側の損傷では結節縫合で再建するが，葉気管支損傷で血管損傷もともなうと肺切除になる．近年は，部位によっては，気管支鏡を用いたステント留置術で修復することもある．

心破裂に対しても緊急手術が必須である．体外循環を導入する間はなく直接アプローチで行う．心房損傷に対しては損傷部にサイドクランプをかけて止血を図り縫合する．心室損傷に対しては，用指圧迫止血あるいはバルーン挿入により止血を図りながら縫合する．

横隔膜破裂は，他に優先すべき手術があれば陽圧換気下でそちらを優先させるが，早期の手術が望ましい．脱出した腹腔内臓器に損傷をともないやすいので，開腹が好まれる．脱出臓器の腹腔内還納と横隔膜破裂部縫合閉鎖を行う．

C 経カテーテル動脈塞栓術
（transcatheter arterial embolization；TAE）

肋間動脈や内胸動脈の損傷で，血管造影に続くTAEが選択されることもある．肋間動脈に対す

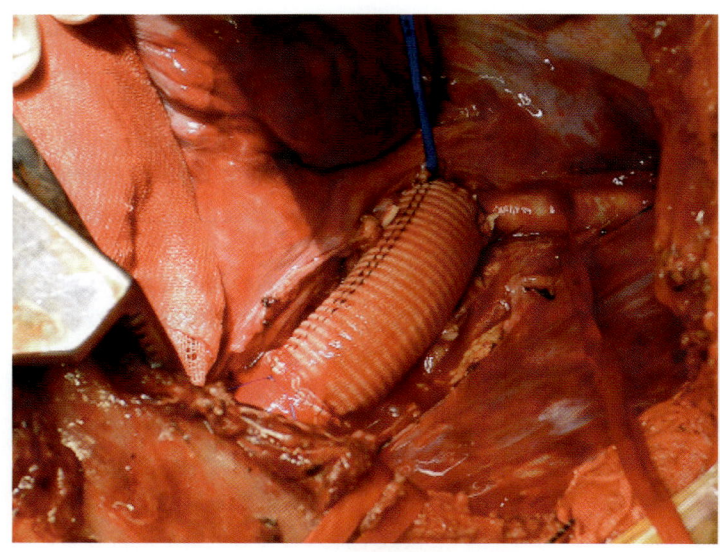

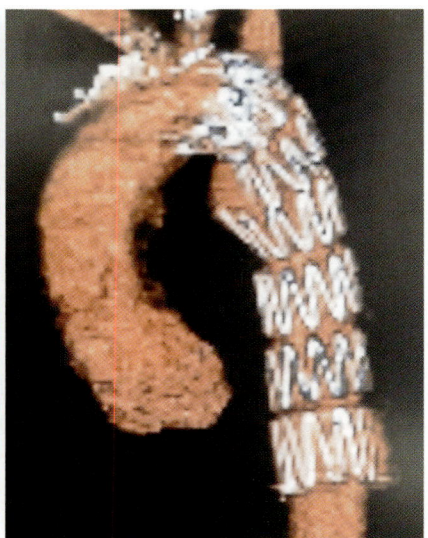

図6-47 大動脈損傷に対する人工血管置換術（術中写真）とステント内挿術（3DCT）

るTAEでは，造影剤漏出を認める血管1本1本に塞栓が必要になる．内胸動脈損傷に対するTAEでは，損傷部の前後にcoilを置くことが望ましい．

D 大動脈損傷に対する準緊急的治療介入

大動脈損傷はタンポナーデ効果により"仮止血"の状態にあるが，再破裂は致命的なため，可及的早期の治療的介入が要される．放置すると24時間以内に3〜5割，2週間以内に7〜8割が再破裂で死亡する．他に重篤な損傷がある場合はそちらの治療が優先されることが多いが，いずれの時点でも血圧を上げすぎない管理が必要である．

Ⅲ型損傷では特に早期に介入する．従来は全例に人工血管置換術が行われたが，近年はステント内挿術も増えた（図6-47）．前者の場合，直接アプローチでclamp and sewを推奨する報告もあるが，わが国では体外循環下で行うことが多い．Ⅱa型損傷で内膜解離の範囲が小さいときは保存的に経過をみることもあるが，注意深い経過観察が必要で，解離が進行する場合は治療的介入を考慮する．

E 待機手術

自発呼吸で換気ができないフレイルチェストでは，内固定だけで治療すると人工呼吸が長期に及び，人工呼吸器関連肺炎（VAP）などの合併症を生じやすい．1〜2週間で人工呼吸からの離脱が望めない場合，観血的整復固定術が考慮される．肋骨・胸骨骨折に対しては，偏位が徐々に開大するとき，大血管損傷を起こす可能性があるとき，骨折部が偽関節になる可能性があるときにも手術適応が考慮される．

胸腔ドレーンからの空気漏出が長期間止まらない場合には，見逃している気管支損傷があるか，肺損傷が大きい可能性がある．また胸腔ドレーンによる医原性損傷も念頭に置かなければならない．これらの場合には開胸手術が必要で，多くは肺縫縮術・部分切除術で対処できる．近年は胸腔鏡で診断し，損傷が認められた場合はそのまま胸腔鏡下手術が行われることもある（video-assisted thoracoscopy；VATS）．

血胸や肺内出血，外傷性肺囊胞内に感染を合併することがある．抗菌薬治療に反応せず膿瘍形成を認めれば，開胸下切開ドレナージや肺部分切除，葉切除が要されることもある．

●参考文献

1) Feliciano DV, et al（eds）：Trauma, 6th ed. pp512-606, McGraw-Hill Medical, New York, 2008
2) Asensio JA, et al（eds）：Current therapy of trauma and surgical critical care. pp252-339, Mosby

Elsevier, Philadelphia, 2008
3) 日本外傷学会外傷研修コース開発委員会（編）：外傷初期診療ガイドライン JATEC　改訂第4版．へるす出版，2012

F 腹部外傷

1 概念

　腹部には多くの臓器が密集し，その損傷には出血で短時間に死亡するものや，早期診断が困難なもの，症状は現れにくいが見逃すと重篤な合併症をきたすものなどさまざまのものがある．

　腹部外傷は過去20年の間に治療方針が大きく変化した．MDCT（multidetector CT）を中心にした画像診断や IVR（interventional radiology）の発達により，従来は多くが手術されていたところ，安静経過観察や経カテーテル動脈塞栓術（TAE）を含む非手術的治療（non-operative management；NOM）が普及した．また最重症にはダメージコントロール（damage control）が行われ，一期的な根治術は回避される傾向になった．

　腹部外傷の多くは腹部強打で生じるが，軽い打撲でも生じる．また胸部と同様に減速損傷もある．わが国では刺創も少なくない．

　病態は，出血と腹膜炎に大別される．腹腔内出血は外傷における出血性ショックの中で最も多い原因であり，主たる臓器は肝・脾・腸間膜・腎である．一方，腹膜炎は主に消化管損傷で生じるが，膵・胆道損傷によるものもある．

　腹部は遊離腹腔と後腹膜腔に分けて考える必要がある．後者の臓器損傷は，受傷当初は病態が限局しやすく，症状が現れにくいので，診断が遅れる危険が高い．

　本項では腹部外傷を上腹部実質臓器（肝・脾・膵），消化管，膜（小腸間膜，結腸間膜，大網，小網），腎尿路系（腎・尿管・膀胱），その他（胆嚢・肝外胆管，副腎，大血管，腹壁）に分けて概説する．なお小腸は，解剖学的には十二指腸から回腸までを含むが，外傷では慣習的に空・回腸を指し，本項でもそれに従う．

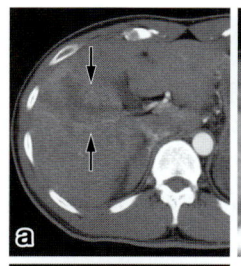

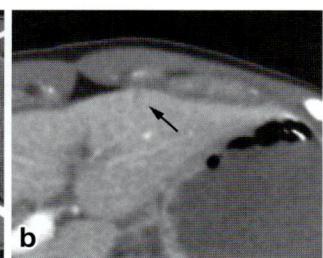

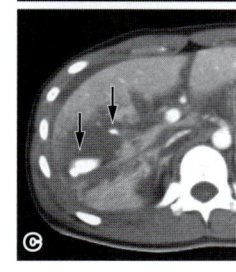

図6-48　肝損傷
a：Ⅰb型，b：Ⅱ型，c：Ⅲb型．
c図の矢印は造影剤漏出像．

2 損傷と病態，重症度

A 上腹部実質臓器損傷

　肝・脾損傷は出血が主な病態である．治療に関して安静経過観察か積極的介入か，後者の中では手術か TAE か，手術ではその具体的方法は何かについて議論が多い．

　一方，膵損傷は消化酵素の漏出による腹膜炎が主な病態である．初期には異常所見に乏しいことがあり，診断・治療が遅れると合併症率・死亡率が顕著に増加する．

1 肝損傷

　腹部で最も発生頻度が高い．8割以上は安静経過観察で治癒する．一方，救命困難な症例もある．原因には直達外力が多いが，減速損傷もある．

　損傷は，被膜損傷をともなわないⅠ型，被膜損傷をともなうが実質損傷は浅いⅡ型，被膜損傷に実質の深い損傷をともなうⅢ型に分けられ（図6-48），Ⅲ型の多くは治療的介入を要する．肝周囲の血管損傷は肝損傷をともなうことが多く，これに含めて論じることが多い．特に肝後面下大静脈損傷は肝が強く牽引されたときに生じ，死亡率が高い．

　肝損傷を保存的に治療すると，時に胆汁腫（biloma）が出現する．これは肝内胆管損傷により，肝内に持続的に胆汁が漏出することにより生じる．

2● 脾損傷

肝損傷と並び頻度が高い．しかし肝と異なり被膜下（Ⅰa）や脾内（Ⅰb）の血腫は少なく，Ⅲ型で腹腔内出血をきたすことが多い．経過観察のみで軽快するものは，6割程度である．左腰背部・側胸部・上腹部の打撲で生じる．脾動静脈損傷は脾損傷に含めて考える．

3● 膵損傷

頻度は少ないが，診断・治療は容易ではない．主膵管（main pancreatic duct；MPD）損傷をともなうもの（Ⅲb）が最も重症だが，裂傷が径の半分を超えるもの（Ⅲa）も重症である．わが国では鈍的外傷が多いが，時に軽微な叩打でも生じる．損傷は脊椎との間に挟まれて発生する．術後合併症が多く，膵液漏，膿瘍，仮性膵嚢胞，急性膵炎がある．死因の多くは術後膵液漏による出血と，膵炎・膿瘍などによる敗血症・多臓器不全である．

B 消化管損傷

腹膜炎をきたし，予後は消化管の内容物に影響される．胃・小腸損傷の予後は良いが，大腸損傷は汚染が強く，十二指腸損傷は胃液・胆汁・膵液がからみ，重篤化しやすい．

1● 胃損傷

壁が厚く柔軟性に富むため，損傷はまれである．食後の胃膨満状態で破裂しやすい．遊離ガス（free air）が出やすく，診断はつきやすい．

2● 十二指腸損傷

打撲により椎体との間に挟まれること，または十二指腸両端が半閉鎖の構造であるため，瞬間的に内圧が上昇することにより破裂する．鈍的損傷は下行脚から水平脚に好発し，後腹膜に穿破する．発生頻度は低いが，死亡率は6～25％と高く，術式にも議論が多い．術後合併症が起きた場合の死亡率も50％と高い．

3● 小腸損傷

鈍的消化管損傷では最も頻度が高い．後腹膜臓器ではないが早期には遊離ガスが出にくく，早期診断は容易とはいえない．

まれではあるが，特殊な損傷として遅発性小腸狭窄がある．これは打撲によって生じた局所的な血流障害により，数日から数か月後に狭窄してイレウスを呈するものである．

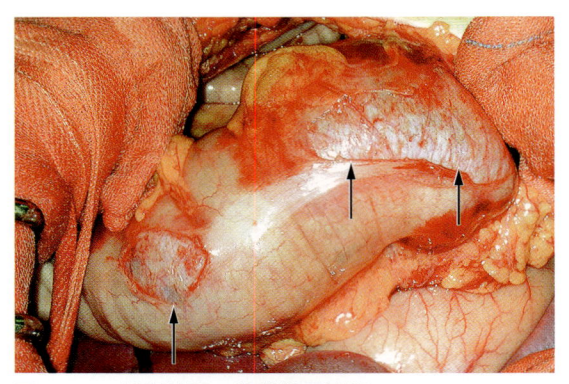

図6-49　横行結腸の漿膜筋層裂傷

4● 結腸損傷

破裂は横行・S状結腸に生じやすく，腹膜炎症状を呈しやすい．しかし上行・下行結腸が後腹膜に穿破すると診断が遅れがちになる．結腸損傷には漿膜筋層裂傷（図6-49）も多い．これは術中偶然に発見されることが多いが，遅発性穿孔で発症することもある．

5● 直腸損傷

鈍的外傷ではまれである．下腹部刺創，会陰部杙創，大腸内視鏡による医原性が多い．

C 膜損傷

膜には小腸間膜，各結腸間膜，大網，小網がある．消化管損傷をともなうことが多い．損傷は小腸間膜に最も多く，次いで横行結腸間膜，大網と続き，他の頻度は少ない．保存的に治療した場合，一定時間を経て内ヘルニアをきたすことがある．

D 腎尿路損傷

腹部外傷の15％に発生する．ほとんどは腎損傷で，他の尿路系損傷の頻度は少ない．腎・腎血管損傷の主な病態は出血で，致命的になることもある．腎杯に及ぶ腎損傷と，尿管・膀胱損傷は，いずれも尿の漏出をきたす．

1● 腎損傷

通常の鈍的外傷の他，柔道やスノーボードなどのスポーツ外傷としても重要である．ほとんどが肉眼的血尿を呈する（97％）が，損傷の程度とは相関しない．出血は腎筋膜内に留まり腹腔内には漏出しにくい．腎動脈の内膜解離により，腎損傷は軽度でも全・部分梗塞をきたすことがある．尿漏

は，急性期には臨床的に問題にならない．

2● 尿管損傷

頻度は非常に少ない．鋭的損傷が多く，鈍的外傷ではまれ(全尿管損傷の6%)である．他の術中の医原性損傷として発生することもある．鈍的外傷での好発部位は，腎盂尿管移行部である．肉眼的血尿は約50%にしか認められない．早期診断は容易ではなく，経過観察中に尿瘤(urinoma)で診断されたり，受傷数日を経て腰痛で来院する症例もある．

3● 膀胱損傷

85%は恥骨骨折に合併するが，膀胱が緊満した状態での下腹部打撲でも発生する．95%以上に肉眼的血尿を認める．腹膜外破裂と腹腔内破裂がある．前者は前壁に生じ，腹壁に尿が漏出する．後者は頂部に好発し，腹腔内に尿が漏出する．

E その他の臓器損傷

1● 胆嚢・肝外胆管損傷

鈍的外傷ではまれで，多くは肝・膵損傷にともなって生じる．病態は胆汁漏出である．

2● 副腎損傷

頻度は少なく，CTで偶然に発見されることが多い．循環動態に影響することがまれにあるが，治療的介入は要さない．ホルモン的な異常はきたさない．

3● 大血管損傷

大動脈，下大静脈，腹腔動脈，近位上腸間膜動静脈，門脈，総・固有肝動脈，近位腎動静脈，総腸骨動静脈が含まれる．それぞれ発生頻度は少ないが，多くは鋭的損傷である．

4● 外傷性腹壁ヘルニア

筋断裂があるとそこに臓器が脱出し，腹壁ヘルニアが生じることがある．腹膜を被って筋層に脱出することもあれば，腹膜・筋膜損傷もともなって皮下脂肪まで直接脱出することもある．早期に診断されなくても，経過中に原因不明のイレウスが続くときはこれを疑う．

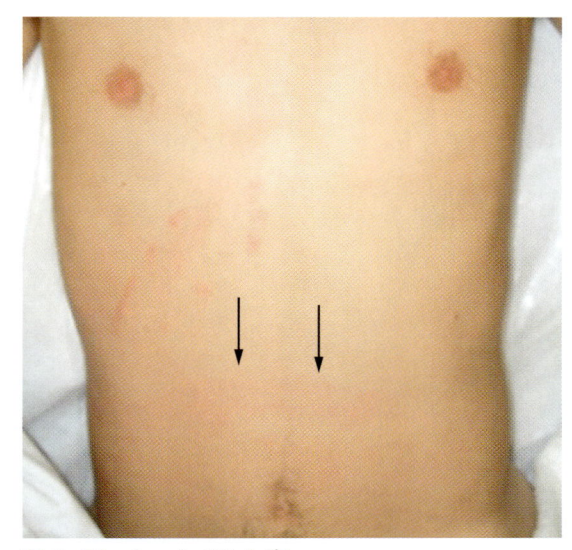

図 6-50　シートベルト痕
腰ベルトの痕が臍上部にある．本症例には小腸・腸間膜損傷があった．

3 診断

A 身体所見

1● 問診

問診の重要性は胸部と同様である．胸部外傷を参照されたい．

2● 視診

体表の打撲痕，シートベルト痕，轢過痕などを観察する．シートベルトの腰ベルトは上前腸骨稜より下にかけるのが正しいが，上に痕があるときは臓器損傷の頻度が高まる(図6-50)．

3● 触診

腹部外傷の身体診察では最も重要で，圧痛，腹膜刺激症状(反跳痛，Blumberg's sign)および筋性防御を観察する．ただし意識障害や脊損患者では偽陰性になりやすいこと，腹壁挫傷や鋭的損傷，肋骨骨折や骨盤骨折があると疼痛のために偽陽性となりやすいことに注意する．また腹腔内出血で強い腹膜刺激症状を呈する症例があるが，その場合は圧痛に比して腹膜刺激症状が強く筋性防御はないので，腹膜炎と誤らないように注意する．

4● 聴診

腸音(蠕動音，グル音)の消失は，腹腔内に何らかの損傷が起きていることを示唆する．

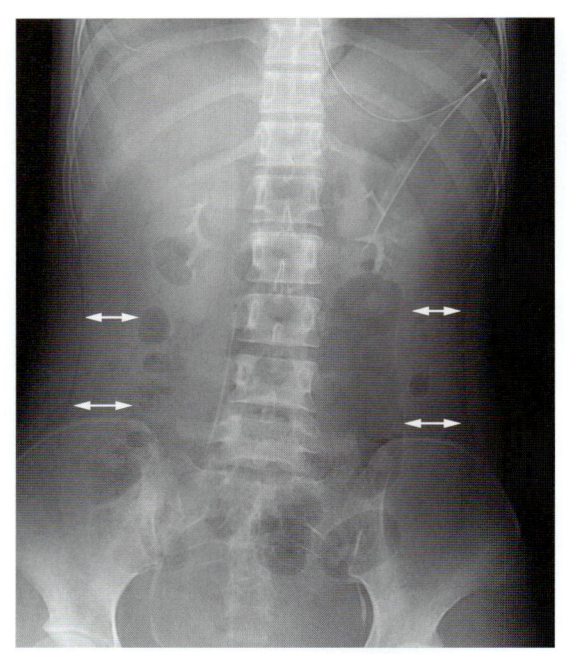

図6-51　傍結腸溝開大所見（腹部単純X線写真）

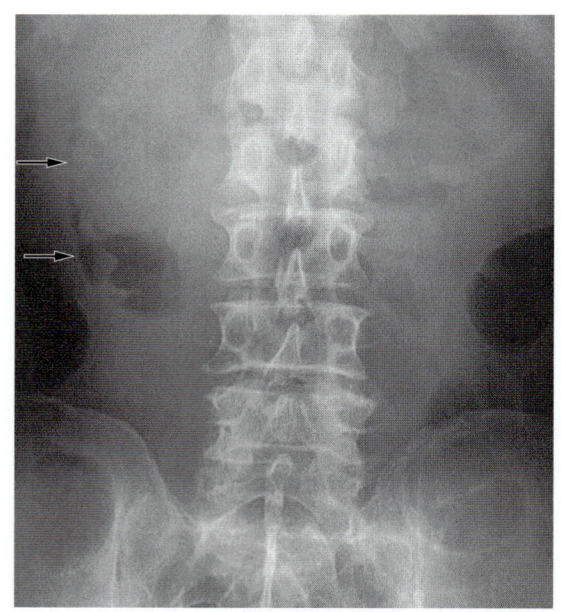

図6-52　十二指腸損傷の異常ガス像（腹部単純X線写真）

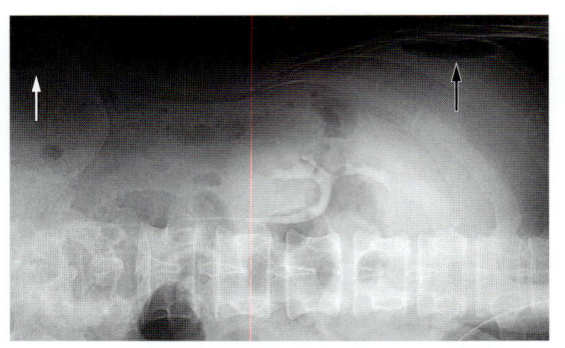

図6-53　左側臥位像（decubitus）における遊離ガス像

B 腹部単純X線写真

　傍結腸溝開大所見（図6-51）や胃泡正中偏位，dog's ear signは腹腔内大量出血を示唆する．腸腰筋線の不鮮明化は後腹膜腔の出血を示唆する．小腸ガスがみられる場合は，何らかの臓器損傷がある可能性を念頭に置く．消化管内のガス像以外に異常ガス像があるときは，その部位により十二指腸，上行・下行結腸の損傷を疑う（図6-52）．消化管損傷を示唆する横隔膜下遊離ガス像は，外傷では参考になりにくい．これは，外傷性破裂では空気が出にくいうえに，X線撮影が臥位で行われるからである．大量の遊離ガスはdome signとしてみられることがあるが頻度は少ない．左側臥位撮影（decubitus）が遊離ガスを証明しやすい（図6-53）．

C 血液学的検査

　臓器損傷を特異的に示すのは，AST/ALTだけである．これらがともに100 IU/L以上で，かつAST優位であれば肝損傷を示唆する．逆に，これらがともに正常値なら肝損傷は否定される．LDHやALP・γ-GTPなどの異常値は，肝・胆道系損傷の指標にならない．

　アミラーゼ上昇は膵損傷を示唆するが，受傷早期は正常であることが多い．膵損傷があれば経時的に上昇し，6時間後には5割以上で，24時間後には概ね全例で陽性になる．しかし気管挿管や胃管挿入の患者では，唾液腺刺激による上昇もあることに注意する．

　クレアチニンが上昇し尿素窒素（BUN）が正常，

5 打診

　腹部外傷診療での意義は少ない．

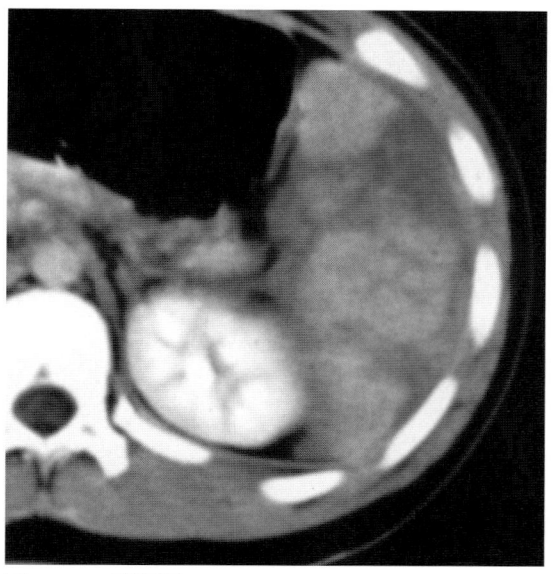

図 6-54　脾損傷
脾臓が粉砕されたⅢb型のようにみえるが，手術では多数の裂傷があるⅢa型であった．

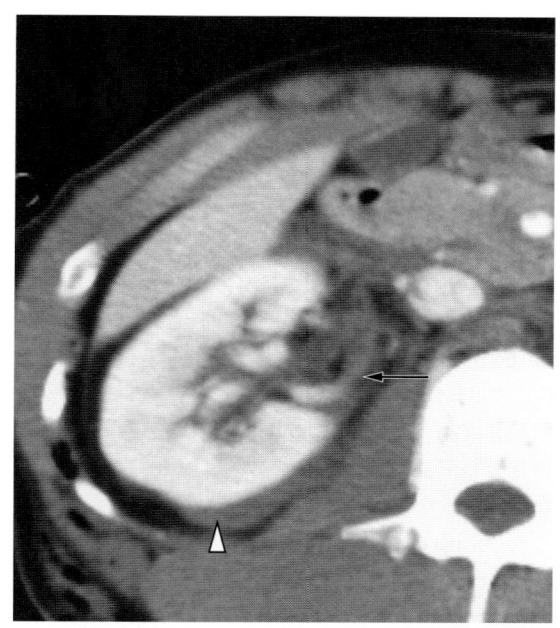

図 6-56　左腎損傷
腎損傷部が低吸収域として描出され(矢印)，被膜下血腫もみられる(矢頭)．

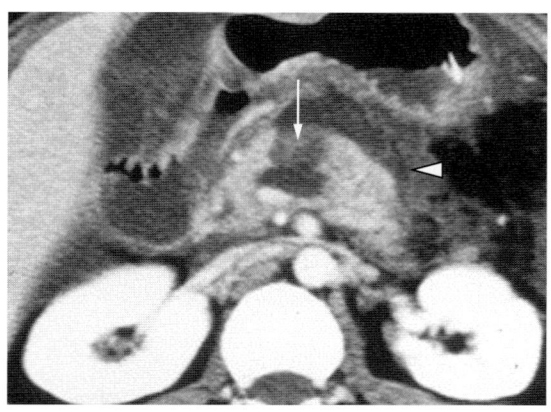

図 6-55　Ⅲb型膵損傷
損傷は脊椎前面の膵体部に低吸収域で描出され(矢印)，網嚢には液体貯留がみられる(矢頭)．

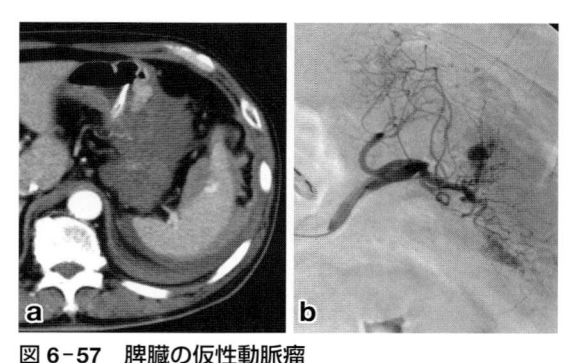

図 6-57　脾臓の仮性動脈瘤
循環動態が安定していたので経過観察していたが，3日目のCTで仮性動脈瘤所見を認めたため(a)，血管造影を行い(b)，選択的塞栓術を施行した．

すなわち，BUN/Crが低下していれば，膀胱の腹腔内破裂を疑う．ただし，クレアチニンが正常でも，膀胱損傷は否定できない．

D　CT検査

腹部外傷に関して最も強力な診断ツールで，造影CTで多くの損傷を診断できる．

実質臓器(肝・脾・膵・腎)損傷は，造影CTで低吸収域として描出される(図6-48，54～56)．

大血管と同等の高濃度が血管外に認められれば，それは造影剤漏出像(contrast extravasation)で，出血をリアルタイムにみていることになる(図6-48c)．実質内に限局した小円形状の造影剤貯留は，仮性動脈瘤を示す(図6-57a)．脾臓では実質内の辺縁不明瞭な造影剤貯留像をcontrast blushと呼ぶ．動脈に血栓が生じて閉塞した場合，関連する臓器は梗塞に陥って造影されなくなり，これは腎臓に多い(図6-58)．

消化管損傷は腹膜炎症状と，画像検査による遊離ガス像で診断されるが，具体的な損傷部位を特定するのは容易ではない．遊離ガス像は，脂肪組織が認識できるようにwindow幅を拡げて読影し（図6-59，60），肝前面だけでなく腹部全体について検索する．消化管周囲に認められれば，近傍の消化管損傷を疑う（図6-59b，60）．

　腎尿路損傷における尿漏出の早期診断は容易ではない．経過中に尿瘤として診断されることもある（図6-61）．尿管損傷が疑われる場合は，造影CTの8〜10分後の排泄相撮影や，CT検査後の腹部単純写真も有用である（図6-62）．膀胱鏡での逆行性腎盂尿管造影は，外傷診療では推奨されない．

　膀胱損傷は，通常のCTでの正診率は低い．膀胱の壁肥厚や内部血腫は，損傷を疑う根拠になる（図6-63）．確定診断には逆行性膀胱造影（retrograde cystography；RCG）が有用である．腹膜外破裂では，腹壁内に漏出した造影剤が描出され，火焔様（flame-shaped）と呼ばれる．腹腔内破裂では，腹腔内に造影剤が漏出する（図6-64）．近年はRCGに代わり，造影剤注入後にCTを撮影

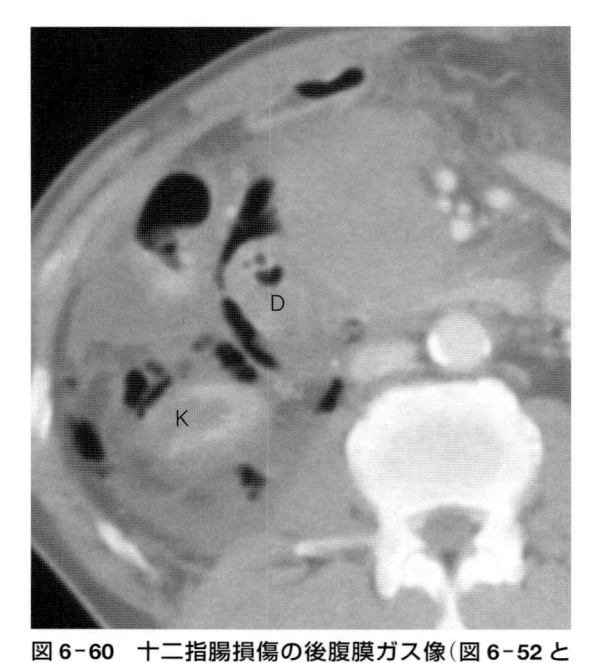

図6-60　十二指腸損傷の後腹膜ガス像（図6-52と同一症例）
十二指腸（D）と左腎（K）の周囲の後腹膜腔に多数の空気像がみられる．

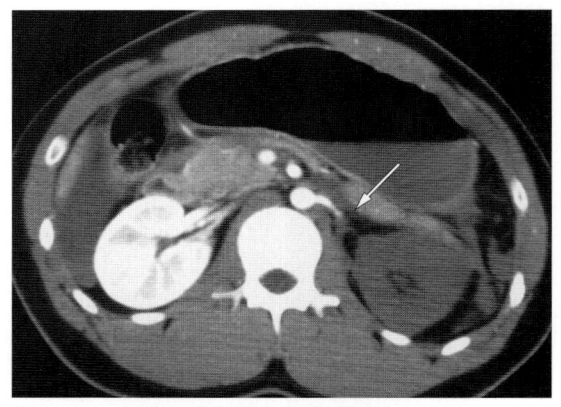

図6-58　左腎動脈閉塞による腎梗塞
矢印は動脈途絶部．

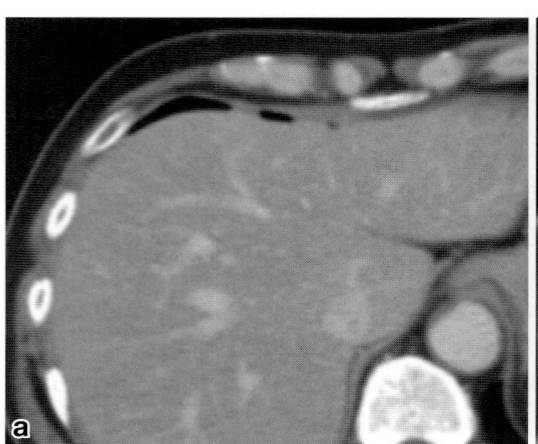

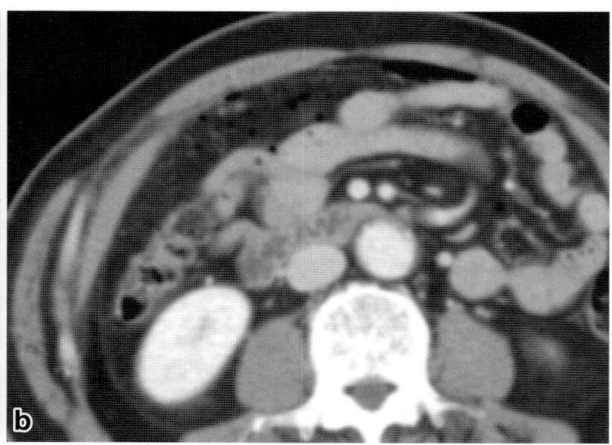

図6-59　小腸損傷の遊離ガス像（abは同一症例．window条件はレベル45，幅400）
a：肝前面の遊離ガス像，b：小腸周囲の脂肪組織内と左腹直筋下にも遊離ガスがみられる．

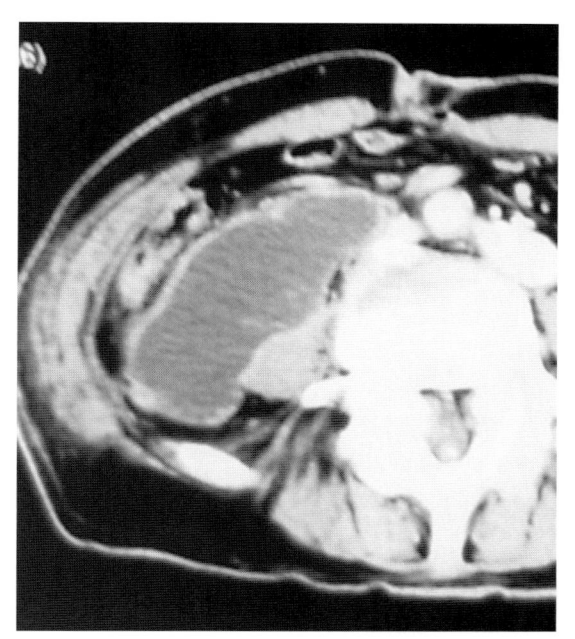

図6-61 右尿管損傷による尿瘤（受傷14日目）

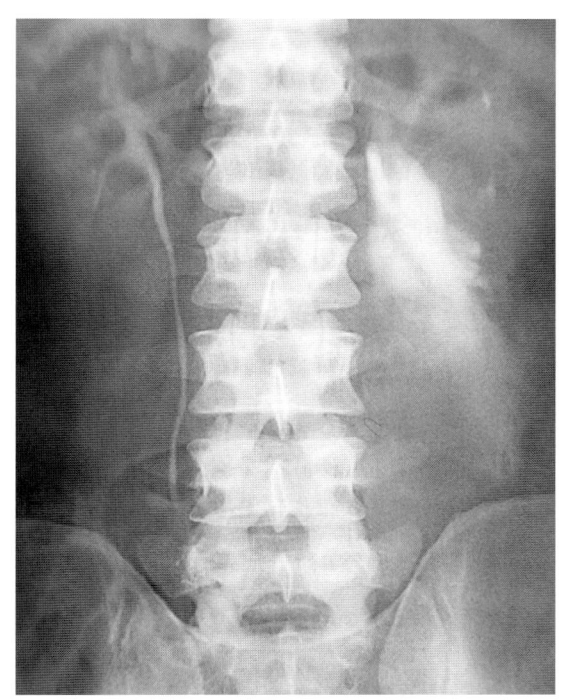

図6-62 左尿管損傷（腎盂尿管移行部）の，腹部造影CT撮影後の腹部単純X線写真

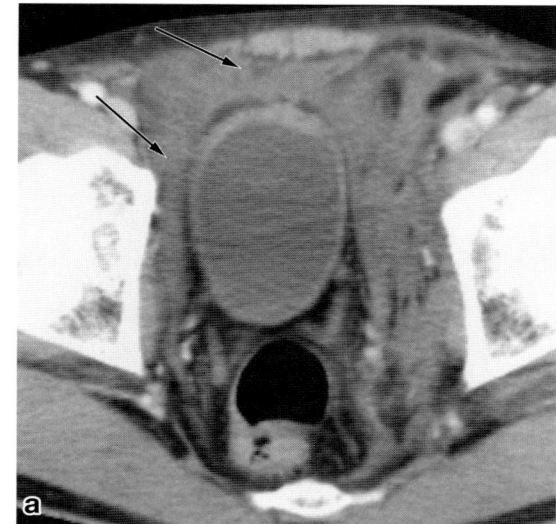

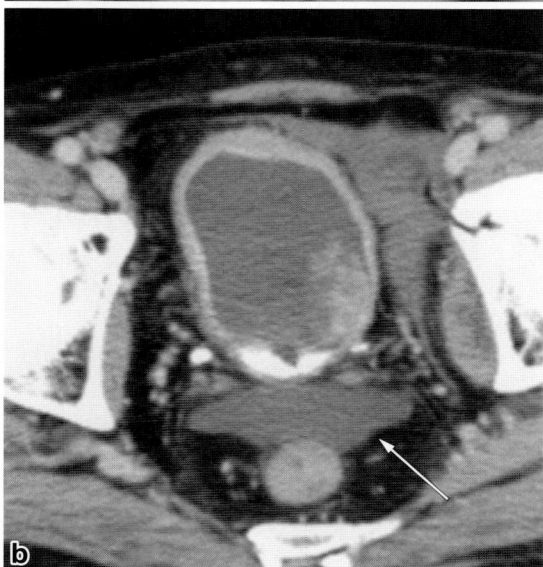

図6-63 膀胱損傷
a：腹膜外破裂．前壁肥厚と腹膜外液体貯留（矢印）がみられる．
b：腹腔内破裂．膀胱壁肥厚と膀胱内血腫，ダグラス窩液体貯留（矢印）がみられる．

するCT cystography（CTCG）が推奨される．膀胱損傷があれば，腹腔内に造影剤が漏出する．膀胱鏡は侵襲的で正診率は低く，外傷診療では推奨されない．

胆嚢損傷と肝外胆管損傷は，肝腎窩や肝周囲の低濃度液体貯留で認識され，特に経時的に増加すればこれらを疑う．胆嚢損傷は胆嚢の浮腫性変化で診断できる（図6-65）．

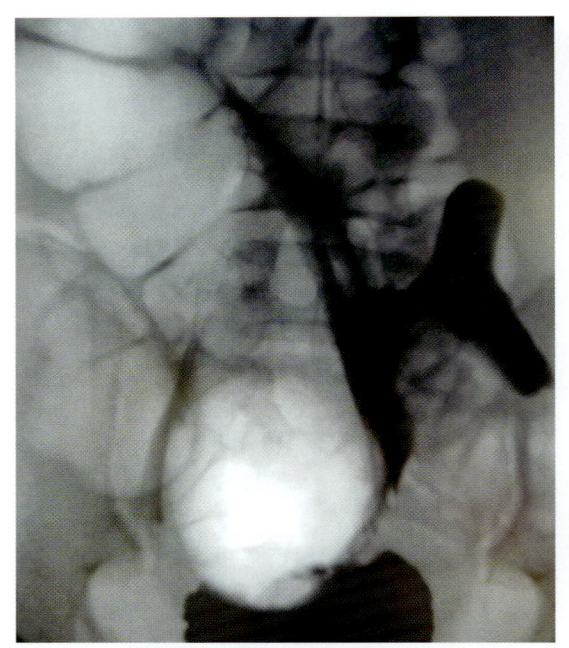

図 6-64　膀胱損傷例の膀胱造影像

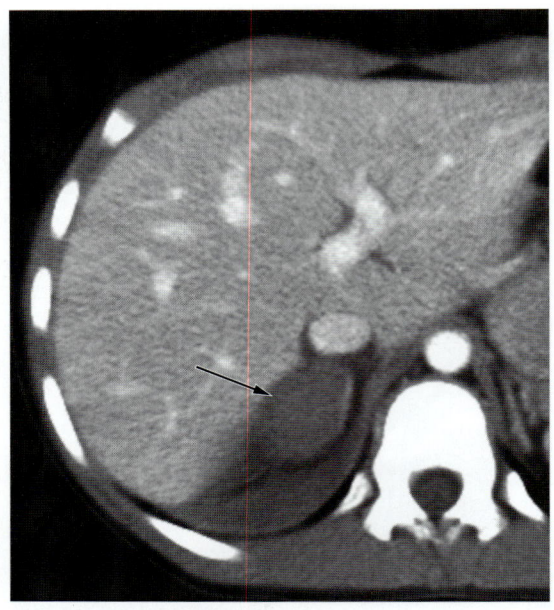

図 6-66　右副腎損傷

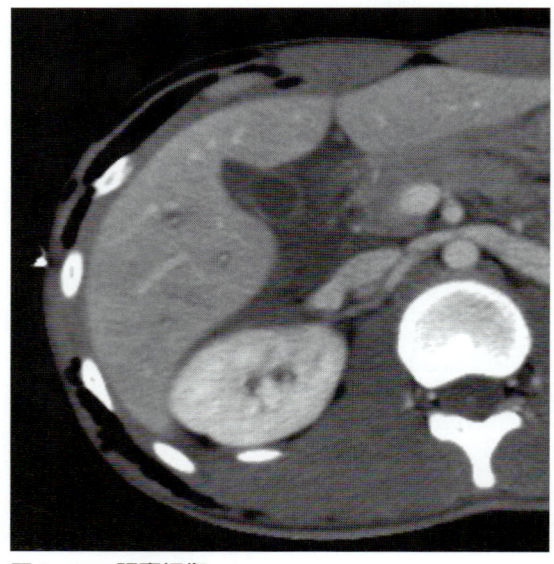

図 6-65　胆嚢損傷
胆嚢の浮腫性変化と肝腎窩液体貯留がみられる．

　副腎損傷は，腎の頭側に腫瘤様所見を認めることで診断できる（図 6-66）．
　血管損傷は，造影剤漏出により認識される（図 6-67）．しかし血栓で一時的に止血されている場合もあり，臓器の造影効果を読影することも重要

である．

E　超音波検査

　FAST（focused assessment with sonography for trauma）が推奨される．技術に長ければ実質臓器損傷や遊離ガスも描出できる．

F　血管造影

　CTスキャンが発達した現在，診断的な目的では行われず，TAE を目的として行われる（図 6-57b）．

G　消化管造影

　嘔吐や造影剤漏出のリスクがあるうえに偽陰性も多く，外傷診療では推奨されない．

H　内視鏡検査・逆行性膵胆管造影（ERCP）

　消化管損傷の疑いに対しては，病態を増悪させるリスクがあるので行わない．直腸損傷の腹膜外穿通の疑いに対しては，小範囲の挿入で行われることがある．MPD や胆道系損傷が疑われる場合には，ERCP を要することがある．ただし侵襲的で膵炎などの合併症もあり，適用に注意する．

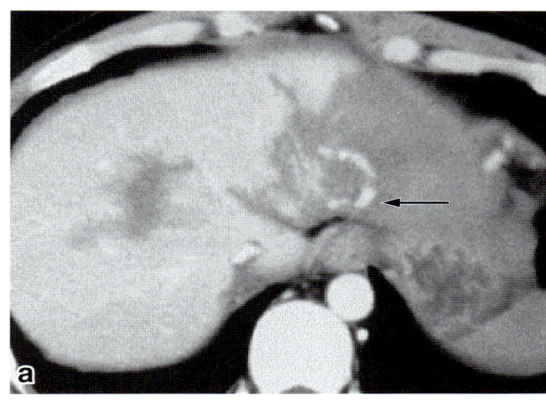

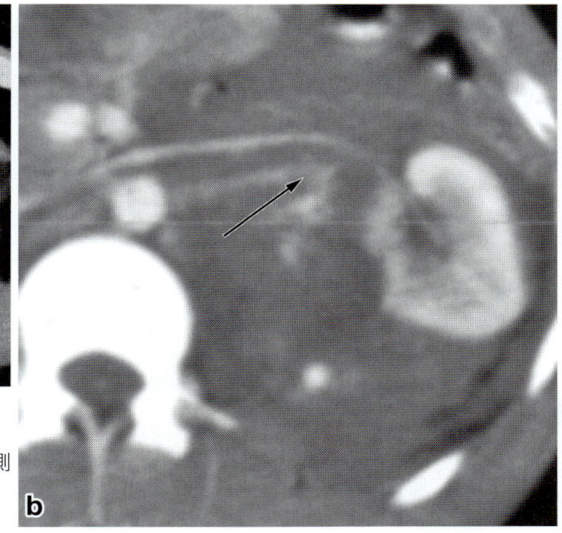

図 6-67　血管損傷による造影剤漏出像
a：左肝静脈損傷の造影剤漏出像．肝動脈損傷もあり外側区域は造影されていない．
b：左腎動脈損傷も造影剤漏出像．

I 診断的腹腔洗浄・吸引
　（diagnostic peritoneal lavage/aspiration；DPL/DPA）

　臓器損傷が疑われるが，CT スキャンなどで確定できないときに行われることがある．DPL は，臍下から 1L の乳酸リンゲル液を腹腔内に注入して回収液の性状を検査する．胆汁・消化管液・便汁などの混入，白血球数や AST/ALT，アミラーゼの高値があれば手術適応である．近年は洗浄ではなく，腹腔内にある液体を吸引して性状をみる DPA も行われる．

J 診断的腹腔鏡検査
　（diagnostic laparoscopy；DL）

　直視で診断でき，そのまま手術に移行もできる利点がある．しかし循環動態が安定していることが前提で行なわれるべき検査で，全身麻酔を要し，侵襲的で時間がかかるうえに，死角もあるため一般的ではない．

K 局所的創試験切開
　（local wound exploration；LWE）

　腹部刺創に対する検査で，創局所を拡げて腹膜穿通の有無をみるものである．従来は腹膜穿通があれば開腹適応としたが，穿通があっても臓器損傷があるとは限らず，近年は逆に開腹不要を決定するために腹膜穿通がないことを確認する検査にとどまる．肥満・筋肉質・多発刺創・不穏の患者では行いにくい．

4 治療

A 総論

　腹部外傷に対する手術はほとんどが緊急手術である．出血に対しては超緊急で，消化管損傷に対しては緊急度は下がるが，可及的速やかに遅くとも 3 時間以内に行うことが望ましい．損傷が確定していなくても否定できない場合は，試験開腹すべきである．手術が遅延すれば合併症発生と死亡率が上昇し，また臓器温存や再建が困難になる．

　循環動態が不安定な症例と腹膜炎症状が明らかな症例は，絶対的手術適応である．これは 2S（two signs）の原則と呼ばれる．患者に関する十分なデータが得られていないことや，画像診断で損傷が不明なことを手術しない理由にしてはいけない．画像の過信も禁物である．ただし出血の程度とショックが見合わない場合，他にショックをきたす原因，特に心筋挫傷を含む胸部外傷や骨盤骨折，大腿骨骨折，脊髄損傷には留意し，これらがあれば治療の優先度に十分注意する．

　意識障害をきたす頭部外傷があれば，開腹判断に関する閾値を一段下げる．従来は出血傾向を懸

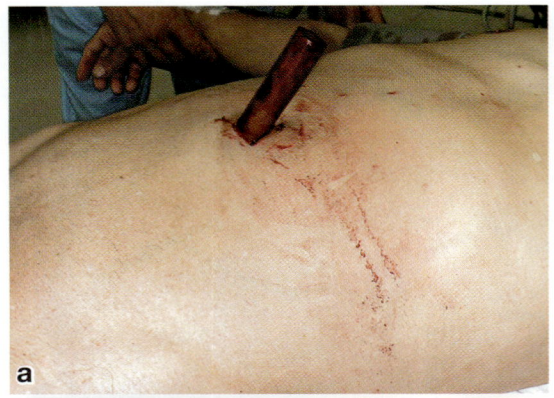

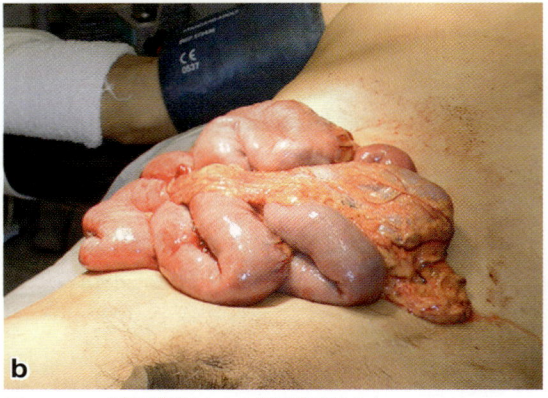

図6-68　凶器遺残（a）と臓器脱出（b）

念して手術を回避する意見もみられたが，近年はショック助長により頭部外傷が悪化し，それにより出血傾向が強まり腹部のNOM（non operative management）も失敗することが示され，ショックの早期改善と確実な止血が求められる．

鋭的損傷では，腹部触診所見の信頼度は低い．治療遅延を避けるためにすべて手術適応とする意見もあるが，修復すべき損傷がある率は刺創で30〜40％，銃創でも65〜95％のため，近年はNOMの試みも増えている．判断にはCTが多用されるが，一定した見解はない．凶器遺残と臓器脱出は手術適応である（図6-68）．

近年，止血法としてTAEが多用され，手術を回避できる症例が増えている．肝・脾・腎損傷で，輸液で循環動態が保てる症例と，循環は安定しているがCTで造影剤漏出または仮性動脈瘤が認められる症例がよい適応である．しかし急変に対応しにくいこと，静脈性出血の評価はできないことなどの弱点も熟知しておく．TAE後も循環が安定しなければ開腹術を行う．なおTAEには手術を前提としたものや，damage control術後に行うものもある．

重篤なショック状態における開腹術では，ガーゼパッキングを主体としたdamage controlを行う．詳細は他の項目にて解説されるが，死の三徴を常に意識することが重要である．

●参考文献
1) Feliciano DV, et al(eds)：Trauma, 6th ed. pp607-757, 789-825, 851-870, McGraw-Hill Medical, New York, 2008
2) Asensio JA, et al(eds)：Current therapy of trauma and surgical critical care. pp352-422, Mosby Elsevier, Philadelphia, 2008
3) 金子直之：腹部外傷．防衛医学編纂委員会（編）：防衛医学．pp93-104，防衛医学振興会，2007

G 骨盤外傷

骨盤骨折は，骨盤輪の骨折と寛骨臼の骨折に分けられる．本項では，外傷初期診療で診断・治療の緊急性が高い骨盤輪骨折について記載する．

1 原因と病態

骨盤輪骨折は，若年者のスポーツ外傷でみられる筋付着部裂離骨折や高齢者の骨粗鬆を基盤とする骨折を除くと，交通事故や墜落など大きな外力が加わり生じることが多い．骨盤輪骨折の60％は多発外傷にともなって発生し，また多発外傷患者の20％に骨盤輪骨折を認める．

骨盤の周囲には多くの血管や神経が走行しており，骨盤外傷時に同時に損傷を受けると，後腹膜腔への大量出血や神経障害をもたらす（図6-69，70）．さらに，骨盤内臓器（図6-71）の損傷を合併することもまれでない．また，骨片が皮膚や直腸，腟を介して外界と交通するものを骨盤開放骨折と呼ぶ．外表面が破綻するため大量出血を生じやすく，特に直腸や腟へ開放した場合は，感染合併から敗血症に至るおそれもある．

2 分類と重症度

安定型骨折と不安定型骨折に大別される．

A 安定型骨盤輪骨折（図6-72a）

骨盤輪の変形や転位をきたさずに歩行などの生理学的強度に耐えられる骨折である．腸骨翼単独骨折（Duverney骨折），仙骨横骨折，筋付着部裂離骨折など，骨盤の輪状構造に影響が及ばない骨折が安定型骨盤輪骨折に該当する．

B 不安定型骨盤輪骨折（図6-72b, c）

骨盤輪が断裂した骨折である．部分不安定型と完全不安定型がある．部分不安定型は骨盤輪が回旋方向にのみ不安定な骨折であり，外力の作用した方向から，前後圧迫型と側方圧迫型に分けられる．完全不安定型は骨盤輪が完全に破綻し，回旋方向に加えて垂直方向にも不安定性な骨折である．高所墜落などの垂直剪断外力で発生する場合が多い．

不安定型骨折は安定型骨折と比べて出血量が多

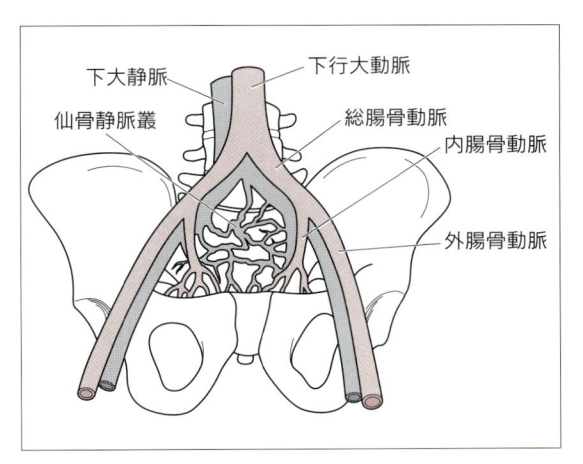

図6-69　骨盤周囲の血管
骨盤外傷由来の後腹膜出血の出血源は，骨折部（骨髄性），動脈性，静脈性の3つがある．内腸骨動脈分枝や仙骨静脈叢は骨盤後部の骨に近接して走行しており，損傷を合併しやすい．

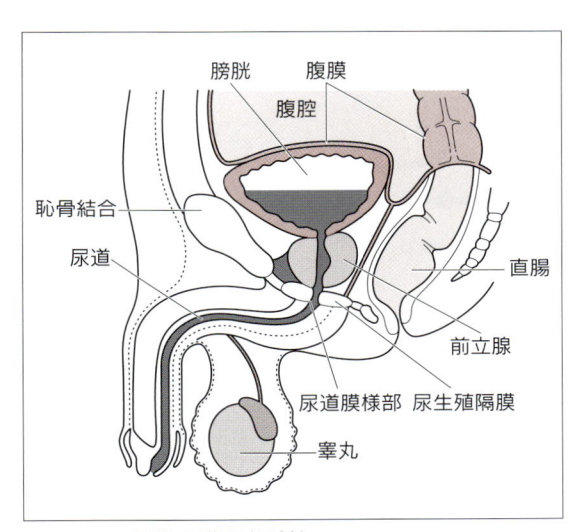

図6-71　骨盤内臓器（男性）
骨盤腔には，膀胱，尿道，直腸が位置する（女性では子宮，腟も存在）．

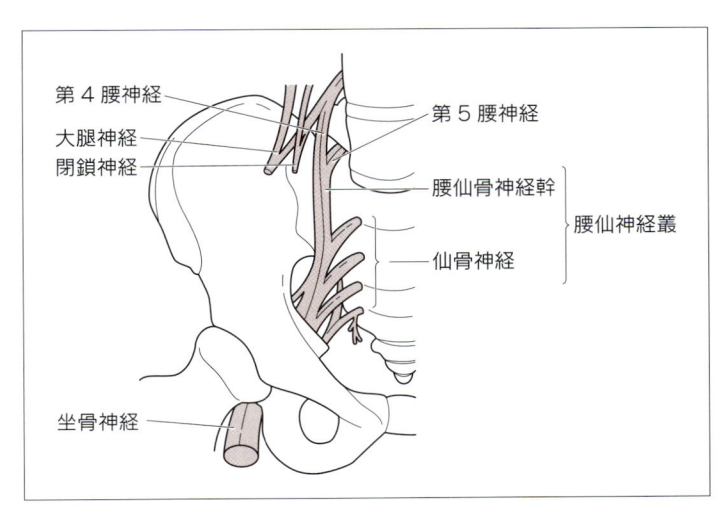

図6-70　骨盤周囲の神経
骨盤輪後部に主要な神経が走行している．

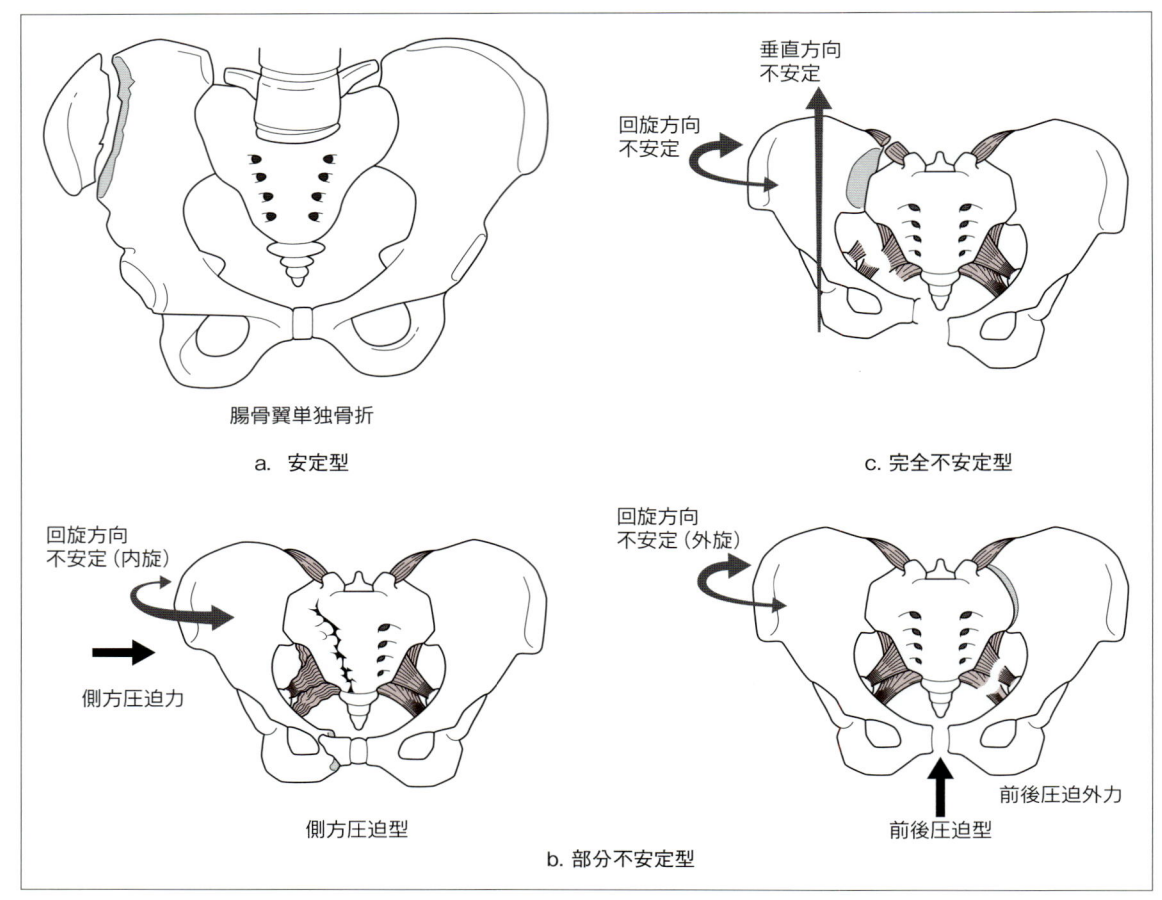

図 6-72　骨盤輪骨折の分類

く，特に完全不安定型は出血性ショックに陥りやすい最重症型である．

3 診断

ショック状態の患者では，不安定型骨盤輪骨折と骨盤開放骨折の有無を速やかに調べる．

A 身体所見

骨盤周辺部の疼痛，圧痛，腫脹，打撲痕，皮下出血，股関節運動時痛，下肢の異常な回旋や脚長差などの所見を認めれば，骨盤骨折を疑う．また，会陰部（肛門周囲，腟壁）を含めて開放創がないかを観察する（図 6-73）．外尿道口からの出血や会陰部・陰嚢の皮下出血は，尿道損傷を強く疑わせる所見であり（図 6-74），膀胱留置カテーテル挿入後の肉眼的血尿は，膀胱や腎臓の損傷を疑う．骨盤骨折と診断された場合は直腸診を行い，血液の付着（直腸損傷），前立腺高位浮動（尿道損傷），肛門括約筋の弛緩や会陰部の感覚障害（仙骨神経損傷）の有無を確認する．

B 画像検査

1 ● 単純 X 線撮影

ショックや意識障害がある患者，多発外傷患者では，病院到着時に必ず骨盤の単純 X 線撮影を行う．前後像 1 枚のみで高度な不安定型骨折の存在を判断する（図 6-75）．

2 ● CT 撮影

単純 X 線撮影で骨折が明らかな場合や疑わしい場合は，骨盤 CT 検査を追加する．CT は，単純 X 線写真では描出困難な骨盤輪後部の損傷や

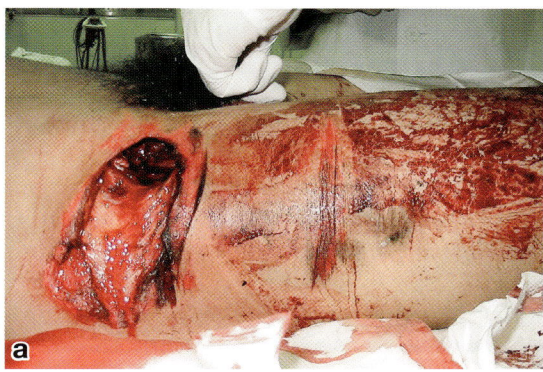

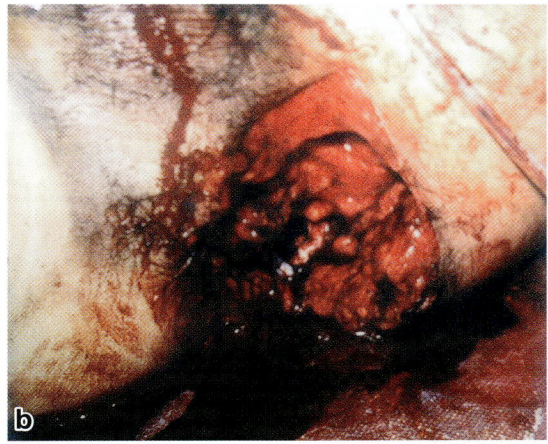

図 6-73 骨盤開放骨折
a. 腸骨部開放創，b. 会陰部開放創．

骨折の三次元構造を明らかにできる．通常は造影CT撮影を行い，骨盤内臓器損傷や後腹膜血腫の大きさ，動脈性出血（造影剤血管外漏出）の有無も同時に評価する（図6-76）．

4 急性期治療

A 後腹膜出血の止血

骨盤外傷の緊急止血治療は，骨折部の安定化（固定）と損傷血管の止血に分けられる．

1 ● 骨折部の安定化（固定）

不安定型骨盤輪骨折の初期治療で，まず行うべき手技である．簡易固定（図6-77）や創外固定（図6-78）が頻用される．

2 ● 損傷血管の止血

動脈性出血に対しては，経カテーテル動脈塞栓術が有効である（図6-79）．また最近では，腹膜

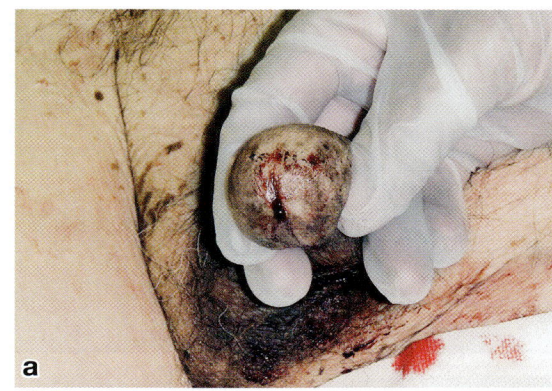

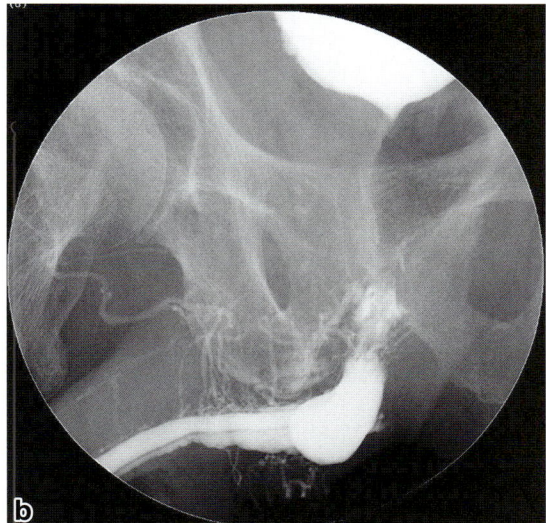

図 6-74 尿道損傷
外尿道口からの出血（a）．逆行性尿道造影で造影剤途絶と溢流を認める（b）．

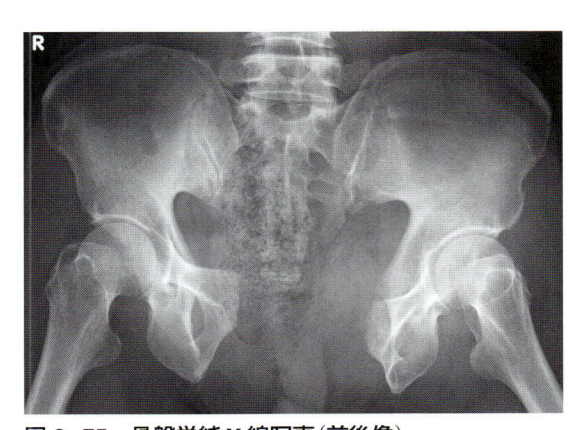

図 6-75 骨盤単純X線写真（前後像）
恥骨結合の高度な離開と左仙腸関節の開大がみられており，出血性ショックの原因となりやすい不安定型骨折であると判断される．

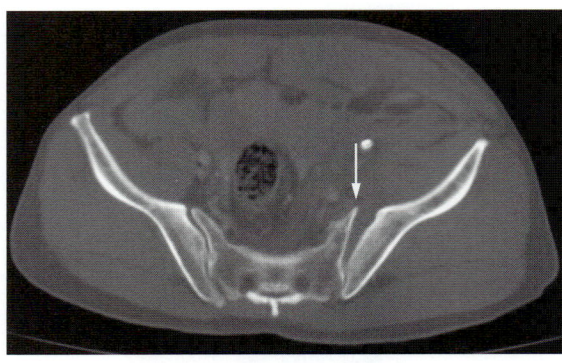

a. 仙腸関節レベル（骨条件）　　　　　　　　　　b. 恥骨上枝レベル（軟部条件）

図 6-76　骨盤 CT
a（図 6-75 と同一症例）：左仙腸関節前方部が開大し（矢印），骨盤輪の回旋不安定性（部分不安定型骨折）が示唆される．
b：左恥骨周囲に巨大な後腹膜血腫（＊）と造影剤血管外漏出像（矢印）を認める．

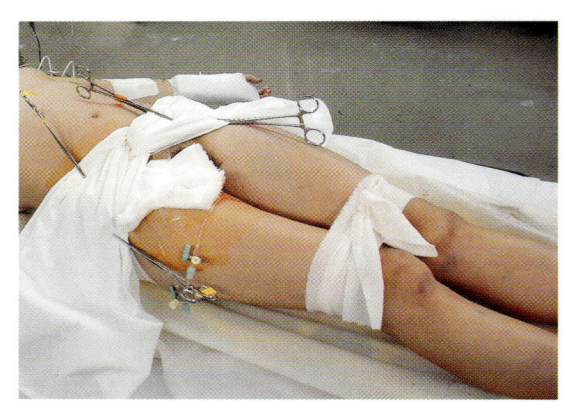

図 6-77　骨盤簡易固定
シーツや専用器具を用いて骨盤周囲を緊縛する方法であり，迅速かつ容易に実施できる．

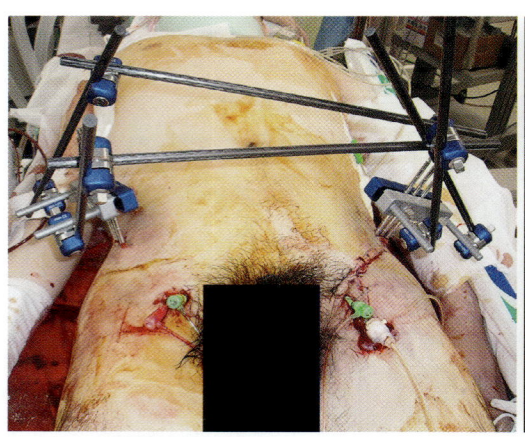

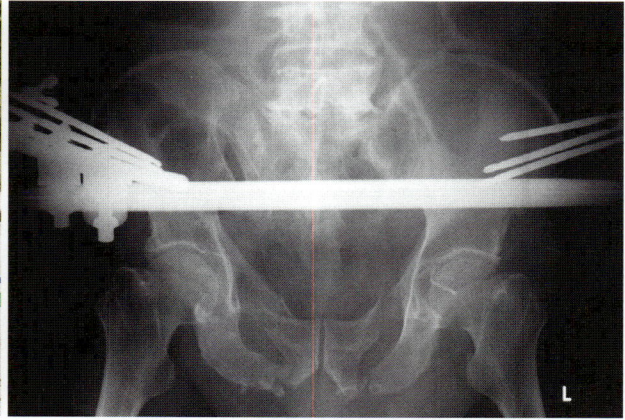

図 6-78　骨盤創外固定
皮膚上から両側腸骨稜に刺入したピンにフレームを組んで整復固定する．

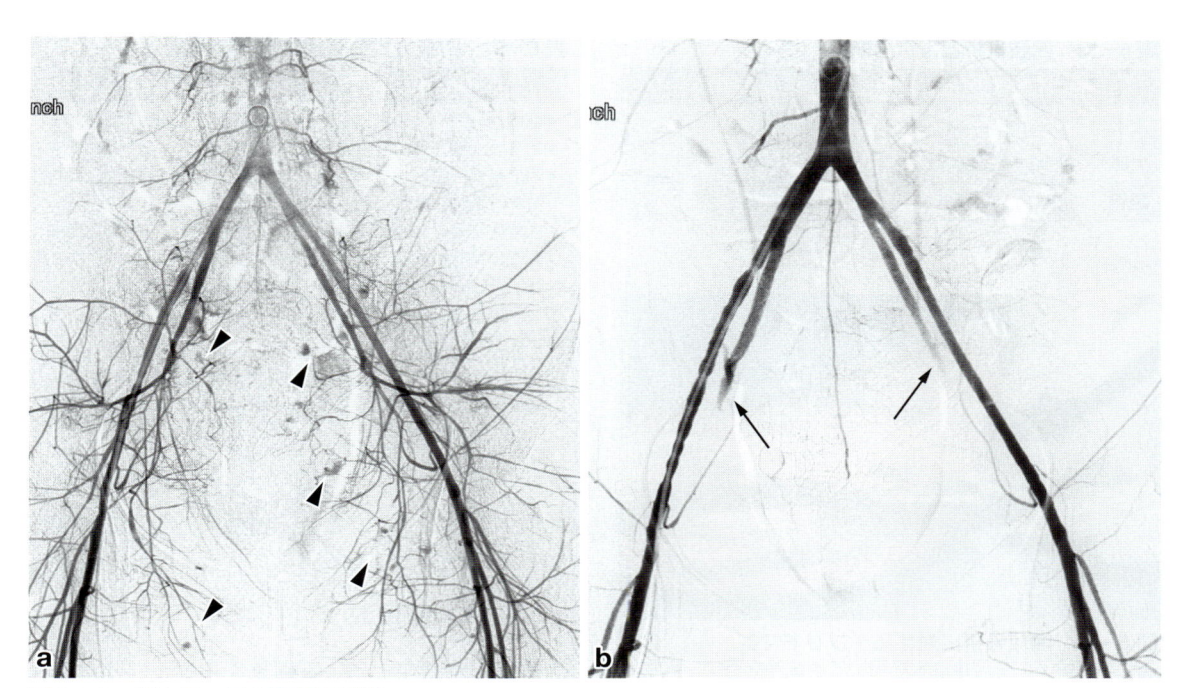

図 6-79 経カテーテル動脈塞栓術
内腸骨動脈領域に多数の造影剤漏出像を認め，両側内腸骨動脈に塞栓術を施行した．

外経由で後腹膜腔を直接圧迫して，骨髄や血管からの出血を制御する骨盤パッキング法も行われる．

B 骨盤開放骨折の初期治療

外出血への迅速な対処と感染防止が重要である．ただちに局所の圧迫止血を施し，骨盤輪も創外固定などを用いて固定する．創部のデブリドマンを徹底的に行い，高度汚染例は開放創として管理する．会陰部や直腸に開放創がある場合は，通常，人工肛門を造設して便流回避を行う．

C 骨折に対する根治的治療

1 ● 安定型骨盤輪骨折
通常，安静臥床により保存的に治療できる．

2 ● 部分不安定型骨盤輪骨折
側方圧迫型の多くは保存的に治療できるが，転位や不安定性が高度な例は，創外固定あるいは内固定を行う．前後圧迫型では，骨盤輪前方部の高度開大例や仙腸関節の部分離開を認める例には，創外固定や内固定を用いて骨盤輪前方部の整復固定を行う．

3 ● 完全不安定型骨盤輪骨折
保存治療や創外固定では，転位の増悪や骨癒合不全を招くおそれがある．早期に手術を行い，変形のない安定した骨盤輪を再建することが望ましい．

H 四肢・脊椎外傷

四肢外傷

外傷初期診療では，致死的損傷を優先して治療するとともに，四肢機能の温存・回復に着目した処置も迅速に行う必要がある．

1 代表的な四肢外傷

A 長管骨多発骨折

四肢の長管骨骨折も，多発骨折で出血が多量になると，ショックに陥る場合がある．特に大腿骨骨折は，片側だけでも 500〜1,000 mL の出血が推定され，開放骨折では出血量がさらに増加する（表6-13）．適切な循環管理を行うとともに，骨折部

表6-13　四肢骨折と推定出血量

	閉鎖骨折（皮下骨折）	開放骨折
上腕骨	300 mL	～500 mL
大腿骨	500～1,000 mL	～2,000 mL
脛骨	500 mL	～1,000 mL

表6-14　四肢主要動脈損傷の理学所見

hard signs	soft signs
・活動性（動脈性）の外出血 ・拍動性血腫，増大する血腫 ・阻血徴候：6Ps 　疼痛（pain），蒼白（pallor） 　知覚異常（paresthesia） 　運動麻痺（palalysis） 　冷感（poikilothermia） 　脈拍消失（pulselessness） ・bruit 聴取，thrill 触知	・受傷現場での多量出血 ・末梢拍動触知できるが減弱 ・主要血管近傍の損傷 　（穿通創，骨折，脱臼） ・小～中等度の非拍動性血腫 ・神経損傷 ・他に説明がつかない低血圧

hard signs は主要動脈損傷がほぼ確定的な所見，soft signs は主要動脈損傷の存在を疑う所見／病歴である．

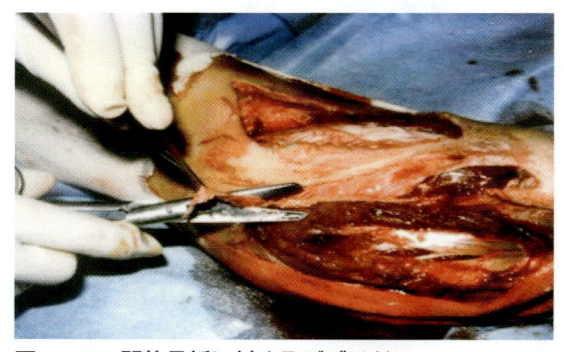

図6-80　開放骨折に対するデブリドマン
適切な麻酔下に生理食塩水を用いて創洗浄を行い，異物と壊死組織を除去する．

からの止血と，全身および局所の合併症（肺炎，褥瘡，関節可動域障害など）の予防を目的に早期骨接合を施す．

B 開放骨折

皮膚が損傷されて骨折部と外界が交通した骨折である．感染（骨髄炎）を併発することなく，損傷肢を早く正常機能へ回復させることが治療目標となる．初期治療は，①抗菌薬の早期投与，②十分な洗浄・デブリドマン（受傷後6～8時間以内）（図6-80），③骨折の固定（骨接合）が基本となり，軟部組織再建の適否も治療結果に大きく影響する．

C 動脈損傷

ガラスなどによる鋭的外傷と，骨折・脱臼にともなう鈍的外傷ある．後者では，上腕動脈や膝窩動脈の損傷頻度が高い（図6-81）．主幹動脈損傷は，大量出血を生じるおそれがある他，阻血時間が延長すると機能回復も悪くなるため，迅速な診断と血行再建が必須となる．理学所見として hard signs と soft signs があり，hard sign を1つでも認めれば，早急に損傷検索や治療を行う（表6-14）．また，鈍的外傷で多い血管内膜損傷の場合は，動脈性出血を認めず，徐々に血栓閉塞を起こすことがある．この場合，受傷後数時間して阻血徴候が出現するため，末梢循環を経時的に観察することが重要である．

D 末梢神経損傷

切創・刺創などによる開放性損傷と，骨折や脱臼時に圧迫や牽引で生じる閉鎖性損傷がある．後者では，橈骨神経（上腕骨幹部骨折）や坐骨神経（股関節後方脱臼）などの損傷が多い（図6-81）．主症状は，感覚障害や運動障害（麻痺）であり，初期診療時に，損傷の部位と程度を大まかに把握する．治療の原則として，開放性損傷では早期に修復手術（神経縫合術，移植術）を行う．閉鎖性損傷の場合は，原因となっている骨折や脱臼を直ちに整復する．保存的に経過を観察し，回復傾向がなければ手術を行う．

2 全身・局所合併症

A 筋区画症候群（compartment syndrome）

骨や骨間膜，筋膜に囲まれた筋区画内圧が上昇して筋肉・神経への末梢循環が障害され，結果として組織が阻血性壊死に陥る病態の総称である．骨折や動脈損傷の他，挫傷，熱傷，ギプス固定なども要因となる．発生部位は，下腿と前腕に多い．初発症状として，局所の高度腫脹と激しい疼痛がみられ，阻血がさらに進むと，知覚異常や運動麻痺が出現する．診断は，主に局所所見と臨床症状からなされ，補助的に筋区画内圧測定を行う場合もある．治療は，筋膜切開が基本となり，症状が

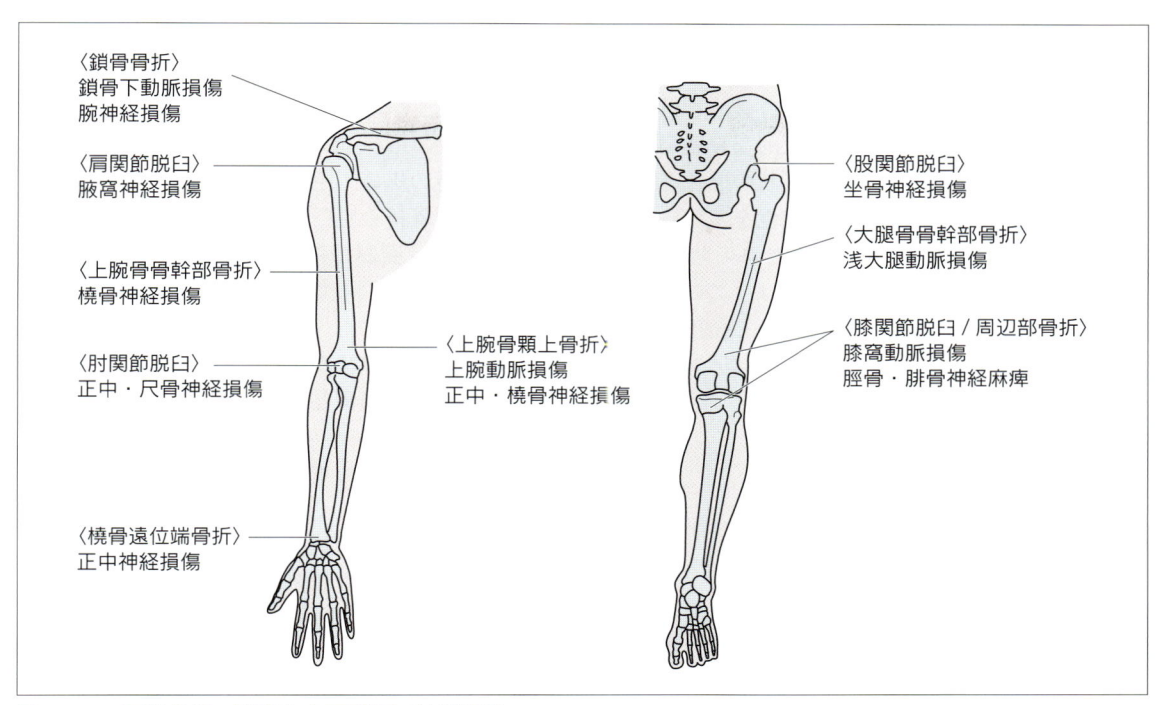

図 6-81　四肢骨折・脱臼と主要動脈/神経損傷

進行する前にできるだけ早く実施する．

B 脂肪塞栓症候群

頻度は高くないが，骨折後の致死的合併症の1つである．大腿骨をはじめとする長管骨骨折や骨盤骨折後，数時間から数日の無症状期間を経て呼吸不全や意識障害を生じる場合が多い．古典的3徴候として，低酸素血症，中枢神経障害，点状出血（皮膚・結膜・網膜）が挙げられているが，必ずしも3つの症状が揃うとは限らない．治療は，呼吸管理を主体とする対症療法が原則である．

C 静脈血栓塞栓症
（venous thromboembolism；VTE）

四肢外傷に特有の合併症ではない．ただし，外傷はVTEの強い危険因子であり，特に重度外傷（多発外傷），骨盤骨折，股関節骨折手術（大腿骨骨幹部を含む）は，高リスク群に該当する．VTEの発症防止策として，理学的予防法と薬物的予防法があるが，受傷後早期に骨折手術を行い，離床と関節運動を早く開始することが最も基本となる．

脊椎・脊髄外傷

脊髄・脊椎の損傷は，永続的な神経学的後遺症をもたらすおそれがあり，生命の危険にも関わる．すべての外傷患者に，本損傷を想定した初期対応が必要となる．

1 病態

A 脊椎損傷

外傷患者の約6％に発生し，半数に脊髄または神経根の損傷をともなう．頚椎が最も損傷を受けやすく，脊椎損傷全体の約半数を占める．胸椎損傷の大半は高エネルギーの外力で発生し，胸部外傷の合併をはじめ多発外傷を呈しやすい．胸腰椎移行部は，転落などで脊椎長軸方向に屈曲力や軸圧が加わると，圧迫骨折や破裂骨折を生じやすい．腰椎骨折は腹部外傷をともなう頻度が比較的高く，シートベルト損傷による腰椎骨折と腸管損傷の合併はよく知られている．また，脊椎損傷の15〜20％は，遠隔する2部位以上に同時に発生する（図6-82）．

B 脊髄損傷

脊椎の骨折や脱臼など，脊髄に直接的な外力が加わって発生する．さらに，二次的な脊髄局所の浮腫や虚血が病変の進行や神経症状の悪化をもたらす．一方，脊柱管狭窄や脊椎変性を基盤に骨傷をともなうことなく脊髄が損傷される場合もある．頸髄高位に好発し，わが国では，この非骨傷性頸髄損傷が中高年齢層を中心に多く発生している．

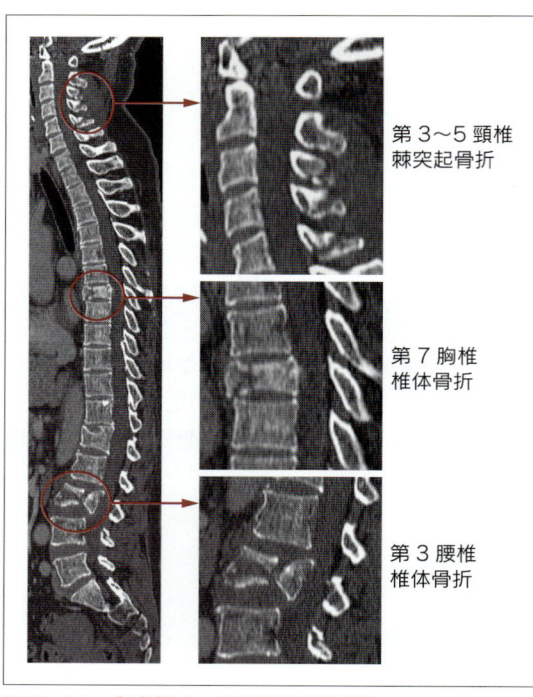

図 6-82 全脊椎 CT 矢状断再構成像
頸椎，胸椎，腰椎の遠隔部位に多発性の脊椎骨折を認める．

（第3〜5頸椎棘突起骨折／第7胸椎椎体骨折／第3腰椎椎体骨折）

2 診断

A 身体所見

脊椎局所の疼痛，圧痛，叩打痛，運動痛を認めれば脊椎の骨折や脱臼を念頭に置く．また，四肢麻痺があれば頸髄損傷を疑い，両下肢の麻痺（対麻痺）を認めれば胸髄，腰髄，仙髄あるいは馬尾の損傷を疑う．また，血圧低下と徐脈，腹式呼吸（肋間筋麻痺），持続勃起などの所見も脊髄損傷を示唆する．脊髄損傷と診断すれば，運動，知覚，腱反射などの検査から損傷髄節の高さを特定し（高位診断），麻痺の重症度を評価する（横位診断）（表 6-15）．しかし，多発外傷や意識障害患者では，疼痛の有無や神経所見を正確に把握できないため，画像検査を主体とした検索を行う．

B 画像診断

脊椎外傷の画像検査は単純 X 線撮影が基本である．頸椎は 2 方向（前後像，側面像）または開口位正面を加えた 3 方向，胸椎と腰椎は各々 2 方向（前後像，側面像）の撮影を行う．

CT 検査は，単純 X 線では読影が困難となりがちな頭蓋頸椎移行部，上位頸椎，脊椎後部（椎弓根，椎弓，棘突起）を良好に描出でき，マルチスライス CT スキャンによる再構成像も作製すれば損傷を 100％近く診断できる．また，多発外傷患者では，体幹部の CT 撮影時に全脊椎再構成像を脊椎損傷のスクリーニング評価に用いる場合が多い（図 6-82）．

MRI は，脊髄や周囲の軟部組織を直接画像化することができる．神経脱落症状があり，脊髄損傷が疑われる場合は早期に撮像する．

表 6-15 脊髄損傷の Frankel 分類

Grade		
A	完全麻痺	損傷部以下の運動・知覚の完全麻痺
B	運動喪失・知覚残存	損傷部以下の運動は完全に失われているが，仙髄域などに知覚が残存
C	運動残存（非実用的）	損傷部以下にわずかな随意運動機能が残存してしているが，実用的運動（歩行）は不能
D	運動残存（実用的）	損傷部以下に，かなりの随意運動機能が残存し，歩行も補助具の要否に関わらず可能
E	回復	神経脱落症状を認めない（反射異常は残ってもよい）

Frankel 分類による臨床的評価を示す．A が完全麻痺，B〜D が不全麻痺であり，E に近づくほど運動障害が軽い．

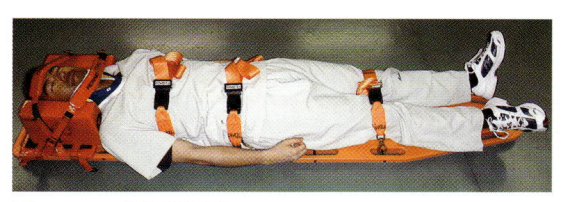

図6-83 全脊柱固定
頸椎カラーを装着し,脊椎ボード上に頭部,体幹部,下肢を固定して脊椎を保護する.

3 急性期治療

A 脊椎保護

受傷現場から救急隊により全脊柱固定が施される(図6-83).病院内収容後も,頸椎固定は頸椎損傷が除外されるまで継続し,損傷脊椎の安定と脊髄への二次損傷の防止を図る.

B 呼吸・循環管理

脊髄損傷患者の初期診療で最も重要となる.第4頸髄節以上の損傷では,横隔膜の動きが障害され自発呼吸が困難となる.下位頸髄や上位胸髄の損傷でも,肋間筋が麻痺すると横隔膜のみによる呼吸となり,肺活量が低下する.そのため,特に頸髄損傷患者では,呼吸状態に十分注意する必要があり,悪化を認めれば確実な気道確保(気管挿管)と補助換気を行う.また,頸髄あるいは上位胸髄の損傷では,交感神経系の遮断により副交感神経優位となるため,低血圧や徐脈を呈することがある(神経原性ショック).血圧低下に対しては輸液投与を行い,昇圧剤を適宜使用する.高度徐脈にはアトロピンを投与する.

C 脊椎・脊髄損傷に対する治療

損傷の部位,形態,麻痺の程度などから治療法を決定する.安定型脊椎骨折や,不安定性が軽度で脊髄圧迫もない脊椎骨折は,装具などを用いた保存治療が可能である.一方,脊髄や馬尾の圧迫障害がある例や,高度な不安定型脊椎骨折は,早期に脊椎固定手術を施すのが一般的である.脊髄損傷の薬物治療には,ステロイド(コハク酸メチルプレドニゾロンナトリウム)の大量投与がある.しかし,麻痺改善の有効性に関しては否定的見解が多くみられており,使用するにあたっても,感染などの合併症の危険を十分配慮する必要がある.

I 皮膚・軟部組織損傷

皮膚はすべての身体表面を覆う組織である.①物理的・化学的刺激,異物や病原微生物などから人体を保護するバリア,②痛覚,温度覚,触覚,圧覚などの感覚器官,③体温保持器官などの生理的機能を有する.

皮下組織は真皮下の疎性結合織であり,脂肪組織に富み膠原線維を含む.また,皮膚の付属器である毛包,皮脂腺や汗腺があり,皮膚の感覚神経も皮下組織から真皮に達する.

軟部組織損傷とは,皮下組織に存在する筋膜,筋肉,腱,靱帯と皮膚および脂肪組織の損傷をいう.骨を含めないが,血管および神経は含めて表現されることもある.

1 損傷と創傷の定義

"損傷"とは,組織・臓器の正常な生理的連続性が,外因あるいは内因性要因により絶たれた状態のことを示す."創傷"とは,外力によって生じた皮膚や軟部組織などの表在性損傷を総括して表現するものである.

一般的に,「創」という用語は,外表(皮膚)の連続性が絶たれた開放性損傷の状態を示す.「傷」は,外表の連続性が保たれた非開放性損傷を示す.

頭部を強く打撲して,頭部皮膚が挫滅し,創口が開いた状態が頭部挫"創"であり,外表の連続性が保たれた非開放性損傷で,内部の脳組織が挫滅された状態が脳挫"傷"である.

創は,創縁,創面,創口,創底などの名称により,その部位が表現される(図6-84).

2 皮膚・軟部組織損傷の分類

創傷は受傷機転,創傷の形態,汚染・感染の程度などによって分類されるが,定まったものはない(表6-16).

手術創とは,手術のために意図的に作られた皮膚の連続性が絶たれた開放性損傷である創であ

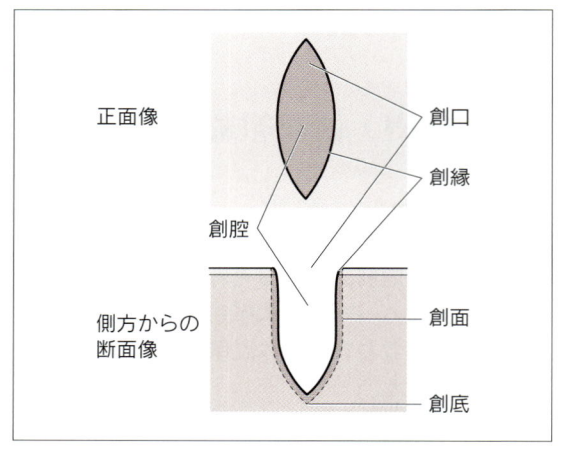

図6-84 創の各部の名称

り，広義の切創に含まれる．汚染度により表6-17のように分類されており，手術部位感染のリスクを示すものであるが，他の創傷にも適応可能な分類である．

3 創傷治癒形式と創閉鎖法

開放創をともなう創傷では，組織内で細菌が増殖するには受傷後6〜8時間を要するとされる．この時間が創の1次縫合閉鎖の目安とされるgolden timeであり，感染を合併することなく縫合可能であるとされ受傷後の時間である．ただし，組織挫滅をともない汚染の強い創と汚染のほとんどない切創などは同一に扱うべきではなく，

表6-16 受傷機転と創傷の特徴による種々の創傷形態

機械的損傷		特徴
1) 鈍的外力による損傷	擦過傷(図6-85)	地面などに皮膚を擦りつけ，皮膚表層が剥離され真皮が露出した状態．「傷」であり，皮膚の連続性は保たれている．創口はない．
	挫創(図6-86, 87)	鈍的な外力による打撲によって発生する皮膚や皮下組織の挫滅をともなう開放性損傷．
	裂創	鈍的外力により皮膚が伸展され，引き裂かれることによる開放性損傷．
	挫傷	受傷機転は挫創と同じである．皮下の軟部組織などに挫滅が発生しているが，皮膚の連続性は保たれている「傷」である．
2) 穿通性外力による損傷	切創(図6-88, 89)	包丁，ナイフなどの鋭利な刃物によって生じた創．挫創などと異なり，創縁の挫滅をともなわない．
	刺創(図6-90, 91)	先端の尖ったナイフやアイスピックなどの金属，ガラス片などによる創で，創口が小さいことが多く，創口に対して創腔が深い．
	杙創(図6-92)	高所からの墜落などにより，鉄筋や木材が刺さって受傷したもの．比較的鈍な棒状のものに強い外力が作用して生じる．
	割創(図6-93)	斧などの重い鈍器に強い力が加わり，殴られた場合などに生じるもの．切創と異なり，創口・創縁には組織挫滅をともないうる．
	銃創	銃器からの弾丸により形成される創．射入口，射創管，射出口よりなる．
	咬傷	イヌなどの動物やヒトによって咬まれた創．開放創であるが，例外的に「傷」が用いられる．

表6-17 手術創の分類

クラスⅠ/清潔(clean)	・炎症がなく，気道・消化管・生殖器・尿路に至っていない，汚染のない手術創 ・一次閉鎖され，必要があれば閉鎖ドレナージを行う
クラスⅡ/準清潔(clean-contaminated)	・気道・消化管・生殖器・尿路に達するが，異常な汚染のない手術創 ・胆道・虫垂・腟および口腔咽頭はこれに当てはまる
クラスⅢ/汚染(contaminated)	・外傷などによる新鮮な開放創で，無菌操作が破綻した手術創 ・消化管からの漏れ，膿瘍のない急性炎症の手術創もこれに含まれる
クラスⅣ/感染(dirty-infected)	・壊死組織の残る外傷や，消化管などの穿孔に対する手術創 ・臨床的に感染の存在する手術(膿瘍ドレナージなど)もこれに当てはまる

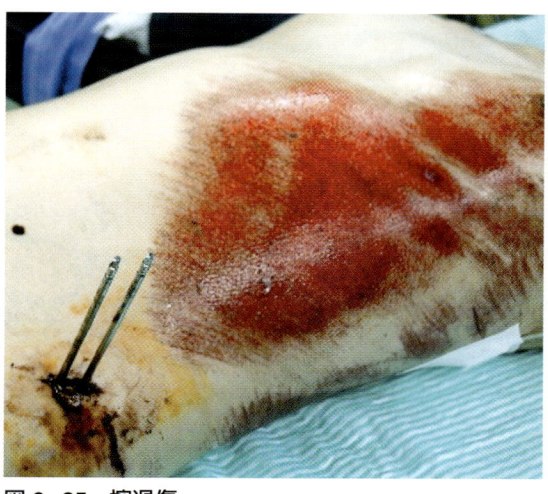

図 6-85 擦過傷

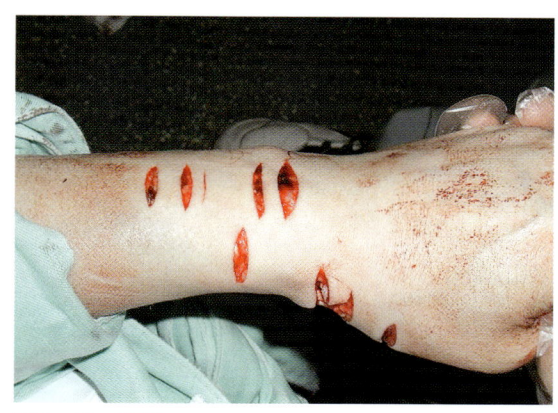

図 6-88 切創

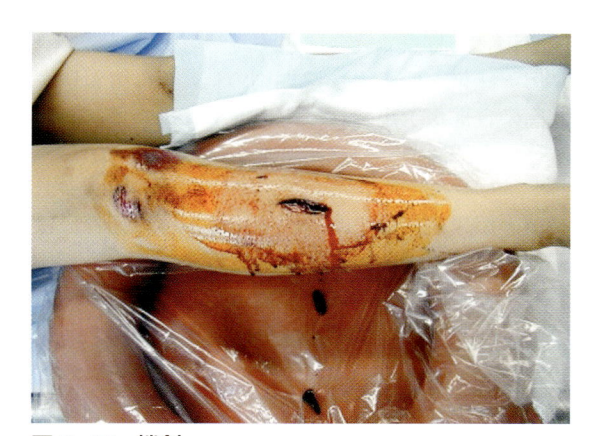

図 6-86 挫創

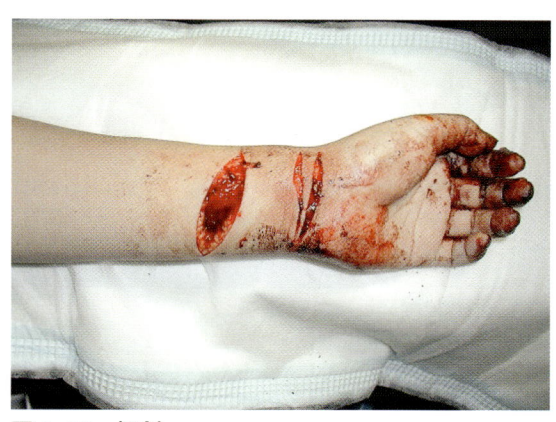

図 6-89 切創

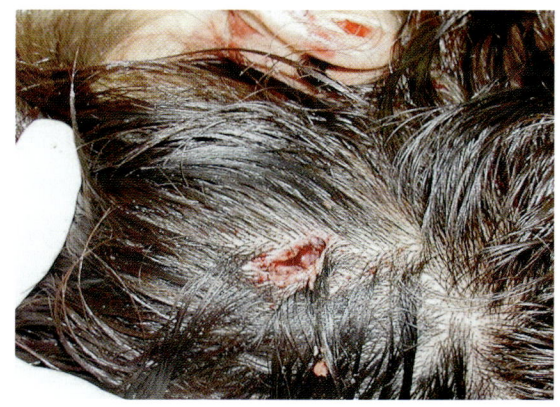

図 6-87 挫創

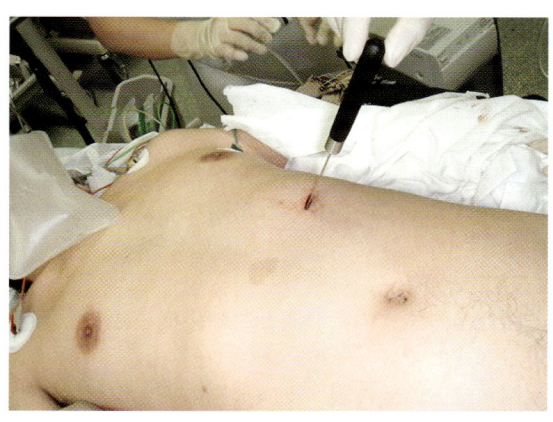

図 6-90 刺創

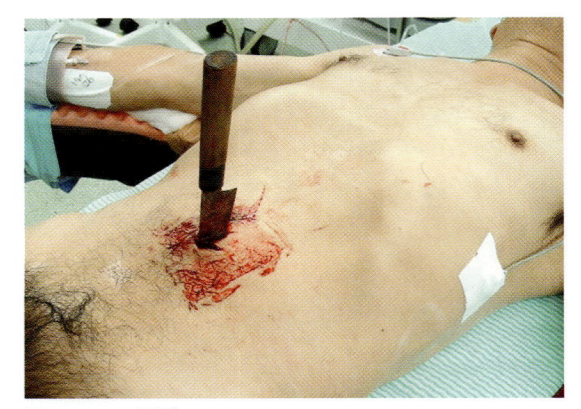

図6-91　刺創

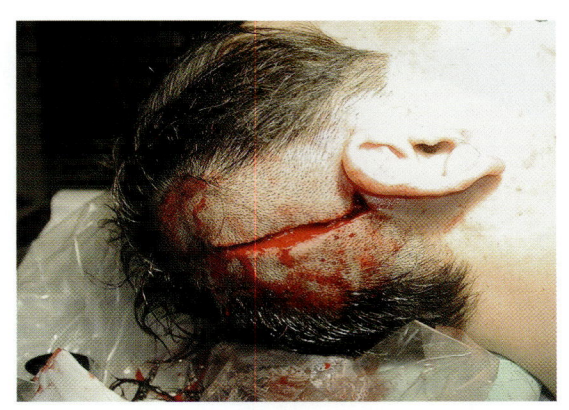

図6-93　割創

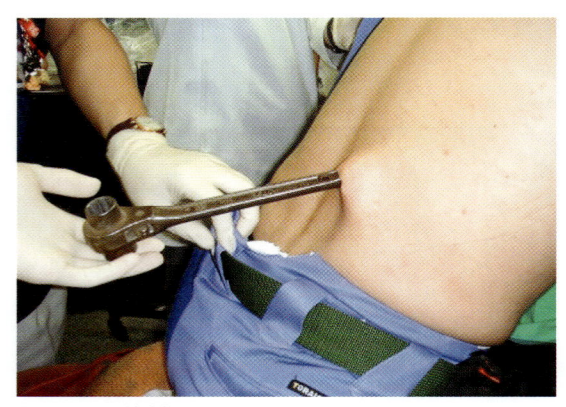

図6-92　杙創

golden time としての 6〜8 時間は一定の目安と考えるべきである．

A 創傷治癒形式（図6-94）

1 ● 一次治癒
1次縫合閉鎖による創の治癒形式．
創面同士が正しく接合された場合には，最小の瘢痕にて合併症なく治癒する．
例：手術創，汚染の少ない切創，デブリドマンや洗浄によって清浄化され緊張なく縫合可能な挫創など．

2 ● 二次治癒
開放創のまま肉芽形成と収縮瘢痕を残して治癒する形式．
例：深達性熱傷創，皮膚欠損の大きな創，縫合閉鎖せず開放創として治療した著しい汚染創や感染創．

3 ● 三次治癒
感染をともなう，あるいはそのリスクが高い創傷に対して，一定期間開放創として管理し，創が清浄化した時点で縫合閉鎖する治癒形式．
例：感染が明らかな哆開創，1次縫合閉鎖により感染合併が予想される汚染創や咬傷など．

B 創閉鎖法

創の閉鎖法には，①一次閉鎖法，②遷延性一次閉鎖法，③二次閉鎖法，④開放療法がある．

1 ● 一次閉鎖法
golden time 内の汚染のない創を一期的に縫合するもので，約1週間程度で一次治癒が生じる．golden time を越えた創でも洗浄と外科的壊死組織切除（デブリドマン）により感染のリスクを低減できれば，一次閉鎖が可能である．

2 ● 遷延性一次閉鎖法
golden time を過ぎた創，高度な挫滅創，強い浮腫のために一次閉鎖が困難な創には，遷延性一次閉鎖法が適応となる．遷延性一次閉鎖法では，数日間は開放創として処置を行い，縫合可能と判断された時期に閉鎖する．

3 ● 二次閉鎖法
開放療法による肉芽形成の後に縫合閉鎖するものである．遷延性一次閉鎖法を予定したものの感染のために施行不能であったもの，開放療法を選択した後，局所に感染徴候がなく縫合閉鎖が期待できるものなどが適応となる．

4 ● 開放療法
開放創のまま肉芽形成と収縮瘢痕を残して治癒するものであり，二次治癒となる．

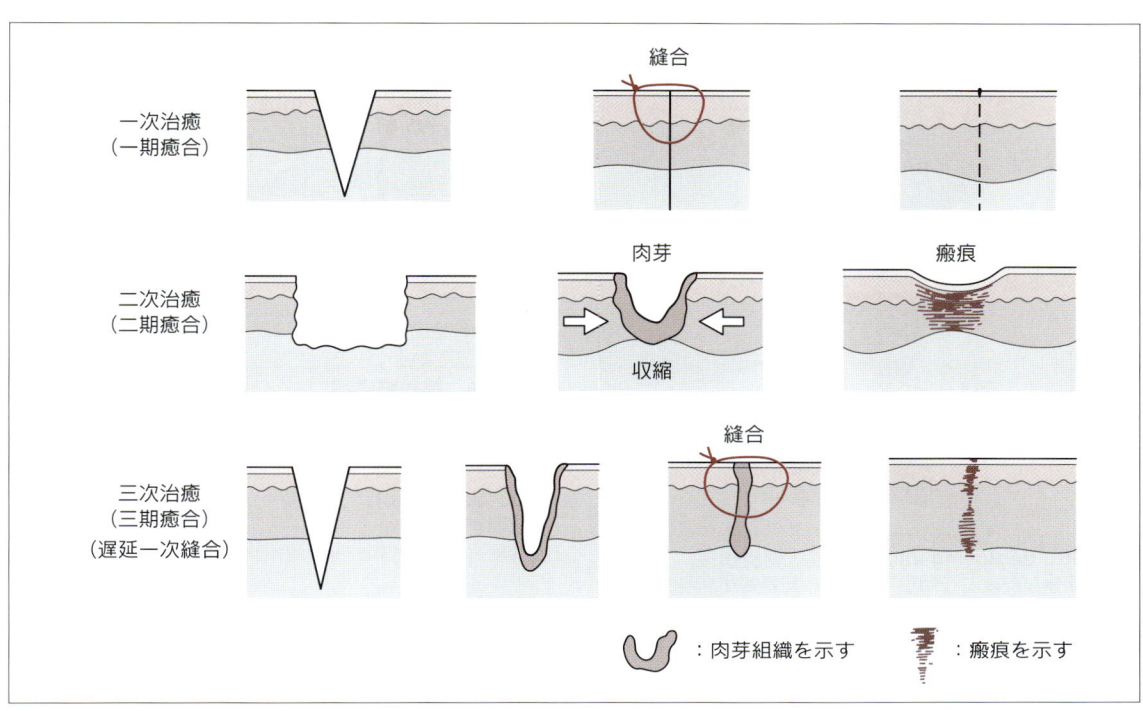

図 6-94　創治癒形式

4 特殊な皮膚・軟部組織損傷

A 広範囲皮膚剝脱創—デグロービング損傷とデコルマン損傷

回転体による挟圧や路面との擦過によって，皮膚に対して接線方向の剪断力が作用して，皮膚・皮下脂肪織と筋膜との間に剝離が生じる形の損傷をいう（図 6-95）．

輪転機に手や前腕などをまきこまれ，手袋を脱いだ形状に皮膚が剝脱することから，デグロービング損傷といわれる．同様の機序で，タイヤなどによって轢過され，体幹部や大腿・下腿などの皮膚が筋膜上で剝離された状態をデコルマン損傷という（図 6-96）．

剝脱した皮膚は皮弁状あるいは裂創の形態を呈した開放創となることが多いが，デコルマン損傷では，皮下に血腫や脂肪融解のみを認める非開放性損傷の場合もある．

1 損傷の特徴

①皮下からの皮膚への血流が途絶していること，②皮膚自体も圧挫されている可能性があること，これらのために，剝脱した皮膚が壊死に陥る可能性がある．しかし，受傷早期に血流を判断することは困難である．

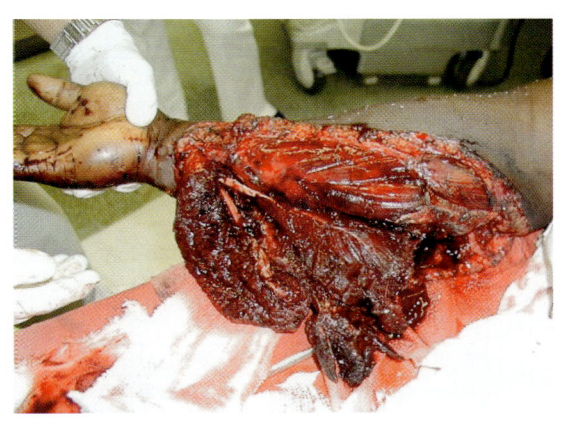

図 6-95　広範囲皮膚剝脱創

2 治療上の注意

挫滅組織のデブリドマンと一次創閉鎖が原則であるが，皮膚壊死が明らかになれば植皮術が必要となる．非開放創でも皮膚壊死に陥ることがあり，経時的観察が必要である．

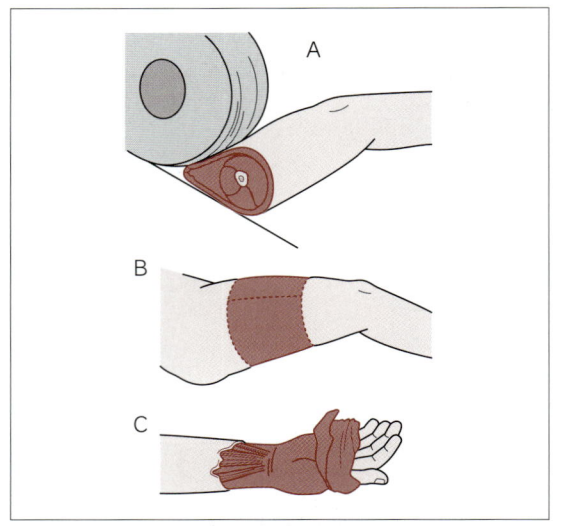

図6-96　degloving injury(手袋状剥皮損傷)
A：回転体が皮膚に作用して，皮膚と筋膜間が剥離される．
B：車の擦過では非開放性のことがある．
C：皮膚が手袋状に剥脱する外観から命名されている．

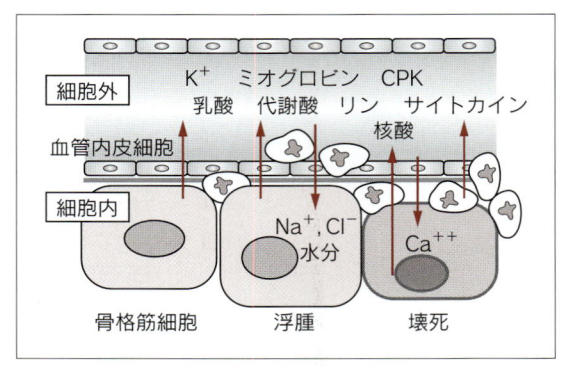

図6-98　横紋筋融解
細胞内へは，Naや水分が入り細胞性浮腫を形成する．このため，細胞外液量が減少し高度な脱水となる．一方，細胞内から外へは，K，乳酸，ミオグロビン，CKなど多様な細胞成分が流出し，急性腎不全などさまざまな全身症状を発現する．
〔横田順一朗：挫滅症候群．日本救急医学会雑誌 8：1-16，1997 より〕

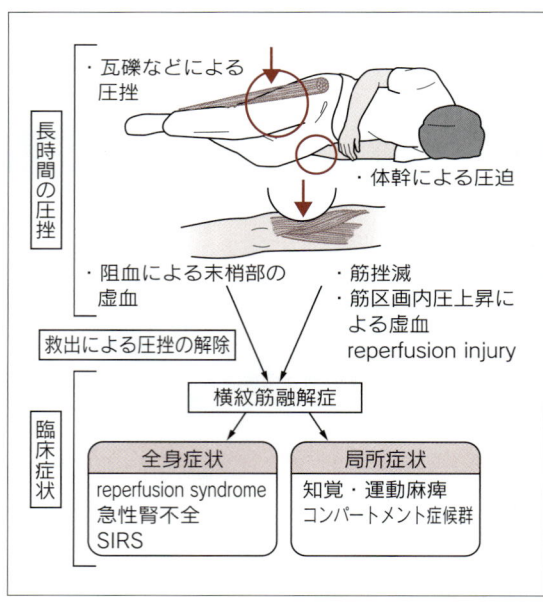

図6-97　クラッシュ症候群の病態生理と臨床症状
〔横田順一朗：挫滅症候群．日本救急医学会雑誌 8：1-16，1997 より〕

B クラッシュ症候群(圧挫症候群)

①骨格筋が長時間の圧迫を受ける，②圧迫解除後に急速に障害された横紋筋への再灌流が生じる．これらにより引き起こされるショックや急性腎不全などのさまざまな全身症状を呈する症候群である．

震災や鉱山事故，ビルの倒壊などにより，重量物で四肢体幹の動きが拘束される状態で生じる．災害時以外でも，昏睡患者や偶発的な長時間臥床やギプス障害としても発生する(図6-97)．

1 ● 病態生理

局所の圧迫とその解除により，以下のような病態となる．

1) 圧迫局所においては，①圧迫による直接的筋挫滅，②筋区画内圧上昇による虚血(圧迫部末梢においても虚血となる)が生じる．

2) 圧迫の解除により，①筋区画内および末梢への血流再開，②血流再開により再灌流障害が生じる．

この結果，局所においてはコンパートメント症候群(筋区画症候群)が生じ，全身では横紋筋融解(細胞壊死)に陥っている骨格筋からの細胞逸脱物質の全身へ循環が生じる(図6-98)．そのため，高ミオグロビン血症，高カリウム血症，代謝性アシドーシス，循環血液量減少性ショック，播種性血管内凝固症候群，急性腎不全(高ミオグロビン血症と脱水による)などを認める．

循環血液量減少，高カリウム血症，代謝性アシドーシスなどにより，著しい循環不全から心停止に至ることもあり，震災における救出直後に不幸

な転帰にいたった症例が多くみられている．

2 ● 治療

長時間の拘束による脱水に加えて，再灌流障害による筋浮腫により循環血液量の著しい不足が生じるため，十分量の細胞外液（乳酸リンゲル液など）の輸液を行う．高ミオグロビン血症にともなう急性腎不全は，脱水の合併がなければ低率である．

腎不全に対しては早期からの血液透析を行う．

再灌流による急激な血清カリウムの上昇があれば，①カルシウム製剤の投与，②アシドーシスの補正，③グルコース-インスリン療法などにて対処しつつ，透析療法を導入する．

● 参考文献

1) 日本外傷学会外傷初期診療ガイドライン改訂第4版編集委員会（編）：改訂第3版外傷初期診療ガイドライン．へるす出版，2012
2) 松野正紀，北島政樹，加藤治文，他（編）：標準外科学．医学書院，2007
3) 横田順一朗：挫滅症候群．日本救急医学会雑誌 8：1-16，1997

J 熱傷

「熱傷」とは，熱エネルギーによる生体組織の損傷と定義される．受傷機転（原因）により，火炎によるもの（flame burn），高温液体によるもの（scald burn），化学物質によるもの（chemical injury），電撃によるもの（electric injury）などに区別される．わが国における疫学データ（東京都熱傷協議会）では，熱傷の原因の約50％は火炎によるもの，続いて約35％は高温液体によるものとなっており，欧米に比較して高温液体によるものの割合が高いのが特徴である．なお，「火傷」は医学用語として火炎による場合も使用しない．

熱傷，特に小範囲の熱傷は，最も頻度の高い損傷の1つであり，病態生理の理解に基づいた熱傷診療は，臨床医に求められる基本的能力である．熱傷受傷後の病態は，熱刺激による体表面（皮膚）の損傷により，創部（局所）には炎症反応が引き起こされ，損傷が深く範囲が広い重度熱傷（広範囲熱傷）の患者は，ヒトが耐え得る極限の侵襲を被っている．すなわち，炎症反応が全身で引き起こされ全身性炎症反応症候群（systemic inflammatory response syndrome；SIRS）の状態になり，臓器障害が発生することにより，生体のすべての組織・臓器・臓器系が急性期より甚大な障害を受け，これが長く持続する．したがって，初療段階から慢性期も視野に入れた全身と局所の管理，さらに精神的・社会的側面も包括する総合的な診療が必要となる．医学知識に基づく論理的な思考と，刻々と変化する事態への柔軟な対応が，急性期の熱傷診療の要でもあり醍醐味でもある．このように重度広範囲熱傷の診療は，重篤な救急患者の急性期診療のすべてを含むものであり，救急医学において必須項目であることを理解されたい．

1 熱が生体に与える影響

A 熱による皮膚の傷害

熱による皮膚の損傷程度は，熱源の温度と接触時間，すなわち，皮膚が受けた熱エネルギーの総量に依存する．熱源温度が70℃では1秒，45℃では6時間で表皮に不可逆的な変化が起こる．短時間の接触では問題ない熱源に長時間接触している場合でも損傷は起こるが，これは低温熱傷と呼ばれている．被った熱エネルギーの総量を考慮すれば，低温熱傷が必ずしも軽い損傷ではないことが理解される．

熱による直接的傷害の結果，細胞の壊死が起こる．熱傷局所では，血管の透過性が亢進しアルブミンを含む血漿成分が漏出する．熱により壊死となった組織（zone of coagulation，凝固帯）の周りには血流が低下した領域（zone of stasis，うっ血帯）が存在し，さらに周囲の組織には反応性に血流が増加した領域（zone of hyperemia，充血帯）が存在する．うっ血帯の血行障害が続くと，この部分も壊死となり傷害が広がる可能性がある．すなわち，当初の凝固帯より組織の壊死範囲が広がることになる．

B 重症熱傷における全身の傷害

重度熱傷では急性期よりSIRSとなることが多い．このSIRSという病態を介し，熱による傷害

表 6-18 熱傷受傷後の病態生理と症状

病期	受傷〜refilling	refilling 期（受傷後 48〜72 時間）	refilling〜創閉鎖
循環器系	・hypovolemia（血管透過性亢進） ・心機能障害（熱傷による SIRS）	・over volume（refilling） ・心機能障害（熱傷による SIRS）	・hypovolemia（sepsis による血管透過性亢進） ・心機能障害（sepsis）
呼吸器系	・肺水腫（末梢型気道熱傷） ・喉頭浮腫（上気道型気道熱傷，頸部Ⅲ度熱傷） ・急性肺傷害〔ARDS〕（熱傷によるSIRS） ・換気障害（胸部広範囲Ⅲ度熱傷）	・気道閉塞，無気肺（気管・気管支型，肺胞型気道熱傷） ・肺うっ血（refilling）	・急性肺傷害〔ARDS〕（sepsis） ・続発性肺炎 ・術後肺合併症
中枢神経系	・意識障害（急性 CO 中毒，組織低酸素）		
その他	・多臓器不全（熱傷による SIRS） ・末梢血流障害（四肢全周性Ⅲ度熱傷） ・腹部コンパートメント症候群〔ACS〕（腹部広範囲Ⅲ度熱傷） ・血液希釈，低蛋白血症 ・ヘモグロビン尿 ・DIC 準備状態 ・熱傷創の拡大		・多臓器不全（sepsis）

（　）内は病態・症状の主たる原因を示す
（上山昌史：熱傷の病態概説．救急・集中治療　19：1065-1068，2007 より引用，一部改変）

表 6-19 熱傷診療の primary survey における ABCDEs アプローチ

A：airway maintenance with cervical spine control（気道確保と頸椎固定）
B：breathing and ventilations（呼吸と換気）
C：circulation with hemorrhage control（循環と止血）
D：disability（意識と神経系障害）
E：exposure/environmental control（脱衣と体温管理）

は全身に影響を及ぼす．重度熱傷では非熱傷部でも血管の透過性が亢進するが，これは全身の炎症性反応の結果と理解され，多くの炎症性メディエータが関与するとされる．通常，受傷後1週間までは，感染巣を伴わない非感染性 SIRS といわれる状態が続く．やがて1週間を過ぎる頃には，熱傷創の感染のみならず，肺や尿路に感染性合併症が高頻度で起こり，この感染にともなう SIRS，すなわち sepsis（敗血症）が病態の主軸をなす．時間経過に従えば，まずは熱傷という侵襲それ自体，次いで非感染性 SIRS，やがて感染にともなう SIRS，すなわち，sepsis（敗血症）が順次熱傷患者の全身を障害する．病期別の熱傷受傷後の病態生理と症状について表6-18 に示す．

2 受傷後 24 時間までの病態と救急診療

　救急外来における標準的な熱傷初期対応法（初期評価と初期治療）の1つに，Advanced Burn Life Support（ABLS）コースに準拠した primary survey（一次評価）と secondary survey（二次評価）によるアプローチがある．その根幹は，生理学的評価を行う primary survey と解剖学的評価を行う secondary survey によって構成され，Advanced Cardiac Life Support（ACLS），Advanced Trauma Life Support（ATLS），あるいはわが国における Japan Advanced Trauma Evaluation and Care（JATEC™）コースと同様に，特に生理学的徴候を優先するアプローチの定型化（ABCDEs アプローチ）が強調されている（表6-19）．熱傷患者の初期診療において重要視すべき点は患者の緊急度と重症度の把握であって，熱傷創の局所所見のみではない．
　熱傷にともなう急性期死亡の主な原因は，一酸化炭素中毒，有毒ガス中毒，循環血液量減少性ショックの遷延，合併した外傷に起因するものが

大部分を占めるため，熱傷創の見かけの程度にとらわれることなく，全身状態や受傷機転を的確に評価することが重要である．これは外傷一般の診療と何ら変わらない．また，緊急度と重症度から患者を把握することも，救急診療一般の原則から外れない．緊急度の評価とは，まずは生命への差し迫った脅威の有無の判断とその対応が中心となり，バイタルサインの確認が最優先で行われるべきである．例えば，気道確保が必要なら，熱傷の重症度判定に先んじてこれらの救急処置が行われるべきである．一方，重症度の評価は熱傷の深度と範囲の情報が基本となる．

A 熱傷患者診療前の準備

救急診療では，病院前の救護状況の情報も参考にその初療を準備し展開すべきである．特に熱傷診療では，受傷時の情報の整理が重要である．診療前の情報から，搬入後の事態を想定して救急診療に臨むことになるが，同時にこれにとらわれることも避けねばならない．例えば，熱傷にともなう意識障害では，避難中の転倒などによる頭部外傷，さらに全く別の病態（脳血管障害，薬物中毒など）の共存の可能性も排除すべきでない．

熱傷受傷直後の応急手当の指示は，熱源との接触を遮断し，局所を冷却することに尽きる．この冷却は，流水（水道水）で十分である．小範囲の熱傷例では，現場で30分程度流水などで冷却を実施し，その後に来院する指示も許容される．一方で，熱傷が深くかつ広範囲の場合，水による冷却は体温低下を起こす危険がある．体表面積15％を超えるⅢ度熱傷では，長時間の流水による冷却は行わない．体重に比して体表面積が大きい小児では，局所冷却による体温低下は特に注意を要する．受傷直後の冷却では，水疱を破らないようにすることも重要である．局所に氷や氷嚢を当てることは，凍傷の可能性があり行ってはならない．

また，熱傷患者診療に際しては，標準予防策（standard precaution）に準じることが推奨される．熱傷の進行を止める（stop the burning process）という観点から，創面に接触している着衣の除去，汚染されたすべての着衣除去なども必要であるが，医療従事者の二次汚染は絶対防止する必要があり（Don't become a victim!），準備する器材などについては，primary survey の中で必要になる気管挿管，気管支鏡検査，加温輸液などの準備に併せて，減張切開を行うための電気メスなどの準備も必要である．また，受傷機転により外傷合併が疑われる場合には，外傷患者の診療に準じた受け入れ準備，特にポータブルX線写真撮影，超音波検査（FAST）なども必要になる．

B primary survey（一次評価）

1 ● ABCDEs アプローチと緊急処置（蘇生処置）

ABLSコースでは，primary surveyにおいて生理学的徴候を優先するABCDEsアプローチを採用している（表6-19）．この段階で最も重要なのは，まず生命に関わる病態を評価し安定化させることである．すなわち，A（airway；気道），B（breathing；呼吸），C（circulation；循環），D（disability；意識・神経系），E（exposure/environment；全身・体温）の順序で患者の評価を行いながら，同時に必要な処置（ABLSコースでは蘇生処置と呼ぶ）を開始する．

2 ● 緊急度評価と緊急（蘇生）処置

ABCDEsアプローチの中で，熱傷患者の特殊性には，十分に留意すべきである．

A（airway；気道）

的確かつ迅速な気道確保が必要である．気道熱傷の病態進行にともなう上気道閉塞の評価がポイントになるので，気道熱傷が疑われる場合には，緊急気管支鏡検査により気管挿管の適応について判断すべきである．この時点での，胸部X線写真や血液ガスの結果は参考にならない．また，気道熱傷がある場合の気管挿管は熟練した医師が行うべきであり，外傷合併などにより頸椎固定が必要な場合には，気道確保の際の手技について十分な注意が必要である．

B（breathing；呼吸）

原則的に高流量の酸素投与は全例で行う．体幹部に皮膚深層に及ぶ熱傷創がある場合，胸郭の動きが抑制され呼吸状態が悪くなる可能性があるため，特に胸部全周性の場合には減張切開が必要になる．

C（circulation；循環）

静脈路確保は，迅速に可能な限り熱傷創でない部分で行う必要があり，2本以上の静脈路を確保すべきである．一般的に，成人で体表面積の20％以上，小児で10％以上，また気道熱傷を合

表6-20 AMPLE historyによる病歴の確認および受傷機転の確認

A：allergies（アレルギー）
M：medications（内服薬）
P：past medical history, illness, pregnancy（既往歴，妊娠など）
L：last meal or drink（最後の飲食の内容）
E：event/environment related to injuries（受傷に関連した事項・環境）
受傷機転：火炎によるもの（flame），高温液体によるもの（scald），化学物質によるもの（chemical），電撃によるもの（electric）

併する場合には，受傷後速やかに静脈ルートを確保する．静脈路確保後は，初期輸液を速やかに開始するが，輸液速度の指標として時間尿量は重要なため，尿道カテーテルを挿入したうえで経時的な尿量モニタリングが必須である（初期輸液の詳細については，全身管理の項を参照）．

さらに，急性期に排泄される尿は色調を確認し，尿が透明で鮮紅色の場合はヘモグロビン尿を疑う．ヘモグロビン尿の排泄は，熱傷にともない赤血球が破壊され血管内溶血が発生したことを意味し，日本ではハプトグロビン投与が行われることが多い．また，四肢全周性の損傷や電撃傷の場合には，皮下組織の浮腫が高度な状態になり四肢末端への循環が障害されるため（extremity compartment syndrome），減張切開が必要になる．その際にはドプラ検査により四肢の循環障害の有無を確認する必要がある．

D（disability；意識・神経系）

熱傷患者の意識状態は通常清明である場合が多いので，意識障害がある場合には外傷合併，一酸化炭素（carbon monoxide；CO）中毒，薬物使用，低酸素状態，基礎疾患の有無を考慮する必要がある．特に一酸化炭素中毒が疑われる場合には，高流量の酸素投与が必須である．

E（exposure/environment；全身・体温）

primary surveyの時点での熱傷創に対する処置は，乾いた滅菌ガーゼあるいはシーツを使用して，創面を被覆するが原則である．冷たく湿ったガーゼなどによる被覆は疼痛軽減の効果は認められるが，体温低下の危険性があるため，小範囲でかつ短時間に留めるべきである．氷を創面に直接接触させること，創面への軟膏使用，デブリドマンも推奨されない．また，生命に関わる病態を評価し安定化させ，さらに初期輸液を開始した後に創処置は行うべきである．また，患者の体温保持に十分注意して，体温低下を防ぐ必要がある．

C secondary survey（二次評価）

primary surveyによる緊急処置（蘇生処置）を終えたら，次のステップとして主に解剖学的評価を行うsecondary surveyを開始する．

1 確認事項

身長・体重（熱傷受傷前の値）の確認，AMPLE historyによる病歴の確認，受傷機転の確認（表6-20）を必ず行っておく．これらは，治療方針の決定に直接結びつくため非常に重要である．また，バイタルサインのチェックは経時的に行い，常にprimary surveyでの評価は繰り返し行うべきであり，必要に応じて緊急処置を追加する．

2 重症度評価

secondary surveyでは上記の事項を確認するとともに，解剖学的な評価を行うためにhead-to-toe examinationによる全身の検索を行い，熱傷の重症度評価を行う．熱傷の重症度は，熱傷深度と熱傷面積に加えて，年齢，合併損傷や基礎疾患の有無，受傷部位，各種検査結果などを総合的に判断して決定される．合併損傷としての気道熱傷の存在，特殊受傷部位として顔面，手，会陰部の存在にも注意が必要である．

a 熱傷深度の評価

熱傷深度の分類は受傷原因によるものではなく，皮膚組織の傷害の深さによるものである（図6-99）．表6-21に示すように，視診を中心に臨床症状から判断し，Ⅰ度，Ⅱ度，Ⅲ度に分類される．Ⅰ度は主に皮膚表層の傷害で，創面は赤色調で疼痛があり，「表皮熱傷」とも呼ばれる．表皮には血管構造がないため，Ⅰ度熱傷では血管系からの著しい体液の漏出は起こらず水疱形成を認めない．皮膚本来の保護機能は維持され，感染の原因にもならない．痛みは，48〜72時間で消失する．7日程度で損傷した表皮は剥がれ落ち，瘢痕を残さず治癒する．Ⅱ度は表層より深い真皮層まで傷害され，血管壁が傷害されて血管から体液が喪失して水疱が形成される．「真皮熱傷」とも呼ばれ，真皮の浅い層の傷害である浅達性Ⅱ度熱傷（superficial dermal burn；SDB，Ⅱs）と，それより

深い深達性Ⅱ度熱傷（deep dermal burn；DDB，Ⅱd）に区別される．浅達性Ⅱ度熱傷では，凝固帯は表皮から真皮の上層までである．真皮に存在する血管から組織間隙に漏出した血漿は，損傷した薄い表皮を被膜として水疱を形成する．浅達性Ⅱ度熱傷では，表皮の再生を主に担うのは，皮膚付属器の表皮成分である．痛みをともない，水疱底の真皮は赤色を呈する．通常1～2週間で表皮の再生が完了し治癒する．一般に瘢痕性肥厚は残さない．深達性Ⅱ度熱傷では，凝固帯は真皮の深層に達する．真皮の血管透過性亢進により血漿の漏出が起こる．水疱底は，白色で貧血状である．

深達性Ⅱ度熱傷における表皮の再生は，創周辺からの進展ならびに皮膚付属器の表皮成分の増殖によるが，創底からの上皮化も少ないながら認められる．表皮の再生には少なくとも3～4週を要し，瘢痕性肥厚や瘢痕ケロイドを残す可能性がある．当初Ⅱ度熱傷であっても，損傷部の下に位置するうっ血帯で壊死が進展しⅢ度熱傷へと深度が増すことがある．Ⅲ度熱傷（deep burn；DB）ではさらに深くまで傷害され，壊死（凝固帯）は皮下組織にまで達し，痛みもなく水疱も形成されないほどに傷害される．「全層熱傷」とも呼ばれ，皮膚は羊皮紙様と称される褐色レザー様の質感を呈する．完全に皮膚が炭化したものもⅢ度熱傷に含まれる．組織学的には皮下組織には毛包や汗腺（主に分泌部）が存在はするが，創周辺からの上皮化は期待できない．創周辺からの表皮の進展を待たねばならず，小範囲でも表皮化には数か月を要する．瘢痕性肥厚や瘢痕性拘縮の原因となる．

重要な点は，重症度に影響があるⅡ度とⅢ度を判定することであり，壊死部分（凝固帯）が広がる可能性もあり，経日的に評価を行う必要がある．また，熱傷による深度を決定する要因として，温度，接触時間，皮膚の厚さ，組織への血流などが重要であり，乳幼児や高齢者では皮膚の厚さがより薄いために病態が重症化しやすい．

b 熱傷面積の評価

熱傷面積の評価は，体表面積（body surface area；BSA）の何パーセント（% BSA）を受傷したかで行う．Ⅰ度熱傷は特に治療の必要がないため熱傷面積の算定から除外し，Ⅱ度熱傷とⅢ度熱傷についてそれぞれに面積を算定することになる．また，成人と小児では頭部，体幹部，四肢の割合がそれぞれ異なるため，算定に際してはこの点を

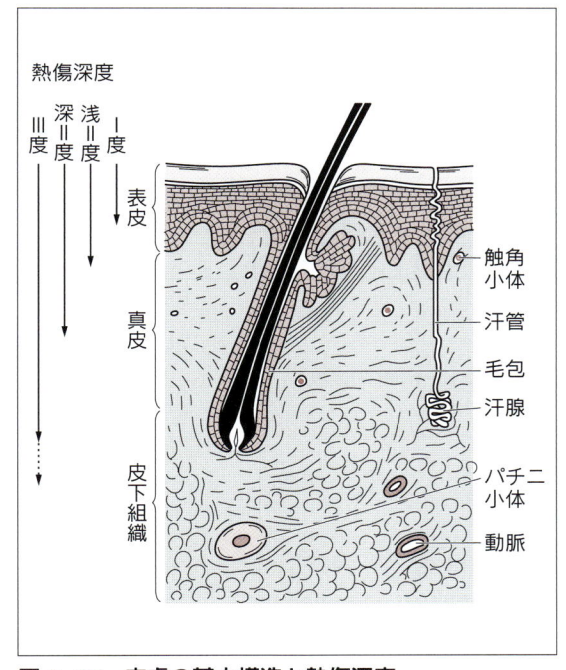

図6-99 皮膚の基本構造と熱傷深度

表6-21 熱傷深度の分類

熱傷深度	傷害組織	外見	症状	治療期間
Ⅰ度	表皮のみ	発赤，紅斑	疼痛，熱感	数日
浅達性Ⅱ度（Ⅱs）	真皮浅層まで	水疱	特に激しい疼痛，灼熱感，知覚鈍麻	2週間以内
深達性Ⅱ度（Ⅱd）	真皮深層まで	水疱（破れやすい）	激しい疼痛，灼熱感，知覚鈍麻	4週間以内，肥厚性瘢痕形成多い
Ⅲ度	真皮全層，皮下組織	蒼白（時に黒色調），羊皮紙様，脱毛，乾燥	無痛性	自然治癒なし，瘢痕形成

（日本熱傷学会による熱傷深度分類を一部改変）

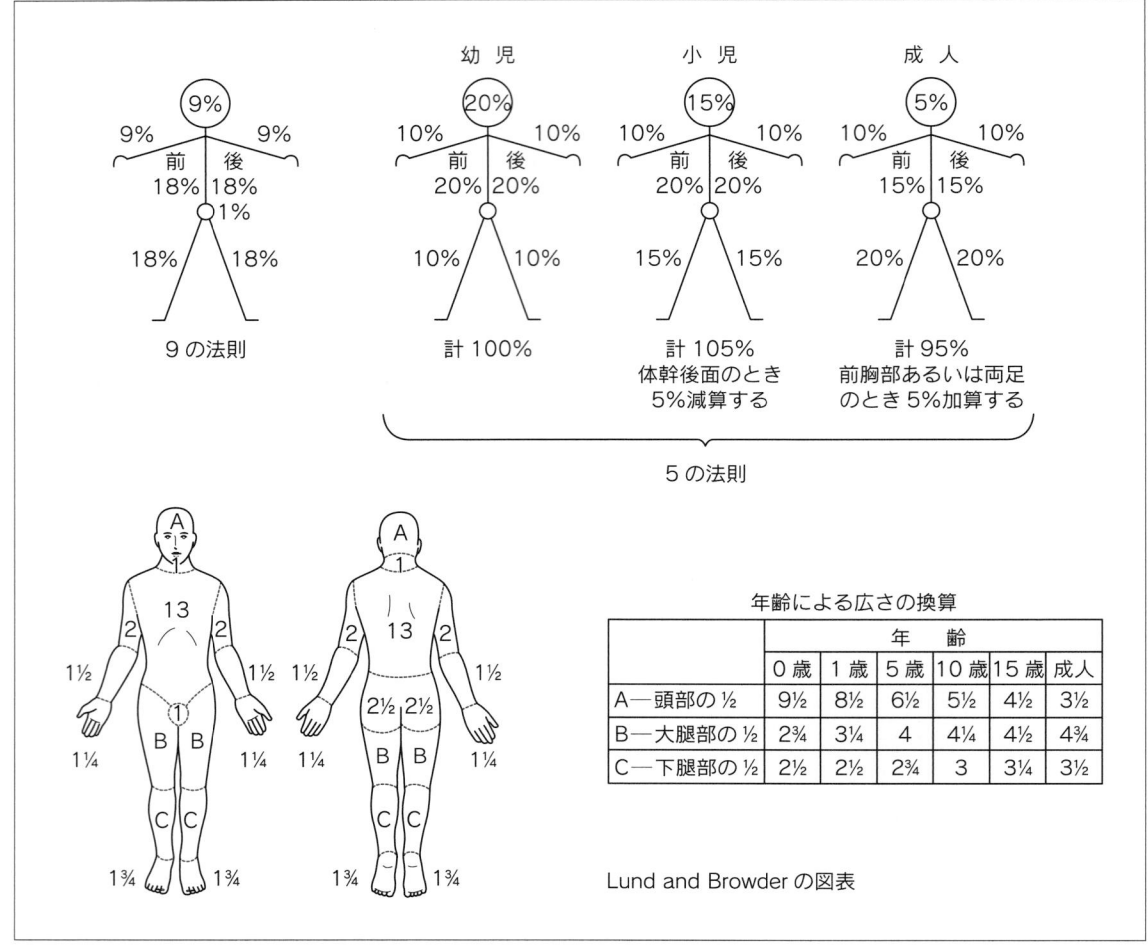

図6-100 熱傷面積の算定方法

考慮する必要がある．算定方法（図6-100）には，救急現場での熱傷面積の概算や初療時の迅速算定に使用される簡便な算定法（手掌法，9の法則，5の法則）と，入院後の詳細な算定法（Lund & Browder の図表）がある．広範囲熱傷とは，通常30％BSA以上の熱傷をいう．

①手掌法
　患者の手掌（手指まで含める）の面積は体表面積の約1％に相当する．熱傷部位が手掌の何倍に当たるかを判定して，熱傷面積を算定する簡便法である．

②9の法則
　成人の場合に用いる．身体の各部位を11に細分化して，それぞれの面積が体表面積の9％あるいはその2倍の18％に当たるとして，簡約化した法則である．

③5の法則（Blocker の法則）
　幼児・小児は，成人と比べて頭部の面積の比率が大きく下肢の面積の比率が小さいので，年齢により幼児・小児・成人に分類して身体の各部位を5の倍数で評価する．主に幼児・小児の場合に用いられる．小児のものは合計105％となるが，面積の概算には支障ない．

④Lund and Browder の図表
　面積を正確に算定する場合には，この図表を用いる．幼児・小児と成人では，身体の各部位が体表面積に占める割合が異なるため，幼児・小児から成人まで年齢階層別に体の各部位が体表面積の何％に当たるかを示したもので，頭部・顔面と下肢をさらに細分化してある．

c 熱傷重症度の評価

熱傷の重症度評価は，熱傷深度，熱傷面積に基づき行われる．評価にはさまざまな基準が提案されているが，熱傷深度，熱傷面積以外に年齢，受傷部位，基礎疾患などを考慮して，総合的に評価するのが望ましい．

①熱傷指数（burn index；BI）

熱傷指数は熱傷深度と熱傷面積を組み合わせた重症度の指標である．以下の式により算出され，大きい値ほど重症度も高くなり，死亡率とよく相関する．また，BIは植皮術が必要なおおよその熱傷面積と解釈される．

$$熱傷指数 = 1/2 \times Ⅱ度熱傷面積（\%）+ Ⅲ度熱傷面積（\%）$$

②予後熱傷指数（prognostic burn index；PBI）

生命予後という点から考えると，年齢は重要な因子といえる．熱傷指数が同じ値でも年齢により予後が異なるため，上述した熱傷指数に年齢を加えた和を予後熱傷指数と呼んでいる．この値が120を超える場合は救命が困難であるとされ，80以下の場合は重篤な合併症がなければ救命可能であるとされている．

$$予後熱傷指数 = 年齢 + 熱傷指数$$

③ Artzの基準

Artzの基準では，診療を行うべき施設選定を基準にして，熱傷の重症度評価を行う．熱傷深度と範囲を基本に，熱傷の専門的治療が行える施設で治療されるべき重度熱傷，一般病院で入院治療を行うべき中等度熱傷，外来診療で対応可能な軽度熱傷に区分される．顔面・手・足の熱傷は，露出部であり機能的のみならず整容的に問題があると患者の社会復帰が遅れる可能性もある．また，これらの部位は再建に専門的技術も必要であり，重度熱傷として対処することになる．気道熱傷を伴う場合は，熱傷範囲が同じでもともなわない症例に比べ死亡率は最大で20％高くなり，やはり重度熱傷と区分される．**表6-22**にわが国に医療事情に即して一部改変したArtzの基準を示す．

表6-22 重症度の判定基準（Artzの基準一部改変）

重度：救命救急センターなど，熱傷専門治療が行える施設に入院加療を必要とする
Ⅱ度熱傷で30% BSA以上の患者
Ⅲ度熱傷で10% BSA以上の患者
顔面，手，足，会陰部，主要関節に熱傷のある患者
気道熱傷が疑われる患者
電撃傷（雷撃傷を含む）の患者
化学損傷の患者
生命に関わる合併損傷のある患者
中等度：一般病院で入院加療を必要とする
Ⅱ度熱傷で15〜30% BSAの患者
Ⅲ度熱傷で10% BSA以下の患者
軽度：外来で通院治療可能である
Ⅱ度熱傷で15% BSA以下の患者
Ⅲ度熱傷で2% BSA以下の患者

d 気道熱傷の評価

①定義・分類

気道熱傷は，英語ではinhalation（吸入）injuryとするのが最も適切である．この理由は，気道熱傷の病態が熱や煙の吸入により生じた種々の原因による呼吸器系の傷害をすべて含むためである．その原因により，熱による直接の傷害と煤煙および煙に含まれる有毒化学物質による傷害に大別される．塩素ガス吸入の場合は，肺臓炎（pneumonitis）の病像も呈する．熱による直接の傷害は喉の奥（咽頭・喉頭）までに留まり，有毒化学物質によるものはそれより先の肺実質（気管・気管支・肺胞）の傷害が主になるとされている．形態学的には咽頭・喉頭浮腫が主体の上気道型，気管・気管支が傷害される気管・気管支型，肺胞傷害が主体の末梢型に分類されるが，後二者の区別は困難なことも多い（**図6-101**）．臨床の現場では，上気道型と気管・気管支・末梢型に区別して診療するのが実際的である．米国では，煤煙および煙に含まれる代表的な有毒化学物質である一酸化炭素による傷害であるCO中毒を含めて，**表6-23**のように分類されている．

③診断

すべての熱傷患者において気道や呼吸の観察を行い，気道熱傷の疑いの有無を評価する必要がある．特に室内や車内などの閉鎖空間で火災による熱気や煙を吸入した場合，意識障害がある場合，有毒な化学物質に起因する場合，皮膚熱傷の有無にかかわらず気道熱傷を疑わなければならない

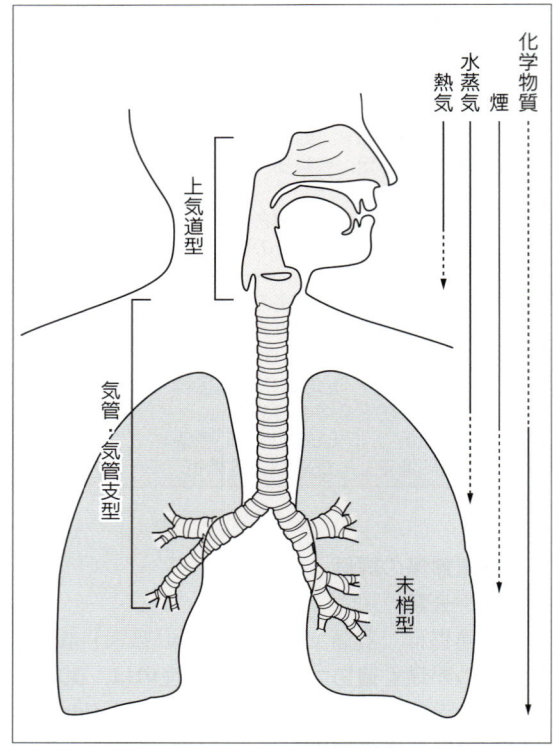

図6-101 気道熱傷の分類と原因別の傷害部位の違い
（相川直樹：気道熱傷．治療 64：107-111, 1982 より引用）

表6-23 気道熱傷の分類（米国）
- Carbon monoxide（CO）poisoning（一酸化炭素中毒）
- Injury above the glottis（声門より口側の熱傷）
- Injury below the glottis（声門より末梢の熱傷）

表6-24 CO-Hb 値と出現する症状・徴候

CO-Hb 値（％）	症状・徴候
0〜5	通常無症状
6〜10	視力障害
11〜20	頭痛，ふらつき
21〜30	嘔気
31〜40	めまい，嘔吐，失神
41〜50	頻呼吸，頻脈
51〜	昏睡，心停止

（疑うことが重要である）．診断の基本は臨床所見の診察であり，呼吸器合併症予測に有用である．口や鼻周囲に熱傷がある，鼻毛が焦げている，口腔・咽頭・鼻腔内に煤などがある場合，気道熱傷が存在すると考えたほうがよく，煤の混じった痰，嗄声，ラ音聴取などがある場合，気道熱傷の存在は確定的である．確定診断は，気管支鏡による気道の直接的な観察とされている．受傷後早期の胸部単純X線写真の所見や動脈血液ガスの酸素分圧値などは，全く当てにならないと考えるべきである．

④病態の推移

急性期の気管支鏡所見は，気管・気管支粘膜の煤付着，粘膜の発赤・腫脹・易出血性が特徴的であり，その程度で重症度を評価する．1週間を過ぎるころには，気道熱傷が軽度の例では治癒傾向となるが，重篤例では感染性合併症（肺炎）が病態の首座を占めることになる．炎症の進展にともない，浮腫，粘膜細胞の脱落，気管・気管支の分泌物の増加，偽膜（炎症性滲出物と粘膜の壊死組織からなる膜状物）形成が進行する．同時に肺酸素化能が低下するが，その原因は換気・血流比の不均衡にある．これに対してはPEEPが有効なこともあるが，偽膜が気管・気管支を閉塞している場合には，PEEPの効果が得られない．この場合は，気管支鏡を用いて偽膜を除去することが最も基本的な治療となる．

④一酸化炭素（CO）中毒

米国ではCO中毒を気道熱傷の1つに分類しているように，気道熱傷を疑う場合には常に煤煙および煙に含まれる代表的な有毒化学物質であるCO中毒の合併にも注意する必要がある．その病態は，ヘモグロビンとCOの結合親和性がヘモグロビンと酸素の結合親和性の200倍以上強いことにより生じる．CO中毒による症状・徴候はCO-Hb値により多彩であるが（表6-24），喫煙者の場合は平時でもCO-Hb値が10％程度のこともある．CO中毒を疑う場合には動脈血液ガスでCO-Hb値を測定し，マスクによる加湿した100％酸素をCO-Hb値が10％を下回るまで投与することが必須である．100％酸素投与下におけるCOの半減期は，約1時間といわれている．また，重度の急性CO中毒に対しては，特殊治療として高圧酸素（hyperbaric oxygen；HBO）療法を行う施設もある．

e 重症度評価の記録

輸液・栄養管理などのための熱傷面積の算出に

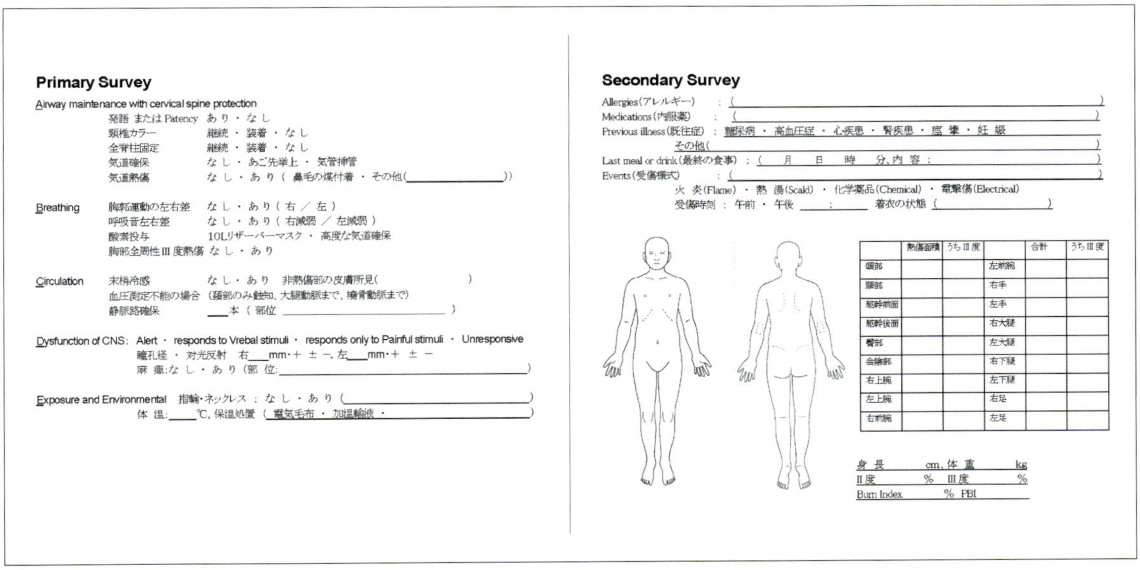

Primary Survey

Airway maintenance with cervical spine protection
発語 または Patency　あり・なし
頸椎カラー　継続・装着・なし
全脊柱固定　継続・装着・なし
気道確保　なし・あご先挙上・気管挿管
気道熱傷　なし・あり（鼻毛の煤付着・その他(＿＿＿＿＿＿))

Breathing
胸郭運動の左右差　なし・あり（右／左）
呼吸音左右差　なし・あり（右減弱／左減弱）
酸素投与　10Lリザーバーマスク・高度な気道確保
胸部全周性Ⅲ度熱傷　なし・あり

Circulation
末梢冷感　なし・あり　非熱傷部の皮膚所見(　　　　)
血圧測定不能の場合　(頸部のみ触知、大腿動脈まで、橈骨動脈まで)
静脈路確保　＿本（部位＿＿＿＿＿＿）

Dysfunction of CNS: Alert・responds to Vrebal stimuli・responds only to Painful stimuli・Unresponsive
瞳孔径・対光反射　右＿mm・＋ ± －, 左＿mm・＋ ± －
麻痺:なし・あり（部位:＿＿＿＿＿＿）

Exposure and Environmental　指輪・ネックレス：なし・あり（＿＿＿＿＿＿）
体温:＿℃, 保温処置（電気毛布・加温輸液・＿＿＿）

Secondary Survey

Allergies(アレルギー)　：（＿＿＿＿＿＿）
Medications(内服薬)　：（＿＿＿＿＿＿）
Previous illness(既往症)　：糖尿病・高血圧症・心疾患・腎疾患・痙攣・妊娠
その他(＿＿＿＿＿＿)
Last meal or drink(最終の食事)：（　月　日　時　分,内容：＿＿＿）
Events(受傷様式)　：（＿＿＿＿＿＿）
火炎(Flame)・熱湯(Scald)・化学薬品(Chemical)・電撃傷(Electrical)
受傷時刻：午前・午後＿：＿　着衣の状態（＿＿＿＿）

	熱傷面積	うちⅢ度		合計	うちⅢ度
頭部			左前腕		
頸部			右手		
躯幹前面			左手		
躯幹後面			右大腿		
臀部			左大腿		
会陰部			右下腿		
右上腕			左下腿		
左上腕			右足		
右前腕			左足		

身長＿cm, 体重＿kg
Ⅱ度＿%　Ⅲ度＿%
Burn Index＿%　PBI＿

図 6-102　熱傷シートの一例

は，熱傷シート(Lund and Browder の法則に準拠)を利用し，これに熱傷部位を書き込み算出すべきである．この場合，熱傷シートは経過を追って記載し診療録に綴じることで，深度と範囲の経時的な把握が可能となる．primary survey の部分も含む熱傷シートの例を図 6-102 に示す．

3 局所管理

A 熱傷創管理

受傷直後の冷却の際，併せて熱傷や創周囲の汚染を洗浄し異物を除去する．急性期の局所管理は，基本的には熱傷深度に応じて処置内容が変わる．留意すべきことは，体液の漏出をできるだけ抑え，感染を防止し，疼痛を軽減し，上皮化の促進を図ることである．Ⅱ度熱傷で創傷感染を起こすと，創がより深くなりⅢ度熱傷に進展する．

Ⅲ度熱傷では，皮膚全層が傷害される．創底からの上皮化は認められないので，小範囲例を除き，Ⅲ度熱傷では熱傷創の上皮化には自家移植が必要となる．1 週間程度で壊死組織に細菌感染が起こる．熱傷が広範囲な場合，この創感染は必発と理解すべきで，壊死組織の表面には感染徴候が全くなくとも，これを切除するとその下に膿が面として広がることがある．このような状態では，創感染が敗血症(burn wound sepsis)の原因となり，病状悪化の大きな要因となる．

B 手術療法

熱傷の手術療法は，主にⅢ度熱傷が対象である．

1 ● 減張切開

四肢・頸部・胸部の全周に波及したものを全周性熱傷という．Ⅲ度熱傷では表層を覆う壊死組織は弾力性を欠くので，全周性熱傷では浮腫の進行により組織が周囲から締め付けられることになる．その結果，四肢末梢では血行障害，頸部・胸郭では換気障害の原因となる．圧迫解除を目的に壊死組織の切開が行われるが，これを減張切開(escharotomy)という．切開の長さ・深さは減張効果が確認されるまで十分に行う．減張のために筋膜切開(fasciotomy)を要することもある．広範囲Ⅲ度熱傷では，全身浮腫の部分症として腹腔内でも浮腫が起こる．その結果，腹腔内圧が上昇し，腹部全周性熱傷がなくとも腹部コンパートメント症候群(abdominal compartment syndrome；ACS)を呈することがある．この場合，腹腔内圧を下げることを目的に腹壁が切開される．壊死組織や筋膜切開のみならず開腹を要することさえあるが，開腹にまで至ると感染対策は難渋を極める．

2 ● 局所療法としての手術

一般に手術は切除と再建からなるが，熱傷の手

術も例外ではない．ただし，熱傷では切除するのは創の壊死組織であり，その意味で切除術(excision)はデブリドマン(debridement)と同義とされる．再建に相当するのが植皮術である．

a 外科的壊死組織切除術(デブリドマン)

Ⅲ度熱傷，時に深達性Ⅱ度熱傷に対しては，早期の創閉鎖のために外科的壊死組織切除術と植皮術が適応となる．一般に受傷後48時間以内に行うのを超早期手術といい，5〜7日以内を早期切除術，それ以降を晩期切除術という．現在では，創感染が成立する前に行う早期切除術が主流となりつつある．

b 植皮術

外科的壊死組織切除術を行い，引き続き(同種皮膚移植を含め)植皮術を同一手術で行うのが一般的である．創感染や出血の危険，植皮片が足りない場合も，状況に合わせ各種代用皮により，創傷は被覆する．

4 全身療法としての手術

壊死組織の速やかな除去は，外科的治療の大原則である．これは壊死組織が，全身の炎症反応を引き起こす元凶であり，また感染源となるためである．熱傷でも，特に重症例で壊死組織の速やかな除去が，予後を改善することが予想されていた．事実，これまで救命が困難とされていたPBI 100以上の症例でも，超早期手術により救命される症例が増えてきた．さらに受傷直後，可及的速やかに壊死組織除去を行うことで，全身の炎症反応が抑えられることが明らかとなってきた．理屈のうえでは，熱傷後すぐに壊死組織を除去すれば，その患者は熱傷患者ではない(熱傷にともなう壊死組織が存在しない)ことになる．理屈だけでなく，実際に壊死組織を受傷後ただちに除去すれば，血管透過性亢進が抑えられる．ただし，壊死組織を除去した後の開放創の被覆をどうするかが新たな問題となる．人工皮膚の開発やスキンバンクから同種皮膚の提供により，この問題も解決の糸口がつかめてきた．現在は広範囲Ⅲ度熱傷に対し，より積極的な超早期手術が行われ，より重度な熱傷患者の救命が可能となっている．この場合の手術は，局所療法というより，全身の炎症反応や創感染の根治的対応として，全身療法としてとらえる必要がある．

5 全身管理

A 熱傷にともなう体液変動と輸液療法

1 ● 体液変動

熱傷では，受傷直後に組織間圧が著しく低下する．これが急速に水分を血管内から外へと移動させる(血管の透過性亢進)一因となり，浮腫を生じる．熱傷範囲が広くなるにつれ，組織間隙に漏出する血漿成分の量は多くなり，ケミカルメディエータの作用により非熱傷部の血管透過性も亢進し，全身で血漿成分の漏出が起こる．非熱傷部での血漿成分の漏出は，熱傷面積が20〜30％に達すると起こるとされる．この結果，低アルブミン血症となり血漿膠質浸透圧が低下し，血管外への水分漏出がさらに促進されることになる．血漿成分の血管外漏出は，熱傷部では受傷直後から起こり，非熱傷部では受傷後12〜24時間にかけて起こる．組織間隙に漏れ出た細胞外液は，サードスペースに死蔵され，非機能化という病的な動態を示す．

重度熱傷では，受傷後48〜72時間を過ぎると体液のバランスが再び大きく変化する．組織間に漏れたアルブミンが血管内に戻り，循環血漿量が増大する．ほぼ同時期に，非機能化していた細胞外液が再び機能化して細胞外液も増加する．すなわち，浮腫として貯留していたアルブミン・ナトリウム(Na)・水分が血管内に戻るrefillingという現象が起こる．これにより，尿量増加，CVP上昇，心陰影拡大が起こり，refillingの時期は利尿期と呼ばれることもある．

2 ● 初期輸液療法

熱傷の輸液療法は，ショックの回避・離脱に加え，鬱血帯の虚血軽減も視野に入れたものであるため，局所療法の観点からも重要である．1950年代からいくつかの熱傷輸液公式が提唱されているが，これは輸液の基本方針を示すもので遵守すべき規則ではない．

初期評価と初期治療で非常に重要であるprimary surveyのC(circulation；循環)の項において，その安定化のためには迅速な初期輸液(fluid resuscitation)が必要になる．熱傷の輸液は受傷

後24時間以内と次の24時間とでは質・量ともに異なるため，この場合の初期輸液とは受傷後24時間以内に行われるものを指す．現在，最も広く利用されている初期輸液の方法は，電解質輸液であるParklandの公式が基本になっており，受傷後速やかに乳酸リンゲル液を使用して初期輸液を開始する．

（初期24時間の輸液総量）
＝ 4（mL）× 体重（kg）× 熱傷面積（% BSA）
輸液速度：受傷後最初の8時間で計算量の1/2，残りの16時間で残りの1/2

また，輸液速度の指標として最も重要視するべきものは，熱傷面積には関係なく時間尿量であり，その値は1時間当たり成人で0.5 mL/kg，小児で1 mL/kgである．当然，尿道カテーテルを挿入したうえで経時的な尿量モニタリングが必須である．しかし，過剰輸液によるfluid creep発生が指摘されており，総輸液量が増えすぎないよう配慮する．血漿製剤の使用については，原則的に受傷後24時間以降に開始するが，より早期に開始する場合もある．また，乳幼児は低血糖に陥りやすいので，輸液の組成に糖を加えることが推奨されており，維持輸液には5%グルコースなどを含有した乳酸リンゲル液を使用する．

B 呼吸・循環管理

重度熱傷では，受傷後24時間は血圧が維持されても心拍出量は低下し末梢血管抵抗が上昇した状態が続く．心拍出量の低下は循環血漿量の減少に起因するが，さらに心収縮力も低下しているか否かは臨床例の検討では見解の一致をみていない．受傷後72時間以降のrefillingでは，心拍出量が増大し末梢血管抵抗は低下する．脈圧は増大し尿量が増加する．

呼吸に関し，受傷後24~48時間までは気道の閉塞が，肺機能（酸素化能および二酸化炭素排出能）障害よりも問題となることが多い．この時期，重度熱傷では上気道の浮腫により窒息の可能性があり，特に顔面熱傷や気道熱傷があれば，気管挿管による気道確保を要する頻度が高い．refillingに一致して肺水分含量が増大し，肺酸素化能が低下する．PEEPによる積極的な呼吸管理により，重症例でもこの時期の肺機能障害を乗り切ることは可能となってきた．受傷直後から1週間以後の肺感染に備え，感染防御を徹底すべきである．

C その他の急性期病態と全身管理

1 代謝・内分泌系

受傷直後から，代謝・内分泌系は侵襲への最大限の対応を開始する．交感神経の緊張とともに血中のアドレナリン・ノルアドレナリンが増加し，膵臓からグルカゴンの分泌も増加する．下垂体-副腎皮質系は賦活され，ACTH，内因性副腎皮質ホルモンが増加し，レニン-アンジオテンシン-アルドステロンも増加する．下垂体後葉からバソプレシンの分泌が増加する．サイトカインに関しては，受傷直後（2時間以内）に炎症性サイトカインは軽度上昇するが，抗炎症性サイトカインは熱傷面積に応じて上昇し，重症例ほど高値を示す．抗炎症性サイトカインや内因性副腎皮質ホルモンの増加は，侵襲に対する過剰な炎症反応を制御しようとする反応と解釈できる．重度熱傷では，やがて炎症性サイトカインが増加しSIRSとなり，受傷1週間以後は感染による感染性SIRSの様相を呈することになる．

2 消化器系

広範囲熱傷では，上部消化管にびらんや潰瘍が発生すること（Curling潰瘍）が報告されている．浅い多発性病変で，急性胃粘膜病変（AGML）の範疇に入るものが多いが，上部消化管出血をモニターするために，熱傷面積が20% BSA以上の場合には胃管を挿入する．

腸管には大量の細菌が存在するが，通常は病原性を示さない．体内に存在するこのような微生物が，過大侵襲下では病状悪化の一因となる．腸管粘膜の防御力の低下に伴い腸内細菌が引き起こす全身感染症はバクテリアル・トランスロケーション（bacterial translocation）と呼ばれ，内因感染の1つである．この病態は重度熱傷でも観察される．しかし，細菌そのものが血液中に侵入することが問題ではなく，侵襲にともない腸管関連リンパ組織（gut associated lymphoid tissue；GALT）から過剰産生されるサイトカインがより重要な意義をもつと考えられている．

3 低体温対策

受傷後急性期では手術に伴い体温は低下し，しばしば低体温（深部体温＜35℃）となる．手術中に開放されている部分が広く，不感蒸泄による熱

の喪失も多いことが理由である．体温が低下すれば，生体はより多くの熱産生が必要となる．手術中のみならず，熱傷急性期には積極的な保温による体温管理が必要である．熱傷では，体温は全身管理上きわめて重要な生理学的指標である．

●参考文献
1) 日本熱傷学会用語委員会（編）：熱傷用語集（改訂版），1996.
2) 田熊清継，佐々木淳一：BURN―熱傷の初期診療と局所療法・抗菌化学療法の指標．医薬ジャーナル社，2008
3) American Burn Association：Advanced Burn Life Support Course Provider's Manual. American Burn Association, Chicago, IL, USA, 2011

K 化学損傷

本来，化学物質が人体におよぼす毒作用を総称して化学損傷（chemical injury）と定義されるが，一般的には化学物質の直接損傷による皮膚や粘膜の組織傷害が化学損傷として扱われることが多い．一方，化学熱傷（chemical burn）という用語は，傷害部位が熱傷に類似した局所変化を呈するために使用される用語で，狭義の化学損傷として使用されていることも多いが，化学反応による傷害が主であり熱作用をともなわない場合もあるため，病態を正確に表していない（本項では化学損傷という用語に統一する）．

1 化学損傷の病態生理

化学損傷の重症度は，原因物質，濃度，量，接触時間などに関連している．皮膚や粘膜に傷害をきたし化学損傷の原因となる化学物質は30,000種類以上ともいわれ，その中で酸・アルカリなどの腐食性物質による傷害が最も多いとされる．ガソリン・灯油でも発赤，びらん（灯油皮膚炎）を生じる．酸の作用機序は，蛋白凝固（凝固壊死）である．損傷皮膚の色調は酸の種類で特徴的である．濃硫酸は白から黒褐色，硫酸・硝酸は黄色，塩酸では白色から灰白色となる．一般的に酸による傷害は，アルカリとは異なり皮下にとどまることが

表6-25 化学損傷の原因となる代表的な物質
1. 酸：塩酸，硫酸，硝酸
2. アルカリ：水酸化ナトリウム，水酸化カリウム，水酸化カルシウム，アンモニア水
3. 芳香族化合物：フェノール（石炭酸），ベンゼン，トルエン，キシレン
4. 脂肪族炭化水素：メタン，エタン，プロパン，ホルムアルデヒド，イソシアネート，パラコート
5. 金属およびその化合物：ナトリウム，カルシウム，マグネシウム，亜鉛，水銀，酸化カルシウム（生石灰），塩化亜鉛，次亜塩素酸ナトリウム，炭酸ナトリウム，四塩化チタニウム
6. 非金属およびその化合物：フッ素，塩素，臭素，リン，フッ化水素酸，リン酸，過塩素酸，硫化水素，塩化硫黄，四塩化炭素

多く，皮下脂肪に傷害が及ぶことは少ない．皮膚全層が壊死に陥った場合，凝固，乾燥していることが多い．アルカリは蛋白質を溶解し，溶解壊死を生じる．損傷皮膚は褐色で軟らかい．表皮から真皮，皮下組織へと浸透する．皮下組織では脂肪が鹸化され，損傷は深部に至る．一般的に，アルカリによる潰瘍は酸によるものに比べて深い．表6-25に化学損傷の原因となる代表的な物質を示す．

2 急性期の診療

A 診療前の準備

原因薬品・物質の確認を行う．受傷機転・受傷部位・救出状況を確認する．洗浄は，まずは流水による起因物質の除去が目的であり，現場での速やかな開始が予後を左右する．可能であれば現場から搬送中も流水による洗浄を指示する．金属ナトリウム（Na）は，水と反応して熱を発し同時に水素ガスを発生するので，水による洗浄は禁忌とされる．しかし付着した起因物質がある程度除去・管理され，かつ大量の流水での洗浄が可能であれば，受傷直後に現場で一気に洗い流すことがより合理的である．

B 初期診療と重症度判定

医療従事者の二次汚染は絶対防止する必要があり（Don't become a victim!），患者を診療する際にはuniversal precaution（標準予防策）は特に重

要であり，診療前の情報も十分に参考とする．リン（殺鼠剤，リン化合物製造原料）のように空気中自然発火する物質もあり，患者の衣類は速やかに確保・管理し原因物質の飛散防止を図る．初期診療の primary survey および secondary survey については，熱傷患者と変わるものではない．ただし，フッ素（フッ化水素）による広範囲の皮膚傷害では，血中カルシウム（Ca）濃度が（フッ化カルシウム産生のため）低下するため，心停止の場合は例外的に塩化カルシウム（$CaCl_2$）が必須となる．また，局所へのカルシウム投与が有効である．グルコン酸カルシウムの局所注射や支配動脈にカテーテルを挿入し，持続動脈内投与も行われる．

重症度は，起因物質が生体に与えた傷害の総体に依存するが，これは物質の強度（濃度）・浸透性・接触範囲と時間・作用メカニズムが関係する．この数量的な把握は困難であるが，受傷範囲（皮膚傷害範囲）は参考になる．熱傷面積の算定と同様な記録を経日的に残すべきである．

化学損傷に対する初期対応の原則は，迅速な化学物質の希釈・除去，反応熱の冷却である．汚染された着衣を速やかに除去し，大量の水による洗浄を徹底的に行う．粉末状の物質の場合には，ブラシなどで払い落とした後で洗浄を行う．洗浄は，痛みが軽減するか，熱傷センターなどで評価が行われるまで続ける．ただし，生石灰（酸化カルシウム）は水と反応して大量の反応熱を生じ，アルカリである消石灰（水酸化カルシウム）を生じるため，注意が必要である．組織内に浸透した物質が不活性化されるか完全に除去されるまで傷害が進行するため，特に損傷深度は繰り返し評価が必要になる．また，中和剤（酸であればアルカリでの中和）は，反応熱（中和熱）産生による損傷が加わる可能性もあり，また中和剤の濃度・量・使用範囲の特定が困難であり，原則禁忌である．ただし，特定の中和剤が有用な場合もある（フッ化水素酸に対するグルコン酸カルシウム，フェノールに対するエチルアルコール，イソシアネートに対するイソプロピルアルコールなど）．

C 全身管理と局所管理

全身管理と局所の管理は，熱傷に準じて行う．フッ素化合物・リン（黄リン）・フェノールの化学損傷では，起因物質吸収にともない中毒症状として電解質異常や不整脈・心停止をきたすことがある．この場合，静脈ラインを確保して急変への対処に備える必要がある．

水疱を形成しその内容に起因物質が存在すると思われれば，水疱を除去し洗浄する．洗浄は，最初は付着した起因物質を洗い流すことが目的で，その後の流水洗浄は希釈が主な目的となる．すなわち，損傷部の滲出液に起因物質が含まれていれば，流水洗浄によりこれを希釈し除去することができる．結果として体内に浸透した起因物質の除去促進が期待される．酸・アルカリによる傷害は皮膚熱傷に似た傷害を生じるが，一般的にアルカリのほうが重症化しやすいとされる．損傷が皮膚全層（Ⅲ度熱傷相当）であれば，早期植皮の実施を基本となる．

一般的に損傷局所の洗浄は，酸では最低1時間，アルカリでは4～8時間が必要である．洗浄終了の目安に，リトマス試験紙で中性を確認するのも有用である．眼球の化学損傷でも酸よりアルカリの浸透性が問題で，傷害が角膜・結膜に広がる．いずれの場合でも，受傷直後からの継続した洗浄が重要であり，最低でも8時間程度の持続洗浄が必要である．

L 電撃傷

電撃傷とは，生体に電気が通電し電気エネルギーにより生じた組織損傷である．

1 電撃傷の病態生理

電撃傷の原因には，current（電流），arc discharge（アーク放電），spark discharge（スパーク放電），flash（閃光），lightning strike（雷撃）などが挙げられるが，二次的な引火による熱傷，さらに通電による心臓や神経への傷害も含まれる（表6-26）．電撃傷の傷害メカニズムは，熱エネルギーと電気エネルギーが合わさったものであり，この点が熱傷と大きく異なるところである．このため，受傷時の状況，発生時間，原因となった電気の種別・電圧・接触時間などの情報は非常に重要である．また，最も重要な合併症は不整脈，特に心室

表6-26 電撃傷の原因

- current（電流）
- arc discharge（アーク放電），
- spark discharge（スパーク放電）
- flash（閃光）
- lightning strike（雷撃）
- その他

細動の発生であり，受傷後最低24時間の心電図モニタリングは必須である．

A ジュール熱による傷害

抵抗体に電流が流れると，熱が発生する．電気エネルギーが熱エネルギーに変換されたもので，これをジュール熱（J）と称し，以下の式が成り立つ（I：電流，R：抵抗，V：電圧，T：時間）．

$$J = I^2RT = V^2T/R（ただし V = IR）$$

電流による傷害は，傷害の大部分が通常の熱傷とは異なりジュール熱により生体内部から発生する熱によって引き起こされるため，体表面の損傷が軽微であっても内部に重篤な損傷が生じている場合がある．外観のみでは評価できないため，"grand masquerader"（偉大なる仮面舞踏師）と呼ばれ，その取り扱いには特殊な点が多い．

ジュール熱は損傷程度を左右する大きな因子であり，これは電流・電圧・通電時間，そして抵抗で規定される．生体では骨が最も電気抵抗が高く，以下，脂肪・腱・皮膚・筋肉・血管・神経の順に抵抗が下がる．電気の流入部では，電気抵抗の高い皮膚がジュール熱により傷害（熱傷）され，これを電流斑という．視診上は，辺縁が隆起し周囲に紅斑を伴ったⅢ度熱傷が典型である．組織学的には皮膚全層の壊死で，やや長い通電例では皮膚内に金属が沈着することもある（メッキ現象）．電気抵抗の低い部分には，多くの電流が流れる．末梢神経がジュール熱により傷害されると，非可逆性の機能障害が残る．血管で発生したジュール熱で内皮細胞が傷害されると，血栓形成により血行障害が起こる．これは進行性の壊死や遅発性動脈出血の原因となる．血管壁の損傷にともない，血栓のみでなく動脈瘤を形成することもあり，これは二次的（動脈）出血の原因となる．

電気抵抗の高い組織では電流量が少なくとも，やはり発生するジュール熱による傷害が起こる．筋肉の傷害により，CPKなどの筋肉由来の酵素が血中に増加しミオグロビン尿が排泄される．電流が体外に流れ出るときに再び皮膚に電流斑を残す．体幹の重要臓器がジュール熱で傷害されることはまれである．

B 放電による傷害

放電とは，絶縁体である大気中への電気エネルギーの放出である．アーク（低電圧・大電流の放電）やスパーク（高電圧・小電流の放電）は，体表面の傷害の原因となる．アークは数千〜2万℃の高熱を発生し，傷害は皮膚全層に達する．衣服やアクセサリーの金属は，高熱により蒸化し金属光沢の沈着（metallization，「ふかれ」）を生じることがある．放電は衣類などを発火させ，二次的な火炎熱傷や気道熱傷の原因ともなる．体表面の放電の火花により生じるⅠ度熱傷である皮膚表面の樹枝状の発赤病変は，電紋と呼ばれ，電撃傷と区別する．

C 通電にともなう傷害

通電にともなう（熱以外の）傷害では，心臓への影響が問題となる．生体は交流電流300mA，3秒の通電で心室細動が発生するとされる．心室細動は電撃傷の急性期の大きな死亡原因となる．交流が直流よりも，心室細動の発生頻度が高いことが知られている．通電経路に心臓が存在する（左右上肢に流入・流出部，頭部と四肢・体幹に流入・流出部がある）場合，心臓への傷害の危険が高くなる．

D 雷撃傷

雷撃（カミナリ）による損傷を雷撃傷と称する．0.1〜10msという短時間に，高電圧電流が（体内通電ではなく）体表面を通過することにより起こる．体表の電気通過部位に，樹枝状紅斑（電紋または雷紋）ができる．電気エネルギーによる内部組織の損傷はまれであるが，衝撃波による骨折や内臓損傷が発生する．心停止・呼吸停止を起こし，死亡率は20〜30％とされる．

2 急性期の診療

A 診療前の準備

受傷時の詳しい状況把握には，目撃者・救助者などから直接情報を得ることが重要で，可能な限り医療施設への同行を要請する．事故などによる受傷では，転落・墜落の可能性の有無も確認すべきである．衣類が燃えている場合は，電撃傷に火炎熱傷が重なっていることを想定し，診療の準備を行う．

B 診療開始と重症度判定

初期診療は，熱傷患者と同様に primary survey, secondary survey に従い，必要な蘇生処置を行う．火炎熱傷がある場合は，熱傷の重症度判定を行う．樹枝状紅斑（電紋）は雷撃傷にはよくみられるが，電撃傷ではまれである．体表面における電気の流入部，流出部の確認は通電経路を確認のために，重要であり，電流斑と呼ばれる電流の出入口の皮膚にみられる黒褐色の潰瘍病変を参考にする．表6-27に電撃傷診療における一般的法則を示す．電流斑が小範囲でも，筋肉や血管の損傷が軽度であるとは判断できない．特に低電圧の電撃傷では，電流斑が不明のこともある．

重度電撃傷の判断根拠は，高電圧による明らかな通電，ショック症状，CPK の異常高値，ミオグロビン尿・無尿・乏尿，広範囲な組織損傷・壊死，手関節・足関節を含む中枢関節の自他動の制限があることが挙げられる．また，受傷の際に飛ばされたり，高所より墜落することもあり，合併外傷の見落としがないように注意が必要である．

C 局所と全身の管理

1 局所管理

局所管理はⅢ度熱傷に準じて行うため，壊死組織の除去（デブリドマン）と組織の再建が必要となる．電撃傷に特有な問題は進行性壊死である．血行障害にともなうもので，経過とともに壊死範囲が広がりかつ深部へと進む．四肢の場合，切断を要することもまれではない．特に損傷部が四肢の場合には，傷害により皮下の筋肉組織の浮腫が高度になるため，循環障害（extremity compartment syndrome）の評価が重要である．必要に応

表6-27 診療における一般的法則

①電圧が低くても電流が流れれば，直流でも危険
②直流より交流が危険
③交流では，周波数が低いほうが危険（心室細動は 40〜100 Hz の周波数で最も起こりやすく，一般家庭電源 50〜60 Hz は最も危険）
④乾燥した皮膚より湿った皮膚，濡れた皮膚が危険
⑤手から下肢への通電経路で，不整脈の発生頻度が高い
⑥男性より女性のほうが感受性が高い

じて，減張切開，筋膜切開を行う．また，電撃傷による傷害は，受傷後数日してから傷害が顕在化してくる場合があるため，注意が必要である．

2 全身管理

意識障害や不整脈を認める場合は，急性期の心電図モニターを行い，不整脈の監視を行う．受傷後最低24時間の心電図モニタリングは必須である．また，十二誘導心電図により心電図異常の有無を確認する．

体液と循環の管理は重度熱傷に準じ，適正時間尿量は熱傷と同じである．ただし，ミオグロビン尿は急性腎不全発生の危険因子であり，これを認める場合は尿流出の維持を図るべく時間尿量を多く設定した輸液管理が必要となる．

M 急性中毒

標準治療

急性中毒の標準治療は，「全身管理」「吸収の阻害」「排泄の促進」「解毒薬・拮抗薬」の4大原則からなる．このうち，「全身管理」を除いた3原則は急性中毒に特有なものである．ただし，ここで解説する「吸収の阻害」および「排泄の促進」のそれぞれの方法について有効であるとするエビデンスは乏しく，また「解毒薬・拮抗薬」のある薬毒物も限られているので，最も重要なのは「全身管理」である．

1 吸収の阻害

「薬毒物が生体内に吸収されるのを妨げる」ことである．ガスであれば，患者をガスの発生源から避難させて，ガスが吸入されるのを妨げ，新鮮

な空気または酸素を吸わせる．薬毒物の皮膚や粘膜への曝露であれば，患部を大量の水または生理食塩水で洗浄して，薬毒物が皮膚や粘膜から吸収されるのを妨げる．ただし，これらは救急医療施設においてよりも病院前において重要である．

救急医療施設で重要なのは，経口摂取された薬毒物が消化管から吸収されるのを妨げる「消化管除染法」である．消化管除染法として，以前は慣例的に「胃洗浄」，（特に小児科領域での）「催吐」，「下剤の単回投与」が行われていたが，これらについて有効であるとするエビデンスはない．しかも合併症は有意に増加するので，現在これらは推奨されていない．消化管除染法の第一選択は「活性炭の投与」であり，適応のある薬毒物には「腸洗浄」が行われている．

A 活性炭の投与

活性炭は，非常に吸着力が強く表面積が大きいため，ほとんどの薬毒物を高率に吸着することができる．しかも，活性炭は，不活性物質で，吸収されずに消化管内にとどまり，便と一緒に排泄される．ただし，アルコール類やグリコール類，無機酸やアルカリ，鉄剤，ヨード剤，フッ化物，カリウム，リチウムなどは活性炭に吸着されにくいので，これらの薬毒物には無効である．

1 ● 適応
中毒量の薬毒物を服用して1時間以内であれば考慮する．しかしながら，重篤な合併症が少ないこともあって，実際には1時間以上経過していても投与されている．

2 ● 禁忌
「意識状態が不安定である，または咽頭反射が消失しているにもかかわらず，気管挿管などの確実な気道確保が施行されていないので，誤嚥による窒息や肺炎をきたす可能性がある場合」や「イレウスや消化管の通過障害がある場合」には活性炭の投与を行わない．

3 ● 方法
通常は活性炭を微温湯に懸濁してから経鼻胃管より注入する．意識がよければ経口投与してもよい．

B 腸洗浄

下剤を持続または間欠的に投与し，消化管内の薬毒物を速やかにかつ持続的に移動させて，便と一緒に排泄させる方法である．他の消化管除染法では除去が困難な，徐放剤や腸溶剤，鉄剤，違法薬物の包みや詰め物などを除去するには有効な可能性がある．

1 ● 適応
「中毒を生じる可能性のある量の徐放剤や腸溶剤，鉄剤，違法薬物の包みや詰め物の服用であれば考慮する」．

2 ● 禁忌
「意識状態が不安定である，または咽頭反射が消失しているにもかかわらず，気管挿管などの確実な気道確保が施行されていないので，誤嚥による窒息や肺炎をきたす可能性がある場合」や「イレウス，消化管の通過障害，消化管穿孔，消化管出血，不安定な循環動態，難治性の嘔吐のある場合」には腸洗浄を行わない．

3 ● 方法
消化管より吸収されず，著しい電解質異常や体液の喪失を生じないポリエチレングリコール電解質液を，経鼻胃管から持続または間欠的に注入する．直腸からの排液がきれいになるか，違法薬物の包みや詰め物の排出が確認されれば終了とする．意識がよければ，経口投与してもよい．

C 胃洗浄

有効であるとするエビデンスがないうえに，食道や胃などの機械的損傷や誤嚥性肺炎など重篤な合併症が有意に増加するため，ほとんど行われていない．

1 ● 適応
「致死量の薬毒物を服用して1時間以内であれば考慮する」．しかしながら，活性炭に吸着される薬毒物であれば，活性炭の投与だけで十分である．

2 ● 禁忌
「意識状態が不安定である，または咽頭反射が消失しているにもかかわらず，気管挿管などの確実な気道確保が施行されていないので，誤嚥による窒息や肺炎をきたす可能性がある場合」「石油製品などの炭化水素のように，粘度が低く揮発性があるため気道に入りやすく，加えて粘膜刺激作用が強いので，化学性肺炎を生じる可能性がある薬毒物を服用した場合」「酸やアルカリのように

腐食作用が強く，胃内容物の逆流や嘔吐によって喉・咽頭，食道粘膜が再度曝露されると，腐食性病変が進行する可能性がある薬毒物を服用した場合」「基礎疾患や最近の手術などによって消化管出血や穿孔のリスクのある場合」には胃洗浄を行わない．

3 ● 方法

内径の大きい胃管を経口的に挿入し，大人では微温湯または加温した生理食塩水，小児では加温した生理食塩水を用いて胃管から注入と排液を繰り返す．洗浄液がきれいになるまでこれを続ける．ただし，左側臥位として幽門を高くして胃内容物が十二指腸へ移行するのを妨ぐ．また，気管挿管されていない場合は，頭部を低くして誤嚥を防ぐ．

2 排泄の促進

生体内に吸収された薬毒物を効率よく排泄することが求められる．以前は大量輸液し，必要に応じて利尿薬を投与する強制利尿が行われていた．しかし，このことによりクリアランスは有意に増加しないにもかかわらず，肺水腫などの合併症が有意に増加するので，現在大量輸液は推奨されていない．適応のある薬毒物に応じて，尿のアルカリ化，活性炭の繰り返し投与，血液浄化法が行われる．

A 尿のアルカリ化

炭酸水素ナトリウムを投与して，尿のpHをアルカリ性とすることによって，主な代謝経路が腎排泄である弱酸性の薬毒物の尿中への排泄を促すことである．

図6-103に示すように，血液によって腎臓に運ばれてきた弱酸性の薬毒物は，糸球体で濾過されるか，尿細管腔内に分泌されて尿細管腔内に入る．このとき，アルカリ性の尿中では陰イオン型の割合が増加する．陰イオン型は尿細管細胞を通過しにくいため，尿細管から再吸収されずに排泄が促進される．これをイオントラッピング(Ion trapping)という．

同様に，メタンフェタミンなどの弱塩基性の薬毒物は，酸性の尿中では陽イオン型の割合が増加して排泄が促進されるが，尿は本来酸性であるので，酸性化する必要がない場合がほとんどである．

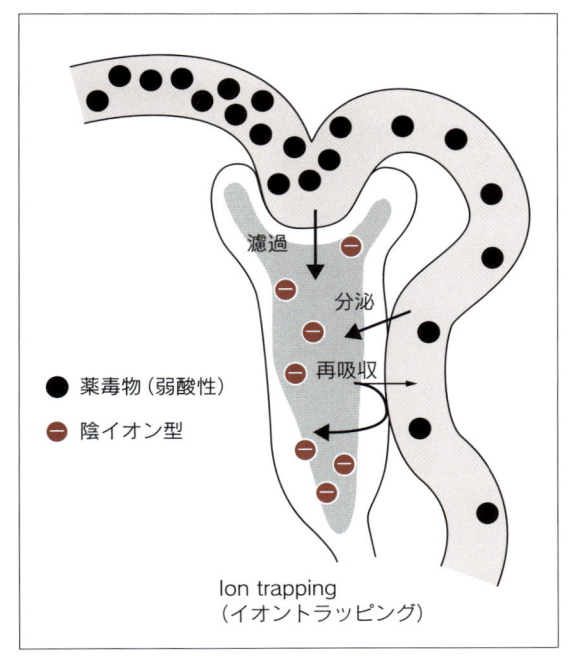

図6-103 尿のアルカリ化

1 ● 適応

アスピリンやフェノバルビタールには，有効な可能性がある．アスピリンの化学名はアセチルサリチル酸で，吸収されると速やかに加水分解されて弱酸性のサリチル酸になる．

B 活性炭の繰り返し投与

活性炭を4時間ごとに繰り返し投与して，肝代謝されて胆汁中に排泄される薬毒物や，その代謝物を活性炭に吸着させて除去する．特に，腸肝循環をする薬毒物について有効な可能性がある．また，血中の薬毒物については，腸間膜を介した拡散のメカニズムによって腸管内の活性炭に吸着させる．これを腸管透析という．特に，組織よりも血中または細胞外液により分布する，すなわち分布容積が小さい薬毒物について有効な可能性がある．

ここで分布容積(volume of distribution，以下Vd)とは，以下のような計算式で算出される．

$$Vd(L/kg) = 体重(1kg)あたりの薬毒物総量(mg/kg) / 薬毒物の血中濃度(mg/L)$$

薬毒物が組織にも血中または細胞外液中にも均

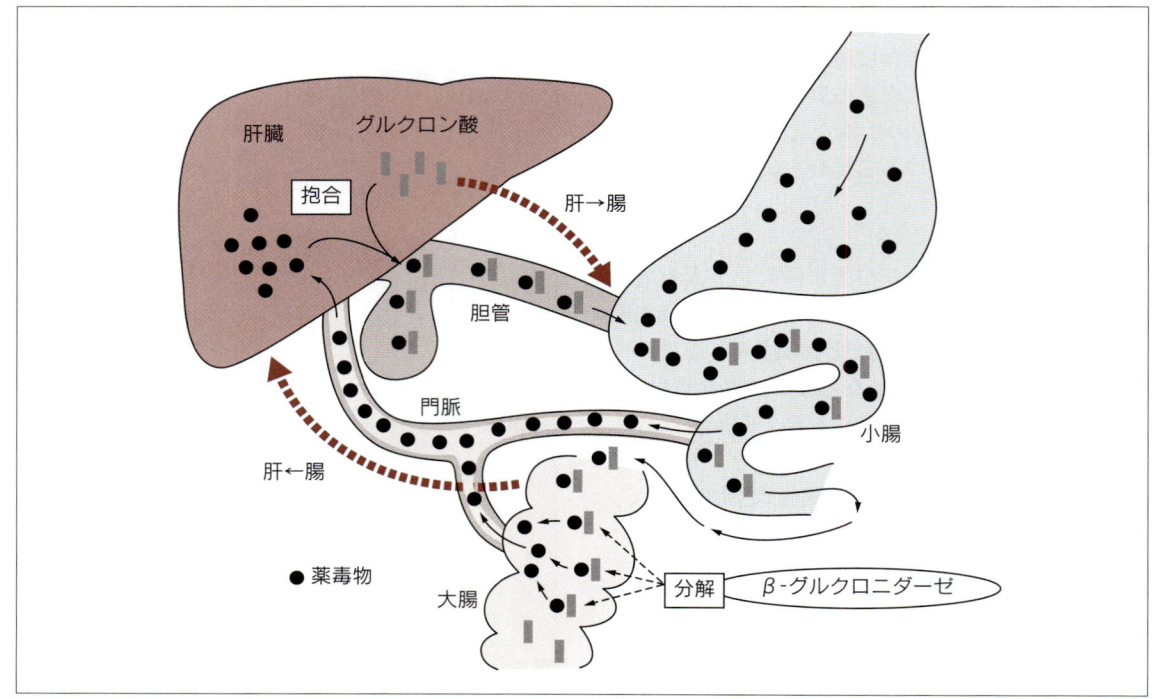

図6-104 腸肝循環

等に分布していれば Vd = 1 となるが，より血中または細胞外液に分布していれば相対的に分母が大きくなり Vd＜1 となる．

図6-104 に示すように，腸肝循環とは，薬毒物が腸管から吸収されて，肝臓でグルクロン酸抱合されて胆汁中に分泌されて腸管内に排泄された後に，大腸で腸内細菌のもつ β-グルクロニダーゼなどのグルクロン酸分解酵素によって分解されて再び腸管から吸収されることである．このような薬毒物はなかなか排泄されずに中毒症状が遷延する．

1 ● 適応

腸肝循環をするカルバマゼピン，フェノバルビタールなど，および分布容積が小さいテオフィリンなどには有効な可能性がある．

C 血液浄化法

特殊なカテーテル(バスキュラー・アクセス)を太い静脈に挿入して，患者の血液をポンプによって抜き出し(脱血)，特殊なカラムを含めた回路の中を循環させて薬毒物を除去し，患者に戻す(返血)．急性中毒では，吸着のメカニズムによる血液灌流法(血液吸着法)か，拡散のメカニズムによる血液透析法のいずれかを用いる．

血液浄化法が有効な薬毒物は限られている．数時間かけて治療するので半減期が長い薬毒物には有効な可能性がある．また，血液を浄化するので，組織よりも血中または細胞外液中により多く分布している薬毒物，すなわち，分布容積の小さい薬毒物には有効な可能性がある．

◆血液灌流法(血液吸着法)

図6-105 に示すように，血液灌流法とは，ビーズ状の吸着剤の詰まった全血灌流カラムに血液を灌流させて，薬毒物を吸着剤に接触・吸着させて除去(浄化)する方法である．急性中毒では，吸着剤として活性炭が用いられている．

血液灌流法では，薬毒物は，吸着剤と直接に接触・吸着されて除去されるので，分子量や蛋白結合率の影響をあまり受けない．これまでの研究によると，蛋白結合率が95％以下であれば有効な可能性がある．もちろん，吸着剤として用いられている活性炭に吸着されなくてはならない．

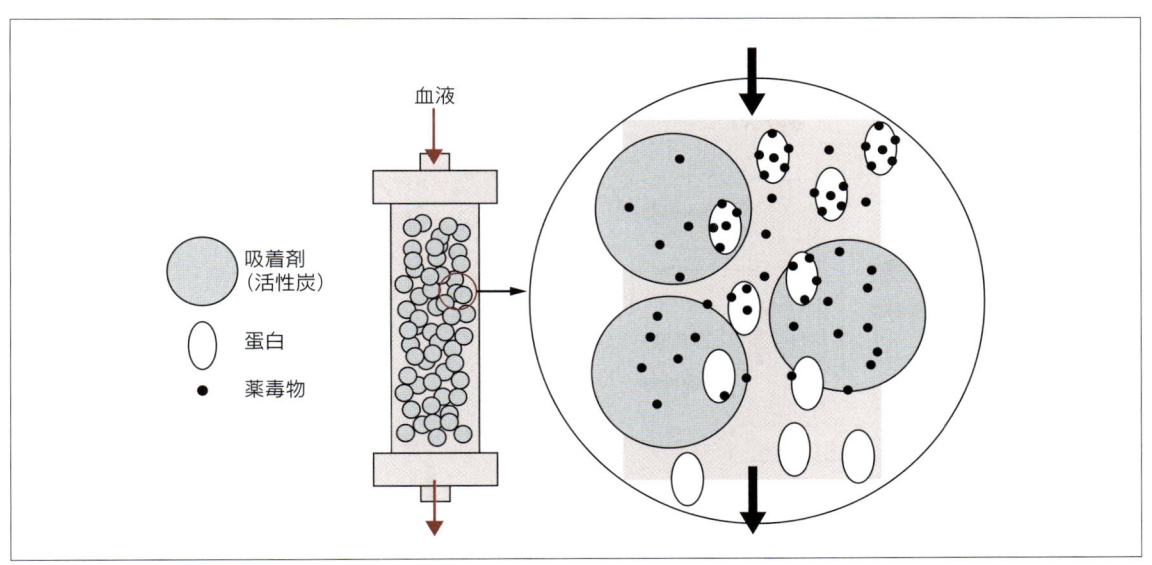

図 6-105 血液灌流法

表 6-28 血液灌流法の適応のある毒・薬物

	カルバマゼピン	フェノバルビタール	フェニトイン	テオフィリン
分子量	236	232	252	180
半減期	18～65 時間	2～6 日	8～60 時間	3～11 時間
分布容積(L/kg)	0.8～1.8	0.5～0.6	0.5～0.8	0.3～0.7
蛋白結合率(%)	75	50	90	60
活性炭への吸着	◎	◎	◎	◎

1 ● 適応

表 6-28 に血液灌流法の適応のある薬毒物を示す．いずれの薬毒物も上記の条件を満たしている．

◆血液透析法

図 6-106 に示すように，血液透析法とは，中空糸となっている透析膜(中空糸膜)の内側に血液を，外側に透析液を灌流させることによって，透析膜を介して血液と透析液を接触させて，拡散のメカニズムによって薬毒物を濃度の低い透析液の側に移動させて除去する方法である．

血液透析法では，分子量が小さく，透析膜を通過できる薬毒物に有効な可能性がある．通常は分子量が 1,000 以下とされている．多くの薬毒物は血中で蛋白と結合しているが，蛋白は透析膜を通過できないので，蛋白結合率が低く遊離型の割合が多い薬毒物には有効な可能性がある．

1 ● 適応

表 6-29 に血液透析法の適応のある薬毒物を示す．いずれの薬毒物も，上記の条件を満たしている．ただし，アスピリンは吸収されると速やかに加水分解されてサリチル酸となり，アシドーシスがあると非イオン型の割合が多くなり，より多く組織へ移行し毒性が強くなる．血液透析法は酸塩基平衡を補正できるので，有利である．

❸ 解毒薬・拮抗薬

これらは薬毒物の毒性を減弱させる薬物である．適切な全身管理とあわせて投与すると，予後を改善する可能性がある．ただし，解毒薬・拮抗薬のある薬毒物はほんの一部にすぎない．

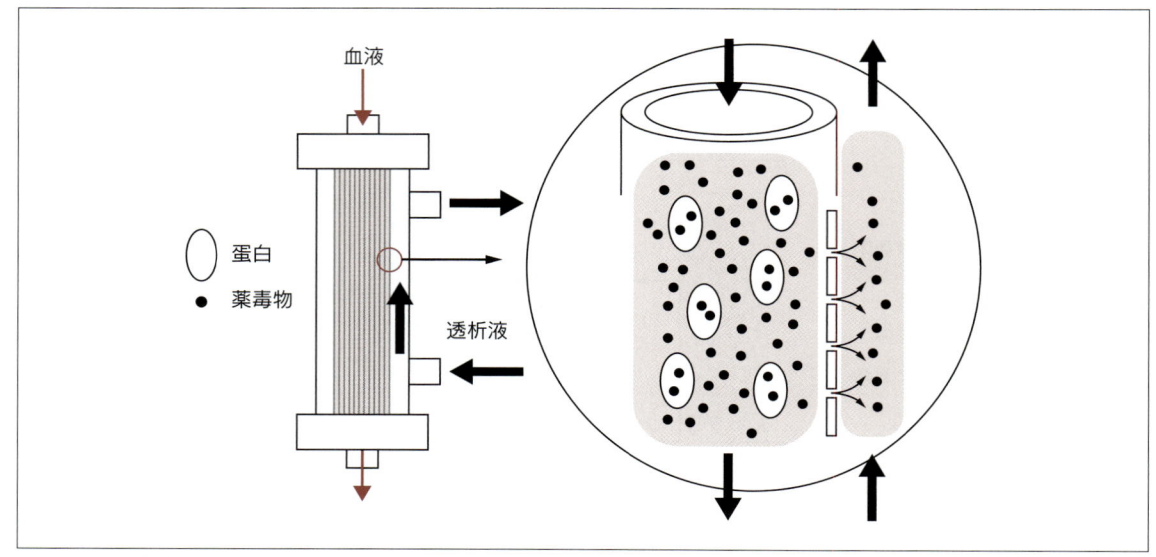

図 6-106 血液透析法

表 6-29 血液透析法の適応のある毒・薬物

	メタノール	エチレングリコール	アスピリン（サリチル酸）	リチウム
分子量	32	62	(138)	7
半減期	2〜24 時間	2〜5 時間	(3〜20 時間)	17〜58 時間
分布容積（L/kg）	0.4〜0.6	0.5〜0.8	(0.13)	0.4〜1.4
蛋白結合率（%）	0	0	(40〜80)	0

A 受容体の競合的拮抗薬

1 ● フルマゼニル（ベンゾジアゼピン類中毒）

GABA が $GABA_A$ 受容体・複合体にある GABA 受容体と結合するとクロライドイオン（Cl^-）チャネルが開き，Cl^- が神経細胞内に流入し，神経細胞の興奮は抑制される．ジアゼパムなどのベンゾジアゼピン類は $GABA_A$ 受容体・複合体にあるベンゾジアゼピン受容体と結合し，GABA の GABA 受容体への親和性を強め，神経細胞の興奮の抑制を増強する．急性中毒では，失調，傾眠，昏睡などが生じる．フルマゼニルは，ベンゾジアゼピン受容体でベンゾジアゼピン類と競合的に拮抗する．

2 ● ナロキソン（オピオイド類中毒）

モルヒネ，コデイン，ヘロインなどのオピオイド類は，オピオイド受容体と結合する．急性中毒では，意識障害，呼吸抑制・呼吸停止，縮瞳などが生じる．ナロキソンはオピオイド受容体でオピオイド類と競合的に拮抗する．

3 ● アトロピン（アセチルコリン・エステラーゼ阻害薬中毒）

有機リンやカーバメートなどのアセチルコリン・エステラーゼ阻害薬は，アセチルコリン・エステラーゼを失活させるため，神経終末でアセチルコリンが過剰となって，有害なムスカリン様症状，ニコチン様症状，中枢神経症状が生じる．アトロピンはムスカリン受容体でアセチルコリンと競合的に拮抗する．

B 失活した酵素の活性を回復させる薬物

1 ● ヒドロキソコバラミン（シアン化合物中毒）

シアン化合物は，細胞内ミトコンドリアにあるチトクローム・オキシダーゼの活性中心にあるヘム鉄（Fe^{3+}）にシアン化物イオン（CN^-）を結合させて，この酵素を失活させる．ヒドロキソコバラ

ミン分子中のコバルトイオン(Co^+)は，ヘム鉄(Fe^{3+})よりもCN^-に対する親和性が高いので，ヘム鉄(Fe^{3+})と結合していたCN^-は解離して，Co^+と結合している水酸イオン(OH^-)を置換して結合して無毒なシアノコバラミン(ビタミンB_{12})が生成される．この結果，チトクローム・オキシダーゼの活性は回復する．

2 ● 亜硝酸塩(亜硝酸ナトリウム，亜硝酸アミル) (硫化水素中毒)

硫化水素は，細胞内ミトコンドリアにあるチトクローム・オキシダーゼの活性中心にあるヘム鉄(Fe^{3+})にスルフヒドリル・イオン(HS^-)を結合させて，この酵素を失活させる．赤血球のヘモグロビンの2価の鉄イオン(Fe^{2+})を亜硝酸塩によって3価の鉄イオン(Fe^{3+})に酸化すると，メトヘモグロビンが生成される．メトヘモグロビン中のFe^{3+}は，ヘム鉄(Fe^{3+})よりもHS^-に対する親和性が高いので，ヘム鉄(Fe^{3+})と結合していたHS^-は解離して，メトヘモグロビン中のFe^{3+}と結合して毒性の低いスルフメトヘモグロビンが生成される．この結果，チトクローム・オキシダーゼの活性は回復する．

3 ● プラリドキシム(パム®)(有機リン中毒)

有機リンは，アセチルコリン・エステラーゼをリン酸化して，この酵素を失活させる．プラリドキシムは，リン酸化アセチルコリン・エステラーゼからリン酸基を奪い，自らがリン酸化される．この結果，アセチルコリン・エステラーゼの活性は回復する．

◆C キレート剤

1 ● ジメルカプロール(バル®)(ヒ素，水銀中毒)

ヒ素中毒の直接の原因物質は，生体内で産生されるモノメチル亜ヒ酸(monomethyl arsonous acid, MMA^{3+})である．ジメルカプロールは，隣接する2つのスルフヒドリル基(SH基)をもち，これらがMMA^{3+}のヒ素(3価)と共有結合して，毒性の低い安定した5員環を形成して尿中に排泄される．同様に，ジメルカプロールは，水銀(1または2価)と共有結合して，毒性の低い安定した5員環を形成して尿中に排泄される．

2 ● EDTA(エチレンジアミン四酢酸，または，エデト酸)2Na・Ca(EDTAカルシウム)(鉛中毒)

EDTA2Na・Caは，Pb^{2+}を捕集して，Pb^{2+}-EDTAキレート錯体を形成して尿中に排泄される．

3 ● デフェロキサミン(鉄中毒)

デフェロキサミンは，鉄と強固に結合して，水溶性のデフェロキサミン・鉄複合体であるフェリオキサミン(Ferrioxamine)を形成して尿中に排泄される．

◆D 毒性代謝物の産生を抑える薬物

1 ● エタノール(メタノール，エチレングリコール中毒)

メタノールなどのアルコール類やエチレングリコールなどのグリコール類は，アルコール脱水素酵素およびアルデヒド脱水素酵素によって代謝されて，毒性代謝物となる．エタノールはアルコール脱水素酵素との親和性がメタノールやエチレングリコールに比べてはるかに高いので，競合基質であるメタノールやエチレングリコールの毒性代謝物の産生を抑える．

◆E その他

1 ● アセチルシステイン(アセトアミノフェン中毒)

アセトアミノフェンは，一部がチトクロームP450酵素系によって代謝されて毒性代謝物であるN-acetyl-p-benzoquinone imine(NAPQI)となる．アセチルシステインは，代謝されてスルフヒドリル基(SH基)をもつシステインとなり，細胞内に取り込まれて，グルタチオンの代わりに，肝毒性のあるNAPQIと結合して，これを無毒化する．また，グルタチオンは，3つのアミノ酸，すなわち，グルタミン酸，システイン，グリシンがこの順番にペプチド結合したトリペプチドであるが，アセチルシステインは，グルタチオンの前駆物質としてグルタチオンの貯蔵を増加させる．

2 ● チオ硫酸ナトリウム(シアン化合物中毒)

下記の化学式で示すように，シアン化物イオン(CN^-)は，ロダネーゼ(Rhodanese)の作用でチオ硫酸ナトリウムと反応して，ほとんど毒性のないチオシアン酸イオン(SCN^-)に変換され，速やかに尿中に排泄される．

$$CN^- + Na_2S_2O_3 \rightarrow SCN^- + Na_2SO_3$$

表 6-30 酸素投与条件と CO-Hb の半減期

酸素投与条件	CO-Hb の半減期
室内気	平均 5 時間（2～7 時間）
常圧酸素療法	平均 1 時間（40～80 分）
高気圧酸素療法	平均 20 分（15～30 分）

3 ● メチレンブルー（酸化作用のある薬毒物中毒）

　アニリン誘導体などの酸化作用のある薬毒物は，ヘモグロビンの Fe^{2+} を酸化して Fe^{3+} として，ヘモグロビンからメトヘモグロビンを産生する．メチレンブルー（還元型）は，メトヘモグロビンからヘモグロビンへの変換を促進してメチレンブルー（酸化型）となるが，NADPH-メトヘモグロビン還元酵素によって再びメチレンブルー（還元型）となる．

4 ● 酸素〔一酸化炭素（CO）中毒〕

　一酸化炭素（CO）中毒では，CO はヘモグロビン（以下 Hb）に結合している酸素と容易に置換してカルボキシヘモグロビン（CO-Hb）を形成する．動脈血中の溶解酸素含量は，酸素分圧に比例して増加する．常圧（環境）下で 100％酸素を投与すると，動脈血中の溶解酸素含量は 5 倍となる（常圧酸素療法）．さらに，3 気圧（ATA）の高気圧下で 100％酸素を投与すると，15 倍となる（高気圧酸素療法）．表 6-30 に示すように，酸素療法によって血中の溶解酸素含量が増加すると，Hb からの CO の解離が促されるため，CO-Hb の半減期が短縮される．

各論

1 農薬

A アセチルコリン・エステラーゼ阻害薬（有機リン，カーバメート）

1 ● 毒性のメカニズム

　有機リンは非可逆的にアセチルコリン・エステラーゼにリン酸基を結合させてリン酸化することによって，この酵素を失活させる．一方，カーバメートは可逆的にアセチルコリン・エステラーゼにカルバミル基を結合させてカルバモイル化することによって，この酵素を失活させるが，短時間で加水分解されてアセチルコリン・エステラーゼの活性は回復する．

　アセチルコリン・エステラーゼが失活すると，神経終末にアセチルコリンが過剰となって，図 6-107 に示すような有害なムスカリン様症状，ニコチン様症状，中枢神経症状が出現する（急性コリン作動性症候群）．

2 ● 症状

急性コリン作動性症候群（acute cholinergic syndrome）

＜ムスカリン様症状＞
　縮瞳，徐脈，流涎，流涙，悪心・嘔吐，下痢，便失禁，尿失禁，発汗，気道分泌物の増加，気管支攣縮，喘鳴．

＜ニコチン様症状＞
　散瞳，頻脈，高血圧，筋線維束攣縮，脱力，横隔膜不全．

＜中枢神経症状＞
　頭痛，めまい，失調，振戦，構音障害，錯乱，せん妄，精神病症状，昏睡，痙攣発作，呼吸抑制・呼吸停止，錐体外路症状．

3 ● 診断のポイント

　有機リン中毒では血清コリンエステラーゼが低値となるが，カーバメート中毒では正常値であることもある．

4 ● 治療のポイント

　気道分泌物の増加，または，気管支攣縮による喘鳴を認めれば，直ちにアトロピンを投与する（「解毒薬・拮抗薬」参照）．有機リン中毒ではプラリドキシムを投与する（「解毒薬・拮抗薬」参照）．

5 ● 参考

　表 6-31 に有機リンとカーバメート中毒の比較を示す．カーバメート中毒のほうが軽症で，持続時間が短いため，アトロピンは低用量で十分なことが多い．また，カーバメートはあまり中枢神経系に移行しないので，中枢神経症状は乏しい．

B パラコート

1 ● 毒性のメカニズム

　パラコートは，NADPH-チトクローム P450 還元酵素などの作用によって，電子を 1 つ受容して（還元されて）パラコート・ラジカルとなるが，パラコート・ラジカルは酸素に電子を供給して（酸化されて）スーパーオキサイド・ラジカルを産生

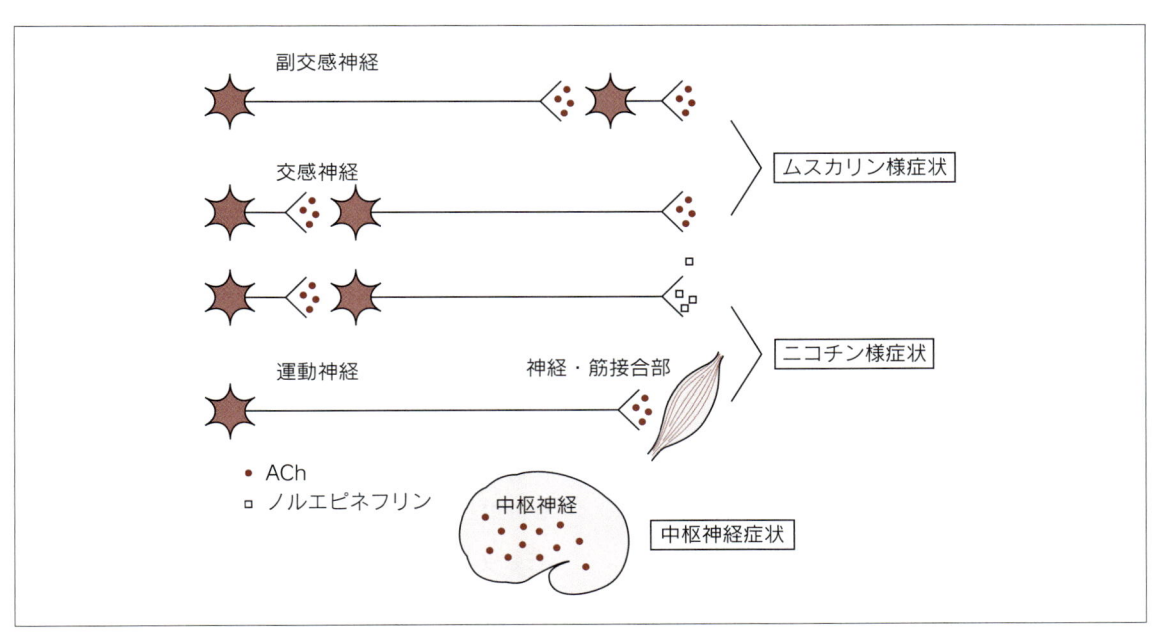

図6-107　急性コリン作動性症候群

し，自身は速やかにパラコートに戻る．このように，還元と酸化の過程を繰り返すレドックス・サイクル(Redox-Cycle)によって，パラコートは触媒的に何度もNADPHを消費しながらスーパーオキサイド・ラジカルを生成するので，少量でも強い毒性を示す．また，スーパーオキサイド・ラジカルによって傷害された肺胞細胞は，非可逆的に線維組織に置換される．

2● 症状

初期症状として舌潰瘍，咽頭潰瘍，嚥下困難，悪心・嘔吐，腹痛，下痢，血圧低下，心室性不整脈，循環不全，心停止，肺水腫，横紋筋融解症，多臓器不全などがあり，その後，乏尿，急性尿細管壊死，急性腎不全，肝障害など(1〜4日後)，進行性肺線維症(3〜14日後)が特徴的である．長期的には急性糸球体腎炎(3か月後)が認められる．

3● 診断のポイント

尿を水酸化カリウムでアルカリ性にして，ハイドロサルファイトナトリウム溶液を添加して青色に変色すれば，パラコート中毒を疑う（ハイドロサルファイト反応）．

4● 治療のポイント

低酸素血症が生じるまでは酸素を投与しない．低酸素血症が生じたら，PaO_2 55 Torr前後を目安に最低限の酸素を投与する．これまでさまざま

表6-31　有機リン中毒とカーバメート中毒

	有機リン	カーバメート
AChE阻害	非可逆的	可逆的
重症度	高い	低い
持続時間	長い(4〜18日)	短い(<24時間)
中枢神経症状	著明	軽度，またはなし
血清ChE値	著明に低下	低下，または正常
アトロピン	高用量	低用量
パム®の適応	あり	なし

な治療法が試みられたが，予後を改善するには至っていない．

5● 参考

パラコートの血中濃度を測定して，図6-108に示すProudfootらの生存曲線を用いて予後の予測ができる．大量に服用した場合は多臓器不全や循環不全によってほとんどの場合は24時間以内に死亡する．急性期を乗り越えても遅発性に進行性肺線維症が発症すれば，2〜4週間で死亡する．

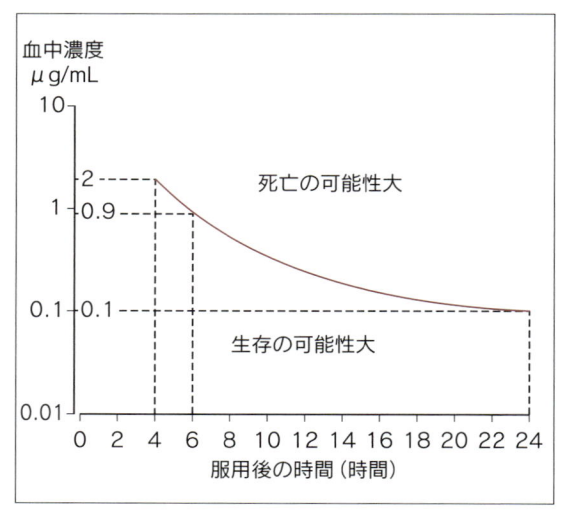

図6-108 Proudfootらの生存曲線

2 化学用品・工業用品

A シアン化合物（KCN, NaCN）

1● 毒性のメカニズム

シアン化カリウム（KCN）やシアン化ナトリウム（NaCN）は強アルカリであるので，経口摂取によって上部消化管への腐食作用を発揮する．また，下記の化学式で示すように，胃酸と反応してシアン化水素（HCN）となり，消化管より速やかに吸収され，生体内で一部が解離してシアン化物イオン（CN^-）になる．これは，細胞内ミトコンドリアにあるチトクローム・オキシダーゼの活性中心にあるヘム鉄（Fe^{3+}）と結合して，この酵素を失活させる．この結果，酸素を利用してグルコースからATPを大量に産生する好気性代謝が阻害されて，細胞内のATPは急速に枯渇する．

$$KCN(NaCN) + HCl \rightarrow HCN + KCl(NaCl)$$

2● 症状

初発症状として，口腔や咽頭の灼熱感，激しい頭痛，めまい，胸部苦悶感，過呼吸，頻呼吸，過換気，呼吸促迫，動悸，頻脈，高血圧などがある．また，失神，昏睡，痙攣発作，呼吸困難，呼吸抑制，呼吸停止，肺水腫，徐脈，血圧低下，循環不全，心停止，アニオンギャップ開大性の代謝性アシドーシス，乳酸アシドーシスなどが続発症状として知られている．

3● 診断のポイント

急速な症状の進行，著しいアニオンギャップ開大性の代謝性アシドーシス，静脈血の酸素飽和度の上昇，皮膚の鮮紅色，網膜静脈の鮮紅色（眼底鏡検査），チアノーゼをともなわない低酸素症状などを認める．また，患者の呼気または胃内容物にシアン化水素によるアーモンド臭を認める．

4● 治療のポイント

シアン化合物中毒が疑われたら，診断を待たずに，速やかにヒドロキソコバラミンを投与する（「解毒薬・拮抗薬」参照）．チオ硫酸ナトリウムを併用してもよい（「解毒薬・拮抗薬」参照）．

B メタノール，エチレングリコール

1● 毒性のメカニズム

メタノールは摂取後6〜30時間の潜伏期間を経て，親物質よりはるかに毒性が強い蟻酸になり，視神経，中枢神経系，心循環器系に毒性を発揮する．

エチレングリコールは摂取後4〜12時間の潜伏期間を経て，親物質よりはるかに毒性が強いグリコアルデヒド，グリコール酸，グリオキシル酸になり，中枢神経系，心循環器系に毒性を発揮する．さらに，摂取後24〜72時間では，グリオキシル酸からシュウ酸になり，カルシウムと結合して不溶性のシュウ酸カルシウムを形成し，腎臓，肝臓，中枢神経系，肺，心臓，消化管粘膜などに沈殿し，これらの臓器に毒性を発揮する．

2● 症状

メタノールでは，摂取6〜30時間後に，かすみ目や「吹雪の中にいるよう」な視覚異常（snow storm vision），視神経乳頭の充血，眼底静脈の怒張，うっ血乳頭などが生じる．さらに，視神経萎縮および脱髄が生じて失明する．また，痙攣発作，昏睡などの中枢神経症状，肺水腫，血圧低下などの呼吸・循環器症状が生じる．

エチレングリコールでは，摂取4〜12時間後に昏睡，痙攣発作，脳浮腫など中枢神経症状やアニオンギャップ開大性代謝性アシドーシスが，摂取12〜24時間後に頻呼吸，頻脈，軽度の高血圧などの呼吸・循環器症状が，摂取24〜72時間後に乏尿，急性腎不全などが生じる．

表6-32 H₂S濃度と臨床症状

H$_2$S濃度(ppm)	臨床症状
0.025〜100	"腐った卵"の臭い
100〜150	嗅覚神経麻痺
50＜	＜粘膜刺激症状＞
50〜200	角結膜炎（gas eye），鼻炎，咽頭炎，気管支炎
200＜	＜細胞呼吸障害＞
200＜	頭痛，悪心・嘔吐，健忘，失見当識，せん妄，錯乱，傾眠
300〜500	急性肺障害（ALI）/急性呼吸促迫症候群（ARDS）
500＜	痙攣発作，昏睡，呼吸停止，循環不全，死
750〜1,000	ノックダウン現象：数回以内の呼吸で昏睡，呼吸停止，死

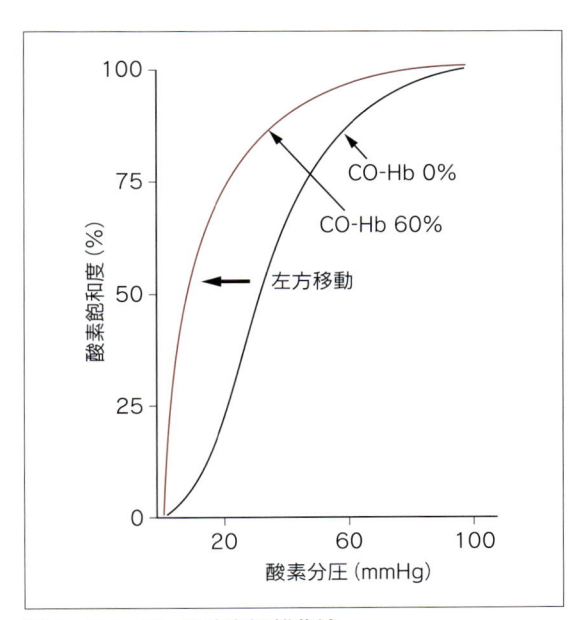

図6-109 Hbの酸素解離曲線

3● 診断のポイント

血中濃度の高値を認める．また，当初は浸透圧ギャップの開大を認めるが，次第に正常化しアニオンギャップ開大性代謝性アシドーシスが生じる．エチレングリコールでは，低カルシウム血症やシュウ酸カルシウム結晶尿を認める．

4● 治療のポイント

エタノールを投与する（「解毒薬・拮抗薬」参照）．重症であれば，血液透析法を施行する（「血液透析法」参照）．

❸ ガス

A 硫化水素（H$_2$S）

1● 毒性のメカニズム

硫化水素は，吸入によって粘膜刺激作用を発揮する．また，生体内で一部が解離してスルフヒドリル・イオン（sulfhydryl ion, HS$^-$）になり，細胞内ミトコンドリアにあるチトクローム・オキシダーゼの活性中心にあるヘム鉄（Fe^{3+}）と結合して，この酵素を失活させる．この結果，酸素を利用してグルコースからATPを大量に産生する好気性代謝が障害されて，細胞内のATPは，急速に枯渇する．

2● 症状

表6-32に硫化水素の濃度と臨床症状を示す．低濃度に長時間曝露されると，粘膜刺激症状による局所症状が生じる．高濃度に曝露されると，短時間で細胞呼吸障害による全身症状が生じる．

3● 診断のポイント

粘膜刺激症状または突発する細胞呼吸障害による症状を認める．現場で硫化水素ガスのによる腐敗卵臭を認める．

4● 治療のポイント

昏睡，痙攣発作などの重篤な症状があれば，できるだけ速やかに亜硝酸ナトリウムを投与する（「解毒薬・拮抗薬」参照）．

B 一酸化炭素（CO）

1● 毒性のメカニズム

一酸化炭素（CO）のヘモグロビン（以下Hb）に対する親和性は，酸素の200〜250倍であるため，COは，吸入によってHbに結合している酸素と容易に置換してカルボキシヘモグロビン（CO-Hb）を形成する．CO-Hb濃度が高くなると，血液の酸素運搬能は低下する．また，図6-109に示すように，CO-Hbの存在下では，酸化ヘモグロビン（O$_2$-Hb）の酸素とヘモグロビンの結合は強くなるため，Hbの酸素解離曲線は左方移動する．これらの結果，組織での酸素供給は減少して低酸素ストレスが生じ，酸素を利用してグルコースか

表 6-33　CO-Hb 濃度と臨床症状

CO-Hb 濃度(%)	臨床症状
10＜	軽度の頭痛(前頭部の絞扼感など)，激しい運動時の息切れ
20＜	中等度の頭痛(こめかみの拍動など)，めまい，嘔気，頻脈，頻呼吸，中等度の運動時の息切れ
30＜	激しい頭痛，視力障害，耳鳴りや難聴，錯乱
40＜	意識障害，異常呼吸(浅く不規則)
50＜	昏睡，けいれん，Cheyne-Stokes 呼吸
60＜	昏睡，けいれん，散瞳，対光反射消失，心機能の低下，呼吸抑制
70＜	心不全，呼吸不全，死亡

表 6-34　刺激性ガスと水溶性

ガス	二酸化硫黄 塩化水素 アンモニア	塩素	二酸化窒素 ホスゲン
水溶性	高い	中等度	低い
症状の発現	急速	中等度	遅延性
障害部位	眼・鼻・口咽頭・喉頭 上気道中心	上気道〜下気道（広範囲）	下気道中心

らATPを産生する好気性代謝が障害されて，細胞内のATPは枯渇する．

2● 症状

表 6-33 に CO-Hb 濃度と臨床症状を示すが，必ずしもこのように相関しない．頭痛，めまい，嘔気は最もよくみられる症状である．

3● 診断のポイント

CO-Hb 濃度の高値を認める．乳酸アシドーシスを認める．CO-Hb は赤色であるため，皮膚の深紅色または静脈血の鮮紅色がみられることがある．

4● 治療のポイント

常圧酸素療法または高気圧酸素療法のいずれかを選択する(「解毒薬・拮抗薬」参照)．

C 刺激性ガス

1● 毒性のメカニズム

表 6-34 に代表的な刺激性ガスおよびそれらの特徴を示す．

二酸化硫黄(亜硫酸ガス)，塩化水素(塩酸ガス)，アンモニアなどの水溶性の高い刺激性ガスは，吸入によってほとんどが眼・鼻・口咽頭・喉頭，および，上気道の粘膜に速やかに吸収されて，急速に刺激性を発揮する．

塩素などの水溶性の中等度の刺激性ガスは，吸入によって眼・鼻・口咽頭・喉頭，上気道の粘膜ばかりでなく，気管支，細気管支，肺胞などの下気道の粘膜にも広範囲に吸収されて刺激性を発揮する．ただし，低濃度では曝露に気づかれずに長期曝露となりやすい．

二酸化窒素やホスゲンなどの水溶性の低い刺激性ガスは，吸入によって眼・鼻・口咽頭・喉頭，および上気道の粘膜にはほとんど吸収されず，気管支，細気管支，肺胞などの下気道の粘膜に緩徐に吸収・蓄積されて，遅延性に刺激性を発揮する．吸入しても不快な症状が直ちに生じない，すなわち警告特性(Warning property)が乏しいので，曝露に気づかれずに長期曝露となりやすい．

2● 症状

重症度は，刺激性ガスの曝露の強さ(曝露濃度および曝露時間)による．

水溶性の高い刺激性ガスでは，ただちに，眼・鼻・口咽頭・喉頭症状，および上気道症状が生じる．水溶性の中等度の刺激性ガスでは，発現の早さは濃度によるが，広範囲に生じる．水溶性の低い刺激性ガスによる症状は，初期には易疲労感や咳嗽などの軽度の症状であっても，遅延性(4〜24時間後)に下気道症状が生じる．初期症状が軽度であるため，長時間曝露されても気付かれずに重症化しやすい．

＜眼症状＞

流涙，結膜炎，角膜混濁，角膜潰瘍，角膜壊死，失明．

＜鼻・口咽頭・喉頭症状＞

鼻炎，咽頭炎，喉頭炎，喉頭浮腫，喉頭蓋浮腫，嗄声，喉頭攣縮．

＜呼吸器症状＞

咳嗽，くしゃみ，窒息感，呼吸困難，上気道浮腫，上気道閉塞，気管炎，気管支炎，気管支攣縮，喘鳴，細気管支炎，化学性肺炎，急性呼吸促迫症候群(ARDS)．

表 6-35　急性アセトアミノフェン中毒の症状の経過

第 1 相（過量服薬後 30 分～4 時間） 　無食欲，悪心・嘔吐，発汗
第 2 相（過量服薬後 24～72 時間） 　第 1 相の症状の緩和および持続 　肝障害（ビリルビンおよび肝酵素の上昇），右上腹部痛
第 3 相（過量服薬後 3～5 日） 　黄疸，凝固異常，低血糖，肝性脳症，腎不全，心筋症
第 4 相（過量服薬後 7～8 日） 　ビリルビンおよび肝酵素の正常化，もしくは，持続的な悪化

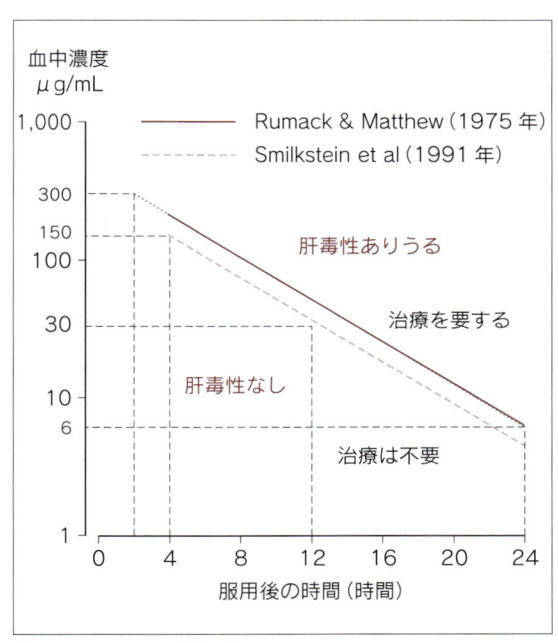

図 6-110　ノモグラム

3● 診断のポイント

同じ現場にいた人に，同様の呼吸器症状を認める．水溶性の高い刺激性ガスや水溶性の中等度の刺激性ガスでは，患者が"刺激臭がした"と訴える．

4● 治療のポイント

喉頭浮腫，喉頭蓋浮腫，喉頭攣縮，上気道浮腫，上気道閉塞があれば気管挿管を行う．気管挿管ができなければ輪状甲状靱帯切開により気道を確保し，必要に応じて人工呼吸器管理とする．ARDS があれば人工呼吸器管理とし，酸素化に応じて呼気終末期陽圧（PEEP）を調節する．

4 市販薬

A アセトアミノフェン

1● 毒性のメカニズム

アセトアミノフェンは，大部分は肝臓でグルクロン酸抱合または硫酸抱合されて，水溶性の代謝物となって尿中に排泄されるが，一部分は，チトクローム P450 酵素系によって代謝されて，毒性代謝物である N-acetyl-p-benzoquinone imine（NAPQI）となる．NAPQI は，速やかに肝細胞内のグルタチオンと結合して無毒化されて尿中に排泄される．アセトアミノフェンを過量服薬すると，グルクロン酸抱合および硫酸抱合が飽和して，グルクロン酸および硫酸が涸渇するために，チトクローム P450 酵素系による代謝に移行して，NAPQI の産生が増加する．さらに，グルタチオンの消費が亢進してグルタチオンが涸渇すると，処理しきれなくなった NAPQI が細胞蛋白のスルフヒドリル基（SH 基）と結合して細胞死をもたらす．

2● 症状

表 6-35 に示すように，急性中毒では症状の経過は 4 相に分けることができる．

3● 診断のポイント

アセトアミノフェンの血中濃度の高値を認める．過量服薬 4 時間後以降の血中濃度が，図 6-110 に示す Rumack & Matthew のノモグラムより上にあれば，肝障害が生じる可能性がある．

4● 治療のポイント

過量服薬 4 時間後以降の血中濃度が図 6-110 に示す Smilkstein の治療線より上にあれば，アセチルシステインを投与する（「解毒薬・拮抗薬」参照）．

B アスピリン

1● 毒性のメカニズム

アスピリンは，生体内で速やかに加水分解されてサリチル酸になるが，サリチル酸は，細胞内のミトコンドリアにおける酸化的リン酸化を脱共役（uncoupling）することによって好気性代謝を干渉する．この結果，嫌気性代謝が亢進して，乳酸の産生が増加する．また，延髄にある呼吸中枢を直接刺激する．さらに，迷路の聴覚細胞の Cl^- チャネルの阻害による耳毒性を発揮する．

2 ● 症状

アスピリン中毒の古典的な3徴は，耳鳴り・難聴，過呼吸・頻呼吸，悪心・嘔吐などの消化管刺激症状である．

軽症～中等症では，高体温，耳鳴り・難聴，過呼吸・頻呼吸，頻脈，悪心・嘔吐，腹痛，肝障害，呼吸性アルカローシスと代謝性アシドーシスの混合障害，低カリウム血症，脱水が知られている．

重症では，失見当識，傾眠，昏睡，錯乱，痙攣発作，脳浮腫，肺水腫，ALI/ARDS，呼吸停止，うっ血性心不全，不整脈，低血圧，重度代謝性アシドーシス，凝固異常（PT時間の延長など），低血糖がみられる．

3 ● 診断のポイント

サリチル酸の血中濃度の高値を認める．

4 ● 治療のポイント

尿のアルカリ化を施行する（「尿のアルカリ化」参照）．重症であれば酸塩基平衡も補正できる血液透析法を施行する（「血液透析法」参照）．

● 参考文献

1) 上條吉人（著），相馬一亥（監）：臨床中毒学．医学書院，2009
2) 上條吉人（著），相馬一亥（監）：急性中毒診療レジデントマニュアル．医学書院，2012

N 熱中症・低体温症

熱中症

1 病態と疾患の概念

高温環境下で体温調節機能が破綻した病態を熱中症といい，暑熱障害 heat illness の総称として使用されるようになりつつある．

体内の熱をコントロールする原理を図6-111に示す．①体表における熱交換の効率（置かれた環境の温度，湿度，風力，日照だけでなく，身につける服装やヘルメット，ゴーグル，手袋，マスクなどによって変動），②体深部からうつ熱を血流に載せて体表へくみ出す血管内容量（血液の量），③その流れを生み出す心機能がその要[1])であり，このいずれかの破綻が熱中症を発生させる．診断には，暑熱環境にいて（または，いた後に）体調不良を訴えた場合には，すべて熱中症の可能性がある．高熱そのものによる臓器の障害と，血管内容量の減少と末梢血管抵抗の低下，心機能の悪化にともなう循環不全による臓器虚血の2つがその本態である．各臓器における障害を表6-36に記す．

2 熱中症の診断と重症度分類

日本神経救急学会の提唱する新しい熱中症分類と従来の診断名[2])を図6-112に併記する．Ⅰ度は発生現場における応急処置で対処可能な軽症を指し，熱痙攣（筋肉の症状）や，熱失神（脱水による軽い脳虚血）がこれにあたる．Ⅱ度は，医療機関を受診すべき中等症を指し，熱疲労に相当する．強い頭痛や嘔吐をともない，経口的に水分補給が不可能なため医療機関での点滴の適応である．Ⅲ度は明らかな臓器障害（①肝・腎障害 ②中枢神経障害 ③凝固系障害）を認めるもので，医療機関における採血結果などで診断され，重症度の高い場合には集中治療室での治療を要する場合がある．従来の分類による代表的な病名の特徴について，表6-37に示す．体温や発汗量よりも，意識障害の程度が現場では重症度を量るよい目安となる．

暑熱環境の下でスポーツや肉体労働をしていた場合は労作性熱中症 exertional heatstroke，特別に熱を発するような行動（筋肉運動）をしていない場合には非労作性熱中症（あるいは古典的熱中症 classical heatstroke）と呼ぶ．この2つを分ける意味は，その発生機序，患者背景，危険因子，予後などが大きく異なる特徴を有するからである（表6-38）．

3 応急処置と治療

Ⅰ度では，応急処置として，風通しの良い冷所へ移動させ衣服をゆるめて安静臥床とし，意識が清明であり自分で水分摂取ができる場合のみ水分を与える．加えて体外冷却しつつ経過観察とする．状態の悪化を見逃さないように，誰か付いて必ず見守るように心がける．改善傾向がない場合には

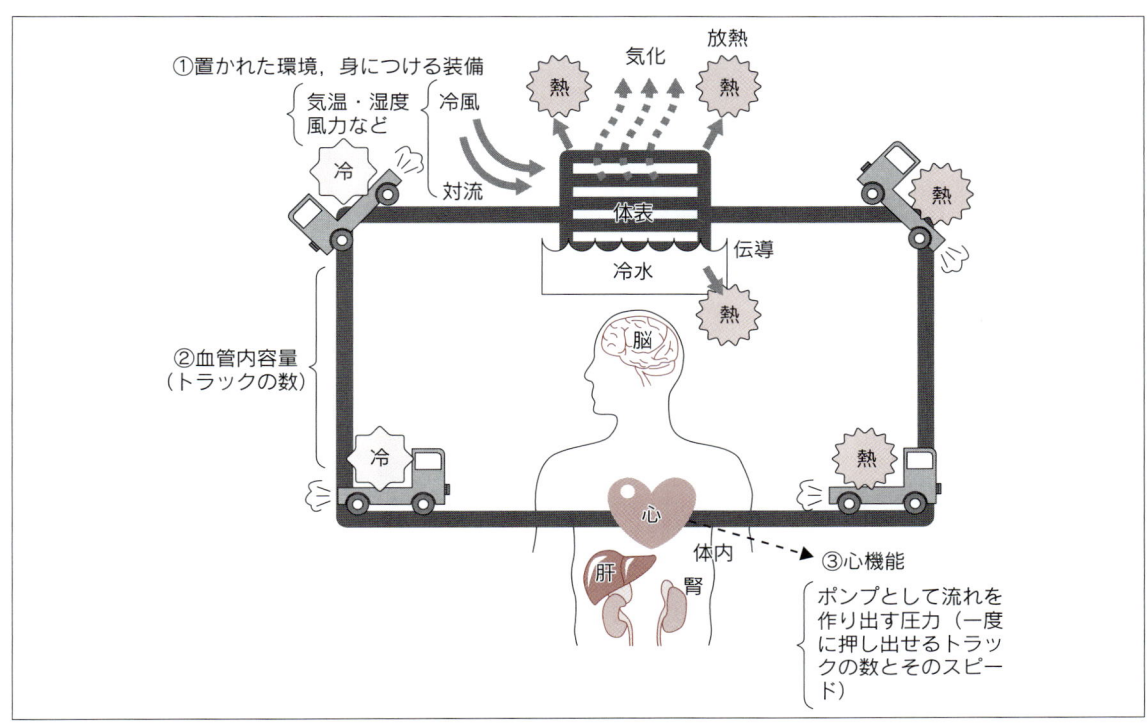

図6-111 ヒトの体温調節と熱中症の原因となる3つの要素（①②③）

表6-36 熱中症によって影響を受ける各重要臓器の反応

循環系	・心拍数増加 ・心拍出量増大（深部体温1℃上昇につき3 L/分増加） ・末梢血管拡張（通常皮膚表層の血流は0.2 L/分，最大8 L/分まで増加） ・血管内脱水（汗は通常0.5 L/日，最大15 L/日まで分泌可能） ・心機能にもともと障害があれば，負荷増大による急性心不全に陥る危険がある．
中枢神経	・脳虚血と脳浮腫（高体温そのもの，グルタミンの上昇・高サイトカインによる血管内皮障害と循環不全による二次的影響）．小脳，大脳皮質などの神経細胞は特に熱に弱い
消化管	・下痢，嘔吐の一般的な症状に加え，運動や高体温にともない，腸管粘膜の透過性が亢進し，消化管から門脈・肝経由で全身性の敗血症を惹起する．消化管出血の併発もみられる．
肺水腫	・過呼吸，サイトカインによる肺血管拡張＋透過性亢進からARDSへ進行
急性腎不全	・循環障害，脱水と横紋筋融解症による
肝障害	・腸管から門脈経由の高サイトカイン血症により肝細胞障害
出血傾向	・DIC，中枢神経を含むさまざまな臓器の微小血栓と出血
その他	・電解質異常（低カリウム，低リン，低マグネシウム），低血糖，代謝性アシドーシスと代償性の呼吸性アルカローシスなど

医療機関へ搬送する．
　Ⅱ度と判断すれば，医療機関へ搬送し診察と治療を受け，採血による臓器障害の有無を確認してⅢ度の鑑別をする．深部体温を含むバイタルサインと電解質の正常化，障害臓器のサポートが治療のポイントとなる．Ⅰ度と同様の安静と体外冷却などの管理に加え，血管内容量の補正のための輸液療法，血液浄化システムを用いた冷却および腎機能のサポート，昇圧薬や血管収縮薬などの循環作動薬による循環のサポートが必要となる場合が

	症状	重症度	治療	臨床症状からの分類
Ⅰ度 （応急処置と見守り）	めまい，立ちくらみ，生あくび，大量の発汗，筋肉痛，筋肉の硬直（こむら返り），意識障害を認めない（JCS＝0）		通常は現場で対応可能→冷所での安静，体表冷却，経口的に水分とNaの補給	熱痙攣 熱失神
Ⅱ度 （医療機関へ）	頭痛，嘔吐，倦怠感，虚脱感，集中力や判断力の低下（JCS≦1）		医療機関での診察が必要→体温管理，安静，十分な水分とNaの補給（経口摂取が困難なときには点滴にて）	熱疲労
Ⅲ度 （入院加療）	下記の3つのうちいずれかを含む （C）中枢神経症状（意識障害JCS≧2，小脳症状，痙攣発作） （H/K）肝・腎機能障害（入院経過観察，入院加療が必要な程度の肝または腎障害） （D）血液凝固異常（急性期DIC診断基準［日本救急医学会］にてDICと診断）→Ⅲ度の中でも重症型		入院加療（場合により集中治療）が必要→体温管理（体表冷却に加え体内冷却，血管内冷却などを追加），呼吸，循環管理，DIC治療	熱射病

Ⅰ度の症状が徐々に改善している場合のみ，現場の応急処置と見守りでOK

Ⅱ度の症状が出現したり，Ⅰ度に改善が見られない場合，すぐ病院へ搬送する（周囲の人が判断）

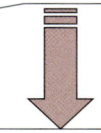

Ⅲ度か否かは救急隊員や，病院到着後の診察・検査により診断される

図中の「C」「H/K」「D」はそれぞれの障害臓器の頭文字

・暑熱環境にいる，あるいはいた後の体調不良はすべて熱中症の可能性がある．
・各重症度における症状は，よく見られる症状であって，その重症度では必ずそれが起こる，あるいは起こらなければ別の重症度に分類されるというものではない．
・熱中症の病態（重症度）は対処のタイミングや内容，患者側の条件により刻々変化する．特に意識障害の程度，体温（特に深部温），発汗の程度などは，短時間で変化の程度が大きいので注意が必要である．
・そのため，予防が最も重要であることは論を待たないが，早期認識，早期治療で重症化を防げれば，死に至ることを回避できる．
・Ⅰ度は現場にて対応可能な病態，Ⅱ度は速やかに医療機関への受診が必要な病態，Ⅲ度は採血，医療者による判断により入院（場合により集中治療）が必要な病態である．
・欧米で使用される臨床症状からの分類を右端に併記する．
・Ⅲ度は記載法としてⅢC，ⅢH，ⅢHK，ⅢCHKDなど障害臓器の頭文字を右下に追記．
・治療にあたっては，労作性か非労作性（古典的）かの鑑別をまず行うことで，その後の治療方針の決定，合併症管理，予後予想の助けとなる．
・DICは他の臓器障害に合併することがほとんどで，発症時には最重要と考えて集中治療室などで治療にあたる．
・これは，安岡らの分類を基に，臨床データに照らしつつ一般市民，病院前救護，医療機関による診断とケアについてわかりやすく改訂したものであり，今後さらなる変更の可能性がある．

図6-112　日本救急医学会熱中症分類2015

ある．最重症例では，PCPS（経皮的補助循環装置）による循環サポートと血液冷却を併用する場合もある．

4 基本的・具体的な治療法

A 冷却

体外冷却として，後頭部，両側の前頸部，腋窩，鼠径部に氷枕や保冷剤を当てて，体表近くを流れる太い静脈内の血液を冷やす．さらに風を当てて対流と気化を促進し冷却効率を高める．冷たい水分を取らせることは脱水の補正だけでなく，体内冷却の効果もある．

医療機関では，エアコンを利かせて室温と湿度を下げ，体表にガーゼを置き，霧吹きで水をかけて気化熱を奪う．扇風機で風を送って対流と気化効率を上げる．胃管，尿道カテーテルからの冷生理食塩水の注入，冷水バスタブなども行われる．血液透析などを行いつつカラムを冷やす方法もある．

B 経口的な水分と電解質の補給

Ⅰ度の場合には，経口的な水分と塩分の補給が必要である．熱中症に罹患した低Na血症は重症の労作性熱中症が多く，一方，高Na血症の多くは高齢者の日常生活中の重症熱中症が多い[3]．そのため，意識障害がなく経口的に水分摂取が可能な場合には，スポーツマンや肉体労働者の場合には，スポーツドリンクより経口補水液（oral rehydration solution）のほうが，糖分が少なめで，Naが濃いため推奨される．日常生活中の発症では水で十分である．

表6-37 熱中症の特徴

診断名	体温	病態	症状	診断	治療
日射病	正常か,軽度上昇(38℃以下)	直射日光を頭部や頸部に受けて,体温中枢が失調することによって発症.	発汗,顔面蒼白,眩暈,頭痛,悪寒,嘔吐,全身倦怠感	日光に長時間さらされた現病歴と症状で診断.	涼しい場所での臥床,安静,水分と塩分の補給など.
熱痙攣	正常か,軽度上昇(38℃以下)	激しい運動後に発生する随意筋の強直性痙攣.Na欠乏性の脱水.	痛みをともなった筋肉の痙攣.四肢に多いが,体幹に波及することもある.全身痙攣はない.	高温環境下での筋肉労働,運動の現病歴と,症状で診断.	数分から数十分で自然に軽快する場合が多い.水分と塩分の適度な補給.
熱疲労	中等度上昇(40℃以下)	熱射病の前段階.水分と塩分の喪失が原因で,適切な治療が施されないと熱射病に移行.	口渇,全身倦怠感,頻脈,血圧低下,過換気,興奮,判断力低下,知覚異常,共同運動失調	筋肉労働や運動に慣れていない人に多く発症.現病歴と症状で診断.循環不全が特徴.	涼しい場所での安静と水分・塩分の適度な補給.輸液が必要.
熱射病	著明に上昇(40℃以上)	体温調節中枢障害と臓器障害を特徴とする.高体温,意識障害,発汗停止を3徴とする.	皮膚の乾燥,紅潮,意識障害,痙攣,呼吸不全,循環不全,肝機能障害,腎機能障害,血液凝固障害,溶血,ヘモグロビン尿,ミオグロビン尿	暑熱曝露と過度の運動の現病歴,著しい体温上昇,臓器障害の有無によって診断.	体表面と体腔内の双方からの迅速な冷却.臓器障害に対する集中治療.

表6-38 労作性熱中症と非労作性(古典的)熱中症の比較

	労作性熱中症	非労作性(古典的)熱中症
年齢	若年〜中年	高齢者
性差	圧倒的に男性	男女差なし
発生場所	屋外,炎天下	屋内(熱波で急増)
発症までの時間	数時間以内で急激発症	数日以上かかって徐々に悪化
筋肉運動	あり	なし
基礎疾患	なし(健康)	あり(心疾患,糖尿病,脳卒中後遺症,精神疾患,認知症など)
予後	良好	不良

C 輸液

Ⅱ度では,意識障害や嘔吐などの症状のため,経口での水分・電解質の摂取が困難な場合,輸液による補充が必要となる.脱水に対する血管内容量の回復,循環の維持には細胞外液補充液(生理食塩水,乳酸リンゲル液)を中心に,血管内容量や腎機能,電解質や血糖データをチェックしつつ,維持液(1〜4号液)などを追加する.冷やした輸液を用いてもよいが,時間当たりの点滴量には限界があり,体温冷却の効果は大きくない.

D Ⅲ度熱中症における臓器サポート

可及的速やかな体温の正常化と循環の維持が,結果として臓器の保護につながり,熱中症の治療そのものとなる.ショックに対しては十分な細胞外液の輸液とカテコラミンの使用,腎障害に対しては輸液に加え,血液浄化法を併用する場合もある.これは横紋筋融解症のミオグロビン除去にも有効である.DICに対しては薬物療法(AT-Ⅲ製剤,トロンボモジュリンなど)と成分輸血(FFP)による補充を施す.

5 リスクファクター，予後と後遺症

高齢者，日常生活中の発症，心疾患，糖尿病，脳卒中後遺症，精神疾患，独居，社会的な孤立，施設入所，経済的困窮などは熱中症のリスクファクターとなる．また，労作性熱中症でも，初心者，作業の初日，朝食抜き，二日酔いなどは危険性が高まる．

入院例でも重症度にかかわらず2日程度で退院できることが多く，熱中症は治療に反応しやすい病態といえる．一方で，死亡例は現場あるいは来院時すでに昏睡，ショック，高体温を呈しており，集中治療にもかかわらず数日以内に死亡に至る．循環不全を主体とした多臓器不全が原因である．

重症例のうち10%程度に後遺症がみられ，高次脳機能障害，麻痺，嚥下困難，パーキンソン症状など中枢神経障害が多くを占める．

6 注意点とピットフォール

A 高体温と発熱の鑑別

非労作性（古典的）熱中症では，感染（＋脱水，低栄養）からくる発熱feverとの鑑別が必要である．感染症では脱水や低栄養を伴う場合もある．その場合には，冷却ではなく感染源の検索と必要な抗菌薬の投与が本質的な治療となる．また，持病の悪化や感染と熱中症が合併している場合もあるので注意を要する．

B 冷却の方法

39℃までは積極的に冷却を行うが，その後は自然に体温が平熱に戻るのをモニターするだけでよい．さもないと低体温に陥ることになる．また，来院時に平温であっても熱中症の場合がある．例えば昼間に暑熱環境で働き，夜帰宅して後に頭痛と嘔吐で来院するケース（熱疲労）もある．この場合には，他疾患を鑑別することと，細胞外液の輸液による水分，電解質を補充することが治療の中心となる．

C 熱中症の予防

熱中症は，予防可能な疾患であり，家族，介護者，現場監督，コーチなどの気配りが重要である．暑熱環境下での体調不良はすべて熱中症の可能性を考慮し，早急に対応すべきである．

低体温症

1 病態と疾患の概念

深部体温が35℃以下に低下した病態を低体温症という．ヒトは寒冷曝露により寒さを感知すると，視床下部にそれが入力され，震えshiveringによって筋肉が熱を産生し，即座に交感神経の緊張によるカテコラミンの放出（ドーパミン，ノルエピネフリン，セロトニン）と，やや遅れて内分泌系ではTRHに続く甲状腺ホルモンの放出とがみられる．また，体温を保つべく寒冷環境から退避し，体を動かし熱を生み出し，暖かい環境や温かい飲食物を求める行動をとる．

低い気温，強い風，濡れた衣服などで体表から喪失する熱に体内で産生される熱が追い付かなくなることで低体温症が発症するが，それ以外にも，外傷や急性アルコール中毒，脳卒中で動けなくなって発見されないままに低温環境に長時間放置された場合や，低栄養や内分泌疾患，薬物過量摂取などで熱の産生そのものが滞る場合であれば，夏でも低体温症になる危険性がある．重症度分類とそれぞれの特徴的な生理学的変化を表6-39に示す．軽症（34℃＜），中等症（30〜34℃），重症（30℃＞）とする分類もある[4]．20℃近辺まで深部体温の低下した最重症では，心静止，平坦脳波となり，蘇生はほぼ不可能である．

2 リスクファクター，背景因子と直接原因

深部体温によって重症度を決定するとともに，リスクファクターや背景因子の評価，低体温に至った原因疾患の鑑別とその治療が必要となる．ホームレス，外傷，アルコール依存症などの場合は屋外発症が多いとされるが，屋内発症では感染症，甲状腺機能低下，下垂体機能低下，脳卒中，腎・肝機能異常，心不全，精神疾患，知的障害，認知症などが基礎疾患として存在する場合が多く，予想に反し屋内発症例のほうが多く，かつ予後も悪い．バックグラウンドとして家族以外との

表 6-39 低体温における生理学的変化

重症度	体温	循環	呼吸	神経系	代謝・内分泌
軽度	32～35℃	末梢血管収縮，血圧上昇，心拍出量増加，利尿	過呼吸およびその後の分時換気量低下，酸素消費量低下，気管支攣縮	倦怠感，健忘，無感情，無関心，構音障害，判断力低下，昏迷，運動失調	カテコラミン，副腎皮質ホルモン・甲状腺ホルモンの分泌増加
中等度	28～32℃	徐脈，心拍出量低下，心室性不整脈の出現増加，J波出現	分時換気量低下，二酸化炭素産生低下，酸素消費量低下，咳嗽反射消失，咽頭反射低下	脳波の異常，意識レベルの低下，散瞳，幻覚，呼びかけに無反応，腱反射低下	インスリン効果減少
高度	28℃未満	血圧低下，著しい徐脈，心拍出量低下，尿量低下，リエントリー性不整脈の出現増加，心室細動，心停止	肺うっ血，肺水腫，酸素消費量低下，咽頭反射消失，無呼吸	無動，末梢神経伝達速度遅延，脳血流低下，昏睡，反射消失，脳波の平坦化	基礎代謝の著しい減少

同居，施設入所，独居，ホームレスなどが指摘されている．感染症，外傷，内分泌疾患，薬物中毒などが直接的な原因となりやすい[5]．

3 治療の選択

軽度低体温では，濡れた衣服の除去とともに受動的な復温（ブランケットや暖かい室温）を行う．意識がしっかりしていれば温かい飲み物（加糖）を与える．

中等度低体温の場合には，加えて 42～45℃ に加温した細胞外液補充液（生理食塩水，乳酸リンゲル液など）の点滴，42～46℃ の加湿加温酸素の投与，体幹の能動的体外復温（電気毛布，湯たんぽなど）を行う．低K血症や低血糖に対する補充療法，加えて原疾患の治療として，抗菌薬や低下したホルモンの補充などが必要になる．血管が収縮して血流の乏しい四肢末梢を急激に温めると，局所の熱傷に加え，循環の回復にともない体表に存在する冷たい血液が体深部へ灌流してさらに深部温が低下するアフタードロップと代謝性アシドーシスが進行する危険性がある．

重度低体温では，腹膜灌流，体外循環（PCPS，ECMO）などが必要となる．体外循環の適応症例の選択に関しては，最近ようやくその有効性を支持する報告が増えつつある．

4 注意点とピットフォール

CPR が必要な場合，30℃ に上昇するまでは除細動は1回のみ，アドレナリンの投与も1度にとどめて良質な CPR と復温を最優先する．ただし，成人における重症低体温の復温は容易ではない．短時間でそれが可能な PCPS の導入については，施設における人的物的資源などを十分検討したうえでその適応を判断すべきである．

●参考文献

1) 日本救急医学会（編）：熱中症—日本を襲う熱波の恐怖．へるす出版，2011
2) 安岡正蔵，赤井正美，有賀徹，他：熱中症（暑熱障害）Ⅰ～Ⅲ度分類の提案 熱中症新分類の臨床的意義．救急医学 23：1119-1123, 1999
3) 神田 潤，三宅康史，渡邉真樹子，他：熱中症の血中ナトリウム濃度と熱中症重症度・筋症状の関連について．日救急医会関東誌 31：132-133, 2010
4) Soar J, Perkins GD, Abbas G, et al：European Resuscitation 2010 Section 8. Cardiac arrest in special circumstances：Electrolyte abnormalities, poisoning, drowning, accidental hypothermia, hyperthermia, asthma, anaphylaxis, cardiac surgery, trauma, pregnancy, electrocution. Resuscitation 81：1400-1433, 2010
5) Elbaz G, Etzion O, Delgado J, et al：Hypothermia in a desert climate：severity score and mortality prediction. Am J Emerg Med 26：683-688, 2008

第7章

災害医療

本章の構成マップ

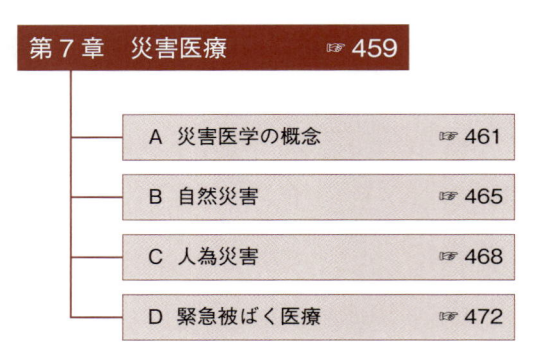

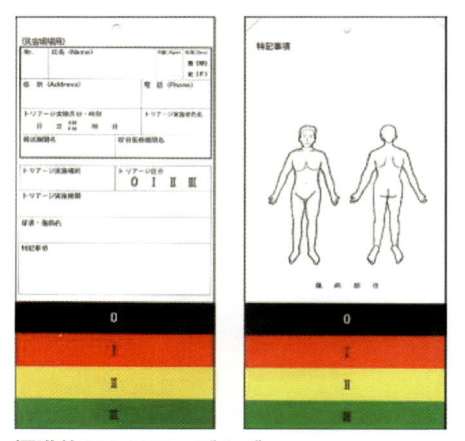

第7章 災害医療 ☞ 459
- A 災害医学の概念 ☞ 461
- B 自然災害 ☞ 465
- C 人為災害 ☞ 468
- D 緊急被ばく医療 ☞ 472

標準的なトリアージタグ

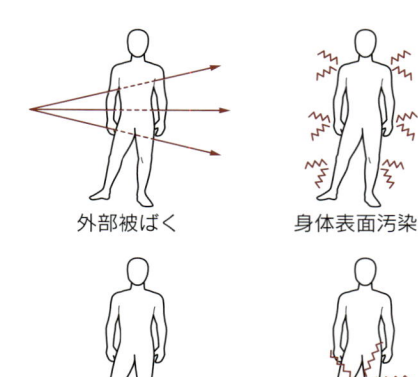

被ばくと汚染

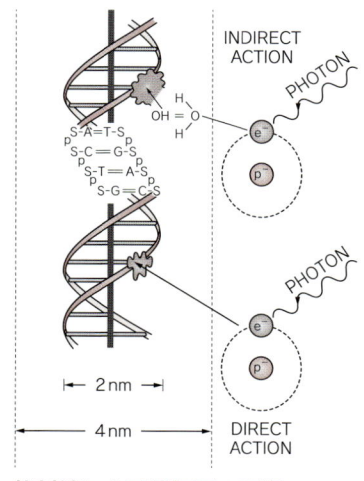

外部被ばく　身体表面汚染

創傷汚染　内部被ばく

放射線による遺伝子の損傷

A 災害医学の概念

1 災害医学の基礎的概念

A 災害とは

災害(disaster)とは,広い意味で人間の力でコントロールできない力が原因となり,人間社会に及ぼされる被害を指す.古代社会では,さまざまな自然現象(地震,火山噴火,洪水など)による社会への被害が,さまざまな文化や国家によって「超自然的な意思による災害(天災)」として記憶されている.また,伝染病の集団発生も近世に至るまで,社会に大規模な被害を与えており,広義の意味で「天災」として扱われてきた.この時代において,災害は天よりもたらされる自然のもの(自然災害 natural disaster)であり,体系的に取り扱う学問体系は発達しなかった.

産業革命以降の近世になると,人間がさまざまな制御技術により水力・火力・電力などを取り扱うようになった.これらの大規模エネルギーの制御ミスによる事故はまれならず経験されるようになった.特に多数の人間が働く工業現場での事故は,大規模な死傷者をもたらし,人の行いによる災害(人為的災害 man-made disaster)として統計や研究の対象となった.人為的災害は,人の活動を原因とするものであり,近年では,規模の大きい交通事故,人が発明した交通手段(車・バス,船舶,鉄道,航空機など)による事故も包括する.

しかし,人類の活動範囲の増大,特に居住範囲の増大などにより,近年では,これらを同時に考える包括的な概念として,複合型災害(Complex Disaster)という考え方が議論されるようになった.この複合型災害として,当初は地震によるコンビナート被害などが想定されていたが,2011年3月11日の東日本大震災・巨大津波と原子力発電所被災により現実となった.

いずれにせよ,一義的には災害により人命に被害があった場合,疾病などと同様に健康危機としてとらえる考え方を災害医学という.表7-1に示すように,災害数,被災者数は,近年,増加傾向にある.医療を含む社会システムの整備により死亡者数は減少傾向にあるが,より一層改善の余地がある.

B 災害医療の構造

災害の対応を要約したのがCSCATTT(Command & Control, Safety, Communication, Assessment, Triage, Treatment, Transport)という概念である.これは,指揮命令系統,安全確保,通信手段の確保,災害の評価,トリアージ,治療,搬送の頭文字であり,最初のCSCAは事務職,TTTは医療職が行う対応となる.

C トリアージ

災害による人的被害を取り扱う災害医学において,災害医療の現場におけるトリアージは重要な技術である.トリアージの目的は,「適切な」傷病者が,「適切な」場所(避難所,救護所,医療機関)に,「適切な」時間で受診することである.災害時のトリアージは,その地域において提供可能な医療資源を傷病者の需要が上回っている場合に,相対的に少ない医療資源の有効活用を目的として,治療の順番を決定する行為である.

表7-1 10年単位でみた災害数と被災者数,死亡者数

年	1951~1960	1961~1970	1971~1980	1981~1990	1991~2000	合計 1951~2000
災害数	367	717	1,162	2,081	2,985	7,312
被害者数	11,176,496	233,704,495	767,985,585	1,453,553,034	2,129,297,606	4,595,717,196
死亡者数	4,177,884	2,088,942	1,408,749	829,441	754,206	9,259,222
確率	0.3748	0.0089	0.0018	0.0006	0.0004	0.0020

災害数と被災者数が増加している 死亡者数は社会システムの整備により減少している.

(Sundnes KO, Birnbaum ML:Health disaster management guidelines for evaluation and research in the Utstein style. Prehop Disast Med 17:1-24, 2003 より改変)

災害現場でのトリアージは，医療危機のない状態で，身体所見とバイタルサインによって行う．一般に，死亡または救命困難者を黒色，緊急に救命処置を要するものを赤色，赤色より余裕のある中等症のものを黄色，軽症のものを緑色と分類する（図7-1）．

この考え方を，多数傷病者の場面で，歩行可能かどうかで理解しやすくフローチャート化したものとしてSTART法がある（図7-2）．

災害時のトリアージは，医師においては診療科にかかわらず，BLSと同様に必須の技能である．

D 医療の需給バランスと災害医療

災害医学において特徴的な病態として多発外傷，クラッシュ症候群など，外傷外科としての側面が強調される．しかし，原因は何であれ，傷病者への効果的な医療の提供という観点からみると，災害時に提供される災害医療が，平時の救急医療と決定的に異なる点として，必要とされる医療と供給可能な医療の需給バランスが崩れていることが重要なポイントとなる．災害の起きた場所を類型化して以下に示す．

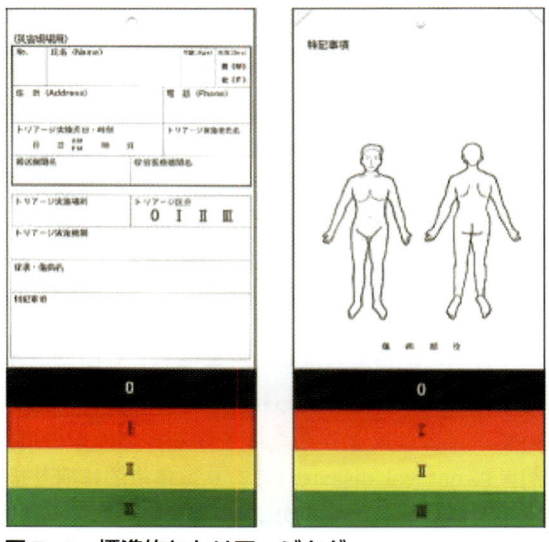

図7-1 標準的なトリアージタグ

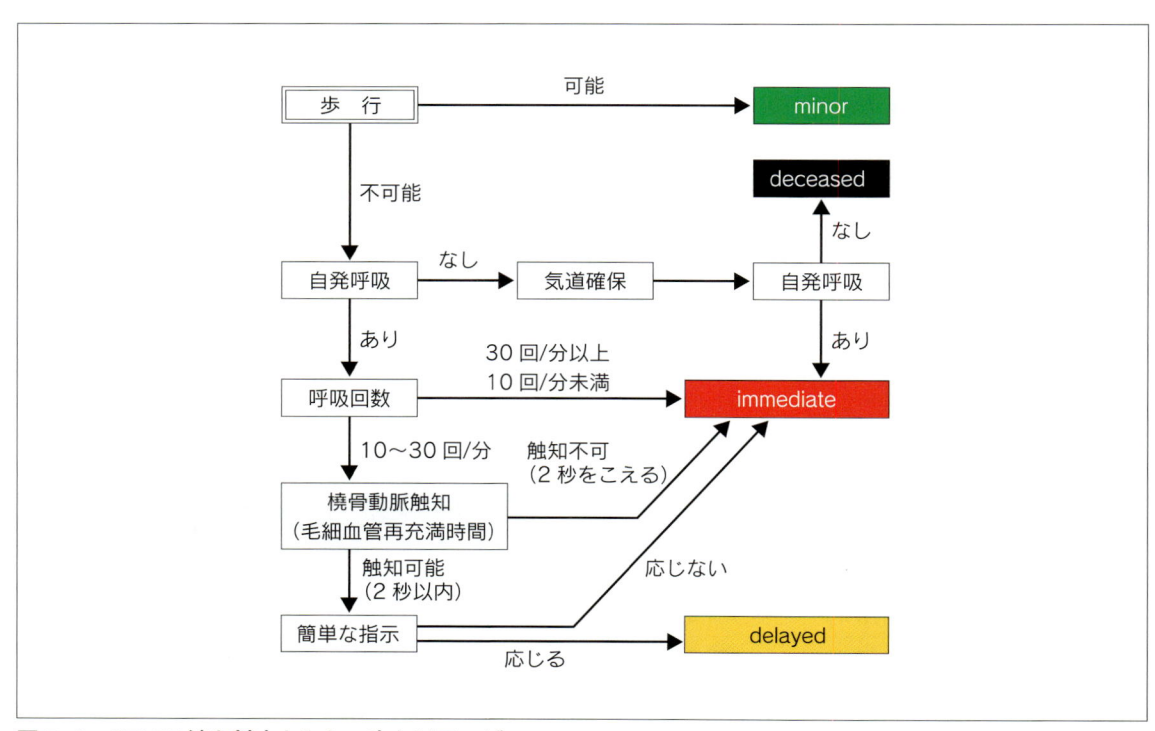

図7-2 START法を基本とした一次トリアージ
〔日本集団災害医学会（監）：増補版 DMAT標準テキスト．p42，へるす出版，2013より一部改変〕

表7-2　災害の継続時間と発症様式からみた分類

継続時間	短時間発生	緩徐発生	長時間発生
BRIEF（秒単位から数時間）	地震，津波，噴火，構造的破損，雪崩，地滑り		
SHORT（数時間から数日）	強風，暴動	洪水，熱波・寒波	
INTERMEDIATE（数日から数週間）	噴火，武力紛争，伝染病	伝染病	伝染病
PROLONGED（数か月から数年）	武力紛争	武力紛争	干ばつ，砂漠化，武力紛争，飢饉

(Sundnes KO, Birnbaum ML：Health disaster management guidelines for evaluation and research in the Utstein style. Prehosp Disaster Med 17：31–55, 2003 より改変)

1● 医療供給システムを上回る傷病者が発生した場合

地域における救急医療の供給能力を上回る大量の患者が同時に発生した場合，その地域の医療供給バランスは崩れる．福知山線の脱線事故や関越道高速バス事故のように，交通機関による事故により，一時的に医療の需給バランスは崩れる．この場合，現場への医療支援チームの派遣と重症患者の事故周辺地域からの域外搬送が必要となる．

2● 医療供給体制が被害を受けた場合

災害で，従来，機能していた医療供給体制が大規模な被害を受けた状態で，傷病者が多数発生したことで医療需給バランスが破綻し，大規模な災害状態が発生する．この場合，自己完結したチームによる緊急医療の提供システムや，多数発生した傷病者を被災地域外に搬送する域外搬送などが必要となる．日本DMAT（Disaster Medical Assistance Team）は，緊急医療の提供と域外搬送を意図して構築したシステムであり，東日本大震災において有用性が示された．

3● 医療供給が不十分な場合

国際的には，未開発の原野，へき地・離島，開発途上国や緊張状態の国境などでは，そもそも医療供給が不十分である．このような場所に，何らかの理由で難民など人の集団が形成された場合，医療の需給バランスが著しく崩壊し，災害準備状態となる．この準備状態に，伝染病や飢餓状態などの2次的因子が加わると，大規模な災害状態となる．このような事態は主に国家間や宗教間の対立による紛争により現在でも世界各地で起きており，国連などによる国際的な協力・支援体制と，医療そのものを供給するシステムの構築が必要となる．

2 災害の規模の評価

災害医学において，災害の規模を正しく評価することは，各種災害の比較検討を客観的に行うために重要な課題である．このため，「災害の評価と検証のためのウツタイン様式によるガイドライン」（Sundnes and Birnbaum, 2003）が提唱されている．

本ガイドラインでは，増え続け多様化する災害が世界経済に与える損失を示し，国や地域レベルでの健康危機管理の必要性を強調している．このため，災害や被害の分類法，テンプレート，災害規模の評価などを提唱している（表7-2）．

3 災害医療体制

わが国の急性期災害医療体制は，1995年の阪神・淡路大震災を契機として政府レベルでの研究が進められた．研究は，緊急連絡システム（図7-3），緊急即応システムなど多岐にわたる．

併せて，災害時の医療機関としての災害拠点病院と，急性期の医療支援チームであるDMATの整備が進められた．

A 災害拠点病院

災害拠点病院は，前述の阪神・淡路大震災を受けて設置された「阪神・淡路大震災を契機とした災害医療体制のあり方に関する研究会」〔厚生科学研究費補助金（健康政策調査研究事業）による研究班〕の提言に基づき，患者の広域搬送や応急用

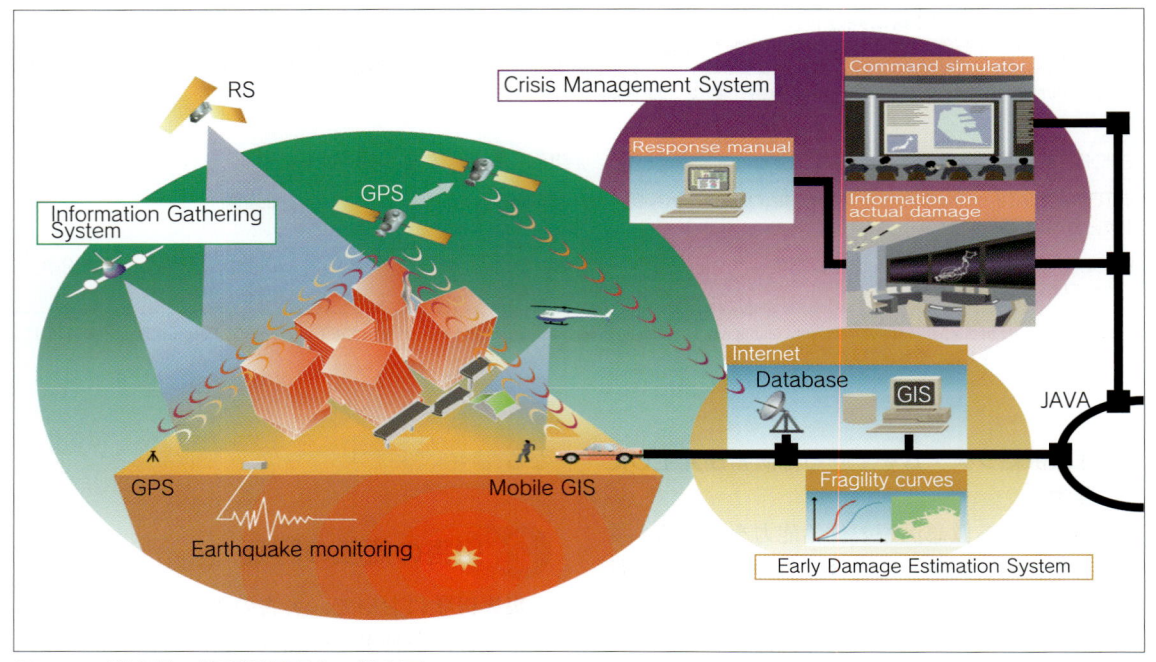

図 7-3　災害時の情報通信研究の概念図
（地震防災フロンティア研究センター：研究成果報告書 Final Research Report 2006-2010. 独立行政法人防災科学技術研究所地震防災フロンティア研究センター，2011 より著者改変）

資器材の貸出し，医療救護チームの派遣などに対応できる災害医療支援拠点病院として整備された．災害拠点病院の要件は，
- 建物が耐震耐火構造であること．
- 資器材などの備蓄があること．
- 応急収容するために転用できる場所があること．
- 応急用資器材，自家発電機，応急テントなどにより自己完結できること．
- 近接地にヘリポートが確保できること．

とされる．基幹災害医療センターは，災害拠点病院としての機能に加えて，災害医療の研修などの機能が整備されている．

東日本大震災の経験により，病院全体の免震化が有効であったこと，津波災害を念頭に置き，海岸からの距離により重要部分を高層階に置くことや病院の高台への移転などが，新たに検討されている．

B DMAT

DMAT（Disaster Medical Assistance Team）は，医師・看護師・コメディカル・業務調整員などから編成される災害派遣医療支援チームであり，主に急性期医療を支援する医療チームである．災害拠点病院と同様に，阪神・淡路大震災以降，広域搬送のあり方と併せて検討が進み現行のシステムが構築された．指揮命令権などにより，厚生労働省による日本DMAT，都道府県DMAT（東京DMATなど），日本赤十字DMAT（日本赤十字社）などがある．また，東日本大震災を契機として亜急性期の医療を支援するシステムとして日本医師会により創設されたJMAT（日本医師会災害医療チーム：Japan Medical Association Team）がある．また，災害時死亡者の迅速な検視，家族支援などを目的として，米国ではDMATの特殊チームとしてDMORT（災害死亡者対応チーム：Disaster Mortuary Operational Response Team）があり，わが国でも日本DMORT研究会により導入がすすめられている．

東日本大震災と福島原発事故では，避難が長期にわたり，急性期医療支援と持続的な医療支援とのオーバーラップが災害医療の新たな課題として検討されている．

C 緊急援助システム

　緊急消防援助隊は，大規模災害に対応するために設立された全国的な消防応援の制度に基づく消防部隊である．消火・救助・救急の部隊に区分されており，全国の消防本部が登録している．また，警察には，広域緊急援助隊があり，情報収集，救出救助，交通路確保，検視・安否情報提供などを行う．

　自衛隊の災害対応は，自治体（消防，警察など）や海上保安庁の対応が困難な規模の災害において都道府県知事などの要請で行われる災害派遣の他に，災害により緊急に人命救助が必要な状況で現地の通信状況が被災している場合に行える自主派遣がある．自衛隊の災害対応は，救出・救助から，応急復旧，物資輸送，除染など幅広い．

　海外で発生した大規模災害には，救助チーム，医療チーム，専門家チーム，自衛隊部隊からなる国際緊急援助隊（Japan Disaster Relief team；JDR）が組織され対応する．紛争に起因する戦災には国際連合平和維持活動としてPKO（Peace Keeping Operations）部隊が組織される．

4 災害医学と訓練

　災害において，自らの身を守る行動を自助，身近なレベルでの救援活動を共助，自治体や政府機関による救援を公助と呼ぶ．一般的に，国内では災害発生後，24時間以内には公助の手がさしのべられるとされるが，東日本大震災による巨大津波では，交通路の遮断，通信手段の途絶などにより，捜索・救助にさまざまな課題が示された．

　代表的な共助のための訓練は，傷病者に対するBLS（basic life support）であり，安全確認，周囲との連携，基本的な蘇生手技などが含まれる．これらは平素からの訓練による技能の取得と維持が求められる．

　災害に関連する諸機関の合同訓練として，大規模災害訓練が全国各地で定期的に開催されている．県や市町村単位で行う訓練は，参加団体が多いことより，参集訓練と組織間の手順の確認が目的であり，個人レベルの手技や技能の訓練とは明確に区別する必要がある．参加するスタッフのスキルアップは，現在，幅広く行われている救急医療技術の研修が基本となる．これとは別に災害に関する諸機関の連携のため，机上訓練（MIMMS，エマルゴなど）が有用である．

表7-3　自然災害からみた災害の分類

1. 自然災害（natural disaster）
   1) 地震または地震に由来…地震，津波，土砂崩れなど
   2) 火山活動に由来…火山爆発，火砕流，降灰，火山ガスなど
   3) 異常な気象に由来
      a) 低気圧に由来…台風（ハリケーン/サイクロン），高潮・高波などの風水害
      b) 竜巻
      c) 冷害
      d) 干ばつなど
   4) 山火事，森林火災
   5) その他
2. 人為的災害（man-made disaster）
3. 作為的災害（intentional disaster）

● 参考文献

1) Sundnes KO, Birnbaum ML：Health disaster management guidelines for evaluation and research in the Utstein style. Prehosp Disaster Med 17：1-117, 2003
2) 地震防災フロンティア研究センター：研究成果報告書 Final Research Report 2006-2010. 独立行政法人防災科学技術研究所地震防災フロンティア研究センター，2011
3) ALSG：MIMMS 大事故災害への医療対応 現場活動と医療支援―イギリス発，世界標準．永井書店，2005
4) 日本臨床シミュレーション機構：エマルゴトレインシステムマニュアル．へるす出版，2011

B 自然災害

　自然災害とは自然現象によって引き起こされる災害であり，**表7-3**のような災害分類上の位置づけとなる．また，2011年の東北地方太平洋沖地震と津波によって原子力発電所事故が引き起こされたように，自然災害が引き金となって人為災害も引き起こされ，複合型災害（complex disaster）に発展することがある．わが国では歴史的に地震，津波，風水害などの被害が頻度，規模とも

表7-4 地震における震度階級

階級	人の体感・行動	屋内の状況	屋外の状況
0	地震計に記録させるのみ.		
1	屋内で安静時に揺れを感じることがある.		
2	屋内で安静時に大半が揺れを感じる.	吊り下げた電灯などがわずかに揺れる.	電線が少し揺れる.
3	屋内でほとんどの人が,揺れを感じ,睡眠中の大半が,目を覚ます.	棚にある食器類が音を立てることがある.	電線が大きく揺れる.自転車走行中に気づく人がいる.
4	歩行者のほとんどが揺れを感じる.睡眠中のほとんどが目を覚ます.	吊り下げた電灯などが大きく揺れ座りの悪い置物が倒れることがある.	電柱が揺れる.窓ガラス,道路に被害が生じることがある.
5弱	物につかまりたいと感じる.	吊り下げた電灯などが激しく揺れ,食器,書棚の本が落ちることがある.不安定な家具が移動したり,倒れる.	窓ガラスが割れる.ブロック塀,自動販売機が倒れることがある.自動車の運転が困難になる.
5強	物につかまらないと歩行が難しく,行動に支障を感じる.	食器や本などが落下する.	壁のタイルが破損.
6弱	立っていることが困難になる.	固定していない家具の多くが移動,倒れる.ドアが開かなくなることもある.	かなりの建物で,壁のタイルや窓ガラスが破損.落下.
6強	揺れに翻弄され,動けず,飛ばされることもある.	固定していない家具のほとんどが移動し,倒れ,飛ぶこともある.	落下物が多くなる.ブロック塀も破損.
7		ほとんどの家具が大きく移動し,飛ぶ.	ほとんどの壁のタイルや窓ガラスが破損,落下.

(2009年に改訂された気象庁の震度階級を著者が簡略化した)

に大きく特に注目されてきた.

1 地震,津波

わが国はユーラシアプレート,北アメリカプレート,太平洋プレートなどの大規模プレートに接しており,巨大地震が100〜200年周期で発生している.また,内陸地震も同一地域で数十年に一度の頻度で発生している.

A 地震のマグニチュードと震度階級

マグニチュードは震源で発生するエネルギーの大きさを表す指標値で,世界的にはRichter scaleという.また,わが国で汎用されている気象庁の震度階級(表7-4)はそれぞれの場所での揺れを表現するものである.したがって,マグニチュードが大きくても震源地から離れると揺れは弱くなり,震度は小さくなる.しかし,地震の揺れや被害は地盤や建物の強度,構造にも強く影響される.

地震による負傷や死亡の機序は,建造物の落下や倒壊での直接外力による受傷と,避難時の転倒などである.おおむね震度5弱で,避難時の転倒による骨折,ガラスによる切創,熱傷などが発生し,6強で建造物倒壊によるcrush症候群,外傷性窒息などの重症外傷および死者が発生する.津波では1993年に発生した北海道南西沖地震(海水温20℃以上)の津波犠牲者の検死結果によって,80%が水死で20%が頭部外傷などの外傷死であった[1].また,2011年の東北太平洋沖地震(海水温7℃)の津波犠牲者は,90%が溺死であったと報道されているが,相当数の低体温による死亡があったと推測されている.したがって,津波犠牲者の中にも迅速な救助や救急医療によって救命可能な「防ぎうる死」(注)が含まれている可能性がある.

注 災害時における医療の目標はその地域における日常レベルの医療を提供することであり,「防ぎうる死」とは日常なら救命できたと考えられる死亡を指す.

表7-5 自然災害の特徴

1. 発生の予測が困難なことが多い
2. 被害が広域にわたり，復興までに長期間を要することが多い
3. 自然災害が人為的災害の引き金となって複合型災害に発展することがある
4. 建物倒壊などで人的被害が発生する
5. 居住困難となり，多数の避難者が発生する

表7-6 自然災害における被害拡大のリスクファクター

- 冬季
- 夜間
- 人口密集地
- 救援困難な遠隔地
- 日常の救急医療レベルが低い地域

2 風水害

風水害とは強い風と雨による災害で，わが国では台風，低気圧による集中豪雨などがある．一般的には，雨による洪水や土砂崩れがもたらす被害が大きいが，強風と低気圧によって高潮や高波が発生することがある．

台風(注)の際に起きる外傷は，ほとんどが屋外で発生している[2]．外傷は軽症が多く，救急医療の救援を必要とすることはほとんどない．屋内で発生するのは土砂崩れに家屋が巻き込まれたときで，救助は困難である．しかし，被災地の医療機関や集落が孤立してしまう場合が多く，他の地域からの医療支援や衛生管理が必要となる．

わが国においては現代の気象観測と通信技術による予測が可能で，警報を周知させることもできる．したがって，適切なタイミングでの避難勧告や指示などによって，人的被害を最小限にすることができる．

3 火山活動による災害

A 火山噴火による災害

火山噴火予知連合会の分類では，わが国にはAランク（過去100年間に数回以上噴火）13，Bランク（数年から数十年に一度噴火）36，Cランク（過去100年噴火していない火山）36の火山がある（北方領土や海底の火山を除く）．

火山噴火による被害には，噴火によって引き起こされる一次的被害と堆積物や火山灰の大気中への浮遊などによる二次的被害がある．一次的被害は噴出される火山弾や火山礫による直撃，溶岩流やマグマの細かい破片が気体と混合して流れ下る火砕流による直接の熱傷や，そこから発生した火災による被害である．なかでも，火砕流では高温蒸気を吸入するので，気道熱傷が発生しやすい．1991年に発生した雲仙普賢岳の火砕流災害では13名の重症（体表面積の30％以上）熱傷患者のうち12名に気道熱傷が認められ，そのすべてが死亡した[4]．二次的被害は，噴出物の吸入による健康被害で長期間影響を受ける．

B 火山ガスによる災害

火山ガスには，水蒸気，二酸化炭素（CO_2），二酸化硫黄（SO_2），硫化水素（H_2S），塩化水素（HCl）などが含まれている．水蒸気以外はすべて空気より重く，谷沿いや窪地に滞留していることが多い．中毒死は硫化水素による事例が多いが，散発的であり，1971年草津白根山で6人死亡した事例がわが国の最多である．二酸化炭素以外は刺激臭を有するが，二酸化炭素は無臭であり非常に危険である．1986年にカメルーンのニオス湖で二酸化炭素ガス噴出によって1,734人が死亡し，酸素欠乏による窒息死と推測されている．ただし，血液pHの急激な低下による即死であるとも考えられる．

これら自然災害の特徴を表7-5に，被害拡大の危険因子を表7-6に示す．一部の地震，風水害などを除いて自然現象の予測は一般的に困難である．被災地域が広範囲におよび，さらに水道，電気などのライフラインも被害を受けることがあり，医療機関の能力低下をともなうことが多い．したがって，日常レベルの医療を提供できる被災地外の医療機関で重症傷病者の診療を行うことが望まれる．この発想から，わが国では2002年の

注 「北太平洋西部熱帯の海上で発生・発達した熱帯低気圧で中心付近の風速が17.2m/s以上のもの」が台風と定義される[3]．

東南海・南海地震特別措置法で広域医療搬送が計画され，それを担う日本DMATが整備されている．さらに被災地域での居住が困難となり，避難生活が長期間にわたることも多い．2011年の東北太平洋沖地震の津波被害において，被災地域への救急医療の供給に続いて，日常の待機的医療の継続提供，公衆衛生環境支援も重要であることが認識できる．

●参考文献
1) 和藤幸弘：災害種と特徴的病像．災害看護：22-58, 1996
2) 和藤幸弘：台風：山本保博(監)：災害医療：69-80, 最新医学社, 2012
3) 力武常次, 竹田 厚(監)：日本の自然災害500〜1995年．pp25-40, 日本専門図書出版, 1998
4) 山口孝治：火山噴火災害．山本保博, 他(監)：災害医学．pp77-87, 南山堂, 2009

C 人為災害

人為災害は，「人間が作為的または不作為的，あるいは非作為的に引き起こした事故災害」のことである．「作為」は意図的な他者危害を，「不作為」は他者支援の視点から「他者に危害が及んでいることを知っているにもかかわらずその危害を止めないでいる」行為を，「非作為」は偶発的な事象・事故をそれぞれ意味する．従来，わが国では自然災害以外を一括りに「人為災害」として分類しており，その英語表記は "man-made disaster" が多く使用される(注)．代表的な「不作為的・非作為的な事故災害」は "industrial, technological, and transportation disasters (産業・科学技術・交通に係る事故災害)" であり，「作為的な事故災害」は "conflict-related disasters (闘争に係る事故災

注 2011年3月11日の東日本大震災以降，「人間の間接的関与」を拡大解釈して「もしも産業・交通がなく人がいなかったら人的災害がなかったが，実際には人がいたので被害があった自然現象による災害」も「人為災害」とする考え方も出されている．現時点ではこのような解釈は一般的ではないが，この考えに立脚すると，従来の「自然災害」と「人為災害」という類型化の意義そのものを再考する必要がある．

表7-7 人為災害の分類

事故原因，リスクファクターに基づく分類	・火災 ・建造物倒壊・崩落・爆発 ・交通災害(自動車・列車・航空機・船舶事故など) ・産業災害(化学工場・化学物質関連事故, 原子力施設関連事故など) ・マスギャザリング(群衆)関連事故災害 ・その他
作為の関与に基づく分類	・作為的災害 テロ災害(化学兵器, 生物兵器, 核兵器, 爆弾テロ) 銃器乱射・刃物乱用による多数傷病者発生事故 その他(放火など) ・不作為的災害(安全策不備を認識していながら対策を講じない状況で生じた事故災害など) ・非作為的災害(偶発的事故災害)

害)" と表現されることがある．

人為災害の種類によって準備する資器材や医療従事者の防護の程度が異なるが，災害医療対応の基本は自然災害と同様である．準備，医療活動の運営と支援，すなわちCSCATTTが基本である．

以下に代表的な人為災害について，過去の事例を紹介しながらその特徴と対応を概説する．

1 分類

人為災害は，事故原因，リスクファクターおよび作為の関与の有無の視点から，火災，建造物倒壊・崩落・爆発，交通災害(自動車・列車・航空機・船舶事故)，産業災害(化学工場事故, 原子力施設関連事故)，マスギャザリング(群衆)関連事故災害，テロ災害(化学兵器・生物兵器・核兵器・爆弾テロ)，銃器乱射・刃物乱用による多数傷病者発生事故などに分類される(表7-7)．

2 火災

火災の被害の程度は，焼損面積，死傷者数，損害額などによって分けられている．わが国では，建物の焼損床面積33,000 m²(1万坪)以上を「大火」とし，消防白書はこれに加えて，死者3人以上，傷病者10人以上，林野焼損面積15,000 a以上，

損害額3億円以上を,「主な火災」と表記している.火災はその規模に関係なく,建物火災,車両火災,船舶火災,航空機火災,林野火災,その他の火災に分類されている.このうち最も多いのが,建物火災である.

建物火災による大規模火災発生に影響を与える因子は,建物の易燃性・密集性,消防力,現場へのアクセスの容易さである.わが国の火災発生総件数は減少傾向にあるが,近年都市部では建物の高層化・超高層化や,地下街・地下鉄の発達といった地下空間の拡大を認めており,現場の消防活動,救急活動ともに弾力かつ多様な対応を要求され,常に大規模火災に拡大するリスクを負っている.

傷病者発生のリスクとしては,閉鎖環境,建物内人数とその移動能力などが挙げられ,百貨店,繁華街雑居ビル,病院,社会福祉施設などの火災において,多数傷病者発生の報告がある.

火災による主な傷病は,熱傷(気道熱傷を含む),有毒ガス中毒(一酸化炭素,シアン化水素,塩素など)である.重症熱傷は対応可能な医療機関が限定されるため,傷病者数が少なくても地域救急医療システムに与える影響は大きい.適切な分散搬送体制の構築が必須である.

※わが国の最近の事例
・2001年　東京都新宿区雑居ビル火災
　死者44人,負傷者3人
・2004年　埼玉県さいたま市量販店火災
　死者3人,負傷者8人

❸ 交通災害

交通災害は,交通機関の事故に起因する災害である.交通機関の種類は自動車,列車,航空機,船舶である.人為災害の中で,交通災害の頻度が最も高い.主な傷病は外傷である.

A 道路交通事故(高速道路事故)

自動車による交通事故のうち,高速道路事故は交通災害に至るリスクが高い.一般道路に比較して発生率は低いが,高速走行にともなって事故発生時の衝撃が強いために,特に多重衝突事故に関連する事故において多数かつ重症傷病者発生を引き起こしやすい.なお道路の種類を問わず,バスのように乗員人数の多い車両や燃料(石油・ガスなど)搬送車両に関連する事故も交通災害を引き起こしやすい.例えば,1982年のサラングトンネル(アフガニスタン)での石油タンクローリー爆発事故は,推定死者1,100～2,700人の過去最悪の道路交通事故である.

一般に事故のリスクは,夜間,雨天,速度超過時とされる.一般道路と比較して,高速道路の特徴的構造(インターチェンジを除く反対車線へのアクセス制限など)に基づく,救急隊,消防隊の事故現場へのアクセス,ならびに現場から医療機関へのアクセスの制限は,現場での傷病者対応に大きく影響を与える.特に事故現場から医療機関への傷病者搬送手段として,ヘリコプターを活用している地域もある.

※わが国の最近の事例
・2012年　関越高速道バス横転事故
　死者7人,負傷者39人

B 列車事故

列車の衝突,脱線,火災などの事故によって,交通災害が生じる.列車の乗客人数の多さから,過去の事故1件あたりの死傷数は多い.線路を挟んで現場活動が2つに分断されることがあるため,現場活動チームの弾力的な配置と活動が必要である.

受ける傷病は外傷が主体であるが,混雑時の車両事故においては,人と人との圧迫による窒息の可能性も指摘されている.

※わが国の最近の事例
・2000年　営団地下鉄日比谷線列車脱線衝突事故
　死者5人,負傷者64人
・2005年　JR福知山線列車脱線事故
　死者107人,負傷者549人

C 航空機事故

航空機事故による交通災害では,非常に多数の

傷病者が発生する．また，わずかな生存者も重症であることが多い．受ける傷病は他の交通災害同様外傷が主体であるが，爆発，炎上の可能性が高いため，熱傷，気道熱傷などを合併することも多い．

過去の事例から，事故は離着陸時に起こることが多い．したがって，飛行場ならびに周辺地域は航空機事故災害の可能性を念頭に置き，救出・救援・救護・救急医療体制を備えておく必要がある．

※わが国の最近の事例
・1985年　日本航空ボーイング747SR-100
　　　　御巣鷹山墜落事故
　　死者520人，負傷者4人

D 船舶事故

一般に海上災害は，海難事故と危険物質大量流出事故に分類される．前者は，航海中の船舶が，台風や異常気象の関与の有無を問わず，衝突，転覆，爆発，浸水などによって起こるものであり，後者は積載危険物質などの海水への大量流出による海洋汚染，火災，爆発などである．

海上保安庁により，洋上の事件・事故発生時の緊急通報用電話「118番」の運用が整備されているが，海難事故の多くは初期の捜索救助活動が困難を極めるため，一度に多数の傷病者対応を強いられるような事例の報告はない．ただし，危険物流出事故にともなう火災や爆発が港湾部で生じ，被害が陸地に及んだ場合には，多数傷病者対応が必要になる可能性が高い．

※わが国の最近の事例
・1988年　なだしお衝突事故　神奈川県横
　　　　須賀港沖海上
　　死者30人，負傷者18人

4 産業災害

産業災害は，産業活動に起因する事故災害のことである．古くは，鉱業に係る災害(炭鉱爆発，ボタ山の地滑りなど)に端を発し，化学物質関連事故(工場関連事故，物質輸送トラック事故など)，放射線事故(原子力施設における原子炉爆発など)がこれに当たる．なお作為的(テロなど)によるものは，テロ災害として別に記載している．

近年のわが国における化学物質関連事故として，化学工場でのガス漏れ(一酸化炭素，塩素系ガス，臭素，ホスゲン，フルオロカーボンなど)や爆発，光化学スモッグ，化学物質搬送トラックの事故(トリクロロシラン，過酸化水素など)などが報告されている．多数傷病者発生のリスクとして，人口の過密化，化学物質の輸送手段の高速化・大型化などが挙げられている．

代表的な放射線事故・核災害は，1986年のチェルノブイリの原子炉爆発による大災害である．わが国では1945年の広島・長崎原子爆弾投下に始まり，1954年の第五福竜丸事件，1999年の東海村JCO臨界事故を経験してきた．2011年には東日本大震災に続発して福島第一原発放射線事故災害が生じている．地震に続発した津波によって原子炉冷却機能喪失後に，炉心溶融，原子炉内水素爆発と，それによる放射線漏出といった一連の放射線事故に見舞われた．このような災害では，緊急被ばく医療の実践とともに，原子力施設の復旧作業に対する救急・災害医療支援体制も重要である．周辺医療機関の診療機能低下に加え，救急搬送手段と現場へのアクセスが限定されている状況下で，緊急被ばく医療と救急・災害医療の双方を見据えて，どちらにも弾力的かつ即時の対応ができる体制を構築する必要がある．

※わが国の最近の事例
・1999年　東海村JCO臨界事故
・2011年　福島第一原発放射線事故災害

5 マスギャザリング(群衆)関連事故災害

マスギャザリング(mass gathering)は，「一定期間，限定された地域において，同一目的で集合した多人数の集団(2007年日本集団災害医学会名古屋シンポジウム)」と定義されている．多人数の定義に関しては，報告者によってさまざまであり，1,000人以上から25,000人以上と幅広いが，わが国では一般に1,000人以上とされている．「群

衆」と訳されることが多い．

マスギャザリングが発生する状況は日常に多く存在するが，主なものとして大規模スポーツ大会，音楽コンサート，祭り，花火大会などが挙げられる．このようなイベントに加えて，近年は，救急医療システムがアクセスしにくい環境(都市の通勤ラッシュ時の主要駅，地下街，地下鉄，大規模ショッピングモール，空港，大型旅客船など)もその対象に加えられることもある．

今までに，イベントタイプ，群衆サイズ，構成員の年齢，気象条件，熱狂度，施設環境，群衆の可動性，アルコール・脱法ドラッグ許可イベントなどがマスギャザリングにおける傷病者発生のリスクファクターとして報告されている．マスギャザリングには，気象条件や会場アクセスに関わる身体的負荷や，群衆の置かれた環境に関連する苛立ち・不機嫌・焦燥感，アルコールやドラッグ使用による易刺激性，闘争閾値の低下などが相まって多数傷病者が発生するリスクが内在している．マスギャザリングにともなう災害は，ある程度予防可能である．今までに，長野オリンピック，2002年FIFAワールドカップ日韓大会，愛知万国博覧会などの国際イベントや，市民マラソンや祭りを中心にした国内イベントにおいて，大規模な事前の救急・災害医療体制が構築され，適切な傷病者対応を実現している．

6 テロ災害

テロ災害はテロ行為による災害であり，作為的な人為災害の代表である．古くはその手段たる核(nuclear)，生物(biological)，化学物質(chemical)による災害は，偶発的事故も含めて，それらの頭文字をとってNBC災害と呼ばれたが，近年はテロ手段の多様化から，CBRNE〔化学物質(chemical)，生物(biological)，放射性物質(radioactive)，核(nuclear)，爆発物(explosive)〕と呼称されるのが一般的である．

わが国における代表的なテロ災害は，オウム真理教による松本サリン事件(1994年)・地下鉄サリン事件(1995年)である．サリンの散布により，前者では傷病者280人，死者7人，後者では傷病者6,300人(オウム真理教犯罪被害者救済法に基づく被害者数：6,074人)，入院患者1,000人，死者13人，病院前救護にあたった救急隊員の二次汚染は全体の約10％にあたる135人という甚大な被害を出した．この2つの一連の事件は，災害医療体制に関わる多くの教訓を残した．自然災害と同様の各機関連携体制の強化(command/communication)，現場のゾーニング・個人防護・除染の実践と迅速かつ正確な原因物質の検知システムの構築(safety/assessment)，多数傷病者に対する緊急度評価のための簡便な手法の普及(triage)，そして分散搬送体制の確立(transport)である．以降，これらは体系的な災害医療アプローチの主たる要素として検討され続けており，後々の災害医療対応に活かされている．

※わが国の最近の事例
・1994年　長野県松本市　松本サリン事件
　死者7人，傷病者280人
・1995年　東京都　地下鉄サリン事件
　死者13人，傷病者6,300人

7 銃器乱射・刃物乱用による多数傷病者発生事故

銃器乱射は，英語表記で"mass shootings"であり，邦訳に斉発(せいはつ)という表現もある．米国では「24時間の間に引き起こされた1人または共同する複数人の銃器の発砲によって，5人以上の負傷者が発症した事例」と定義されている．わが国では銃器乱射よりも刃物乱用にともなう事件が多い．過去の無差別な刃物乱用の事例では，傷病者は散在することが多く，できるだけ早期に傷病者を1か所に集めることが事故現場での迅速な優先度評価の鍵になる．

殺傷を目的とした事例を目の当たりにした医療従事者は，傷病者が常に致死的であるという先入観をもつ傾向にあるが，適切な対応によって救命可能な症例が少なからずいることを認識しておく必要がある．

※わが国の最近の事例
・2001 年　大阪教育大学附属池田小学校事件
　死者 8 人，負傷者 15 人
・2008 年　秋葉原無差別殺傷事件
　死者 7 人，負傷者 10 人

● 参考文献
1) Fong FH, et al：Industrial, Technological, and Transportation Disasters, Conflict-related disasters. In Hogan DE(ed)：Disaster Medicine, 2nd edition. pp289-452, 2007
2) 勝見　敦，他：人為災害．山本保博，他（監），NPO 災害人道医療支援会（HuMA）（編）：災害医学　改訂第 2 版．pp107-164，南山堂，2009
3) Burkle FM，他：特殊災害．山本保博，他（監），NPO 災害人道医療支援会（HuMA）（編）：災害医学　改訂第 2 版．pp379-460，南山堂，2009
4) Advanced Life Support Group：特殊災害．小栗顕二，他（監）：MIMMS 第 2 版　大事故災害への医療対応　現場活動と医療支援—イギリス発世界標準，第 2 版．pp191-197，永井書店，2005
5) Advanced Life Support Group：特殊な事故災害．MIMMS 日本委員会（監訳）：Hospital MIMMS　大事故災害への医療対応　病院における実践的アプローチ．pp119-147，永井書店，2009

D 緊急被ばく医療

1 被ばく医療の概念

A 対象

　放射線による被ばく事故とは，不慮の被ばくで，結果として有害な障害が発生するもしくはその可能性がある事象をいう．原子力施設や放射性核種の合成施設以外でも，非破壊検査などの製品の検査，工場での滅菌・発芽防止のための照射，研究施設などでも発生し得る．医療施設での診断や治療の際の被ばくは，患者の利益のために計算された線量の範囲で患者の同意のもとに行われるもので，その範疇にない．

B 歴史

　1895 年 11 月に Wilhelm Konrad Röntgen が X 線を発見した翌年には，J Daniel が X 線による脱毛を報告し，Elihu Thomson が X 線による紅斑，水疱，疼痛などの皮膚障害を報告している．また，同年 Thomas A Edison，William J Morton，Nikola Tesla らは相次いで X 線による眼の障害を報告した．しかし，医学分野に放射線被ばくによる障害の事実は長い間受け入れられなかった．
　放射線による危険とその防護が科学として発達したのは，1925～1945 年の『マンハッタン計画』の時代であった．そして 1945 年には広島，長崎に原子爆弾が投下され，合計数十万人が犠牲となった．第二次世界大戦後には，1954 年の太平洋上ビキニ環礁での第五福竜丸乗組員の放射線被ばく，1979 年米国スリーマイル島原子力発電所事故，1986 年旧ソ連チェルノブイリ原子力発電所事故，1987 年ブラジルゴイアニア事故，1999 年茨城県東海村の臨界事故，そして 2011 年福島第一原子力発電所事故などの事例が発生している．

C 特徴

　上記の放射線事故に共通する特徴が，「放射性物質が地域に流出し人や環境が汚染され，その放線性物質により多数の住民に有意な過剰被ばくや健康障害が発生すること」である．ただし，健康障害には，放射線による直接的な障害のみならず，不安やパニックによる精神的なダメージや二次的な健康障害が含まれる．被災者は，被ばくや汚染があっても自らの五感で感じることができないため障害の程度を実感できない．流言や飛語により不安やパニックに陥りやすく風評被害も起きやすい．
　また火災・爆発をともなう放射線事故では，重症外傷をともなう被ばくや放射性物質による汚染が発生することにも留意しなければならない．

2 基本事項

A 放射線による細胞損傷

　放射線は生体内を通過する際，生体を構成する原子に電離を引き起こす．電離によって生じた自

由電子と陽イオンは，DNAを直接的に，あるいは水分子と反応して分解し，イオン，ラジカル（遊離基），過酸化物質を産生させて，間接的に障害する（図7-4）．DNAの2本鎖構造の損傷は，軽度であれば完全に修復されるが，修復が不完全な場合には誤ったDNA情報をもった細胞（突然変異細胞）になり，さらに修復が不可能な場合には細胞は死滅する（細胞死）．

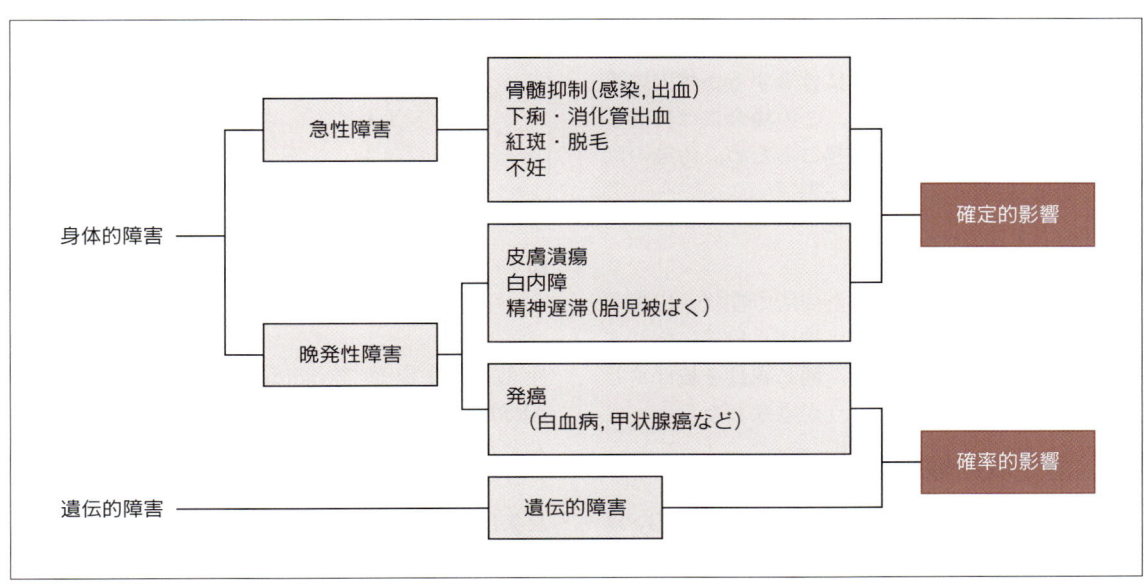

B 放射線による身体影響

放射線による影響は，被ばく後の発生時期により分類される．すなわち，被ばく後数週間以内に発症するものを急性障害，数か月から数年，時に数十年後に発症するものを晩発性障害，さらに生殖細胞に生じた突然変異が次世代に影響を及ぼすものを遺伝的障害という（図7-5）．

急性障害は主に被ばく後に誘導される細胞死によるもので，一定以上の細胞死が起こることによって臓器が機能不全に陥るため，閾値線量が存在する（確定的影響）．一方，晩発性障害には突然変異が主体的な役割を果たすため障害が発生する閾値の線量を規定することができず，被ばく線量に応じた発生確率でしか表現できない（確率的影響）（図7-6）．

C 被ばくの形態

被ばくの形態には，身体の外から放射線を受ける「外部被ばく」と，経気道・経消化管的あるいは皮膚表面の創部から身体内に取り込まれた放射性物質から出る放射線による「内部被ばく」とがある．皮膚透過性の高いγ線や中性子線は，容易

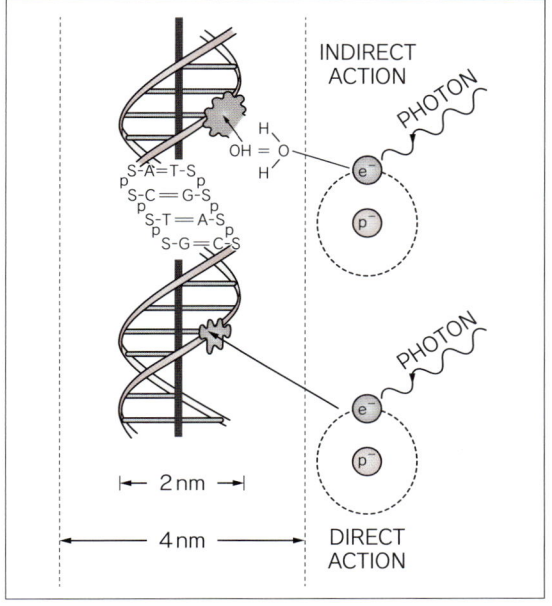

図7-4　放射線による遺伝子の損傷
〔Hall EJ（著），浦野宗保（訳）：放射線科医のための放射線生物学　第4版．p11，篠原出版，1995より〕

図7-5　放射線による身体影響

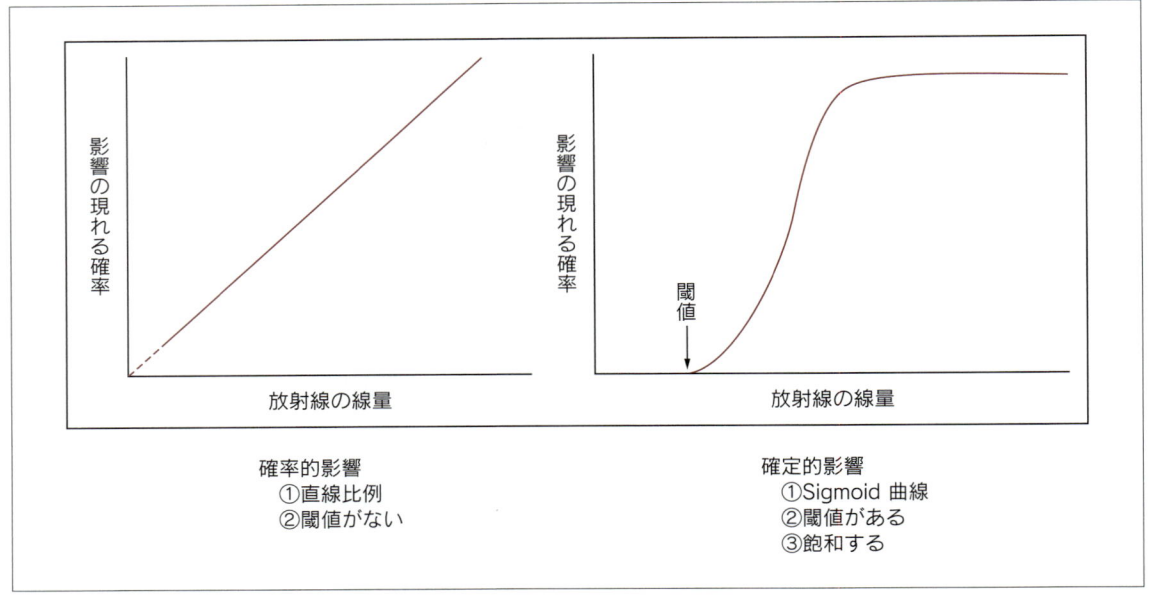

図7-6 放射線の確率的影響と確定的影響

確率的影響
①直線比例
②閾値がない

確定的影響
①Sigmoid 曲線
②閾値がある
③飽和する

に人体を透過するため，外部被ばくでも臓器・組織へ影響を与えるが，α線は外部被ばくのみでは影響を与えない．内部被ばくでは，α線・β線・γ線いずれも影響を及ぼすが，特にα線は線エネルギー付与が大きく，体内に取り込まれた場合には大きな影響を及ぼしやすい．また，外部被ばくでは，放射線を受けている期間だけの影響であるが，内部被ばくでは，物理的・生物学的半減期により減衰するものの，放射性物質が体内に存在する限り被ばくが続く．

また，放射性物質が身体に付着するか体内に摂取されたものを汚染という．この場合には付着した放射性物質から被ばくが起こるため，汚染の除去（除染）が必要となる（図7-7）．

D 被ばくの範囲

局所被ばくは，被ばくした局所で症状が出現するのに対し，全身被ばくでは被ばく線量に応じて全身に症状が出現するため，同じ線量を被ばくした場合には全身被ばくのほうが重症となる．

3 急性放射線症候群

放射線による急性障害のうち，全身に1Gy以上の高線量の被ばくを受けたときに発症する中枢神経・消化管・造血器などの一連の障害を，「急性放射線症候群（acute radiation syndrome；ARS）」という．放射線被ばくによる死因のほとんどがこれによる．

ヒトの全身被ばくの致死線量 $LD_{50/60}$（被ばくした集団の50%が60日以内に死亡する線量）は治療を行わなければ3Gy前後，集中治療下で6～8Gyと推定されている．

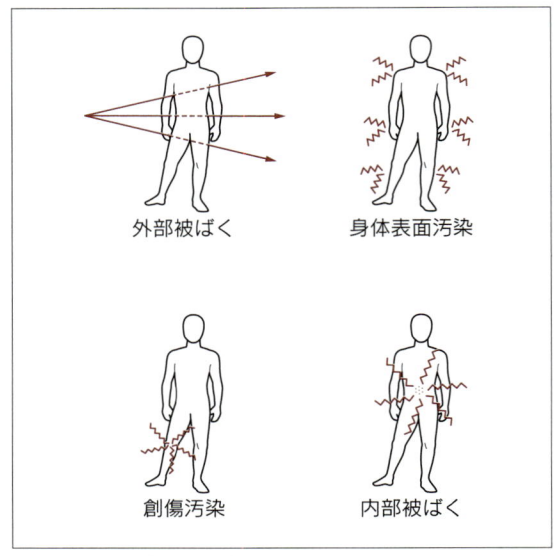

図7-7 被ばくと汚染

外部被ばく / 身体表面汚染 / 創傷汚染 / 内部被ばく

A 症状

1Gyを超す急性の全身被ばくでは，時間経過にともない，身体の各臓器にさまざまな障害が現れる．病期は，前駆期，潜伏期，発症期，回復期に分けられる．

1 ● 前駆期

前駆期は被ばく後48時間以内で，食欲不振，嘔気・嘔吐，下痢，腹痛などの消化器症状と，疲労，倦怠，脱力，頭痛などの神経症状が発現する．前駆症状の種類，発現時期，発現頻度などは，被ばく線量に依存する．一般に，被ばく線量が高いほど前駆症状は早期に発現し，程度も重篤である．

2 ● 潜伏期

潜伏期は通常被ばく後1～2週間で，前駆症状から発症にいたるまでの無症状の期間である．DNAの損傷から細胞死が起こり，組織の細胞欠落症状が発現するまでの時間に相当し，被ばく線量が高いほど短い．

3 ● 発症期

発症期は，造血器障害，消化管障害，心血管・中枢神経障害など，被ばく線量に応じて種々の症候が発症する．通常，被ばく後1～2か月の期間．

a 造血器症状

1Gy以上の被ばくでは，骨髄の造血幹細胞が細胞死により減少するため，免疫不全症および白血球減少症による易感染性，血小板減少症による出血傾向が現れる．2Gy以上では，初期には顆粒球増多症，20～30日後には汎血球減少症となる．さらに5Gyを超えると，末梢血の血小板数および顆粒球数が被ばく後14日前後で急激に減少し，出血または感染症により死亡する．

b 消化管症状

5～7Gy以上の被ばくにより，被ばく数日後から食思不振，悪心・嘔吐，下痢，麻痺性イレウス，脱水などが出現する．また，粘膜バリア機能の破綻や細菌移行に伴い感染症や敗血症のリスクが増加する．粘膜の剥離が進行すると制御不能の消化管出血となり，8～14日で死亡する．

c 中枢神経症状

20Gy以上の超高線量の被ばくでは，1時間以内に悪心・嘔吐，失調，錯乱などの神経学的徴候を認める．さらに，けいれん，ショックから，昏睡となり，24～48時間以内に死亡する．

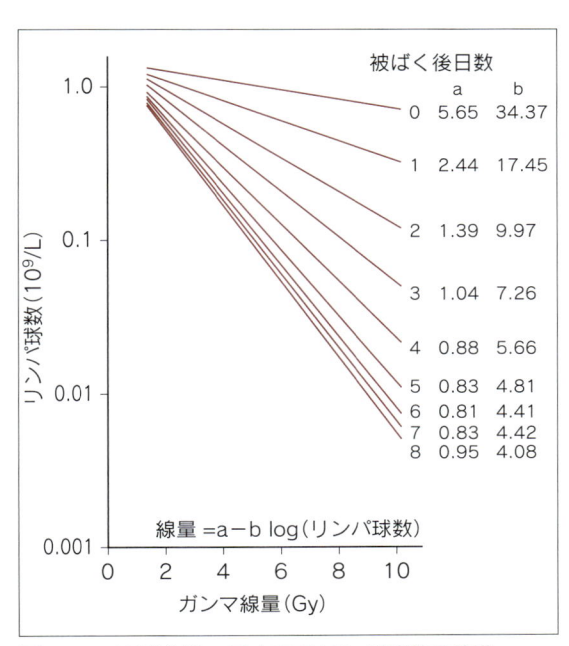

図7-8 被ばく後8日までのリンパ球数の変化
(UNSCEAR Report 1988 ANNEX G 補遺より引用)

4 ● 回復期

骨髄障害の治療が奏効し，消化管障害，皮膚障害を乗り切ると，回復期となる．

B 診断

診断は臨床症状および検査データに基づいて行う．重要なことは，①入院加療が必要となる患者（1～2Gy以上）と，②致死的患者（6Gy以上）を早期に鑑別することである．

まず，前駆症状の有無を確認し，発現していればその時期を把握する．数時間以内に下痢，あるいは1～2時間以内に嘔吐が発現していれば，数Gy以上の重篤な被ばくが疑われる．診察時には，唾液腺の腫脹・圧痛，眼瞼皮膚の紅斑，口腔粘膜の毛細血管拡張に注意し，症状があれば唾液腺由来アミラーゼを検査する．

リンパ球は，血球中最も放射線感受性が高いので，末梢リンパ球数の減少は被ばくのよい指標となる（図7-8）．0.5Gy以上の全身被ばくがあれば減少が認められ，1～2Gyでは48時間以内に正常の約50％に，2～5Gyでは約10％に減少する．5Gy以上では，48時間以内にほぼ0となり，自然回復はない．

さらに，被ばく線量や重症度の最も正確な評価

の方法として，染色体異常分析がある．被ばくした細胞では線量に応じて染色体の異常がみられ，この異常は被ばくした細胞から生化学的に抽出されるDNAの切断などとの相関や再現性に優れるため，被ばくの生物学的指標として信頼性が高い．

C 治療

急性放射線症候群の治療の多くは，放射線療法の副作用軽減法や治療法の転用，動物実験の臨床応用，希少な臨床経験に基づくものであり，臨床上の科学的根拠に乏しい．

1 造血器障害の治療

急性放射線症候群に対する最も優先度の高い治療は，骨髄抑制に起因する合併症の予防である．被ばく線量が2Gy以上のときに生じる血球減少に対して易感染性対策・造血性サイトカイン・成分輸血を行い，8Gy以上のときに生じる不可逆的な骨髄不全に対して造血幹細胞移植を行う．

2 消化管の保護

(1) 嘔気・嘔吐，下痢に対する治療
(2) 水分・電解質バランス異常の是正
(3) 腸粘膜再生の促進（成分栄養剤，L-グルタミン大量投与など）
(4) 細菌移行の予防〔選択的消化管除菌(SDD)など〕

その他，熱傷に対する治療，肺障害に対する治療，感染予防，メンタルケアなどが必要となる．

4 災害医療としての緊急被ばく医療

A 核兵器によるテロリズムに対する国際社会の警戒感

2010年4月に核物質の管理徹底や核の闇市場の破壊，国際協力の枠組みの強化そして核セキュリティをテーマとした核セキュリティ・サミットが米国ワシントンで開催され，47か国の首脳と3つの国際機関の代表が出席した．「核セキュリティの強化」という専門的かつ技術的な分野に関してサミットが開催されるのは極めて異例なことで，核テロの脅威が国際社会で現実的な大きな問題であるとの認識の証左といえる．

核テロの脅威は，1991年ソ連崩壊によって旧ソ連諸国に存在していた核兵器や核物質が不法に持ち出され，世界中に拡散する懸念が高まったことを契機とする．そして2001年，米国での同時多発テロ事件(9.11)により，核テロに対する緊張感は一気に高まった．一方で，地球温暖化やエネルギー問題への対策として原子力発電の導入が世界的に推進され，テロの標的となり得る核物質や核関連施設は増加している状況にある．これらのことから，核テロの脅威は現実のものとして広く認識されている．

B 核兵器によるテロリズムの想定

国際原子力機関(IAEA)は核に関連したテロリズムとして，4つの可能性を想定している．
(1) 核兵器の爆発
(2) 原子力施設への攻撃
(3) 爆発物を使用した放射性物質の拡散（ダーティボム）
(4) 爆発物を使わない放射性物質の拡散

1 核兵器の爆発

核爆弾の製造には特別な技術と施設が必要で容易ではないため，可能性は最も低いが被害は最も大きい．爆発時の爆風，熱，放射線，さらに爆発後に降り注ぐ放射性物質により，あらゆる構造物が破壊されるうえに，夥しい数の外傷，熱傷，急性放射線症候群などの重症患者が瞬時に発生する．

2 原子力施設への攻撃

外部からの操作により冷却水を失わせ，一連の制御機構を機能不全に陥らせるような攻撃が加えられれば，核燃料棒は加熱し，核燃料の融解，水蒸気爆発が誘発されて，放射性希ガス(^{85}Kr, ^{133}Xe)や放射性ヨウ素(^{131}I)を含む水蒸気（放射性プルーム）が一気に環境中に放出される．放出された放射性プルームが通過する地域の住民は，外部被ばく，内部被ばくを受け，同時に重大な環境汚染が起こることとなる．

他方，9.11米国同時多発テロの後，航空機による自爆テロが議論された際には，燃料を満載したジャンボジェット機が原子炉建屋に激突すれば，格納容器が破壊され，火災により核燃料棒貯蔵プールの冷却水が蒸散して核燃料棒が融解し，核分裂生成物が環境中に放出される可能性が想定された．

3 爆発物を利用した放射性物質の拡散（ダーティボム）

原子力発電所や研究機関・病院・工業施設など

表7-8 内部被ばくに対する治療薬

核種	直後の処置	治療薬
ヨウ素(I)	KI投与	ヨウ化カリウム
ウラン(U)	DTPA(できるだけ早期に)	DTPA，重炭酸ナトリウム
プルトニウム(Pu)	DTPA(できるだけ早期に)	DTPA，Ca-EDTA，DFOA
ストロンチウム(Sr)	洗浄，下剤	安定ストロンチウム，ステロイド
アメリシウム(Am)	DTPA(できるだけ早期に)	DTPA，Ca-EDTA
セシウム(Cs)	洗浄，下剤	プルシアンブルー

で入手した放射性物質や使用済み核燃料をTNTやプラスチック爆弾などの爆発により環境中に拡散させようとするもので，製造や輸送に携わるものの被ばくを考慮しなければ，製造はきわめて簡単である．この想定の特徴は，被ばくによって健康被害を与えることよりも，放射能に対する恐怖心を利用して社会不安を煽り，爆発地点周辺の社会基盤を損なう社会的・心理的効果を狙うことを目的とする点にある．

4● 爆発物を利用しない放射性物質の拡散

放射線治療装置，非破壊検査や工業用照射装置などで広く使用されている^{60}Coや^{192}Irなどの密封線源が，盗難されて人が密集している環境に放置された場合には，線源からの距離に応じて外部被ばくによる健康被害が発生する．さらに，密封線源が解体されて非密封となると，多数住民に被ばくと同時に汚染が起こる．

C 核テロの察知

核兵器の爆発および原子力施設への攻撃を除き，空間線量率の測定ないしは表面汚染の計測なしに核テロを察知することは困難である．また，たとえ放線性物質の関与が疑われても放射線の専門家が現場に到着するまでには時間を要するため，都市部で発生した原因不明の爆発事故に際して，消防，警察などの初期対応者は必ず放射線サーベイメータを携行することが推奨される．

一方，爆発をともなわない放射性物質の拡散事案では，原因が特定されるまでに不特定多数の住民が被ばくや汚染を受ける．被ばくした住民は全身被ばくによる非特異的な全身症状や局所被ばくによる症状(悪心・嘔吐，下痢，発熱，皮膚紅斑，唾液腺腫脹など)を主訴に医療機関を訪れることになるが，一般診療医がこれらの非特異的症状の鑑別診断として放射線障害を挙げられるかが核テロの早期認知のカギとなる．

D 被ばく医療の緊急性

外部被ばくでは，高線量で意識障害やショック症状となる場合でも，症状が現れるまでにある程度の時間を要する．したがって，重篤な身体損傷(外傷や熱傷など)を合併していない限り，急性の放射線被ばくに対して，2〜3時間以内に緊急で行わなければならない医学的処置はほとんどない．

一方，内部被ばくの場合には，放射性物質の排泄を促す治療薬が存在する可能性があるため，緊急に対応する必要がある．例えば，放射性ヨウ素の内部被ばくでは，できるだけ早くヨウ化カリウム(安定ヨウ素)を服用し，放射性ヨウ素の甲状腺への取り込みを阻害する必要がある．主な核種に対する治療薬を表7-8に示す．

E 精神的ケア

放射線事故による住民の特徴的な心理的変化は，放射線が五感で感じられないことに対する不安，被ばくや汚染に対する不安，将来的な健康影響への不安，子孫に対する遺伝的影響への不安などに関連する．これらの心理的変化は広範囲かつ持続的であるため，精神的ケアは重要である．

事故発生直後から精神科医などのメンタルヘルスの専門家の関与を得る他，保健所，市町村の保健センターなどと情報を共有しつつ，医療機関とも連携してきめ細かい精神的ケアを展開する必要がある．

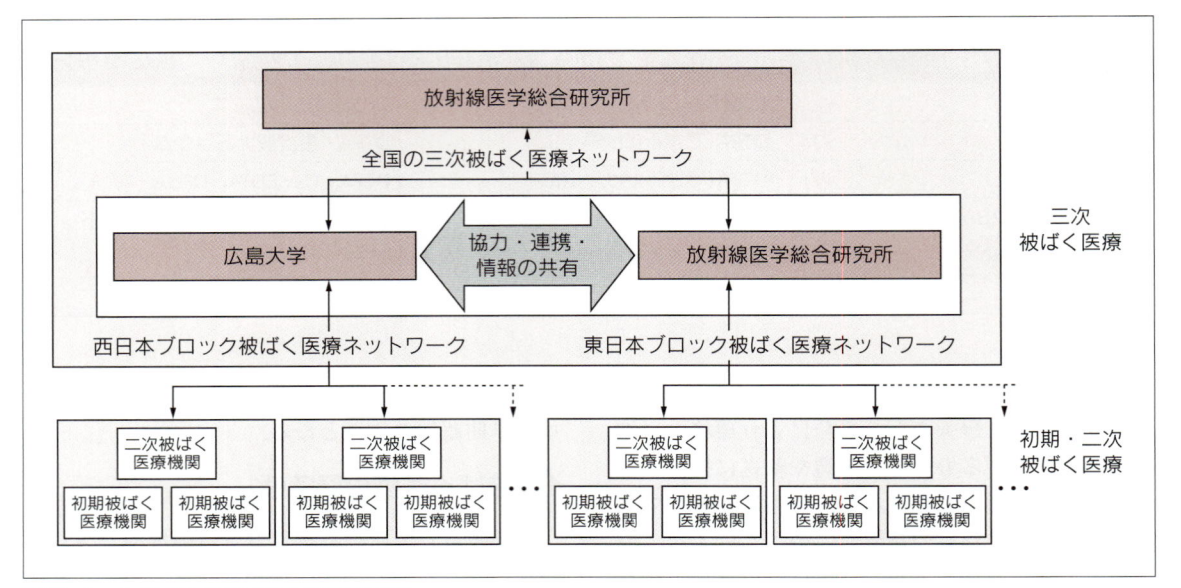

図7-9　わが国の緊急被ばく医療機関

5 緊急被ばく医療体制

A わが国の被ばく医療体制

　従来，わが国の緊急被ばく医療体制は『防災基本計画第10編(昭和55年)』の中で一次から三次が規定され，一次では周辺住民に対するスクリーニングや一次除染，二次では指定医療機関や保健所における二次除染や被ばく線量の推定，三次では放射線障害専門医療機関における専門的な診断と治療を行うとされていた．しかし，1999年茨城県東海村で起きた臨界事故の反省から，次の3つの理念のもと，より実効性のある緊急被ばく医療のあり方が検討された．①「いつでも，どこでも，誰でも最善の医療を受けられる」という救急医療の原則と，医療対応の能力を上回る多数の傷病者の発生をともなう災害にあっては「最大多数に最大の利益を」という災害医療の原則に立脚すること．②救急医療に関係する人々にとってなじみがあり，医療関係者に不安を与えない医療体制であること．③緊急被ばく医療体制は，異常事態の発生時に人の健康と命を守る原子力安全の「セーフティネット」であること．

　具体的には，既存の救急医療体制との整合性を図るため，外来診療を念頭に置いた初期，入院加療を行う二次，専門的な高度の医療を行う三次と診療機能を明確化した(図7-9)．同時に，地域三次被ばく医療機関群を頂点とした緊急被ばく医療体制をブロック化し，放射線医学総合研究所と専門的な治療方針や収容病院の決定などについて調整できるような連携体制が定められた．

　しかしながら，緊急被ばく医療体制は原子力関連施設での事故に対応すべく国および原子力施設立地道府県においてのみ整備され，その他の地域ではほとんど準備されなかった．

　その後，2011年3月11日に起きた東日本大震災による東京電力福島第一原子力発電所事故を受け，内閣府原子力安全委員会では，次の2つを骨子とした被ばく医療体制の抜本的な見直しを行った．①原子力施設に限らず広く放射線による緊急事態に関して対応できる体制を構築する．②事業者の責任・責務を明確にして，受け入れ医療機関の放射線防護の負担を軽減し迅速かつ円滑な受け入れを促進する．

B 情報伝達の仕組みづくりを

　災害対策の基本は「想定」にある．想定は精緻な情報(インテリジェンス)をもとに作成される．わが国では，従来こうした情報が医療者をはじめとするフロントラインの初期対応者に伝えられることはなかった．初期対応者は，現場で放射性物質(線源)や健康被害を受けた人と接する可能性が

高いため,情報がきちんと伝わる仕組みを確保しなければ自らの安全を確保できない.放射線被ばくのような特殊災害やテロにおいては,医療界の適切な準備なくして効果的な医療対応は望めないことを銘記し,適切な情報が現場に迅速かつ正確に伝えられる仕組み作りを急がなければならない.

●参考文献

1) UNSCEAR Source, Effects and Risks of Ionization Radiation, UNSCEAR 1988 Report. 1988
2) IAEA/WHO Safety Series No.2, Diagnosis and Treatment of Radiation Injuries. 1998
3) 青木芳朗,前川和彦:緊急被ばく医療テキスト.医療科学社,2004

付録・略語一覧

A

A-aDO$_2$　alveolar arterial(oxygen gradient)difference：肺胞動脈血酸素分圧較差

a-v̄DO$_2$　arterio-venous oxygen difference：動静脈血酸素較差

ACLS　advanced cardiovascular life support：二次循環救命処置

ACS　acute coronary syndrome：急性冠症候群

ACTH　adrenocorticotropic hormone：副腎皮質刺激ホルモン

ADEM　acute disseminated encephalomyelitis：急性散在性脳脊髄炎

ADH　antidiuretic hormone：抗利尿ホルモン

AED　automated external defibrillator：自動体外式除細動器

AF　atrial flutter：心房粗動

Af　atrial fibrillation：心房細動

AGML　acute gastric mucosal lesion：急性胃粘膜病変

AHA　American Heart Association：アメリカ心臓協会

AIDS　acquired immunodeficiency syndrome：後天性免疫不全症候群

AIS　abbreviated injury scale：簡易損傷スケール

ALI　acute lung injury：急性肺損傷

ALS　advanced life support：二次救命処置

AMDA　The Association of Medical Doctors of Asia：アジア医師連合

AMI　acute myocardial infarction：急性心筋梗塞

AMS　acute mountain sickness：急性高山病

ANP　atrial natriuretic peptide：心房性 Na 利尿ペプチド

APACHE Ⅱ　acute physiology and chronic health evaluation Ⅱ：アパッチⅡ

APC　activated protein C：活性化プロテイン C

APRV　airway pressure release ventilation：気道圧開放換気

APTT　activated partial thromboplastin time：活性化部分トロンボプラスチン時間

ARDS　acute respiratory distress syndrome：急性呼吸促迫症候群), 時に adult respiratory distress syndrome：成人呼吸促迫症候群

ARF　acute renal failure：急性腎不全, 時に acute respiratory failure：急性呼吸不全

ARS　acute radiation syndrome：急性放射線症候群

ARS　acute retroviral syndrome：急性レトロウイルス症候群

ASO　arteriosclerosis obliterans：閉塞性動脈硬化症

ATN　acute tubular necrosis：急性尿細管壊死

AVM　arteriovenous malformation：動静脈奇形

AVRT　atrioventricular reciprocating tachycardia：心房回帰性頻拍

B

B-RTO　balloon-occluded retrograde transvenous obliteration：バルーン閉塞下逆行性経静脈的静脈瘤塞栓術

BAL　broncho-alveolar lavage：気管支肺胞洗浄

BB　buffer base：緩衝塩基

BCAA　branched chain amino acid：分岐鎖アミノ酸

BCLS　basic cardiac life support：一次循環救命処置

BCS　battered child syndrome：被虐待児症候群

BE　base excess：過剰塩基

BEE　basal energy expenditure：基礎エネルギー消費量

BI　burn index：熱傷指数

BLS　basic life support：一次救命処置

BMR　basal metabolic rate：基礎エネルギー代謝率

BSS　buffered saline solution：緩衝生理食塩溶液

BT　bacterial translocation

BTS　bradycardia and tachycardia syndrome：徐脈頻脈症候群

BUN　blood urea nitrogen：血液尿素窒素

C

CaO$_2$　arterial oxygen content：動脈血酸素含量

CARS　compensatory anti-inflammatory response syndrome：代償性抗炎症性症候群

CAVH　continuous arteriovenous hemofiltration：持続的動静脈血液濾過

CCU　coronary care unit：冠(状)動脈疾患集中治療室(病棟)

CDC　Centers for Disease Control and Prevention：米国疾病管理予防センター

CHDF　continuous hemodiafiltration：持続的血液濾過透析

CHF　continuous hemofiltration：持続的血液濾過

CI　cardiac index：心係数

CK　creatine kinase：クレアチンキナーゼ

CMV　continuous mandatory ventilation：持続的強制換気

CO　cardiac output：心拍出量

COPD　chronic obstructive pulmonary disease：慢性閉塞性肺疾患

CPA　cardiopulmonary arrest：心肺機能停止

CPAAA　cardiopulmonary arrest immediately after arrival：来院直後心肺機能停止

CPAOA　cardiopulmonary arrest on arrival：来院時心肺機能停止

CPAP　continuous positive airway pressure：持続的気道陽圧

CPP　cerebral perfusion pressure：脳灌流圧

CPPB　continuous positive pressure breathing：持続的陽圧呼吸

CPPV　continuous positive pressure ventilation：持続的陽圧換気

CPR	cardiopulmonary resuscitation：心肺蘇生		
CTR	cardiothoracic ratio：心胸郭比		
CvO₂	mixed venous oxygen content：混合静脈血酸素含量		
CVP	central venous pressure：中心静脈圧		

D

- **DB** deep burn：Ⅲ度熱傷
- **DDB** deep dermal burn：深達性Ⅱ度熱傷
- **DHP** direct hemoperfusion：直接血液灌流法
- **DHTR** delayed hemolytic transfusion reaction：遅発型溶血性副作用
- **DIC** disseminated intravascular coagulation：播種性血管内凝固症候群
- **DKA** diabetic ketoacidosis：糖尿病性ケトアシドーシス
- **DLV** differential lung ventilation：左右肺独立換気
- **DMAT** disaster medical assistance team：災害時派遣医療チーム
- **DOA** dead on arrival：来院時心肺停止，来院時死亡
- **DPL** diagnostic peritoneal lavage：診断的腹腔洗浄
- **DSA** digital subtraction angiography：デジタルサブトラクション血管造影
- **DV** domestic violence：家庭内暴力

E

- **EB** epidermal burn：表皮熱傷，Ⅰ度熱傷
- **ECF** extracellular fluid：細胞外液
- **ECLA** extracorporeal lung assist：体外式肺補助
- **ECMO** extracorporeal membrane oxygenation：体外膜型肺
- **ECS** emergency coma scale
- **EIS** endoscopic injection sclerotherapy：内視鏡的硬化療法
- **EN** enteral nutrition：経腸栄養
- **ENBD** endoscopic nasobiliary drainage：内視鏡的経鼻胆道ドレナージ
- **ERP** endoscopic retrograde pancreatography：内視鏡的逆行性膵管造影

F

- **FAST** focused assessment with sonography for trauma：簡易外傷超音波検査
- **FFA** free fatty acid：遊離脂肪酸
- **FFM** fat-free mass：除脂肪体重
- **FFP** fresh frozen plasma：新鮮凍結血漿
- **FIO₂** fraction of inspired O₂ concentration：吸入気酸素濃度
- **FLAIR** fluid-attenuated inversion recovery
- **FRC** functional residual capacity：機能的残気量
- **FUO** fever of unknown origin：不明熱

G

- **G-CSF** granulocyte-colony-stimulating factor：顆粒球コロニー刺激因子
- **GABA** gamma-aminobutylic acid：ガンマ・アミノ酪酸,「ギャバ」
- **GALT** gut-associated lymphoid tissue：腸関連リンパ組織
- **GCS** Glasgow Coma Scale：グラスゴー昏睡指数
- **GFR** glomerular filtration rate：糸球体濾過率
- **GH** growth hormone：成長ホルモン
- **GVHD** graft-versus-host disease：移植片対宿主病

H

- **HA** hemoadsorption：血液吸着法
- **HACE** high altitude cerebral edema：高地脳浮腫
- **HAPE** high altitude pulmonary edema：高地肺水腫
- **HD** hemodialysis：血液透析
- **HDF** hemodiafiltration：血液濾過透析
- **HF** hemofiltration：血液濾過
- **HFV** high frequency ventilation：高頻度換気
- **HHS** hyperosmolar hyperglycemic state：高浸透圧性高血糖症
- **HIV** human immunodeficiency virus：ヒト免疫不全ウイルス
- **HP** hemoperfusion：血液灌流
- **HUS** hemolytic uremic syndrome：溶血性尿毒症症候群
- **HVR** hypoxic ventilatory response：低酸素換気応答

I

- **IABP** intraaortic balloon pumping：大動脈内バルーンパンピング法
- **ICD** implantable cardioverter defibrillator：植込み型除細動器
- **ICF** intracellular fluid：細胞内液
- **ICP** intracranial pressure：頭蓋内圧
- **ICRC** International Committee of the Red Cross：国際赤十字委員会
- **ICT** intracoronary thrombolysis：冠動脈内血栓溶解療法
- **ICU** intensive care unit：集中治療室
- **IHD** intermittent hemodialysis：間欠的血液透析
- **IHF** intermittent hemofiltration：間欠的血液濾過
- **IMV** intermittent mandatory ventilation：間欠的強制換気
- **IOI** intraosseous infusion：骨髄内輸液法
- **IPD** intermittent peritoneal dialysis：間欠的腹膜灌流
- **IPPB** intermittent positive pressure breathing：間欠的陽圧呼吸
- **IPPV** intermittent positive pressure ventilation：間欠的陽圧換気
- **IRV** inverse-ratio ventilation：吸気呼気逆転換気
- **ISA** intrinsic sympathomimetic activity：内因性交感神経刺激作用
- **ISF** interstitial fluid：組織間液
- **ISS** injury severity score：損傷重症度スコア
- **IVP** intravenous pyelography：経静脈的腎盂造影
- **IVR** interventional radiology：インターベンショナル・ラジオロジー

J

- **JATEC** Japan Advanced Trauma Evaluation and Care：外傷初期診療プログラム
- **JCS** Japan Coma Scale：ジャパン・コーマ・スケール
- **JICA** Japan International Cooperation Agency：日本国際協力機構
- **JPTEC** Japan Prehospital Trauma Evaluation and Care：病院前外傷観察・処置プログラム

L

- **LBM** lean body mass：除脂肪体重
- **LMA** laryngeal mask airway
- **LVDP** left ventricular diastolic pressure：左（心）室拡張期圧
- **LVDV** left ventricular diastolic volume：左（心）室拡張期容積

LVEDV　left ventricular end-diastolic volume(pressure)：左室拡張終(末)期容積
LVESV　left ventricular end-systolic volume(pressure)：左室収縮終(末)期容積
LVET　left ventricular ejection time：左室駆出時間
LVP　left ventricular pressure：左室圧
LVSW　left ventricular stroke work：左心室1回仕事量
LVSWI　left ventricular stroke work index：左心室1回仕事係数

M
MAST　military antishock trousers：「マストスーツ」
MCH　mean corpuscular hemoglobin：平均赤血球血色素量
MCHC　mean corpuscular hemoglobin concentration：平均赤血球血色素濃度
MCV　mean corpuscular volume：平均赤血球容積
MDCT　multi-detector row CT：マルチスライスCT
MODs　multiple organ dysfunction score
MODS　multiple organ dysfunction syndrome：多臓器不全症候群
MOF　multiple organ failure：多臓器不全
MPAP　mean pulmonary arterial pressure：平均肺動脈圧
MRSA　Methicillin resistant *Staphylococcus aureus*：メチシリン耐性黄色ブドウ球菌
MSF　Medicin Sans Frontiere：国境なき医師団

N
NIHSS　National Institute of Health Stroke Scale：NIH脳卒中スケール
NPPV　non-invasive positive pressure ventilation：非侵襲的陽圧換気法
NSAID　non-steroidal anti-inflammatory drug：非ステロイド性抗炎症薬
NYHA　New York Heart Association

P
PaCO₂　alveolar carbon dioxide tention：肺胞気二酸化炭素分圧
PaCO₂　arterial carbon dioxide tension：動脈血二酸化炭素分圧
PAD　public access defibrillation：一般市民によるAEDを使った早期除細動
PaO₂　alveolar oxygen tention：肺胞気酸素分圧
PaO₂　arterial oxygen tension：動脈血酸素分圧
PAP　pulmonary arterial pressure：肺動脈圧
PBI　prognostic burn index：熱傷予後指数
PCI　percutaneous coronary intervention：経皮的冠動脈インターベンション
PCPS　percutaneous cardiopulmonary support：経皮的心肺補助
PCR　polymerase chain reaction：ポリメラーゼ連鎖反応
PCV　pressure control ventilation：従圧式支持換気
PCWP　pulmonary capillary wedge pressure：肺毛細管楔入圧
PD　peritoneal dialysis：腹膜透析
PE　plasma exchange：血漿交換
PEA　pulseless electric activity：無脈性電気の活動
PEEP　positive end-expiratory pressure：呼気終末陽圧
PEG　percutaneous endoscopic gastrostomy：内視鏡的胃瘻造設術
PID　pelvic inflammatory disease：骨盤内炎症性疾患
PLVAS　percutaneous left ventricular assist system：経皮的左心補助
PPN　peripheral parenteral nutrition：末梢静脈栄養法
PRSP　penicillin-resistant *Streptococcus pneumoniae*：ペニシリン耐性肺炎球菌
PSV　pressure support ventilation：圧補助換気
PSVT　paroxysmal supraventricular tachycardia：発作性上室性頻拍
PTA　percutaneous transluminal angioplasty：経皮経管血管形成術
PTBD　percutaneous transhepatic bile drainage：経皮経肝的胆汁ドレナージ
PTC　percutaneous transhepatic cholangiography：経皮経肝胆管造影
PTCA　percutaneous transluminal coronary angioplasty：経皮経管の冠動脈形成術
PTCD　percutaneous transhepatic cholangio drainage：経皮経肝の胆道ドレナージ
PTD　preventable trauma death：防ぎ得た外傷死
PTGBD　percutaneous transhepatic gallbladder drainage：経皮経肝胆嚢ドレナージ
PTO　percutaneous transhepatic obliteration：経皮経肝静脈瘤塞栓術
PTSD　post-traumatic stress disorder：心的外傷後ストレス障害
PTV　patient trigger ventilation：部分的補助換気
PVC　premature ventricular contraction：心室性期外収縮
PWP　pulmonary wedge pressure：肺動脈楔入圧

R
REE　resting energy expenditure：安静時エネルギー消費量
RTS　revised trauma score：改訂外傷スコア

S
S-B tube　Sengstaken-Blakemore tube：セングスターケン・ブレイクモア管
SAH　subarachnoid hemorrhage：くも膜下出血
SaO₂　oxygen saturation of arterial blood：動脈血酸素飽和度
SARS　severe acute respiratory syndrome：重症急性呼吸器症候群
SDB　superficial dermal burn：浅達性Ⅱ度熱傷
SI　shock index：ショック指数
SIMV　synchronized intermittent mandatory ventilation：同期間欠的強制換気
SIRS　systemic inflammatory response syndrome：全身性炎症反応症候群
SOFA　sequential organ failure assessment：多臓器不全重症度評価
SpO₂　oxygen saturation of peripheral artery：末梢動脈血酸素飽和度
SSS　sick sinus syndrome：洞機能不全症候群
START　simple triage and rapid treatment

SV　stroke volume：1回拍出量
SvO₂　oxygen saturation of mixed-venous blood：混合静脈血酸素飽和度
SVR　systemic vascular resistance：体血管抵抗

T

t-PA　tissue plasminogen activator：組織プラスミノーゲン活性化物質
TAE　transcatheter arterial embolization：経カテーテル動脈塞栓術
TEE　transesophageal echocardiography：経食道心エコー法
TIA　transient ischemic attack：一過性虚血発作
TIO　transileocolic vein obliteration of varices：経回結腸静脈静脈瘤塞栓術
TIPS　transjugular intrahepatic portosystemic shunt：経頸静脈肝内門脈体循環シャント術
TPN　total parenteral nutrition：中心静脈栄養
TRALI　transfusion-related acute lung injury：輸血関連急性肺傷害
TRISS　trauma injury severity score：外傷損傷重症度スコア
TSLS　toxic shock-like syndrome：劇症型A群レンサ球菌感染症
TSS　toxic shock syndrome：毒素性ショック症候群
TV　tidal volume：1回換気〔呼吸〕量
TVR　total vascular resistance：全血管抵抗

V

VALI　ventilator-associated lung injury：人工呼吸器関連肺傷害
VAP　ventilator-associated pneumonia：人工呼吸器関連肺炎
VATS　video-assisted thoracoscopic surgery：胸腔鏡下手術
V̇CO₂　carbon dioxide output：二酸化炭素排出量
VCV　volume control ventilation：従量式調節換気
VEDV　ventricular end-diastolic volume：心室拡張終期容積
VESV　ventricular end-systolic volume：心室収縮終期容積
Vf　ventricular fibrillation：心室細動
VILI　ventilator-induced lung injury：人工呼吸器誘発肺傷害
V̇O₂　oxygen consumption：酸素消費量
VPC　ventricular premature contraction：心室性期外収縮
VRE　vancomycin-resistant enterococci：バンコマイシン耐性腸球菌
VRSA　vancomycin-resistant *Staphylococcus aureus*：バンコマイシン耐性黄色ブドウ球菌
VT　ventricular tachycardia：心室性頻拍

Y

YPLL　years of potential life lost：損失生存可能年数

Z

ZEEP　zero end-expiratory pressure：呼気終末平圧

和文索引

あ

アスピリン，急性中毒　451
アセチルコリン・エステラーゼ阻害薬，急性中毒　446
アセチルコリン・エステラーゼ阻害薬中毒　444
アセトアミノフェン，急性中毒　451
アセトアミノフェン中毒　445
アテローム血栓性脳梗塞　310
アドレナリン　84, 233
アドレナリン作動性ニューロン遮断薬　85
アナフィラキシーショック　148
——，初療　151
アニオンギャップ　261
アフェレシス治療　271
アルギニンバソプレシン　85
アルドステロン　223
アルブミン製剤　83
——の必要投与量　83
アンジオテンシンⅡ　223
悪性症候群　356, 358
圧挫症候群　424
圧損傷　246
圧補助換気　244

い

イオン・トラッピング　441
イソプロテレノール　84
イレウス　342
イレウス管　57
——，合併症　59
——，禁忌　59
インスリン　88, 223
インフォームド・コンセント　21
医師法　19
医療法　19
胃，穿孔　339
胃静脈瘤破裂，救急初療　56
胃洗浄　56, 440
——，合併症　56
——，禁忌　56
胃損傷　402
胃チューブ　55
——，合併症　55
——，禁忌　55
移植医療　7, 304
意識，バイタルサイン　93
意識障害　157
——，画像診断　251
——，合併症　252
——，患者の管理　248
——，深部静脈血栓症　252
——，頭部CT　251
——，肺塞栓症　252
——，の鑑別　162
意識レベル，ショック　146
維持輸液　79
一次救命処置　29
一時止血法　70
一次性頭痛　175
一次性脳障害　159
一次閉鎖　75
一次縫合　75
一過性脳虚血発作　313
一酸化炭素，急性中毒　449
一酸化炭素中毒　432, 446
溢水　256
院内心停止，二次救命処置　46
陰性予測値　106

う

ウィーニング　247
ウイルス性胃腸炎，小児　354
右内頸静脈穿刺，中心静脈カテーテル　51
運動麻痺　164
——，検査　167
——，診察　166
——，治療　167
——，問診　166

え

エチレングリコール，急性中毒　448
エチレングリコール中毒　445
エピネフリン　84, 223
壊死性筋膜炎　290
壊死性軟組織感染症　290
永久止血法　72
栄養管理
——，ガイドライン　285
——，重症患者の　280
栄養投与カロリー量　281
栄養投与経路　281
炎症性サイトカイン　224

お

オタワ足関節ルール　108
オッズ　105
オピオイド類中毒　444
オンラインメディカルコントロール　5
応急手当，救急隊員の行う　12
応招義務　20
黄体出血　352
嘔吐　205
——，鑑別診断　206
——，治療　206

か

横隔膜損傷　395
横紋筋融解　424

カットダウン法，静脈路確保　49
カテコールアミン　84, 233
カテーテル，合併症　51
カテーテル関連血流感染症　292
カテーテル関連尿路感染症　292
カプノメーター　239
カリウム代謝　258
カルシウム拮抗薬　85
カルシウム代謝　259
カルテ記載の義務　20
カルペリチド　234
ガス，急性中毒　449
ガス壊疽　290
——，クロストリジウム性　290
——，非クロストリジウム性　291
ガス交換障害　237
ガストリン　223
下位運動ニューロン障害　166
下顎挙上法，気道確保　34
下顎骨骨折　388
下垂体　223
下部消化管，緊急内視鏡検査　121
下部消化管穿孔　339
化学損傷　436
化学熱傷　436
火災　468
火山ガス　467
火山噴火　467
火傷　425
仮性動脈瘤，CT　144
過換気症候群　328
——，意識障害　161
画像検査
——，primary surveyにおける　132
——，secondary surveyにおける　134
——，緊急　126
——，呼吸器系疾患における　141
——，消化管通過障害における　143
——，心・循環器系疾患における　140
——，中枢神経系疾患における　138
——，内因性疾患における　138
——，尿路結石　145
——，腹部疾患における　142
——，腹部出血性疾患における　143
海上災害　470
開放骨折　416
外傷　361
——，顔面　386
——，胸部　391

——，頸部　389
——，骨盤　410
——，初期診療　362
——，多発　368
——，頭部　376
——，腹部　401
——，予後　375
外傷後，循環管理　236
外傷死の三徴　369
外傷性くも膜下出血　380
外傷性窒息　395
外傷性てんかん　385
外傷性内頸動脈海綿静脈洞瘻　384
外傷性脳血管障害　384
外傷性脳動脈瘤　384
外傷性脳内血腫　380
外傷性腹壁ヘルニア　403
外傷パンスキャン　134
外部被ばく　473
咳嗽失神　173
核災害　470
核兵器によるテロリズム　476
確定診断　106
活性炭，急性中毒　441
喀血　201
完全房室ブロック　334
完全麻痺　165
肝性脳症　160
肝損傷　401
肝不全，意識障害　160
冠動脈CT　140
換気　237
換気不全　152
換気量　238
間歇的血液透析　270
間質液　254
間接圧迫法，止血　71
間代性痙攣　162
感覚障害　167
感染，腰背部痛　186
感染症
　——，重症救急患者の　286
　——，中枢神経系　318
　——，薬剤耐性菌　288
　——，輸血による　84
感染症検査　123
感染性尿管結石，腰背部痛　185
感染巣の管理　286
関節液，検査　119
眼窩床骨折　388
眼窩吹き抜け骨折　388
眼窩壁骨折　388
顔面外傷　386
顔面骨骨折　388

き

キーゼルバッハ部位　211
キサンチン誘導体薬　86
キラーディジーズ　99
気管，緊急内視鏡検査　121
気管吸引　242
気管支，緊急内視鏡検査　121
気管支拡張薬　86

気管支喘息　323
　——，治療　324
気管支損傷　392
気管挿管
　——，救急初療　47
　——，二次救命処置　41
気管損傷　392
気道異物　36
気道確保
　——，一次救命処置　33
　——，救急初療　47
　——，二次救命処置　41
気道浄化　242
気道熱傷　431
気道閉塞　386
起立性低血圧　173
偽性心室頻拍　334
吸入療法　242
急性アルコール中毒　160
急性冠症候群　328
　——，治療　331
急性期，脳梗塞　310
急性硬膜外血腫　378
　——，頭部CT　136
急性硬膜下血腫　379
　——，頭部CT　136
急性呼吸促拍症候群　153
急性コリン作動性症候群　446
急性心筋梗塞　329
　——，治療　331
急性腎傷害　264
急性腎不全　264
急性膵炎　340
急性大動脈解離　336
　——，CT　141
　——，胸痛　180
　——，造影CT　336
　——，病型　336
急性胆管炎　341
急性胆嚢炎　341
急性虫垂炎　340
急性中毒　439
急性脳症　320
急性肺障害　153
急性肺塞栓　180
急性腹症　182
急性副腎不全　345
急性放射線症候群　474
救急医学　3
救急医学教育　7
救急医薬品　84
救急医療　3
救急医療機関の階層化　17
救急医療情報システム　17
救急医療体制　8
救急医療チーム　29
救急外来の特殊性　91
救急患者の特殊性　91
救急救命士
　——が医療行為を行える法的根拠　26
　——による救急救命処置　12
　——の特定行為　13
救急救命士制度　12

救急救命処置，救急救命士による　12
救急告示病院　15
救急車　9
救急出動件数　11
救急診療　8
救急隊員の行う応急手当　12
救急搬送　9
救命の連鎖　29
虚血　222
虚血性突然心停止　331
胸郭損傷　391
胸腔穿刺　61
　——，合併症　63
　——，仰臥位での　62
　——，坐位での　61
胸腔ドレナージ　62
胸骨圧迫　32
胸骨骨折　392
胸水，検査　119
胸痛　178
　——，治療　181
　——の鑑別　179
胸部X線写真，胸痛の精査　181
胸部外傷　391
　——，診断　395
　——，治療　398
胸部大動脈損傷　394
胸部大動脈瘤　337
胸壁痛　179
強化インスリン療法　284
強心薬　84
強制換気　243
強直性間代性痙攣　162
強直性痙攣　162
行政解剖　23
行政検視　23
凝固検査　116
凝固線溶系のモニタリング　275
局所的創試験切開　409
筋区画症候群　416
筋弛緩薬　87
緊急検査　109
緊急穿刺，胸腔穿刺　61
緊急度　9, 95
緊急度判断　4
緊急度判定，消防庁の　4
緊急内視鏡検査　120
緊急被ばく医療　472
緊張性気胸　149
　——，初療　151
緊縛法，止血　72

く

クーインジュリー　376
クラッシュ症候群　424
クリティカルケア　226
クリニカルパール　103
クロスマッチ　83, 112
グラム染色　287
グレリン　223
くも膜下出血　315
　——，急性期CT　178, 316
群衆関連事故災害　470

け

ケトアシドーシス性昏睡　160
外科的壊死組織切除術　434
下血　209
　──，鑑別診断　209
　──，治療　210
下痢　206
　──，鑑別診断　206
　──，治療　207
経カテーテル動脈塞栓術　73, 399
経静脈栄養　280
経腸栄養　280
経皮酸素モニター　228
経皮心肺補助装置　234
経皮的穿刺法，膀胱瘻造設　69
痙性麻痺　165
痙攣　162
　──，検査　164
　──，診察　163
　──，治療　164
　──，問診　163
　──の原因となる疾患　163
痙攣重積　162
軽度過換気療法　382
頸動脈洞過敏症症候群　173
頸部外傷　389
　──，穿通性　390
血圧，バイタルサイン　94
血圧計カフのサイズ　94
血圧低下，ショック　146
血圧モニター　229
血液ガス分析　229
血液型　83
血液型判定　110
血液灌流法　442
血液吸着　272
血液吸着法　442
血液凝固・線溶系の管理　272
血液行政　79
血液検査　115
血液浄化　265
　──，施行中の合併症　272
血液浄化法　442
血液透析法　443
血液培養　125, 287
血液分布異常性ショック　148
血液濾過　270
血液濾過透析　270
血管拡張性プロスタグランジン　85
血管拡張薬　85, 234
血管収縮薬，二次救命処置　40
血管造影　129
血管平滑筋弛緩薬　85
血管迷走神経反射性失神　173
血球計数検査　115
血行動態モニター，中心静脈カテーテルを用いた　52
血漿　254
血漿吸着　271, 272
血漿交換　271
血漿中溶存酸素量　226
血小板・凝固線溶系異常　277

血小板濃厚液　81
血小板モニタリング　275
血清法，交差適合試験　112
血栓傾向　273
血栓溶解薬　85
血栓溶解療法，脳梗塞　312
血中乳酸値　230
血中薬物濃度　119
血糖コントロール　284
血尿　117, 216
血流分布異常性ショック，初療　151
結核性髄膜炎　320
結紮止血法　73
結節縫合　75
結腸損傷　402
検査閾値　106
検査後確率　105
検査前確率　105
検視　23
原発疹　189
減速損傷　391
減張切開　433

こ

コルチゾル　223
コントラクーインジュリー　376
呼気終末陽圧　244
呼吸，ショック　146
呼吸管理　237
　──，心拍再開後　42
呼吸器合併症，意識障害患者の　253
呼吸器系疾患における画像検査　141
呼吸器系の救急疾患　322
呼吸困難　152
　──，鑑別疾患　155
　──，症状と病態　154
　──，治療　155
呼吸障害　161
呼吸数　238
　──，バイタルサイン　94
呼吸性アシドーシス　263
呼吸性アルカローシス　263
呼吸不全　152
　──，Ⅰ型　152
　──，Ⅱ型　152
　──，鑑別疾患　155
　──，症状と病態　154
　──，治療　156
呼吸理学療法　242
口咽頭エアウェイ，気道確保　34
甲状腺クリーゼ　342
　──，治療　343
交感神経　222
交感神経抑制薬　85
交叉性片麻痺　165
交差適合試験　83, 112
交代性片麻痺　165
交通災害　469
交通事故　469
　──による死亡者　10
抗アルドステロン薬　86
抗凝固薬　87
抗凝固療法，脳梗塞　313

抗菌薬　287
抗けいれん薬　87
抗血小板療法，脳梗塞　313
抗酸菌検査　126
抗不整脈薬　85
　──，二次救命処置　41
抗利尿ホルモン　223
航空機事故　469
降圧薬　85
高カリウム血症　258
高カリウム血症治療薬　88
高カルシウム血症　259
高血圧性緊急症　337
高血圧性脳症　161
高血圧切迫症　337
高浸透圧高血糖症候群　346
高速道路事故　469
高ナトリウム血症　257
高齢者への虐待の届出　25
絞扼性イレウス，腹部造影CT　144
酵素法，交差適合試験　112
膠質液　77
膠質浸透圧　254
国際緊急援助隊　465
国際標準（PT）比　276
骨髄内輸液　49
骨折，腰背部痛　186
骨盤外傷　410
　──，急性期治療　413
　──，診断　412
骨盤開放骨折　410
骨盤簡易固定　414
骨盤腹膜炎　352
骨盤輪骨折　410
骨膜下血腫　377

さ

サージカルテープ　76
サイトカイン　223
サリン　471
左室駆出分画　230
鎖骨下静脈，カテーテルの挿入　50
再灌流療法，心拍再開後　42
災害医学　461
災害拠点病院　463
細菌検査法　287
細菌性髄膜炎　319
細菌性腸炎，小児　355
細胞外液成分輸液剤　231
細胞外液補充液　78
細胞内液　254
産業災害　470
産婦人科の救急疾患　351
酸塩基平衡異常　260
酸素運搬量　227
酸素化　237
酸素化不全　152
酸素摂取率　229
酸素摂取量　229
酸素中毒，呼吸管理　240
酸素分圧　113
酸素ヘモグロビン解離曲線　226
酸素飽和度，動脈血　114

酸素療法　239

し

シアン化合物，急性中毒　448
シアン化合物中毒　444, 445
シートベルト痕　403
シャルコー 3 徴　342
ショック　145
　――，アナフィラキシー　148
　――，感染性　148
　――，血液分布異常性　148
　――，循環血液量減少性　147
　――，初療　149
　――，心外閉塞・拘束性　149
　――，神経原性　149
　――，心原性　148
ジギタリス　85
ジュール熱による傷害　438
子宮外妊娠　351
止血　70
四肢外傷　415
　――，合併症　416
弛緩性麻痺　165
死腔　237
死体検案書　22
死亡診断書　22
死亡宣告，救急隊員による　26
自然災害　465
指圧法，止血　72
脂肪塞栓症候群　417
脂肪投与量，重症患者　282
視床下部　223
地震　466
自殺企図者
　――の医療費　26
　――の治療　26
自動体外式除細動器　35
自発呼吸　244
自律神経節遮断薬　85
児童虐待の届出　25
持続腎代替療法　265, 268
持続的気道陽圧　244
持続的血液濾過　270
持続的血液濾過透析　270
失神　172
　――，咳嗽　173
　――，頸動脈洞過敏症症候群　173
　――，血管迷走神経性　173
　――，状況　173
　――，神経起因性　173
　――，心原性　174
　――，排尿　173
　――，排便　173
　――の原因分類　172
若年性頭部外傷症候群　383
手術創　420
手掌法，熱傷面積　430
守秘義務　20
樹枝状紅斑　438
十二指腸，穿孔　339
十二指腸損傷　402
重症筋無力症　321
重症膵炎，循環管理　236

重症度　9, 95
重症熱傷，循環管理　236
従圧式調節換気　243
従量式調節換気　243
銃器乱射　471
出血傾向　273
出血性ショック　371
循環管理　225
　――，心拍再開後　42
循環器系の救急疾患　328
循環血液量減少性ショック　147
　――，初療　150
循環補助装置　234
循環モニター，侵襲的　231
初期救急医療機関　16
徐脈，二次救命処置　44
除外診断　106
除細動　35
　――，マニュアル　39
小腸，穿孔　339
小腸損傷　402
小児科の救急疾患　353
小児虫垂炎　354
小児の二次救命処置　45
小発作，痙攣　163
昇圧薬　84
消化管出血　338
消化管穿孔　338
消化管通過障害における画像検査　143
消化器系の救急疾患　338
消防　9
消防機関
　――が行う救急業務　10
　――の使命　10
　――の体制　11
消防法　20
晶質液　78
焦点性てんかん　163
焼灼止血法　72
硝酸剤　85
照会書，捜査関係事項　22
照会文書　22
　――，弁護士法第23条による　22
上腸間膜動脈閉塞症，腹部造影CT　143
上部消化管，緊急内視鏡検査　120
上部消化管出血，意識障害患者の　253
上部消化管穿孔　339
状況失神　173
静脈血酸素含量　230
静脈血栓塞栓症　417
静脈切開法，静脈路確保　49
静脈路の確保　48
食道静脈瘤破裂
　――，救急初療　56
　――，止血　71
食道損傷　395
食道閉鎖式エアウェイ，気道確保　48
植皮術　434
植物状態　161
梅毒，意識障害患者の　253
心エコー図検査，胸痛の精査　181
心外閉塞・拘束性ショック　149
　――，初療　151

心筋梗塞，胸痛　179
心筋挫傷　394
心筋マーカー，胸痛の精査　180
心血管作動薬　84, 233
心原性失神　174
心原性ショック　148
　――，外傷　371
　――，初療　150
心原性脳塞栓症　310
心室細動　333
心室静止　333
心室頻拍　199, 334
心・循環器系疾患における画像検査　140
心臓震盪　394
心損傷　394
心タンポナーデ　149
　――，初療　152
　――，心囊穿刺　60
心停止　29
　――の原因検索　39
　――の早期認識と通報　29
　――の予防　29
心停止アルゴリズム，二次救命処置　37
心停止後症候群　41
心電図　121
心電図モニター　229
心囊液，検査　119
心囊穿刺　60
　――，合併症　61
心肺停止　31
　――，治療　331
心拍，ショック　146
心拍再開後の集中治療，二次救命処置　41
心拍出量　226
心破裂　394
心不全　331
　――，循環管理　236
　――，治療　332
心房細動　197
心房頻拍　199
伸展下肢挙上テスト　186
神経起因性失神　173
神経原性ショック　149
　――，外傷　371
　――，初療　151
神経損傷，髄液検査　65
浸透圧利尿薬　86
真菌症　288
真皮熱傷　428
真皮縫合　76
進行性頭蓋骨骨折　383
診断書　22
　――，主治医退職後の　22
　――の種類　22
診断的腹腔鏡検査　409
診断的腹腔洗浄・吸引　409
診断的腹腔洗浄法　67
診療義務　20
診療録記載の義務　20
新鮮凍結血漿　82
人為災害　468
人工呼吸　34
人工呼吸器

——，離脱　247
——の設定　244
人工呼吸器関連肺炎　246, 292
人工呼吸中
　——の合併症　246
　——の管理　246
人工呼吸療法　242
人工肺　248
人工鼻　242
迅速対応チーム　29
腎機能の評価　264
腎性糖尿　217
腎損傷　402
腎尿路損傷　402
腎泌尿器系の救急疾患　348
腎不全，意識障害　160
蕁麻疹　190

す

スキンステイプラー　76
スクイージング　242
ストレス学説　221
スパイロメトリー　121
スライド法，血液型判定　110
頭蓋骨骨折　378
頭蓋内圧亢進，頭痛　175
頭痛　174
——，治療　178
水銀中毒　445
水分欠乏量　79
水疱，意識障害患者の　253
睡眠薬　87
膵損傷　402
錐体外路系障害　166
錐体路系障害　165
髄液検査　64, 118
——，合併症　65
髄液の異常所見と病態　65
髄膜炎，小児　353

せ

セクレチン　223
セロトニン症候群　357
せん妄　356
世界脳神経外科連合分類　317
生体侵襲　221
生理機能検査　121
生理食塩液法，交差適合試験　112
成分輸血　80
声門上気道デバイス，気道確保　48
精神運動発作　163
精神科救急　25
精神科の救急疾患　356
精神疾患，意識障害　161
精神的ケア，放射線事故　477
精巣上体炎　349
精巣垂捻転　351
精巣捻転　349
脊髄損傷　418
脊椎脊髄外傷，急性期治療　419
脊椎損傷　417
赤血球濃厚液　80
説明と同意　21

穿刺液検査　118
穿刺後頭痛，髄液検査　65
船舶事故　470
遷延性意識障害　161
全身性炎症反応症候群　222, 292, 425
全層熱傷　429
全脳死　299
喘息発作　323

そ

蘇生的開胸術　399
早期虚血性変化の頭部CT所見　312
創　419
創傷　419
創閉鎖法　422
造影X線検査　128
臓器移植法　300
足背動脈，カニュレーション　54
続発疹　189
損傷　419

た

ダブルリングサイン，髄液鼻漏　214
ダブルリング試験　378
立ちくらみ　195
多剤耐性緑膿菌　288
多臓器不全　295, 372
多発外傷　368
代謝性アシドーシス　261
代謝性アルカローシス　263
体液　253
体液管理　253
体液変動，熱傷　434
体温，バイタルサイン　95
体外式肺補助　248
体外式膜型酸素化装置　248
体性痛　182
体部CT検査，胸痛の精査　181
大血管損傷　394, 403
大手術術後管理，循環管理　236
大腿静脈，カテーテルの挿入　50
大腿動脈，カニュレーション　54
大腸，穿孔　339
大動脈バルーンパンピング　234
大動脈瘤　337
大発作，痙攣　162
第三次救急医療機関　16
第二次救急医療機関　16
脱水　192
——，高張性　192
——，治療　194
——，低張性　192
——，等張性　192
脱水症　255
脱分極性筋弛緩薬　87
単純X線検査　127
単純ヘルペス脳炎　319
——のMRI FLAIR画像　319
単麻痺　165
炭酸ガス分圧　113
胆嚢・肝外胆管損傷　403
蛋白質投与量，重症患者　282
短潜時体性感覚誘発電位　303

ち

治療閾値　106
知覚障害　167
——，検査　171
——，診察　171
——，深部　170
——，脊髄性　168
——，治療　171
——，脳幹性　169
——，脳性　169
——，ヒステリー性　170
——，分離性　170
——，末梢性　168
——，問診　170
致死的不整脈　333
遅延一次閉鎖　75
遅延縫合　75
着色尿　216
中心静脈圧（CVP）　231
中心静脈圧測定　52
中心静脈カテーテル　231
——の挿入　49
中枢神経系感染症　318
中枢神経系疾患における画像検査　138
中枢神経系の救急疾患　309
中枢性感染症　160
中毒，意識障害　161
中毒性表皮壊死融解症　190
長管骨多発骨折　415
超音波エコー　230
超音波ガイド下フリーハンド法，中心静脈
　カテーテル　51
超音波検査　127
腸重積，小児　353
腸洗浄　440
腸閉塞　342
調節換気　243
聴性脳幹反応　303
直撃損傷　376
直視下カテーテル挿入法，膀胱瘻造設　69
直接圧迫法，止血　70
直腸損傷　402
鎮静薬　87
鎮痛薬　87

つ

津波　466
対麻痺　165
通電にともなう傷害　438

て

テロ災害　471
デグロービング損傷　423
デコルマン損傷　423
デブリドマン，熱傷　287, 434
てんかん　317
——，外傷性　385
手袋状剥皮損傷　424
低カリウム血症　258
低カルシウム血症　259
低血糖，意識障害　160
低血糖症　347

て

低酸素血症　161, 237
低体温症　456
低体温療法
　──，心拍再開後　42
　──，頭部外傷　382
低張電解質輸液　78
低ナトリウム血症　258
鉄過剰症　84
鉄中毒　445
電解質，血液検査　115
電解質欠乏　79
電気ショック，マニュアル除細動　39
電撃傷　437

と

トリアージ　96
　──，災害時　461
トロポニン　118
ドクターカー　13
ドクターヘリ　15
ドパミン　84, 233
ドブタミン　84, 233
ドメスティックバイオレンスの届出　25
ドレナージ　287
吐血　202, 208
　──，鑑別診断　208
　──，治療　209
徒手筋力テスト　167
塗抹検査　287
等張電解質輸液　78
橈骨動脈，カニュレーション　54
糖液　78
糖尿病性ケトアシドーシス　345
糖尿病性昏睡　160
頭皮下血腫　377
頭部外傷　160, 376
　──，合併症　384
　──，後遺症　384
　──，高齢者　384
　──，小児　383
頭部後屈あご先挙上法，気道確保　33
同期式間欠的強制換気　244
洞機能不全症候群　335
動悸　197
　──，治療　200
動脈カニュレーション　53
　──，合併症　54
動脈血液ガス分析　113
　──の標準値　114
動脈血酸素含量　226, 230
動脈損傷　416
動揺胸郭　391
道路交通事故　469
毒素性ショック症候群　191
届出
　──，感染症の　25
　──，高齢者への虐待の　25
　──，児童虐待の　25
　──，食中毒の　25
　──，ドメスティックバイオレンスの　25
　──，麻薬・覚醒剤などの中毒者の　24
届出義務　23

な

ナトリウム代謝　257
ナトリウム利尿ペプチド　86
内因性疾患における画像検査　138
内頸静脈，カテーテルの挿入　49
内視鏡検査，緊急　120
内臓痛　179, 182
内部被ばく　473
内分泌代謝系の救急疾患　342
鉛中毒　445
軟部組織損傷　419

に

ニカルジピン塩酸塩　234
ニコルスキー現象　190
ニトログリセリン　234
二次救命処置　37
　──，小児の　45
二次性頭痛　175
二次性脳障害　160
二重膜濾過血漿交換　271
日本医師会災害医療チーム　464
尿管結石　348
尿管損傷　403
尿検査　117
尿潜血反応　216
尿中ナトリウム　118
尿沈渣　117
尿定性　117
尿糖　217
尿道留置カテーテル　59
　──，合併症　60
　──，禁忌　60
尿の異常　214
　──，多尿　215
　──，乏尿　214
尿比重　117
尿崩症　215
尿量の低下，ショック　146

ね

熱傷　425
　──，primary survey（一次評価）　427
　──，secondary survey（二次評価）　428
　──，手術療法　433
　──，全身管理　434
熱傷シート　433
熱傷指数　431
熱傷重症度　431
熱傷深度　428
熱傷創管理　433
熱傷面積　429
熱性痙攣，小児　356
熱中症　452
粘液水腫性昏睡　344

の

ノルアドレナリン　84, 233
ノルエピネフリン　84
脳幹死　300
脳血管障害　159, 309
　──，頭痛　175

脳血管攣縮　385
脳梗塞　310
　──，急性期画像　311
　──，超急性期の頭部 CT　138
　──，超急性期の頭部 MRI　139
　──，治療　312
脳挫傷　379
脳死　7, 253, 299
　──，電気生理学的検査　303
　──，脳循環検査　304
　──，法的　300
　──，補助検査　303
脳死移植　304
脳死下臓器提供　305
脳室ドレナージ　382
脳死判定
　──，小児　305
　──，法的　301
脳出血　313
　──，急性期 CT　314
　──，治療　315
脳震盪　381
脳損傷　376
脳底髄膜炎　320
脳動脈解離　310
脳動脈瘤破裂，SAH　315
脳浮腫
　──，脳梗塞　312
　──，脳出血　315
脳ヘルニア
　──，画像上の　382
　──，髄液検査　65
脳保護薬，脳梗塞　313
農薬，急性中毒　446
膿尿　117

は

ハリス・ベネディクトの式　281
バイタルサイン　92
バセドウ病クリーゼ　342
バソプレシン　223
バッグ・バルブ・マスク，人工呼吸　34
バルビツレート系薬　87
バルビツレート療法　382
パラコート，急性中毒　446
パラコート中毒，呼吸管理　240
パルスオキシメーター　239
パンダの眼徴候　378
刃物乱用　471
破傷風　290
播種性血管内凝固症候群　277
肺炎　322
　──，医療・介護関連　322
　──，院内　322
　──，細菌性　323
　──，市中　322
　──，治療　323
　──，非定型　323
肺血栓塞栓症　149, 326
　──，胸部造影 CT　327
　──，初療　152
肺挫傷　392
肺刺創　392

肺損傷 392
　　，人工呼吸器による 246
肺動脈カテーテル 231
肺動脈塞栓症，CT 142
肺動脈損傷 394
肺胞低換気 238
肺裂傷 392
背部叩打法，気道異物 36
排尿失神 173
排膿 74
排便失神 173
敗血症 292
　　，意識障害 161
　　，抗菌薬 296
　　，循環管理 236
　　，初期蘇生 297
　　，治療 295
　　，乳酸クリアランス 297
敗血症性ショック 148
　　，外傷 371
　　，初療 151
敗血症補助療法 297
培養検査 287
発熱 189
　　，検査 191
　　，治療 191
鼻カニューレ，呼吸管理 240
反衝損傷 376
犯罪死体，届出 24

ひ

ヒ素中毒 445
ヒュー・ジョーンズ分類 152
ビジレオモニター，カテーテル 53
びまん性軸索損傷 381
びまん性脳損傷 380
皮下血腫 377
皮膚，ショック 146
皮膚合併症，意識障害患者の 253
皮膚損傷 419
非痙攣性てんかん重積状態 318
非ケトン性高浸透圧性昏睡 160
非侵襲的陽圧換気 247
非脱分極性筋弛緩薬 87
非犯罪死体，届出 23
非麻薬系鎮痛薬 87
被虐待児頭部外傷 384
被ばく医療 470
　　，緊急 472
脾損傷 402
鼻咽頭エアウェイ，気道確保 34
鼻出血 211
　　，鑑別診断 213
　　，止血 71
　　，症候性 212
　　，治療 213
　　，特発性 212
人食いバクテリア 291
表皮熱傷 428
標準予防策 291
病院前救護体制 9
病院前診療 13
頻脈，二次救命処置 43

頻脈性不整脈，緊急性のある 200

ふ

フィンガースイープ，気道異物 36
フェニトイン 87
フォスフォジエステラーゼⅢ阻害剤 85
フレイルチェスト 391
フローボリューム曲線 123
ブドウ球菌性熱傷様皮膚症候群 191
ブロメリン法，交差適合試験 112
プラーク 328
プロポフォール 87
浮腫 256
不安定狭心症 328
　　，治療 331
不完全麻痺 165
不整脈
　　，意識障害 161
　　，致死的 333
　　，二次救命処置 43
不明熱 189
風水害 467
副腎 223
副腎クリーゼ 149
　　，初療 151
副腎損傷 403
腹腔穿刺 66
　　，合併症 67
　　，禁忌 66
腹腔穿刺液の性状と考えるべき疾患 66
腹腔洗浄法 67
　　，カテーテル挿入法 67
腹水，検査 119
腹痛 182
　　，鑑別診断 183
腹部炎症性疾患における画像検査 142
腹部外傷 401
　　，診断 403
　　，治療 409
腹部疾患における画像検査 142
腹部出血性疾患における画像検査 143
腹部大動脈瘤 337
　　，腰背部痛 185
腹部突き上げ法，気道異物 36
複合型災害 461

へ

ヘパリン起因性血小板減少症 277
ヘモグロビン結合酸素量 226
ヘモグロビン酸素解離曲線 115
ヘモグロビン尿 217
　　，熱傷 428
ベイズの定理 105
ベースエクセス 262
ベンゾジアゼピン系薬 87
ベンゾジアゼピン類中毒 444
閉塞性ショック，外傷 371
片頭痛 175
片麻痺 165
変死体，届出 24

ほ

ホスホジエステラーゼⅢ阻害薬 234
ホルモン 223
補充輸液 79
補助換気 244
放散痛 182
放射線事故 470，472
放電による傷害 438
縫合 75
縫合糸 75
縫合止血法 73
乏尿
　　，腎後性 215
　　，腎性 215
　　，腎前性 215
房室回帰性頻拍 199
房室結節内回帰性頻拍 199
帽状腱膜下血腫 377
膀胱穿刺 68
　　，合併症 70
膀胱損傷 403
膀胱瘻造設 68
　　，合併症 70
発作性上室性頻拍 198
発疹 189
　　，検査 191
　　，治療 191

ま

マスギャザリング関連事故災害 470
マスク，呼吸管理 241
マットレス縫合 76
マニュアル除細動 39
麻薬系鎮痛薬 87
膜損傷 402
末梢静脈穿刺法，静脈路確保 48
末梢神経損傷 416
慢性硬膜下血腫 384
慢性閉塞性肺疾患 324

み

ミオグロビン尿 217
ミッキーマウスサイン 382
未熟児，呼吸管理 240
水欠乏量 256
脈圧，バイタルサイン 94
脈拍，バイタルサイン 93

む

無呼吸テスト 303
無脈性心室頻拍 333
無脈性電気活動 333

め

メタノール，急性中毒 448
メタノール中毒 445
メチシリン耐性黄色ブドウ球菌感染症 288
メディカルコントロールの定義 13
メディカルコントロール体制 13
めまい 194
　　，回転性 195

も

——, 検査　197
——, 中枢性　195
——, 治療　197
——, 非回転性　195
——, 末梢性　195
免疫栄養　283

も

毛細血管再充満時間　228
門脈気腫, 腹部造影 CT　144

や

薬剤性過敏症症候群　190
薬剤耐性菌感染症　288
薬剤投与, 二次救命処置　40

ゆ

揺さぶられっこ症候群　383
輸液　77
輸液療法, 熱傷　434
輸血　79
輸血関連急性肺障害　83
輸血後移植片対宿主病　83

尤度比　105
有機リン中毒　445
有病率　106

よ

予後熱傷指数　431
予測血小板増加数　82
予測上昇 Hb 値　81
予測生存率　374
容量性損傷　246
陽性予測値　105
腰椎穿刺　63, 118
　——, 禁忌　63
腰背部痛　185
　——, 検査　187
　——, 治療　188

ら

ラクナ梗塞　310
ラピッド・レスポンス・カー　14
ラリンゲアルマスクエアウェイ, 気道確保　48
雷撃傷　438

卵巣茎捻転　352
卵巣出血　352

り

リン代謝　260
利尿薬　86
硫化水素, 急性中毒　445, 449
臨床予測ルール　107

る・れ

ループ利尿薬　86
レッドフラッグ　103
レニン　223
レニン-アンジオテンシン-アルドステロン系拮抗薬　85
列車事故　469

ろ

漏出液と滲出液の鑑別　120
肋骨骨折　391

欧文索引

ギリシャ文字・数字

α遮断薬　85
β刺激薬　86
β遮断薬　85
Ⅰ型呼吸不全　152
Ⅱ型呼吸不全　152
4H4T，心停止　39
5の法則，熱傷面積　430
9の法則，熱傷面積　430
12誘導心電図　180

A

Abbreviated Injury Scale（AIS）　373
$ABCD_2$ スコア　108
ABCDEアプローチ　362
ABCDEチェック　101
ABO型不適合輸血　83
acute hypertensive episode　338
acute kidney injury（AKI）　264
acute lung injury（ALI）　153
acute radiation syndrome（ARS）　474
acute respiratory distress syndrome（ARDS）　153
　——，胸部CT　156
　——，胸部X線　156
advanced life support（ALS）　37
AIUEOTIPS　357
Alermins　221
ALI/ARDS
　——，鑑別疾患　155
　——，症状と病態　154
　——，治療　156
Alvarado Clinical Decision Rule（MANTRELS）　340
AMPLE，病歴聴取　101
APTTモニタリング　276
Artzの基準　431
automated external defibrillator（AED）　35

B

B-typenatriureticpeptide　118
B型ナトリウム利尿ペプチド　118
Barré徴候　167
basic life support（BLS）　29
Battle's sign　378
Bellocqタンポンによる圧迫止血法　71
Blockerの法則，熱傷面積　430
blow-out骨折　388
BLS
　——，一般市民による　30
　——，医療従事者による　30
　——，小児の　37
BNP　118
burn index（BI）　431

C

capillary refilling time（CRT）　228
Caraの曲線　95
cardiopulmonary arrest（CPA）　31
cardiopulmonary resuscitation（CRP）　29
CBRNE　471
Centorクライテリア　107
central venous oxygen saturation（$ScvO_2$）　229
central venous pressure（CVP）　231
CHDF　270
CHF　270
Children Coma Scale　158
clinical prediction rule（CPR）　107
CO，急性中毒　449
CO中毒　432, 446
CO_2 ナルコーシス　161
　——，呼吸管理　240
COHb，動脈血　114
colloid osmotic pressure（COP）　254
Command & Control, Safety, Communication, Assessment, Triage, Treatment, Transport（CSCATTT）　461
continuous renal replacement therapy（CRRT）　265
contre-coup injury　376
COPD　324
　——，治療　325
coup injury　376
CRRT　268
CT検査　130

D

D-ダイマー　276
　——，胸痛の精査　181
damage control　372
damage-associated molecular patterns（DAMPs）　221
DANPs受容体シグナル　294
DFPP　271
diagnostic laparoscopy（DL）　409
diagnostic peritoneal aspiration（DPA）　409
diagnostic peritoneal lavage（DPL）　67, 409
DIC　277
Disaster Medical Assistance Team（DMAT）　464
drug-induced hypersensitivity syndrome（DIHS）　190
DVの届出　25

E

ER　109
ER開胸　399
extracorporeal lung assist（ECLA）　248
extracorporeal membrane oxygenation（ECMO）　248

F

FDP　276
fever of unknown origin（FUO）　189
Forrester分類　237
Frankel分類，脊髄損傷の　418
fresh frozen plasma（FFP）　82

G

Glasgow Coma Scale（GCS）　93
graft versus host disease（GVHD）　83
Guillain-Barré症候群（GBS）　321

H

HA　272
Hbの酸素解離曲線　449
HDF　270
Henderson-Hasselbalchの式　225, 261
heparin-induced thrombocytopenia（HIT）　277
HF　270
Hugh-Jones分類　152
Hunt and Hess分類　317
hyperosmolar hyperglycemic syndrome（HHS）　346

I

ICF　254
IHD　270
infection control　291
Injury Severity Score（ISS）　373
intensive insulin therapy（IIT）　284
International Normalized Ratio（INR）　276
International Sensitivity Index（ISI）　276
intra-aortic balloon pumping（IABP）　234
ISF　254

J・K

Jackson型てんかん　163
Japan Coma Scale（JCS）　93, 157
　——，乳幼児改訂版　158

Japan Disaster Relief team(JDR) 465
Japan Medical Association Team(JMAT) 464

K$^+$欠乏 79

L

Landmark 法，中心静脈カテーテル 49
Le Fort 型骨折 388
left ventricular ejection fraction(LVEF) 230
LMA，気道確保 48
local wound exploration(LWE) 409
Lund and Browder の図表，熱傷面積 430

M

MC 体制に関する法的根拠 26
medical emergency team(MET) 29
methicillin-resistant Staphylococcus aureus(MRSA) 288
Mikulicz タンポン法，止血 71
mixed venous oxygen saturation(SvO$_2$) 229
MRA(MR angiography) 132
MRI 検査 131
multidrug-resistant Pseudomonas aeruginosa(MDRP) 288
myasthenia gravis(MG) 321

N

Na$^+$欠乏 79
NBC 災害 471
NF-κB 224
nonconvulsive status epilepticus(NCSE) 318
non-invasive positive pressure ventilation(NIPPV) 247

O・P

Ottawa Ankle Rule 108
PA 271, 272
PaCO$_2$ 113
PaO$_2$ 113
pathogen-associated molecular patterns(PAMPs) 221
PDE Ⅲ阻害薬 234
PE 271
Peace Keeping Operations(PKO) 465
Pediatric Coma Scale 158
percutaneous cardio-pulmonary support(PCPS) 234
pH，動脈血 113
PiCCO，カテーテル 52
plasma 254
point of care testing(POCT) 118
post cardiac arrest syndrome(PCAS) 42
PQRST 法，問診 186
pressure control ventilation(PCV) 243
primary survey 101
――，外傷 363
probability of survival(Ps) 374
prognostic burn index(PBI) 431
PT モニタリング 276

Q・R

Queckenstedt test 118
rapid response team(RRT) 29
rapid turnover protein(RTP) 116
red flag sign，腰背部痛 185
Revised Trauma Score(RTS) 373

S

SAH 315
Sauer 危険域 396
secondary survey 101
――，外傷 366
Sengstaken-Blakemore(SB)チューブ 56
―― による圧迫止血 71
snap diagnosis 101
SpO$_2$ 228
――，バイタルサイン 94
SpO$_2$ モニター 228
squeezing 242
staphylococcal scalded skin syndrome(SSSS) 191
START 法 462
Stevens-Johnson 症候群 190
straight leg raising(SLR)テスト 186
Swan-Ganz カテーテル 232
systemic inflammatory response syndrome(SIRS) 222, 292, 425

T

torsades de pointes(TdP) 334
toxic shock syndrome(TSS) 191
transcatheter arterial embolization(TAE) 73, 399
transfusion-related acute lung injury(TRALI) 83
transient hypertension 338
transient ischemic attack(TIA) 313
traumatic tap 65
TRISS 374

V

venous thromboembolism(VTE) 417
ventilator associated pneumonia(VAP) 246, 292
VINDICATE-P，鑑別診断 103
volume control ventilation(VCV) 243

W

weaning 247
Wells クライテリア 107
World Federation of Neurosurgical Societies(WFNS) 317